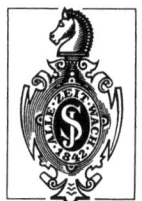

J. Tarnow

Anaesthesie und Kardiologie in der Herzchirurgie

Grundlagen und Praxis

Mit 216 Abbildungen und 52 Tabellen

Springer-Verlag
Berlin Heidelberg New York Tokyo 1983

Professor Dr. med. Jörg Tarnow
Institut für Anaesthesiologie
im Klinikum Charlottenburg
der Freien Universität Berlin

ISBN-13:978-3-642-68895-9   e-ISBN-13:978-3-642-68894-2
DOI: 10.1007/978-3-642-68894-2

Das Werk ist urheberrechtlich geschützt. Die dadurch begründeten Rechte, insbesondere die der Übersetzung, des Nachdrucks, der Entnahme von Abbildungen, der Funksendung, der Wiedergabe auf photomechanischem oder ähnlichem Wege und der Speicherung in Datenverarbeitungsanlagen bleiben, auch bei nur auszugsweiser Verwertung, vorbehalten. Die Vergütungsansprüche des § 54, Abs. 2 UrhG werden durch die ‚Verwertungsgesellschaft Wort', München, wahrgenommen.

© by Springer-Verlag Berlin, Heidelberg 1983
Softcover reprint of the hardcover 1st edition 1983

Produkthaftung: Für Angaben über Dosierungsanweisungen und Applikationsformen kann vom Verlag keine Gewähr übernommen werden. Derartige Angaben müssen vom jeweiligen Anwender im Einzelfall anhand anderer Literaturstellen auf ihre Richtigkeit überprüft werden.

Die Wiedergabe von Gebrauchsnamen, Handelsnamen, Warenbezeichnungen usw. in diesem Werk berechtigt auch ohne besondere Kennzeichnung nicht zu der Annahme, daß solche Namen im Sinne der Warenzeichen- und Markenschutz-Gesetzgebung als frei zu betrachten wären und daher von jedermann benutzt werden dürften.

*Meinen akademischen Lehrern
Hans Joachim Eberlein
und Myron B. Laver
in Dankbarkeit gewidmet*

Vorwort

In der Bundesrepublik Deutschland wurden 1970 knapp 2000 Herzoperationen (in 16 Zentren) durchgeführt. Innerhalb von nur 5 Jahren hat sich diese Zahl mehr als verdoppelt und ist bis 1982 auf fast 14000 Herzoperationen pro Jahr (in 22 Zentren) angewachsen. Die nicht minder eindrucksvollen qualitativen Fortschritte der Herzchirurgie waren eng verbunden mit Fortschritten auf den Gebieten Physiologie, Kardiologie, Pharmakologie, Technologie und nicht zuletzt der Anaesthesiologie. Die Anaesthesie in der Herzchirurgie hat sich dabei im Verlauf des letzten Dezenniums zu einer hochspezialisierten Teildisziplin entwickelt, zweifellos zum Nutzen beider Fachgebiete und zum Wohl der Patienten. Der Anaesthesist trägt in entscheidenden Phasen des Eingriffes die Verantwortung für die Überwachung und Aufrechterhaltung der Vitalfunktionen, er muß alle außerhalb des direkten Einwirkungsbereiches der Operateure liegenden Gefahren erkennen und Komplikationen behandeln. Voraussetzung für eine zeitgemäße Versorgung herzchirurgischer Patienten ist eine umfassende Kenntnis der Pathophysiologie der Herzerkrankungen, der Überwachungsmethoden des Kreislaufes und anderer lebenswichtiger Organfunktionen, der Pharmakologie, der Wechselwirkungen zwischen Hämodynamik und pulmonalem Gasaustausch, der Physiologie und Pathophysiologie der Niere, des Säure-Basen- und des Elektrolyt-Haushaltes. Der Anaesthesist muß mit allen Details des Operationsablaufes ebenso vertraut sein wie mit den Methoden der extrakorporalen Zirkulation, der assistierten Zirkulation sowie der prae- und postoperativen Behandlung herzchirurgischer Patienten. Vom Anaesthesisten wird somit ein fächerübergreifendes Wissensspektrum gefordert, er muß über die traditionellen Aufgaben seines Fachgebietes hinaus vor allem die Funktion eines Kardiologen im Operationssaal ausfüllen, d.h. in der Lage sein, Überwachungskatheter in verschiedene Kreislaufabschnitte zu legen, hämodynamische Befunde zu interpretieren und Komplikationen wie Rhythmusstörungen, akute Myokardischämie oder ein akutes Herzversagen pharmakologisch zu behandeln.

Mit dem vorliegenden Buch, das schon im Titel die besondere Bedeutung der Kardiologie hervorhebt, wird der Versuch unternommen, die Anaesthesie bei herzchirurgischen Eingriffen in enger Verbindung mit der Pathophysiologie der Herzerkrankungen, der Pharmakologie und auch der operativen Intensivmedizin in einer auf die praktischen Bedürfnisse ausgerichteten Form darzustellen. Die Monographie ist somit in erster Linie für Anaesthesisten gedacht, die die Anaesthesie in der Herzchirurgie als ihr besonderes Interessengebiet oder ihren Schwerpunkt betrachten. Das Buch soll den in dieser Disziplin tätigen Ärzten als anaesthesistisches, pathophysiologisches, pharmakologisches und kardiologisches Nachschlagewerk dienen. Darüber hinaus wendet es sich an alle kardiologisch interessierten Anaesthesisten, die im Rahmen nicht-herzchirurgischer Eingriffe herzkranke Patienten zu versorgen haben. Schließlich hoffe ich, daß dieses Buch auch Herzchirurgen und Kardiologen nützliche Anregungen und zusätzliche Informationen bietet.

Die Anordnung des in 7 Kapitel gegliederten Stoffes wurde dabei so weit wie möglich dem zeitlichen Ablauf von Anaesthesie und Herzoperation angepaßt. Bei allen Vorteilen, die sich aus einer einheitlichen und geschlossenen Darstellung durch einen Alleinautor ergeben mögen, kann es nicht ausbleiben, daß besonders in praktischen Belangen persönliche Einstellung und Gewohnheiten des Autors deutlich werden. So fußt die Darstellung der Anaesthesie bei herzchirurgischen Eingriffen vorwiegend auf den im Berliner Klinikum Charlottenburg praktizierten Verfahren, aber auch auf Methoden, die ich im Massachusetts General Hospital und in verschiedenen anderen amerikanischen Zentren kennengelernt habe. Um einer allzu subjektiven Betrachtungsweise vorzubeugen, legte ich Wert darauf, als Gegengewicht eine umfangreiche Literatur zu berücksichtigen.

Herrn Prof. Dr. H. J. Eberlein danke ich für seine uneingeschränkte Unterstützung, die vielen unschätzbaren Ratschläge und nicht zuletzt für seine Großzügigkeit, die es mir erlaubte, von administrativen Aufgaben weitgehend entlastet, ungestört zu arbeiten. Ich danke auch meinen Kollegen und Mitarbeitern, die mir in zahlreichen Diskussionen wertvolle Anregungen gegeben haben, insbesondere Herrn PD Dr. W. Hess, Herrn Dr. U. Schulte-Sasse sowie meinem herzchirurgischen Kollegen Herrn PD Dr. D. Birnbaum, die mir mit großer Sorgfalt und konstruktiver Kritik bei der Durchsicht des Manuskriptes behilflich waren.

Besonderen Dank schulde ich Frau H. Schulte-Sasse und Frau I. Brenn, sie haben mit nie nachlassender Geduld und persönlichem Engagement nicht nur die Schreibarbeiten auf sich genommen, sondern sich zugleich noch in die Handhabung einer modernen Textverarbeitungsanlage einarbeiten müssen. Mein Dank gilt auch den Damen und Herren der Foto-Film-Graphik-Zentrale des Klinikums Charlottenburg sowie Frau M. Rubbert vom Physiologischen Institut in Göttingen für die sorgfältige Anfertigung der Abbildungen und Tabellen.

Den Herren H. Jakobi, B. Huhn und Dr. T. Graf-Baumann vom Springer-Verlag danke ich für die reibungslose Zusammenarbeit und die sachkundige Beratung bei der Herstellung des Buches.

Eine Monographie zu verfassen bedeutet zwangsläufig, daß der Familie eine Einschränkung des Privatlebens zugemutet wird. Ohne die verständnisvolle Nachsicht und Unterstützung meiner Frau und auch meiner beiden Töchter wäre es nicht möglich gewesen, mich auf diese Arbeit zu konzentrieren.

Berlin, im März 1983   Jörg Tarnow

Inhaltsverzeichnis

Kapitel I

Physiologische und pathophysiologische Grundlagen

1. Hämodynamik bei herzgesunden Erwachsenen 3
   1.1. Drucke in den verschiedenen Herzabschnitten und großen Gefäßen 3
   1.2. Herzindex, Schlagvolumenindex, Gefäßwiderstände 4
   1.3. Auswurffraktion, Ventrikelvolumina 5
   1.4. Sauerstofftransportkapazität, O_2-Verbrauch, AVDO$_2$ 5
   1.5. Determinanten und klinische Beurteilung der Ventrikelfunktion . . 5
   1.6. Koronardurchblutung, Koronarwiderstand, koronare AVDO$_2$, myokardialer Sauerstoffverbrauch, Substrataufnahme 11
   1.7. Determinanten des myokardialen O_2-Angebotes, direkte und indirekte Methoden zur Bestimmung des myokardialen Sauerstoffangebotes 12
   1.8. Determinanten des myokardialen O_2-Bedarfes, direkte und indirekte Methoden zur Bestimmung des myokardialen Sauerstoffbedarfes bzw. Verbrauches 14
2. Hämodynamik bei erworbenen Herzerkrankungen 17
   2.1. Koronare Herzkrankheit 17
   2.2. Mitralklappenstenose 26
   2.3. Mitralklappeninsuffizienz 28
   2.4. Aortenklappenstenose 29
   2.5. Aortenklappeninsuffizienz 30
   2.6. Klappenfehler des rechten Herzens 33
   2.7. Kombinierte Klappenvitien 34
   2.8. Pericarditis constrictiva und Herztamponade 34
   2.9. Akutes cor pulmonale 35
Literatur 37

Kapitel II

Anaesthesie bei Erwachsenen mit erworbenen Herzerkrankungen

1. Präoperative Pharmakotherapie 45
2. Präoperative Visite, Prämedikation 48

3. Anaesthesievorbereitungen, Methoden der Kreislaufüberwachung 51
   3.1. EKG, arterieller Katheter, zentraler Venenkatheter 51
   3.2. Pulmonaliskatheter, Indikationen und Technik 60
   3.3. Fehlinterpretationen und Gefahren bei der Verwendung von
        Pulmonaliskathetern 69
   3.4. Messung des Herzzeitvolumens und der gemischtvenösen
        Sauerstoffsättigung 73
   3.5. Registrierung und Dokumentation 75
4. Kreislaufwirkungen von Anaesthetika und Muskelrelaxantien 76
   4.1. Intravenöse Anaesthetika 80
   4.2. Opiate 82
   4.3 Halogenierte Inhalationsanaesthetika 88
   4.4. Lachgas 95
   4.5. Elektrostimulationsanalgesie – Hämodynamische Aspekte ... 98
   4.6. Muskelrelxantien 99
5. Einleitung und Aufrechterhaltung der Anaesthesie 101
6. Spezielle Anaesthesie-Aspekte bei erworbenen Herzerkrankungen ... 102
7. Anaesthesie bei thorakalen Aortenaneurysmen 107
8. Anaesthesie bei Lungenembolie 108
9. Anaesthesie bei Herztransplantation 109
10. Intraoperative Überwachung der Vitalfunktionen 112
    10.1. Kreislauf 112
    10.2. Respiratorische Funktion 113
    10.3. Hirnfunktion 128
    10.4. Nierenfunktion, Temperatur, Blutchemie 141
Literatur 143

Kapitel III

Pharmakologie und klinische Anwendung kreislaufwirksamer Medikamente

1. Katecholamine 166
2. Herzglykoside, Calcium, Glucagon, Amrinon 174
3. β-Rezeptorenblocker 186
4. Calcium-Antagonisten 190
5. Vasodilatatoren 192
6. Therapie der akuten Myokardischämie 202
7. Therapie der akuten Herzinsuffizienz 205
8. Diuretika 208
9. Antiarrhythmika 209
   9.1. Elektrophysiologie und Elektropathophysiologie des Herzens ... 210
   9.2. Elektrophysiologische und hämodynamische Wirkungen von
        Antiarrhythmika 223
   9.3. Klinik und Therapie der Herzrhythmusstörungen 227
Literatur 245

Kapitel IV

Extrakorporale Zirkulation und Myokardprotektion

1. Die Präbypassphase 265
2. Myokardprotektion 267
3. Funktionen der Herzlungenmaschine 273
4. Bubbleoxygenator versus Membranoxygenator 276
5. Nicht-pulsatile Perfusion versus pulsatile Perfusion 277
6. Pathophysiologie der extrakorporalen Zirkulation 279
7. Monitoring und Anaesthesie während der extrakorporalen Zirkulation . . 289
8. Die Reperfusions- und Postbypassphase 295
Literatur 304

Kapitel V

Assistierte Zirkulation

1. Intraaortale Ballongegenpulsation (IABP) 317
2. Linksherzbypass und implantierbare Hilfsventrikel 321
Literatur 325

Kapitel VI

Postoperative Versorgung

1. Transport auf die Wachstation 329
2. Aufnahmestatus und Überwachung 331
3. Beendigung der maschinellen Beatmung, Extubation 334
4. Postoperative Komplikationen 337
    4.1. Hämodynamische Komplikationen 337
    4.2. Respiratorische Insuffizienz 340
    4.3. Akutes Nierenversagen 353
    4.4. Neurologische und psychiatrische Komplikationen 355
Literatur 358

Kapitel VII

Anaesthesie bei Kindern mit kongenitalen Herzfehlern

1. Anatomische und physiologische Besonderheiten im Säuglings- und Kindesalter 367
    1.1. Körpermaße und Körperproportionen 367
    1.2. Herz-Kreislauf-System 371

1.3. Respiratorisches System 375
　　1.4. Körperflüssigkeiten 377
　　1.5. Thermoregulation 378
2. Pathologische Anatomie und Hämodynamik bei kongenitalen Herzfehlern 379
　　2.1. Ventrikelseptumdefekte 380
　　2.2. Vorhofseptumdefekte 383
　　2.3. Ductus arteriosus (Botalli) persistens 387
　　2.4. Aortenisthmusstenosen 388
　　2.5. Aortenstenosen 390
　　2.6. Pulmonalstenosen, Pulmonalatresie 394
　　2.7. Fallotsche Tetralogie 395
　　2.8. Transposition der großen Arterien 397
　　2.9. Persistierender Truncus arteriosus 402
　　2.10. Tricuspidalatresie 403
3. Präoperative Visite und Prämedikation 404
4. Anaesthesie 406
　　4.1. Allgemeine Gesichtspunkte 406
　　4.2. Überwachung der Vitalfunktionen 412
　　4.3. Flüssigkeitszufuhr und Volumenersatz 421
　　4.4. Spezielle Anaesthesieaspekte 423
5. Extrakorporale Zirkulation, Myokardprotektion, Postbypassphase . . . 429
6. Postoperative Versorgung 431
Literatur 435

Sachverzeichnis 443

Kapitel I

Physiologische und pathophysiologische Grundlagen

1. Hämodymamik bei herzgesunden Erwachsenen

Die Kenntnis der Normwerte und physiologischen Variationsbreite klinisch wichtiger hämodynamischer Meß- und Rechengrößen ist der Schlüssel für das Verständnis pathologischer Kreislaufverhältnisse und Voraussetzung für eine rationale Anaesthesie sowie Pharmakotherapie. Im folgenden Abschnitt wird deshalb zunächst eine Übersicht der in der kardiologischen Praxis wichtigsten Kreislaufgrößen mit ihren Normalwerten gegeben und auf die Determinanten der Pumpfunktion des Herzens sowie der myokardialen Sauerstoffversorgung eingegangen.

1.1. Drucke in den verschiedenen Herzabschnitten und großen Gefäßen

Den in Tab. I-1 aufgeführten Druckwerten des herzgesunden Erwachsenen liegt die mittlere Axillarlinie als Referenzpunkt zugrunde. Die angegebenen Dimensionen lassen die Tatsache außer acht, daß der zentrale Venendruck bzw. der rechte Vorhofdruck in der Klinik vielfach noch in cm H_2O gemessen und angegeben wird. Die in SI-Einheiten umgerechneten Druckwerte tragen der Ausführungsverordnung zum Gesetz über Einheiten im Meßwesen Rechnung, nach der die Verwendung der Dimension Kilopascal (kPa) anstelle von mmHg vorgesehen ist.[2] Im deutschen wie im internationalen Schrifttum wird jedoch vielfach die Bezeichnung mmHg zumindest bei der Angabe von Blutdruckwerten und abgeleiteten hämodynamischen Größen weiterhin beibehalten.

Tabelle I-1. Drucke in den verschiedenen Herzabschnitten und den großen Gefäßen. In Anlehnung an Yang et al. (1972)[1]

		Normalbereich (mmHg)	Durchschnittswert (mmHg)	(kPa)
Rechter Vorhof, Mitteldruck	(RA$\bar{P}$)	1 – 5	2,8	0,4
Rechter Ventrikeldruck	(RVP)			
systolisch		17 – 32	25	3,3
enddiastolisch		1 – 7	4	0,5
Pulmonalarteriendruck	(PAP)			
systolisch		17 – 32	25	3,3
enddiastolisch		4 – 13	9	1,2
Mitteldruck		9 – 19	15	2,0
Pulmonalkapillardruck „wedge"-Mitteldruck	(PC$\bar{WP}$)	4,5 – 13	9	1,2
Linker Vorhof, Mitteldruck	(LA$\bar{P}$)	2 – 12	7,9	1,1
Linker Ventrikeldruck	(LVP)			
systolisch		90 – 140	130	17,3
enddiastolisch		5 – 12	8,7	1,2
Arterieller Systemdruck	(AP)			
systolisch		90 – 140	130	17,3
diastolisch		60 – 90	70	9,3
Mitteldruck		70 – 105	85	11,3

4 Physiologische und pathophysiologische Grundlagen

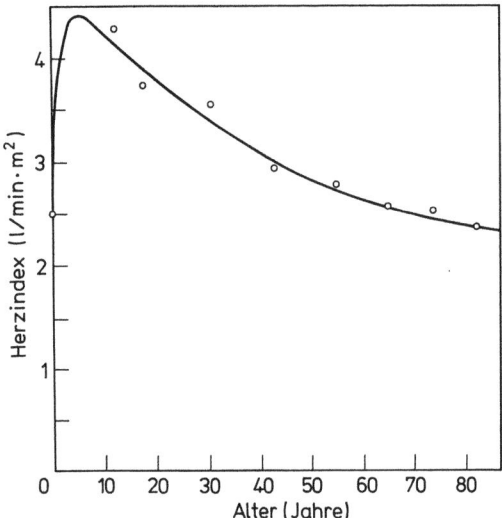

Abb. I-1. Beziehung zwischen Herzindex und Lebensalter. Modifiziert nach Guyton et al. (1973)[3], mit Genehmigung des Autors und des Verlages

1.2. Herzindex, Schlagvolumenindex, Gefäßwiderstände

Das Herzzeitvolumen des gesunden Erwachsenen in Ruhe ist abhängig von der Körperoberfläche, dem Alter (Abb. I-1) und in geringem Maße vom Geschlecht. Die entscheidenen hämodynamischen Determinanten des Herzzeitvolumens sind die Ventrikelfüllung, die Herzfrequenz und der Herzrhythmus, die Myokardkontraktilität sowie die Nachbelastung. Die Regulation dieser Faktoren wird primär vom Sauerstoffbedarf des Organismus bestimmt.[3-5] Der Herzindex beträgt bei Männern im 3. bis 5. Lebensjahrzehnt zwischen 3,6 und 3,0 L/min·m². Da auch die Herzfrequenz schon in Ruhe Schwankungen (60-90 Schläge/min) unterliegt, kann für den Schlagvolumenindex nur ein relativ weiter Normbereich von 35-60 ml/m² angegeben werden. Auf methodische Aspekte der HZV-Messung wird in Kapitel II (S. 73) eingegangen. Entsprechend der Variationsbreite des Herzzeitvolumens kann auch der Systemkreislaufwiderstand (TPR) schon unter physiologischen Bedingungen erheblich schwanken (900-1500 dyn·sec·cm^{-5}). Für den pulmonalen Gefäßwiderstand (PVR) ergibt sich ein Normbereich von 90-150 dyn·sec·cm^{-5}. Die Widerstände werden unter der Voraussetzung, daß das Herzzeitvolumen im großen und kleinen Kreislauf identisch ist (also kein Shunt vorliegt), nach folgenden Formeln berechnet:

$$TPR = \frac{(\text{Arterieller Mitteldruck} - \text{Mitteldruck im rechten Vorhof}) \times 80}{\text{Herzzeitvolumen in L/min}}$$

$$PVR = \frac{(\text{Pulmonalarterienmitteldruck} - \text{Mitteldruck im linken Vorhof}) \times 80}{\text{Herzzeitvolumen in L/min}}$$

Statt des Mitteldruckes im linken Vorhof wird in der Klinik meistens der pulmonalkapilläre Verschlußdruck (PCWP) benutzt. Der Faktor 80 ergibt sich aus der Umrechnung der Dimension mmHg/(L/min) bzw. mmHg/(cm^3/60 sec) in die Einheit dyn·sec·cm^{-5} (1 mmHg = 1332 dyn/cm^2). Die Verwendung des Herzzeitvolumens für die Berechnung der Gefäßwiderstände bei Patienten mit unterschiedlicher Körperfläche ist zwar weit verbreitet, es erscheint jedoch korrekter, den Herzindex (CI) einzusetzen und die Widerstände entsprechend als TPRI bzw. PVRI anzugeben.

1.3. Auswurffraktion, Ventrikelvolumina

Als Ejektionsfraktion (EF) wird der Quotient aus Schlagvolumen (SV = enddiastolisches Ventrikelvolumen − endsystolisches Ventrikelvolumen) und enddiastolischem Ventrikelvolumen bezeichnet:

$$EF = \frac{EDV - ESV}{EDV} = \frac{SV}{EDV}$$

Die Angaben über die Größe der Auswurffraktion und der Ventrikelvolumina sind je nach verwendeter Untersuchungsmethode (Kontrastmittel-Ventrikulographie, Radionuklid-Ventrikulographie) unterschiedlich.[6-9] Nach Port et al.[10] beträgt die in Ruhe bei gesunden Freiwilligen mit der Radionuklidtechnik gemessene globale Auswurffraktion unabhängig vom Lebensalter im Mittel 64 ± 7% und das enddiastolische Ventrikelvolumen 69 ± 16 ml/m^2. Hieraus ergibt sich für das endsystolische Volumen bei einem mittleren Schlagvolumen von 44 ml/m^2 ein Wert von etwa 25 ml/m^2.

1.4. Sauerstofftransportkapazität, O_2-Verbrauch, AVDO_2

Aus dem O_2-Gehalt des arteriellen Blutes (etwa 20 ml/100 ml Blut) und einem normalen Herzindex errechnet sich eine Sauerstofftransportkapazität von ca. 700 ml/min·m^2. Der O_2-Verbrauch V̇O_2 (STPD) beträgt in Körperruhe etwa 280 ml/min (ca. 150 ml/min·m^2 bzw. 4 ml/min·kg) bei einem Variationsbereich von 250-300 ml/min.[11] Unter Normalbedingungen (physiologische Werte für Sauerstoffverbrauch, Herzzeitvolumen und arteriellen O_2-Gehalt) beträgt die gemischtvenöse O_2-Sättigung etwa 75% (Abb. I-2) und die AVDO_2 4-5 ml/100 ml Blut.

1.5. Determinanten und klinische Beurteilung der Ventrikelfunktion

Preload

Preload ist definiert als enddiastolische Wandspannung oder Faserlänge und wird durch das enddiastolische Ventrikelvolumen bestimmt. Die Größe des enddiastolischen Volumens hängt außer von der Ventrikelfunktion

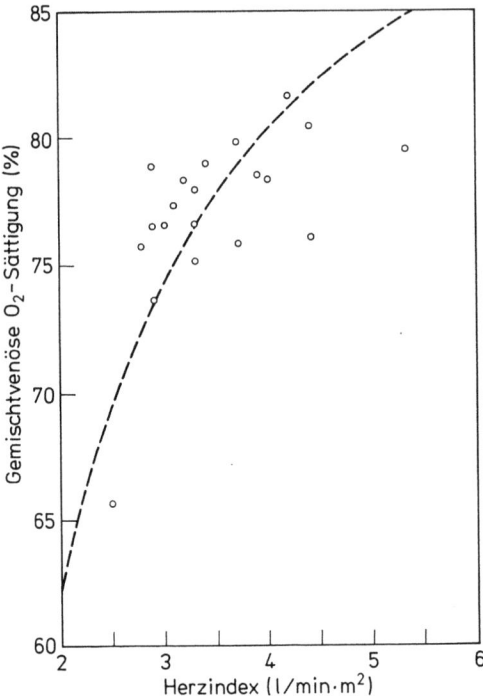

Abb. I-2. Beziehung zwischen gemischtvenöser Sauerstoffsättigung und Herzindex bei gesunden Versuchspersonen. Modifiziert nach Barratt-Boyes et al. (1957)[12], mit Genehmigung des Autors und des Verlages

vom Blutvolumen, der Körperlage, dem Venentonus, dem intrathorakalen und intraperikardialen Druck sowie von einer zeitgerechten Vorhofkontraktion und schließlich auch von der Herzfrequenz ab[12a] (Abb. I-3). In der Klinik wird der preload üblicherweise anhand des linksventrikulären enddiastolischen Druckes (LVEDP) beurteilt. Hierbei muß jedoch berücksichtigt werden, daß die Beziehung zwischen LVEDP und enddiastolischem Ventrikelvolumen nicht linear ist[13] und daß die Höhe des enddiastolischen Ventrikeldruckes auch durch Änderungen der Ventrikelcompliance sowie durch extramyokardiale Faktoren beeinflußt werden kann.[14,15] Diese Einschränkungen gelten auch, wenn statt des LVEDP der pulmonalkapilläre Verschlußdruck (PCWP) zur Beurteilung der Ventrikelfunktion herangezogen wird.[16,17] Unter bestimmten Bedingungen (eröffnetes Perikard) besteht überhaupt keine Korrelation zwischen Füllungsdruck und linksventrikulärem enddiastolischen Volumen: Ellis et al.[17] beobachteten bei koronarchirurgischen Patienten mit eröffnetem Perikard nach Volumenzufuhr erhebliche Anstiege des LVEDV, ohne daß sich der PCWP nennenswert änderte. Wird der enddiastolische Pulmonalarteriendruck als Maß für die Vordehnung des linken Ventrikels verwendet, muß berücksichtigt werden, daß ein erhöhter pulmonaler Gefäßwiderstand als zusätzliche Ursache einer Fehleinschätzung des preload in Betracht kommt.[18]

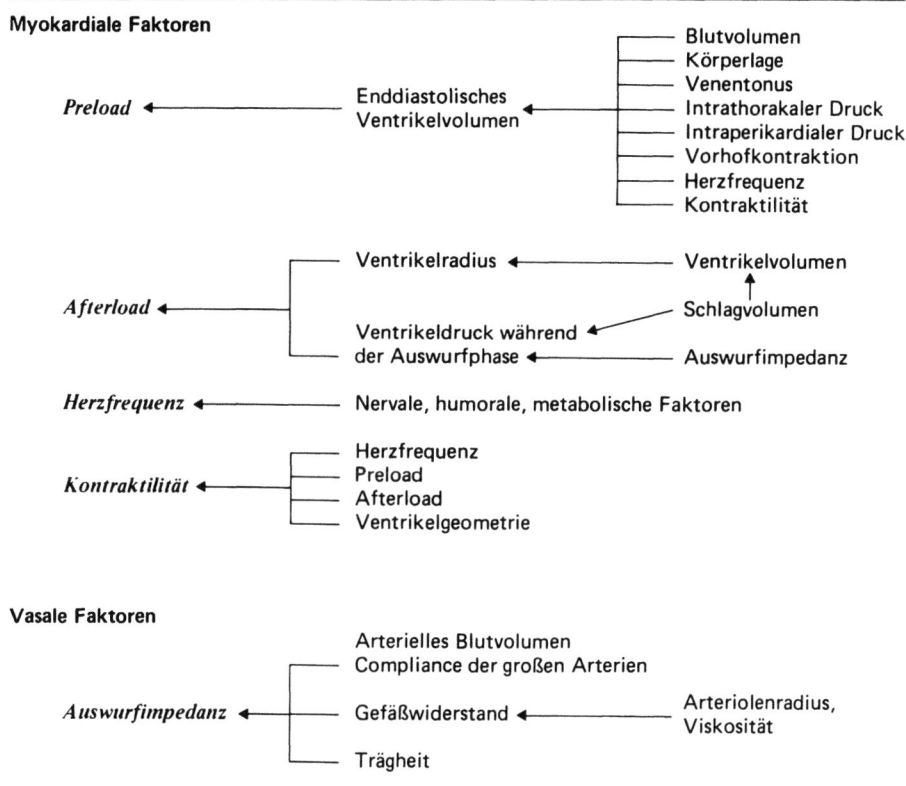

Abb. I-3. Determinanten der Ventrinkelfunktion

Afterload, Auswurfimpedanz
Afterload ist definiert als ventrikuläre Wandspannung während der Auswurfphase.[19] Nach dem Laplace-Gesetz

$$K = P \cdot \frac{r}{2d}$$

verhält sich die Wandspannung (K) proportional zum Ventrikeldruck (P) und zum Kammerradius (r), und umgekehrt proportional zur Wanddicke (d). Der Kammerradius hängt vom Ventrikelvolumen ab, der Ventrikeldruck während der Auswurfphase wird von der aortalen bzw. pulmonalen Auswurfimpedanz beeinflußt, die als pulsatile Druck/Fluß-Beziehung während der Ejektionsphase definiert ist.[19] Die Auswurfimpedanz hängt ihrerseits vom Arteriolenwiderstand und der Compliance der großen Arterien bzw. des pulmonalen Gefäßbettes ab, in geringem Umfang auch von der Blutviskosität, dem Blutvolumen in den großen Gefäßen und der Massenträgheit (Abb. I-3). Da sich der Ventrikeldruck während der Auswurfphase ständig ändert und gleichzeitig der Kammerradius bei zunehmender Wanddicke kleiner wird, verändert sich auch die ventrikuläre Wandspannung fortlaufend. Diese komplizierten Zusammenhänge machen deutlich, warum der arterielle bzw. pulmonalarterielle Druck und systemischer bzw. pulmonaler Gefäßwiderstand keine vollständige Beurteilung der ventrikulären Nachbelastung und Auswurfimpedanz erlauben. So ist beispielsweise bei einem gegebenen systolischen Druck, der durch ein hohes Schlagvolumen erzeugt wird und bei dem der Ventrikelradius während der Auswurfphase entsprechend deutlich abnimmt, die ventrikuläre Nachbelastung geringer als bei einem gleichen systolischen Druck, der mit einem hohen peripheren Gefäßwiderstand, einem niedrigen Schlagvolumen und folglich höherem endsystolischen Kammervolumen einhergeht. Deshalb kann auch bei einem normalen oder sogar erniedrigten arteriellen Druck durchaus eine erhöhte ventrikuläre Nachbelastung bzw. Auswurfimpedanz bestehen.[19] Die Begriffe Gefäßwiderstand und Auswurfimpedanz dürfen, zumindest im Hinblick auf den pulmonalen Kreislauf, ebenfalls nicht gleich gesetzt werden. Da das pulmonale Gefäßbett besonders dehnbar und die pulsatile Komponente des Flusses entsprechend größer als im Systemkreislauf ist, wird die Auswurfimpedanz für den rechten Ventrikel deutlich unterschätzt, wenn der pulmonale Gefäßwiderstand als Maßstab verwendet wird.[19a,19b]

Herzfrequenz

Die Herzfrequenz wird unter physiologischen Bedingungen durch die Anstiegssteilheit der Phase 4 (spontane diastolische Depolarisation) des Aktionspotentials im Sinusknoten bestimmt und von nervalen, humoralen und metabolischen Faktoren beeinflußt. Die Bedeutung der Herzfrequenz als Determinante der Ventrikelfunktion wird besonders sichtbar, wenn das Schlagvolumen als Folge einer Herzerkrankung limitiert ist und eine kompensatorische Tachykardie entscheidend dazu beiträgt, ein für die Organperfusion ausreichendes Herzzeitvolumen aufrecht zu erhalten. Die Herzfrequenz hat darüber hinaus einen direkten Einfluß auf die myokardiale Kontraktilität (Bowditch-Effekt).

Myokardkontraktilität

Unter myokardialer Kontraktilität ist die Verkürzungsgeschwindigkeit der kontraktilen Elemente bei konstantem preload, afterload und gleichbleibender Herzfrequenz zu verstehen. Da diese Größen unter klinischen Bedingungen selten konstant bleiben, ist eine Beurteilung der myokardialen Kontraktilität im „engeren Sinne" schwierig. Auf invasivem Wege kann die Inotropie durch Messung der maximalen isovolumetrischen Druckanstiegsgeschwindigkeit im linken Ventrikel (LV dp/dt_{max}) erfasst werden. Diese Größe ist außer von Änderungen der Kontraktilität von diastolischen (preload) und systolischen Lastfaktoren (afterload), von der Herzfrequenz und der Ventrikelgeometrie abhängig. Die Aussagefähigkeit vergleichender dp/dt_{max}-Messungen bei unterschiedlichen Funktionszuständen und Patientenkollektiven ist deshalb limitiert. Für gesunde Erwachsene wird bei Verwendung von Kathetertipmanometern ein mittlerer Normwert

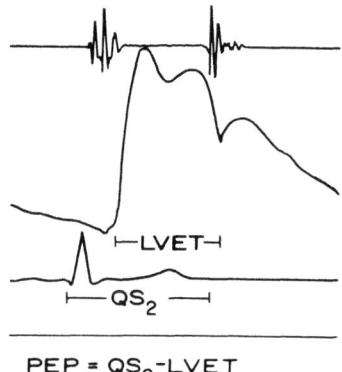

Abb. I-4. Registrierung von Phonokardiogramm, Carotispulskurve und EKG zur Bestimmung der pre-ejection period (PEP). PEP wird ermittelt aus der elektromechanischen Systole (QS_2), d. h. dem Zeitintervall zwischen Beginn der Q-Zacke im EKG und dem Beginn des 2. Herztones, abzüglich der linksventrikulären Auswurfzeit (LVET): PEP = QS_2-LVET

für LV dp/dt$_{max}$ von 1670 ± 320 mmHg/sec angegeben.[20] Andere abgeleitete Kontraktilitätsindices (LV dp/dt/P, LV dp/dt/DP40, V$_{max}$) sind zwar weitgehend unabhängig von Einflüssen der Vordehnung bzw. Nachbelastung, sie erlauben jedoch ebenfalls keinen zuverlässigen Vergleich der myokardialen Kontraktilität bei unterschiedlichen Patientenkollektiven.[21] Keine der genannten Größen kann als absolutes Maß für die Myokardkontraktilität gelten. Zu den nicht-invasiven Beurteilungsmöglichkeiten der Myokardfunktion gehört die Bestimmung systolischer Zeitintervalle (STI) mit Hilfe des Phonokardiogramms, der Carotisdruckkurve und des EKG.[22] Aus der elektromechanischen Systole (Abb. I-4), d.h. dem Zeitintervall zwischen dem Beginn der Q-Zacke im EKG und dem Beginn des 2. Herztones (QS_2) sowie der linksventrikulären Auswurfzeit (LVET) wird die sog. preejection period (PEP = QS_2-LVET) ermittelt. Diese Größe korreliert zwar mit invasiv bestimmten Kontraktilitätsparametern, ist aber wie diese außer von der Kontraktilität von Änderungen des preload und afterload abhängig. Dies gilt, in allerdings geringerem Maß, auch für abgeleitete Indices wie PEP/LVET und 1/PEP^2.[23-25]

Für die nichtinvasive Diagnostik von Herzerkrankungen haben neben der Echokardiographie insbesondere nuklearmedizinische Methoden (Radionuklid-Ventrikulographie, Myokardszintigraphie, Computer-Tomographie) große praktische Bedeutung erlangt. Mit ihrer Hilfe lassen sich kardiale Strukturen und Ventrikelfunktionen beurteilen (Bestimmung der Verkürzungsgeschwindigkeit der Ventrikelzirkumferenz, Messung der Ventrikelvolumina und der globalen Auswurffraktion, Beurteilung der regionalen Durchblutungsverteilung, des regionalen Kontraktionsverhaltens sowie regionaler Ejektionsfraktionen).[26-31] Die nuklearmedizinischen Untersuchungstechniken sind jedoch wegen des hohen apparativen Aufwandes derzeit noch nicht für die Überwachung von Patienten im Operationssaal einsetzbar.

Interaktion myokardialer und vasaler Determinanten der Ventrikelfunktion

Ein primär gesunder Ventrikel reagiert auf einen akuten Anstieg der Auswurfimpedanz mit einer vorübergehenden Verminderung des Schlagvolumens und der Auswurffraktion sowie einer leichten preload-Zunahme. Innerhalb weniger Herzaktionen normalisiert sich jedoch der enddiastolische Ventrikeldruck und es wird wieder ein normales Schlagvolumen ausgeworfen. Diese Adaptation der Ventrikelfunktion entspricht einer intrinsischen Kontraktilitätssteigerung und wird als Anrep-Effekt[32] oder homeometrische Autoregulation bezeichnet (Abb. I-5). Dauert die erhöhte Auswurfimpedanz länger an (Hypertoniker), entwickelt sich eine Muskelhyperplasie und -Hypertrophie, so daß ein noch suffizienter Ventrikel bei nur leicht erhöhtem enddiastolischen Druck für lange Zeit ein nahezu normales Schlagvolumen aufrechterhalten kann (Abb. I-5).

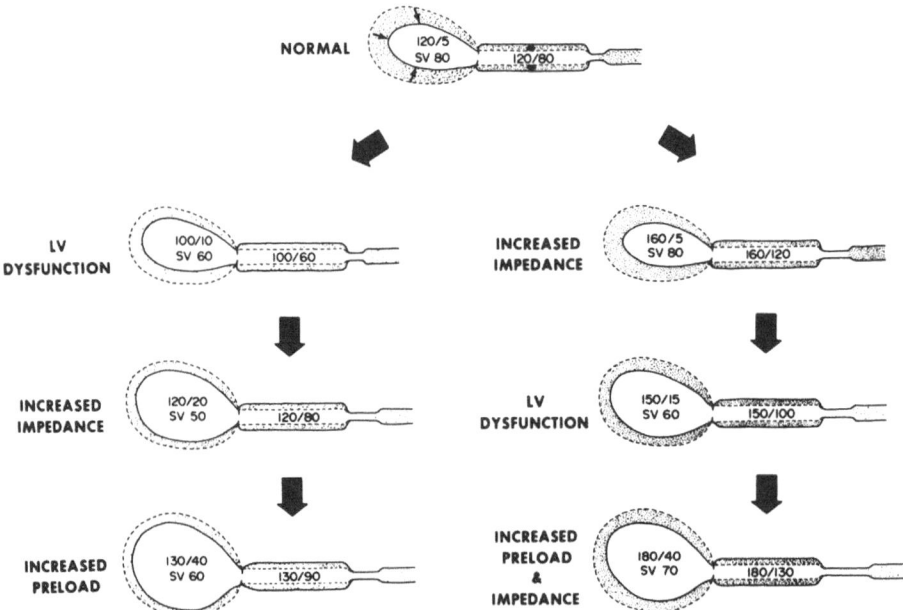

Abb. I-5. Verlaufsschemen der linksventrikulären Dynamik bei Zunahme der Auswurf-Impedanz. Die Pfeile im rechten Teil der Abbildung beschreiben den Verlauf bei Hypertonikern, die Pfeile im linken Teil der Abbildung den Verlauf bei einer primär myokardialen Erkrankung. Die Zunahme der Auswurfimpedanz ist durch Verlängerung des eingeengten „Gefäß"-Segmentes dargestellt. Die gepunkteten Areale symbolisieren die jeweiligen Schlagvolumina. Der primär normale linke Ventrikel (enddiastolischer Ventrikeldruck 5 mmHg, Schlagvolumen 80 ml) reagiert auf eine akute Zunahme der Auswurfimpedanz (rechter Teil der Abbildung, oben) mit einer intrinsischen Kontraktilitätssteigerung (homeometrische Autoregulation): Es kommt - bei erhöhtem arteriellen Druck - weder zu einem Anstieg des enddiastolischen Ventrikeldruckes noch zu einer Abnahme des Schlagvolumens. Dauert die erhöhte Auswurfimpedanz länger an (Hypertoniker), entwickelt sich eine Muskelhypertrophie, wodurch der primär nicht geschädigte linke Ventrikel längere Zeit ein nahezu normales Schlagvolumen aufrecht erhalten kann, allerdings auf Kosten eines erhöhten enddiastolischen Ventrikeldruckes. Ist der linke Ventrikel bereits vorgeschädigt (linker Teil der Abbildung, oben), bleibt eine homeometrische Autoregulation aus, wenn die Auswurfimpedanz zunimmt: Das Schlagvolumen fällt weiter ab, der enddiastolische Druck steigt an. Nach Cohn (1973)[19], mit Genehmigung des Autors und des Verlages

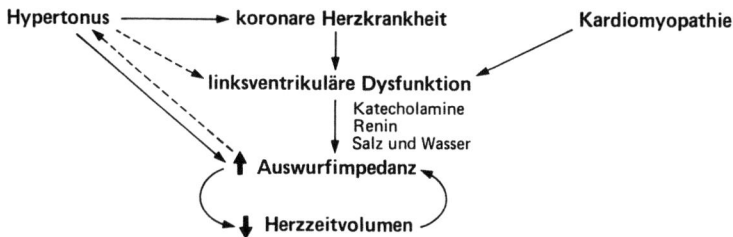

Abb. I-6. Schematische Darstellung der Bedeutung vasaler Faktoren für die Pumpfunktion des Herzens bei Herzerkrankungen unterschiedlicher Ätiologie. Modifiziert nach Cohn (1973)[19], mit Genehmigung des Autors und des Verlages

Bei Herzinsuffizienz führt eine Zunahme des Auswurfwiderstandes dagegen zu einer deutlichen und anhaltenden Einschränkung der Ventrikelfunktion. Enddiastolisches Volumen und enddiastolischer Druck steigen an, Schlagvolumen sowie Auswurffraktion nehmen weiter ab und bleiben erniedrigt (Abb. I-5). Wahrscheinlich beruht diese abnorme Reaktion des bereits vorgeschädigten Ventrikels gegenüber einer Zunahme der Auswurfimpedanz darauf, daß die Fähigkeit zur homeometrischen Autoregulation bereits erschöpft oder der Scheitelpunkt der Starling-Kurve erreicht ist oder/und daß die weitere Zunahme der Wandspannung zu einem Mißverhältnis zwischen O_2-Angebot und O_2-Bedarf geführt hat.[19]

Extramyokardiale Kompensationsmechanismen (renale Salz- und Wasserretention, Aktivierung des Katecholamin-Renin-Angiotensin-Aldosteron-Systems) wirken zwar einer weiteren Abnahme des Herzzeitvolumens entgegen (Zunahme von zirkulierendem Blutvolumen, Venentonus, venösem Rückfluß, Herzfrequenz und Kontraktilität), andererseits nimmt aber auch die Auswurfimpedanz zu, woraus sich ein circulus vitiosus entwickeln kann, mit der Folge, daß sich die Pumpfunktion weiter verschlechtert (Abb. I-6). Eine chronisch erhöhte Auswurfimpedanz kann außerdem mit einer Abnahme der Ventrikel-Compliance einhergehen[19], so daß bei gegebenem enddiastolischem Volumen ein höherer enddiastolischer Druck resultiert, wodurch der Sauerstoffverbrauch des Myokards zusätzlich ansteigt und die subendokardiale Perfusion beeinträchtigt wird.

1.6. Koronardurchblutung, Koronarwiderstand, koronare $AVDO_2$, myokardialer Sauerstoffverbrauch, Substrataufnahme

Die Koronardurchblutung beträgt in Ruhe etwa 70-90 ml/min pro 100g linker Ventrikel[33-35], wobei das Subendokard etwas besser als das subepikardiale Myokard perfundiert wird.[36-38] Bei einem normalen Herzgewicht von 300 g ergibt sich eine Gesamtdurchblutung von etwa 210-270 ml/min. Der koronare Gefäßwiderstand beträgt rund 1 mmHg/ml·100 g. Die Sauerstoffextraktion des Myokards ist mit etwa 70% höher als in jedem anderen Organ. Die koronarvenöse Sauerstoffsättigung beträgt etwa 30-35%, die $AVDO_2$ des Herzens zwischen 10 und 14 ml/100 ml Blut. Aus der Koronardurchblutung und der $AVDO_2$ ergibt sich ein Ruhesauerstoffverbrauch von etwa 8-10 ml/min pro 100 g linker Ventrikel. Es finden sich Hinweise dafür, daß nicht nur die Durchblutung, sondern auch der O_2-Verbrauch des Subendokards um ca. 20% höher ist als der Sauerstoffverbrauch des Subepikards.[39] Die für die Pumpfunktion des Herzens erforderliche Energie wird hauptsächlich durch die Oxydation von freien Fettsäuren (35-60%), Glukose (10-30%) und Milchsäure (8-25%) gewonnen, die Anteile der einzelnen Substrate können in Abhängigkeit vom arteriellen Angebot erheblich schwanken.[40]

1.7. Determinanten des myokardialen O_2-Angebotes, direkte und indirekte Verfahren zur Bestimmung des myokardialen Sauerstoffangebotes

Das Sauerstoffangebot an das Myokard wird durch zwei primäre Faktoren bestimmt:[41] den Sauerstoffgehalt des arteriellen Blutes und die Koronardurchblutung (Tab. I-2). Der O_2-Gehalt des Blutes hängt von der Hämoglobinkonzentration, der O_2-Sättigung und in geringem Maße vom physikalisch gelösten Sauerstoffanteil ab. Auch die Sauerstoffaffinität des Hämoglobins (abhängig vom 2,3-DPG-Gehalt der Erythrocyten, dem pH-Wert und der Temperatur des Blutes) spielt eine Rolle. Die transmurale Durchblutung des linken Ventrikels ist überwiegend eine Funktion des koronaren Perfusionsdruckes während der Diastole (d.h. des Gradienten zwischen diastolischem Aortendruck und linksventrikulärem Füllungsdruck).

Tabelle I-2. Determinanten des myokardialen O_2-Angebotes

KORONARDURCHBLUTUNG
1. Durchgängigkeit der Koronararterien
2. Koronarer Perfusionsdruck
   (diast. Aortendruck − LVEDP, RVEDP)
3. Koronarwiderstand
   a) vasale Komponente
      (Arbeit, Metabolismus, pH, pO_2, Hb, Pharmaka)
   b) myokardiale Komponente
      (Diastolendauer, LVEDP, RVEDP, Compliance)
4. Viskosität

O_2-GEHALT DES ARTERIELLEN BLUTES
1. Hämoglobingehalt
2. O_2-Sättigung

POSITION DER O_2-BINDUNGSKURVE
1. Temperatur
2. pH
3. 2,3-DPG

Der rechte Ventrikel wird auch während der Systole transmural perfundiert, da der systolische Aortendruck höher als der systolische Druck im rechten Ventrikel ist. Die Durchblutung wird außerdem vom Koronarwiderstand beeinflußt, wobei eine vasale von einer extravasalen (myokardialen) Komponente zu unterscheiden ist. Die vasale Komponente ist vom Gefäßquerschnitt bzw. vom Gefäßtonus abhängig, der von metabolischen, nervalen und humoralen Faktoren, vom pH-Wert sowie durch Pharmaka beeinflußt wird. Die Bedeutung der myokardialen Komponente des Koronarwiderstandes ist unter physiologischen Bedingungen gering, kann aber bei pathologischen Funktionszuständen (Herzinsuffizienz, Tachykardie, Kontraktionsrückstände, Myokardödem) erheblich sein. Bei einer Hämodilution spielt schließlich auch die Viskosität des Blutes eine Rolle, die außer vom Hämatokrit auch von der Temperatur abhängt.

Häufig verwendete Verfahren zur Messung der Koronardurchblutung bei Patienten sind die Fremdgasmethode und die Koronarsinus-Flußmessung mit dem lokalen Thermodilutionsverfahren.

Die Fremdgasmethode basiert auf dem Fickschen Prinzip und wurde mit Lachgas zunächst von Kety und Schmidt[42] zur Messung der Hirndurchblutung und später von Bing et al.[43] zur Messung der Koronardurchblutung verwendet. Neben N_2O kommen Wasserstoff, Stickstoff, Helium, Neon und Argon als Testsubstanzen in Betracht. Aufgrund seiner geringen Blutlöslichkeit und guten Diffusibilität wird heute insbesondere das Edelgas Argon verwendet. Die von Bretschneider et al.[44] entwickelte Argonmethode ergibt auch bei hohen Durchblutungsgrößen eine große Meßgenauigkeit.[44-47] Bei diesem Verfahren atmet der Patient ein Gemisch aus Argon und Sauerstoff. Nach einer Äquilibrierzeit von ca. 5 min wird punktuell oder fortlaufend Blut simultan aus dem sinus coronarius und einer peripheren Arterie entnommen und der Argongehalt der Blutproben gaschromatographisch bestimmt. Die Auswertung erfolgt nach dem Fickschen Prinzip.

Bei der von Ganz et al.[48] entwickelten lokalen Thermodilutionsmethode wird ein Doppelthermistor-Katheter der Größe 7F in den sinus coronarius eingeführt und der Sinusausfluß ähnlich wie bei der Thermodilutionsmethode für die HZV-Bestimmung gemessen. Zur Bestimmung der Koronardurchblutung ist je nach Höhe der zu erwartenden Flußrate eine kontinuierliche Infusion des Indikators von 30-80 ml/min erforderlich.[49] Die Messung der Koronardurchblutung und Analysen des Koronarsinusblutes (O_2-Sättigung, Laktat, CK-MB) sind allerdings verhältnismäßig aufwendig und gehören deshalb nicht zum Routinerepertoire der Überwachung herzchirurgischer Patienten. Aus einfachen hämodynamischen Meßgrößen kann jedoch das Sauerstoffangebot an das Myokard grob abgeschätzt werden. Mit Hilfe des arteriellen Druckes und Druckmessungen über einen linksatrialen- oder Pulmonaliskatheter läßt sich der für die Koronarperfusion entscheidende Druckgradient ermitteln. Dieser beträgt bei Herzgesunden etwa 60-70 mmHg und sollte bei Patienten mit koronarer Herzkrankheit möglichst nicht unterschritten werden.

Philips et al.[50] haben in Abwandlung des von Hoffman und Buckberg[51] inaugurierten „diastolic pressure time index" (DPTI) eine klinische Formel angegeben, die zusätzlich die Bedeutung der Diastolendauer für die Durchblutung des Myokards berücksichtigt:

$$DPTI = (D\bar{P} - LVF\bar{P}) \times T_D$$

wobei DPTI = diastolischer Druck-Zeit-Index
 $D\bar{P}$ = mittlerer diastolischer arterieller Druck
 $LVF\bar{P}$ = mittlerer linksventrikulärer Füllungsdruck
  ($LA\bar{P}$ oder $PCW\bar{P}$)
 T_D = Diastolendauer

Die Gültigkeit dieser Näherungsgröße als Maß für die Abschätzung des myokardialen O_2-Angebotes ist jedoch aufgrund tierexperimenteller Untersuchungen in Zweifel gezogen worden. Baller et al.[52,53] konnten nur eine schwache Korrelation zwischen DPTI und gemessener Koronardurchblutung bzw. DPTI × arteriellem O_2-Gehalt und Koronardurchblutung × arteriellem O_2-Gehalt nachweisen.

1.8. Determinanten des myokardialen O_2-Bedarfes, direkte und indirekte Methoden zur Bestimmung des myokardialen Sauerstoffbedarfes bzw. -Verbrauches

Der myokardiale Sauerstoffbedarf wird im wesentlichen durch 3 Faktoren (Tab. I-3) bestimmt: (1) die intramyokardiale Wandspannung, die ungefähr dem Produkt aus systolischem Druck und Ventrikelvolumen entspricht, (2) die Myokardkontraktilität und (3) die Herzfrequenz. Änderungen des Schlagvolumens haben dagegen einen vergleichsweise geringen Einfluß auf den myokardialen O_2-Bedarf. Der Energiebedarf für die elektrophysiologischen Prozesse und den Basalumsatz ist weitgehend konstant und macht ebenfalls nur einen geringen Anteil am Gesamtsauerstoffbedarf des Myokards aus.[54-56]

Einer routinemäßigen Messung des myokardialen Sauerstoffverbrauchs aus Koronardurchblutung und koronarer $AVDO_2$ im Operationssaal sind aus den bereits genannten Gründen Grenzen gesetzt. In Anbetracht der Häufigkeit der koronaren Herzkrankheit sowie der ständig steigenden Zahl koronarchirurgischer Eingriffe ist aber eine hinreichend genaue Abschätzung des myokardialen O_2-Bedarfs von großer klinischer Bedeutung. Es

Tabelle I-3. Determinanten des myokardialen O_2-Bedarfes

WESENTLICH	1. Intramyokardiale Wandspannung (~ Druck × Volumen)
	2. Kontraktilität
	3. Herzfrequenz
UNWESENTLICH	1. Schlagvolumen
	2. elektrophysiologische Prozesse
	3. Ruheumsatz

Tabelle I-4. Korrelationen des myokardialen Sauerstoffverbrauches mit hämodynamischen Größen beim Menschen

Autor	Hämodynamische Größen				Untersuchungsbedingungen
	TTI	HR x SAP	HR	E_g (Bretschneider-Parameter)	
Kitamura et al. (1972)	0,77	0,90			Gesunde Freiwillige, körperliche Belastung
Jorgensen et al. (1973)	0,68	0,85			Gesunde Freiwillige, körperliche Belastung
Nelson et al. (1974)	0,67	0,88	0,80		Gesunde Freiwillige, körperliche Belastung
Gobel et al. (1978)	0,80	0,83	0,79		Patienten mit KHK, Ruhe und körperliche Belastung
Wilkinson et al. (1979)		0,78	0,57		Koronarchirurgische Pat., Allgemeinanaesthesie
Baller et al. (1980)	0,92	0,92		0,97	Patienten mit KHK, Ruhe
Sonntag et al. (1982)		0,66			Koronarchirurgische Pat., Allgemeinanaesthesie

sind deshalb verschiedene Näherungsgrößen zur quantitativen Ableitung des myokardialen Sauerstoffbedarfs aus allgemeinen hämodynamischen Parametern angegeben worden.

Neben dem klassischen von Sarnoff et al.[57] angegebenen tension-time-index (Fläche unter der systolischen Ventrikeldruckkurve × Auswurfzeit × Herzfrequenz) haben modifizierte, klinisch leichter bestimmbare tension-time-Indices (z.B. mittlerer systolischer Aortendruck × Auswurfzeit × Herzfrequenz oder mittlerer systolischer Aortendruck × Quadratwurzel aus Herzfrequenz)[58] sowie insbesondere auch das Produkt aus Herzfrequenz und systolischem arteriellen Druck (rate-pressure-product) klinische Bedeutung erlangt. Für die verschiedenen tension-time-Indices sind Korrelationskoeffizienten zum gemessenen myokardialen Sauerstoffverbrauch zwischen 0,77 und 0,92 gefunden worden (Tab. I-4).[59-64] Für das Druckfrequenzprodukt ergaben sich ähnliche Korrelationen[59-65], obgleich diese Näherungsgrößen die Bedeutung der Kontraktilität (LV dp/dt_{max}) und der Ventrikeldimensionen für den myokardialen Sauerstoffbedarf unberücksichtigt lassen. Durch Einbeziehung von dp/dt_{max} ließ sich jedoch keine wesentliche Verbesserung der Korrelation erzielen[62,64], was vermutlich mit der experimentell nachgewiesenen engen Beziehung zwischen dem systolischen arteriellen Druck und dp/dt_{max} bei normaler (oder mäßig gesteigerter) Kontraktilität zusammenhängt, sodaß dp/dt_{max} indirekt berücksichtigt ist. Diese Korrelation nimmt erst unter maximaler inotroper Stimulation ab und wirkt sich dann auch ungünstig auf die Validität des

Druckfrequenzproduktes aus.[66] Diese Zusammenhänge und Einschränkungen müssen bei der klinischen Interpretation berücksichtigt werden. Eine schematische Festlegung kritischer Grenzwerte z.B. von 12.000 für das Druckfrequenzprodukt[67] kann, wie Untersuchungen von Sonntag et al.[65] gezeigt haben, leicht zu Fehleinschätzungen der myokardialen Energiebilanz bei Patienten mit koronarer Herzkrankheit führen, da das O_2-Angebot und der O_2-Bedarf durch die beiden Determinanten Herzfrequenz und arterieller Druck in unterschiedlichem Maße beeinflußt werden.[68,69] Zum Beispiel errechnet sich bei einem Patienten mit einer Ausgangsherzfrequenz von 90/min und einem systolischen arteriellen Druck von 140 mmHg ein Druckfrequenzprodukt von 12.600. Fällt nun z.B. im Verlauf einer Anaesthesieeinleitung der systolische Druck auf 80 mmHg und steigt gleichzeitig die Herzfrequenz auf 100/min an, so liegt das Druckfrequenzprodukt mit 8.000 zwar deutlich unter dem als kritisch bezeichneten Grenzwert, hieraus kann aber nicht ohne weiteres eine bessere myokardiale Sauerstoffbilanz abgeleitet werden. Da eine Senkung des systolischen Druckes häufig auch mit einer Abnahme des diastolischen Druckes einhergeht, nimmt zwar der O_2-Bedarf ab, gleichzeitig aber auch der koronare Füllungsdruck und damit das O_2-Angebot. Es ist im Einzelfall kaum vorhersehbar, welcher dieser beiden Effekte im Hinblick auf die Energiebilanz überwiegt. Ein stärkerer Anstieg der Frequenz wirkt sich dagegen in jedem Fall ungünstig aus, da der O_2-Bedarf zunimmt und gleichzeitig die kürzere Diastolendauer das O_2-Angebot an das Myokard vermindert.

Die beste Korrelation zum gemessenen myokardialen Sauerstoffverbrauch fand sich bei dem von Bretschneider et al.[70] angegebenen komplexen hämodynamischen Parameter (E_g), der alle sauerstoffverbrauchenden Prozesse der Herztätigkeit additiv erfasst und insbesondere auch den Energiebedarf für die Spannungsentwicklung (E_3) und die Haltebetätigung (E_2) des Herzens mit berücksichtigt (Tab. I-5). Bei 162 tierexperimentellen Vergleichsmessungen unter verschiedenen hämodynamischen Belastungen ergab sich ein Korrelationskoeffizient von 0,96 für einen $M\dot{V}O_2$-Bereich von 3-36 ml O_2/min·100 g.[70] Inzwischen wurde die Validität des komplexen hämodynamischen Parameters auch für das menschliche Herz nachgewiesen: Bei Patienten mit koronarer Herzkrankheit fanden Baller et al.[64] einen Korrelationskoeffizienten von 0,97, der erfaßte $M\dot{V}O_2$-Bereich lag zwischen 7,6 und 14,2 ml/min·100g. Der klinischen Anwendbarkeit dieser additiven hämodynamischen Größe sind allerdings dadurch Grenzen gesetzt, daß zur Messung von dp/dt_{max} der linke Ventrikel katheterisiert werden muß. Eine direkte Messung des myokardialen Sauerstoffverbrauches mit Hilfe eines Koronarsinus-Katheters ist weniger invasiv und methodisch kaum aufwendiger.

Globale Messungen der Durchblutung, des Sauerstoffverbrauchs, der O_2- und Lactatextraktion repräsentieren das durchschnittliche Verhalten des gesamten Herzmuskels. Regionale Änderungen werden nicht erfaßt. Daher ist es möglich, daß sich in einzelnen Herzmuskelbezirken der aerobe Stoffwechsel verschlechtert, in anderen dagegen verbessert. Kommt es z.B. unter der Einwirkung eines Pharmakons zu einer lokalen Umverteilung der

Tabelle I.5. Die 5 additiven Glieder des myokardialen Energiebedarfes

$$E_g = E_0 + E_1 + E_2 + E_3 + E_4 \quad \left[\frac{mlO_2}{min \cdot 100\,g}\right]$$

$E_0 \qquad k_0 \; (k_0 = 7{,}0 \cdot 10^{-1})$

$E_1 \qquad t_{syst} \cdot n \cdot k_1 \; (k_1 = 3{,}0 \cdot 10^{-2})$

$E_2 = P_{syst} \cdot \dfrac{P_{syst}^{1/2}}{dp/dt_{max\;isom.}^{1/3}} \cdot t_A \cdot n \cdot k_2 \; (k_2 = 1{,}4 \cdot 10^{-3})$

$E_3 = \dfrac{dp}{dt}max \qquad \cdot n \cdot k_3 \; (k_3 = 1{,}2 \cdot 10^{-5})$

$E_4 = \dfrac{d^2p}{dt^2}max \qquad \cdot n \cdot k_4 \; (k_4 = 1{,}0 \cdot 10^{-8})$

(Bretschneider et al. 1976)

E_g = Gesamtsauerstoffverbrauch des linken Ventrikels des Hundes;
E_0 = Ruhe O_2-Verbrauch des Hundeherzens in Normothermie;
E_1 = Sauerstoffverbrauch der elektrophysiologischen Prozesse;
E_2 = Sauerstoffverbrauch für die Haltebetätigung während der Auswurfphase;
E_3 = Sauerstoffverbrauch für die Spannungsentwicklung während der isometrischen Anspannungsphase;
E_4 = Sauerstoffverbrauch für die Inaktivierung des kontraktilen Systems während der Erschlaffungsphase.
n = Herzfrequenz; t_{syst} = Systolendauer; t_A = Auswurfzeit; P_{syst} = maximaler systolischer Druck; dp/dt_{max} = maximale Druckanstiegsgeschwindigkeit; d^2p/dt^2 = maximale Druckanstiegsbeschleunigung; k_0 bis k_4 = experimentell bestimmte Konstanten.

Durchblutung, so können sich Abnahme der Perfusion und Lactatextraktion in einem und die Zunahme dieser Größen in einem anderen Myokardareal so weit aufheben, daß die Summe der Veränderungen aller Herzmuskelsegmente gleich bleibt. Eine vollständige Beurteilung der myokardialen Energiebilanz erfordert deshalb Informationen über das regionale Verhalten von Durchblutung, Kontraktion und Metabolismus, für eine intraoperative Überwachung sind die zur Verfügung stehenden Methoden jedoch zu aufwendig.

2. Hämodynamik bei erworbenen Herzerkrankungen

2.1. Koronare Herzkrankheit

Das zentrale Problem bei der koronaren Herzkrankheit (KHK) liegt in einer Störung der autoregulativen Anpassung der Durchblutung an den Sauerstoffbedarf des Myokards. Die besondere Bedeutung der Durchblutung für die Sauerstoffversorgung dieses Organs geht aus Tab. I-6 hervor. Unter Ruhebedingungen ist der Sauerstoffverbrauch des linken Ventrikels pro Gewichtseinheit 20 mal höher als der des Gesamtorganismus, unter körperlicher Belastung immer noch 8 mal höher. Dieser enorme Sauerstoffbedarf

Tabelle I-6. Vergleich zwischen der Sauerstoffversorgung des linken Ventrikels und des Gesamtorganismus. Nach Hoffman (1978)[71]

	$\dot{V}O_2$ (ml/min · 100 g)	Fluß (ml/min · 100 g)	Fluß/$\dot{V}O_2$	venöse O_2-Sättigung	O_2-Extraktion
In Ruhe					
Linker Ventrikel	8	80	10	36	62
Gesamtorganismus	0,4	8	20	70	26
Unter körperlicher Belastung					
Linker Ventrikel	40	300	7,5	28,5	70
Gesamtorganismus	5	40	8	32,5	66

muß weitgehend über die Durchblutung gedeckt werden, da die Sauerstoffextraktion schon unter Ruhebedingungen hoch ist und nur in engen Grenzen weiter gesteigert werden kann. Zwar ist die Gesamtdurchblutung bei Patienten mit KHK in Ruhe gegenüber der Norm im wesentlichen unverändert, die Koronarreserve, definiert als das Verhältnis des Koronarwiderstandes unter Ruhebedingungen zum Koronarwiderstand unter maximaler Koronardilatation, ist dagegen auf etwa ein Drittel eingeschränkt.[72] Die Unfähigkeit, auf Steigerungen des myokardialen O_2-Bedarfes mit einer adäquaten Zunahme der Koronardurchblutung zu reagieren, führt zu einem Mißverhältnis zwischen O_2-Angebot und Sauerstoffbedarf. Für das Verständnis der Auslösungsmechanismen einer akuten Myokardischämie ist wichtig zu wissen, daß zwei wesentliche Bestimmungsgrößen der O_2-Bilanz des Herzens, nämlich die Herzfrequenz und der preload, nicht nur den O_2-Bedarf, sondern auch das O_2-Angebot beeinflussen. Eine Tachykardie oder (und) eine preload-Zunahme wirken sich deshalb bei Patienten mit KHK in doppelter Hinsicht ungünstig auf die Energiebilanz aus, da unter

Tabelle I-7. Faktoren, die die myokardiale Sauerstoffbilanz bei Patienten mit KHK zusätzlich verschlechtern

Abnahme des myokardialen O_2-Angebotes	Zunahme des myokardialen O_2-Bedarfes
1. Abnahme der Koronardurchblutung a) Abfall des diastolischen arteriellen Blutdruckes b) *Preloadzunahme* c) *Tachykardie* d) Koronarspasmus e) Hypokapnie	1. *Tachykardie* 2. Zunahme der Wandspannung a) Afterloadzunahme b) *Preloadzunahme* 3. Zunahme der Kontraktilität
2. Anämie	
3. Hypoxie	
4. Linksverschiebung der O_2-Dissoziationskurve	

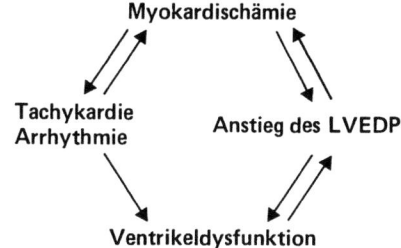

Abb. I-7. Circulus vitiosus bei koronarer Herzkrankheit

diesen Bedingungen einerseits der Sauerstoffbedarf des Herzens zunimmt und sich gleichzeitig das O_2-Angebot weiter verschlechtert (Tab. I-7), so daß ein circulus vitiosus entstehen kann (Abb. I-7). Die diagnostischen Möglichkeiten der Langzeit-EKG-Registrierung, der Koronarangiographie sowie der Myokardszintigraphie haben zu der Erkenntnis geführt, daß bei einigen Patienten die Angina pectoris nicht durch einen kritischen Anstieg des myokardialen O_2-Verbrauchs, sondern durch eine spastische Konstriktion größerer epikardialer Koronararterien ausgelöst wird (Prinzmetal-Angina, Variant-Angina).[73] Solche Spasmen treten an normalen oder nahezu normalen Koronararterien auf, bevorzugt aber an Koronararterien mit exzentrischen arteriosklerotischen Wandveränderungen. Durch Konstriktion morphologisch noch normaler Gefäßwandsegmente kann aus einer zuvor nur leichten oder mäßiggradigen Stenose eine kritische Obstruktion des Lumens und eine akute transmurale Myokardischämie mit ST-Elevation resultieren.[74-78] Nach Maseri et al.[76] ist in bis zu 20% der Fälle mit instabiler Angina pectoris eine wesentliche koronarspastische Komponente anzunehmen. Als Ursache solcher Spasmen wird ein lokales Defizit an (vasodilatierendem) Prostacyclin und/oder eine Freisetzung von (vasokonstriktorischem) Thromboxan aus lokalen Thrombocytenaggregationen diskutiert.[79-82]

Ätiologisch lassen sich somit 3 Hauptformen der Angina pectoris unterscheiden: 1. die reine Belastungsangina (Abb. I-8), die durch eine hochgradige fixierte Stenose determiniert ist, wobei ab einer bestimmten Belastungsstufe bzw. Herzfrequenz eine Ischämie auftritt. 2. die rein spastische Ruhe-Angina (Prinzmetal-Angina, Abb. I-9) bei Patienten mit angiographisch weitgehend normalen Koronargefäßen, und 3. eine häufig vorkommende Mischform, die dadurch gekennzeichnet ist, daß sich funktionelle Gefäßveränderungen auf anatomische Koronarstenosen aufpfropfen. Bei der klinischen Belastungsangina wird zuerst das subendokardiale Myokard von der Ischämie betroffen. Aufgrund der annähernden Kugelform des linken Ventrikels ist der intramyokardiale Druck, der komprimierend auf Koronargefäße wirken kann, schon normalerweise im subendokardialen Bereich am höchsten. Jede Zunahme der myokardialen Wandspannung wirkt sich deshalb zuerst und am stärksten auf das Subendokard aus, sodaß die Sauerstoffversorgung in diesem Bereich eher gefährdet ist als in den mittle-

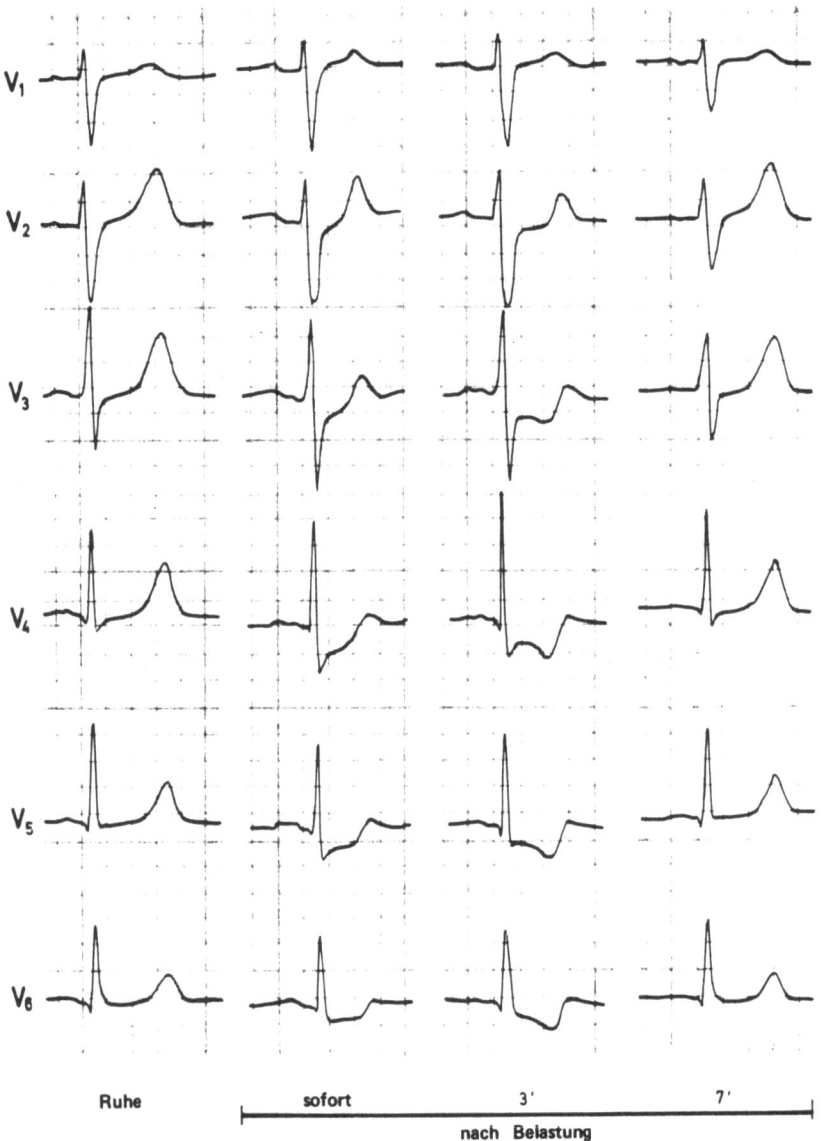

Abb. I-8. Präkordiales EKG in Ruhe und nach Belastung bei einem Patienten mit koronarer Herzkrankheit. Nach Strauer et al. (1975)[82a], mit Genehmigung des Autors und des Verlages

ren und subepikardialen Myokardschichten (Abb. I-10). Da die Wandspannung außerdem eine wesentliche Determinante des myokardialen Sauerstoffbedarfes darstellt, ist bei erhöhter Wandspannung nicht nur die Durchblutung gedrosselt, sondern gleichzeitig auch der O_2-Bedarf des Subendokards erhöht. Bei der Betrachtung dieser Zusammenhänge ist weiterhin zu berücksichtigen, daß der Sauerstoffverbrauch des Subendokards wahrscheinlich schon unter physiologischen Bedingungen um etwa 20%

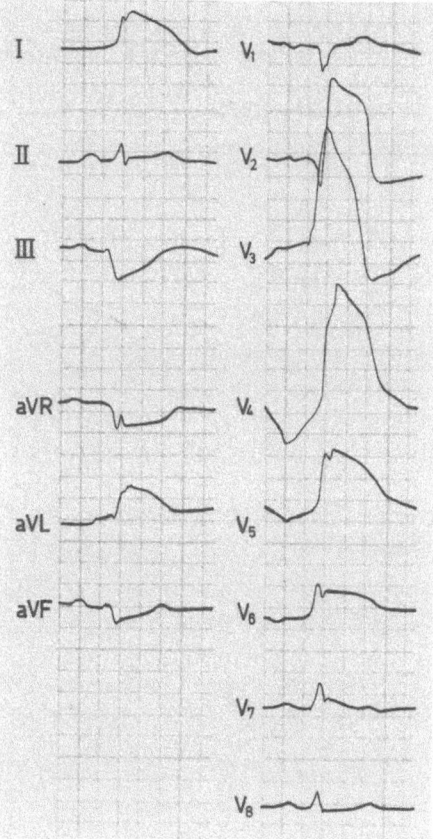

Abb. I-9. EKG bei Prinzmetal-Angina. Nach Strauer et al. (1975)[82a], mit Genehmigung des Autors und des Verlages

höher ist als der O_2-Verbrauch des Subepikards.[39] Darüber hinaus sind für die Erklärung der besonderen Vulnerabilität des Subendokards noch folgende Gesichtspunkte von Bedeutung: Die Tatsache, daß normalerweise die transmurale Durchblutung während der Diastole trotz des höheren subendokardialen Druckes homogen ist, beruht entweder auf einer größeren Gefäßdichte oder (und) auf einem geringeren Gefäßwiderstand in den Innenschichten.[85] Unter Ischämie-Bedingungen sind die Arteriolen aller vom Sauerstoffmangel betroffenen Myokardschichten maximal dilatiert, die Durchblutung wird somit druckabhängig und der unter physiologischen Bedingungen bestehende Gradient der Gefäßwiderstände zwischen oberflächlichen und subendokardialen Myokardarealen ist aufgehoben. Es resultiert eine Abnahme des poststenotischen intravasalen Druckes, während der intramurale Druck gleich bleibt oder als Folge eines ischämiebedingten enddiastolischen Druckanstieges zunimmt. Die Folge ist, daß der für die Perfusion entscheidende diastolische Druckgradient in den endokardnahen Schichten stärker als im Subepikard abnimmt und zu einer Umverteilung der Durchblutung zuungunsten des Subendokards führt.[85-87]

Hoffman und Buckberg[51,88] haben eine Formel (Quotient aus DPTI und TTI) angegeben, die für die rechtzeitige Diagnose einer drohenden subendokardialen Ischämie bei Koronarpatienten empfohlen wurde.

Da hierfür eine Planimetrierung der Flächen unter der systolischen Ventrikeldruckkurve bzw. der diastolischen Aortendruckkurve notwendig ist, haben Philips et al.[50] diese Formel für die klinische Anwendung vereinfacht:

$$EVR = \frac{\text{Sauerstoffangebot}}{\text{Sauerstoffbedarf}} = \frac{DPTI}{SPTI} = \frac{(D\bar{P} - LVF\bar{P}) \times T_D}{S\bar{P} \times T_S}$$

wobei EVR = endocardial viability ratio
DPTI = diastolic pressure time index
SPTI = systolic pressure time index
$D\bar{P}$ = mittlerer diastolischer arterieller Druck
$LVF\bar{P}$ = mittlerer linksventrikulärer Füllungsdruck ($LA\bar{P}$, $PCW\bar{P}$)
T_D = Diastolendauer
$S\bar{P}$ = mittlerer systolischer arterieller Druck
T_S = Systolendauer

Unter normalen Bedingungen ist das Sauerstoffangebot (DPTI) mindestens ebenso groß wie der myokardiale Sauerstoffbedarf (TTI bzw. SPTI), entsprechend einer EVR bzw. einem endo-epikardialen Durchblutungsverhältnis von 1,0 oder >1,0. Basierend auf tierexperimentellen Untersuchungen fanden Hoffman und Buckberg eine Abnahme des Verhältnisses von endokardialer zu epikardialer Durchblutung (d.h. eine drohende subendokardiale Ischämie), wenn die EVR auf unter 0,7 abfiel. Da die oben angeführte Näherungsformel die Bedeutung einer Anämie für das myokardiale Sauerstoffangebot außer Betracht läßt, wird von anderen Autoren die Einbeziehung des arteriellen Sauerstoffgehaltes (C_aO_2) vorgeschlagen und als kritischer Grenzwert für die subendokardiale Sauerstoffversorgung ein Quotient von 8 angegeben:[71,89]

$$EVR = \frac{C_aO_2 \times DPTI}{SPTI}$$

Es ist allerdings fraglich, ob diese Formel den komplexen Mechanismen, die der Entstehung einer myokardialen Ischämie zugrunde liegen, genügend Rechnung trägt und für alle klinischen Situationen Gültigkeit besitzt. Zweifel an der Validität der EVR sind von Baller et al.[52,53] aufgrund der von diesen Autoren gefundenen schlechten Korrelation des DPTI (bzw. von $C_aO_2 \cdot DPTI$) zum direkt gemessenen myokardialen O_2-Angebot geäußert worden.

Im Verlauf einer akuten Myokardischämie ist frühzeitig ein Anstieg des linksventrikulären enddiastolischen Druckes nachweisbar, der einer Angina pectoris-Symptomatik oder ischämischen EKG-Veränderungen vorausgehen kann.[90,91] Kaplan und Wells[92] konnten zeigen, daß auch unter Anaesthesiebedingungen eine Zunahme des linksventrikulären Füllungsdruckes häufig bereits auftritt, bevor EKG-Veränderungen sichtbar werden. Bei einem Teil der Patienten wurden Anstiege des Füllungsdruckes mit

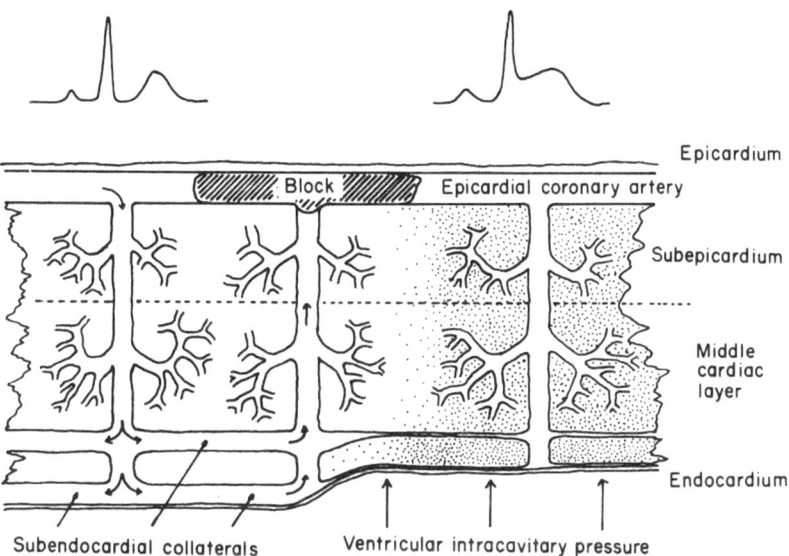

Abb. I-10. Entstehung einer Myokardischämie durch Anstieg des enddiastolischen Ventrikeldruckes. Bei epikardialen Koronarverschlüssen ist die poststenotische Perfusion von der Kollateraldurchblutung abhängig, die von der Höhe des diastolischen Druckgradienten zwischen Aortenwurzel und Ventrikellumen bestimmt wird. Pathologische enddiastolische Ventrikeldrucke können durch Kompression subendokardialer Kollateralgefäße zu einer Ischämie führen, die aufgrund des intramuralen Druckgradienten in den endokardnahen Schichten beginnt und sich bei genügend hohem intrakavitären Druck bis in das Subepikard ausdehnt. Nach Holsinger et al. (1972)[83] in der Modifikation nach Prys-Roberts (1980)[84], mit Genehmigung des Autors und des Verlages

erhöhten a- und/oder v-Wellen beobachtet, ohne daß EKG-Veränderungen auftraten (Abb. I-11). Eine akute Myokardischämie geht mit einer Beeinträchtigung sowohl der systolischen als auch der diastolischen Ventrikelfunktion einher. Zum einen tragen ischämiebedingte regionale Kontraktionsanomalien über eine Zunahme des enddiastolischen Volumens zum Anstieg des enddiastolischen Druckes bei; zum anderen spielen volumenunabhängige Mechanismen im Sinne einer Zunahme der diastolischen Ventrikelsteifigkeit wahrscheinlich eine mindestens ebenso bedeutsame Rolle.[92-95] Es werden zahlreiche Faktoren, die die diastolische Compliance des linken Ventrikels unter Ischämiebedingungen beeinflussen können, diskutiert: Der Grad der Vollständigkeit der Ventrikelerschlaffung, Änderungen der passiven elastischen Ventrikeleigenschaften, externe Faktoren wie Wanddicke, Lastfaktoren des rechten Ventrikels und perikardiale Faktoren.[96-101]

Die koronare Herzkrankheit umfaßt klinisch ein weites Spektrum von der leichten Belastungsangina bis hin zum status anginosus mit und ohne Myokardinfarkt. Den unterschiedlichen klinischen Manifestationen und koronarangiographisch nachweisbaren Schweregraden entsprechend kann auch das Ausmaß hämodynamischer Veränderungen in einem weiten Bereich variieren. Untersuchungen von Strauer[101] an 110 Patienten mit KHK

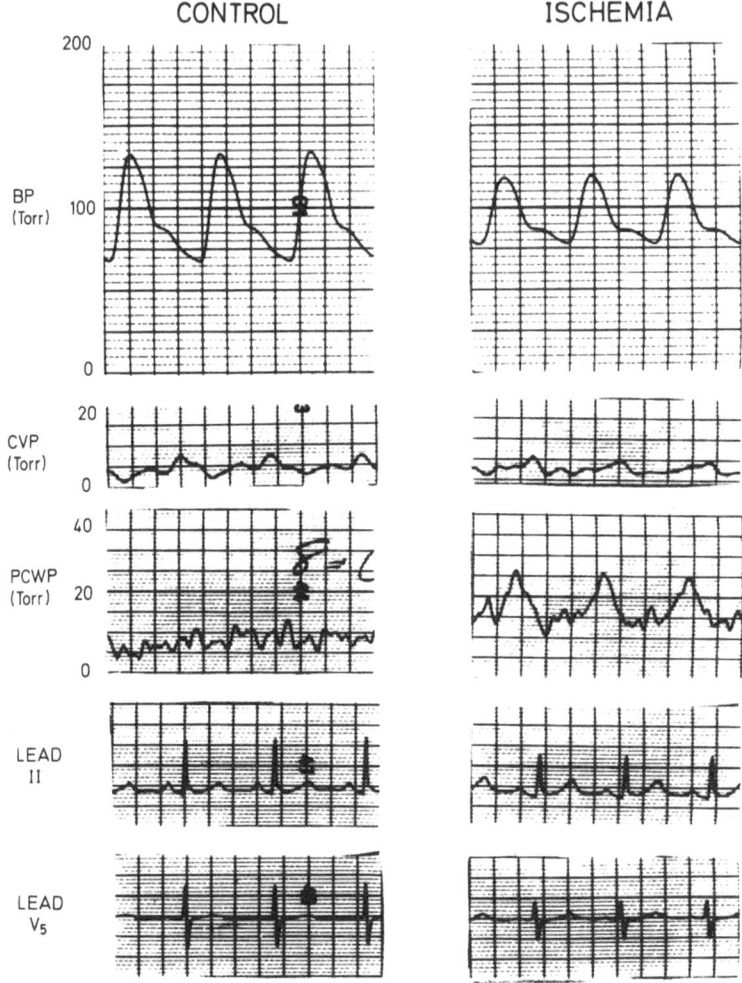

Abb. I-11. Anstieg des pulmonalkapillären Verschlußdruckes (PCWP) mit Auftreten einer prominenten v-Welle als frühzeitiger Hinweis auf eine akute Myokardischämie. Im EKG (Ableitung II und V₅) sind keine Ischämiezeichen erkennbar. Nach Kaplan (1982)[93], mit Genehmigung des Autors und der International Anesthesia Research Society

aller Schweregrade haben im Vergleich zu einem Normalkollektiv folgende Befunde unter Ruhebedingungen ergeben:

1. Eine deutliche Erhöhung rechtskardialer Drucke (rechter Vorhof, rechter Ventrikel, A. pulmonalis);
2. Höhere enddiastolische Drucke im linken Ventrikel;
3. Eine frequenzunabhängige Abnahme von Herzindex und Schlagindex;
4. Veränderungen von Inotropieparametern im Sinne einer Beeinträchtigung der globalen Myokardkontraktilität. Häufiger und frühzeitiger lassen sich jedoch regionale Kontraktionsanomalien (Akinesie, Hypokinesie oder Dyskinesie) im Ventrikulogramm nachweisen (Abb. I-12).

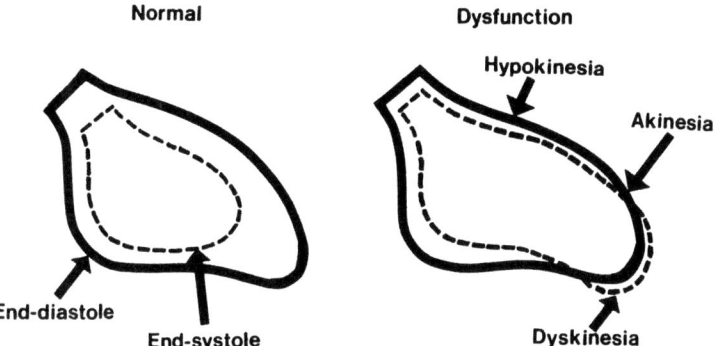

Abb. I-12. Schematische Darstellung ischämiebedingter regionaler Kontraktionsanomalien. Bei koronarer Herzkrankheit kann die Wandkontraktion regional vermindert (Hypokinesie), aufgehoben (Akinesie) oder paradox (Dyskinesie) sein. Nach Foëx (1981)[102], mit Genehmigung des Autors und des Verlages

Lindsay et al.[103] fanden bei 60% der Patienten bereits in Ruhe leichte Störungen der Wandbeweglichkeit des linken Ventrikels, unter körperlicher Belastung stieg die Häufigkeit regionaler Kontraktionsanomalien auf 86% an. Störungen der regionalen Kontraktilität können nachweisbar sein, bevor ischämische EKG-Veränderungen oder eine Angina pectoris auftreten;[104]
5. Höhere enddiastolische und endsystolische Ventrikelvolumina, eine Abnahme der Auswurffraktion und der Ventrikelcompliance;
6. Eine mittelgradige arterielle Hypertension;
7. Eine deutliche Einschränkung der Koronarreserve bei normaler Ruhedurchblutung.

Die unter 1-5 genannten Größen weisen eine deutliche Abhängigkeit vom koronarographischen Schweregrad auf. Bei der Mehrzahl der Patienten mit KHK findet sich eine normale Ruhehämodynamik und es kommt erst unter körperlicher Belastung zu einem Anstieg des linksventrikulären Füllungsdruckes. Die schwersten hämodynamischen Veränderungen finden sich bei Patienten mit Herzwandaneurysma.

Effizienz der Koronarchirurgie, Operations- und Anaesthesierisiko

Im Verlauf der nunmehr 15-jährigen Geschichte der Koronarchirurgie[105] sind weit über 1 Million Bypassoperationen durchgeführt worden. Inzwischen macht der Anteil der Koronarchirurgie in den meisten Zentren mehr als 50% aller Herzoperationen aus. Zahllose Patienten verdanken der chirurgischen Therapie eine längere Beschwerdefreiheit und die Wiedererlangung der Arbeitsfähigkeit.

In der weiterhin andauernden Kontroverse um die Langzeitresultate der Koronarchirurgie scheint inzwischen insoweit Klarheit zu bestehen, daß die operative Therapie zumindest bei bestimmten Patientengruppen die Überlebensrate verbessert und der ausschließlich medikamentösen Therapie überlegen ist. Hierzu gehören Patienten mit Hauptstammstenose oder

Tabelle I-8. Risikofaktoren mit hoher Korrelation zur unmittelbaren Operationsletalität bei koronarchirurgischen Eingriffen

Auswurffraktion < 58 %	Favaloro	(1979)
LVEDP > 18 mmHg	Oldham et al.	(1972)
Hypokinesie, Akinesie, Aneurysma	Oldham et al.	(1972)
Myokardinfarkt < 2 Monate präoperativ	Dawson et al.	(1974)
Hauptstammstenose	Langou et al.	(1978)
Mehrgefäßerkrankung	Tyras et al.	(1979)
Instabile angina pectoris	Tyras et al.	(1979)
Mitralklappeninsuffizienz (Papillarmuskeldysfunktion)	Oldham et al.	(1972)
Kombinierte Eingriffe (z.B. ACVB + Klappenersatz)	Anderson et al.	(1973)
Bypassdauer > 60 min	Langou et al.	(1978)
Erfahrung und Geschicklichkeit des Operationsteams	Hutchinson et al.	(1974)

koronarer 3-Gefäßerkrankung mit leicht oder mäßig eingeschränkter Ventrikelfunktion.[106-110] Bei Patienten mit 1- oder 2-Gefäßerkrankung ist dagegen, und zwar unabhängig von der Ventrikelfunktion, bisher nicht erwiesen, daß die operative Therapie die Letalitätsrate senkt.[110] Fraglich ist auch, ob die Koronarchirurgie bei Patienten mit hochgradig eingeschränkter Ventrikelfunktion (EF < 20%) mit einer höheren Lebenserwartung verbunden ist.[110]

Die unmittelbare perioperative Operationsletalität liegt heute bei etwa 1-3%.[108,111-114] Die Häufigkeit perioperative Infarkte wird mit 3-9,5% und die Infarktletalität mit 8-14% angegeben.[108,111-113,118] Den genannten Zahlen liegt die durchschnittliche Letalität ohne Differenzierung unterschiedlicher Patientengruppen bzw. präoperativer Risikofaktoren zugrunde. Tab. I-8 enthält eine Übersicht derjenigen Faktoren, die mit einer überdurchschnittlichen Operationsletalität einhergehen.[112,115-120]

2.2. Mitralklappenstenose[121,122]

Die Mitralklappenstenose ist in der Regel rheumatischen Ursprungs, seltener liegt eine überstandene bakterielle Endokarditis zugrunde. Gelegentlich kann ein größerer Thrombus oder ein Vorhoftumor (Myxom) zu einer akuten Klappenstenose führen.

Klinische Symptome einer Mitralklappenstenose sind erst zu erwarten, wenn die Klappenöffnungsfläche auf etwa die Hälfte reduziert ist. Aufgrund der Behinderung des Blutstromes vom linken Vorhof in den linken Ventrikel kommt es zu einer Vergrößerung und Hypertrophie des linken Vorhofes mit Entstehung eines diastolischen Druckgradienten an der Klappe und Anstieg des LAP bis zu einem Mehrfachen der Norm, die a-Welle der Vorhofdruckkurve ist (bei Sinusrhythmus) deutlich erhöht (Abb. I-13) und es entwickelt sich eine pulmonale Hypertension. Als Folge der chronischen pulmonalvenösen Druckerhöhung kann es in Abhängigkeit von der Dauer und dem Schweregrad der Erkrankung zusätzlich zu strukturellen Veränderungen im pulmonalen Gefäßbett und zu einem Anstieg des pul-

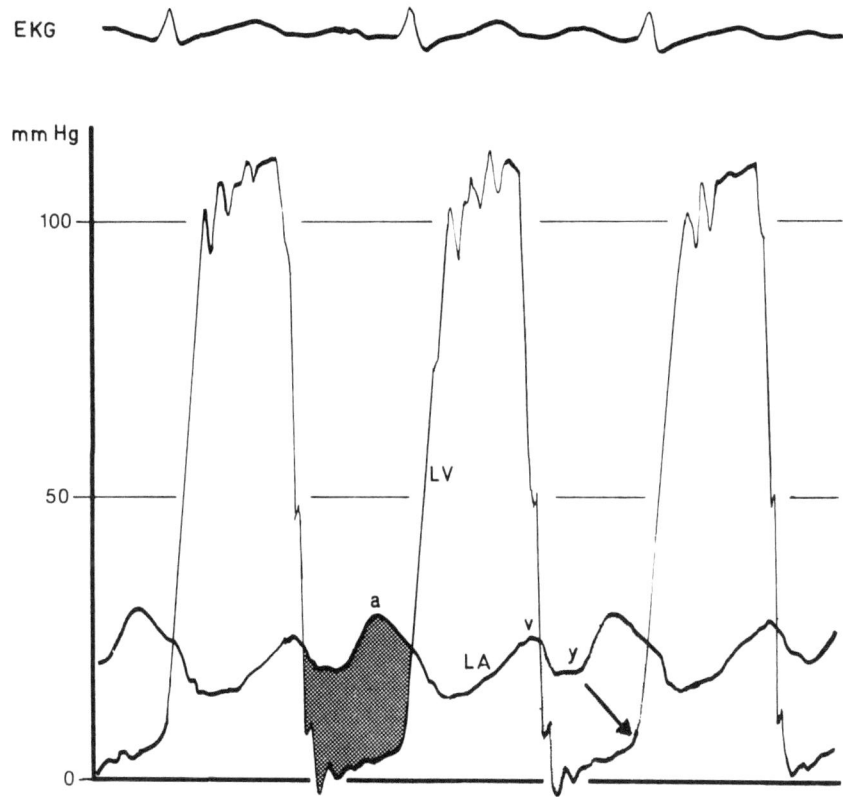

Abb. I-13. Mitralklappenstenose bei Sinusrhythmus. Charakteristisch ist die hohe a-Welle im linken Vorhof (LA) und der hohe diastolische Druckgradient an der Mitralklappe (schraffierte Fläche). Nach Bolte (1975)[121], mit Genehmigung des Autors und des Verlages

monalen Gefäßwiderstandes kommen. Hieraus resultiert häufig eine Dilatation und Hypertrophie des rechten Ventrikels, die zusätzlich eine Trikuspidalinsuffizienz sowie eine Vergrößerung des rechten Vorhofes zusammen mit einer Erhöhung des zentralen Venendruckes zur Folge haben kann. Mit zunehmendem Schweregrad der Erkrankung kommt es zu extravasalen Flüssigkeitsansammlungen, pulmonalen Gasaustauschstörungen und zu Änderungen der Lungenmechanik wie Abnahme der Lungencompliance und Zunahme des Atemwegswiderstandes.[123-125]

Im EKG findet sich entweder ein (meist tachykarder) Sinusrhythmus mit doppelgipfliger P-Welle (P-sinistrocardiale), häufiger jedoch Vorhofflattern oder Vorhofflimmern als Hinweis auf einen fortgeschrittenen hämodynamischen Schweregrad. Mit dem Auftreten von Vorhofflimmern nehmen wegen der fehlenden Vorhofsystole Ventrikelfüllung und Schlagvolumen weiter ab. Durch die Blutstase in den fibrillierenden Vorhöfen besteht eine Neigung zu Thrombenbildungen besonders in den Herzohren und die Gefahr von Embolien in den peripheren Kreislauf.

2.3. Mitralklappeninsuffizienz[121,122]

Die chronische organische Mitralklappeninsuffizienz ist ebenfalls in den meisten Fällen die Folge eines rheumatischen Fiebers oder einer bakteriellen Endokarditis. Daneben kann eine nicht-rheumatische (idiopathische) Verkalkung des Klappenringes, ein chordae tendineae-Abriß (entzündlich oder traumatisch) oder eine Papillarmuskeldysfunktion (zumeist im Rahmen eines Hinterwandinfarktes) eine Schlußunfähigkeit der Klappe bewirken. Eine funktionelle Mitralklappeninsuffizienz ist die häufige Folge einer Dilatation des linken Ventrikels aus verschiedenen Ursachen, eine akute Myokardischämie eingeschlossen. Das Regurgitationsvolumen kann aufgrund des großen Druckgradienten zwischen linkem Ventrikel und linkem Vorhof mehr als die Hälfte des Schlagvolumens betragen. Die Regurgitation beginnt bereits während der isometrischen Phase, wobei nach Eckberg et al.[126] nahezu die Hälfte des Regurgitationsvolumens vor Öffnung der Aortenklappe retrograd in den linken Vorhof entleert wird. Das Gesamtausmaß des Rückflusses ist außer von der Größe der Regurgitationsöffnung von der Höhe des Druckgradienten zwischen linkem Ventrikel und linkem Vorhof abhängig. Beide Faktoren - Öffnungsfläche und Druckgradient - sind variabel. Eine höhere Vordehnung, ein Anstieg des Systemkreislaufwiderstandes und negativ inotrope Einflüsse gehen mit einer Zunahme der Ventrikelgröße einher, die den Klappenring erweitern und die Insuffizienz verstärken können.

Nach dem Laplace-Gesetz entspricht die myokardiale Wandspannung bei gegebener Wanddicke dem Produkt aus Ventrikeldruck und Ventrikelradius. Da eine Mitralklappenregurgitation zu einer Abnahme des spätsystolischen Ventrikeldruckes und des Radius führt, ergibt sich eine reduzierte Spannungsentwicklung, so daß ein größerer Anteil der kontraktilen Energie des linken Ventrikels für die Verkürzung zur Verfügung steht. In kompensierten Stadien der Erkrankung kann daher die Faserverkürzungs-

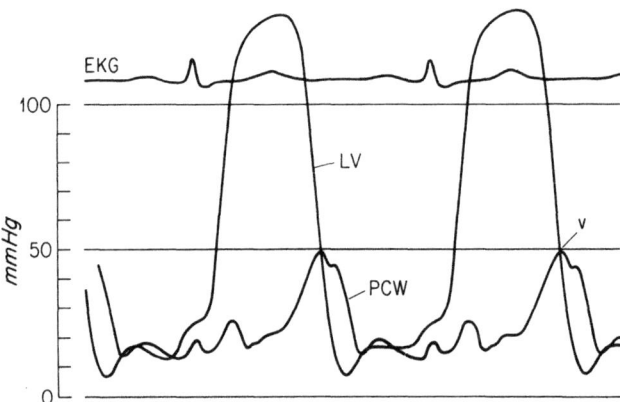

Abb. I-14. Mitralklappeninsuffizienz mit hoher v-Welle (50 mmHg) in der Pulmonalkapillardruckkurve (PCW). Der enddiastolische Druck im linken Ventrikel (LV) ist auf 27 mmHg erhöht. Nach Braunwald (1980)[122], mit Genehmigung des Autors und des Verlages

geschwindigkeit (VCF) und auch die Auswurffraktion sogar leicht erhöht sein und trotz eines erheblichen Regurgitationsvolumens längere Zeit ein normales effektives Schlagvolumen aufrechterhalten werden. Eine normale oder nahezu normale Verkürzungsgeschwindigkeit oder Ejektionsfraktion deutet bei Patienten mit Mitralinsuffizienz bereits auf eine Einschränkung der linksventrikulären Funktion hin, während eine nur leichte oder mäßige Abnahme dieser Größen (z.B. eine EF von 0,4 - O,5) und ein erhöhtes endsystolisches Volumen für eine schwerwiegende Verschlechterung der Ventrikelfunktion sprechen.

Das hämodynamische und klinische Bild wird weiterhin von der Compliance des linken Vorhofes mitbestimmt. Bei normaler oder erniedrigter Compliance ist der linke Vorhof nur wenig vergrößert, der linksatriale Druck - insbesondere die v-Welle - dagegen stark erhöht (Abb. I-14). Meistens handelt es sich hierbei um Patienten, bei denen sich eine Mitralinsuffizienz in kurzer Zeit entwickelt hat oder plötzlich entstanden ist (chordae tendineae-Abriß, Papillarmuskeldysfunktion nach Myokardinfarkt). Symptome einer pulmonalen Stauung oder eines Lungenödems sind bei dieser Gruppe häufig. Bei der Mehrzahl der Patienten mit chronischer Mitralinsuffizienz ist die Vorhofcompliance erhöht, d.h. es findet sich eine deutliche Dilatation des linken Vorhofes, aber nur eine mäßiggrade Erhöhung des Mitteldruckes. Zu einer dritten Gruppe gehören Patienten mit schwerer und schon lange bestehender Mitralklappeninsuffizienz, die eine massive Vergrößerung des linken Vorhofes, aber nahezu normale oder nur leicht erhöhte Mitteldrucke im linken Vorhof bzw. der A. pulmonalis - d.h. eine deutlich erhöhte Vorhofcompliance - aufweisen. Bei diesen Patienten besteht fast regelmäßig Vorhofflimmern und ein niedriges Herzzeitvolumen.

2.4. Aortenklappenstenose[121,122]

Neben der rheumatisch bedingten Aortenklappenstenose, die oft gleichzeitig mit einer Insuffizienz der Klappe verbunden ist und nicht selten in Kombination mit anderen Klappenfehlern auftritt, können erworbene Aortenklappenstenosen bei Patienten mit Hypercholesterinämie auch atherosklerotischer Genese sein. Aus der erhöhten Druckbelastung resultiert eine konzentrische Hypertrophie des linken Ventrikels, deren Ausmaß von der Höhe des systolischen Druckgradienten abhängt. Ein Druckgradient tritt auf, wenn die Klappenöffnungsfläche (normal ca. 3 cm^2) um etwa die Hälfte reduziert ist. Bei mittelgradigen Aortenstenosen finden sich in Ruhe Druckgradienten von 50-100 mmHg (Abb. I-15), bei hochgradigen Stenosen kann der Druckgradient zwischen linkem Ventrikel und Aorta mehr als 200 mmHg betragen. In fortgeschrittenen Stadien ist neben dem systolischen auch immer der diastolische Ventrikeldruck erhöht und die Compliance vermindert, die Mehrzahl der Patienten hat dabei in Ruhe noch ein normales Herzzeitvolumen. Aufgrund der reduzierten Ventrikelcompliance kontrahiert sich der linke Vorhof verstärkt, was an prominenten a-Wellen in der linksatrialen Druckkurve erkennbar ist. Eine kräftige Vorhofkontraktion hat für die Füllung des linken Ventrikels bei Aortensteno-

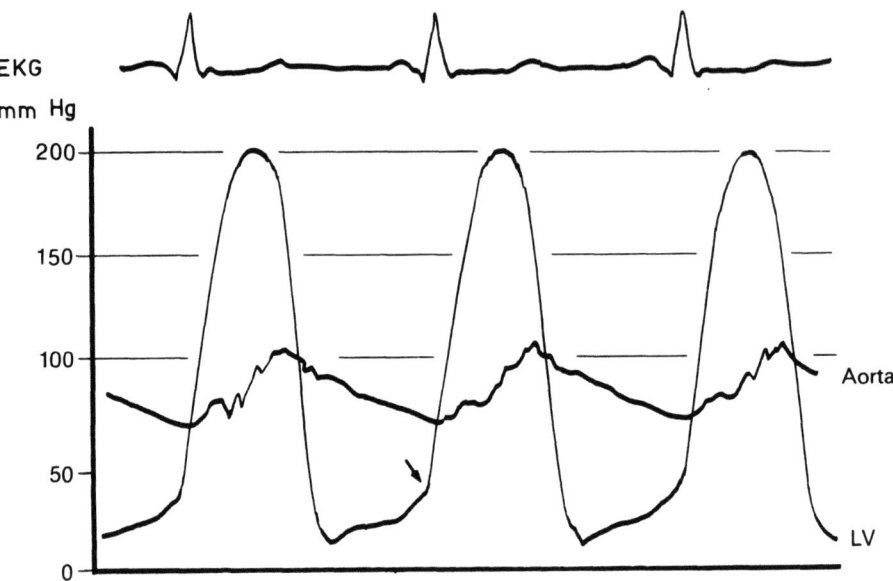

Abb. I-15. Aortenklappenstenose mit einem systolischen Druckgradienten von etwa 100 mmHg und einem erhöhten enddiastolischen Druck im linken Ventrikel. Nach Bolte (1975)[121], mit Genehmigung des Autors und des Verlages

sen eine besondere Bedeutung, sie erhöht den linksventrikulären enddiastolischen Druck, ohne daß gleichzeitig der mittlere linke Vorhofdruck mit ansteigt. Der Verlust einer kräftigen und koordinierten Vorhofkontraktion (Vorhofflimmern, AV-Dissoziation) geht deshalb meistens mit einer deutlichen Verschlechterung des klinischen Bildes einher. Erst in fortgeschrittenen Stadien einer Aortenklappenstenose steigen auch die Drucke im linken Vorhof, in der A. pulmonalis und im rechten Ventrikel an.

Der myokardiale Sauerstoffverbrauch ist aufgrund der hohen systolischen und enddiastolischen Drucke im linken Ventrikel bereits in Ruhe erhöht, gleichzeitig ist der koronare Perfusionsdruck (i.e. diastolischer Aortendruck - LVEDP) und damit das O_2-Angebot vermindert, so daß Patienten mit Aortenklappenstenose auch ohne begleitende koronare Herzkrankheit häufig Symptome einer Myokardischämie aufweisen, wobei sich als zusätzlicher Faktor ein Mißverhältnis zwischen der vergrößerten Muskelmasse und der Zahl der Kapillaren ungünstig auswirkt. Im EKG finden sich neben den Zeichen einer Linksherzhypertrophie entsprechende Veränderungen der ST-Strecke in den linkspräkordialen Ableitungen.

2.5. Aortenklappeninsuffizienz[121,122]

Hauptursachen der erworbenen Aortenklappeninsuffizienz sind das rheumatische Fieber und andere bakterielle Infektionen der Klappe. Daneben kommen Traumen, dissezierende Aneurysmen der Aorta ascendens, selten

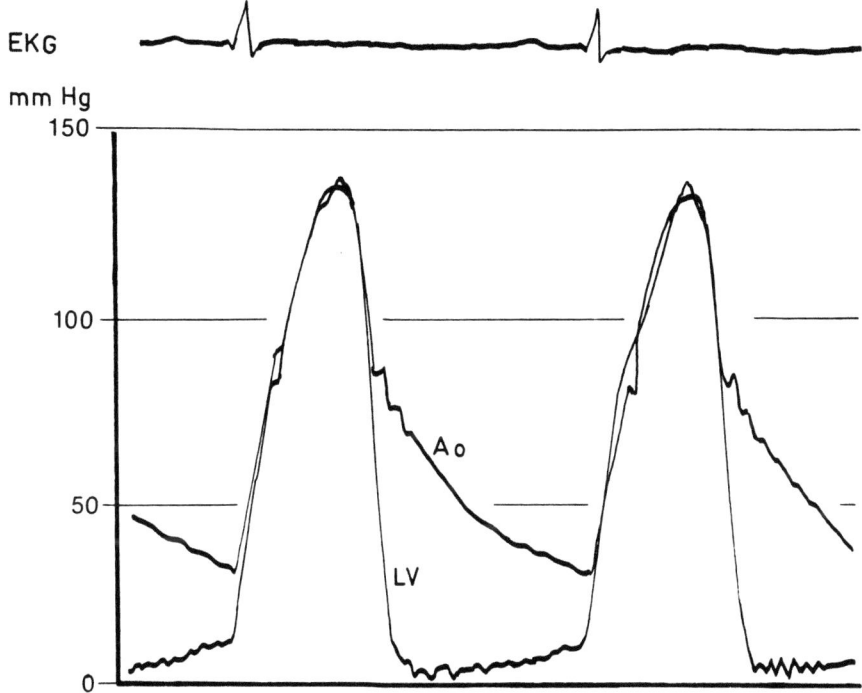

Abb. I-16. Chronische Aortenklappeninsuffizienz: Hohe Aortendruck-Amplitude, niedriger diastolischer Aortendruck, undeutliche Klappenschlußinzisur. Nach Bolte (1975)[121], mit Genehmigung des Autors und des Verlages

eine mesaortitis luica oder eine Medianekrose z.B. im Rahmen des Marfan-Syndroms ätiologisch in Betracht.

Schon eine verhältnismäßig geringe Schlußunfähigkeit der Klappe kann infolge des noch relativ hohen diastolischen Druckgradienten zwischen Aorta und linkem Ventrikel zu einem großen Regurgitationsvolumen und damit zu einem erheblichen Anstieg des enddiastolischen Ventrikelvolumens führen. Bei chronischer, sich langsam entwickelnder Aorteninsuffizienz ist der enddiastolische Druck oft noch normal oder nur leicht erhöht, aufgrund der sich entwickelnden Muskelhyperplasie kann lange Zeit ein normales effektives Schlagvolumen bzw. Herzzeitvolumen aufrecht erhalten werden, so daß eine große Blutdruckamplitude resultiert (Abb. I-16). Erst mit zunehmendem Schweregrad steigen enddiastolischer Ventrikeldruck, linker Vorhofdruck, Pulmonalkapillardruck, Pulmonalarteriendruck und rechtsventrikulärer Druck an, das Herzzeitvolumen ist auch in Ruhe erniedrigt und das endsystolische Ventrikelvolumen nimmt als Ausdruck einer sich verschlechternden Ventrikelfunktion zu.

Im Unterschied zu chronischen Verlaufsformen kann sich der bei akuter Aorteninsuffizienz normal große linke Ventrikel nicht an ein hohes Regurgitationsvolumen adaptieren. Es kommt deshalb schnell zu einem erheblichen Anstieg des enddiastolischen linksventrikulären Druckes, zu einer Ta-

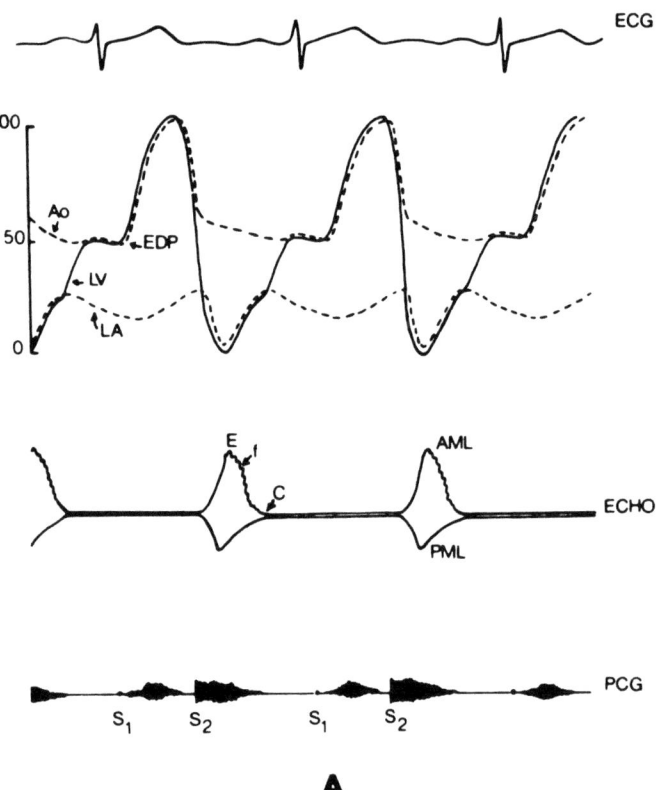

Abb. I-17A u. B. Hämodynamische, echokardiographische (ECHO) und phonokardiographische (PCG) Unterschiede zwischen akuter (**A**) und chronischer (**B**) Aortenklappeninsuffizienz. Zu **A**: Stark erhöhter enddiastolischer Druck (EDP) im linken Ventrikel, der den diastolischen Aortendruck (Ao) erreicht. Kaum vergrößerte Aortendruckamplitude. Da der Ventrikeldruck bereits in der frühen Diastole den Druck im linken Vorhof (LA) übersteigt, kommt es zu einem vorzeitigen Mitralklappenschluß (Punkt C im Echokardiogramm). AML = vorderes Mitralsegel; PML = hinteres Mitralsegel; f = Flattern des vorderen Mitralsegels. Zu **B**: Bei chronischer Aortenklappeninsuffizienz ist ein stärkerer frühdiastolischer Druckanstieg im linken Ventrikel nicht zu beobachten, so daß der Mitralklappenschluß zeitgerecht, d. h. am Ende der Diastole erfolgt (Punkt C im Echokardiogramm). Die Aortendruckamplitude ist gewöhnlich größer und die Herzfrequenz langsamer als bei akuten Insuffizienzformen. Das Phonokardiogramm zeigt neben einem systolischen Auswurfgeräusch (SM) ein Holodiastolikum (DM). Bei linksventrikulärer Dekompensation mit enddiastolischem Druckausgleich zwischen linkem Ventrikel und Aorta (wie in **A**) kann die spätdiastolische Komponente des Regurgitationsgeräusches abgeschwächt sein oder fehlen. S_1 und S_2 = 1. und 2. Herzton. Nach Morganroth et al. (1977)[127], mit Genehmigung des Autors und des American College of Physicians

chykardie und einer Abnahme des effektiven Schlagvolumens, so daß die Blutdruckamplitude bei meist erhöhtem Systemkreislaufwiderstand trotz der diastolischen Regurgitation normal oder niedrig ist. Da bei akuter Aortenklappeninsuffizienz der Ventrikeldruck bereits in der frühen Diastole den linken Vorhofdruck übersteigt, läßt sich häufig ein vorzeitiger Mitralklappenschluß nachweisen (Abb. I-17).[127] Oft schließt sich dabei die Klap-

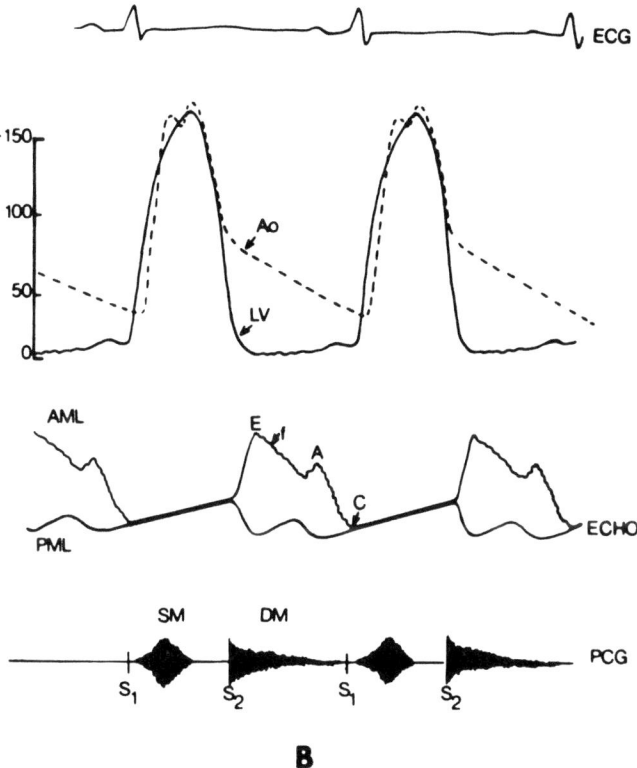

B

pe aber nicht vollständig, so daß eine funktionelle Mitralinsuffizienz resultiert.

Die Sauerstoffversorgung des Myokards ist bei Patienten mit Aortenklappeninsuffizienz gefährdet durch:

1. Eine verminderte Koronarperfusion (niedriger diastolischer Aortendruck, erhöhter LVEDP);
2. Einen erhöhten Sauerstoffbedarf (erhöhte Wandspannung).

Im EKG finden sich häufig Symptome einer Myokardischämie, bei chronischer Klappeninsuffizienz entwickeln sich Zeichen einer Linksherzhypertrophie.

2.6. Klappenfehler des rechten Herzens

Eine isolierte Stenose oder Insuffizienz der Tricuspidalklappe oder der Pulmonalklappe (auf der Basis einer rheumatischen bzw. bakteriellen Endokarditis oder auch eines Carcinoid-Syndroms) ist selten.

Eine hämodynamisch wirksame Tricuspidalstenose ist gekennzeichnet durch eine Erhöhung des rechten Vorhofdruckes mit deutlich überhöhter a-Welle und das Fehlen einer pulmonalen Hypertension. Häufig besteht Vorhofflimmern.

Eine Insuffizienz der Tricuspidalklappe ist in den meisten Fällen die Folge eines vorgeschalteten Vitiums (z.B. Mitralstenose) bzw. einer pulmonalen Hypertonie und nicht durch organische Veränderungen der Klappe bedingt.

Charakteristisch ist die hohe v-Welle in der Venenpuls- bzw. Venendruckkurve. Aufgrund der zusätzlichen Volumenbelastung des rechten Ventrikels kann sich eine Rechtsherzinsuffizienz entwickeln. Auch eine Pulmonalklappenregurgitation ist selten organischer, sondern so gut wie immer funktioneller Natur. Zum Beispiel kann der rechte Ventrikel bei Patienten mit Mitralstenose und pulmonaler Hypertonie akut dilatieren, so daß die Pulmonalklappe schlußunfähig wird. Die resultierende zusätzliche Volumenbelastung beschleunigt dann die Entstehung eines Rechtsherzversagens.

Eine isolierte, d.h. organisch bedingte, Pulmonalklappeninsuffizienz bleibt dagegen oft symptomlos.

2.7. Kombinierte Klappenvitien

Häufig sind bei erworbenen Klappenfehlern zwei oder mehrere Klappen betroffen. Je nach dem Schweregrad der Veränderungen überwiegt das eine oder andere Vitium und beherrscht das Krankheitsbild. Besonders bei kombinierter Aorten- und Mitralstenose kann die klinische und hämodynamische Symptomatik der Mitralstenose die der Aortenstenose weitgehend überdecken.

2.8. Pericarditis constrictiva und Herztamponade

Charakteristisch für die Pericarditis constrictiva (zumeist rheumatica oder tuberculosa) und die akute Perikardtamponade ist die diastolische Bewegungsbehinderung des Herzens, die zu einer erheblichen venösen Einflußstauung führt. Rechter Vorhofdruck, enddiastolischer Druck im rechten Ventrikel, enddiastolischer Pulmonalarteriendruck und Pulmonalkappilardruck bzw. linker Vorhofdruck sind oft nahezu gleich hoch (>15 mmHg). Die Ventrikeldruckkurven zeigen einen frühdiastolischen Druckabfall (dip) sowie ein erhöhtes mesodiastolisches Druckplateau (Abb. I-18). Systolischer arterieller Blutdruck, Herzzeitvolumen und Schlagvolumen sind niedrig. Im EKG finden sich häufig Vorhofflimmern, Niedervoltage und Zeichen einer diffusen Myokardschädigung.

Die chirurgische Entlastung eines Hämatoperikards ist notwendig, wenn eine größere Blutungsquelle (z.B. nach Herzoperation oder als Folge einer Katheterperforation des rechten Vorhofes) zu einer Herztamponade geführt hat. Die klinischen Symptome einer akuten Herztamponade sind: Zunehmende Dyspnoe, Kaltschweißigkeit, aschfahles bis cyanotisches Hautcolorit, Jugularvenenstauung (die während der Inspiration zunimmt), sehr leise Herztöne, perkutorisch und röntgenologisch verbreiterte Herzgrenzen, Tachykardie und Hypotension mit kleiner Blutdruckamplitude. Ein weiteres Zeichen der Perikardtamponade oder einer Pericarditis con-

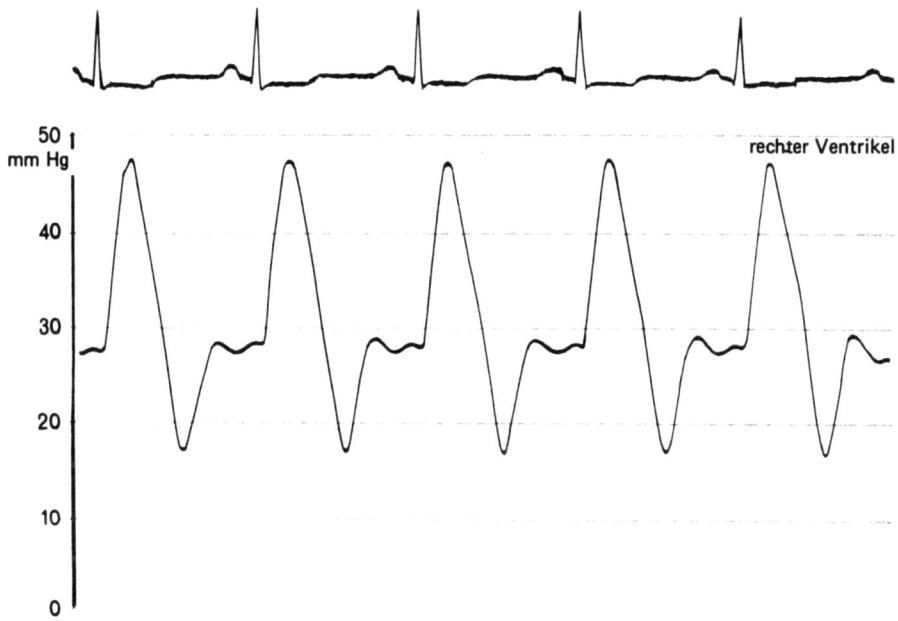

Abb. I–18. Rechtsventrikuläre Druckkurve bei Pericarditis constrictiva. Charakteristisch ist der frühdiastolische Druckabfall (dip), das hohe mesodiastolische Druckniveau und der erhöhte systolische Druck. Nach Bolte (1975)[121], mit Genehmigung des Autors und des Verlages

strictiva ist das Vorhandensein eines pulsus „paradoxus" (Abnahme des systolischen Blutdrucks während der Inspiration um mehr als 10 mmHg). Dieser Begriff ist insofern irreführend, als es sich dabei lediglich um die Verstärkung eines physiologischen Phänomens handelt. Häufige EKG-Symptome sind Niedervoltage, elektrischer alternans und ST-Elevationen. Zuverlässig kann die Diagnose einer Perikardtamponade durch den Nachweis einer echofreien Zone zwischen Perikard und Epikard im Echokardiogramm gesichert werden (Abb. I-19).

2.9. Akutes cor pulmonale

Eine Lungenembolie führt zu einem Anstieg des Pulmonalarteriendruckes, wobei eine signifikante lineare Beziehung zwischen dem angiographisch nachweisbaren Obstruktionsgrad und der Höhe des Mitteldruckes in der A. pulmonalis besteht (Abb. I-20).[130] Pulmonaler Gefäßwiderstand, enddiastolischer Druck im rechten Ventrikel und rechter Vorhofdruck sind ebenfalls in den meisten Fällen erhöht, oft besteht eine Tachykardie, der Herzindex ist vermindert, der linksventrikuläre Füllungsdruck in der Regel normal.

Zu den führenden Symptomen gehören außerdem eine arterielle Hypoxämie, Brustschmerzen, Dyspnoe, Tachypnoe, Husten und Hämoptysis.[131, 132] Bei einem Teil der Patienten finden sich EKG-Veränderungen wie P-

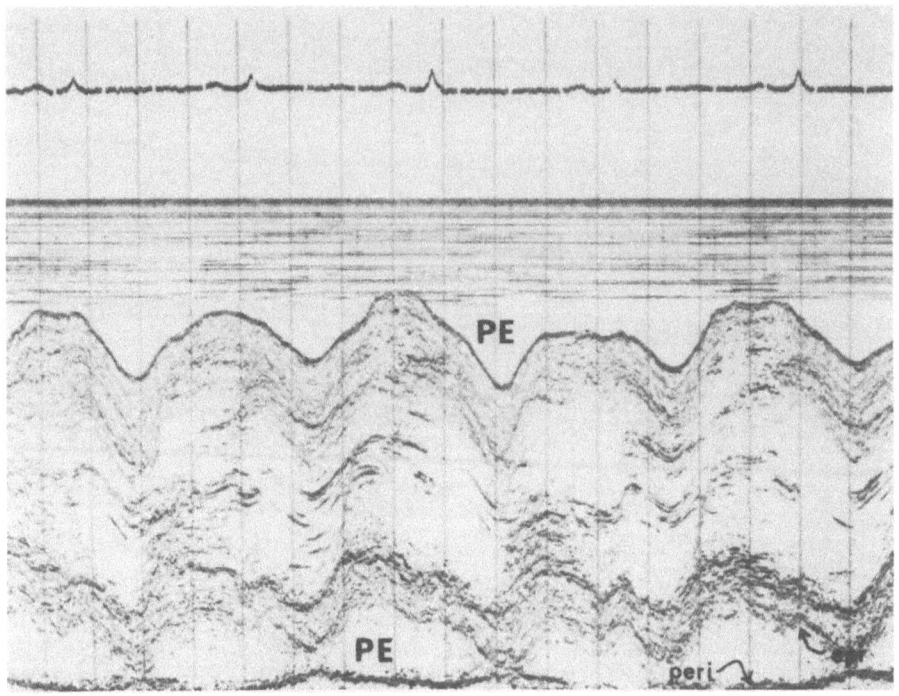

Abb. I-19. Echokardiogramm bei Perikardtamponade. Die Existenz größerer Flüssigkeitsmengen (PE) im Herzbeutel läßt sich durch den Nachweis einer echofreien Zone zwischen Perikard und Epikard diagnostizieren. Nach Kaplan (1979)[129], mit Genehmigung des Autors und des Verlages

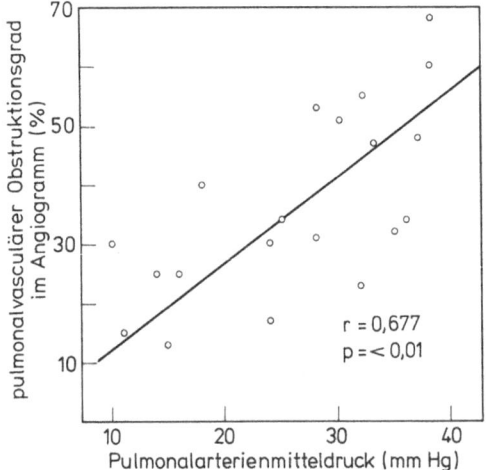

Abb. I-20. Lungenembolie: Beziehung zwischen dem angiographisch ermittelten Obstruktionsgrad der Lungenstrombahn und dem Pulmonalarterienmitteldruck bei zuvor kardiopulmonal gesunden Patienten. Modifiziert nach McIntyre et al. (1971)[130], mit Genehmigung des Autors und des Verlages

dextrocardiale, Rechtsschenkelblock, akute Veränderungen des Lagetyps, Rhythmusstörungen, Veränderungen der ST-Strecke (T-Inversion, ST-Depression oder ST-Elevation), ein tiefes S in I sowie Q-Zacken in den Ableitungen III und aVF.

Literatur

1. Yang, S.Y., Bentivoglio, L.G., Maranhao, V., et al.: From cardiac catheterization data to hemodynamic parameters. F.A. Davis, Philadelphia 1972
2. Lippert, H.: SI-Einheiten in der Medizin. Einführung in das Internationale Einheitensystem, Umrechnungstabellen, Normalbereiche. Urban & Schwarzenberg, München-Wien-Baltimore 1978
3. Guyton, A.C., Jones, C.E., Coleman, T.G.: Circulatory physiology: Cardiac output and its regulation, 2nd edition, p. 9. Saunders, Philadelphia 1973
4. Guyton, A.C.: An overall analysis of cardiovascular regulation. Anesth. Analg. 56 : 761 (1977)
5. Guyton, A.C.: The relationship of cardiac output and arterial pressure control. Circulation 64 : 1079 (1981)
6. Rackley, C.E., Hodd, W.P.: Measurements of ventricular volume, mass and ejection fraction. In: W. Grossman (ed.): Cardiac catheterization and angiography, p. 176. Lea & Febiger, Philadelphia 1974
7. Qureshi, S., Wagner, H.N., Alderson, P.O., et al.: Evaluation of left-ventricular function in normal persons and patients with heart disease. J. Nucl. Med. 19 : 135 (1978)
8. Breuel, H.P., Kopp, R., Felix, R., et al.: Funktionsszintigraphie der Kontraktion des linken Ventrikels. II. Methodische Untersuchung zur background-Korrektur. Fortschr. Röntgenstr. 129 : 18 (1978)
9. Bauer, R., Sauer, E., Truckenbrodt, R., et al.: Die linksventrikuläre Herzfunktion in Ruhe und unter Ergometerbelastung. Herz 5 : 159 (1980)
10. Port, S., Cobb, F.R., Coleman, R.E., et al.: Effect of age on the response of the left ventricular ejection fraction to exercise. N. Engl. J. Med. 303 : 1133 (1980)
11. Thews, G.: Lungenatmung. In: R.F. Schmidt und G. Thews (Hrsg.): Physiologie des Menschen, S. 470. Springer, Berlin-Heidelberg-New York 1977
12. Barratt-Boyes, B.G., Wood, E.H.: The oxygen saturation of blood in the venae cavae, right heart chambers, and pulmonary vessels of healthy subjects. J. Lab. Clin. Med. 50 : 93 (1957)
12a. Arentzen, C.R., Rankin, J.S., Anderson, P.A., et al.: Force-frequency characteristics of the left ventricle in the conscious dog. Circ. Res. 42 : 64 (1978)
13. Braunwald, E., Ross, J.: The ventricular end-diastolic pressure. Am. J. Med. 34 : 147 (1963)
14. Diamond, G., Forrester, J.S., Hargis, J., et al.: Diastolic pressure-volume relationship in the canine left ventricle. Circ. Res. 29 : 267 (1971)
15. Diamond, G., Forrester, J.S.: Effect of coronary artery disease and acute myocardial infarction on left ventricular compliance in man. Circulation 45 : 11 (1972)
16. Mangano, D.T., Van Dyke, D.C., Ellis, R.J.: The effect of increasing preload on ventricular output and ejection in man. Limitation of the Frank-Starling mechanism. Circulation 62 : 535 (1980)
17. Ellis, R.J., Mangano, D.T., VanDyke, D.C.: Relationship of wedge pressure to end-diastolic volume in patients undergoing myocardial revascularization. J. Thorac. Cardiovasc. Surg. 78 : 605 (1979)
18. Rahimtoola, S.H., Loeb, H.S., Ehsani, A., et al.: Relationship of pulmonary artery to left ventricular diastolic pressures in acute myocardial infarction. Circulation 46 : 283 (1972)
19. Cohn, J.N.: Blood pressure and cardiac performance. Am. J. Med. 55 : 351 (1973)

19a. Bergel, D.H., Milnor, W.B.: Pulmonary vascular impedance in the dog. Circ. Res. 16: 401 (1965)
19b. Foëx, P.: Pulmonary haemodynamics. In: C. Prys-Roberts (ed.): The circulation in anaesthesia, chapter 2, p. 253. Blackwell, Oxford-London-Edinburgh-Melbourne 1980
20. Krayenbühl, H.P., Rutishauser, W., Wirz, P., et al.: High-fidelity left ventricular pressure measurements for the assessment of cardiac contractility in man. Am. J. Cardiol. 31 : 415 (1973)
21. Braunwald, E.: Assessment of cardiac performance. In: E. Braunwald (ed.): Heart disease. A textbook of cardiovascular medicine, Vol. 1, p. 472. Saunders, Philadelphia-London-Toronto 1980
22. Weissler, A.M.: Systolic time intervals. N. Engl. J. Med. 296 : 321 (1977)
23. Martin, C.E., Shaver, J.S., Thompson, M.E.: Direct correlation of external systolic time intervals with internal indices of left ventricular function in man. Circulation 44:419 (1971)
24. Garrard, C.L., Weissler, A.M., Dodge, H.T.: The relationship of alterations in systolic time intervals to ejection fraction in patients with cardiac disease. Circulation 42 : 455 (1970)
25. Reitan, J.A., Ty Smith, N., Barrison, V.S., et al.: The cardiac preejection period. Anesthesiology 36 : 76 (1972)
26. Krayenbühl, H.P., Turina, J., Ettori, F.: Die Echokardiographie in der Beurteilung der Ventrikelfunktion. Schweiz. Med. Wschr. 107 : 1317 (1977)
27. Schwaiger, M., Silber, S., Klein, U., et al.: Myokardszintigraphie mit Thallium-201: Eine Zwischenbilanz. Herz 5 : 79 (1980)
28. Geltman, E.M., Roberts, R., Sobel, B.E.: Cardiac positron tomography: Current status and future directions. Herz 5 : 107 (1980)
29. Büll, U., Kleinhans, E., Cyran, J., et al.: Die Erfassung der Funktion des linken Ventrikels mit der Einkristall-Gammakamera im Rahmen der ersten Radionuklidpassage. Herz 5 : 133 (1980)
30. Wexler, L.F., Pohost, G.M.: Hemodynamic monitoring: Non-invasive techniques. Anesthesiology 45 : 156 (1976)
31. Pitt, B., Strauss, H.W.: Evaluation of ventricular function by radioisotopic techniques. N. Engl. J. Med. 296 : 1097 (1977)
32. v. Anrep, G.: On the part played by the suprarenals in the normal vascular reactions of the body. J. Physiol. (London) 45 : 307 (1912)
33. Gregg, D.E., Fisher, L.C.: Blood supply to the heart. Handbook of physiology. Am. Physiol. Soc., Washington 1963
34. Rowe, G.G., Castillo, C.A., Alfonso, S.: Coronary flow measured by nitrous oxide method. Am. Heart J. 67 : 457 (1964)
35. Strauer, B.E.: Dynamik, Koronardurchblutung und Sauerstoffverbrauch des normalen und kranken Herzens. Karger, Basel 1975
36. Flameng, W., Wüsten, B., Schaper, W.: On the distribution of myocardial blood flow. Basic Res. Cardiol. 69 : 435 (1974)
37. Cobb, F.R., Bache, R.J., Greenfield, J.C.: Regional myocardial blood flow in awake dogs. J. Clin. Invest. 53 : 1618 (1974)
38. Neill, W.A., Phelps, N.C., Oxendine, J.M., et al.: Effect of heart rate on coronary blood flow distribution in dogs. Am. J. Cardiol. 32 : 306 (1973)
39. Weiss, H.R., Neubauer, J.A., Lipp, J.A., et al.: Quantitative determination of regional oxygen consumption in the dog heart. Circ. Res. 42 : 394 (1978)
40. Hirche, H.: Regulation der Substrataufnahme des Herzens. In: H. Reindell, J. Keul und E. Doll (Hrsg.): Herzinsuffizienz. Thieme, Stuttgart 1968
41. Gorlin, R.: Physiology of the coronary circulation. In: J.W. Hurst, R.B. Logue, R.C. Schlant and N.K. Wenger (eds.): The heart, arteries, and veins, 3rd ed., p. 109. McGraw-Hill, New York 1974
42. Kety, S.S., Schmidt, C.F.: The nitrous oxide method for the quantitative determination of cerebral blood flow in man: Theory, procedure and normal values. J. Clin. Invest. 27 : 476 (1948)

43. Bing, R.J., Hammond, M.M., Handelsman, J.C., et al.: The measurement of coronary blood flow, oxygen consumption, and efficiency of the left ventricle in man. Am. Heart J. 38 : 1 (1949)
44. Bretschneider, H.J., Cott, L., Hilgert, G., et al.: Gaschromatographische Trennung und Analyse von Argon als Basis einer neuen Fremdgasmethode zur Durchblutungsmessung von Organen. Verh. Dtsch. Ges. Kreislaufforschg. 32 : 267 (1966)
45. Rau, G.: Messungen der Koronardurchblutung mit der Argon-Fremdgasmethode. Arch. Kreisl.-Forsch. 58 : 322 (1969)
46. Tauchert, M., Kochsiek, K., Heiss, H.W., et al.: Technik der Organdurchblutungsmessung mit der Argon-Methode. Z. Kardiol. 60 : 871 (1971)
47. Kochsiek, K., Cott, L.A., Tauchert, M., et al.: Measurement of coronary blood flow in various hemodynamic conditions using the argon technique. In: M. Kaltenbach, P. Lichtlen (eds.): Coronary heart disease, p. 137. Thieme, Stuttgart 1971
48. Ganz, W., Tamura, K., Marcus, H.S., et al.: Measurement of coronary sinus blood flow by continuous thermodilution in man. Circulation 44 : 181 (1971)
49. Kupper, W., Bleifeld, W.: Regionale und globale Koronarsinusflußmessungen mit dem kontinuierlichen Thermodilutionsverfahren. I. Methode und experimentelle Untersuchungen. Z. Kardiol. 68 : 740 (1979)
50. Philips, P.A., Marty, A.T., Miyamoto, A.M.: A clinical method of detecting subendocardial ischemia after cardiopulmonary bypass. J. Thorac. Cardiovasc. Surg. 69 : 30 (1975)
51. Hoffman, J.I., Buckberg, G.D.: Regional myocardial ischemia - causes, prediction, and prevention. Vasc. Surg. 8 : 115 (1974)
52. Baller, D., Jonas, W., Sigmund-Duchanova, H., et al.: Examination of the validity of the DPTI as an estimate of myocardial oxygen supply with special reference to the DPTI/TTI ratio. Basic Res. Cardiol. 73 : 595 (1978)
53. Baller, D., Sigmund-Duchanova, H., Zipfel, J., et al.: Prediction of myocardial blood flow by DPTI and prediction of the adequacy of myocardial O_2-supply by the DPTI/STTI ratio under maximal coronary dilatation. Basic Res. Cardiol. 74 : 378 (1979)
54. Braunwald, E.: The determinants of myocardial oxygen consumption. Physiologist 12 : 65 (1969)
55. Sonnenblick, E.H., Ross, J., Braunwald, E.: Oxygen consumption of the heart. Am. J. Cardiol. 22 : 328 (1968)
56. Bretschneider, H.J.: Die hämodynamischen Determinanten des myokardialen Sauerstoffverbrauchs. In: H.J. Dengler (Hrsg.): Die therapeutische Anwendung ß-sympathikolytischer Stoffe, S. 45. Schattauer, Stuttgart-New York 1972
57. Sarnoff, S.J., Braunwald, E., Welch, G.H., et al.: Hemodynamic determinants of oxygen consumption of the heart with special reference to the tension time index. Am. J. Physiol. 192 : 148 (1958)
58. Bretschneider, H.J.: Aktuelle Probleme der Koronardurchblutung und des Myokardstoffwechsels. Regensburg. Jb. ärztl. Fortbild. XV : 1 (1967)
59. Kitamura, K., Jorgensen, C.R., Gobel, F.L., et al.: Hemodynamic correlates of myocardial oxygen consumption during upright exercise. J. Appl. Physiol. 32 : 516 (1972)
60. Jorgensen, C.R., Wang, K., Wang, Y., et al.: Effect of propranolol on myocardial oxygen consumption and its hemodynamic correlates during upright exercise. Circulation 48 : 1173 (1973)
61. Nelson, R.R., Gobel, F.L., Jorgensen, C.R., et al.: Hemodynamic predictors of myocardial oxygen consumption during static and dynamic exercise. Circulation 50 : 1179 (1974)
62. Gobel, F.L., Nordstrom, L.A., Nelson, R.R., et al.: The rate-pressure product as an index of myocardial oxygen consumption during exercise in patients with angina pectoris. Circulation 57 : 549 (1978)
63. Wilkinson, P.L., Moyers, J.R., Ports, T., et al.: Rate-pressure product and myocardial oxygen consumption during surgery for coronary artery bypass. Circulation 60 (Suppl. I) : I-170 (1979)
64. Baller, D., Schenk, H., Strauer, B.E., et al.: Comparison of myocardial oxygen consumption indices in man. Clin. Cardiol. 3 : 116 (1980)

65. Sonntag, H., Larsen, R., Hilfiker, O., et al.: Myocardial blood flow and oxygen consumption during high-dose fentanyl anesthesia in patients with coronary artery disease. Anesthesiology 56 : 417 (1982)
66. Baller, D., Bretschneider, H.J., Hellige, G.: Validity of myocardial oxygen consumption parameters. Clin. Cardiol. 2 : 317 (1979)
67. Kaplan, J.A.: Hemodynamic monitoring. In: J.A. Kaplan (ed.): Cardiac anesthesia, p. 71. Grune & Stratton, New York-San Francisco-London 1979
68. Barash, P.G., Kopriva, C.J.: The rate-pressure product in clinical anesthesia: Boon or bane? Anesth. Analg. 59 : 229 (1980)
69. Kissin, I., Reves, J.G., Mardis, M.: Is the rate-pressure product a misleading guide? Anesthesiology 52 : 373 (1980)
70. Bretschneider, H.J., Hellige, G.: Pathophysiologie der Ventrikelkontraktion-Kontraktilität, Inotropie, Suffizienzgrad und Arbeitsökonomie des Herzens. Verh. Dtsch. Ges. Kreislaufforschg. 42 : 14 (1976)
71. Hoffman, J.I.: Determinants and prediction of transmural myocardial perfusion. Circulation 58 : 381 (1978)
72. Schenk, H., Strauer, B.E., Heiss, H.W., et al.: Koronarreserve und myokardialer Sauerstoffverbrauch des linken Ventrikels bei Patienten mit stenosierender Koronarsklerose. Verh. dtsch. Ges. Inn. Med. 79 : 1139 (1973)
73. Prinzmetal, M., Kennamer, R., Merliss, R., et al.: Angina pectoris. I. A variant form of angina pectoris. Am. J. Med. 27 : 375 (1959)
74. Oliva, R.B., Potts, D.E., Pluss, R.G.: Coronary arterial spasm in Prinzmetal's angina: documentation by coronary arteriography. N. Engl. J. Med. 288 : 745 (1973)
75. Maseri, A., Mimmo, R., Chierchia, S., et al.: Coronary spasm as a cause of acute myocardial ischemia in man. Chest 68 : 625 (1975)
76. Maseri, A., Severi, S., De Nes, M., et al.: Variant angina: one aspect of a continuous spectrum of vasospastic myocardial ischemia: pathogenetic mechanisms, estimated incidence and clinical and coronary arteriographic findings in 138 patients. Am. J. Cardiol. 42 : 1019 (1978)
77. Hillis, L.D., Braunwald, E.: Coronary-artery spasm. N. Engl. J. Med. 299 : 695 (1978)
78. Mudge, G.H., Goldberg, S., Gunther, S., et al.: Comparison of metabolic and vasoconstrictor stimuli on coronary vascular resistance in man. Circulation 59 : 544 (1979)
79. Maseri, A., Chierchia, S., L'Abbate, A.: Pathogenetic mechanisms underlying the clinical events associated with atherosclerotic heart disease. Circulation 62 (Suppl. V) : V-3 (1980)
80. Ellis, E.F., Oelz, O., Roberts, I.G., et al.: Coronary arterial smooth muscle contraction by a substance released from platelets: Evidence that it is thromboxane A_2. Science 193:1135 (1977)
81. Tada, M., Kuzuya, T., Inoue, M., et al.: Elevation of thromboxane B_2 levels in patients with classic and variant angina pectoris. Circulation 64 : 1107 (1981)
82. Hirsh, P.D., Hillis, L.D., Campbell, W.B., et al.: Release of prostaglandins and thromboxane into the coronary circulation in patients with ischemic heart disease. N. Engl. J. Med. 304 : 685 (1981)
82a.Strauer, B.E., Hort, W.: Coronare Herzkrankheit. In: G. Riecker (Hrsg.): Klinische Kardiologie, S. 153. Springer, Berlin-Heidelberg-New York 1975
83. Holsinger, J.W., Eliot, R.S.: The potential role of the subendocardium in the pathogenesis of myocardial infarction. Heart and Lung 1 : 356 (1972)
84. Prys-Roberts, C.: Ventricular performance. In: C. Prys-Roberts (ed.): The circulation in anaesthesia, chapter 4, p. 125. Blackwell, Oxford-London-Edinburgh-Melbourne 1980
85. Bache, R.J., McHale, P.A., Greenfield, J.C.: Transmural myocardial perfusion during restricted coronary inflow in the awake dog. Am. J. Physiol. 232 : H645 (1977)
86. Hirzel, H.O., Nelson, G.R., Sonnenblick, E.H., et al.: Redistribution of collateral blood flow from necrotic to surviving myocardium following coronary occlusion in the dog. Circ. Res. 39 : 214 (1976)
87. Bache, R.J., Schwartz, J.S.: Effect of perfusion pressure distal to a coronary stenosis on transmural myocardial blood flow. Circulation 65 : 928 (1982)

88. Hoffman, J.I., Buckberg, G.D.: Pathophysiology of subendocardial ischemia. Br. Med. J. 1 : 76 (1975)
89. Brazier, J., Cooper, N., Buckberg, G.D.: The adequacy of subendocardial oxygen delivery: the interaction of determinants of flow, arterial oxygen content and myocardial oxygen need. Circulation 49 : 968 (1974)
90. Müller, O., Rørvik, K.: Hemodynamic consequences of coronary heart disease with observation during anginal pain and on the effect of nitroglycerin. Br. Heart J. 20 : 302 (1958)
91. Harvey, R.M., Smith, W.M., Parker, J.O., et al.: The response of the abnormal heart to exercise. Circulation 26 : 341 (1962)
92. Kaplan, J.A, Wells, P.H.: Early diagnosis of myocardial ischemia using the pulmonary artery catheter. Anesth. Analg. 60 : 789 (1981)
93. Kaplan, J.A.: Indications for pulmonary artery catheterization. (Letter to the editor.) Anesth. Analg. 61 : 478 (1982)
94. Wiener, L., Dwyer, E.M., Cox, J.M.: Left ventricular hemodynamics in exercise induced angina pectoris. Circulation 38 : 240 (1968)
95. Coma-Canella, I., Lopez-Sendon, J.: Ventricular compliance in ischemic right ventricular dysfunction. Am. J. Cardiol. 45 : 551 (1980)
96. Mann, T., Goldberg, S., Mudge, G.H., et al.: Factors contributing to altered left ventricular diastolic properties during angina pectoris. Circulation 59 : 14 (1979)
97. Ahn, J., Apstein, C.S., Hood, W.B.: Erectile properties of the left ventricle: direct effect of coronary artery perfusion pressure on diastolic wall stiffness and thickness. Clin. Res. 25 : 201 A (1977)
98. Glantz, S.A., Parmley, W.W.: Factors which affect the diastolic pressure-volume curve. Circ. Res. 42 : 171 (1978)
99. Diamond, G., Forrester, J.S.: Effect of coronary artery disease and acute myocardial infarction on left ventricular compliance in man. Circulation 45 : 11 (1972)
100. Barry, W.H., Brooker, J.Z., Alderman, E.L., et al.: Changes in diastolic stiffness and tone of the left ventricle during angina pectoris. Circulation 49, 255 (1974)
101. Strauer, B.E.: Dynamik, Koronardurchblutung und Sauerstoffverbrauch des normalen und kranken Herzens. Karger, Basel 1975
102. Foëx, P.: Preoperative assessment of the patient with cardiovascular disease. Br. J. Anaesth. 53 : 731 (1981)
103. Lindsay, J., Nolan, N.B., Goldstein, S.A., et al.: The usefulness of radionuclide ventriculography for the identification and assessment of patients with coronary heart disease. Am. Heart J. 99 : 310 (1980)
104. Upton, M.T., Rerych, S.K., Newman, G.E., et al.: Detecting abnormalities in left ventricular function during exercise before angina and ST-segment depression. Circulation 62 : 341 (1980)
105. Favaloro, R.G.: Saphenous vein autograft replacement of severe segmental coronary artery occlusion: Operation technique. Ann. Thorac. Surg. 5 : 334 (1968)
106. Takaro, T., Hultgren, H., Lipton, M.: The VA cooperative randomized study of surgery for coronary arterial occlusive disease. II. Subgroup with significant left main lesion. Circulation 54 (Suppl. III): III-107 (1976)
107. Varnauskas, E.: A multicenter randomized aorto-coronary bypass study. Survival at two years. European coronary surgery study group. Am. J. Cardiol. 43 : 382 (1979)
108. Mathur, V.S., Hall, R.J., Garcia, E., et al.: Prolonging life with coronary bypass surgery in patients with three-vessel disease. Circulation 62 (Suppl. I): I-90 (1980)
109. Loop, F.D., Lytle, B.W., Cosgrove, D.M., et al.: Atherosclerosis of the left main coronary artery: 5 year results of surgical treatment. Am. J. Cardiol. 44 : 195 (1979)
110. National Institute of Health Consensus-Development Conference Statement: Coronary-artery bypass surgery: Scientific and clinical aspects. N. Engl. J. Med. 304 : 680 (1981)
111. Loop, F.D., Sheldon, W.C., Lytle, B.W., et al.: The efficacy of coronary artery surgery. Am. Heart J. 101 : 86 (1981)
112. Tyras, D.H., Barner, H.B., Kaiser, G.C., et al.: Long-term results of myocardial revascularization. Am. J. Cardiol. 44 :1290 (1979)

113. Cameron, A., Kemp, H.G., Shimomura, S., et al.: Aortocoronary bypass surgery. A 7-year follow-up. Circulation 60 (Suppl. I): I-9 (1978)
114. Rodewald, G., Polonius, M.J.: Cardiac surgery in the federal republic of germany during 1981. A report by the german society of thoracic and cardiovascular surgery. Thorac. Cardiovasc. Surgeon 30 : 127 (1982)
115. Favaloro, R.G.: Direct myocardial revascularization: A ten year journey. Am. J. Cardiol. 43 : 109 (1979)
116. Oldham, H.N., Kong, Y., Bartel, A.G., et al.: Risk factors in coronary artery bypass surgery. Arch. Surg. 105 : 918 (1972)
117. Dawson, J.T., Hall, R.J., Hallman, G.L., et al.: Mortality in patients undergoing coronary bypass surgery after myocardial infarction. Am. J. Cardiol. 33 : 483 (1974)
118. Langou, R.A., Wiles, J.C., Cohen, L.S.: Coronary surgery for unstable angina pectoris. Incidence and mortality of perioperative myocardial infarction. Br. Heart J. 40 : 767 (1978)
119. Anderson, R.P., Bonchek, L.I., Wood, J.A., et al.: The safety of combined aortic valve replacement and coronary bypass grafting. Ann. Thorac. Surg. 15 : 249 (1973)
120. Hutchinson, J.E., Green, G.E., Mekhjian, H.A., et al.: Coronary bypass grafting in 376 consecutive patients with three operative deaths. J. Thorac. Cardiovasc. Surg. 67: 7 (1974)
121. Bolte, H.D.: Erworbene Klappenfehler. In: G. Riecker (Hrsg.): Klinische Kardiologie, S. 91. Springer, Berlin-Heidelberg-New York 1975
122. Braunwald, E.: Valvular heart disease. In: E. Braunwald (ed.): Heart disease. A textbook of cardiovascular medicine, Vol. 2, p. 1095. Saunders, Philadelphia-London-Toronto 1980
123. Bates, D.V., Cristie, R.V.: Respiratory function in disease. Saunders, Philadelphia-London-Toronto 1964
124. McCredie, M.: Measurement of pulmonary edema in valvular heart disease. Circulation 36 : 381 (1967)
125. Laver, M.B., Hallowell, P., Goldblatt, A.: Pulmonary dysfunction secondary to heart disease: Aspects relevant to anesthesia and surgery. Anesthesiology 33 : 161 (1970)
126. Eckberg, D.L., Gault, J.H., Bouchard, R.L., et al.: Mechanics of left ventricular contraction in chronic severe mitral regurgitation. Circulation 47 :1252 (1973)
127. Morganroth, J., Perloff, J.K., Zeldis, S.M., et al.: Acute severe aortic regurgitation. Pathophysiology, clinical recognition and management. Ann. Intern. Med. 82 : 223 (1977)
128. Bolte, H.D., Hort, W.: Entzündliche Herzerkrankungen und Kardiomyopathien. In: G. Riecker (Hrsg.): Klinische Kardiologie, S. 53. Springer, Berlin-Heidelberg-New York 1975
129. Kaplan, J.A.: Pericardial diseases. In: J.A. Kaplan (ed.): Cardiac anesthesia, p. 491. Grune & Stratton, New York-San Francisco-London 1979
130. McIntyre, K.M., Sasahara, A.A.: Hemodynamic response to pulmonary embolism in patients free of prior cardiopulmonary disease. Am. J. Cardiol. 28 : 288 (1971)
131. Bell, W.R., Simon, T.L., DeMets, D.L.: The clinical features of submassive and massive pulmonary emboli. Am. J. Med. 62 : 355 (1977)
132. National Cooperative Study: The urokinase-pulmonary embolism trial. Circulation 47 (Suppl. II): II-1 (1973)

Kapitel II

Anaesthesie bei Erwachsenen mit erworbenen Herzerkrankungen

1. Präoperative Pharmakotherapie

Die Entwicklung der modernen Anaesthesiologie hat die Einsicht gefördert, daß die Tätigkeit des Anaesthesisten nicht auf die Durchführung der Narkose beschränkt bleiben darf, sondern daß er auch für die Versorgung des Patienten in der präoperativen und postoperativen Phase mitverantwortlich ist. Dies gilt in besonderem Maße für herzchirurgische Patienten. In diesem Zusammenhang ist die Einbeziehung des Anaesthesisten in die Planung der präoperativen Pharmakotherapie wünschenswert, da zahlreiche Medikamente, mit denen herzchirurgische Patienten vorbehandelt werden, einen erheblichen Einfluß auf den Verlauf von Narkose und Operation haben können. So stellt sich oft die Frage, ob bestimmte Medikamente einige Tage vor dem geplanten Eingriff abgesetzt werden sollten oder ob es ratsamer ist, die Therapie nicht zu unterbrechen. Die Komplexität dieses Themas macht es notwendig, die Diskussion auf vier wichtige Pharmakagruppen zu beschränken: Digitalis, Beta-Rezeptorenblocker, Calcium-Antagonisten und Antihypertonika.

Digitalis
Eine prophylaktische Digitalisierung bei Patienten ohne manifeste Herzinsuffizienz stützt sich auf das Argument, eine solche Therapie könne die potentiell nachteiligen hämodynamischen Folgen kardiodepressiver Anaesthetika-Wirkungen verhindern oder abschwächen. Ein protektiver Effekt der präoperativen Digitalisierung wurde zwar aufgrund tierexperimenteller Untersuchungen vermutet[1], ist jedoch beim Menschen bisher nicht nachgewiesen worden; ebensowenig ist bekannt, ob eine Digitalisierung die Operationsletalität beeinflußt. Eine limitierte Anaesthetika-bedingte Myokarddepression kann bei koronarchirurgischen Patienten wegen der hiermit verbundenen Senkung des myokardialen O_2-Bedarfs sogar erwünscht sein, solange der enddiastolische Druck im linken Ventrikel und die Herzfrequenz nicht ansteigen und ein „ausreichend" hoher diastolischer Aortendruck aufrechterhalten bleibt.

Das Dilemma besteht darin, daß es bisher keine Antwort auf die Frage gibt, welches Maß an Myokarddepression im Einzelfall tolerabel ist und um wieviel der diastolische Aortendruck fallen darf. Wenn eine akute Anaesthetika-induzierte Myokarddepression aufgrund objektiver Daten (Anstieg des linksventrikulären Füllungsdruckes, Blutdruckabfall, Auftreten oder Verstärkung ischämischer EKG-Veränderungen) therapiebedürftig erscheint, ist die Verwendung von Katecholaminen und/oder Vasodilatatoren in den meisten Fällen zuverlässig wirksam und der gewünschte Effekt schnell erreichbar. Argumente zugunsten einer routinemäßigen präoperativen Digitalisierung bzw. Fortsetzung der Digitalismedikation bis zum Operationstag stützen sich auf die von einigen Autoren gemachte Beobachtung, daß die Häufigkeit bzw. das Ausmaß von intra- und postoperativ auftretenden Tachyarrhythmien einschließlich Vorhofflimmern bei koronarchirurgischen und allgemeinchirurgischen Eingriffen durch eine prophylaktische Digitalisierung vermindert werden kann.[2,3] Andererseits spricht die von Smith et al.[4] publizierte Dokumentation, in der eine Arrhythmiehäufigkeit von 74% nach Klappenersatz-Eingriffen trotz Digitalisierung der überwiegenden Zahl der untersuchten Patienten beschrieben wurde, nicht für den Nutzen einer präoperativen Digitalisierung.

Bei einigen Patienten ist eine intensive Vorbehandlung mit Diuretika ein notwendiger Bestandteil der präoperativen Therapie, die nicht selten zu einer erheblichen Verminderung des Kalium- und Chlorid-Bestandes sowie zu einer metabolischen Alkalose führt. Bei diesen Patienten muß gehäuft mit Digitalis-bedingten Arrhythmien gerechnet werden, besonders dann, wenn durch Hyperventilation noch eine respiratorische Alkalose hinzukommt.

Eine generelle Beantwortung der Frage, ob und wann ein Patient digitalisiert oder eine Glykosidtherapie vor dem Operationstermin abgesetzt werden soll, ist demnach schwierig und muß viele individuelle Aspekte mit berücksichtigen. Unsere Ansicht zu diesem Themenkomplex läßt sich folgendermaßen zusammenfassen:

1. Eine Digitalisierung bis zum Operationstermin ist notwendig bei Patienten mit manifester Herzinsuffizienz.
2. Die Digitalistherapie sollte bei Vorhofflimmern, insbesondere bei erhöhter Kammerfrequenz sowie bei Pulsdefizit bis zum Vorabend des Eingriffes beibehalten werden.
3. Die Digitalisierung ist von zweifelhaftem Wert, wenn sie in der Absicht durchgeführt wird, negativ inotrope Anaesthetika-Wirkungen zu neutralisieren. Die Erfahrung lehrt, daß eine Allgemeinanaesthesie bei vielen herzchirurgischen Operationen auch dann nur sehr selten per se zu einer Herzinsuffizienz führt, wenn Digitalis nicht gegeben oder die Therapie einige Tage vor der Operation abgebrochen wurde.
4. Digitalis-bedingte Rhythmusstörungen bei herzchirurgischen Eingriffen sind wahrscheinlich häufiger als vermutet, insbesondere wenn Störungen des Säure-Basen-Haushaltes und der Elektrolyt-Balance bestehen oder sich während des Eingriffes entwickeln. Eine routinemäßige präoperative Digitalisierung herzchirurgischer Patienten bis zum Vorabend der Operation erscheint deshalb nicht gerechtfertigt. Es ist vielmehr ratsam, die Therapie 24-48 Stunden vor dem Eingriff abzusetzen.

β-Rezeptorenblocker, Calcium-Antagonisten

Die Befürchtung, eine Addition der negativ inotropen Effekte von β-Rezeptorenblockern, Calcium-Antagonisten und Anaesthetika könnte bei koronarkranken Patienten zu einer hämodynamisch schwerwiegenden Myokarddepression führen, erscheint, wie aus mehreren neueren klinischen Untersuchungen hervorgeht, unbegründet.[5-9a] Einige Dokumentationen sprechen vielmehr dafür, daß eine Nichtbehandlung bzw. Unterbrechung der Therapie mit β-Rezeptorenblockern bei Patienten mit koronarer Herzkrankheit und/oder Hypertonus ein größeres Risiko darstellt.[10-14]

Die Untersuchungen von Miller und Mitarb.[10] zeigen, daß ein plötzlicher Propranolol-Entzug bei Koronarpatienten zu einer Zunahme der Angina pectoris-Häufigkeit und -Intensität, zu lebensbedrohlichen Rhythmusstörungen und tödlichen Reinfarkten führen kann. Prys-Roberts et al.[12-14] konnten nachweisen, daß bei hypertonen Patienten, die keine β-Rezeptorenblocker erhalten hatten, während der Laryngoskopie und Intubation sehr viel häufiger Rhythmusstörungen und ischämische EKG-Veränderungen zu beobachten waren als bei vorbehandelten Hypertonikern. Die Beobachtung, daß eine β-Blocker-Therapie das Risiko eines Reinfarktes innerhalb eines Zeitraumes von 12 Monaten nach dem Erstinfarkt signifikant reduziert[15], ist ein weiteres Argument, diese Behandlung nicht zu unterbrechen. Für die präoperative Versorgung koronarchirurgischer Patienten lassen sich aus den genannten Beobachtungen folgende Konsequenzen zusammenfassen:

1. Ruhe-Angina und Crescendo-Angina mit steigendem Nitroglycerinbedarf machen eine Therapie mit β-Rezeptorenblockern oder/und Calcium-Antagonisten bis zum Operationstermin erforderlich.
2. Die Kombination Hypertonus und koronare Herzkrankheit stellt gleichfalls eine Indikation für eine Therapie bzw. Fortsetzung der Therapie mit β-Blockern dar.
3. Eine Zunahme der Operationsmorbidität- und Letalität durch Addition myokarddepressiver Effekte von β-Blockern, Calcium-Antagonisten und Anaesthetika ist im allgemeinen nicht zu befürchten. Bei Koronarpatienten mit einer bereits in Ruhe eingeschränkten linksventrikulären Funktion kommt eine Dosis-Reduzierung bei gleichzeitiger Digitalisierung in Betracht.

Antihypertonika
Es gibt heute keine überzeugenden Argumente mehr, die für das Absetzen einer antihypertensiven Medikation vor chirurgischen Eingriffen sprechen. Die derzeit für eine Allgemeinanaesthesie und gegebenenfalls Kreislaufunterstützung zur Verfügung stehenden Pharmaka erlauben eine Narkoseführung, die auf ein intaktes autonomes Nervensystem nicht angewiesen ist und jeder Zeit die Aufrechterhaltung eines ausreichenden Perfusionsdruckkes sicherstellen kann.

Die Untersuchungen von Prys-Roberts et al.[12-14] zeigen, daß bei nicht ausreichend vorbehandelten Hypertonikern mit einem erheblichen Anstieg von Blutdruck und Herzfrequenz (und damit des myokardialen Sauerstoffverbrauchs) während der Intubation gerechnet werden muß. (Abb. II-1)

Die abrupte Unterbrechung einer antihypertensiven Therapie verbietet sich insbesondere bei solchen Patienten, die mit Clonidin oder mehreren Antihypertensiva gleichzeitig (einschließlich β-Rezeptorenblockern) vorbehandelt sind, da innerhalb von 24 Stunden nach dem Absetzen mit einem schweren Entzugssyndrom in Form von hypertonen Krisen gerechnet werden muß.[16-22]

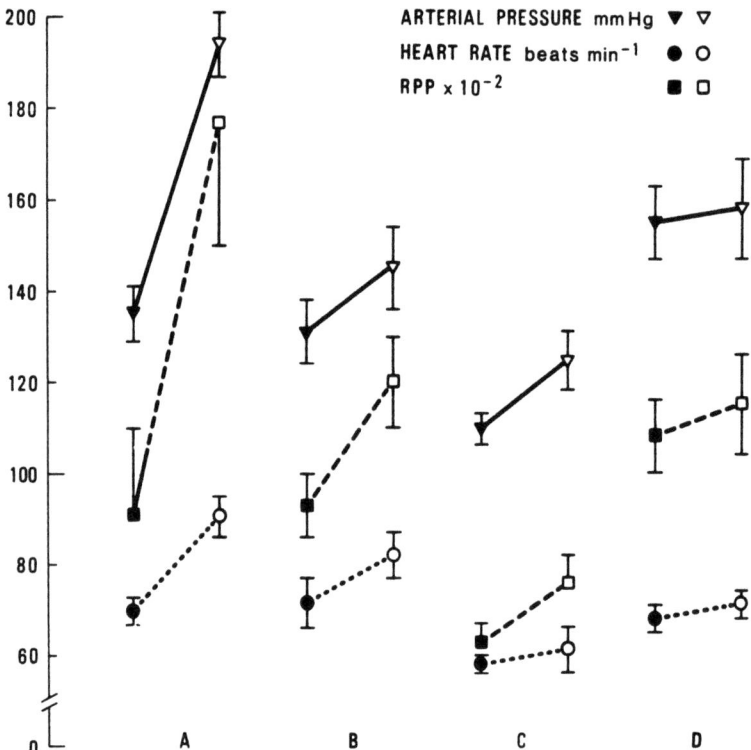

Abb. II-1. Einfluß von Laryngoskopie und Intubation auf systolischen arteriellen Druck, Herzfrequenz und das Druckfrequenzprodukt (RPP) bei 4 Gruppen von Hypertonikern. Gruppe A repräsentiert 8 Hypertoniker mit konventioneller antihypertensiver Therapie ohne β-Rezeptorenblocker. Gruppe B besteht aus 10 Patienten mit mäßiger bis schwerer Hypertonie, die neben einer konventionellen Therapie zusätzlich Practolol erhielten (100 mg alle 8 Stunden für 48 Stunden vor Anaesthesiebeginn). Gruppe C sind 21 Patienten (13 Hypertoniker und 8 Patienten mit koronarer Herzkrankheit), die unter einer präoperativen Dauertherapie mit einem β-Rezeptorenantagonisten (Propranolol, Oxprenolol, Labetalol oder Atenolol) in Dosierungen zwischen 120 und 480 mg/24 Std standen, gewöhnlich in Verbindung mit anderen Antihypertensiva. Gruppe D besteht aus 10 Patienten mit schwerer renovaskulärer Hypertonie, die mit sehr hohen Dosen Propranolol (mehr als 20 mg/kg·24 Std), Oxprenolol oder Labetalol in Kombination mit Hydralazin oder Prazosin und einem Diuretikum behandelt waren. Nach Prys-Roberts (1980)[14], mit Genehmigung des Autors

2. Präoperative Visite, Prämedikation

Der präoperativen Visite muß ein eingehendes Studium und Protokollieren aller hämodynamischen Befunde vorausgehen, die zur Stellung der Diagnose und der Operationsindikation geführt haben. Andere wesentliche Befunde (z.B. Nierenfunktion, Lungenfunktion, Blutgaswerte, Blutzucker, Elektrolytstatus, Hb, Hämatokrit, Gerinnungsstatus, Blutdruckseitendifferenzen, Zustand der peripheren Gefäße, Zahnstatus) müssen systematisch erfaßt und auf dem Anaesthesie-Protokoll ebenso vermerkt werden wie Alter, Gewicht, Größe, Körperoberfläche, ASA- bzw. NYHA-Klassifizierung sowie Angaben zur präoperativen Pharmakotherapie.

Der herzchirurgische Patient ist gewöhnlich medizinisch besser informiert als andere Patienten. Bis zum Operationstermin ist er von vielen Ärzten in nicht selten mehreren Krankenhäusern untersucht worden. Er kennt die Schwere seiner Erkrankung und macht sich Sorgen über die Prognose. Diese besonderen Umstände erfordern nicht nur eine ausreichend dosierte Prämedikation, sondern auch ein eingehendes Gespräch mit dem Anaesthesisten, aus dem der Patient die Gewißheit gewinnen kann, daß die konzentrierten Anstrengungen aller bei dem Eingriff verantwortlichen Ärzte nicht nur zum Erfolg der Operation führen, sondern daß auch Schmerzen und andere Unannehmlichkeiten auf ein zumutbares Maß beschränkt werden können. Bei der präoperativen Visite muß dem Patienten erläutert werden, daß die Prämedikation auf der Station nicht schon Narkose bedeutet, welche Maßnahmen zu seiner Überwachung vor der Narkoseeinleitung notwendig sind (Gefäßpunktion, Legen von Kathetern etc.) und wie die Narkose durchgeführt wird. Es ist ferner notwendig, den Patienten darüber zu informieren, daß nach dem Eingriff und dem Wiedererwachen aus der Narkose für begrenzte Zeit ein Tubus in der Luftröhre bleibt, der ihn am Sprechen hindert. Die Erwartungsangst bringt es trotz Prämedikation gelegentlich mit sich, daß koronarchirurgische Patienten einen Angina-pectoris-Anfall bekommen, während sie auf die Operation warten. Deshalb ist es zweckmäßig, den Patienten „sein" Nitroglycerin in den OP-Bereich mitbringen zu lassen. Er fühlt sich sicherer, wenn er weiß, daß ihm dieses Pharmakon bei Bedarf sofort zur Verfügung steht. Es ist unsere Überzeugung, daß eine angemessene Aufklärung jedoch nicht darin bestehen kann, dem Patienten alle denkbaren Risiken und Unannehmlichkeiten, die mit dem Eingriff verbunden sein können, vor Augen zu führen. Als selbstverständlich muß vorausgesetzt werden, daß der für die Narkose verantwortliche Arzt auch die präoperative Visite durchführt.

Die Prämedikation (z.B. mit Benzodiazepinen) beginnt am Vorabend des Operationstages, sie darf jedoch kein Ersatz für die präoperative Visite und das Gespräch des Arztes mit dem Patienten sein.

Für die Prämedikation am Operationstag ist entscheidend, daß sie hoch genug dosiert und rechtzeitig (d.h. bei intramuskulärer oder oraler Applikation 90 min vor dem Eintreffen des Patienten im Anaesthesie-Vorbereitungsraum) gegeben wird.

Von nicht so entscheidender Bedeutung ist die Wahl der Pharmaka. Häufig werden Opiate mit Phenothiazinen, Benzodiazepinen oder Barbituraten und mit Parasympathikolytika kombiniert. Wird statt Atropin Scopolamin verwendet, genügt eine Zweierkombination z.B. mit Morphin (0,08–0,1 mg/kg Morphin, 10 µg/kg Scopolamin i.m. für den Erwachsenen), um eine ausreichende Sedierung zu erzielen. Bei Patienten mit Vorhofflimmern (z.B. bei Mitralstenose) sollte Atropin wegen seiner stärkeren Frequenzwirkung durch Scopolamin ersetzt oder auf Anticholinergika ganz verzichtet werden. Andererseits ist die chronotrope Ansprechbarkeit des Herzens auf Atropin häufig abgeschwächt bei älteren Patienten, bei ei-

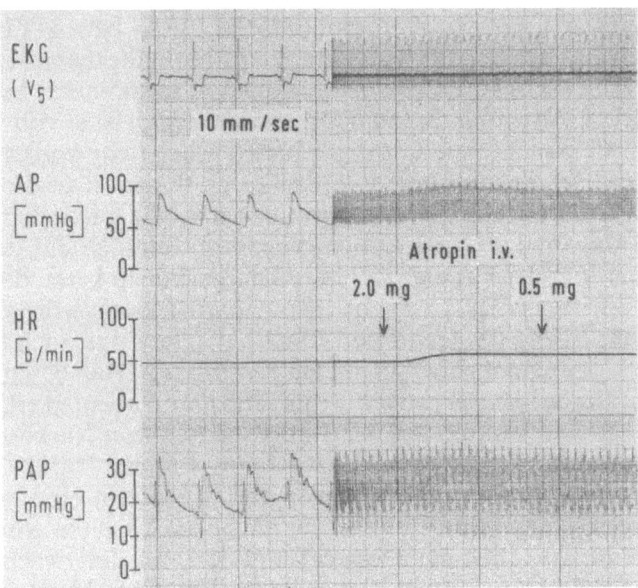

Abb. II-2. Wirkung von 2,5 mg Atropin i.v. auf die Herzfrequenz bei einem 68-jährigen koronarchirurgischen Patienten im Anschluß an die Anaesthesie-Einleitung (unter Verwendung von insgesamt 0,7 mg Fentanyl). Der Patient wurde bis zum Vorabend des Operationstages mit β-Rezeptorenblockern (3 × 40 mg Propranolol p.o. täglich) behandelt. Näheres s. Text

ner Vorbehandlung mit Digitalis und β-Rezeptorenblockern und/oder wenn höhere Opiatdosen zur Anaesthesie verwendet werden. Abb. II-2 demonstriert an einem Beispiel, daß selbst eine intravenöse Atropindosis von 2,5 mg unter den genannten Umständen zu keinem nennenswerten Anstieg der Herzfrequenz führte und in solchen Fällen deshalb auch nicht zu erwarten ist, daß eine Standardprämedikation mit 0,5 mg Atropin i.m. die Entstehung einer Bradykardie zuverlässig verhindert.

Da herzchirurgische Patienten präoperativ nur ausnahmsweise ein Analgetikum benötigen und auch eine Hemmung der Speichelsekretion selten erforderlich ist, prämedizieren wir erwachsene Patienten oral ausschließlich mit Benzodiazepinen (0,03 mg/kg Flunitrazepam). Die Dosierung aller für eine Prämedikation in Frage kommenden Pharmaka muß - wie jede Pharmakotherapie - individuell sein und sich nach dem Schweregrad der Grunderkrankung, der psychischen Situation, dem Alter, dem Gewicht und der Größe des Patienten richten. So benötigen vor allem jüngere koronarchirurgische Patienten eine hohe Prämedikationsdosis, um einen Anstieg des myokardialen Sauerstoffbedarfs durch Angst und Erregung zu verhindern. Bei Patienten mit hochgradigen Klappenvitien ist dagegen eine niedriger dosierte Prämedikation angezeigt. Bei allen kardiochirurgischen Notfalleingriffen und bei Patienten im kardiogenen Schock muß nach einer Prämedikation eine ärztliche Überwachung sichergestellt sein. Ist ein Patient auch beim Eintreffen im Narkosevorbereitungsraum noch ängstlich bzw. nicht ausreichend sediert, kann der gewünschte Effekt durch eine zusätzliche intravenöse Prämedikation erreicht werden.

3. Anaesthesievorbereitungen, Methoden der Kreislaufüberwachung

Abgesehen von den zur Anaesthesie benötigten Pharmaka und Geräten müssen Medikamente, die gelegentlich schon vor oder während der Narkoseeinleitung zur Therapie bedrohlicher Kreislaufsituationen erforderlich sein können, als Infusionslösungen vorbereitet und zum Schutz vor Verwechslungen möglichst mit farbigen Aufklebern gekennzeichnet werden. Im Klinikum Charlottenburg haben sich folgende Infusionslösungen bewährt:

Dopamin:	100 mg in 250 ml 5% Glukose (1 ml = 400 µg)
Dobutamin:	125 mg in 250 ml 5% Glukose (1 ml = 500 µg)
Adrenalin:	2,5 mg in 250 ml 5% Glukose (1 ml = 10 µg)
Noradrenalin:	2,5 mg in 250 ml 5% Glukose (1 ml = 10 µg)
Orciprenalin:	5,0 mg in 250 ml 5% Glukose (1 ml = 20 µg)
Nitroglycerin:	25 mg in 250 ml 5% Glukose (1 ml = 100 µg)
Natriumnitroprussid:	30 mg in 250 ml 5% Glukose (1 ml = 120 µg)
Lidocain:	50 ml 2% in 250 ml 5% Glukose (1 ml = 4 mg)

Für die präzise Dosierung dieser Pharmaka werden kalibrierte Infusionspumpen verwendet. Außer den genannten Lösungen müssen Calciumchlorid, Atropin, β-Rezeptorenblocker, Calcium-Antagonisten, Na-Bicarbonat sowie ein Defibrillator griffbereit sein.

3.1. EKG, arterieller Katheter, zentraler Venenkatheter

Da eine adäquate hämodynamische Überwachung besonders bei Patienten mit hohem Operations- und Anaesthesierisiko von ausschlaggebender Bedeutung sein kann, sollten die Voraussetzungen hierfür schon vor Anaesthesie-Beginn geschaffen werden, da schwerwiegende hämodynamische Komplikationen bereits während der Narkoseeinleitung z.B. als Folge von Laryngoskopie und Intubation auftreten können (Abb. II-3).

Nach dem Eintreffen des Patienten im Narkosevorbereitungsraum werden zunächst EKG-Elektroden angelegt. Wir bevorzugen ein 5-Elektrodensystem und registrieren neben den Standardableitungen eine unipolare

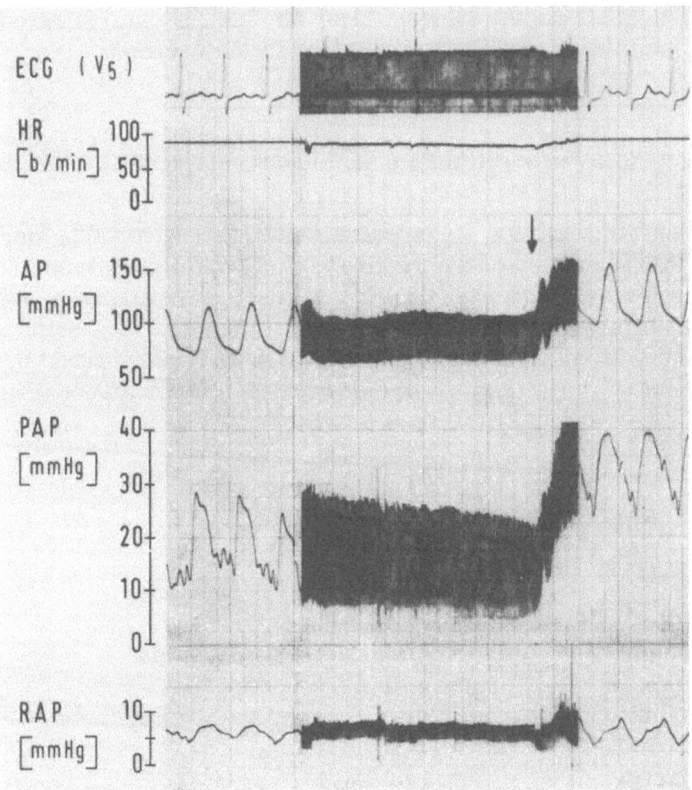

Abb. II-3. Ischämiereaktion bei einem koronarchirurgischen Patienten während der Intubation (Pfeil): Der Anstieg des arteriellen Druckes (AP) ging mit einer deutlichen Zunahme des linksventrikulären Füllungsdruckes (gemessen am diastolischen Pulmonalarteriendruck, PAP) und mit einer Senkung der ST-Strecke im EKG (V_5) einher

Brustwandableitung (V_4 oder V_5), da eine akute Myokardischämie im Extremitäten-EKG häufig nicht erkennbar ist (Abb. II-4a).[23,24]

Nach Blackburn[25] werden Änderungen des ST-Segmentes unter Belastung in V_5 zu 89% erfaßt, am wenigsten informativ ist die Ableitung I. Im Interesse einer möglichst störungsfreien intraoperativen EKG-Registrierung werden die Elektroden mit einer selbstklebenden Folie okklusiv fixiert, um ein Eindringen von Desinfektionslösung zwischen Haut und Elektroden zu verhindern. Die Registriereinrichtungen sollten so geeicht werden, daß 1 mm 0,1 mV entspricht. Horizontale, muldenförmige oder deszendierende ST-Senkungen von mehr als 0,1 mV gelten als Zeichen einer subendokardialen Myokardischämie. ST-Elevationen von mehr als 0,1 mV weisen auf eine transmurale Ischämie hin.[26]

Für die intraoperative Überwachung empfehlen Kates et al.[26a] die Ableitung eines bipolaren Oesophagus-Elektrokardiogramms (über ein modifiziertes 7F Oesophagusstethoskop mit 2 Elektroden). Der Vorteil dieser Methode besteht darin, daß die P-Wellen aufgrund der Elektrodennähe

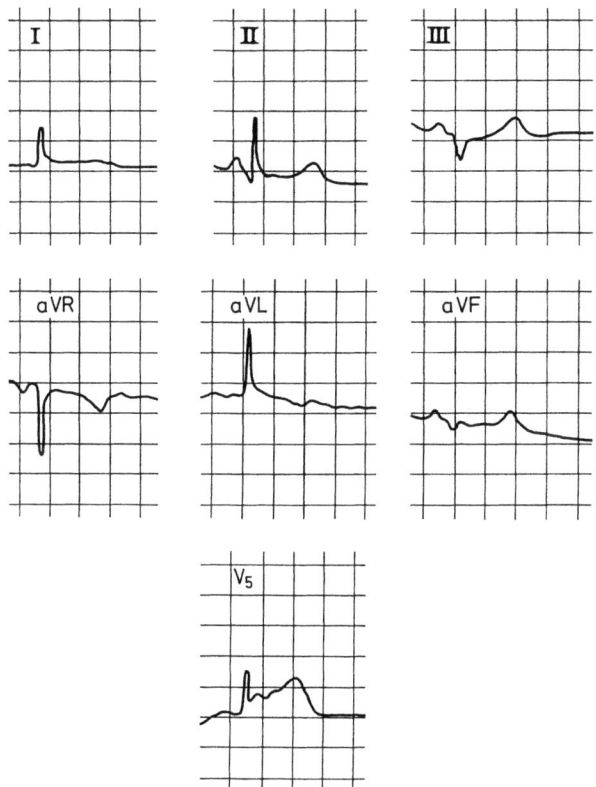

Abb. II-4a. Transmurale Myokardischämie im Verlauf eines koronarchirurgischen Eingriffs: Deutliche ST-Hebung in V_5 (3-4 mm), nur geringe Abweichungen der ST-Strecke von der Norm in den Extremitäten-Ableitungen. Modifiziert nach Kaplan et al. (1978)[23], mit Genehmigung des Autors und der International Anesthesia Research Society

zum linken Vorhof deutlicher als im Oberflächen-EKG dargestellt werden, so daß besonders in Zweifelsfällen eine klare Identifizierung der zeitlichen Beziehungen zwischen Vorhof- und Kammerdepolarisation möglich ist, womit die Differentialdiagnose bestimmter Rhythmusstörungen erleichtert wird (Abb. II-4b, II-4c). Außerdem läßt sich eine Ischämie der Hinterwand zuverlässiger als im linkspräkordialen EKG erfassen (Abb II-4d).

Zur intravasalen arteriellen Druckmessung wird in Lokalanaesthesie perkutan ein Katheter in die A. radialis gelegt. Vorher muß mit dem Allen-Test[27] geprüft werden, ob ein intakter Kollateralkreislauf über die A. ulnaris gewährleistet ist (Abb. II-5): Der Patient schließt zunächst kräftig die Faust, um eine Blutleere der Hohlhand zu bewirken. Der Untersucher komprimiert dann die A. radialis. Wenn nach Öffnung des Faustschlusses und weiterhin komprimierter A. radialis der Blässe innerhalb von 4 sec eine normale Hautfarbe bzw. eine reaktive Hyperämie folgt, ist die A. ulnaris

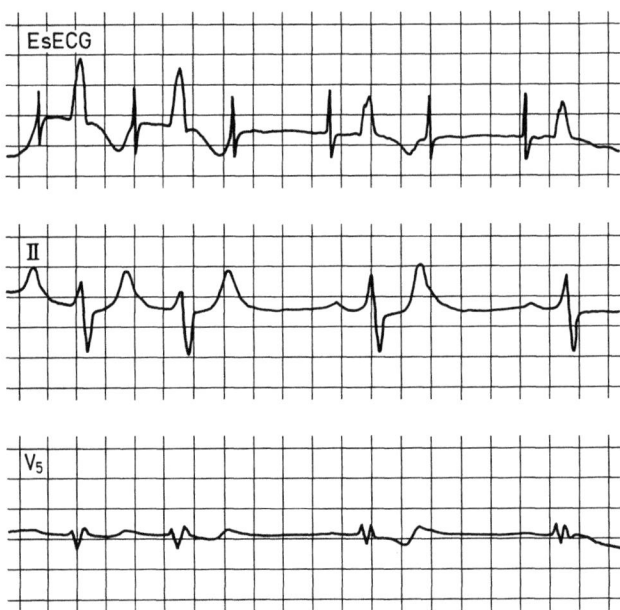

Abb. II-4 b. Oesophagus-Elektrokardiogramm (EsECG): Die eindeutige Darstellung der P-Wellen im EsECG ermöglicht die Diagnose einer AV-Blockierung 1. Grades mit Übergang in AV-Block II. Grades (Typ 2 Mobitz). In den Ableitungen II und V_5 sind die im abfallenden T-Schenkel der jeweils vorangehenden Erregung liegenden P-Wellen dagegen kaum zu identifizieren. Modifiziert nach Kates et al. (1982)[26a], mit Genehmigung des Autors und der International Anesthesia Research Society

durchgängig.[29] Noch zuverlässiger kann die ulnare Kollateraldurchblutung mit Hilfe eines Doppler-Meßkopfes beurteilt werden.[30]

Hinsichtlich der Seitenwahl der Arterie sollte man sich vor der Punktion vergewissern, ob nicht eine Arteriaesectio der A. brachialis z.B. im Rahmen diagnostischer Untersuchungen vorangegangen ist. In diesem Fall sollte die A. radialis der Gegenseite punktiert werden. Für die intraarterielle Druckmessung bei Patienten mit einem Aneurysma der Aorta ascendens muß die linke A. radialis, bei intrathorakalen Aneurysmen der Aorta descendens oder Aortenisthmusstenosen die rechte A. radialis katheterisiert werden.

Eine gute Punktionstechnik ist die Voraussetzung für eine hohe Erfolgsquote und ein geringes Komplikationsrisiko. Nach Dorsalflexion und Fixierung des Handgelenkes über einer Tuchrolle wird nach Desinfektion der Haut eine Lokalanaesthesie des über der Arterie liegenden Gewebes etwa in Höhe des processus styloideus durchgeführt. Nach vorheriger Perforation der Haut mit einer Stahlkanüle wird eine Teflonkanüle (G 20) in einem Winkel von 30° in Richtung auf die Arterie vorgeschoben. Nach Erreichen des Gefäßlumens (eine Punktion der Hinterwand sollte dabei vermieden werden) wird der Teflonkatheter über den Mandrin in einem Winkel von 10° zur Haut so weit wie möglich vorgeschoben und über ein Verlängerungsstück an einen Druckmeßschlauch und einen Druckwandler angeschlossen. Eine direkte Verbindung des intravasalen Katheters mit einem

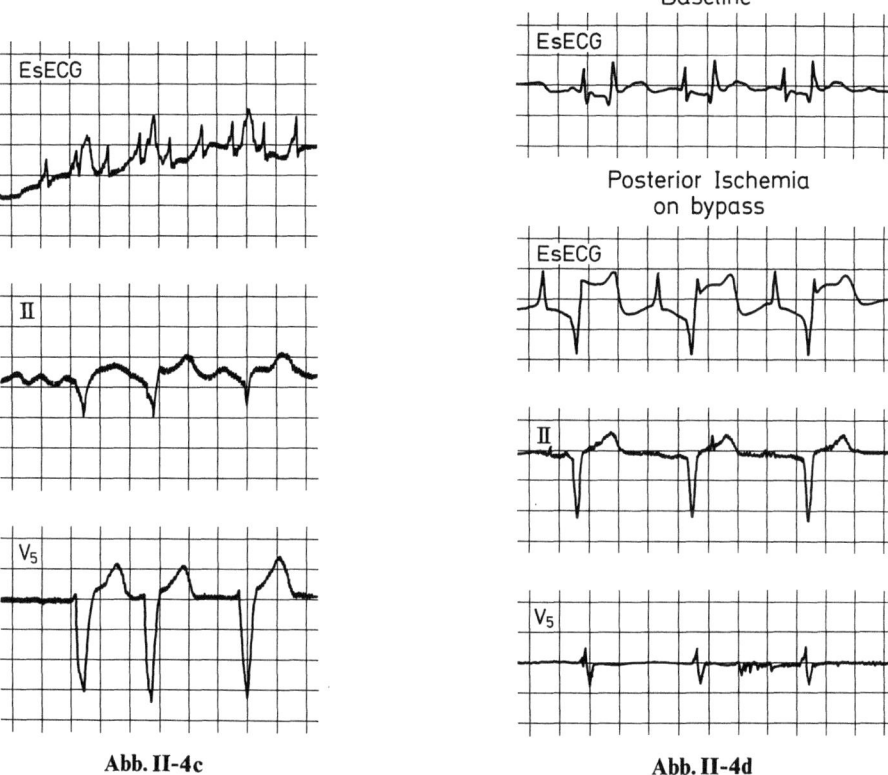

Abb. II-4c   Abb. II-4d

Abb. II-4c. Arrhythmisches EKG ohne erkennbare P-Wellen in den Ableitungen V₅ und II wie bei Vorhofflimmern. Die simultane Registrierung des Oesophagus-Elektrokardiogramms (EsECG) zeigt regelmäßige P-Wellen (Frequenz 280/min) mit variierender AV-Überleitung und erlaubt die korrekte Diagnose Vorhofflattern mit wechselnder AV-Blokkierung. Nach Kates et al. (1982)[26a], mit Genehmigung des Autors und der International Anesthesia Research Society

Abb. II-4d. Hinterwand-Ischämie mit Elevation des ST-Segmentes, die nur im oesophagealen EKG (EsECG) erkennbar ist. Die im Vergleich zu den Ableitungen II und V₅ eindeutige Identifizierbarkeit der P-Wellen im EsECG erleichtert außerdem die Diagnose eines regelmäßigen Sinusrhythmus. Nach Kates et al. (1982)[26a], mit Genehmigung des Autors und der International Anesthesia Research Society

Dreiwegehahn ist nicht zu empfehlen, da hierdurch Diskonnektionen sowie eine Traumatisierung der Arterie begünstigt werden. Nach Fixierung der Kanüle wird eine geeignete Markierung angebracht, um Verwechslungen mit einem venösen Zugang und Injektionen von Pharmaka in die Arterie vorzubeugen (Abb. II-6). Zum Schluß darf nicht versäumt werden, die Überstreckung des Handgelenkes wieder rückgängig zu machen, um Schädigungen des N. medianus zu vermeiden.

Thrombosen sind eine häufige Komplikation der direkten arteriellen Druckmessung. Bei einer Katheter-Verweildauer von 1-3 Tagen (wie in der Herzchirurgie üblich) wird für A. radialis-Katheter eine Thrombosehäufig-

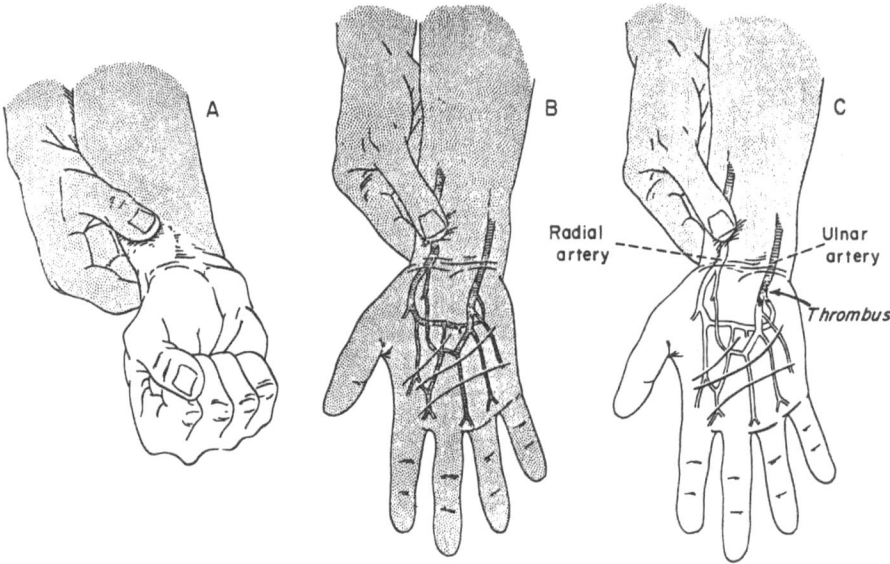

Abb. II-5. Darstellung des Allen-Testes zur Prüfung der Durchgängigkeit der A. ulnaris. A: Blutleere durch Faustschluß, anschließend Kompression der A. radialis. B: Reaktive Hyperämie nach Öffnen des Faustschlusses bei weiterhin komprimierter A. radialis (intakte Ulnaris-Zirkulation). C: Ausbleiben der reaktiven Hyperämie nach Öffnen des Faustschlusses (Verschluß der A. ulnaris). Nach Laver et al. (1975)[28], mit Genehmigung des Autors

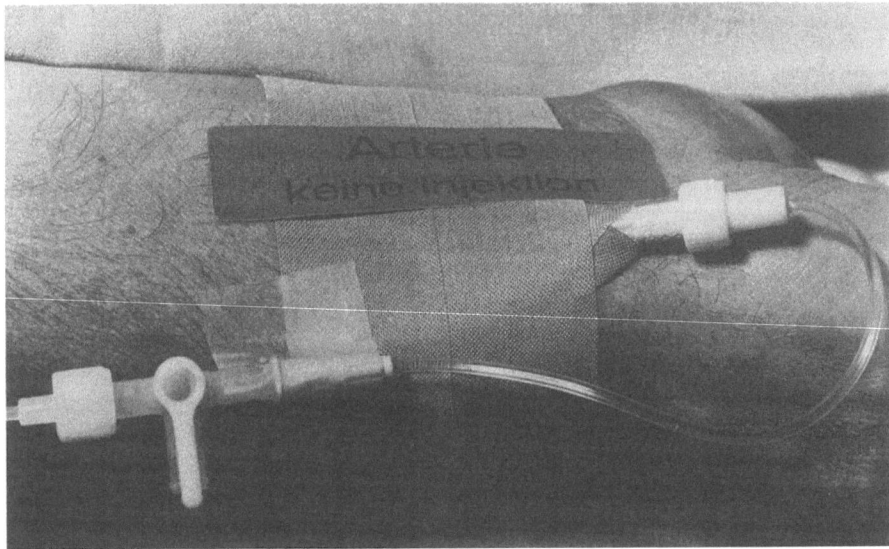

Abb. II-6. Gekennzeichneter A. radialis-Katheter (G 20) in situ. Zur Vermeidung von Luxierungen der Arterie ist der Katheter nicht direkt, sondern über ein Zwischenstück mit dem Dreiwegehahn verbunden

keit von 17% und für A. brachialis-Katheter von 41% angegeben.[31] Folgende Maßnahmen sind geeignet, die Thrombosekomplikationsrate zu senken:

1. Die Bevorzugung der A. radialis gegenüber der A. brachialis;
2. Die Verwendung von Kathetern der Größe G 20 statt G 18;[32, 33]
3. Die Bevorzugung von Teflon-Kathetern;[32-34]
4. Die kontinuierliche Infusion einer heparinhaltigen Lösung (1-3 ml/Stunde);[35]
5. Der Versuch, beim Herausziehen des Katheters durch gleichzeitige Aspiration einen eventuell vorhandenen Thrombus mitzuentfernen.[36]

Die Häufigkeit der von arteriellen Druckmeßkathetern ausgehenden lokalen Infektionen und Septikämien wird mit 4-18% angegeben.[37] Die Infektionshäufigkeit ist besonders dann hoch, wenn der Katheter mittels Arteriaesectio (statt durch perkutane Punktion) gelegt wird oder wenn die Liegedauer 4 Tage überschreitet. Eine aseptische Punktionstechnik, regelmäßige Sterilisation des Druckaufnehmers, die Verwendung von Einmaldomen und eine kontinuierliche Spülung des Katheters mit Heparin-NaCl sowie ein Auswechseln von Druckmeßschlauch und Dreiwegehähnen nach Ablauf von 12 Stunden tragen dazu bei, das Infektionsrisiko zu vermindern.

Als Zugangsort für die Plazierung von Kathetern in die obere Hohlvene (oder die A. pulmonalis) eignet sich insbesondere die V. jugularis interna rechts. Die verschiedenen in der Literatur angegebenen Techniken unterscheiden sich lediglich hinsichtlich des Punktionsortes.[38-42]

Wir bevorzugen bei Patienten, die nur einen zentralen Katheter (Cavakatheter oder Pulmonaliskatheter) erhalten, entweder die zentrale Punktion der V. jugularis interna[40] oder den hohen medialen Zugangsort.[41] Bei der Plazierung von zwei zentralen Kathetern verwenden wir zusätzlich die distale Punktionsroute: Bei dieser von Rao et al.[42] angegebenen „notch"-Technik wird nach Desinfektion der rechten Halsseite 1 cm oberhalb einer Knochenkerbe, die etwa 0,5-1,0 cm lateral des sternalen Clavicularansatzes am Clavicularoberrand tastbar ist, eine Hautquaddel mit einem Lokalanaesthetikum gesetzt und eine Infiltrationsanaesthesie in Richtung auf die V. jugularis interna durchgeführt und versucht, die Vene zu identifizieren (2 ml-Spritze mit 1% Lidocain, G 22-Nadel). Dann wird der Patient in eine 15° Trendelenburg-Lagerung gebracht und die Vene mit der Punktionskanüle eines Cavakatheter-Sets und aufgesetzter Spritze unter Aspiration in einer Tiefe von 3-5 cm punktiert, indem man sie parallel zur Sagittalebene in einem Winkel von ca. 45° zur Haut vorschiebt (Abb. II-7). Nach Entfernen des Mandrins wird der Katheter (wir verwenden Cavafix-Katheter von 35 cm Länge) durch die Katheterschleuse etwa 15-20 cm weit vorgeschoben und zur Messung des zentralen Venendruckes an einen Druckwandler angeschlossen. Die „notch"-Technik bietet auch unserer Erfahrung nach den Vorteil einer hohen Treffsicherheit, Katheterfehllagen haben wir wegen des direkten Zuganges zur oberen Hohlvene bisher nicht be-

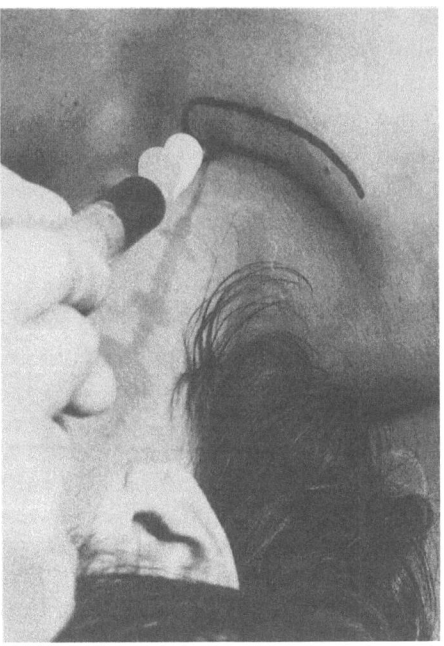

Abb. II-7. Supraclaviculäre Punktion der rechten V. jugularis interna nach der von Rao et al. (1976)[42] angegebenen „notch"-Technik. Einzelheiten s. Text

obachtet. Kontraindiziert ist die Technik bei dilatierter Aorta ascendens (z.B. infolge Aortenstenose) oder bei retrosternaler Struma.

Als Alternative kommt auch die V. jugularis externa als Zugangsort für einen Cavakatheter in Frage, wobei nach der von Blitt[43] angegebenen Technik im Anschluß an die Venenpunktion ein 35 cm langer flexibler J-förmiger Draht unter Drehbewegungen bis in die obere Hohlvene eingeführt und dann der Cavakatheter über den Draht vorgeschoben wird (Abb. II-8). Diese Technik erleichtert die Passage von Venenklappen und Venenwinkeln. Die Vor- und Nachteile verschiedener Zugangswege für die Plazierung von Cavakathetern sind in Tab. II-1 zusammengestellt.

Bei Patienten mit ungünstigen peripheren Venenverhältnissen empfiehlt sich die Verwendung eines mehrlumigen Cavakatheters (Abb. II-8a), der mittels Seldinger-Technik über die V. jugularis interna oder externa eingeführt wird und neben der fortlaufenden Überwachung des zentralen Venendruckes gleichzeitig die Applikation von Pharmaka bzw. Infusionen erlaubt, so daß auf periphere Venenzugänge u.U. ganz verzichtet werden kann.

Die Messung des zentralen Venendruckes ist eine nützliche Überwachungsmaßnahme, wenn man sich über die Faktoren, die den zentralen Venendruck beeinflussen (Blutvolumen, Venentonus, Funktion des rechten Ventrikels, intrathorakaler und intraperikardialer Druck) ebenso im klaren

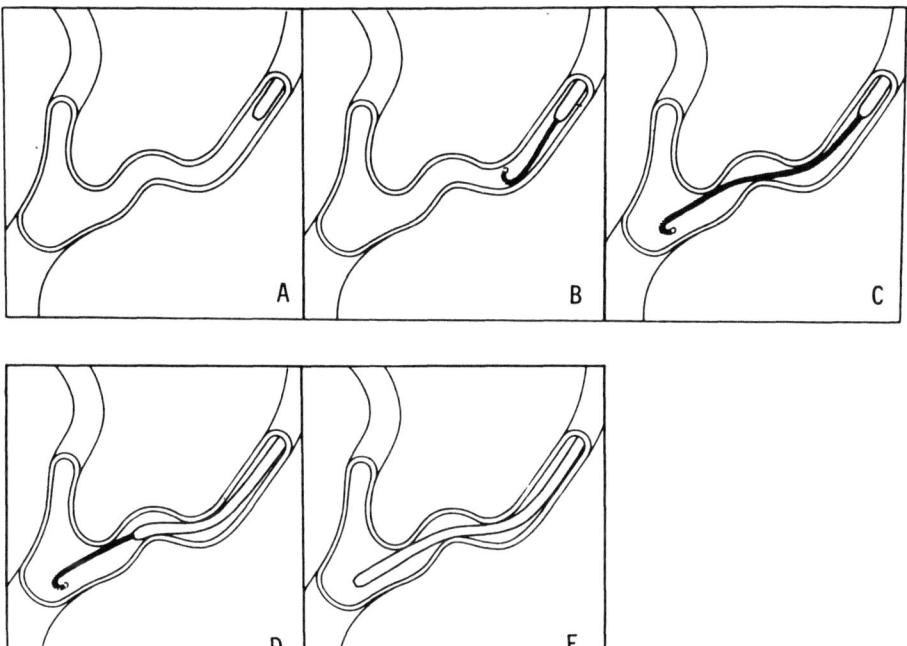

Abb. II-8. Schematische Darstellung der Katheterisierung der oberen Hohlvene über die V. jugularis externa mit der J-Draht Technik. A: Katheter in der V. jugularis externa. B, C: Passage eines Venenwinkels durch Vorschieben und Drehen des J-Drahtes. D, E: Erreichen der oberen Hohlvene, Entfernung des J-Drahtes. Nach Blitt (1980)[43], mit Genehmigung des Autors und des Verlages

Tabelle II-1. Vor- und Nachteile verschiedener Zugangswege für die Plazierung von Kathetern in der oberen Hohlvene oder der A. pulmonalis

	Zugangsweg			
	Vena jugularis ext.	Vena jugularis int.	Vena subclavia	Vena basilica
Schwierigkeitsgrad der Punktion	–	(–)	(–)	–
Schwierigkeitsgrad der Katheterplazierung	(+)	–	(+)	+
Komplikationsrate bei der Punktion	–	(+)	+	–
Infektionsrisiko	(–)	–	–	+

– niedrig, + hoch

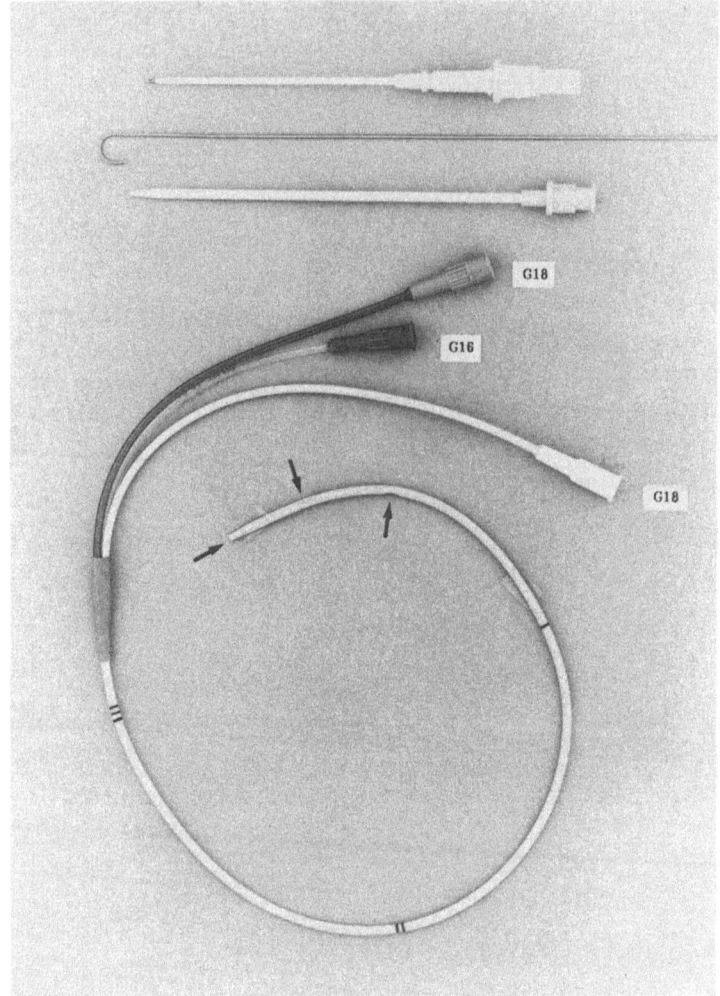

Abb. II-8a. Dreilumiger zentraler Venenkatheter (7F, Arrow International, Inc.) mit Punktionskanüle (G 16), J-förmigem Führungsdraht und Gefäßdilatator. Die drei getrennten Gefäßzugänge mit den Dimensionen G 18 bzw. G 16 können zur fortlaufenden Überwachung des zentralvenösen Druckes und gleichzeitig für die Applikation von Medikamenten bzw. Infusionen verwendet werden

ist, wie über die Grenzen seiner Aussagefähigkeit. Ein Einzelwert sagt oft nur wenig aus, sinnvoll sind dagegen Verlaufsmessungen.

3.2. Pulmonaliskatheter, Indikationen und Technik

Die Einführung des SWAN-GANZ Katheters (Abb. II-9) in die klinische Praxis[44] bedeutete zweifellos einen entscheidenden Fortschritt auch für die Überwachung herzchirurgischer Patienten. Ein rechtzeitiges Erkennen und

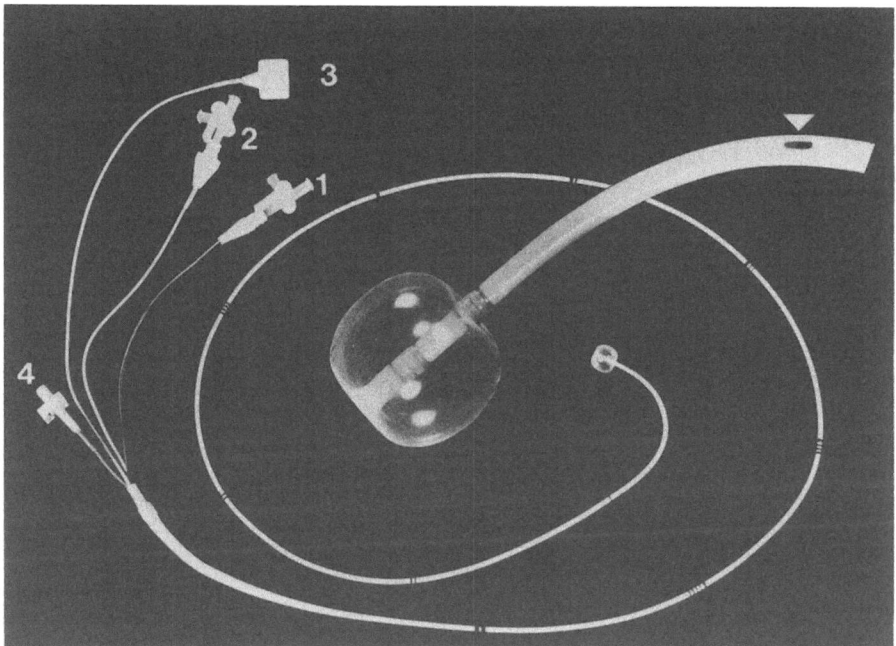

Abb. II-9. Swan-Ganz-Balloneinschwemmkatheter der Größe 7 F. Die 4 Katheteranschlüsse dienen der Druckmessung in der oberen Hohlvene bzw. im rechten Vorhof sowie der Injektion des Indikators für die HZV-Bestimmung nach der Thermodilutionsmethode (1), der Druckmessung in der A. pulmonalis bzw. der Pulmonalkapillardruck-Messung und der Entnahme von gemischtvenösem Blut (2), der Verbindung (3) des Thermistors (Pfeil) mit dem HZV-Rechner sowie der Blähung des Ballons (4)

eine sinnvolle Therapie bedrohlicher Kreislaufsituationen während der Narkoseeinleitung, im Verlauf des Eingriffes oder in der frühen postoperativen Phase ist in vielen Situationen nur mittels Überwachung der linksventrikulären Dynamik möglich, da Messungen des zentralen Venendruckes nur begrenzt eine Aussage über die Funktion des linken Ventrikels zulassen.[45-51] Untersuchungen von Mangano et al.[51] an koronarchirurgischen Patienten haben gezeigt, daß Änderungen von zentralem Venendruck und linksventrikulärem Füllungsdruck nur dann gut korrelieren, wenn die Funktion des linken Ventrikels ungestört ist (Abb. II-10). Bei Patienten mit Auswurffraktionen von <40% oder linksventrikulären Dykinesien bzw. Hypokinesien war dagegen eine Korrelation nicht mehr nachweisbar (Abb. II-11). Auch wenn die Aussagekraft dieser Befunde dadurch eingeschränkt ist, daß die Änderungen der Füllungsdrucke lediglich durch Variation der Vorlast (Änderung der Körperlage durch Kippen des Operationstisches) herbeigeführt wurden und die Bedeutung der Nachbelastung für die linksventrikuläre Funktion ohne Berücksichtigung blieb, lassen sich aus den Ergebnissen verschiedene Indikationen für eine Überwachung des linksventrikulären Füllungsdruckes ableiten. Tabelle II-2 gibt eine Übersicht der In-

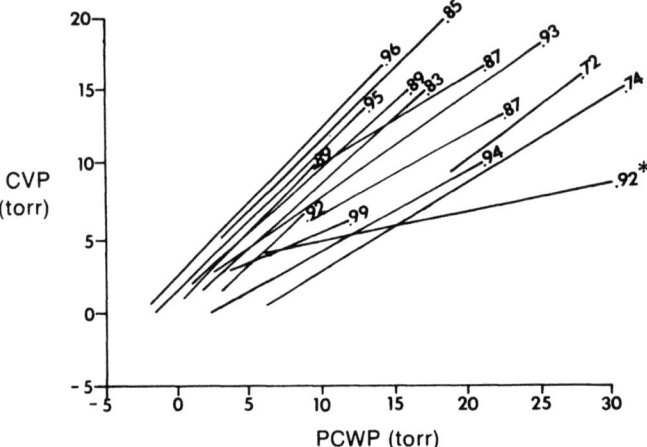

Abb. II-10. Individuelle Korrelationen zwischen zentralem Venendruck (CVP) und linksventrikulärem Füllungsdruck (PCWP) bei 15 koronarchirurgischen Patienten mit normaler linksventrikulärer Funktion. Nach Mangano (1980)[51], mit Genehmigung des Autors und des Verlages

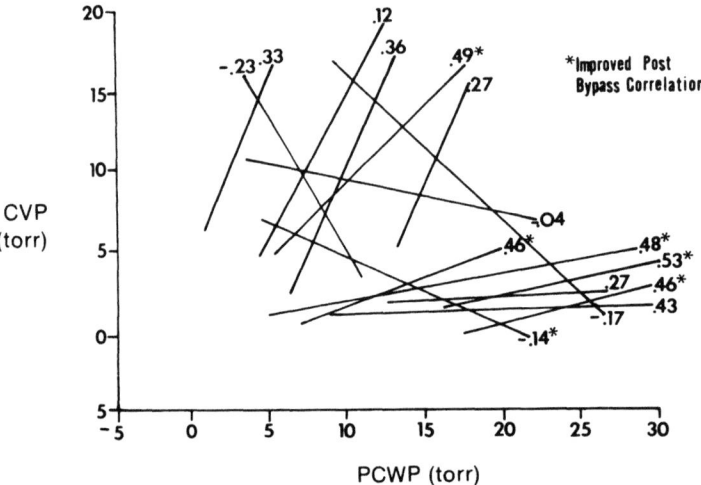

Abb. II-11. Beziehung zwischen zentralem Venendruck und Pulmonalkapillardruck bei koronarchirurgischen Patienten mit eingeschränkter linksventrikulärer Funktion (EF < 40% oder Dyskinesien). Bei allen 15 Patienten wurde der preload durch Änderungen der Körperlage variiert und eine individuelle Regressionsgerade sowie der Korrelationskoeffizient ermittelt. Beachte die schlechte bzw. fehlende Korrelation von CVP und PCWP sowie die individuell sehr unterschiedliche Neigung der Regressionsgeraden. Bei 4 der 15 Patienten variierten CVP und PCWP gegenläufig. Nach Mangano (1980)[51], mit Genehmigung des Autors und des Verlages

Tabelle II-2. Indikationen für einen Pulmonaliskatheter in der Herzchirurgie

1. Koronarchirurgische Patienten mit:
   a) Linksherzinsuffizienz (LVEDP > 18 mmHg, EF < 40 %)
   b) Hauptstammstenose
   c) Infarktanamnese
   d) Komplikationen wie Mitralinsuffizienz infolge Papillarmuskelabriß, Ruptur des Ventrikelseptums oder Ventrikelaneurysma
2. Aorten- oder Mitralklappenvitien
3. Mehrklappenvitien
4. Kombinierte Erkrankungen wie koronare Herzkrankheit und Klappenvitien
5. Pulmonale Hypertonie
6. Idiopathische hypertrophische subaortale Stenose (IHSS)

dikationen für die Anwendung eines Pulmonaliskatheters bei erwachsenen herzchirurgischen Patienten im Klinikum Charlottenburg.

Waller et al.[52] fanden, daß bei koronarchirurgischen Patienten mit pathologischen linksventrikulären Füllungsdrucken (PCWP >15 mmHg, v-Welle >20 mmHg) und/oder niedrigem Herzindex (<2,0 L/min · m²) und hohem Systemkreislaufwiderstand (>2000 dyn · sec · cm^{-5}) 34% dieser Abweichungen von der Norm bereits vor der Intubation und 54% vor Operationsbeginn bestanden. Außerdem konnten die Autoren zeigen, daß in 65% der Fälle schwerwiegende Störungen der linksventrikulären Funktion unbemerkt blieben, wenn dem Anaesthesisten die mit Hilfe des Swan-Ganz-Katheters gewonnenen Informationen vorenthalten wurden. Es erscheint daher zweckmäßig, einen Pulmonaliskatheter bereits vor der Narkoseeinleitung zu legen.

Zunächst wird, nachdem der flach liegende Patient seinen Kopf nach links gedreht hat, eine Lokalanaesthesie der Haut im Bereich der Spitze eines Dreieckes, das durch die beiden Muskelköpfe des M. sternocleidomastoideus gebildet wird (Abb. II-12), durchgeführt und nun die Kanüle unter Injektion von Lokalanaesthetikum bis unter den medialen Anteil des lateralen Muskelkopfes in einem Winkel von ca. 30° zur Haut vorgeschoben. Die V. jugularis interna wird nach etwa 2-3 cm erreicht und durch Aspiration von Blut identifiziert (zentraler Zugangsweg).[38-40] Gute Erfahrungen haben wir auch mit der von Boulanger et al.[41] angegebenen Punktionstechnik gemacht, bei der in Höhe des Schildknorpels am medialen Rand des M. sternocleidomastoideus eingegangen (oberer Zugangsweg) und die Nadel unter dem Muskel nach distal und lateral in einem Winkel von 30° zur Haut in Richtung auf den medialen Rand des lateralen Muskelkopfes vorgescho-

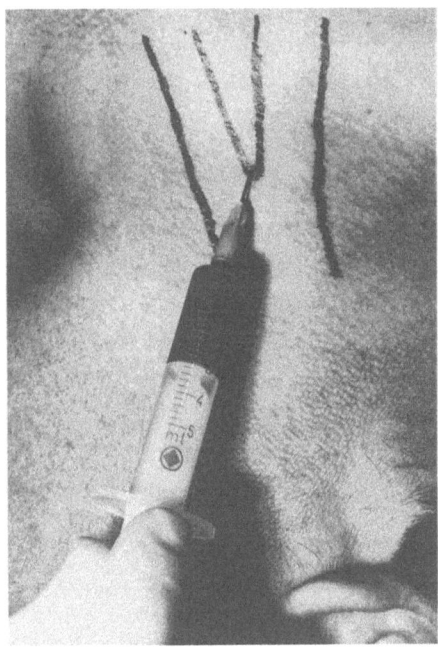 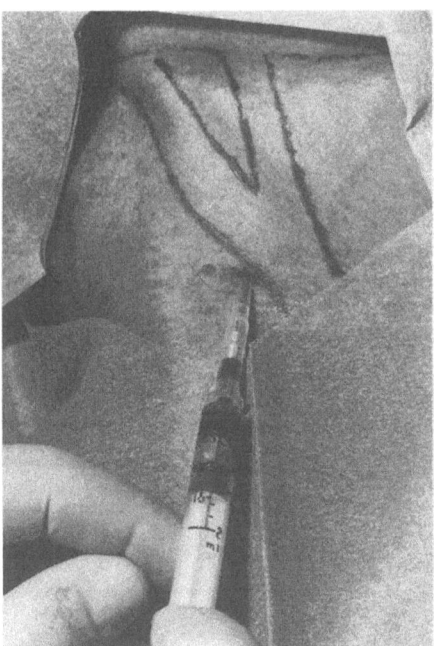

Abb. II-12 **Abb. II-13**

Abb. II-12. Zentrale Punktion der rechten V. jugularis interna. Nach Lokalanaesthesie wird die Vene mit einer G 22 Nadel identifiziert

Abb. II-13. Proximale Punktion der rechten V. jugularis interna nach der von Boulanger et al. (1976)[41] angegebenen Technik. Einzelheiten s. Text

ben wird, bis sie nach etwa 3-4 cm die V. jugularis interna erreicht (Abb. II-13).

Nach Desinfektion der rechten Halsseite wird der Kopf, die obere Thoraxhälfte und die rechte Schulter mit einem sterilen Schlitztuch abgedeckt. Anschießend wird der Patient in eine 15° Trendelenburg-Lagerung gebracht. Dann wird die V. jugularis interna mit einer Kunststoffkanüle (G 16) punktiert (Abb. II-14). Für das weitere Vorgehen hat sich bei uns die Verwendung eines Introducer-Sets (F 8) der Firma Cordis bewährt. Es wird zunächst der zu diesem Set gehörende Seldinger-Draht eingeführt (Abb. II-15). Anschließend wird die Punktionskanüle zurückgezogen und der Introducer nach einer kleinen Längsincision der Haut über den Seldinger-Draht in die V. jugularis interna vorgeschoben (Abb. II-16). Danach wird der Seldinger-Draht entfernt. Der Patient kann nun wieder horizontal gelagert werden. Eine Luftembolie ist nicht zu befürchten, da die genannte Katheter-Schleuse ein abdichtendes Ventil enthält. Ein zusätzlicher Vorteil dieses Systems besteht darin, daß die Schleuse einen zweiten seitlichen Gefäßzugang für Blutentnahmen, Medikamentenapplikationen oder -Infusionen besitzt, der auch nach Entfernen des Pulmonaliskatheters benutzt werden kann.

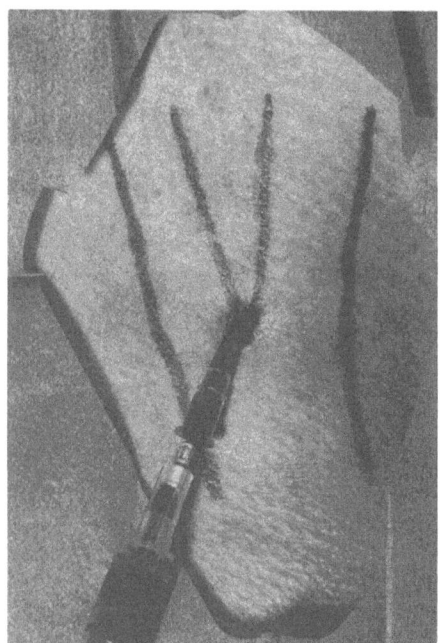
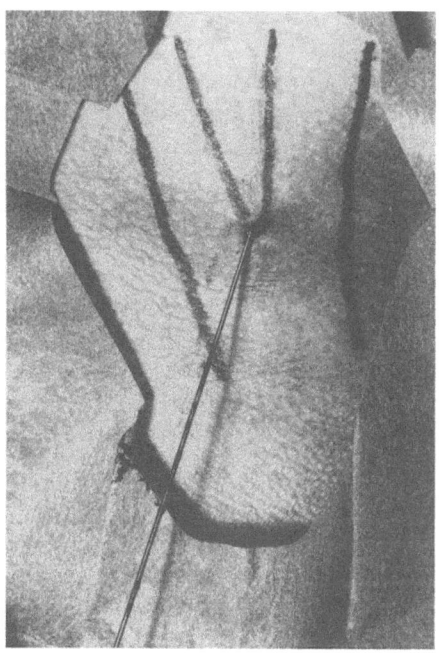

Abb. II-14. **Abb. II-15**

Abb. II-14. Nach Identifizierung der Vene wird eine G-16 Kunststoffkanüle eingeführt (zentraler Zugangsort)

Abb. II-15. Nach Einführen eines Seldinger-Führungsdrahtes in die obere Hohlvene wird die Punktionskanüle entfernt

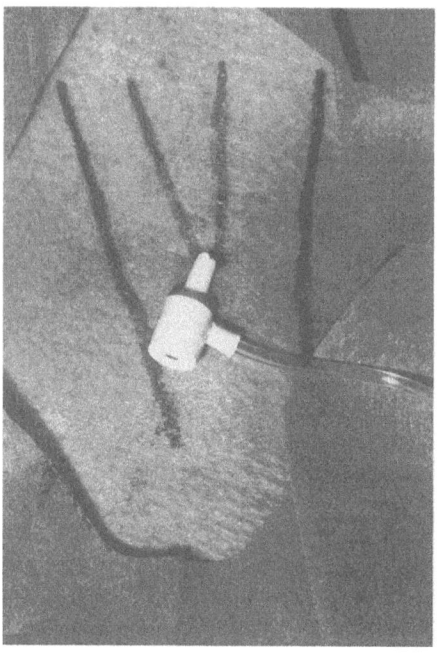

Abb. II-16. Introducer (Cordis F 8) mit Seitenarm in situ. Führungsdraht und Gefäßdilatator sind entfernt

Ein Ballon-Thermodilutionskatheter der Größe F 7 wird zunächst mit heparinhaltiger Kochsalzlösung gefüllt und über 3-Wege-Hähne an Druckwandler angeschlossen. Nach Prüfung des Ballons auf Dichtigkeit wird der Katheter durch die Schleuse zunächst bis zu einer Tiefe von 15 cm in die obere Hohlvene eingeführt und der Ballon nun mit 1,3-1,5 cm^3 Luft gefüllt. Unter fortlaufender Kontrolle des Druckes an der Katheterspitze und des EKG (Oszilloskop oder Schreiber) wird der Katheter dann langsam über den rechten Vorhof (20-30 cm) und den rechten Ventrikel, der nach etwa 30-45 cm erreicht wird, in die A. pulmonalis (45-50 cm) eingeschwemmt und bis in „wedge"-Position (50-60 cm) vorgeschoben (Abb. II-17 und II-18). Nach Entleerung des Ballons muß wieder eine phasische Pulmonalisdruckkurve sichtbar sein. Ist die Pulmonalarterie nach 50 cm noch nicht erreicht, sollte der Katheter, um Schleifenbildungen im rechten Ventrikel zu vermeiden, mit entblähtem Ballon wieder zurückgezogen und dann erneut vorgeschoben werden. Vielfach treten während der Katheterpassage durch den rechten Ventrikel kurzfristig ventrikuläre Arrhythmien auf. Wegen ihres meist benignen Charakters kann auf eine Therapie verzichtet werden, zumal Untersuchungen von Salmenperä et al.[53] gezeigt haben, daß eine prophylaktische Gabe von 1-2 mg/kg Lidocain i.v. keinen Einfluß auf die Häufigkeit Katheter-induzierter Rhythmusstörungen hat.

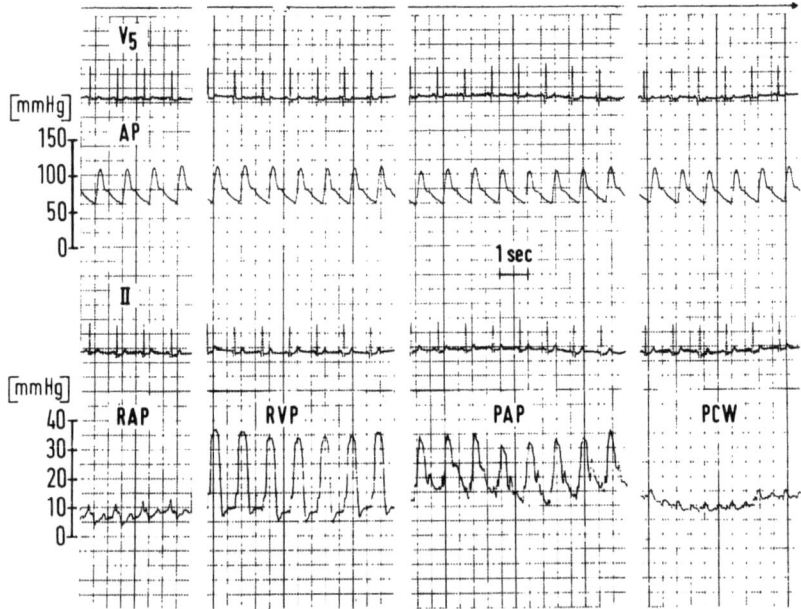

Abb. II-17. Originalregistrierung von Druckkurven sowie des EKG (Ableitungen V$_5$ und II) während der Plazierung eines Swan-Ganz-Katheters. Beginnend von links unten nach rechts zeigt sich zunächst eine rechtsatriale Druckkurve (RAP). Mit dem Erreichen des rechten Ventrikels erscheint die typische Ventrikeldruckkurve (RVP). Der dann folgende diastolische Drucksprung zeigt die Passage der Pulmonalklappe und das Erreichen der A. pulmonalis an (PAP). Schließlich wird der Katheter bis in wedge-Position vorgeschoben (PCW).
AP = Druck in der A. radialis

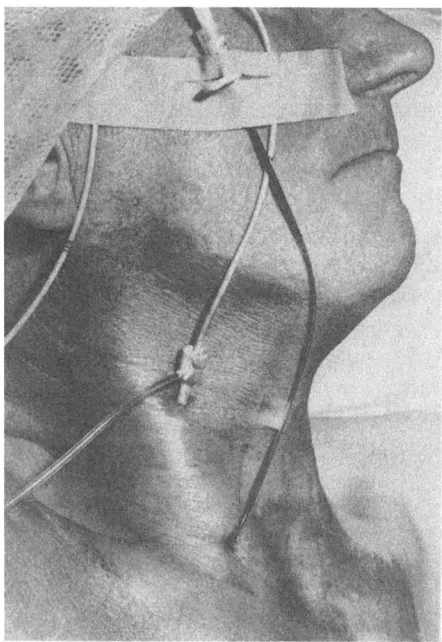

Abb. II-18. Introducer-System mit liegendem Swan-Ganz-Katheter und zusätzlichem seitlichem Gefäßzugang (V. jugularis interna re). Ein zweiter Katheter liegt in der V. cava superior

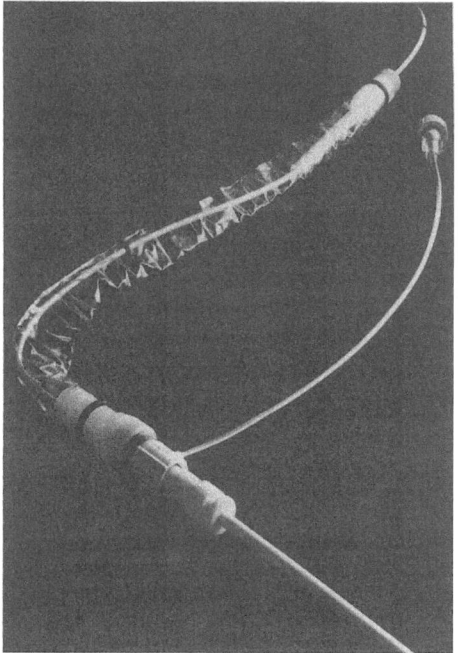

Abb. II-19. Katheterschleuse mit Schutzmanschette und zusätzlichem seitlichen Gefäßzugang (Arrow International, Inc.)

Bei genügender Übung nimmt die Plazierung eines Ballon-Einschwemmkatheters in die A. pulmonalis in der Regel weniger als 10 min in Anspruch und stellt auch für den wachen Patienten keine nennenswerte subjektive oder hämodynamische Belastung dar.[54,55] Bei pulmonaler Hypertonie, Vorhofflimmern, niedrigem Schlagvolumen oder Trikuspidalinsuffizienz kann das Einschwemmen des Katheters erschwert sein. In diesen Fällen ist eine tiefe Inspiration des Patienten (höheres Schlagvolumen) gelegentlich hilfreich. Nach Plazierung des Katheters wird die Katheterschleuse belassen und unter Einschluß von ca. 3 cm Katheterlänge steril abgedeckt und fixiert. Neuere Einmal-Schleusensysteme mit Kathetermanschette (Abb. II-19) bieten zusätzlichen Schutz vor Kontamination und erlauben auch spätere Korrekturen der Katheterposition unter sterilen Bedingungen.

Eine fortlaufende Überwachung der phasischen Pulmonalisdruckkurve (Oszilloskop oder Schreiber) muß sichergestellt sein, damit eine spontan

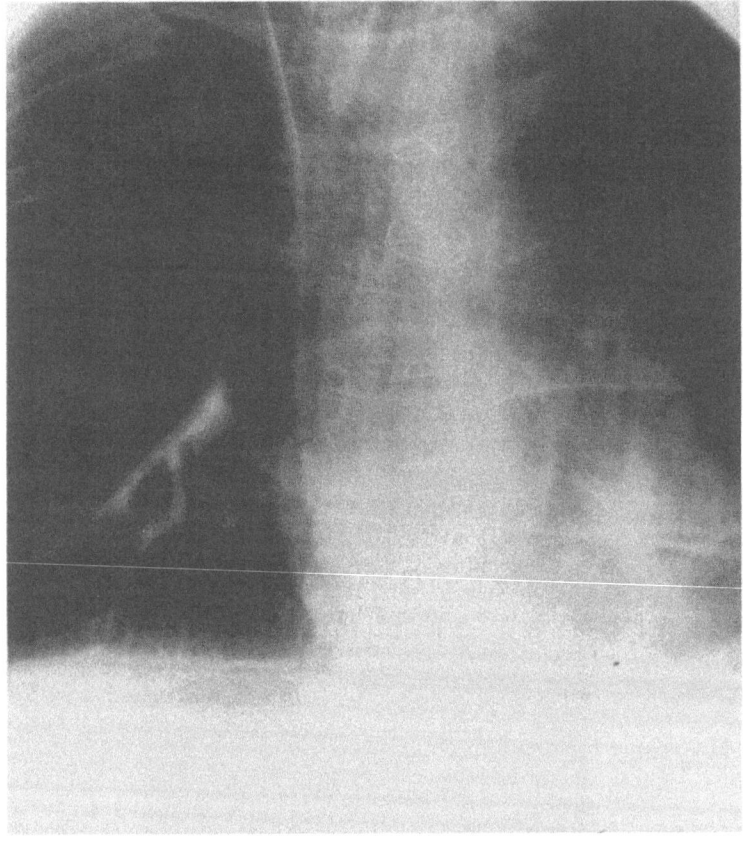

Abb. II-20. Röntgenaufnahme des Thorax mit einem im rechten Unterlappen liegenden Swan-Ganz-Katheter. Kontrastmitteldarstellung eines Pulmonalarterien-Segmentes

entstandene „wedge"-Position der Katheterspitze rechtzeitig erkannt und beseitigt werden kann. Für Messungen des Verschlußdruckes sollte der Ballon nicht länger als 30 sec gefüllt bleiben. Postoperativ muß bei jedem Patienten die Katheterposition röntgenologisch überprüft werden. Erfahrungsgemäß liegt bei der Mehrzahl der Patienten die Katheterspitze im Bereich des rechten Mittel- oder Unterlappens (Abb. II-20).[56]

Schließlich erhält jeder herzchirurgische Patient noch zwei weitere venöse Zugänge, wobei wir eine Handrückenvene und die V. jugularis externa links bevorzugen. Eine Punktion der linken V. jugularis interna sollte wegen der Gefahr einer Verletzung des Ductus thoracicus vermieden werden.

3.3. Fehlinterpretationen und Gefahren bei der Verwendung von Pulmonaliskathetern

Bei Patienten mit normaler linksventrikulärer Funktion und intakter Mitralklappe sind Pulmonalkapillardruck (PCWP), linker Vorhofdruck (LAP) und enddiastolischer Druck im linken Ventrikel (LVEDP) nahezu identisch und untereinander austauschbar.[57-59] Die Annahme, daß diese Meßgrößen ein gutes Maß für die Beurteilung der linksventrikulären Funktion darstellen, basiert auf der Voraussetzung, daß eine enge Beziehung zwischen linksventrikulärem Füllungsdruck und enddiastolischer Faserlänge bzw. enddiastolischem Ventrikelvolumen besteht.

Liegt hingegen eine Funktionseinschränkung des linken Ventrikels vor, ergeben sich folgende Fragen: 1. wie verläßlich ist der enddiastolische Ventrikeldruck als Maß für das enddiastolische Ventrikelvolumen (LVEDV) und 2., wie verläßlich ist der wedge-Druck als Maß für den LVEDP?

Ein Anstieg des enddiastolischen Druckes im linken Ventrikel kann im Verlauf z.B. einer akuten Myokardischämie zumindest teilweise die Folge einer Abnahme der diastolischen Ventrikel-Compliance sein, ohne daß sich LVEDV wesentlich geändert haben muß.[60-62] Die umgekehrte Situation ist ebenfalls beschrieben worden: Ellis et al.[63] fanden bei koronarchirurgischen Patienten mit eröffnetem Perikard und erhöhter Ventrikel-Compliance, daß eine durch Volumengabe hervorgerufene erhebliche Zunahme des enddiastolischen Ventrikelvolumens unter diesen Bedingungen nicht mit einem entsprechenden Anstieg des Füllungsdruckes einhergeht und eine Überdehnung des linken Ventrikels unbemerkt bleiben kann, wenn der pulmonalkapilläre Verschlußdruck als Maß für die Ventrikelfunktion herangezogen wird (Abb. II-21). Diese Beobachtung steht mit tierexperimentellen Befunden von Glantz et al.[64] in Einklang, die zeigen, daß bei eröffnetem Perikard keine, nach Perikardverschluß jedoch eine enge Korrelation zwischen linksventrikulärem enddiastolischen Druck und diastolischer Faserlänge nachweisbar ist.

Mit Diskrepanzen zwischen mittlerem Pulmonalkapillardruck, mittlerem linken Vorhofdruck und LVEDP muß gerechnet werden, wenn bei Linksherzinsuffizienz, niedrigem Herzzeitvolumen und erniedrigter Ventrikel-Compliance die Bedeutung der Vorhofkontraktion für die Ventrikelfüllung zunimmt. Unter diesen Bedingungen kann der LVEDP den mittleren

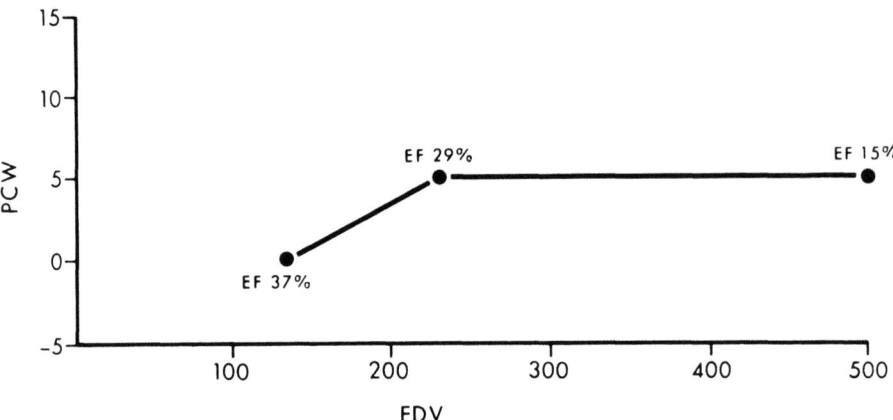

Abb. II-21. Beziehung zwischen enddiastolischem Ventrikelvolumen (EDV), Pulmonalkapillardruck (PCW) und Auswurffraktion (EF) im Verlauf einer Bluttransfusion von 1 500 ml bei einem koronarchirurgischen Patienten in der Prä-Bypassphase (Perikard eröffnet). Während das enddiastolische Ventrikelvolumen von 135 auf 526 ml zunahm, stieg der Pulmonalkapillardruck nur um 5 mmHg an, gleichzeitig nahm die Auswurffraktion von 37% auf 15% ab. Nach Ellis et al. (1979)[63], mit Genehmigung des Autors

Pulmonalkapillardruck deutlich übersteigen.[65-67] Um eine Unterschätzung des LVEDP zu vermeiden, sollte bei diesen Patienten möglichst die a-Welle der Verschlußdruckkurve und nicht der mittlere Verschlußdruck überwacht werden.[68]

Hohe endexspiratorische Beatmungsdrucke können zu einer Überschätzung des linksventrikulären Füllungsdruckes führen.[69-71] Unter der Voraussetzung, daß die Spitze des Pulmonaliskatheters in Vorhofhöhe liegt, ist jedoch bis zu PEEP-Werten von 10-15 cm H_2O eine befriedigende Übereinstimmung von PCWP und LAP zu erwarten.[72,73] Eine Überschätzung des linksventrikulären Füllungsdruckes ist auch bei einer Kompression des Katheterlumens infolge zu starker Ballonblähung möglich (Abb. II-22).

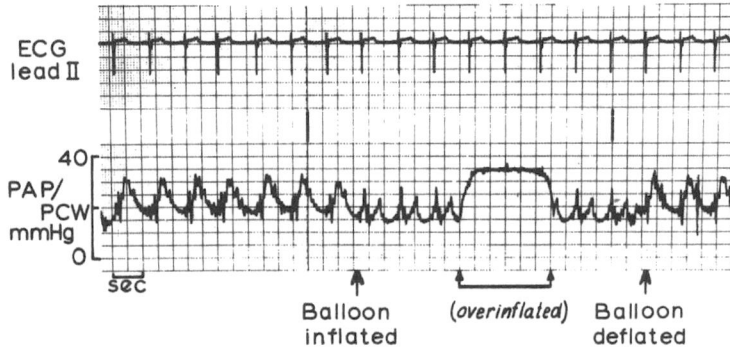

Abb. II-22. Überblähung des Katheterballons mit vermeintlicher Pulmonalkapillardruck-Registrierung (PCW). Nach Lappas et al. (1979)[74], mit Genehmigung des Autors und des Verlages

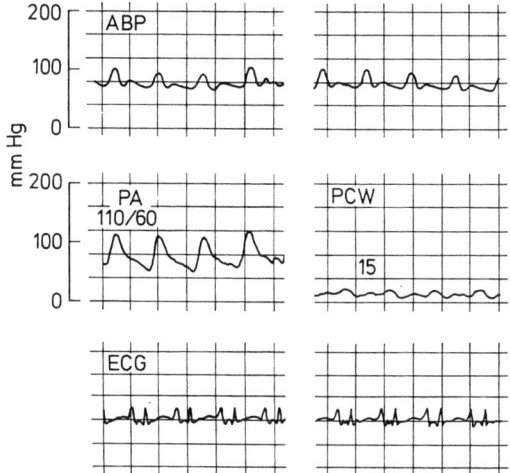

Abb. II-23. Hämodynamische Befunde bei einem Patienten mit pulmonaler Hypertonie infolge Lungenembolie. Der deutliche Gradient zwischen diastolischem Pulmonalarteriendruck (60 mmHg) und Pulmonalkapillardruck (15 mmHg) ist charakteristisch für eine primäre pulmonale Hypertonie bzw. einen erhöhten pulmonalen Gefäßwiderstand. Nach Buchbinder et al. (1976)[50], mit Genehmigung des Autors und des Verlages

Läßt sich der Ballonkatheter nicht in wedge-Position bringen, kann auch der enddiastolische Pulmonalarteriendruck als Maß für die Füllung des linken Ventrikels herangezogen werden[58,65,75], da der enddiastolische Pulmonalarteriendruck bei normalem pulmonalen Gefäßwiderstand nur etwa 1-3 mmHg höher ist als der Verschlußdruck. Besteht jedoch eine Widerstandserhöhung im pulmonalen Gefäßbett (z.B. als Folge einer chronischen Mitralstenose oder einer Lungenembolie), muß mit erheblich größeren Druckgradienten gerechnet werden, so daß der linksventrikuläre Füllungsdruck leicht überschätzt wird[50,75-77] (Abb. II-23).

Obwohl eine Kreislaufüberwachung mit Hilfe von Ballon-Einschwemmkathetern nicht frei von Fehleinschätzungen und Gefahren ist, sind Komplikationen bei sachkundiger Handhabung auch unserer Erfahrung nach seltener als Situationen, in denen der Verzicht auf einen Pulmonalis-Katheter die rechtzeitige Diagnose und Therapie einer akuten Linksherzinsuffizienz erschwert.[52,62,62a] Rao et al.[62a] ermittelten bei insgesamt 4684 Patienten (darunter waren 3768 herzchirurgische Patienten), die im Mittel 62 Stunden lang mit einem Swan-Ganz-Katheter überwacht wurden, folgende Komplikationsraten: 8% vorübergehende Arrhythmien während der Passage des rechten Ventrikels, Punktion der A. carotis 2,2%, Pneumothorax 0,7%, Lungeninfarkt 0,1%, Ruptur der A. pulmonalis 0,1%. Die Inzidenz letaler Komplikationen betrug bei diesem Patientenkollektiv 0,02% (1 Patient mit Pulmonalarterienruptur). Die Mehrzahl der in Tab. II-3 aufgeführten Komplikationen lassen sich vermeiden: z.B. Rhythmusstörungen durch Zurückziehen des Katheters; ein Lungeninfarkt durch kontinuierliche Überwachung der phasischen Druckkurve (Schreiber oder

Tabelle II-3. Komplikationen bei der Verwendung von Swan-Ganz Kathetern

Art der Komplikation	Literatur	Publizierte Todesfälle
Vorhofarrhythmien	78	
Kammertachykardie, Kammerflimmern	79–84	2
Rechtsschenkelblock	85, 86	
Totaler AV-Block	55, 86, 87	1
Ruptur eines Pulmonalarterienastes	62a, 88–95	16
Chorda tendinea-Abriß der Tricuspidalklappe	96	1
Verletzung der Pulmonalklappe (Klappeninsuffizienz)	97, 98	
Intrakardiale Knotenbildungen	99–103	
Festnähen des Katheters am rechten Vorhof	104	
Intraoperative Durchtrennung des Katheters	105	
Hydromediastinum (extravasale Lage des proximalen Katheterlumens)	106	
Pneumothorax, Katheterisierung der A. carotis	62a, 107	
Thrombenbildungen an der Katheteroberfläche	108, 108a, 108b	
Lungenembolie	44	
Thrombose der Pulmonalarterie	109, 109a	1
Lungeninfarkt	62a, 110–113	
Aseptische endokardiale Wandthrombosierungen	114, 115	
Bakterielle Endokarditis	116	1

Oszilloskop), die ein sofortiges Erkennen der Gefahr und ein Rückziehen des Katheters ermöglicht, wenn dieser spontan in wedge-Position geraten sein sollte.

Durch Verwendung von Pulmonaliskathetern mit chemisch gebundenem Heparin lassen sich für mindestens 24 Std. Thrombenbildungen an der Katheteroberfläche und damit auch Folgekomplikationen wie Gefäßthrombosen und Lungenembolien weitgehend vermeiden.[108a,108b]

Eine Pulmonalarterienruptur läßt sich dadurch verhindern, daß man den Katheter nur so weit vorschiebt, wie zur Messung des Verschlußdruckkes unbedingt erforderlich. Eine langsame Ballonblähung und die Verwendung von perforierten Spritzen, die das Injektionsvolumen auf 1,5 ml begrenzen[117], tragen ebenfalls dazu bei, einer Überblähung des Ballons vorzubeugen.

Die Ruptur eines Pulmonalarterienastes ist die gefährlichste Komplikation, in der Literatur sind bislang 16 Todesfälle beschrieben worden.[62a,92,94,95] Führende Symptome der Gefäßruptur sind Hämoptysis und zunehmende Dyspnoe. Da die Letalität hoch ist, muß umgehend mit der Behandlung begonnen werden. Der Patient sollte zunächst auf die betroffene Seite (gewöhnlich die rechte) gelegt werden, um einen Übertritt von Blut in die andere Lunge zu vermeiden. Bei einer stärkeren Blutung ist die nicht verletzte Lunge durch endobronchiale Intubation mit einem Doppellumentubus zu isolieren.[92] Falls die Zeit es erlaubt, wird ein flexibles Bronchoskop eingeführt, die Blutungsquelle identifiziert und eine Tamponade versucht.[94] Gelingt dies nicht, muß eine Thorakotomie vorgenommen wer-

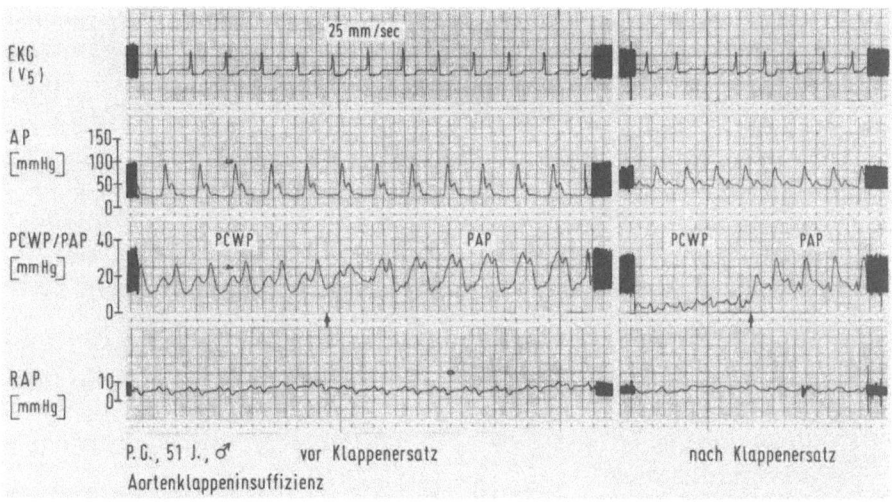

Abb. II-24. Pulmonalkapillardruckkurve und Pulmonalarteriendruckkurve bei einem Patienten mit Aortenklappeninsuffizienz und funktioneller Mitralklappeninsuffizienz. Der diskrete Unterschied zwischen beiden Druckkurven beruht auf einer erhöhten v-Welle, deren Nichtbeachtung Anlaß für ein zu weites Vorschieben des Einschwemmkatheters sein und bei Blähung des Ballons eine Gefäßruptur zur Folge haben kann. Nach Ersatz der Aortenklappe ist eine Mitralregurgitation nicht mehr erkennbar, PCWP- und Pulmonalarteriendruckkurve sind jetzt leicht zu unterscheiden. Die Pfeile markieren den Zeitpunkt der Entblähung des Katheterballons

den. Andere Autoren konnten die Blutung offenbar allein durch Beatmung mit hohem endexspiratorischen Druck (20 cm H_2O) unter Kontrolle bringen.[62a]

Die Mehrzahl der Patienten, bei denen diese Komplikation auftritt, ist älter als 60 Jahre, oft besteht eine Klappenerkrankung mit pulmonaler Hypertonie, nicht selten sind multiple Kathetermanipulationen und erfolglose Versuche, einen Verschlußdruck zu messen, vorausgegangen.[94,95]

Einschwemmkatheter sollten nur von Ärzten gelegt werden, die über eine längere Erfahrung im Umgang mit dieser Technik einschließlich der Kalibrierung von Druckaufnehmern, Verstärkern und der Beurteilung der verschiedenen Druckkurven im kleinen Kreislauf verfügen. Zum Beispiel kann die Nichterkennung des oft nur diskreten Unterschiedes zwischen einer Pulmonalkapillardruckkurve mit hoher v-Welle infolge Mitralklappenregurgitation und der Pulmonalarteriendruckkurve (Abb. II-24) leicht zu der falschen Annahme führen, der Katheter sei nicht weit genug vorgeschoben, um den wedge-Druck messen zu können.

3.4. Messung des Herzzeitvolumens und der gemischtvenösen O_2-Sättigung

Die Verwendung von Thermodilutionskathetern erlaubt eine globale Beurteilung des Sauerstoffangebotes an die Gewebe mittels HZV-Messung (bzw. Berechnung der Sauerstofftransportkapazität) und Bestimmung der gemischtvenösen O_2-Sättigung. Die Kälteverdünnungsmethode weist eine gute Reproduzierbarkeit und enge Korrelation mit Farbstoffverdünnungsverfahren auf[118,119], wenn folgende Gesichtspunkte beachtet werden:[120]

a) Die Injektion des Indikators sollte immer zum gleichen Zeitpunkt des Atemzyklus erfolgen, da erhebliche atemabhängige Schwankungen der Basistemperaturkurve vorkommen und besonders bei einem low cardiac output Ursache von Fehlmessungen infolge Kälteverlust sein können. Bei beatmeten Patienten empfiehlt sich während der Messung eine kurze Diskonnektion des Respirators.
b) Zur Injektion von kalter Kochsalzlösung sollte eine geeichte Ultra-Asept-Spritze mit einem Injektionsvolumen von mindestens 5 cm³ (besser 10 cm³) verwendet werden.
c) Die Injektionsdauer darf 5 sec nicht überschreiten, wobei gleichmäßig injiziert werden muß.
d) Auch bei Verwendung eines HZV-Computers sollte die Dilutionskurve auf einem einfachen Schreiber mitregistriert werden (Abb. II-25), um grobe Fehler (schnell laufende Infusion, wandständige Lage des Thermistors) erkennen und Überprüfungen des Rechners vornehmen zu können.

Häufige Fehlerquellen bei der Analyse des gemischtvenösen Blutes sind eine zu periphere Lage des Katheters und eine zu schnelle Blutaspiration, die

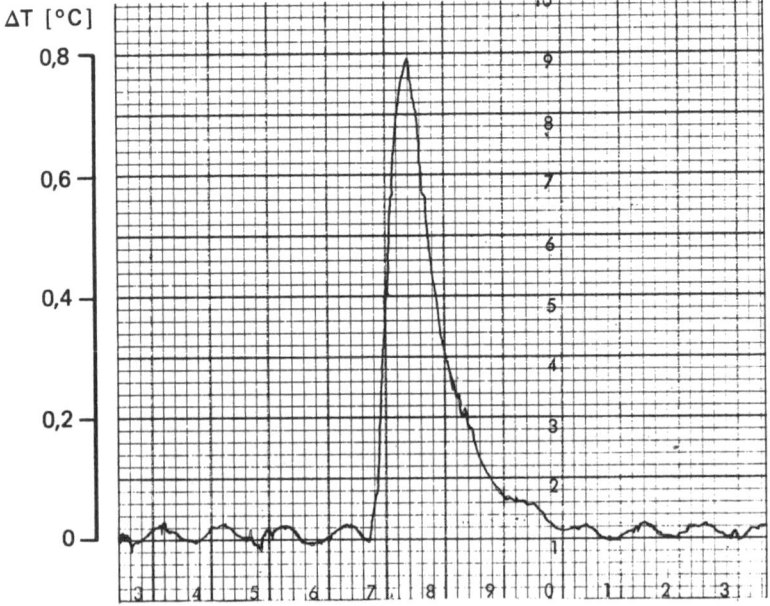

Abb. II-25. Originalregistrierung einer Rechtsherz-Thermodilutionskurve. Deutliche Temperaturschwankungen in der A. pulmonalis durch atemabhängige Blutfüllung. Die Temperaturschwankungen der Basislinie betragen ca. 0,02 °C

zu einer Kontamination des gemischtvenösen Blutes mit Pulmonalkapillarblut führen können.[121,122] Abnorm hohe O_2-Sättigungen und/oder annähernd gleich hohe gemischtvenöse und arterielle PCO_2-Werte weisen auf solche Fehler hin.

Neuere fiberoptische Pulmonaliskatheter (PAC-Ox) erlauben neben den mit dem Standardkatheter möglichen Messungen eine kontinuierliche Überwachung der Sauerstoffsättigung in der A. pulmonalis.[123,124]

3.5. Registrierung und Dokumentation

Für eine korrekte Wiedergabe intravasaler Drucke mit Hilfe konventioneller Kathetermanometersysteme müssen folgende resgistriertechnische Forderungen zur Vermeidung von Dämpfungen oder Resonanzerscheinungen erfüllt sein:[125,126]

a) Die Länge eines Druckmeßschlauches sollte 120 cm nicht überschreiten, er sollte starr sein und einen Innendurchmesser von nicht mehr als 1,5 mm besitzen.
b) Es soll möglichst nur ein Dreiwegehahn zwischen Transducer und Patient geschaltet sein. Kunststoff-Dreiwegehähne sind notorische Luftblasenreservoire und weisen nicht selten unsichtbare Stenosen auf. Metall-Dreiwegehähne sind für korrekte Druckmessungen günstiger, müssen jedoch nach jedem Gebrauch sterilisiert werden.
c) Dome ohne Membran sind aus registriertechnischen Gründen der Verwendung von Membrandomen vorzuziehen.
d) Das Druckmeßsystem sollte mit einer heparinhaltigen Lösung gespült werden, am besten kontinuierlich.
e) Neben der elektrischen Eichung des Meßsystems vor jedem Gebrauch ist eine regelmäßige mechanische Eichung mit einem Quecksilbermanometer notwendig.

Vor der Narkoseeinleitung werden die Eichungen der Meßsysteme, des Schreibers sowie des Oszilloskopes noch einmal überprüft, wobei die mittlere Axillarlinie beim horizontal liegenden Patienten als Nullpunkt dient. Unmittelbar vor der Narkoseeinleitung werden das EKG (Extremitätenableitung und Brustwandableitung), alle phasischen Drucke und Mitteldrucke (AP, CVP, PAP, PCWP) geschrieben, gegebenenfalls das Herzzeitvolumen bestimmt sowie arterielles und gemischtvenöses Blut für Gasanalysen entnommen. Auf die Bedeutung einer kontinuierlichen Registrierung des EKG und aller gemessenen Drucke wird aus folgenden Gründen besonders hingewiesen:

a) Die Erkennung von Trends ist nur bei fortlaufender Registrierung möglich, jedoch nicht oder zumindest nicht rechtzeitig bei alleiniger Kontrolle der Kurvenverläufe auf dem Oszilloskop.
b) Die Registrierung erlaubt eine retrospektive Analyse hämodynamischer Ereignisse, die mit pharmakologischen, mechanischen oder chirurgischen Einflüssen in Zusammenhang stehen.

c) Die kontinuierliche hämodynamische Dokumentation des Narkose- und Operationsverlaufes stellt ein nützliches Lehrmaterial für die Weiterbildung dar.
d) Schließlich kann eine lückenlose Registrierung juristische Relevanz erlangen.

Aus den registrierten Meßgrößen Herzfrequenz, arterieller Druck, zentralvenöser Druck bzw. rechter Vorhofdruck, Pulmonalarteriendruck, Pulmonalkapillardruck sowie dem Herzzeitvolumen, den Blutgaswerten und dem Hämoglobingehalt des Blutes läßt sich mit Hilfe von Standardformeln eine Reihe klinisch nützlicher Rechengrößen ermitteln (Tab. II-4). Durch Eingabe der Meßwerte in entsprechend programmierte Kleinrechner sind die abgeleiteten Parameter schnell erhältlich und können unmittelbar für die Beurteilung hämodynamischer Situationen und therapeutischer Maßnahmen herangezogen werden.

Neuere Elektroden-Einschwemmkatheter bieten neben den in Tab. II-4 aufgeführten hämodynamischen Informationen noch folgende zusätzliche diagnostische und therapeutische Möglichkeiten:[127]

a) Intrakardiale EKG-Ableitung, Differentialdiagnose komplexer Arrhythmien;
b) Schrittmacherstimulation des rechten Vorhofes;
c) Schrittmacherstimulation des rechten Ventrikels;
d) bifokale sequentielle AV-Stimulation;
e) Elektrotherapie supraventrikulärer und ventrikulärer Rhythmusstörungen („overdrive suppression").

Die Anwendungsmöglichkeiten *nicht-invasiver* Methoden, die auch intraoperativ und bei eröffnetem Thorax eine genügend aussagekräftige Beurteilung der Herzfunktion erlauben, sind noch begrenzt. Nach den bisher vorliegenden Erfahrungen scheint zur Zeit lediglich die Echokardiographie für eine kontinuierliche Überwachung der Ventrikelfunktion im Operationssaal geeignet zu sein. Neben der transoesophagealen Echokardiographie[128,129] kommt auch eine direkte Applikation des Ultraschalltransducers auf die Herzoberfläche[130] in Betracht.

4. Kreislaufwirkungen von Anaesthetika und Muskelrelaxantien

Von wenigen Ausnahmen abgesehen lassen sich für nahezu alle in der modernen Anaesthesiologie gebräuchlichen Pharmaka Argumente anführen, die eine Verwendung für die Anaesthesie bei herzchirurgischen Eingriffen rechtfertigen. Die Wahl eines bestimmten Anaesthetikums kann zwar in Einzelfällen durchaus von Bedeutung sein, als mindestens ebenso wichtig müssen jedoch umfassende Kenntnisse der Pathophysiologie der Herzerkrankungen, die Erfahrung des Anaesthesisten im Umgang mit einer bestimmten Substanz, die richtige Einschätzung der erforderlichen Dosis, ei-

Tabelle II-4. Abgeleitete hämodynamische Funktionsgrößen

Parameter, Formel	Dimension	Normalwert
Herzindex: $CI = \dfrac{CO}{\text{Körperoberfläche}}$	$l/min \cdot m^2$	3,3 – 3,7
Schlagvolumenindex: $SVI = \dfrac{CI}{HR}$	ml/m^2	40 – 60
Peripherer Gefäßwiderstand: $TPR = \dfrac{\overline{AP}-\overline{RAP}}{CO} \cdot 80$	$dyn \cdot sec \cdot cm^{-5}$	900 – 1500
Pulmonaler Gefäßwiderstand: $PVR = \dfrac{\overline{PAP}-\overline{PCWP}}{CO} \cdot 80$	$dyn \cdot sec \cdot cm^{-5}$	80 – 150
O_2-Bedarf des linken Ventrikels: $LV\ \dot{V}O_2 \sim HR \cdot SAP$	dimensionslos	7000 – 12000
Index der linksventrikulären Schlagarbeit: $LVSWI = \dfrac{(\overline{AP}-\overline{PCWP}) \cdot 1,36}{100} \cdot SVI$	$g \cdot m/m^2$	45 – 60
Index der rechtsventrikulären Schlagarbeit: $RVSWI = \dfrac{(\overline{PAP}-\overline{RAP}) \cdot 1,36}{100} \cdot SVI$	$g \cdot m/m^2$	5 – 10
Arterio-gemischtvenöse O_2-Gehaltsdifferenz: $C_aO_2 - C_{\bar{v}}O_2 = Hb \cdot 1,37 \cdot (S_aO_2 - S_{\bar{v}}O_2) + (P_aO_2 - P_{\bar{v}}O_2) \cdot 0,0031$	$ml/100\ ml$	4 – 5
Sauerstofftransportkapazität: $TCO_2 = CI \cdot C_aO_2$	$ml/min \cdot m^2$	650 – 750
Sauerstoffaufnahme: $\dot{V}O_2 = CI \cdot (C_aO_2 - C_{\bar{v}}O_2)$	$ml/min \cdot m^2$	140 – 160
Intrapulmonaler Rechts-Links-Shunt: $\dot{Q}_S/\dot{Q}_T = \dfrac{(P_AO_2 - P_aO_2) \cdot 0,0031}{(C_aO_2 - C_{\bar{v}}O_2) + (P_AO_2 - P_aO_2) \cdot 0,0031}$	%	< 5

ne langsame Applikation und die Qualität der hämodynamischen Überwachung angesehen werden. Neben speziellen von der Lokalisation und dem Schweregrad der Herzerkrankung bestimmten Gesichtspunkten sind folgende allgemeine Aspekte im Hinblick auf die Anaesthesie zu berücksichtigen: Herzchirurgische Patienten, insbesondere solche mit deutlich eingeschränkter Ventrikelfunktion, haben häufig einen erhöhten Sympathikotonus, der auf einer gesteigerten Plasmareninaktivität und hohen Plasmaka-

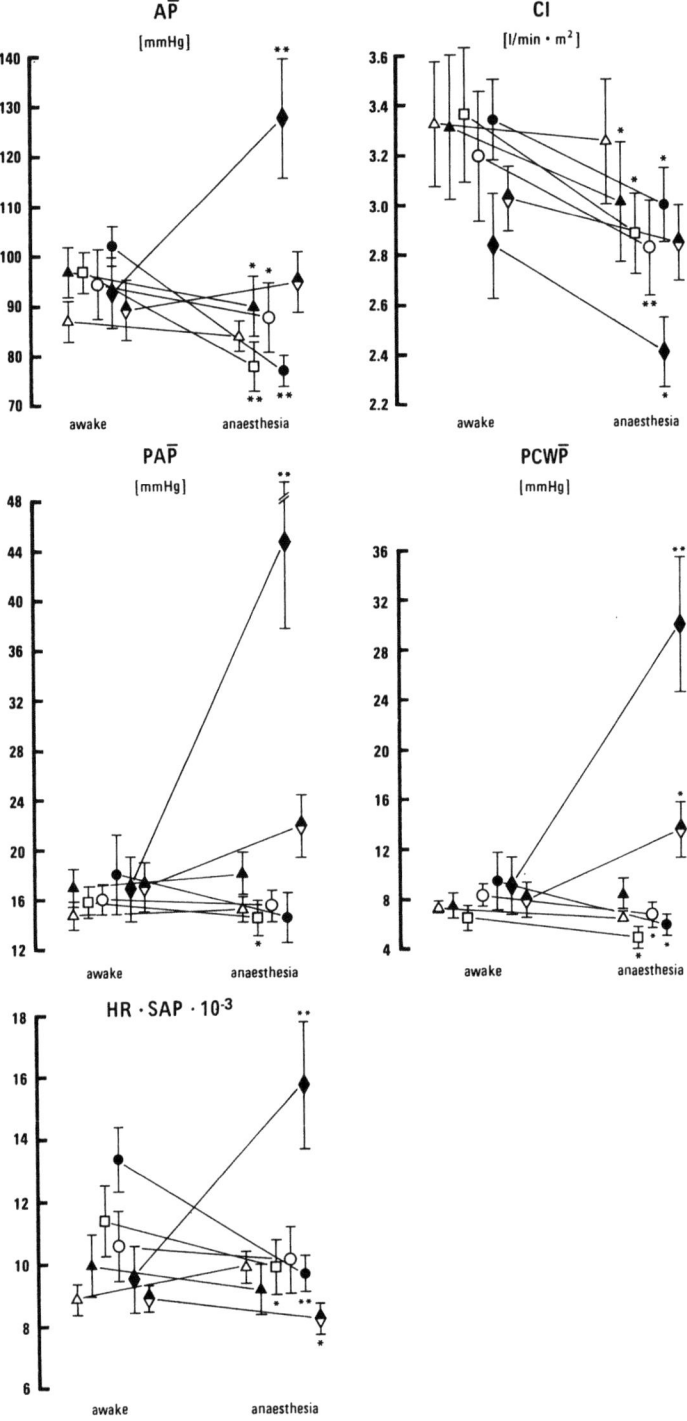

Abb. II-26a

techolamin-Konzentration basiert.[131,132] Präoperatives Fasten und eine diuretische Therapie tragen oft mit dazu bei, daß diese Patienten einen abnorm hohen Gefäßtonus aufweisen und auf die Applikation vasodilatierend wirkender Anaesthetika mit einem erheblichen Blutdruckabfall reagieren. Bei herzinsuffizienten Patienten können negativ inotrope Anaesthetika-Effekte die kardiale Adaptation an eine Senkung des erhöhten basalen Gefäßtonus (Anstieg des Schlagvolumens) zusätzlich beeinträchtigen und

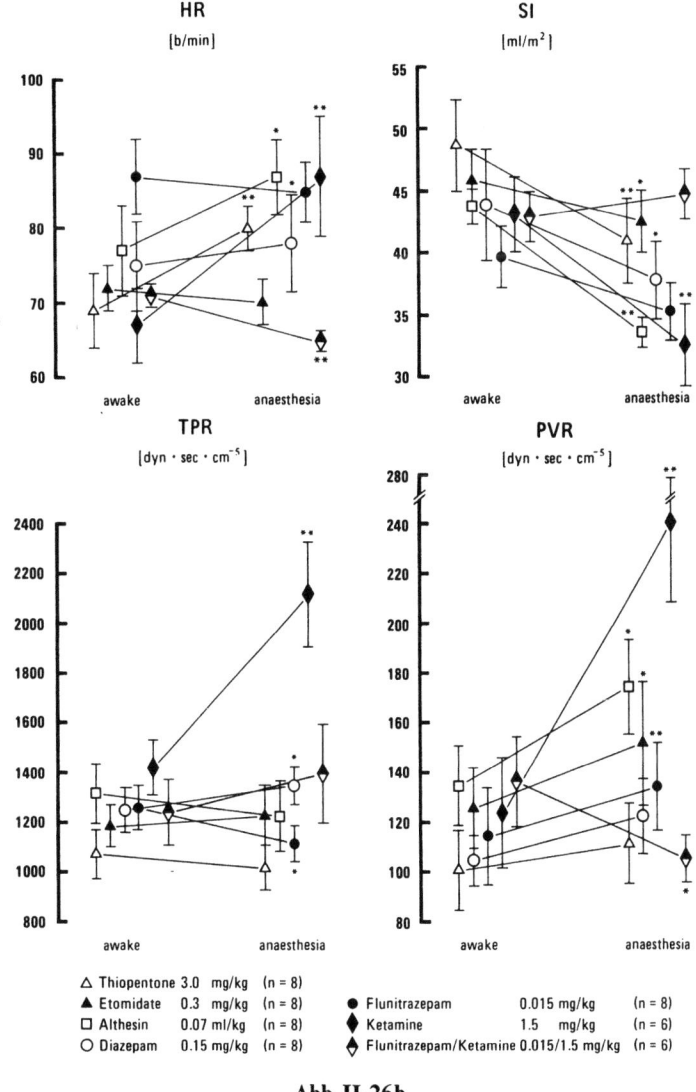

Abb. II-26b

Abb. II-26a+b. Kreislaufwirkungen verschiedener intravenöser Anaesthetika bei 52 koronarchirurgischen Patienten. Es sind die jeweils maximalen Änderungen angegeben ($\bar{x} \pm s_{\bar{x}}$). Modifiziert nach Tarnow et al. (1979, 1980)[133-135], mit Genehmigung der Verlage

die Hypotension verstärken. Auf der anderen Seite darf nicht übersehen werden, daß sich eine limitierte Anaesthesie-induzierte Myokarddepression bei koronarchirurgischen Patienten in der Regel günstig auf die Energiebilanz des Herzens auswirkt.

Die eingeschränkte myokardiale und/oder koronare Kompensationsbreite des herzchirurgischen Patienten erfordert demnach eine Narkoseführung, die in einem ständigen Kompromiß zwischen genügender Narkosetiefe, tolerierbarer Myokarddepression, Aufrechterhaltung eines ausreichenden globalen bzw. koronaren O_2-Angebotes und in einer Begrenzung des Sauerstoffbedarfes bestehen muß.

Ein solcher Kompromiß ist oft nicht leicht zu finden, er muß bei jedem Patienten neu gesucht und je nach der kardiovaskulären Ausgangssituation gegebenenfalls auch mit Hilfe von Katecholaminen, Vasodilatatoren oder durch Volumenzufuhr erreicht werden.

4.1. Intravenöse Anaesthetika

Abb. II-26 enthält eine Zusammenfassung von Befunden, die auf Untersuchungen an insgesamt 52 koronarchirurgischen Patienten basieren.[133-135] Dargestellt sind die jeweils maximalen Änderungen gegenüber den Ausgangswerten des wachen prämedizierten Patienten bei Verwendung praxisüblicher Dosierungen von *Thiopental, Etomidat, Althesin, Diazepam, Flunitrazepam, Ketamin* sowie der Kombination Flunitrazepam/Ketamin.

Mit Ausnahme von Ketamin führten alle genannten intravenösen Hypnotika zu einem Abfall des arteriellen Mitteldruckes. Am deutlichsten fiel der Blutdruck nach Althesin (20%) und Flunitrazepam (25%), während Thiopental (4%), Etomidat (7%) und Diazepam (9%) einen vergleichsweise geringen Einfluß auf den arteriellen Mitteldruck hatten. Die blutdrucksteigernden Wirkungen von Ketamin (32%) ließen sich durch eine unmittelbar vorangehende Applikation von Flunitrazepam weitgehend vermeiden. Die Abnahme des Herzindex betrug bei allen in dieser Untersuchung geprüften Anaesthetika durchschnittlich weniger als 20% des Ausgangswertes beim wachen Patienten, auffällige quantitative Unterschiede ließen sich nicht nachweisen.

Mit Ausnahme von Etomidat und Flunitrazepam führten die übrigen Anaesthetika zu einem Anstieg der Herzfrequenz. Im Gegensatz zur Ketamin-Monoanaesthesie war unter der Kombination Flunitrazepam/Ketamin eine Abnahme der Frequenz zu beobachten. Der Schlagvolumenindex nahm um maximal 7% (Etomidat) bis 24% (Ketamin) gegenüber dem jeweiligen Ausgangswert beim wachen Patienten ab. Die überwiegend frequenzbedingte Abnahme des Schlagvolumens bei der Ketamin-Monoanaesthesie blieb aus, wenn Ketamin mit Flunitrazepam kombiniert wurde.

Die Mitteldrucke in der A. pulmonalis änderten sich unter dem Einfluß der kurzwirkenden intravenösen Anaesthetika sowie unter Diazepam und Flunitrazepam nur geringfügig. Der linksventrikuläre Füllungsdruck nahm nach Althesin, Diazepam und Flunitrazepam signifikant ab und blieb nach Thiopental und Etomidat unverändert. Diazepam und Flunitrazepam scheinen deshalb für die Anaesthesieeinleitung bei Patienten mit Linksherzinsuffizienz geeignet, da sie den Füllungsdruck des linken Ventrikels besonders bei pathologischen Ausgangswerten deutlich senken.[135,136]

Bei einer Ketamin-Monoanaesthesie muß dagegen mit drastischen Druck-Steigerungen im großen und kleinen Kreislauf gerechnet werden. In einer Arbeit ist über das Auftreten eines Lungenödems während der Narkoseeinleitung mit Ketamin berichtet worden.[137]

Klinikübliche Dosen von Thiopental, Etomidat, Althesin, Diazepam und Flunitrazepam hatten nur einen geringen Einfluß auf den peripheren Gefäßwiderstand, der pulmonale Gefäßwiderstand stieg, wenn auch nur kurzfristig, leicht an. Nach Ketamin nahm der Systemkreislaufwiderstand um bis zu 50% und der pulmonale Gefäßwiderstand um mehr als 100% zu. Bei den Patienten, die zuvor Flunitrazepam erhalten hatten, stieg der TPR nach Ketamin nur noch um 10% an, der pulmonale Gefäßwiderstand nahm sogar um 22% gegenüber dem Ausgangswert ab.

Andere Untersuchungen zeigen, daß eine kardiovaskuläre Stimulation nach Ketamin auch unter den Bedingungen einer schon bestehenden Allgemeinanaesthesie ausbleibt.[134,138] Diese Befunde sprechen für die Richtigkeit der These von einem zentralen sympathikotonen Auslösungsmechanismus der kreislaufstimulierenden Wirkungen von Ketamin.[139] Spothoft et al.[140] fanden bei Patienten mit Mitral- oder Aortenklappenvitien während der Narkoseeinleitung mit Ketamin (2,0 mg/kg i.v.) zwar keine so ausgeprägte Zunahme des Systemkreislaufwiderstandes wie Tarnow et al.[133] bei koronarchirurgischen Patienten, dafür aber einen noch stärkeren Anstieg des pulmonalen Gefäßwiderstandes (um mehr als 150% des Ausgangswertes beim wachen prämedizierten Patienten). Diese Befunde zeigen, daß auch die Grunderkrankung einen wesentlichen Einfluß auf die Kreislaufwirkungen von Anaesthetika haben kann.

Bei koronarchirurgischen Patienten führten - mit Ausnahme von Thiopental und Ketamin - alle anderen untersuchten Injektionsanaesthetika sowie die Kombination Flunitrazepam/Ketamin zu einer Abnahme des myokardialen Sauerstoffbedarfes (gemessen am Produkt aus Herzfrequenz und systolischem arteriellem Druck) um 4% (Diazepam) bis 28% (Flunitrazepam).

Daß nicht nur eine Basisanaesthesie und die individuelle hämodynamische Ausgangssituation des Patienten, sondern auch noch andere Faktoren die Kreislaufwirkungen von Anaesthetika modifizieren können, wird an den unterschiedlichen Ergebnissen deutlich, die von Kettler et al.[141], Sonntag[142] sowie Tarnow et al.[133,135] publiziert wurden. Während die in Abbildung II-26 dargestellten Befunde an wachen prämedizierten und mit β-Rezeptorenblockern vorbehandelten koronarchirurgischen Patienten erhoben wurden, stammen die Befunde der Göttinger Arbeitsgruppe aus Untersuchungen an jungen herzgesunden und nicht prämedizierten Freiwilligen, bei denen nach vergleichbaren Thiopental- und Althesin-Dosierungen im Unterschied zu den Befunden von Tarnow et al. eine beträchtliche Zunahme der Herzfrequenz und des myokardialen Sauerstoffverbrauches gefunden wurde.

Methohexital und *Propanidid* sind in bezug auf die Kreislaufwirkungen ähnlich einzustufen wie Thiopental.[141,142] Da nach Propanidid jedoch mit einer stärkeren Histaminfreisetzung und in Einzelfällen mit einer erheblichen Kreislaufdepression gerechnet werden muß[143], wird dieses Einleitungsanaesthetikum heute nur noch selten verwendet. Etomidat scheint dagegen das einzige bisher im Handel befindliche Hypnotikum zu sein, das kein Histamin freisetzt.[144,145]

Neben den besprochenen und eingehend untersuchten Hypnotika sind weitere intravenöse Einleitungsanaesthetika zu erwähnen, über die jedoch noch keine oder keine ausreichenden hämodynamischen Daten und Erfahrungen bei herzchirurgischen Patienten vorliegen. Hierzu gehören Substanzen wie das neue wasserlösliche Benzodiazepin *Midazolam*, ein neues ebenfalls wasserlösliches Steroidanaesthetikum *(Minaxolon)*, das 2,6-Diisopropylphenol *(Diprivan)* sowie die *Gammahydroxybuttersäure*. Die bisherigen Informationen enthalten allerdings keine Hinweise dafür, daß diese Pharmaka eine wesentliche Bereicherung für die Anaesthesie bei herzchirurgischen Eingriffen darstellen.[146-151]

4.2. Opiate

Eine Kombination von Hypnotika mit Opiaten ist zweifellos das in der Herzchirurgie am häufigsten praktizierte Anaesthesieverfahren. Von den zahlreichen zur Verfügung stehenden Opiaten haben vor allem Fentanyl und Morphin, neuerdings auch Alfentanyl und Sufentanyl, klinische Bedeutung erlangt. Eine summarische Formulierung des hämodynamischen Wirkungsspektrums dieser Substanzen wird dadurch erleichtert, daß keine grundlegenden qualitativen Unterschiede zwischen klinischen und tierexperimentellen Befunden bestehen. Patschke et al.[152] haben in einer systematischen tierexperimentellen Untersuchung die Kreislaufwirkungen höherer Einzeldosen von *Morphin, Fentanyl, Meperidin* und *Piritramid* miteinander verglichen, wobei die von Strauer[153] angegebenen äquianalgetischen Dosisrelationen zugrunde gelegt wurden.

Meperidin führt in einer Dosierung von 2 mg/kg i.v. zu einer erheblichen Abnahme des Systemkreislaufwiderstandes und des arteriellen Druckes (Abb. II-27) Gleichzeitig kommt es zu einer Tachykardie und einer Abnahme des Schlagvolumens. Meperidin besitzt außerdem deutlich negativ inotrope Wirkungen. Als Anaesthesie-Adjuvans hat sich dieses Opiat deshalb nicht durchsetzen können.

Die Kreislauf-Effekte von Morphin und Piritramid sind dagegen vergleichsweise gering. Beide Opiate besitzen ebenfalls vasodilatierende Eigenschaften, wobei diese Wirkung unter Piritramid nur initial nachweisbar ist, während die Abnahme des peripheren Gefäßwiderstandes und des arteriellen Druckes nach Morphin länger anhält. Fentanyl läßt den Kreislauf weitgehend unbeeinflußt. In der Regel ist eine nur leichte Senkung der Herzfrequenz mit entsprechenden Rückwirkungen auf das Herzzeitvolumen und den arteriellen Mitteldruck zu beobachten[152,154], wobei die Abnahme der Herzfrequenz wahrscheinlich zentral ausgelöst wird.[155] Aus dem Verhalten

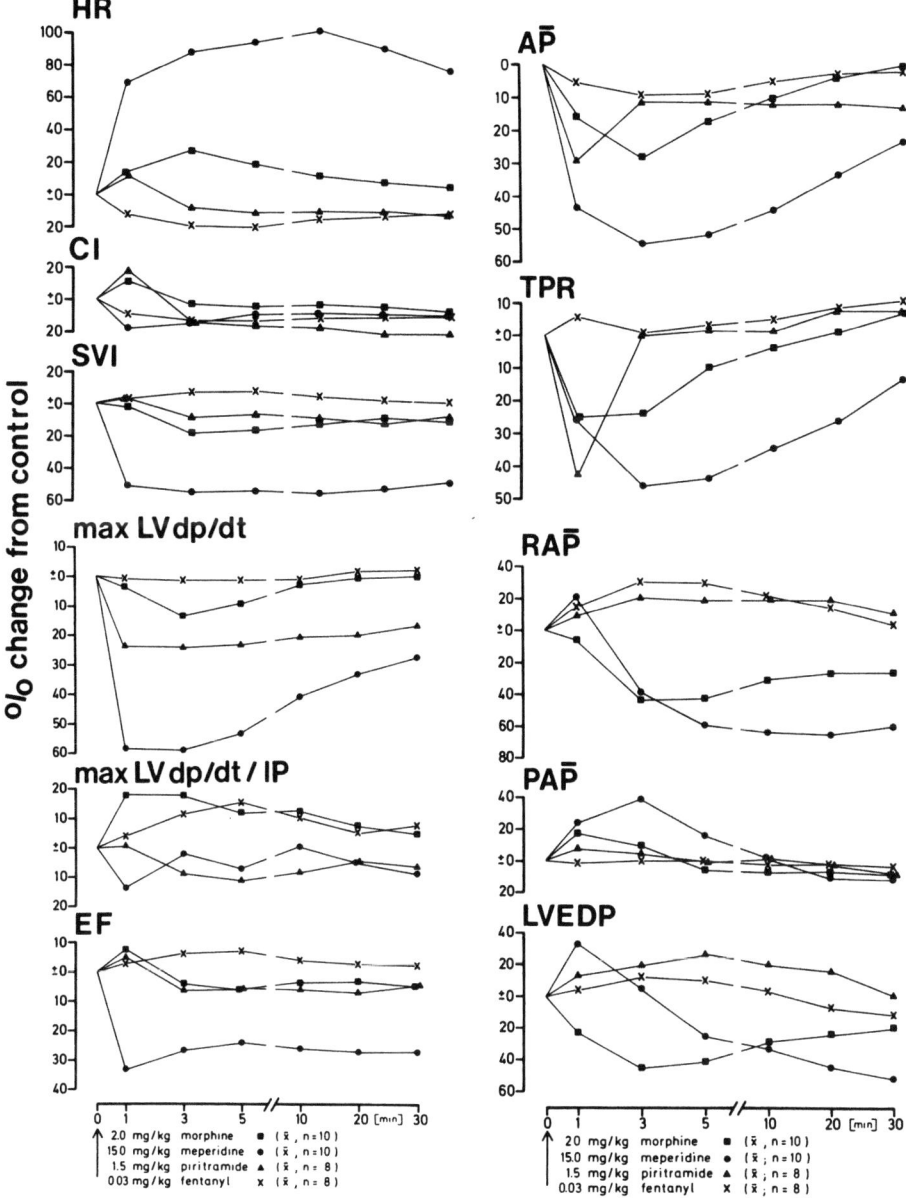

Abb. II-27. Systemkreislaufwirkungen äquianalgetischer Dosen Morphin, Meperidin, Piritramid und Fentanyl i.v. bei Hunden (Basisanaesthesie mit 0,5 Vol% Halothan und 67% N_2O). Modifiziert nach Patschke et al. (1977)[152], mit Genehmigung des Autors und des Verlages

Tabelle II-5. Kreislaufwirkungen hoher Fentanyl-Dosen bei koronarchirurgischen Patienten (n = 18, $\bar{x} \pm SD$). Die Kontrollwerte wurden an wachen prämedizierten Patienten erhoben. Fentanyl wurde als Infusion (300 µg/min) bei assistierter Maskenbeatmung ($FIO_2 = 1,0$) gegeben. Nach Lunn et al. (1979)[168]

	Kontrolle	Fentanyl + O_2		
		25 µg/kg	50 µg/kg	75 µg/kg
HR (b/min)	64 ±8	61 ±6	60 ±5	62 ±6
CO (l/min)	4,7 ±0,6	4,6 ±0,7	4,5 ±0,6	4,5 ±0,5
$\overline{AP}$ (mmHg)	107 ±12	91* ±14	87* ±13	91* ±11
$\overline{RAP}$ (mmHg)	7 ±2	7 ±2	6 ±2	7 ±2
$\overline{PAP}$ (mmHg)	22 ±3	18* ±2	16* ±3	17* ±2
$\overline{PCWP}$ (mmHg)	15 ±2	12* ±2	11* ±2	12* ±2
PVR (dyn·sec·cm^{-5})	123 ±16	104* ±18	93* ±17	95* ±13
TPR (dyn·sec·cm^{-5})	1752 ±189	1489** ±174	1443** ±191	1493** ±203

* $p < 0,05$
** $p < 0,025$ (im Vergleich zu den Kontrollwerten, Student-t-Test)

verschiedener Kontraktilitätsparameter kann geschlossen werden, daß Fentanyl keine negativ inotropen Wirkungen besitzt.[152,156]

Diese experimentellen Befunde konnten an Patienten im wesentlichen bestätigt werden.[142,157–166] Untersuchungen an koronarchirurgischen Patienten haben ergeben, daß Fentanyl selbst in hohen, Bewußtlosigkeit erzeugenden Dosierungen von 75-100 µg/kg i.v. nur geringe Systemkreislaufwirkungen hervorruft (Tab. II-5), sofern die Substanz nicht mit anderen Anaesthetika (z.B. mit Lachgas) kombiniert wird.[167,168]

Spätere Untersuchungen haben diese Befunde bestätigt, aber auch gezeigt, daß adrenerge Kreislaufreaktionen, die insbesondere im Verlauf der Sternotomie auftreten können, durch eine hochdosierte Fentanyl oder Morphin/O_2-„Anaesthesie" nicht immer zu verhindern sind[169–172], und daß mit einer zuverlässigen Ausschaltung des Bewußtseins ebenfalls nicht bei allen Patienten gerechnet werden kann.[172–175] Sonntag et al.[172] fanden nach 100 µg/kg Fentanyl bei 5 von 9 koronarchirurgischen Patienten trotz Abnahme des myokardialen Sauerstoffverbrauches Symptome einer Myokardischämie (Lactatproduktion), die vermutlich auf einer Abnahme des koronaren Füllungsdruckes beruhen. Während der Sternotomie stiegen arterieller Druck, Herzfrequenz und MVO_2 deutlich gegenüber den Ausgangswerten im Wachzustand an, bei 7 der 9 Patienten war eine Lactatproduktion des Myokards nachweisbar. Ähnliche Befunde werden unter einer hochdosierten Morphin-„Anaesthesie" erhoben.[173] Während der Anaesthesieeinleitung mit hohen Opiatdosen tritt in einem hohen Prozentsatz der Fälle eine erhebliche Rigidität der Thoraxwand auf, wodurch die manuelle Beatmung ohne frühzeitige Anwendung von Muskelrelaxantien schwierig oder gar unmöglich werden kann.[169,170,176] Für die Praxis von Bedeutung sind ferner die Befunde von Lowenstein et al.[158] sowie Stoelting et al.[159], die zeigen, daß die Wirkung von Opiaten auf den peripheren Gefäßwiderstand vom Ausgangsgefäßtonus abhängig ist: Morphin führte bei kardial vorgeschädigten Patienten zu einer Abnahme des erhöhten peripheren Gefäßwiderstandes, nicht jedoch bei Herzgesunden mit normalem Ausgangsgefäßwiderstand. Auch in tierexperimentellen Untersuchungen ließ sich eine gefäßerweiternde Wirkung nur dann nachweisen, wenn der Gefäßtonus erhöht war.[177] Daß sich die vasodilatierenden Wirkungen von Morphin auch auf das kapazitive Gefäßsystem (einschließlich des pulmonalen Gefäßbettes) erstrecken und dosisabhängig sind, geht aus einer Reihe klinischer und experimenteller Befunde hervor.[178-181] Hierfür spricht unter anderem auch die Beobachtung, daß Patienten nach Morphingabe zu orthostatischer Hypotension neigen[182], und daß der Flüssigkeitsbedarf für die Aufrechterhaltung eines adäquaten intravasalen Volumens während einer hochdosierten Morphinanaesthesie größer ist als während einer Halothannarkose.[180]

Die gefäßdilatierenden Eigenschaften von Morphin beruhen z.T. auf einer Histaminfreisetzung[183-185,187], anaphylaktische Reaktionen mit ausgeprägter Hypotension sind beschrieben worden.[185] Auch die Kreislaufwirkungen von Meperidin lassen sich, zumindest teilweise, mit einer Histaminausschüttung erklären.[186] Fentanyl scheint hingegen keine Histaminliberation zu bewirken.[187]

Mit Ausnahme von Fentanyl führen alle genannten Opiate im Tierexperiment zu einer kurzfristigen primären Koronardilatation (Abb. II-28). Erwartungsgemäß nimmt der myokardiale Sauerstoffverbrauch unter Fentanyl, Piritramid und Morphin ab, nach Meperidin ist ein leichter Anstieg des O_2-Verbrauches des Herzens gefunden worden.[152,188] Diese Befunde konnten bei herzgesunden Patienten im wesentlichen bestätigt werden.[142,152,164] Die an koronarchirurgischen Patienten bisher durchgeführten Untersuchungen lassen erkennen, daß die in der Klinik am häufigsten verwendeten Opiate Fentanyl und Morphin zumindest in niedriger und mittlerer Dosierung keinen negativen Einfluß auf die Energiebilanz des Herzens haben.[189-191] Van der Vusse et al.[192] konnten nach experimenteller Myokardischämie sogar eine Abnahme der lokalen Lactatproduktion im Ischämiegebiet unter dem Einfluß von Fentanyl nachweisen. Die schon zitierten klinischen Befunde von Sonntag et al.[172] sowie Hilfiker et al.[173] mahnen jedoch zur Vorsicht, da eine „stressfreie" Anaesthesie mit hohen Dosen Fentanyl oder Morphin allein offenbar nicht zu erreichen ist und vor allem während der Sternotomie mit adrenergen Kreislaufreaktionen und negativen Rückwirkungen auf die Sauerstoffversorgung des Myokards bei Koronarpatienten gerechnet werden muß.

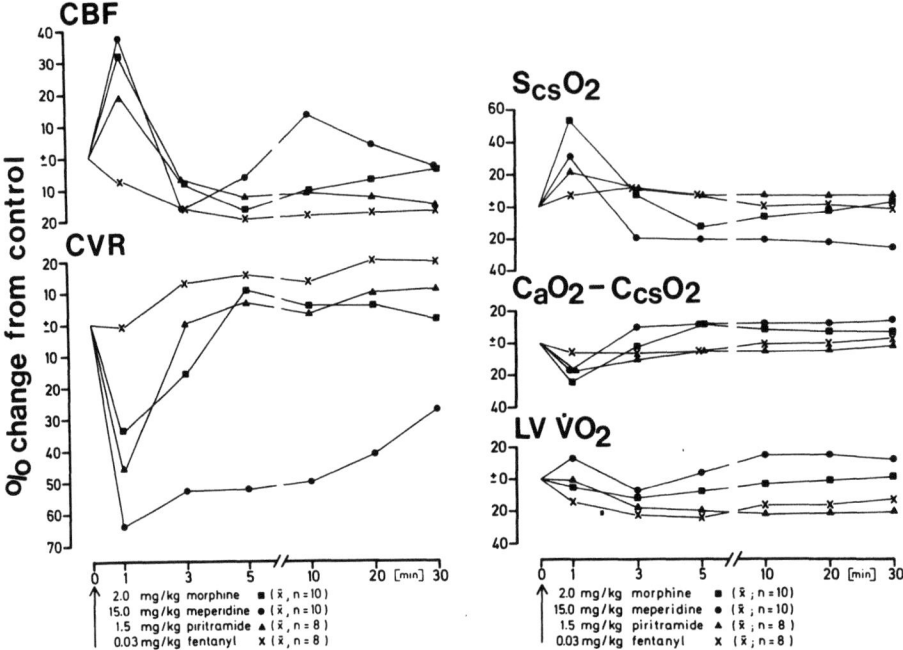

Abb. II-28. Wirkungen äquianalgetischer Dosen Morphin, Meperidin, Piritramid und Fentanyl i.v. auf die Koronardurchblutung (CBF), den koronaren Gefäßwiderstand (CVR), die Sauerstoffsättigung im sinus coronarius ($S_{cs}O_2$), die koronare AVDO$_2$ (C_aO_2-$C_{cs}O_2$) und den Sauerstoffverbrauch des linken Ventrikels (LV $\dot{V}O_2$) bei Hunden (Basisanaesthesie mit 0,5 Vol% Halothan und 67% N$_2$O). Modifiziert nach Patschke et al. (1977)[152], mit Genehmigung des Autors und des Verlages

Die ersten Erfahrungen mit den neueren synthetischen Opiaten *Alfentanyl* und *Sufentanyl* haben gezeigt, daß mit diesen Substanzen bei ausreichend hoher Dosierung ebenso eine Monoanaesthesie möglich ist wie mit Fentanyl.[193-195a] Die Wirkungen von Alfentanyl und Sufentanyl auf die allgemeine und koronare Hämodynamik sind mit denen des Fentanyl vergleichbar.[193-196]

Dehydrobenzperidol und Neuroleptanalgesie

Das Butyrophenon-Derivat Dehydrobenzperidol (DHB) gehört in die Gruppe der Psychopharmaka und ist hinsichtlich seiner Wirkungen auf das Zentralnervensystem ähnlich einzustufen wie Phenothiazine. Dehydrobenzperidol wird als langwirkendes Basispharmakon der sog. *Neuroleptanalgesie* mit Fentanyl oder anderen Opiaten kombiniert.

DHB wirkt selektiv hemmend auf postsynaptische α-Rezeptoren, der periphere Gefäßwiderstand nimmt ab.[197-200] Das Verhalten des arteriellen Druckes hängt davon ab, ob die vasodilatierende Wirkung mit einem Anstieg des Herzzeitvolumens einhergeht oder nicht.[164,201,202] McDonald et al.[203] fanden bei Patienten mit Mitralklappenvitien nach Dehydrobenzpe-

Tabelle II-6. Einfluß einer Neuroleptanalgesie auf System- und Korornarkreislauf bei 10 herzgesunden Patienten. DHB = Dehydrobenzperidol; FE = Fentanyl. Nach Sonntag (1973)[164]

DHB (0,33 mg/kg) FE (0,0067 mg/kg)	Kontrolle ($\bar{x} \pm s_{\bar{x}}$)	DHB ($\bar{x} \pm s_{\bar{x}}$)	DHB + FE ($\bar{x} \pm s_{\bar{x}}$)
$\overline{AP}$ (mmHg)	105 ± 4	91 ± 4	93 ± 4
HR (b/min)	77 ± 3	94 ± 4	79 ± 3
CI (l/min·m²)	3,72 ± 0,09	3,93 ± 0,09	3,43 ± 0,10
SVI (ml/m²)	48 ± 2	45 ± 2	44 ± 3
max LV dp/dt (mmHg/sec)	2260 ± 56	2370 ± 54	2140 ± 67
TPR ($\frac{mmHg}{ml/min \cdot kg}$)	0,99 ± 0,05	0,84 ± 0,05	0,98 ± 0,08
CBF (ml/min·100 g)	97 ± 7	139 ± 13	92 ± 7
CVR ($\frac{mmHg}{ml/min \cdot 100 g}$)	0,91 ± 0,06	0,60 ± 0,05	0,93 ± 0,07
$S_{cs}O_2$ (%)	31,1 ± 1,8	31,2 ± 2,0	33,3 ± 2,2
LV $\dot{V}O_2$ (ml/min·100 g)	10,3 ± 0,8	14,7 ± 1,0	9,2 ± 0,5

ridol neben einer Abnahme des Systemkreislaufwiderstandes auch eine Senkung des pulmonalen Gefäßwiderstandes und des Druckes in der A. pulmonalis. Die Wirkung von Dehydrobenzperidol auf die Herzfrequenz, das Schlagvolumen und das Herzzeitvolumen scheint vorwiegend vom Ausmaß der Senkung des peripheren Gefäßwiderstandes abzuhängen. Bei einem stärkeren Blutdruckabfall nach höheren DHB-Dosen kann die Herzfrequenz deutlich ansteigen, das Herzzeitvolumen nimmt frequenzbedingt zu, während das Schlagvolumen leicht abfällt. Dehydrobenzperidol scheint keine negativ inotropen Wirkungen zu besitzen (Tab. II-6). Sonntag[164] fand bei gesunden Freiwilligen nach 0,33 mg/kg DHB eine Zunahme der Koronardurchblutung und des myokardialen Sauerstoffverbrauches um 43%, die auf einen Anstieg der Herzfrequenz zurückzuführen war. Wird Dehydrobenzperidol mit Opiaten kombiniert, ist dagegen mit vergleichsweise geringen Kreislaufwirkungen zu rechnen[164,189,204-208], wobei die Befunde von Sonntag die Empfehlung nahelegen, die nachteiligen Wirkungen von DHB auf die myokardiale Energiebilanz bei Koronarpatienten dadurch zu vermeiden, daß Fentanyl vor der DHB-Applikation gegeben wird.

4.3. Halogenierte Inhalationsanaesthetika

Die konventionelle Inhalationsanaesthesie hat trotz zunehmender Propagierung intravenöser Anaesthesieverfahren nach wie vor einen festen Platz in der klinischen Praxis. Die Entwicklung neuerer halogenierter Inhalationsanaesthetika, die sich wie Enfluran, Isofluran und Sevofluran durch eine geringe Metabolisierungsrate auszeichnen, trägt hierzu ebenso bei wie die Erkenntnis, daß intravenöse Anaesthesieverfahren keine risikolose Narkose garantieren. Die zahlreichen klinischen und experimentellen hämodynamischen Befunde erlauben keine einheitliche Beschreibung qualitativer kardiovaskulärer Wirkungsunterschiede, auch die Ansichten über das Ausmaß der durch verschiedene Inhalationsanaesthetika hervorgerufenen Kreislaufdepression sind zum Teil widersprechend. Dies ist besonders deutlich geworden am Beispiel von Halothan und Enfluran. Speziesunterschiede, Prämedikationseffekte, Unterschiede in der Dosierung und Applikationsdauer, eine gleichzeitige Verwendung von N_2O, Einflüsse des P_aCO_2 sowie des chirurgischen Eingriffes erschweren nicht nur quantitative Vergleiche, sondern auch eine Differenzierung der pharmakologischen Wirkungen von Inhalationsanaesthetika per se. Darüber hinaus befaßt sich die Mehrzahl der an Patienten durchgeführten Untersuchungen entweder nur mit einem Inhalationsanaesthetikum, oder die Aussagekraft der Ergebnisse ist aufgrund der geringen Anzahl von Meßdaten begrenzt.[209-227] Aus methodisch-ethischen Gründen basieren vergleichende hämodynamische Befunde über qualitativ Wirkungsunterschiede daher vorwiegend auf Tierexperimenten.[228-238]

In eigenen Untersuchungen[237] wurden unter praxisnahen standardisierten Bedingungen außer *Halothan* und *Enfluran* auch *Isofluran* sowie *Methoxyfluran* geprüft und neben allgemeinen hämodynamischen Wirkungen zusätzlich der Koronarkreislauf berücksichtigt (Abb. II-29 und II-30).

Nach den vorliegenden Ergebnissen dieser und anderer Untersuchungen[220,224,229,234-236,240,241] bestehen entgegen der früheren Auffassung[212,228,232] heute kaum noch Zweifel, daß Enfluran in einem ähnlichen Ausmaß wie Halothan myokarddepressorisch wirkt. Während Methoxyfluran eine Mittelstellung einnimmt, scheint Isofluran geringere negativ inotrope Wirkungen zu besitzen.[210,211,215,222,238,242] Die myokarddepressorischen Wirkungen von β-Rezeptorenblockern und Inhalationsanaesthetika sind additiv.[236,243-245] Bei einer Kombination von Calcium-Antagonisten (z. B. Verapamil, Nifedipin) mit Inhalationsanaesthetika ist ebenfalls eine Addition negativ inotroper Wirkungen zu erwarten[9a,245a,245b], die bei Patienten mit eingeschränkter Ventrikelfunktion oder Herzinsuffizienz klinisch ins Gewicht fallen kann. Nach Enfluran ist, wie eine vergleichende Untersuchung von Kaplan et al.[221] an Patienten bestätigt, mit einem stärkeren Abfall des arteriellen Blutdruckes als nach äquianaesthetischen Konzentrationen von Halothan zu rechnen. Die Blutdruckwirkungen von Halothan und auch Methoxyfluran sind überwiegend auf die eingeschränkte Pumpfunktion des Herzens zurückzuführen, der periphere Gefäßwiderstand wird kaum beeinflußt.[209,218,223,227,234,237,238,246,247] Die Abnahme des arteriellen Druckes nach Enfluran und Isofluran wird dagegen von den meisten Untersuchern als Kombinationseffekt von HZV- und Widerstandssenkung angesehen.[210-212,215,216,219,220,226,235,237,238]

Ein interessanter Befund ist die von Eger et al.[209] und Bahlmann et al.[214] publizierte Beobachtung, daß das erniedrigte Herzzeitvolumen im Verlauf längerdauernder Halothannarkosen (5 Stunden) wieder ansteigt.

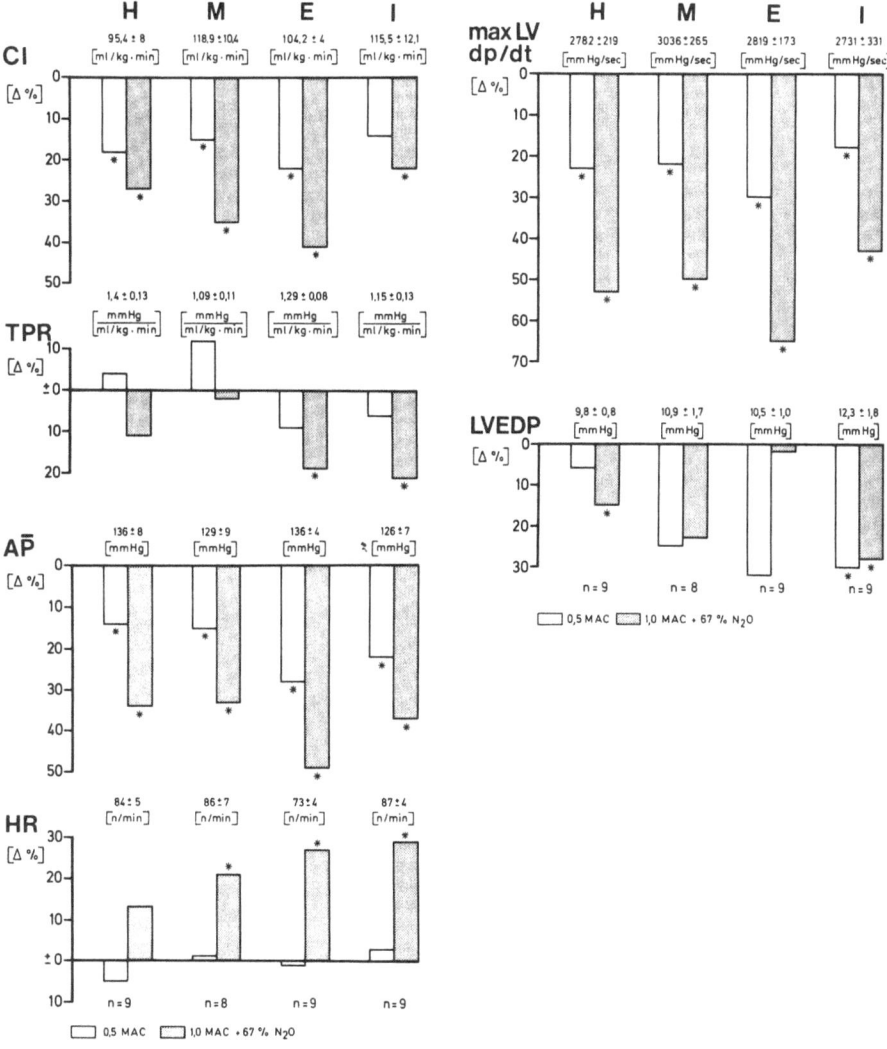

Abb. II-29. Systemkreislaufwirkungen äquianaesthetischer Konzentrationen von Halothan (H), Methoxyfluran (M), Enfluran (E) und Isofluran (I) in Kombination mit 67% N_2O beim Hund (Basisanaesthesie mit Piritramid). Die hämodynamischen Ausgangswerte sind in Absolutzahlen, die Änderungen in % des Kontrollwertes angegeben. Die verwendeten Anaesthetika-Konzentrationen entsprechen den von Eger (1974)[239] für den Hund angegebenen MAC-Werten: Halothan = 0,87, Methoxyfluran = 0,23, Enfluran = 2,20, Isofluran = 1,50 Vol%. Modifiziert nach Tarnow et al. (1977)[237], mit Genehmigung des Verlages

Nach Enfluran bleibt dagegen eine solche zeitabhängige Kreislaufadaptation aus.[220]

Trotz eindeutiger Hinweise auf eine erhebliche negativ inotrope Wirkung ließ sich in einigen experimentellen und klinischen Untersuchungen kein wesentlicher Anstieg des linksventrikulären Füllungsdruckes über den Normbereich hinaus nachweisen.[223-225,227,234,238,240-243] Vatner et al.[247], Karliczek et al.[224] und Tarnow et al.[237] fanden sogar eine leichte Abnahme

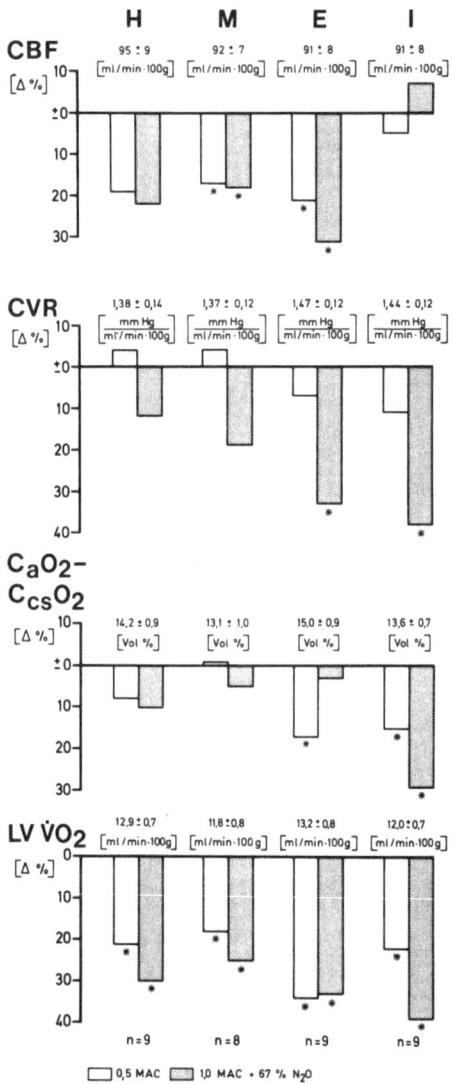

Abb. II-30. Koronarkreislaufwirkungen äquianaesthetischer Konzentrationen von Halothan (H), Methoxyfluran (M), Enfluran (E) und Isofluran (I) in Kombination mit 67% N₂O beim Hund (Piritramid-Basisanaesthesie). Die Ausgangswerte sind in Absolutzahlen, die Änderungen in % des Kontrollwertes angegeben. Modifiziert nach Tarnow et al. (1977)[237], mit Genehmigung des Verlages. Abkürzungen wie in Abb. II-28

des enddiastolischen Druckes im linken Ventrikel nach Halothan und anderen Inhalationsanaesthetika. Auch die von Kettler[249] unter Halothan und Methoxyfluran gemessenen enddiastolischen Ventrikelvolumina sind im Vergleich zu den bei anderen Narkoseverfahren gefundenen Werte auffallend niedrig und lassen vermuten, daß halogenierte Inhalationsanaesthetika über eine Tonusverminderung des kapazitiven Gefäßsystems auch einen Einfluß auf die Ventrikelfüllung haben. Bisher liegt nur eine detaillierte hämodynamische Untersuchung an herzchirurgischen Patienten vor, die auf der Basis des MAC-Konzeptes einen qualitativen und auch quantitativen Vergleich der beiden klinisch wichtigsten Inhalationsanaesthetika Halothan und Enfluran zuläßt: Delaney et al.[250] fanden während der Narkoseeinleitung bei digitalisierten und mit Propranolol vorbehandelten koronarchirurgischen Patienten mit normaler linksventrikulärer Funktion einen etwa gleich starken Abfall des arteriellen Mitteldruckes nach äquianaesthetischen Konzentrationen von Halothan und Enfluran im Vergleich zu den Kontrollwerten beim wachen Patienten (Tab. II-7). Während unter Halothan Herzzeitvolumen und Schlagvolumen deutlich abfielen und sich der periphere Gefäßwiderstand nur wenig änderte, stieg das Herzzeitvolumen unter Enfluran im Unterschied zu den oben zitierten Befunden sogar etwas an und der periphere Gefäßwiderstand nahm um 38% ab. Möglicherweise ist die von den meisten Autoren nachgewiesene myokarddepressorische Komponente des Enfluran in dieser Untersuchung durch die deutliche afterload-Senkung kompensiert worden.

Ähnlich lassen sich Befunde von Hess et al.[251] interpretieren, die die vasodilatierenden Eigenschaften von Isofluran zur Therapie hypertensiver Episoden während koronarchirurgischer Eingriffe einsetzten, wobei die Normalisierung des im Verlauf der Sternotomie deutlich erhöhten Systemkreislaufwiderstandes mit einem leichten Anstieg des Herzzeitvolumens einherging, während Halothan bei gleicher blutdrucksenkender Wirkung aber unverändertem Gefäßwiderstand zu einer deutlichen HZV-Abnahme führte.

Bei der Interpretation der Kreislaufeffekte halogenierter Inhalationsanaesthetika muß auch eine Verstellung des Blutdruckregelkreises durch Beeinflussung von Aortenbogen- und Carotissinusrezeptoren mit in Betracht gezogen werden.[252,253] Arndt et al.[252] konnten zeigen, daß Inhalationsanaesthetika wie Halothan und Enfluran 1. die Empfindlichkeit der Baroreflexe unter Blutdruckabfall dosisabhängig vermindern und 2. den afferenten Impulsstrom zu den Kreislaufzentren verstärken, wodurch eine zusätzliche hypotensive Komponente ins Spiel kommt. Darüber hinaus hemmen halogenierte Inhalationsanaesthetika die Freisetzung von Katecholaminen aus dem Nebennierenmark und den sympathischen Nervenendigungen.[254-256] Diese sympathoadrenale Hemmwirkung trägt wahrscheinlich ebenfalls zur negativ inotropen und blutdrucksenkenden Wirkung dieser Substanzen bei.

Die Wirkungen auf die Herzfrequenz hängen außer von der Dosierung vom basalen Tonus des autonomen Nervensystems bzw. von der Ausgangsherzfrequenz ab. Niedrige und mittlere klinische Konzentrationen

Tabelle II-7. Vergleich der hämodynamischen Effekte einer Narkoseeinleitung mit Halothan und Enfluran bei koronarchirurgischen Patienten. Nach Delaney et al. (1980)[250]

		HALOTHAN			ENFLURAN		
		Kontrolle	0,5 MAC	0,75 MAC	Kontrolle	0,5 MAC	0,75 MAC
$\overline{AP}$	(mmHg)	92 ± 2	73 ± 3*	67 ± 2*	99 ± 6	75 ± 4*	68 ± 5*
CI	(l/min·m^2)	2,67 ± 0,08	2,19 ± 0,06*	2,24 ± 0,08*	2,65 ± 0,16	2,80 ± 0,17+	2,91 ± 0,23+
HR	(b/min)	57 ± 4	53 ± 3*	52 ± 3*	53 ± 3	54 ± 3	55 ± 3
SI	(ml/m^2)	48 ± 3	42 ± 2*	44 ± 3	51 ± 3	52 ± 3+	53 ± 3+
$\overline{PCWP}$	(mmHg)	6,3 ± 0,7	9,1 ± 1,6*	9,4 ± 1,7*	8,8 ± 1,5	8,8 ± 1,1	8,4 ± 1,3
$\overline{CVP}$	(mmHg)	3,5 ± 0,4	6,3 ± 1,0*	6,8 ± 1,3*	3,9 ± 1,1	6,1 ± 1,2	5,6 ± 0,9
TPR	(dyn·sec·cm^{-5})	1396 ± 99	1264 ± 71*	1118 ± 77*	1752 ± 131	1093 ± 104*	973 ± 133*
HR·SAP		7961 ± 622	5631 ± 352*	5056 ± 348*	8022 ± 676	5847 ± 486*	6010 ± 716

* $p < .05$ (verglichen mit dem jeweiligen Kontrollwert)
\+ $p < .05$ (Vergleich zwischen Halothan und Enfluran)

von Halothan, Enfluran, Methoxyfluran und Isofluran scheinen keinen nennenswerten Einfluß auf die Herzfrequenz zu haben, wenn der Ausgangswert im physiologischen Bereich liegt.[212,221-223,227,236,250] Höhere Anaesthetikakonzentrationen gehen dagegen allgemein mit einem vorwiegend reflektorisch bedingten Anstieg der Herzfrequenz einher.[219,225,226,234,235,237,238,257] Enfluran scheint darüber hinaus eine positiv chronotrope Eigenwirkung zu besitzen.[258] Rhythmusstörungen sind besonders bei gleichzeitiger Verwendung von Adrenalin zu erwarten. Eine Sensibilitätszunahme des Myokards gegenüber Katecholaminen ist unter Halothan am stärksten ausgeprägt (Halothan > Isofluran > Enfluran).[259,260]

Die derzeitigen Kenntnisse der Wirkungen von Inhalationsanaesthetika auf den *Koronarkreislauf* basieren zumeist auf experimentellen Untersuchungen von Halothan.[238,247,249,261-268] An Patienten wurde Halothan bisher nur vereinzelt untersucht.[190,269,270] Über die Koronarkreislaufwirkungen von Enfluran und Isofluran ist wenig bekannt.[231,235,237,238,238a] In den vergleichenden tierexperimentellen Untersuchungen von Tarnow et al.[237] wurde unter äquianaesthetischen endexspiratorischen Konzentrationen von Halothan, Methoxyfluran, Enfluran und Isofluran eine dosisabhängige Abnahme des myokardialen Sauerstoffverbrauches von jeweils etwa 20-40% gemessen (Abb. II-30), die Adaptation des Koronarkreislaufes an den verminderten Energiebedarf wies jedoch qualitative Unterschiede bei den vier Substanzen auf. Halothan hat in klinischer Dosierung keinen wesentlichen Einfluß auf den koronaren Gefäßwiderstand, wie übereinstimmend auch aus Untersuchungen an chronisch instrumentierten Versuchstieren[238,247] sowie aus anderen Akutexperimenten hervorgeht.[262,267]

Die Interpretation dieser Befunde muß davon ausgehen, daß eine stärkere Abnahme des myokardialen Sauerstoffbedarfes bei intakter Autoregulation mit einem Anstieg des Koronarwiderstandes einhergeht, ohne daß sich die $AVDO_2$ des Herzens wesentlich ändert. Vatner et al.[247] schließen aus der Tatsache, daß der Koronarwiderstand trotz Abnahme des myokardialen O_2-Bedarfes in ihren Untersuchungen gleich blieb, daß Halothan eine direkt koronardilatierende Wirkung besitzt, die der metabolisch zu erwartenden Koronarkonstriktion entgegen wirkt. Unmittelbare Hinweise auf eine Koronardilatation fehlten allerdings, da die myokardiale $AVDO_2$ von diesen Autoren nicht mitbestimmt wurde. Aus den von Merin et al.[238] und Tarnow et al.[237] publizierten Daten geht hervor, daß Halothan die $AVDO_2$ nur wenig beeinflußt. Auch die Befunde von Smith et al.[266] sowie Wolff et al.[268], die an intakten Versuchstieren bzw. an leerschlagenden Herzen einen leichten Anstieg des Koronarwiderstandes fanden, sprechen dafür, daß die Koronardurchblutung während einer Halothannarkose vorwiegend metabolisch reguliert wird.

Die von Sonntag et al.[269] an herzgesunden Patienten gewonnenen Daten decken sich weitgehend mit tierexperimentellen Befunden: Koronardurchblutung und myokardialer Sauerstoffverbrauch nahmen unter Halothan (0,7 und 1,54 Vol% endexspiratorisch) entsprechend dem Verhalten der wichtigsten energieverbrauchenden hämodynamischen Größen (dosisabhängiger Abfall von arteriellem Druck und dp/dt$_{max}$ im linken Ventrikel, gleichbleibende Herzfrequenz) ab, der koronare Gefäßwiderstand blieb in Abhängigkeit vom Ausmaß der metabolischen Depression entweder unbeeinflußt oder nahm leicht zu, die koronare AVDO$_2$ fiel von 12,9 auf 11,7 bzw. auf 10,4 Vol% bei der höheren Halothankonzentration.

Während Methoxyfluran ähnlich wie Halothan einzustufen ist, gibt es für Enfluran und besonders Isofluran deutlichere Hinweise auf eine koronardilatierende Wirkung.[237,238,238a] In den Untersuchungen von Tarnow et al. (Abb. II-30) änderte sich die Koronardurchblutung unter Isofluran trotz einer deutlichen Senkung des myokardialen Energiebedarfes nicht, der koronare Gefäßwiderstand und die AVDO$_2$ des Herzens nahmen signifikant ab. Eine vergleichbare Luxusperfusion wurde nur unter Diäthyläther beschrieben.[249,262]

Bland et al.[248] fanden, daß das Ausmaß einer experimentell erzeugten Myokardischämie (Koronarligatur beim Hund), die anhand der Summe von ST-Elevationen bei flächenhafter epikardialer EKG-Ableitung quantifiziert wurde, durch Halothan günstig zu beeinflussen ist (Abb. II-31).

Smith et al.[271] haben beim Hund eine Zunahme des Quotienten aus Sauerstoffangebot und Sauerstoffverbrauch im ischämischen Myokard (Koronarligatur) unter dem Einfluß von Halothan nachgewiesen. Lowenstein et al.[272] konnten dagegen an Hunden mit experimenteller Koronarstenose zeigen, daß höhere Halothankonzentrationen (2% inspiratorisch) in dem von diesem Gefäß versorgten Myokardsegment zu Hypo- und Dyskinesien führt, was auf die Entstehung eines regionalen Mißverhältnisses zwischen Sauerstoffangebot und Sauerstoffbedarf hindeutet (Abb. II-32). Da der koronare Perfusionsdruck (diastolischer Aortendruck-LVEDP) in diesen Untersuchungen auf unter 40 mmHg abfiel, liegt es nahe anzunehmen, daß das Sauerstoffangebot in dem von der stenosierten Koronararterie versorgten Bereich stärker abnahm als der Sauerstoffbedarf. Unterschiedliche koronare Perfusionsdrucke sind vermutlich auch für die Diskrepanzen gegenüber den früher veröffentlichten experimentellen Daten[248] verantwortlich. Für diese Abnahme sprechen die Befunde von Behrenbeck et al.[273], die keine Unterschiede der regionalen Myokardfunktion zwischen ischämischen und nicht ischämischen Arealen fanden, wenn der koronare Füllungsdruck bei steigenden Halothankonzentrationen konstant gehalten wurde.

Es liegen bisher 3 Untersuchungen vor, die sich mit dem Einfluß von Inhalationsanaesthetika auf die Sauerstoffversorgung des Myokards bei Patienten mit koronarer Herzkrankheit befassen. Moffitt et al.[190] haben bei koronarchirurgischen Patienten den Koronarsinusfluß gemessen (lokale Thermodilution) und gefunden, daß der myokardiale Sauerstoffverbrauch unter einer Halothananaesthesie (initial 1,0-1,5%, Erhaltungsdosis 0,5-1,0% inspiratorisch) um bis zu 36% abnahm und auch während der Intubation und Sternotomie unter den im Wachzustand ermittelten Kontrollwerten blieb. Zeichen einer globalen Ischämie (Lactatproduktion), die auf ein Mißverhältnis zwischen O$_2$-Bedarf und O$_2$-Angebot hindeuten würden, ließen sich nicht nachweisen. Ähnliche Befunde wurden auch von Reiz et

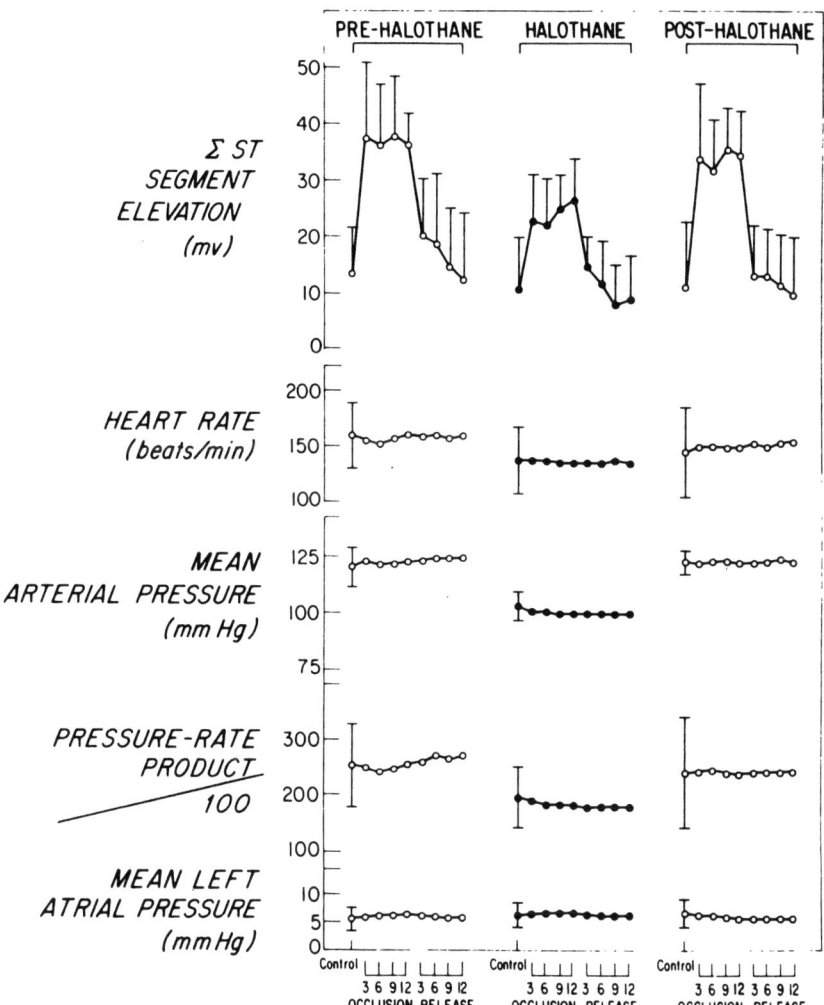

Abb. II-31. Die Wirkung von 0,75 Vol% Halothan auf eine experimentelle Myokardischämie (Koronarligatur) und auf die Hämodynamik beim Hund. Der Schweregrad der Ischämie, gemessen an der Summe der ST-Elevationen bei flächenhafter epikardialer EKG-Abteilung ("epicardial mapping"), wird durch Halothan vermindert. Nach Bland et al. (1976)[248], mit Genehmigung des Koautors und des Verlages

al. publiziert.[270] Die koronardilatierenden Wirkungen von Isofluran sind inzwischen auch in Untersuchungen an Patienten mit koronarer Herzkrankheit bestätigt worden[238a], wobei zur Diskussion steht, ob durch Isofluran ein coronary steal-Effekt ausgelöst werden kann.

4.4. Lachgas

Lachgas galt lange Zeit als pharmakologisch inert. Heute bestehen keine Zweifel mehr, daß N_2O negativ inotrope und α-adrenerge Wirkungen besitzt.

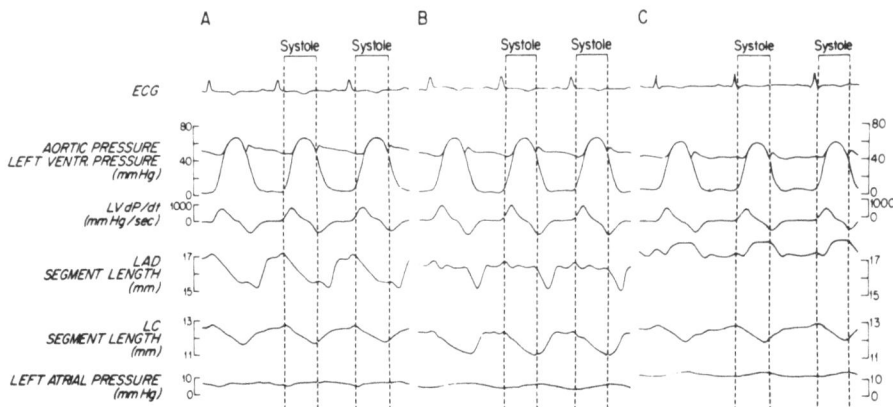

Abb. II-32. Spektrum ischämischer regionaler Kontraktionsanomalien des Myokards im Versorgungsbereich einer stenosierten Koronararterie (LAD-Segment) unter steigenden inspiratorischen Halothankonzentrationen (0,5-2,0%, A-C) beim Hund. A: Leichte Dysfunktion im LAD-Bereich (Verkürzung überwiegend in der Systole, angedeutete postsystolische Verkürzung). B: Hypokinese, nur geringe systolische Verkürzung, deutliche postsystolische Kontraktion. C: Dyskinesie, systolische Längenzunahme und diastolische Verkürzung im poststenotischen LAD-Segment. Beachte den gleichbleibend normalen Kontraktionsablauf im Versorgungsbereich des nicht stenosierten LC-Segmentes. Nach Lowenstein et al. (1981)[272], mit Genehmigung des Autors und des Verlages

Verschiedene Autoren fanden im Tierexperiment und bei Patienten eine Beeinträchtigung linksventrikulärer Kontraktilitätsparameter[274-278], eine Abnahme des Herzzeitvolumens[168,274,276,278-282] sowie einen Anstieg des Systemkreislaufwiderstandes.[168,274,279,280,282,283] Der Nettoeffekt auf den arteriellen Blutdruck war dabei unterschiedlich, der Mitteldruck blieb entweder unbeeinflußt oder fiel leicht ab. Entgegen früherer Auffassung[284] kann eine Vasokonstriktion bei der Verwendung von Lachgas offenbar unabhängig davon auftreten, ob N_2O allein[274], in Kombination mit Halothan[283] oder in einer Basisanaesthesie mit Morphin oder Fentanyl[168,279,280,282] verwendet wird. Andere Autoren fanden allerdings keine Beeinflussung des Systemkreislaufwiderstandes durch Lachgas, und zwar weder bei alleiniger Anwendung[285,286], noch in einer Basisanaesthesie mit Halothan[281,287], Enfluran[288], Diazepam[289] oder Opiaten.[276,281,290]

Ähnlich widersprechende Daten finden sich auch hinsichtlich der Wirkung von N_2O auf den pulmonalen Gefäßwiderstand.[168,287,289,291] Aus Untersuchungen von Schulte-Sasse et al.[281] sowie einer Einzelbeobachtung von Lappas et al.[276] geht hervor, daß die Kreislaufwirkungen von Lachgas entscheidend von der Grunderkrankung und dem Ausgangswiderstand im pulmonalen Gefäßbett abhängen. Bei koronarchirurgischen Patienten mit normalem pulmonalen Gefäßwiderstand (PVR) führte N_2O zwar zu einer Zunahme von PVR sowie zu einem Abfall des Herzindex und des arteriellen Mitteldruckes (Tab. II-8), das Ausmaß dieser Veränderungen war aber gering und klinisch wahrscheinlich nicht relevant. Bei Patienten mit chronischer Mitralstenose und hohem pulmonalen Ausgangsgefäßwiderstand

Tabelle II.8. Kreislaufwirkungen ($\bar{x} \pm s_x$) von 50% Lachgas (Opiat-Basisanaesthesie, maschinelle Normoventilation) bei Patienten mit koronarer Herzkrankheit (n = 8) und bei Patienten mit Mitralklappenstenose (n = 8). Nach Schulte-Sasse et al. (1982)[281]

	Coronary artery disease		Mitral valve stenosis	
	control	N$_2$O	control	N$_2$O
Heart rate (beats/min)	68 ±4	64* ±4	84 ±7	80 ±6
Cardiac index (l/min/m^2)	2.4 ±0.1	2.3* ±0.1	1.9 ±0.1	1.6* ±0.1
Stroke index (ml/beat/m^2)	37 ±2	37 ±2	24 ±3	22 ±3
Mean arterial pressure (torr)	80 ±4	72* ±4	68 ±4	65 ±4
Mean right atrial pressure (torr)	5 ±1	6 ±1	6 ±1	7 ±1
Mean pulmonary artery pressure (torr)	15 ±1	15 ±1	36 ±1	43* ±2
Mean pulmonary capillary wedge pressure (torr)	9 ±1	8 ±1	22 ±1	25 ±2
Systemic vascular resistance (dynes sec cm^{-5})	1309 ±75	1245 ±72	1637 ±226	1729 ±241
Pulmonary vascular resistance (dynes sec cm^{-5})	112 ±8	130* ±11	357 ±49	530* ±98

* $2\alpha \leq 0.05$ (control versus N$_2$O)

wurden dagegen erhebliche Anstiege des PVR und eine signifikante Korrelation zwischen der Höhe des Ausgangswiderstandes und der Zunahme von PVR nach N$_2$O gefunden (Abb. II-33), und zwar unabhängig davon, ob Halothan oder Fentanyl als Basisanaesthetikum verwendet wurde. Der Systemkreislaufwiderstand, der unter Kontrollbedingungen Normalwerte aufwies, blieb jeweils unbeeinflußt. Diese Befunde legen die Empfehlung nahe, auf die Verwendung von Lachgas zu verzichten, wenn der pulmonale Gefäßwiderstand bereits erhöht ist.

Zimmermann et al.[278] fanden im Tierexperiment (Hund, Opiat-Basisanaesthesie) nach N$_2$O eine den hämodynamischen Wirkungen entsprechende Abnahme der Koronardurchblutung und des myokardialen Sauerstoffverbrauches, der koronare Gefäßwiderstand nahm zu. Untersuchungen bei koronarchirurgischen Patienten haben ebenfalls ergeben, daß Lachgas während einer Halothananaesthesie die Durchblutung und den O$_2$-Verbrauch des Myokards senkt, ein Anstieg des Koronarwiderstandes wurde allerdings nicht gefunden.[292] Thornburn et al.[293] konnten im Tierexperi-

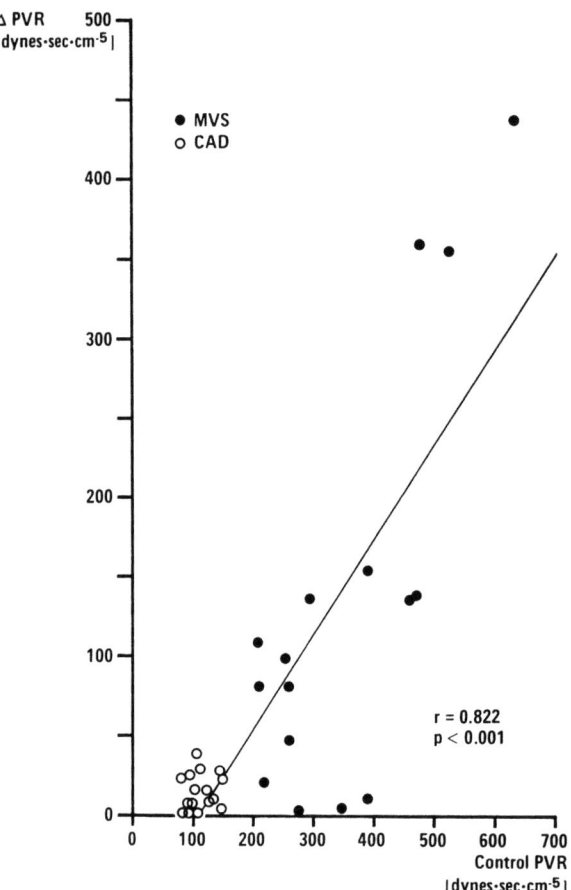

Abb. II-33. Beziehung zwischen pulmonalem Ausgangsgefäßwiderstand (Control-PVR) und der Zunahme des PVR (Δ PVR) nach Applikation von 50% Lachgas (Halothan- oder Fentanyl-Basisanaesthesie) bei herzchirurgischen Patienten (n = 32, y = -64,1 + 0,6x). MVS = Patienten mit Mitralstenose; CAD = Patienten mit koronarer Herzkrankheit. Bei den 3 Patienten mit den höchsten Ausgangswiderständen nahm der PVR unter N_2O am stärksten zu. Die Basisanaesthesie hatte keinen Einfluß auf die Beziehung zwischen Kontroll-PVR und ΔPVR. Nach Schulte-Sasse et al. (1982)[281], mit Genehmigung des Autors und des Verlages

ment (Hund, Barbituratanaesthesie) keinerlei Wirkungen von Lachgas auf den Koronarkreislauf nachweisen.

4.5. Elektrostimulationsanalgesie - Hämodynamische Aspekte

Die ESA wird in einigen Zentren praktiziert und u.a. auch bei herzchirurgischen Eingriffen angewendet.[294,295] Untersuchungen von Kramer et al.[296] geben Aufschluß über die hämodynamischen Effekte einer mit Etomidat oder Thiopental und 50% N_2O sowie Pancuronium kombinierten Elektrostimulationsanalgesie bei 20 koronarchirurgischen Patienten.

Im Verlauf von Laryngoskopie und Intubation sowie Hautschnitt und Sternotomie wurden teilweise drastische Anstiege des arteriellen Druckes, des peripheren Gefäßwiderstandes, der Herzfrequenz, des Pulmonalarteriendruckes sowie des linksventrikulären Füllungsdruckes gefunden. Mit diesen Kreislaufwirkungen ist eine beträchtliche Zunahme sowohl des linksventrikulären wie des rechtsventrikulären Sauerstoffverbrauches verbunden. Hammerle et al.[297] fanden einen bis zu 20-fachen Anstieg der Plasma-Adrenalinkonzentration bei herzchirurgischen Patienten, bei denen die kombinierte Elektrostimulationsanalgesie angewendet wurde.

Aus den zitierten Befunden muß der Schluß gezogen werden, daß eine ausreichende Schmerzausschaltung durch Elektrostimulation von Hautpunkten nicht möglich und dieses Verfahren für herzchirurgische Eingriffe deshalb ungeeignet ist.

4.6. Muskelrelaxantien

Succinyldicholin, die wichtigste Substanz aus der Gruppe der depolarisierenden Muskelrelaxantien, kann bei intravenöser Applikation zu einer Bradykardie unterschiedlichen Ausmaßes führen. Der Mechanismus dieser muscarinartigen Wirkung ist ebenso ungeklärt wie die Beobachtung, daß eine Bradykardie bei Kindern (besonders ausgeprägt bei Kindern mit cyanotischen Vitien) und bei digitalisierten Patienten schon nach der Erstinjektion auftreten kann, häufiger jedoch erst bei wiederholter Injektion in Erscheinung tritt.[298-300] Diese Nebenwirkung kann durch eine intramuskuläre Applikation abgeschwächt oder durch die vorangehende Gabe von Atropin oder eines kompetitiven Muskelrelaxans (1/4 der vollrelaxierenden Dosis) verhindert werden.[300,301]

Als Folge seiner depolarisierenden Wirkung führt Succinyldicholin zu einem Anstieg des Serumkaliums um etwa 0,5 mmol/l.[302] Bei Patienten mit ausgedehnten Weichteilverletzungen und Verbrennungen, bei schlaffen Muskelparesen sowie nach Bestrahlungen kann die Kaliumfreisetzung nach Succinyldicholin in einem Ausmaß ansteigen, daß mit Rhythmusstörungen bis hin zu Kammerflimmern gerechnet werden muß.[303]

d-Tubocurarin, klassischer Vertreter der nicht depolarisierenden Muskelrelaxantien, führt zu einer dosisabhängigen Abnahme des peripheren Gefäßwiderstandes und des arteriellen Blutdruckes (Abb. II-34), die Herzfrequenz kann reflektorisch ansteigen.[304-308] Die gefäßdilatierenden Eigenschaften des d-Tubocurarin werden mit einer ganglienblockierenden Wirkung und/oder einer Histaminfreisetzung erklärt.[145,309-312] Halothan verstärkt die blutdrucksenkende Wirkung von d-Tubocurarin.[313] Im Tierexperiment wurde eine negativ inotrope Wirkung nachgewiesen, die jedoch nicht dem Muskelrelaxans selbst, sondern den Konservierungsmitteln zuzuschreiben ist.[314]

Alcuronium wirkt auf den Kreislauf ähnlich wie d-Tubocurarin, wesentliche quantitative Unterschiede ließen sich nicht nachweisen.[307,308] Entgegen früheren Berichten[308,315] setzt Alcuronium ebenfalls Histamin frei.[145,316]

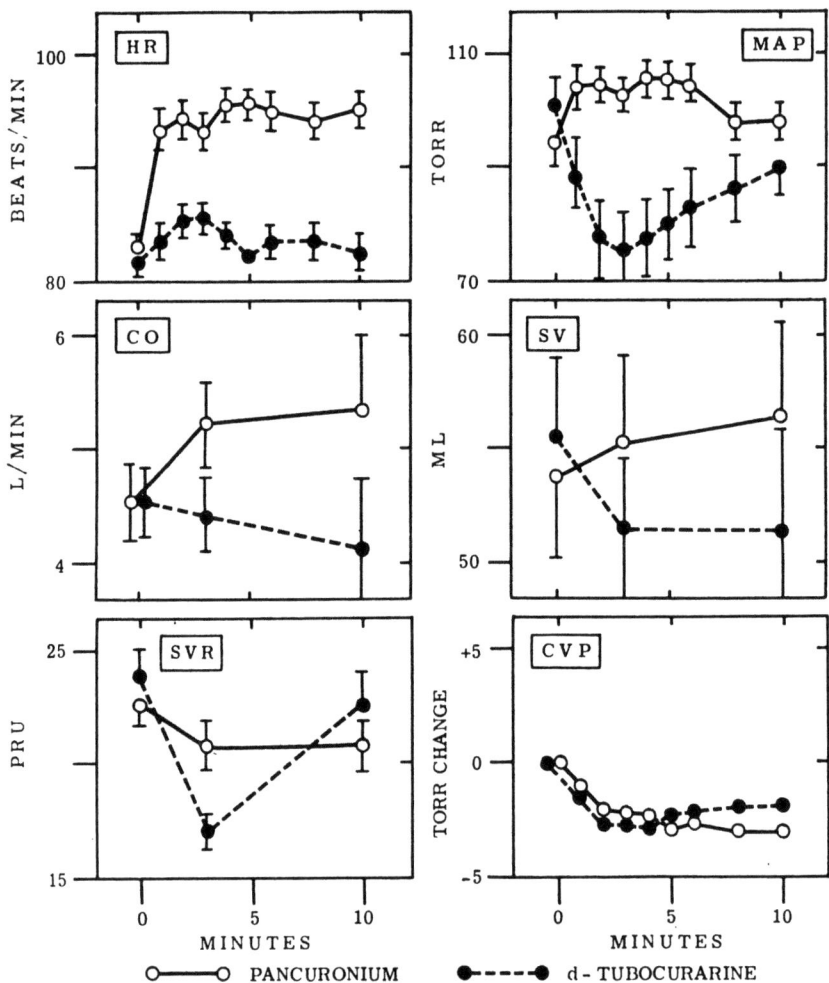

Abb. II-34. Systemkreislaufwirkungen der Muskelrelaxantien d-Tubocurarin (0,4 mg/kg, n=10) und Pancuronium (0,08 mg/kg, n=10) bei herzgesunden Patienten in einer Halothan(0,5-1,0 Vol%)-Lachgas(60%)-Anaesthesie. HR = Herzfrequenz, MAP = arterieller Mitteldruck, CO = Herzzeitvolumen, SV = Schlagvolumen, SVR = peripherer Gefäßwiderstand, CVP = zentraler Venendruck. Nach Stoelting (1972)[306], mit Genehmigung des Autors und des Verlages

Pancuronium führt aufgrund seiner vagolytischen Eigenschaften zu einem Anstieg der Herzfrequenz und des Herzzeitvolumens (Abb. II-34). Der arterielle Blutdruck kann bei gleichbleibendem peripheren Gefäßwiderstand leicht ansteigen.[306-308,317-319] Gelegentlich wurde nach Pancuronium (und auch Alcuronium) eine kurzfristige AV-Dissoziation beobachtet.[308] Mit einer klinisch relevanten Histaminliberation ist nicht zu rechnen. Im Unterschied zu Dobkin et al.[320] konnten Lorenz und Doenicke et al.[145,316] allerdings auch nach Pancuronium (0,1 mg/kg) erhöhte Plasma-Histaminspiegel nachweisen.

Vecuronium und *Atracurium* sind neue kompetitive Muskelrelaxantien, die sich von Pancuronium vor allem durch eine kürzere Wirkungsdauer sowie durch das Fehlen von Kreislaufnebenwirkungen unterscheiden.[321-326]

5. Einleitung und Aufrechterhaltung der Anaesthesie

In Anbetracht der krankheitsspezifisch und individuell sehr unterschiedlichen hämodynamischen Ausgangssituationen herzchirurgischer Patienten kann ein Patentrezept des „besten" Anaesthesieverfahrens nicht gegeben werden und auch nicht sinnvoll sein. Entscheidend für die Qualität der Narkoseführung ist die Kenntnis der Pathophysiologie der Herzerkrankungen, eine rationale Anwendung dieser Kenntnisse und eine adäquate Kreislaufüberwachung. Die im folgenden beschriebene Praxis der Narkoseführung bei herzchirurgischen Eingriffen im Klinikum Charlottenburg ist deshalb nur als eine von vielen in Betracht kommenden Anaesthesie-Techniken zu verstehen.

Wir leiten die Anaesthesie mit repetitiven intravenösen Einzeldosen von 0,2-0,4 mg/70 kg Flunitrazepam ein, bis der Patient schläft oder eine Maske toleriert. Unter assistierter Maskenbeatmung mit Lachgas/Sauerstoff (3:3 l/min) erhält der Patient dann Fentanyl in fraktionierten Einzeldosen von 0,05-0,1 mg/70 kg i.v. Die Beatmung kann dabei mitunter schwierig werden und eine frühzeitige Muskelrelaxierung notwendig machen, da Fentanyl (und andere Opiate) insbesondere bei höherer Dosierung zu einer Rigidität der Thorax-und Bauchmuskulatur führt.[169,170,176] Die Gesamteinleitungsdosierungen der genannten Pharmaka müssen vom Allgemeinzustand des Patienten, von der Reaktion des Kreislaufes und des Bewußtseins abhängig gemacht werden. Für die Sicherheit des Patienten ebenso entscheidend ist, daß die Anaesthesie langsam und mit niedrigen Einzeldosen eingeleitet wird. Bei hämodynamisch ungünstiger Ausgangssituation (CI < 2,2 L/min · m², systolischer arterieller Druck < 90 mmHg, PCWP > 20 mmHg, hohe Gefäßwiderstände) empfiehlt sich eine kontinuierliche Applikation von Fentanyl (50-100 µg/min). Bei Patienten mit chronischer Mitralstenose und hohem pulmonalen Gefäßwiderstand verzichten wir auf die Verwendung von Lachgas.[276,281] Vor der Intubation erhalten die Patienten 0,1 mg/kg Pancuronium i.v. Die Patienten werden orotracheal intubiert, wobei im Hinblick auf die bei Herzoperationen längere Liegedauer des Tubus ausschließlich Tuben mit Niederdruckmanschetten verwendet werden sollten. In Kombination mit einem Hypnotikum genügt eine Fentanyldosierung von 8-10 µg/kg, um bei Patienten mit koronarer Herzkrankheit und auch bei Hypertonikern zu verhindern, daß der Blutdruck bei der Intubation über den Ausgangswert im Wachzustand ansteigt.[133,327] Eine Schleimhautanaesthesie des Larynx und der Trachea (z.B. mit 4% Lidocain) kann zur Abschwächung von Intubationseffekten beitragen.[328] Unerwünschte bzw. bedrohliche Kreislaufreaktionen wie Hypertension, Blutdruckabfall, Anstieg des linksventrikulären Füllungsdruckes, Tachykardie oder Arrhythmie lassen sich besonders während der Narkoseeinleitung auch bei ausgewogener Anaesthesietechnik nicht immer vermeiden und können spezifische pharmakologische Maßnahmen (z.B. Vasodilatatoren, Katecholamine, β-Rezeptorenblocker) notwendig machen.

Zur Aufrechterhaltung der Analgesie wird Fentanyl in fraktionierten Einzeldosen von 0,05 bis 0,2 mg/70 kg gegeben und 50% Lachgas verwendet. Bis zum Hautschnitt erhalten unsere Patienten insgesamt ca. 1,5 mg Fentanyl. Zur Kontrolle hypertensiver Phasen z.B. während der Sternotomie wird Na-Nitroprussid oder Nitroglycerin eingesetzt. Als Alternative kommt eine Applikation halogenierter Inhalationsanaesthetika in Betracht, wobei Isofluran aufgrund seiner vasodilatierenden und vergleichsweise geringen negativ inotropen Wirkungen besonders geeignet erscheint.[251] Im weiteren Verlauf des Eingriffes werden etwa 0,2-0,4 mg Fentanyl pro Stunde entweder in fraktionierten Einzeldosen oder kontinuierlich gegeben. Die Eliminationshalbwertzeit ($t_{1/2\beta}$) von Fentanyl beträgt 3-4 Stunden.[329-331] Die zur Intubation gegebene Initialdosis von 0,1 mg/kg Pancuronium reicht für etwa 2 Stunden, danach sind Repetitionsdosen von etwa 0,03 bis 0,04 mg/kg·Std erforderlich. Die Eliminationshalbwertzeit von Pancuronium beträgt etwa 120 min.[332]

Während eine nicht ausreichende Analgesie oder Muskelrelaxierung klinisch erkannt werden kann, ist eine sichere Beurteilung des Bewußtseinszustandes bzw. der Schlaftiefe ohne aufwendige encephalographische Analysen nicht möglich. Deshalb fehlen zuverlässige Richtlinien der bei herzchirurgischen Eingriffen notwendigen Hypnotika-Dosierungen; sie hängen außer von der Operationsdauer u.a. auch davon ab, wie hoch die verwendete Opiat-Dosis ist, ob während der extrakorporalen Zirkulation eine Hypothermie durchgeführt oder ob in Normothermie operiert wird. Bei der Verwendung von Flunitrazepam oder Diazepam ist zu berücksichtigen, daß nicht nur die Halbwertzeit der Substanzen selbst lang ist ($t_{1/2\beta}$ 25 bzw. 31-47 Std), sondern daß auch ihre Metaboliten Desmethyldiazepam und Oxazepam hypnotisch wirksam sind und eine lange Halbwertzeit besitzen (2-6 Tage, bzw. 6-15 Std).[333-335] Da herzchirurgische Patienten postoperativ ohnehin weiter beatmet werden müssen, ist eine über das Operationsende hinaus wirksame Anaesthesie, Amnesie, Analgesie und Muskelrelaxierung wünschenswert, so daß sich aus der langen Wirkungsdauer der genannten Pharmaka keine Nachteile ergeben.

6. Spezielle Anaesthesie-Aspekte bei erworbenen Herz-Erkrankungen

Koronare Herzkrankheit

Die Narkoseführung bei Patienten mit KHK muß sich an den für die myokardiale Energiebilanz entscheidenden hämodynamischen Determinanten orientieren:

1. Das Sauerstoffangebot an das Myokard hängt bei eingeschränkter Koronarreserve weitgehend linear vom Perfusionsdruck sowie von der Diastolendauer ab (ein normaler arterieller Sauerstoffgehalt und P_{50} des Hämoglobins vorausgesetzt). Es kommt deshalb darauf an, einen „normalen" diastolischen Aortendruck aufrecht zu erhalten und gleichzeitig den linksventrikulären Füllungsdruck möglichst nicht über die obere Normgrenze von etwa 12-15 mmHg ansteigen zu lassen. Da jedoch der für die Perfusion entscheidende poststenotische diastolische Koronararteriendruck (Abb. II-35) nicht meßbar ist und je nach dem Grad der jeweiligen Gefäßveränderungen erhebliche regionale Unterschiede aufweisen kann, läßt sich keine generelle Empfehlung geben, um wieviel der diastolische arterielle Druck abfallen darf, ohne daß mit einer Ischämie gerechnet werden muß. Um so mehr gewinnt die Überwachung des präkordialen Elektrokardiogramms und des linksventrikulären Füllungsdruckes an Bedeutung. Eine niedrige Herzfrequenz, d.h. eine lange Diastolendauer, trägt ebenfalls zur Aufrechterhaltung eines adäquaten Sauerstoffangebotes an das Herz bei. Ein Abfall der Herzfrequenz auf Werte zwischen 50-60 Schläge in der Minute wird erfahrungsgemäß gut toleriert und bedarf keiner Behandlung.
2. Neben dem Ziel, ein ausreichendes O_2-Angebot aufrecht zu erhalten, müssen sich alle anaesthesiologischen Maßnahmen zugleich der Notwendigkeit unterordnen, einen Anstieg des myokardialen Sauerstoffverbrauches durch Tachykardien, hohe systolische und enddiastolische Ventrikeldrucke (= hohe Wandspannung) sowie durch unnötige inotrope Stimulation eines suffizienten Myokards zu vermeiden. Eine Anaesthetika-induzierte Myokarddepression (z.B. durch Halothan) kann die Sauerstoffbilanz des Myokards durchaus günstig beeinflussen, solange der diastolische Aortendruck nicht stärker abfällt und der linksventrikuläre Füllungsdruck sowie die Herzfrequenz im Normbereich bleiben. Akute Myokardischämien lassen sich bei den meisten Patienten allein durch eine ausgewogene Narkoseführung in Verbindung mit einer zeitgemäßen Kreislaufüberwachung verhindern. Auf die spezifischen pharmakologischen Behandlungsmöglichkeiten der akuten Myokardischämie wird in Kapitel III eingegangen.

Mitralklappenstenose

Bei einer Mitralklappenstenose ist die Füllung des linken Ventrikels behindert. Jeder Anstieg der Herzfrequenz (z.B. durch eine zu flache Narkose, durch Hypovolämie, Hypoxie oder durch frequenzsteigernde Anaesthetika) führt zu einer weiteren Verschlechterung der Ventrikelfüllung und muß ebenso vermieden bzw. behandelt werden wie die Entstehung oder Verstärkung eines bereits bestehenden Pulsdefizits bei Vorhofflimmern. Aufgrund der pulmonalen Hypertonie kommt der Aufrechterhaltung der Funktion des rechten Ventrikels eine erhöhte Bedeutung zu. Ein größerer Gradient zwischen diastolischem Pulmonalarteriendruck und Pulmonalkappilardruck weist auch ohne Kenntnis des Herzzeitvolumens auf einen zusätzlich erhöhten pulmonalen Gefäßwiderstand hin. Bei der Verwendung von

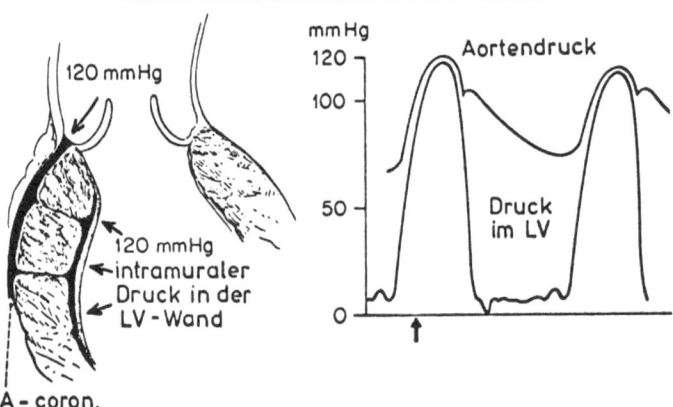
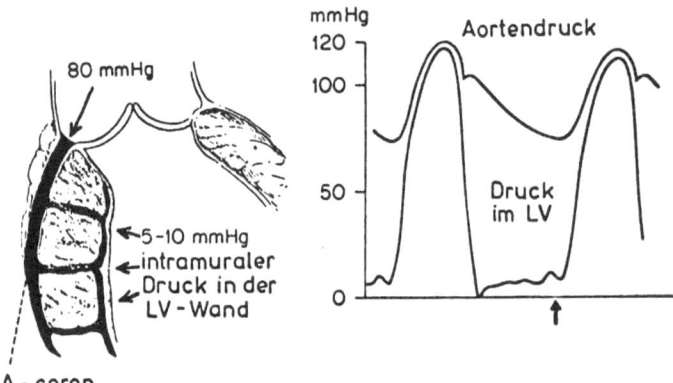
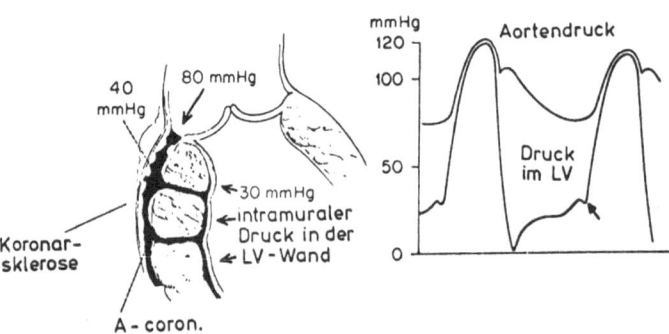

Abb. II-35. Schematische Darstellung der Bedeutung des transmyokardialen Druckgradienten (Aortendruck - Druck im linken Ventrikel) für die Koronarperfusion bei Herzgesunden und bei Patienten mit koronarer Herzkrankheit. Während der Systole ist der Druckgradient im Bereich des Subendokards O (oben). Am Ende der Diastole beträgt der koronare Perfusionsdruck (diastolischer Aortendruck - enddiastolischer Druck im linken Ventrikel) bei Koronargesunden etwa 70-75 mmHg (Bildmitte). Bei Patienten mit koronarer Herzkrankheit (unten) hängt der koronarwirksame Perfusionsdruck vom poststenotischen diastolischen Koronararteriendruck (in diesem Beispiel 40 mmHg) und der Höhe des diastolischen Druckes im linken Ventrikel ab, der in diesem Beispiel enddiastolisch 30 mmHg beträgt, so daß sich für das Subendokard ein perfusionswirksamer Druckgradient von nur 10 mmHg ergibt

Lachgas oder Ketamin muß mit einer weiteren Steigerung des Widerstandes im kleinen Kreislauf und der Entstehung eines Rechtsherzversagens gerechnet werden[133,276,281], wobei eine akute Dilatation des rechten Ventrikels durch Verlagerung des Septums auch Auswirkungen auf die Füllung des linken Ventrikels haben und eine primäre Linksherzinsuffizienz vortäuschen kann.[336] Höhere Konzentrationen negativ inotrop wirksamer Anaesthetika wie Halothan oder Enfluran sollten nicht verwendet werden, wenn der Herzindex bereits beim wachen Patienten deutlich erniedrigt ist.

Viele Patienten mit Mitralstenose weisen ein interstitielles Lungenödem mit verminderter Lungencompliance und erhöhter $AaDO_2$ auf. Es empfiehlt sich deshalb, mit der Zufuhr von Flüssigkeit zurückhaltend zu sein und eine inspiratorische O_2-Konzentration von 50% nicht zu unterschreiten.

Mitralklappeninsuffizienz

Erfahrungsgemäß tolerieren Patienten mit chronischer Mitralklappeninsuffizienz eine Anaesthesie besser als Patienten mit Mitralstenose. Bei akuter Mitralregurgitation, z.B. als Folge eines Papillarmuskelabrisses im Rahmen eines Myokardinfarktes, muß jedoch mit einer schweren Linksherzinsuffizienz gerechnet werden, die gelegentlich schon vor Einleitung der Anaesthesie eine Therapie mit Vasodilatatoren und/oder positiv inotrop wirksamen Pharmaka erfordert und zu einer besonders vorsichtigen Narkoseführung zwingt, wobei es darauf ankommt, einen Anstieg der Vorlast und des peripheren Gefäßwiderstandes sowie eine zusätzliche Myokarddepression zu vermeiden, da jede weitere Zunahme der Ventrikelgröße das Regurgitationsvolumen noch erhöhen würde.

Aortenklappenstenose

Patienten mit höhergradiger Aortenklappenstenose stellen besondere Anforderungen an die Narkoseführung. Da häufig eine Linksherzinsuffizienz mit niedrigem Herzzeitvolumen besteht und der arterielle Druck nur über einen erhöhten peripheren Gefäßwiderstand aufrechterhalten wird, reagieren diese Patienten besonders empfindlich auf eine Anaesthetika-induzierte Vasodilatation und Myokarddepression. Inhalationsanaesthetika wie Enfluran und Halothan sollten deshalb nicht oder nur in niedrigen Konzentrationen verwendet werden. Bei einer Aortenklappenstenose ist die Koronarreserve - insbesondere bei gleichzeitig bestehender KHK - bereits unter Ruhebedingungen weitgehend erschöpft, da einerseits die erhöhten linksventrikulären Drucke den Sauerstoffverbrauch des Myokards erhöhen, andererseits aber die Klappenstenose den koronarwirksamen diastolischen Aortendruck erniedrigt. Ein stärkerer Abfall des diastolischen Aortendruckes durch Anaesthesiemaßnahmen muß deshalb ebenso vermieden werden wie eine zusätzliche Drucksteigerung im linken Ventrikel. Auch Änderungen des Herzrhythmus (z.B. Knotenrhythmus) und Frequenzsteigerungen können bei diesen Patienten die Entstehung eines oft nur schwer zu beherrschenden Linksherzversagens begünstigen. Bei der Beurteilung der linksventrikulären Funktion mit Hilfe eines Pulmonalis-Katheters muß berücksichtigt werden, daß der LVEDP in Abhängigkeit vom Ausmaß der bei Aortenstenosen erhöhten Ventrikelsteifigkeit durch den mittleren pulmonalkapillaren Verschlußdruck bzw. den linken Vorhofdruck um mehrere mmHg unterschätzt werden kann.[337]

Aortenklappeninsuffizienz
Für die Anaesthesie bei Aortenklappeninsuffizienz gelten ähnliche Überlegungen wie bei einer Aortenstenose. Der diastolische Aortendruck ist aufgrund der Schlußunfähigkeit der Klappe niedrig und sollte im Hinblick auf die Koronarfüllung nicht weiter abfallen. Eine Bradykardie (z.b. nach Verwendung von Opiaten) wird von vielen Patienten schlecht toleriert und muß rechtzeitig mit Atropin behandelt werden. Ein Anstieg des peripheren Gefäßwiderstandes (z.B. durch Intubation, chirurgische Stimuli oder Anaesthetika wie Ketamin) kann vor allem bei akuter Klappeninsuffizienz zu einer bedrohlichen Abnahme des effektiven Schlagvolumens, zu einer Verstärkung der Regurgitation und zu einem erheblichen Anstieg des enddiastolischen Ventrikelvolumens führen, so daß sich schließlich der diastolische Ventrikeldruck dem diastolischen Aortendruck annähert oder angleicht. Dabei kommt es zu einer Verkürzung der passiven Ventrikelfüllungszeit, es resultiert ein vorzeitiger Mitralklappenschluß, der linke Vorhof kontrahiert sich gegen die geschlossene Klappe. Unter diesen Umständen führt die Messung des Pulmonalkapillardruckes bzw. linken Vorhofdruckes zu einer beträchtlichen Unterschätzung des linksventrikulären enddiastolischen Druckes.[338,339] Durch Verminderung der Auswurfimpedanz (z.B. mit Nitroprussidnatrium) läßt sich das Regurgitationsvolumen verkleinern und das effektive Schlagvolumen steigern, wobei sich LAP und LVEDP wieder angleichen.[339]

Tricuspidalklappeninsuffizienz
Eine ausschließliche Volumenbelastung des rechten Ventrikels im Rahmen einer isolierten Tricuspidalklappeninsuffizienz ist selten und wirft aufgrund der großen Compliance des rechten Ventrikels und der Hohlvenen keine besonderen Probleme auf. Häufiger ist eine funktionelle Tricuspidalinsuffizienz als Spätfolge von Klappenfehlern des linken Herzens mit pulmonaler Hypertonie und erhöhtem pulmonalen Gefäßwiderstand. Da die Struktur des rechten Ventrikels einer längerdauernden Druckbelastung nicht gewachsen ist, muß bei diesen Patienten mit einem Rechtsherzversagen gerechnet werden, wobei das Regurgitationsvolumen weiter zunimmt und der zentrale Venendruck den linksventrikulären Füllungsdruck deutlich übersteigen kann. Unter solchen Bedingungen muß jede weitere Zunahme des pulmonalen Gefäßwiderstandes (z.B. durch Hypercarbie, Hypoxie, Acidose oder durch Anaesthetika wie N_2O oder Ketamin) vermieden und gleichzeitig versucht werden, mit Hilfe von Vasodilatatoren und Katecholaminen die Nachbelastung zu senken und gleichzeitig die Kontraktilität des rechten Ventrikels zu verbessern.

Herztamponade und Pericarditis constrictiva

Die chirurgische Therapie einer Herztamponade in Allgemeinanaesthesie kann notwendig werden, wenn eine Blutungsquelle z.B. nach Herzoperation oder Katheterperforation beseitigt werden muß. Da schon die maschinelle Beatmung die Ventrikelfüllung und die Auswurfleistung des Herzens zusätzlich verschlechtert[340], muß jede weitere Senkung des Füllungsdruckkes durch venodilatierend wirkende Anaesthetika (z.B. Opiate, Barbiturate, Halothan, Enfluran, Isofluran) vermieden werden. Aufgrund tierexperimenteller Befunde[341] und günstiger klinischer Erfahrungen[342] scheint für die Anaesthesie bei Patienten mit Herztamponade und guter linksventrikulärer Funktion eine Indikation für die Anwendung von Ketamin zu bestehen.

Gelegentlich kann sich die Pericardiocentese bzw. chirurgische Drainage der Herztamponade aus organisatorischen Gründen verzögern. Eine aufgrund günstiger experimenteller Befunde vorgeschlagene Interimstherapie (Volumenexpansion in Kombination mit Natriumnitroprussid) hat sich in einer kürzlich publizierten klinischen Untersuchung an 11 Patienten mit akuter Perikardtamponade als unwirksam erwiesen.[342a]

Bei der Pericardektomie des Panzerherzens stehen chirurgische Risiken (Ventrikelperforation, Verletzung von Koronargefäßen) im Vordergrund. Der Anaesthesist muß auf plötzlich entstehende größere Blutverluste vorbereitet sein (Schaffung großlumiger venöser Zugänge, Bereitstellung einer ausreichenden Zahl von Blutkonserven) und mit dem Auftreten von Arrhythmien während der Manipulation am Herzen rechnen. Für die Kreislaufüberwachung von Patienten mit Herztamponade oder Pericarditis constrictiva ist neben dem EKG eine intraarterielle Druckmessung und ein zentraler Venenkatheter erforderlich. Die Indikation für einen Pulmonaliskatheter besteht nur dann, wenn gleichzeitig eine Linksherzinsuffizienz vorliegt.

7. Anaesthesie bei thorakalen Aortenaneurysmen

Intrathorakale Aneurysmen der Aorta können durch Traumen (Verkehrsunfall, vorausgegangene Kanülierung der Aorta für eine extrakorporale Zirkulation), durch Hypertonie in Verbindung mit Aortensklerose oder durch eine Medianekrose (Marfan-Syndrom) entstehen. Maßgebend für die Planung und Durchführung spezieller chirurgischer und anaesthesiologischer Maßnahmen ist die Lokalisation und Ausdehnung intrathorakaler Aneurysmen. Dissezierende Aneurysmen der Aorta ascendens und des Aortenbogens sind dringende Indikationen für eine chirurgische Therapie unter extrakorporaler Zirkulation und Hypothermie, wobei eine Kanülierung der A. femoralis für die EKZ notwendig ist. Da die unmittelbare Operationsletalität bei dissezierenden Aneurysmen der Aorta ascendens bzw. des Aortenbogens mit 18-40% sehr hoch ist[343,344], stellt diese Erkrankung besondere Anforderungen an Operateure und Anaesthesisten. Zur intravasalen arteriellen Druckmessung wird bei diesen Patienten die linke A. radialis katheterisiert. Ein zentralvenöser Katheter wird über die rechte V. jugularis interna eingeführt, wobei eine distale Punktion der Vene („notch"-Technik) wegen der Gefahr einer Punktion und Ruptur des Aneurysmas kontraindiziert ist. Die Indikation für einen Pulmonaliskatheter ist dann gegeben, wenn das Aneurysma zu einer hämodynamisch wirksamen Aortenklappeninsuffizienz geführt hat und die Klappe ersetzt werden muß. Während des gesamten Anaesthesie- und Operationsverlaufes muß ein stärkerer Anstieg des arteriellen Druckes vermieden bzw. umgehend mit Vasodilatatoren behandelt werden, um eine Ruptur des Aneurysmas bzw. eine Nahtinsuffizienz an der rekonstruierten Aorta zu verhindern.

Thorakale Aneurysmen der Aorta descendens, die meist distal der linken A. subclavia beginnen, werden in der Regel zunächst konservativ behandelt (kontrollierte Blutdrucksenkung) und erst nach Stabilisierung der Aortenwand operativ (in Rechtsseitenlage) versorgt.[345] Einige Autoren empfehlen, die Patienten mit einem Doppellumen-Tubus zu intubieren, um bei isolierter Beatmung der rechten und kollabierter linker Lunge die Darstellung des Aneurysmas zu erleichtern.[347,348] Dabei sind Blutgasanalysen in kürzeren Zeitabständen notwendig. Der arterielle Druck sollte proximal (rechte A. radialis) und distal des Aneurysmas (A. femoralis) überwacht werden. Muß die Aorta für längere Zeit abgeklemmt werden, ist eine Perfusion der unteren Körperhälfte über einen partiellen Linksherzbypass indiziert, um ischämischen Schädigungen des Rückenmarkes (Paraplegie) und der Nieren vorzubeugen. Berendes et al.[346] weisen darauf hin, daß zur Vermeidung spinaler Komplikationen nicht nur der distale Aortendruck, sondern auch der Liquordruck überwacht werden sollte, da ein akuter proximaler Druckanstieg nach Okklusion der Aorta und wahrscheinlich auch die Anwendung von Vasodilatatoren durch Expansion der Hirngefäße in Einzelfällen zu einem beträchtlichen Anstieg des Liquordruckes führen kann. Es wird empfohlen, besonders bei Abklemmzeiten von mehr als 30 min einen Gradienten von etwa 30 mmHg zwischen distalem Aortendruck und Liquordruck aufrecht zu erhalten. Bei Patienten mit eingeschränkter Ventrikelfunktion und/oder koronarer Herzkrankheit ist eine zusätzliche hämodynamische Überwachung mittels Pulmonaliskatheter indiziert. Da nach Öffnung der Aortenklemme die Gefahr einer Hypotension besteht, muß für eine ausreichende Zahl venöser Zugänge und eine rechtzeitige Volumengabe unter Kontrolle der Füllungsdrucke des Herzens gesorgt werden.

8. Anaesthesie bei Lungenembolie

Patienten mit massiver Lungenembolie konfrontieren den Anaesthesisten mit der Aufgabe, eine akute Rechtsherzinsuffizienz und die meistens vorhandene arterielle Hypoxämie überbrücken zu müssen. Die Anwendung von Anaesthetika, die wie Ketamin oder Lachgas einen zusätzlichen Anstieg des pulmonalen Gefäßwiderstandes hervorrufen können, ist kontraindiziert. Zur Unterstützung des drucküberlasteten rechten Ventrikels kommt eine Therapie mit Dobutamin bzw. eine Kombination von Natriumnitroprussid mit Dopamin unter Kontrolle des Pulmonalarteriendruckes und möglichst auch des Herzzeitvolumens in Betracht. Patienten mit massiver Lungenembolie sollten bis zum Beginn der extrakorporalen Zirkulation mit 100% O_2 beatmet werden. Bei einer kapnographischen Überwachung der Beatmung muß berücksichtigt werden, daß wegen der erhöhten Totraumventilation ein erheblicher Gradient zwischen alveolärem und arteriellem Kohlensäurepartialdruck bestehen kann.

9. Anaesthesie bei Herztransplantation

Seit der ersten Herztransplantation beim Menschen durch C.N. Barnard im Jahre 1967[349] sind mehrere Hundert solcher Eingriffe durchgeführt worden, die meisten von Shumway und Mitarbeitern in Stanford/Kalifornien.

Die Indikation für die Herztransplantation ist eine irreversible im Endstadium befindliche Herzerkrankung, der in der überwiegenden Zahl der Fälle eine koronare Herzkrankheit oder eine idiopathische Kardiomyopathie zugrunde liegt (Tab. II-9). In Stanford beträgt die Überlebensquote im 1. Jahr nach der Transplantation gegenwärtig 66%, etwa 50% der Patienten leben länger als 5 Jahre. Die Lebenserwartung potentieller Empfänger ohne Transplantation ist dagegen kürzer als 6 Monate[350-352] (Tab. II-10).

Tabelle II-9. Diagnosen bei Herzempfängern (Stanford, n = 180). Nach Garman (1981)[350]

1.	Koronare Herzkrankheit	(n = 90)
2.	Idiopathische Kardiomyopathie	(n = 79)
3.	Klappenerkrankung mit Myopathie	(n = 9)
4.	Posttraumatisches Aneurysma	(n = 1)
5.	Kongenitale Herzerkrankung	(n = 1)

Tabelle II-10. Transplantationsstatistik (Stanford). Nach Garman (1981)[350]

1. Mehr als 200 Herztransplantationen zwischen 1968 und 1980
2. Überlebensquote z. Zt. nach 1 Jahr 66%, nach 5 Jahren 50%
3. Überlebenszeit potentielle Empfänger ohne Transplantation: < 6 Monate

Tabelle II-11. Immunosuppressive Therapie (Stanford). Nach Garman (1981)[350]

1. Corticosteroide
2. Azathioprin
3. Antihuman-Thymocytenglobulin
4. Cyclosporin A

Tabelle II-12. Kontraindikationen der Herztransplantation (Stanford). Nach Garman (1981)[350]

1. Lebensalter > 55 Jahre
2. Gravierende Erkrankungen anderer Organe
3. Infektionen
4. Insulinbedürftiger Diabetes mellitus
5. Erhöhter pulmonaler Gefäßwiderstand
6. Inkompatibilität des Empfänger-Serums gegenüber Spender-Lymphocyten

Die in den letzten Jahren erreichte Verbesserung der Transplantationsergebnisse ist vor allem den Fortschritten der immunsuppressiven Therapie (Tab. II-11) und der immunologischen Überwachung der Empfänger zu verdanken.[353-356] Als Kontraindikationen für eine Herztransplantation gelten ein Lebensalter von mehr als 55 Jahren, gravierende Erkrankungen anderer Organe, Infektionen, ein insulinbedürftiger Diabetes mellitus, ein hoher pulmonaler Gefäßwiderstand und eine Inkompatibilität des Empfänger-Serums gegenüber Spender-Lymphocyten[353] (Tab. II-12).

Das Anaesthesierisiko bei Herzempfängern ist naturgemäß hoch. Die Mehrzahl der Patienten weist trotz Ausschöpfung aller medikamentösen therapeutischen Möglichkeiten eine schwere Herzinsuffizienz auf, jede zusätzliche Belastung oder Depression des Myokards muß deshalb vermieden werden. Eine präoperative intraaortale Gegenpulsation kann dazu beitragen, die akute Gefährdung zu vermindern.[357] Zusätzliche Besonderheiten der anaesthesiologischen Versorgung (Tab. II-13) ergeben sich aus dem Umstand, daß der mit Immunsuppressiva behandelte Empfänger besonders infektionsgefährdet ist. Deshalb müssen alle mit der Anaesthesie zusammenhängenden Maßnahmen wie Gefäßpunktionen, Intubation oder Tracheobronchialtoilette unter aseptischen Bedingungen durchgeführt werden. Beatmungssystem, Faltenschläuche und Konnektoren sind vorher zu sterilisieren. Auf eine nasotracheale Intubation, eine transurethrale Blasenkatheterisierung und einen Pulmonaliskatheter muß wegen des Infektionsrisikos verzichtet werden. Eine Punktion der rechten V. jugularis interna sollte unterbleiben, da dieses Gefäß postoperativ für Myokardbiopsien zur Verfügung stehen muß.[350]

Tabelle II-13. Spezielle Aspekte der anaesthesiologischen Versorgung von Herzempfängern (Stanford). Nach Garman (1981)[350]

1. Alle mit der anaesthesiologischen Versorgung zusammenhängenden Maßnahmen müssen unter aseptischen Bedingungen durchgeführt werden (Gefäßpunktionen, Intubation, Tracheobronchialtoilette)
2. Verwendung steriler Beatmungssysteme, Faltenschläuche und Konnektoren
3. Keine nasotracheale Intubation
4. Kein perurethraler Blasenkatheter (stattdessen suprapubische Katheterisierung der Blase)
5. Kein Pulmonaliskatheter
6. Keine Punktion der rechten V. jugularis interna, die für postoperative Myokardbiopsien zur Verfügung stehen muß
7. Bereitstellung positiv chronotrop wirksamer Pharmaka (Isoproterenol oder Orciprenalin) für die Stimulation des implantierten denervierten Spenderherzens in der post-Bypassphase; intraoperative Gabe von Corticosteroiden

Tabelle II-14. Besonderheiten des transplantierten (denervierten) Herzens. Nach Garman (1981)[350]

1. Vorhandensein von 2 P-Wellen im EKG (Spender-P und Empfänger-P)
2. Keine Reinnervation beim Menschen (Sinusknoten des Spenderherzens verantwortlich für Schrittmacherfunktion)
3. Normale intrakardiale Drucke
4. Leicht erniedrigter Herzindex
5. Zunahme des Herzindex unter Belastung fast nur über Steigerung des Schlagvolumens möglich (Frank-Starling-Effekt)
6. Die Herzfrequenz steigt unter Belastung nur leicht an (erhaltene Ansprechbarkeit auf zirkulierende Katecholamine). Dieser Effekt ist durch β-Rezeptorenblocker hemmbar
7. Änderung des Vagustonus (z. B. durch Atropin oder Neostigmin) haben keinen Einfluß auf die Herzfrequenz
8. Größere elektrische Stabilität der Ventrikel, selten ventrikuläre Rhythmusstörungen. Vermehrte Tendenz zu supraventrikulären Arrhythmien (Sinusknoten-Dysfunktion)
9. Normale Adaption des Koronarkreislaufes (Abnahme des koronaren Gefäßwiderstandes bei Steigerung des myokardialen Sauerstoffbedarfes oder bei Hypoxie)

Mit Beginn der post-Bypassphase sind einige Besonderheiten des transplantierten denervierten Herzens zu berücksichtigen (Tab. II-14):[350,358-360]. Im EKG finden sich 2 P-Wellen (Empfänger-P und Spender-P). Eine Reinnervation des Spenderherzens ist beim Menschen bisher nicht beobachtet worden. Da die Depolarisation der verbleibenden Empfänger-Vorhofstümpfe die Nahtlinien der Anastomosen nicht überschreiten kann, ist der Sinusknoten des Spenderherzens für die Schrittmacherfunktion verantwortlich. Bei den meisten Patienten ist eine positiv chronotrope Stimulation (Isoproterenol oder Orciprenalin) in der post-Bypassphase notwendig. In Ruhe sind die intrakardialen Drucke normal, der Herzindex ist leicht erniedrigt. Unter Belastung nimmt das Herzzeitvolumen vorwiegend über den Frank-Starling Mechanismus, d.h. über das Schlagvolumen zu. Da die Ansprechbarkeit des transplantierten Herzens auf zirkulierende Katecholamine erhalten ist, kann die Herzfrequenz unter Belastung leicht ansteigen. Dieser Effekt ist durch β-Rezeptorenblocker antagonisierbar. Veränderungen des Vagotonus (z.B. durch Atropin oder Neostigmin) haben keinen Einfluß auf die Herzfrequenz. Ventrikuläre Rhythmusstörungen des denervierten Herzens sind selten, als Folge einer chirurgischen Traumatisierung des Sinusknotens besteht jedoch meist eine vermehrte Tendenz zu supraventrikulären Arrhythmien. Die Adaptation des Koronarkreislaufes an wechselnde hämodynamische Belastungen ist normal; zum Beispiel nimmt der koronare Gefäßwiderstand ab, wenn der Sauerstoffbedarf ansteigt oder eine Hypoxämie auftritt.[360]

10. Intraoperative Überwachung der Vitalfunktionen

10.1. Kreislauf

Die mit der Umlagerung des Patienten auf den Operationstisch verbundene Phase der Unterbrechung der Kreislaufüberwachung muß so kurz wie möglich gehalten werden. Druckmeßschläuche und Druckaufnehmer werden umgehend an die entsprechenden intravasalen Katheter angeschlossen und an der Kopfseite des Operationstisches in Höhe der mittleren Axillarlinie des Patienten fixiert. Hierfür eignet sich eine aus fünf Dreiwegehähnen zusammengesetzte Verteilerrampe, die Blutentnahmen sowie Spülungen der Druckmeßsysteme erleichtert (Abb. II-36). Zur Vermeidung von Verwechslungen werden die jeweiligen Gefäßzugänge farbig markiert. Im Interesse der Übersichtlichkeit und Sicherheit sollten alle Kabelverbindungen zwischen Patient und Registriereinrichtung zunächst in einer am OP-Tisch hängenden Verteilerbox münden und von dort über ein in den Boden verlegtes Sammelkabel an die zentrale Registriereinrichtung angeschlossen werden. Aus dem gleichen Grunde ist es vorteilhaft, wenn sämtliche für die Überwachung der Vitalfunktionen verwendeten Geräte (Druckverstärker, Thermometer, EKG einschließlich Defibrillator, HZV-Computer, Hirnfunktions-Monitor, CO_2-Analysator, Schreiber, Oscilloskop, Anzeigeinstrumente) in einem fahrbaren Schrank (Abb. II-37) oder einer mobilen Deckenampel untergebracht sind. Schreiber und Oscilloskop müssen mindestens je 4 Eingänge (für EKG und 3 Drucke) besitzen. Für die fortlaufende Wiedergabe von Herzfrequenz, Temperatur und drei Drucken sind insgesamt 5 Anzeigeinstrumente notwendig. Vor Operationsbeginn werden zur Kontrolle von Registrierqualität und Narkose- bzw. Operationsverlauf alle phasischen Druckkurven (AP, CVP/RAP, PAP, PCWP) sowie das EKG bei schnellem Papiervorschub (25 mm/sec) geschrieben, die Mitteldrucke registriert, gegebenenfalls das Herzzeitvolumen gemessen und die gemischtvenöse O_2-Sättigung bzw. die $AVDO_2$ bestimmt.

Abb. II-38 ist ein Beispiel dafür, daß die kontinuierliche Registrierung aussagekräftiger Meßgrößen eine rechtzeitige Erkennung und Behandlung bedrohlicher Kreislaufsituationen erlaubt und daß die alleinige Messung

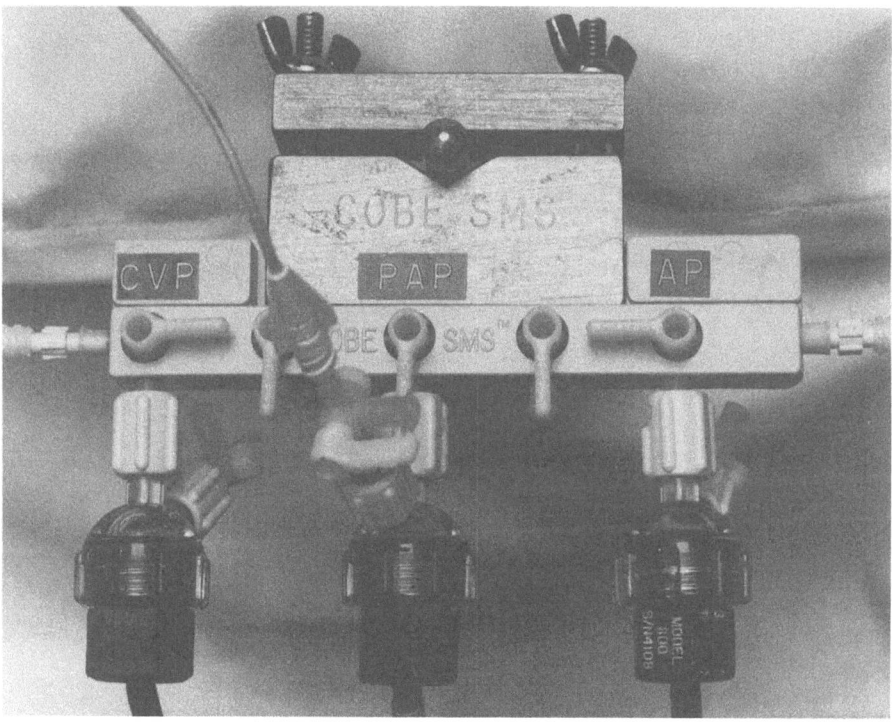

Abb. II-36. Verteilerrampe mit Druckaufnehmern für die Messung von arteriellem Druck, Pulmonalarteriendruck, links- und rechtsventrikulärem Füllungsdruck. Der aus 5 Dreiwegehähnen bestehende und in Vorhofhöhe des Patienten am Operationstisch fixierte Block erleichtert Blutentnahmen und Spülungen der Druckmeßsysteme

von arteriellem Druck und Herzfrequenz in vielen Fällen nicht ausreicht. Auf Indikationen und methodische Einzelheiten einer invasiven Kreislaufüberwachung wurde bereits in Abschnitt II/3. ausführlich eingegangen.

10.2. Respiratorische Funktion

Anaesthesie und pulmonaler Gasaustausch

Eine Allgemeinanaesthesie führt zu Störungen des pulmonalen Gasaustausches, die nicht nur die Oxygenierung, sondern auch die CO_2-Elimination betreffen.[361-363] Aufgrund neuerer Untersuchungen wird heute angenommen, daß diese Störungen primär auf Form- und Bewegungsveränderungen der Brustwand (Brustkorb, Zwerchfell bzw. Abdomen) beruhen[364-367], woraus sich dann sekundär Änderungen der inspiratorischen Gasverteilung[368-371] und damit auch der regionalen Belüftungs-/Durchblutungsverhältnisse ($\dot{V}/\dot{Q}$) ergeben.[372,373] Dieses Konzept basiert auf Befunden von Agostini[374] und Froese et al.[364], die darauf hindeuten, daß der im Pleuraspalt nachweisbare vertikale Druckgradient nicht die Ursache, sondern Folge der inhomogenen Gasverteilung ist und wahrscheinlich auf Tonus-

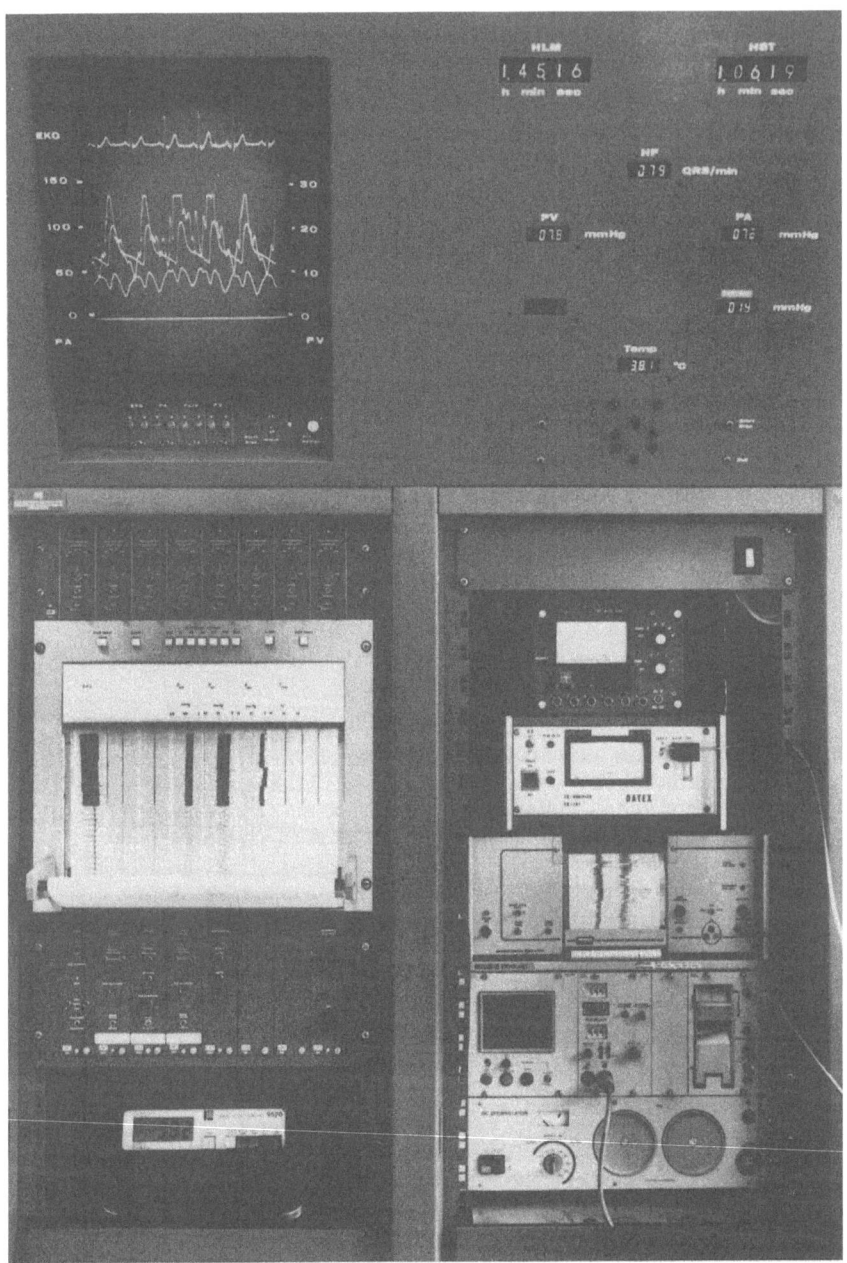

Abb. II-37. Zentrale Registrier- und Dokumentationseinheit. Alle für die Überwachung vitaler Funktionen verwendeten Geräte (HZV-Computer, Druckverstärker, EKG einschließlich Defibrillator, cerebral function monitor, CO_2-Analysator, Thermometer, Schreiber, Oszilloskop, Digitalanzeigen) sind in *einem* fahrbaren Schrank untergebracht

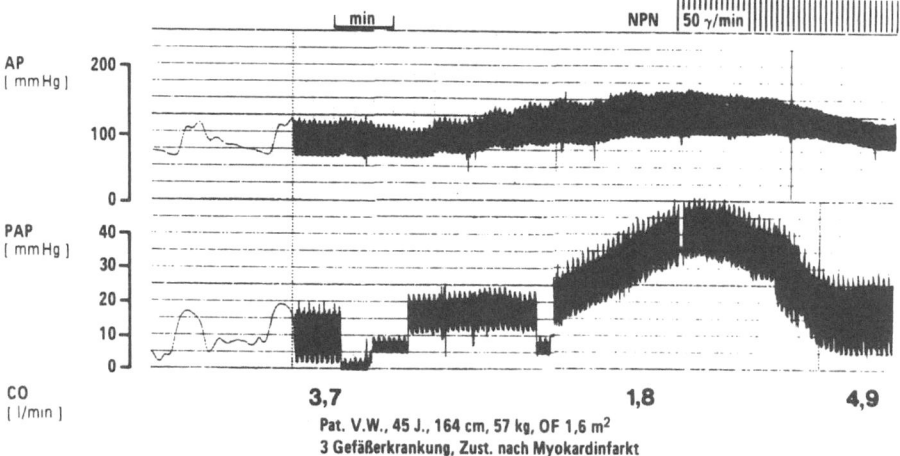

Abb. II-38. Originalregistrierung von arteriellem Druck und Pulmonalarteriendruck bei einem koronarchirurgischen Patienten. Während der Thorakotomie kam es zu einer leichten Zunahme des arteriellen Druckes. Der gleichzeitige deutliche Anstieg insbesondere auch des diastolischen Pulmonalarteriendruckes und die Abnahme des Herzzeitvolumens deutete auf eine sich entwickelnde Linksherzinsuffizienz hin, die bei alleiniger Messung des arteriellen Druckes nicht offenkundig geworden wäre. Dem rechten Teil der Abbildung ist zu entnehmen, daß eine niedrige NPN-Dosis ausreichte, um die Drucke im kleinen Kreislauf sowie das Herzzeitvolumen wieder zu normalisieren

veränderungen der Brustwand und des Zwerchfells beruht. Die primäre Bedeutung der Brustwandmechanik geht auch aus Untersuchungen der elastischen Eigenschaften des Gesamtsystems und seiner Komponenten Lunge und Brustwand hervor:[366] Anaesthesie und Muskelrelaxierung führen bei liegenden Patienten zu einer Rechtsverlagerung und Abflachung der statischen Druck-Volumen-Beziehung des Gesamtsystems und der Lunge (Abb. II-39), d.h. zu einer Abnahme der Compliance sowie der funktionellen Residualkapazität (FRC) und der „closing capacity".*[375-380] Die Druck-Volumenkurve der Brustwand ist bei höheren Lungenvolumina leicht nach links, bei niedrigen Volumina nach rechts verschoben. Ein weiterer Hinweis auf die primäre Bedeutung von Änderungen der Brustwandmechanik für die Entstehung pulmonaler Gasaustauschstörungen unter Anaesthesiebedingungen ist in der Beobachtung zu sehen, daß Anaesthesie und Muskelrelaxierung den Tonus des Zwerchfells herabsetzen und beim liegenden Patienten mit einer Verlagerung insbesondere der abhängigen Diaphragma-Anteile nach kranial einhergehen[364,372] (Abb. II-40).

Dieser Befund steht im Einklang mit Untersuchungen von Rehder et al.[371], die bei anaesthesierten Patienten in Rückenlage oder in Rechtsseiten-

---

* „closing volume" ist definiert als dasjenige Gasvolumen (in Prozent der Vitalkapazität), bei dem während einer maximalen Exspiration ein Verschluß terminaler Atemwege nachweisbar ist. Das Gesamtgasvolumen der Lunge, bei dem der Atemwegsverschluß eintritt, ist die Summe aus „closing volume" und Residualvolumen und wird als „closing capacity" bezeichnet[381]

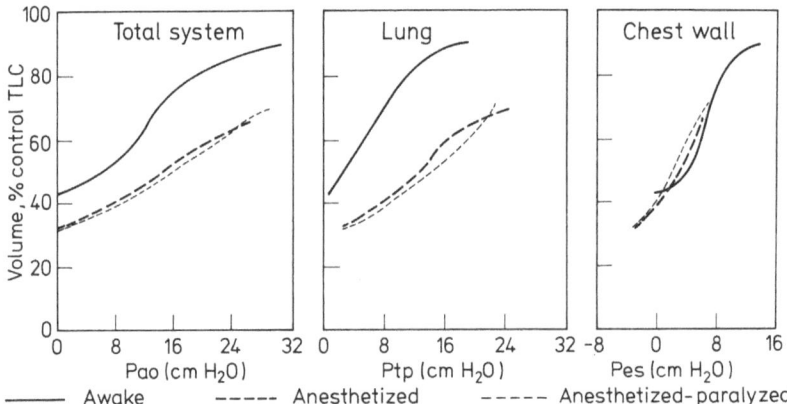

Abb. II-39. Druck-Volumenkurven des respiratorischen Gesamtsystems, der Lunge und der Brustwand. Unter Anaesthesiebedingungen verschieben sich die Druck-Volumenkurven des Gesamtsystems und der Lunge im Vergleich zum Wachzustand nach rechts. Die Druck-Volumenkurve der Brustwand ist bei hohen Lungenvolumina leicht nach links und bei niedrigen Volumina nach rechts verlagert. TLC = Totalkapazität der Lunge; Pao = Druck am Beginn der Atemwege (airway-opening: Mund-Nase bzw. Trachealtubus); Ptp = transpulmonaler Druck (Druckdifferenz zwischen Atemwegsöffnung und Pleura); Pes = Oeosophagusdruck. Modifiziert nach Westbrook et al. (1973)[375], mit Genehmigung des Autors und der American Physiological Society

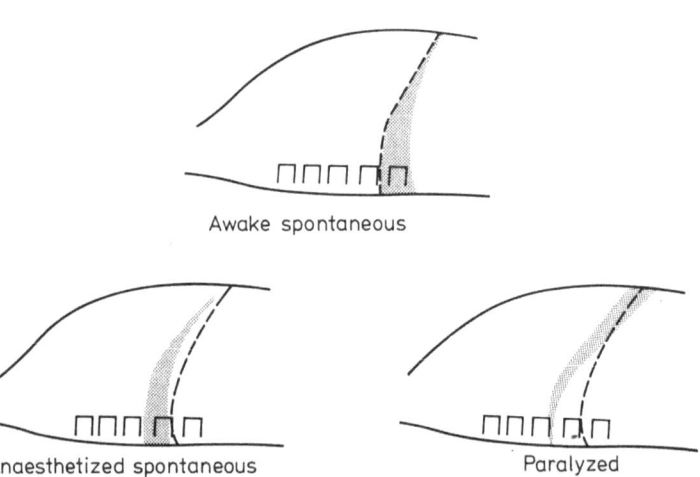

Abb. II-40. Respiratorische Lageveränderungen des Zwerchfells (gepunktete Areale) bei Spontanatmung im Wachzustand und unter Anaesthesie-Bedingungen sowie bei Muskelrelaxierung. Die gestrichelte Linie gibt die Position des Zwerchfells beim wachen Patienten am Ende einer normalen Exspiration wieder. Bei anaesthesierten spontan atmenden oder relaxierten und beatmeten Patienten kommt es zu einer Verlagerung des Zwerchfells (insbesondere seiner abhängigen Anteile) nach kranial. Nach Froese et al. (1974)[364], mit Genehmigung des Autors und des Verlages

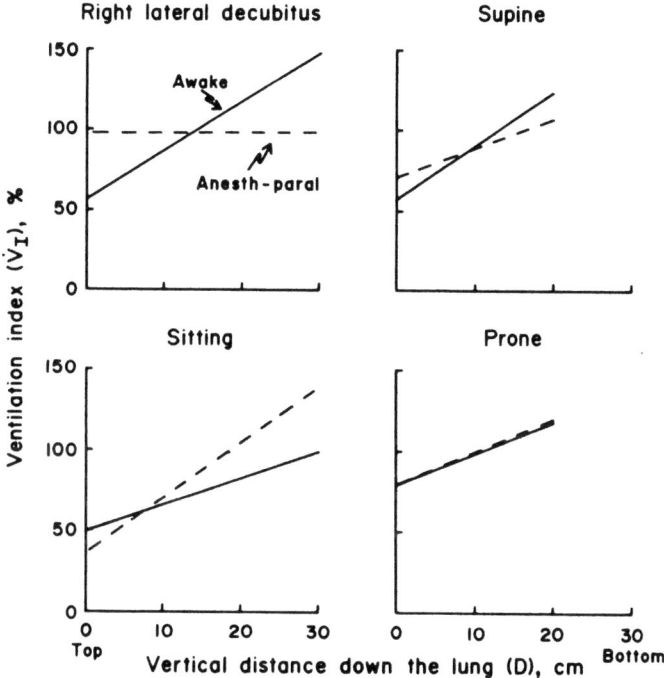

Abb. II-41. Inspiratorische intrapulmonale Gasverteilung (gemessen mit ^{133}Xenon, ausgedrückt als Ventilationsindex $\dot{V}_I$ in Prozent) in Abhängigkeit von der vertikalen Distanz zwischen nicht abhängigen (Top) und abhängigen (Bottom) Lungenabschnitten sowie von der Körperlage bei wachen sowie bei anaesthesierten und relaxierten (beatmeten) Patienten. Unter Anaesthesiebedingungen kommt es in Rechtsseitenlage zu einer vollständigen Homogenisierung der inspiratorischen Gasverteilung. In Rückenlage (Supine) wird das Inspirationsgas nur etwas homogener verteilt (zugunsten nicht abhängiger Lungenabschnitte). In sitzender Position nimmt dagegen die Homogenität ab, während die intrapulmonale Gasverteilung in Bauchlage (Prone) durch Anaesthesie und Muskelrelaxierung nicht beeinflußt wird. Nach Rehder et al. (1978)[371], mit Genehmigung des Autors und der American Physiological Society

lage eine homogenere inspiratorische Gasverteilung zugunsten nicht abhängiger Lungenbezirke als bei wachen Patienten fanden (Abb. II-41). Da eine Anpassung der in erster Linie von der Schwerkraft bestimmten Lungenperfusion an die veränderte inspiratorische Gasverteilung ausbleibt[372] (Abb. II-42 und II-43), entsteht ein zunehmendes Mißverhältnis zwischen Ventilation und Perfusion (in Rückenlage und Rechtsseitenlage). Hieraus ergibt sich zum einen eine Verschlechterung der Oxygenierung und ein Anstieg von Q_S/Q_T (in Lungenabschnitten mit niedriger $\dot{V}/\dot{Q}$), andererseits eine Beeinträchtigung der CO_2-Elimination (in Regionen mit hoher $\dot{V}/\dot{Q}$). Bei eröffnetem Thorax können solche regionalen Mißverhältnisse zwischen Ventilation und Perfusion noch verstärkt werden.[373]

Ziele der Beatmung

Die arterielle Sauerstoffsättigung sollte mindestens 95% betragen. Die Wahl der inspiratorischen Sauerstoffkonzentration richtet sich nach den

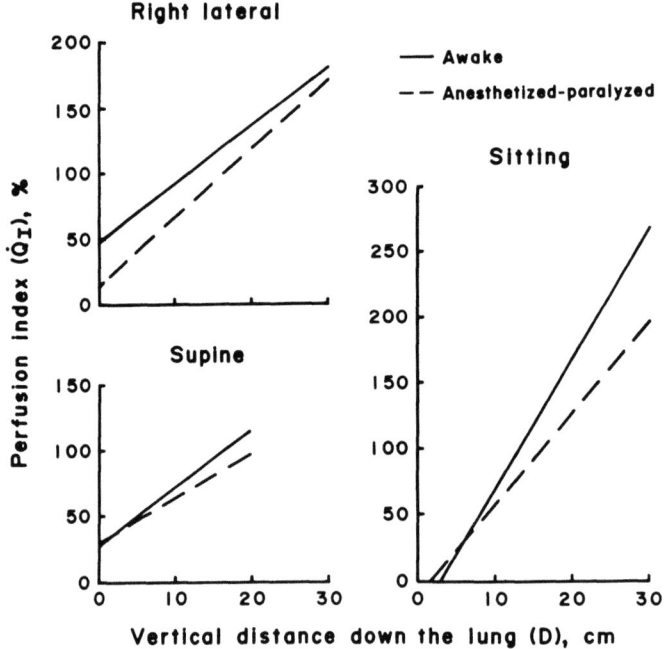

Abb. II-42. Verteilung der intrapulmonalen Perfusion (gemessen mit ^{133}Xenon am Ende einer normalen Exspiration, ausgedrückt als Perfusions-Index $\dot{Q}_I$ in Prozent) in Abhängigkeit von der vertikalen Distanz zwischen nicht abhängigen und abhängigen Lungenabschnitten sowie von der Körperlage bei wachen und bei anaesthesierten und relaxierten (beatmeten) Patienten. Unter Anaesthesiebedingungen bleibt eine Anpassung der in erster Linie von der Schwerkraft bestimmten Lungenperfusion an die veränderte inspiratorische Gasverteilung aus: In Rechtsseitenlage wird die Verteilung der Perfusion noch inhomogener, im Sitzen dagegen homogener. In Rückenlage (Supine) ändert sich die Verteilung nicht signifikant. Nach Rehder (1979)[372], mit Genehmigung des Autors und der Canadian Anaesthetists' Society

Ergebnissen der Blutgasanalyse und muß der individuellen pulmonalen und hämodynamischen Situation, die sich besonders bei herzchirurgischen Patienten schnell ändern kann, angepasst werden.

Für die Ersteinstellung bietet eine FIO$_2$ von 0,5 in der Regel einen genügenden Sicherheitsspielraum. Es darf allerdings nicht übersehen werden, daß für die Sauerstoffversorgung der Gewebe nicht nur die arterielle Sauerstoffsättigung bzw. der P_aO_2 und die Position der O$_2$-Dissoziationskurve, sondern auch der Hämoglobingehalt des Blutes (d.h. der arterielle Sauerstoffgehalt) bzw. die Sauerstofftransportkapazität (TC$_{O_2}$) entscheidend ist:

$$TC_{O_2} = \text{arterieller Sauerstoffgehalt} \cdot \text{Herzzeitvolumen}$$
$$= (Hb \cdot 1{,}37 \cdot S_aO_2 + P_aO_2 \cdot 0{,}0031) \cdot \text{Herzzeitvolumen}$$

Herzchirurgische Patienten sollten normoventiliert werden, d.h. der P_aCO_2 sollte etwa 40±4 mmHg betragen. Eine Hyperventilation muß aus einer Reihe von Gründen vermieden werden:

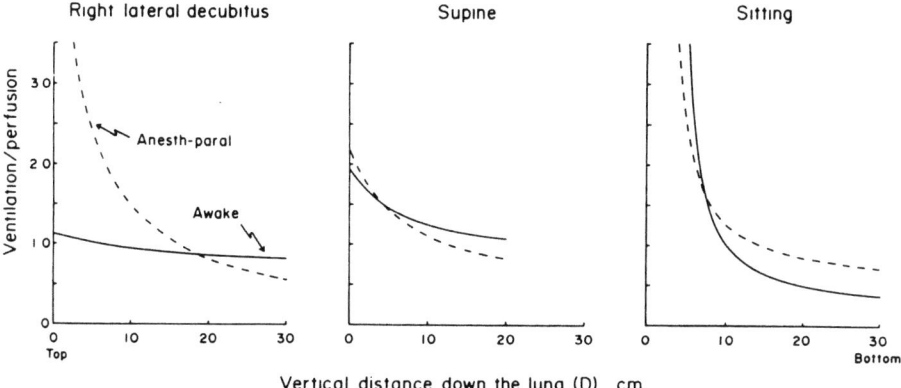

Abb. II-43. Regionale Verteilung des Ventilations-Perfusionsverhältnisses in Abhängigkeit von der vertikalen Distanz zwischen nicht abhängigen (Top) und abhängigen (Bottom) Lungenabschnitten sowie von der Körperlage bei wachen sowie bei anaesthesierten und relaxierten (beatmeten) Patienten. Anaesthesie und Muskelrelaxierung führen in Rechtsseitenlage zu einem deutlichen regionalen Mißverhältnis zwischen Ventilation und Perfusion (hohe $\dot{V}/\dot{Q}$ in nicht abhängigen und niedrige $\dot{V}/\dot{Q}$ in abhängigen Lungenregionen). In Rückenlage (Supine) und sitzender Position sind dagegen nur vergleichsweise leichte Änderungen der regionalen Verteilung zwischen Ventilation und Perfusion nachweisbar. Nach Rehder (1979)[372], mit Genehmigung des Autors und der Canadian Anaesthetists' Society

a) Eine Hypokapnie kann mit einem Anstieg des peripheren Gefäßwiderstandes, einer Abnahme des Herzzeitvolumens sowie einer Zunahme von $\dot{V}O_2$ einhergehen.[383-390]

b) Eine respiratorische Alkalose senkt das Serumkalium und begünstigt Herzrhythmusstörungen.[391]

c) Die O_2-Dissoziationskurve wird durch eine Alkalose nach links verschoben, die Bedingungen für die O_2-Abgabe im Gewebe verschlechtern sich.

d) Niedrige arterielle Kohlensäurepartialdrucke stellen eine potentielle Gefahr für die Durchblutung und Sauerstoffversorgung des Gehirns dar.[392,393]

e) Eine Hypokapnie führt zu einer Abnahme der Koronardurchblutung und zu einem Anstieg des koronaren Gefäßwiderstandes. Die koronarvenöse O_2-Sättigung nimmt ab[262,394-398] (Abb. II-44). Es sind elektrokardiographische, angiographische (Koronarspasmen) und biochemische Zeichen einer Myokardischämie bei Hyperventilation beschrieben worden.[398,399]

f) Eine längerdauernde Hyperventilation geht mit einem Bikarbonatverlust über die Niere einher, so daß eine metabolische Acidose entstehen kann.

Überwachung der Beatmung

a) Respirator

Die Überwachung beginnt mit der Überprüfung des Narkosegerätes: Kontrolle der Anschlüsse für O_2, N_2O und Elektrizität; Kontrolle der Flußmes-

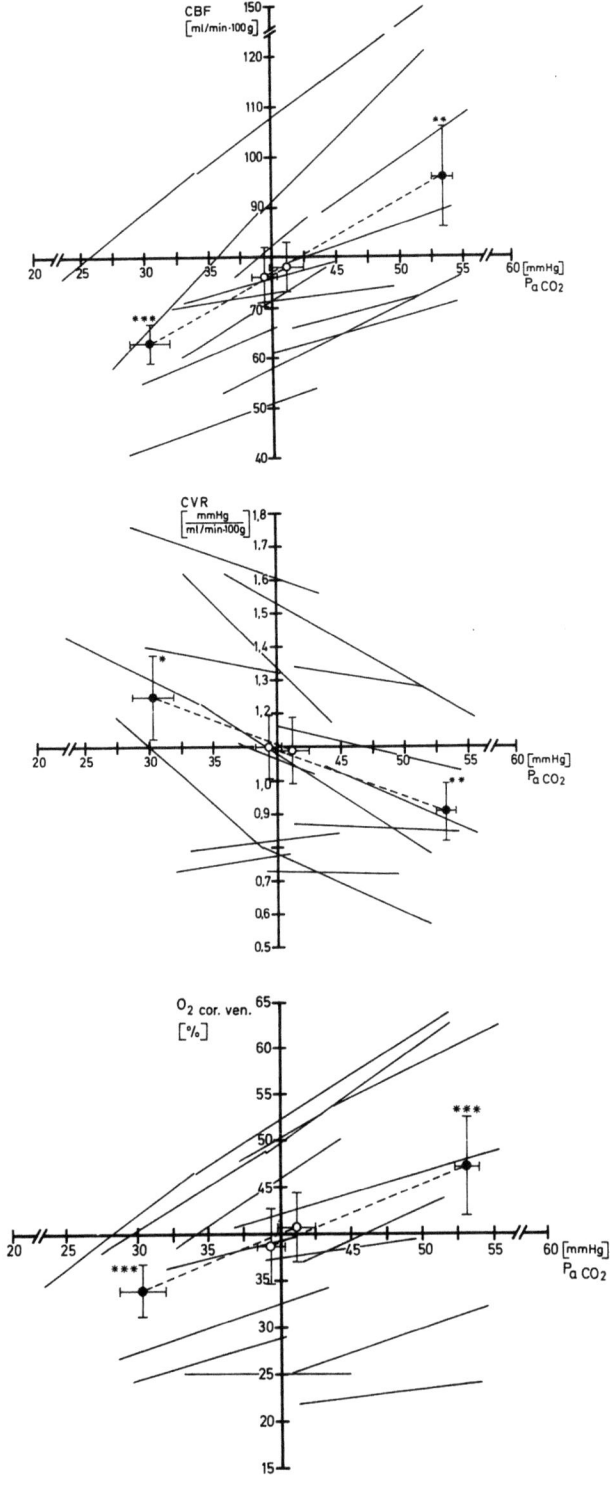

ser, Prüfung der Schlauchsysteme und Ventile auf Dichtigkeit; Überprüfung des CO_2-Absorbers auf Dichtigkeit, ausreichende Atemkalk-Füllung und -Funktion (Farbe); Kontrolle der Flüssigkeitsspiegel im Atemluftbefeuchter bzw. Vernebler sowie im Narkosegasverdampfer. Der Respirator muß Anzeigeinstrumente zur Kontrolle des Exspirationsvolumens, der Atemwegsdrucke, der Beatmungsfrequenz und der inspiratorischen Sauerstoffkonzentration besitzen. Alarmeinrichtungen sind erforderlich für die Erkennung von Beatmungsdruckabfall, Beatmungsdruckanstieg, Stromausfall und Unterbrechung der Sauerstoffzufuhr. Die Alarmeinrichtungen müssen eingeschaltet und ihre Funktion überprüft werden. Nicht eingeschaltete Alarmsysteme sollten sich akustisch oder optisch bemerkbar machen. Zeit- bzw. volumengesteuerte Respiratoren sind druckgesteuerten Geräten vorzuziehen. Zu den fundamentalen Überwachungsmethoden gehört die Beobachtung der Thoraxexkursionen während der Beatmung, die Überprüfung der Tubusmanschette auf Dichtigkeit und die Auskultation beider Lungen. Hypoxie und Hyperkapnie beruhen nicht selten auf der Mißachtung einfachster Überwachungsmaßnahmen.

b) Oxygenierung des Blutes

Die Beurteilung der Farbe von Haut, Schleimhäuten sowie des Blutes im Operationsfeld ist ebenfalls eine einfache aber von Fehleinschätzungen nicht freie Überwachungsmaßnahme, die trotzdem nicht vernachlässigt werden darf. Präzisere Informationen über den Gasaustausch lassen sich durch die Messung arterieller Blutgase erhalten, wobei kontinuierliche intravasale Methoden künftig eine zunehmende Bedeutung haben dürften. Bei der Interpretation arterieller Blutgaswerte ist zu berücksichtigen, daß die Oxygenierung des Blutes außer vom Alter des Patienten, der Lungenfunktion und der FIO_2 von einer Reihe weiterer Faktoren abhängig ist. Die Effektivität der Oxygenierung des arteriellen Blutes wird global bestimmt durch das Verhältnis von alveolärer Ventilation zu Perfusion ($\dot{V}_A/\dot{Q}_T$).

Das Ausmaß eines intrapulmonalen Rechts-Links-Shunts läßt sich unter der Voraussetzung normaler Werte für $AVDO_2$, Herzzeitvolumen, Sauerstoffverbrauch, Hämoglobinkonzentration und P_{50} aus der Differenz zwischen alveolärem und arteriellem Sauerstoffpartialdruck ($P_AO_2 - P_aO_2$) ermitteln (Abb. II-45). Bei Beachtung der genannten Voraussetzungen kann ein von Benatar et al.[401] angegebenes Diagramm (Abb. II-46) zur Abschätzung des bei unterschiedlichen inspiratorischen Sauerstoffkonzentrationen zu erwartenden arteriellen Sauerstoffpartialdruckes verwendet werden.

◀ **Abb. II-44.** Einfluß von Hypokapnie und Hyperkapnie auf die Koronardurchblutung (CBF), den koronaren Gefäßwiderstand (CVR) und die Sauerstoffsättigung im sinus coronarius ($O_{2cor.ven.}$) beim Hund unter Anaesthesiebedingungen (Einzelbeobachtungen sowie $\bar{x} \pm s_{\bar{x}}$, n = 8). *P<0,05; **P<0,01; ***P<0,005. (Tarnow, unveröffentlichte Befunde)

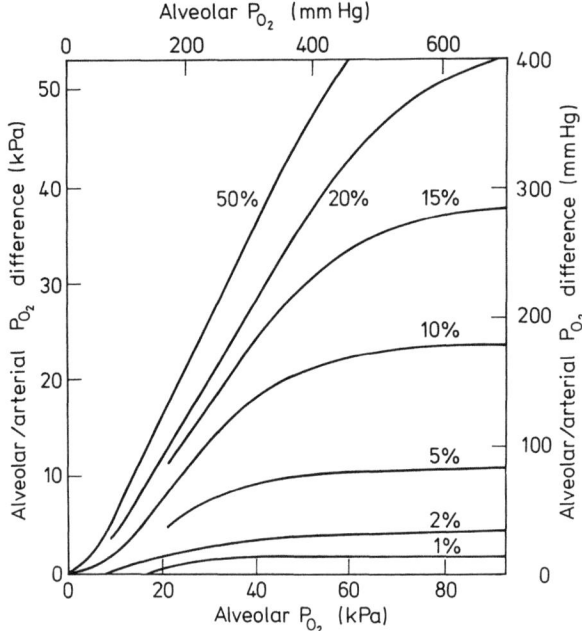

Abb. II-45. Beziehung zwischen alveolärem Sauerstoffpartialdruck, alveolo-arterieller PO_2-Differenz und intrapulmonalem Rechts-Links-Shunt. Normalwerte für $AVDO_2$, Hämoglobinkonzentration und P_{50} sind vorausgesetzt. Nach Nunn (1977)[400], mit Genehmigung des Autors und des Verlages

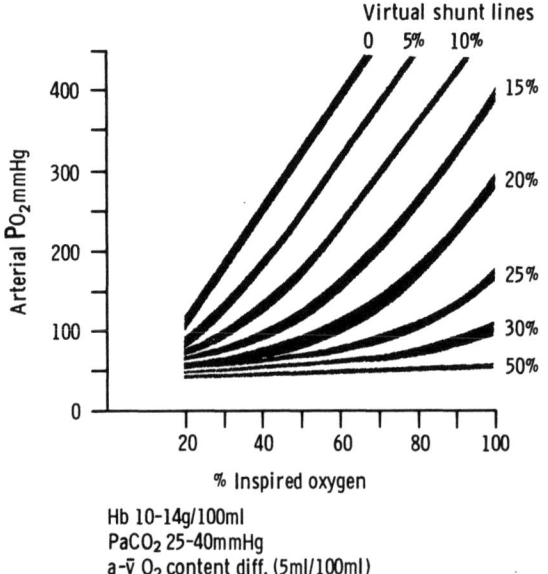

Abb. II-46. Beziehung zwischen inspiratorischer Sauerstoffkonzentration, P_aO_2 und intrapulmonalem Rechts-Links-Shunt. Nach Benatar et al. (1973)[401], mit Genehmigung des Autors und des Verlages

Eine Analyse der Shuntformel:

$$\dot{Q}_S/\dot{Q}_T = \frac{(P_AO_2 - P_aO_2) \cdot 0{,}0031}{(C_aO_2 - C_{\bar{v}}O_2) + (P_AO_2 - P_aO_2) \cdot 0{,}0031}$$

macht allerdings deutlich, daß eine vollständige Erfassung pulmonaler Gasaustauschvorgänge nicht ohne Kenntnis des Herzzeitvolumens und Sauerstoffverbrauches möglich ist, da beide Größen die in die Shuntformel eingehende arteriogemischtvenöse O_2-Gehaltsdifferenz (C_aO_2-$C_{\bar{v}}O_2$) beeinflussen bzw. in ihr zum Ausdruck kommen.

Abbildung II-47 zeigt den Einfluß von Änderungen des Herzzeitvolumens bzw. der $AVDO_2$ auf den arteriellen Sauerstoffpartialdruck in Abhängigkeit vom Ausmaß des Rechts-Links-Shunts (ein konstanter Sauerstoffverbrauch vorausgesetzt, $FIO_2 = 1{,}0$). Bei einem $\dot{Q}_S/\dot{Q}_T$ von 25% führt eine Verdreifachung des Herzzeitvolumens von 4,2 L/min auf 12,6 L/min zu einem Anstieg des P_aO_2 von 110 mmHg auf 460 mmHg. Bei höheren Shuntvolumina ist dieser Effekt jedoch weit geringer: Bei einem $\dot{Q}_S/\dot{Q}_T$ von 40% hat ein Anstieg des Herzzeitvolumens von 4,2 L/min auf 6,3 L/min keinen nennenswerten Einfluß mehr auf den arteriellen Sauerstoffpartialdruck; wird das Herzzeitvolumen von 4,2 L/min auf 12,6 L/min gesteigert, nimmt der P_aO_2 von etwa 70 mmHg auf 230 mmHg zu. Entsprechende Zusammenhänge gelten auch für Veränderungen des Sauerstoffverbrauches. Zum Beispiel geht eine Zunahme von $\dot{V}O_2$ mit einer Abnahme der gemischtvenö-

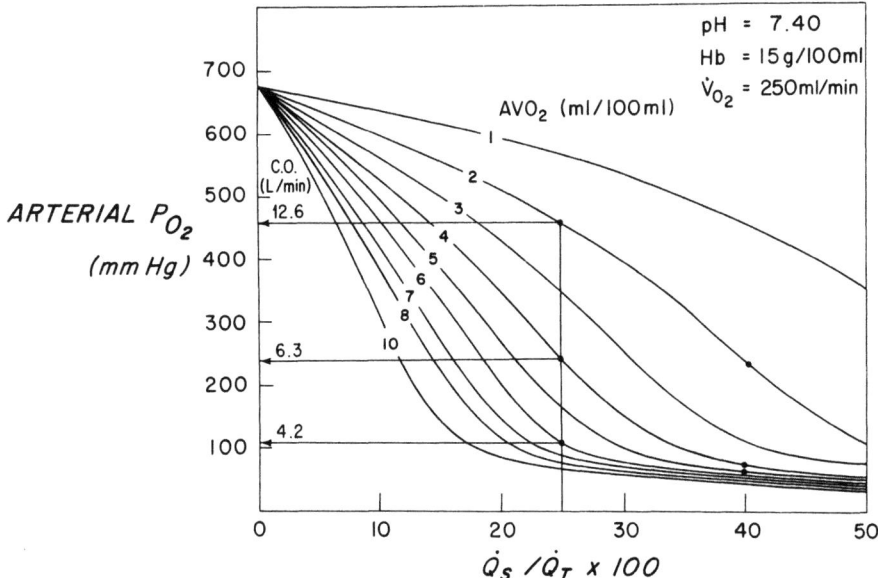

Abb. II-47. Einfluß des Herzzeitvolumens (C.O.) bzw. der arterio-gemischtvenösen Sauerstoffgehaltsdifferenz (AVO_2) auf den arteriellen Sauerstoffpartialdruck bei mittlerem (25%) und hohem (40%) intrapulmonalen Rechts-Links-Shunt. Näheres s. Text. Modifiziert nach Laver et al. (1972)[402], mit Genehmigung des Autors und des Verlages

sen Sauerstoffsättigung bzw. einem Anstieg der $AVDO_2$ einher, und der P_aO_2 fällt ab, wenn das Herzzeitvolumen nicht entsprechend der $\dot{V}O_2$-Zunahme mit ansteigt. Die in Abbildung II-47 dargestellten Zusammenhänge zwischen HZV (bzw. $AVDO_2$ oder $\dot{V}O_2$), P_aO_2 und Shunt lassen allerdings die Tatsache außer acht, daß bei einer Zunahme des Herzzeitvolumens Q_S/Q_T nicht konstant bleibt, sondern ansteigen kann.[403-406] Die Verhältnisse werden noch dadurch kompliziert, daß auch die FIO_2 einen Einfluß auf den intrapulmonalen Rechts-Links-Shunt hat: Hohe alveoläre Sauerstoffkonzentrationen hemmen die hypoxische pulmonale Vasokonstriktion (HPV), wodurch die Perfusion nicht- oder minderbelüfteter Alveolarbezirke zunehmen und Q_S/Q_T ansteigen kann.[407,408] Schließlich muß berücksichtigt werden, daß auch Anaesthetika und andere Pharmaka den pulmonalen Gefäßtonus und damit das Verhältnis von Ventilation zu Perfusion beeinflussen.[409,410]

c) CO_2-Elimination

Eine fortlaufende Messung der endexspiratorischen CO_2-Konzentration erleichtert die Adjustierung des Respirators und erlaubt eine Reduzierung der Anzahl notwendiger Blutgasanalysen. Für die CO_2-Messung in der Ausatmungsluft eignen sich Ultrarotabsorptionsspektrometer oder auch Massenspektrometer, die allerdings erheblich teurer sind. Unter theoretischen Idealbedingungen (kein Gradient zwischen P_aCO_2 und P_ACO_2: $(a-A)DCO_2 = 0$) ist der Patient normoventiliert, wenn die endexspiratorische CO_2-Konzentration unter Berücksichtigung der Querempfindlichkeit des Analysators gegenüber Lachgas 5,6% beträgt: $(760-47) \cdot 5{,}6/100 = 40$ mmHg.

Da jedoch selbst in der gesunden Lunge aufgrund regional unterschiedlicher Interaktionen zwischen Schwerkraft, Pulmonalarteriendruck, linkem Vorhofdruck und Alveolardruck Belüftung und Durchblutung inhomogen verteilt sind[411], ist die endexspiratorische Kohlensäurekonzentration auch unter Normoventilationsbedingungen ($P_aCO_2 = 40$ mmHg) niedriger als der theoretische Idealwert von 5,6%. Die Zusammensetzung der Endexspirationsluft stellt nämlich eine Gasmischung dar, die aus ventilierten und relativ unterperfundierten Alveolen (mit niedrigem CO_2-Gehalt) sowie aus ventilierten und gut perfundierten Alveolen (mit höherem CO_2-Gehalt) stammt. Deshalb lässt sich auch bei gesunden Patienten ein kleiner arterioalveolärer PCO_2-Gradient (etwa 5 mmHg) nachweisen. Aus einer Reihe von Gründen (Abb. II-48) kann die Inhomogenität von Belüftung und Durchblutung sowie V_D/V_T (das ist derjenige Anteil des Atemvolumens, der nicht am Gasaustausch teilnimmt) erheblich zunehmen, wobei der Gradient zwischen arteriellem und alveolärem PCO_2 entsprechend größer wird:

1. Eine Nicht- oder Unterperfusion belüfteter Alveolen z.B. bei Lungenembolie oder einem Druckabfall in der A. pulmonalis infolge Blutverlust, niedrigem Herzzeitvolumen oder pharmakologischer Intervention (Vasodilatatoren). Da die Alveolarluft ventilierter aber nicht perfundierter Lungenbezirke nicht am Gasaustausch teilnimmt, behält sie die

SOURCES OF MIXED ARTERIAL TO MEAN ALVEOLAR CO_2 GRADIENTS

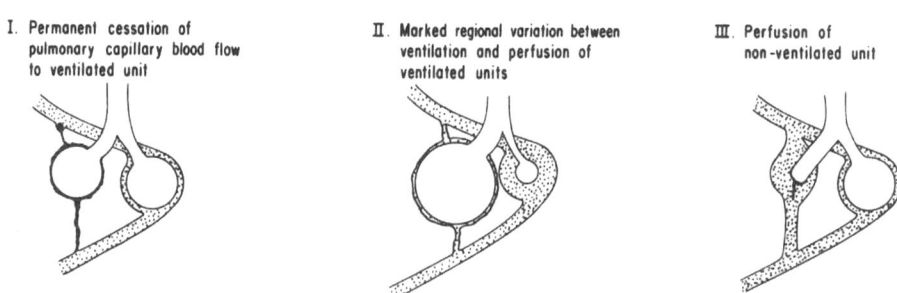

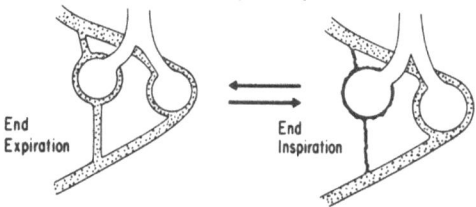

Abb. II-48. Ursachen für die Entstehung eines Gradienten zwischen arteriellem und alveolärem CO_2. Bei allen 4 Mechanismen besteht ein Mißverhältnis zwischen Belüftung und Durchblutung ($\dot{V}_A/\dot{Q}_T$) bzw. eine erhöhte Totraumventilation (V_D/V_T). Näheres s. Text. Nach Laver et al. (1972)[402], mit Genehmigung des Autors und des Verlages

Zusammensetzung der Inspirationsluft. Der niedrige CO_2-Gehalt dieser Fraktion der Endexspirationsluft führt zu einer Verdünnung von CO_2, das aus perfundierten Alveolen stammt. Damit vermindert sich der gesamtendexspiratorische CO_2-Gehalt (I, Abb. II-48).

2. Regional unterschiedliche Mißverhältnisse zwischen Belüftung und Durchblutung z.B. bei Thorakotomie oder chronisch obstruktiver Lungenerkrankung. Eine CO_2-Retention kann dadurch entstehen, daß überwiegende Anteile der Lunge hypoventiliert und überperfundiert sind, während kleinere Lungenanteile hyperventiliert und unterperfundiert werden (II, Abb. II-48).

3. Perfusion nicht beatmeter Alveolen: Blut aus nicht ventilierten Alveolargebieten behält die Zusammensetzung des gemischtvenösen Blutes und erhöht den CO_2-Gehalt des arteriellen Blutes (III, Abb. II-48).

4. Eine intermittierende (inspiratorische) Unterbrechung der Kapillardurchblutung bei respiratorischer Insuffizienz: Sie entsteht dann, wenn größere Lungenanteile eine niedrige Compliance besitzen und der resultierende hohe inspiratorische Beatmungsdruck in Gebieten mit hoher Compliance zu einer Kapillarkompression führt (IV, Abb. II-48).

Abbildung II-49 zeigt, welchen Einfluß Q_S/Q_T sowie das Herzzeitvolumen (dargestellt als arterio-gemischtvenöse CO_2-Gehaltsdifferenz) auf den Gra-

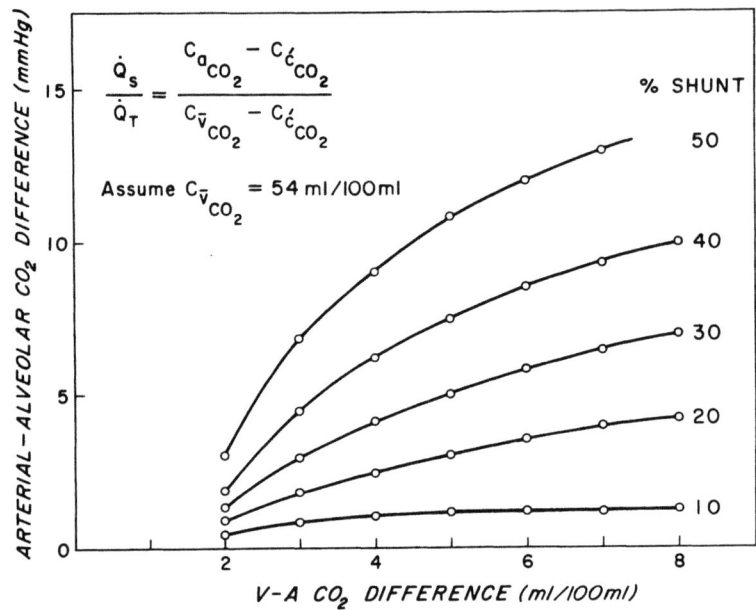

Abb. II-49. Einfluß des Herzzeitvolumens (ausgedrückt als arteriogemischtvenöse CO_2-Gehaltsdifferenz) und des intrapulmonalen Rechts-Links-Shunts auf den arterio-alveolären PCO_2-Gradienten. Nach Bendixen et al. (1965)[412], mit Genehmigung des Autors und des Verlages

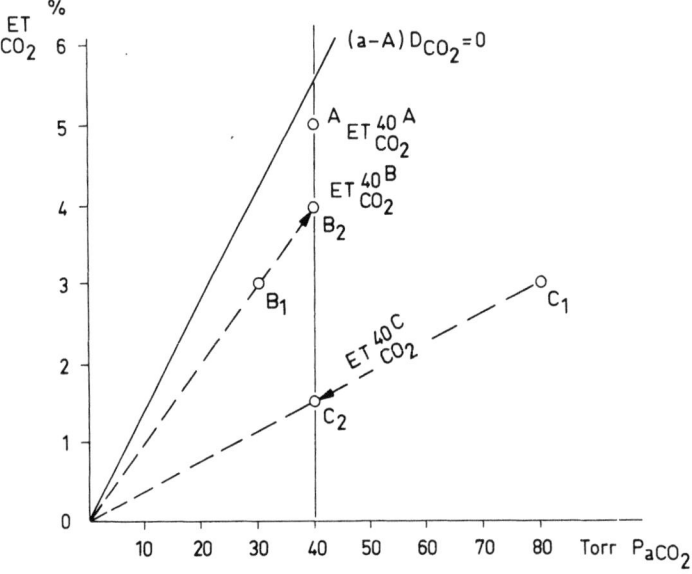

Abb. II-50. Beziehung zwischen arteriellem Kohlensäurepartialdruck und endexspiratorischer CO_2-Konzentration sowie Bestimmung des $ET_{CO_2}^{40}$-Wertes unter normalen und pathologischen Belüftungs-Durchblutungsverhältnissen. Einzelheiten s. Text. Nach Janssen (1976)[413], mit Genehmigung des Autors und des Verlages

dienten zwischen alveolärem und arteriellem PCO_2 haben. Der Gradient wird um so größer, je höher $\dot{Q}_S/\dot{Q}_T$ und je kleiner das Herzzeitvolumen ist. Zur Aufrechterhaltung eines normalen P_aCO_2 muß unter diesen Bedingungen die Ventilation der am Gasaustausch teilnehmenden Alveolarbezirke erhöht werden.

Schließlich muß berücksichtigt werden, daß die CO_2-Produktion ($\dot{V}_{CO_2}$) sich ebenfalls ändern und den arteriellen Kohlensäurepartialdruck bzw. die alveoläre CO_2-Konzentration beeinflussen kann. Aus den geschilderten Zusammenhängen geht hervor, daß eine fortlaufende Messung der endexspiratorischen CO_2-Konzentration nicht nur für die Einstellung und Aufrechterhaltung der Normoventilation nützlich ist, sondern auch als empfindlicher Maßstab für die Beurteilung des globalen Ventilations-Perfusionsverhältnisses dienen kann, wenn sie zum arteriellen PCO_2 in Beziehung gesetzt wird. Die Verwendung eines einfachen Diagramms erleichtert das Verständnis der Zusammenhänge und die Adjustierung des Respirators: Der Schnittpunkt der durchgezogenen diagonalen und vertikalen Linien in Abb. II-50 stellt den theoretischen Idealfall dar, bei dem ein P_aCO_2 von 40 mmHg einer endexspiratorischen Kohlensäurekonzentration ($ET^{40}_{CO_2}$) von 5,6% entspricht und die arterio-alveoläre PCO_2-Differenz (a-A) $D_{CO_2}=0$ ist. Aufgrund des schon bei Lungengesunden bestehenden geringen PCO_2-Gradienten zwischen Arterie und Alveole ist unter „Normalbedingungen" eine Normocapnie ($P_aCO_2=40$ mmHg) zu erwarten, wenn die endexspiratorische CO_2-Konzentration ($ET^{40}_{CO_2}$) 5% beträgt (Punkt A in Abb. II-50.). Wird dagegen bei einem P_aCO_2 von 30 mmHg eine endexspiratorische CO_2-Konzentration von 3% gemessen (Punkt B_1 in Abb. II-50), ist der Patient hyperventiliert. Normocarbie ist erreicht, wenn die endexspiratorische CO_2-Konzentration 3,9% beträgt ($ET^{40}_{CO_2}=3,9\%$; Punkt B_2 in Abb. II-50). Wenn bei einem P_aCO_2 von 80 mmHg ein endexspiratorisches CO_2 von 3% angezeigt wird (Punkt C_1 in Abb. II-50), ist der Patient hypoventiliert. Eine Normoventilation ist dann erzielt, wenn der CO_2-Analysator eine endexspiratorische Kohlensäurekonzentration von 1,5% anzeigt ($ET^{40}_{CO_2}=1,5\%$; Punkt C_2 in Abb. II-50). Der vertikale Abstand der Punkte B_2 und C_2 gegenüber A ist ein Maß für die Inhomogenität der Durchblutung bzw. ein Maß für die Totraumventilation (V_D/V_T). Inhomogenität der Perfusion und Totraumventilation sind um so größer, je weiter diese Punkte von A entfernt sind bzw. je kleiner $ET^{40}_{CO_2}$ ist. Die Berechtigung der Annahme einer linearen Beziehung zwischen exspiratorischer CO_2-Konzentration und P_aCO_2 ergibt sich aus der Tatsache, daß die CO_2-Dissoziationskurve im klinisch relevanten Bereich zwischen 25 und 70 mmHg praktisch eine Gerade ist.

Für die Erklärung auffälliger Diskrepanzen zwischen P_aCO_2 und Atemminutenvolumen kann auch eine Bestimmung von V_D/V_T (Normalwert: 0,3) mit Hilfe der Bohrschen Gleichung von Nutzen sein:

$$\frac{V_D}{V_T} = \frac{P_aCO_2 - P_{\bar{E}}CO_2}{P_aCO_2} = \frac{1 - P_{\bar{E}}CO_2}{P_aCO_2}$$

wobei $P_{\bar{E}}CO_2$ die mittlere exspiratorische CO_2-Spannung repräsentiert. $P_{\bar{E}}CO_2$ läßt sich aus der mittleren exspiratorischen CO_2-Konzentration ($F_{\bar{E}}CO_2$) unter Berücksichtigung des Barometerdruckes und der Abhängigkeit des Wasserdampfdruckes von der Temperatur ermitteln.[414]

Die hier geschilderten Zusammenhänge machen deutlich, daß invasive Methoden der Kreislaufüberwachung auch einer besseren Beurteilung pulmonaler Gasaustauschvorgänge dienen. Mit Hilfe eines Swan-Ganz Katheters lassen sich der intrapulmonale Rechts-Links-Shunt exakt bestimmen und Fehleinschätzungen vermeiden: Wird z.B., wie in Abb. II-45, eine $AVDO_2$ von 5 ml/100 ml vorausgesetzt und die $AVDO_2$ nicht gemessen, können sich bei der Bestimmung von $\dot{Q}_S/\dot{Q}_T$ mit Hilfe des Diagramms erhebliche Fehler ergeben. Ist z.B. die tatsächliche $AVDO_2$ nur 2,5 ml/100 ml Blut, wird $\dot{Q}_S/\dot{Q}_T$ um 50% zu niedrig eingeschätzt. Wechselwirkungen zwischen Hämodynamik und pulmonalem Gasaustausch spielen nicht nur eine Rolle bei der Überwachung und Behandlung einer primären respiratorischen Insuffizienz, sondern auch bei primär hämodynamischen Störungen, z.B. bei akuter Linksherzinsuffizienz: Ein Linksherzversagen führt über den Druckanstieg in den Lungenvenen zu einem interstitiellen und schließlich intraalveolären Ödem. Da flüssigkeitsgefüllte Alveolen perfundiert aber nicht belüftet werden, nimmt $\dot{Q}_S/\dot{Q}_T$ zu und es resultiert eine arterielle Hypoxämie. Eine wesentliche Verbesserung der Oxygenierung des arteriellen Blutes läßt sich in erster Linie durch eine Therapie der Linksherzinsuffizienz (und eine Erhöhung des Atemwegdruckes) erreichen. Messungen des linksventrikulären Füllungsdruckes, des Herzzeitvolumens und der $AVDO_2$ dienen deshalb auch der Überwachung des pulmonalen Gasaustausches.

d) Beatmungsmechanik

Der Quotient aus dem Atemzugvolumen und der Druckdifferenz zwischen endinspiratorischem und endexspiratorischem Beatmungsdruck ergibt die statische Gesamtcompliance (Thorax und Lunge). Voraussetzung für eine korrekte Beurteilung der Compliance ist ein konstantes Atemzugvolumen und eine Plateaudruckkurve mit einer inspiratorischen Pause von etwa einer Sekunde. Eine akut erniedrigte Compliance deutet auf eine Verlegung des linken Hauptbronchus z.B. durch einen nach distal verschobenen Tubus, auf die Entstehung eines Pneumothorax oder auf eine nachlassende Muskelrelaxierung hin. Aufwendiger ist die Bestimmung der Atemwegswiderstände (Gesamtwiderstand und Lungenwiderstand), sie erfordert Flußmessungen mit Hilfe eines Pneumotachographen und Druckmessungen im Pleuraspalt bzw. im Oesophagus.

10.3. Hirnfunktion

Bei Herzoperationen mit extrakorporaler Zirkulation muß auch nach anscheinend unauffälligem Narkose- und Operationsverlauf mit dem Auftreten cerebraler Komplikationen gerechnet werden. Die Angaben über die Inzidenz neurologisch-psychiatrischer Störungen nach Herzoperationen schwanken je nach Empfindlichkeit der verwendeten diagnostischen Methoden zwischen 3% und 60%.[415-424] Während hämodynamische Überwachungsmethoden im Verlauf der letzten zehn Jahre eine zunehmende Perfektionierung erfahren haben, ist die Überwachung der Hirnfunktion nicht im gleichen Maße weiterentwickelt worden. Bessere Oxygenatoren und Perfusionssysteme sowie die Anwendung von Mikrofiltern haben zwar zu einer verminderten Häufigkeit neurologischer Störungen nach Herzoperationen geführt, trotzdem bleibt das Gehirn ein besonders gefährdetes Organ. Auch aus der Tatsache, daß Herzoperationen zunehmend bei älteren Patienten mit oft fortgeschrittenen und diffusen arteriosklerotischen Veränderungen durchgeführt werden, ergibt sich die Notwendigkeit einer kontinuierlichen Überwachung der elektrischen Hirnaktivität mit dem Ziel, cerebrale Schäden rechtzeitig zu erkennen und, wenn möglich, zu behandeln.

Das konventionelle EEG kann hierzu keinen entscheidenden Beitrag leisten, wegen des hohen apparativen und personellen Aufwandes ist es für einen routinemäßigen Einsatz in der Herzchirurgie ungeeignet. Hinzu kommt die große Störanfälligkeit der meisten EEG-Geräte beim Betrieb im Operationssaal, der bei kontinuierlicher Registrierung hohe Papierverbrauch sowie die zeitaufwendige und eine spezielle Ausbildung erfordernde Auswertung von EEG-Kurven. Oft lassen sich Aktivitätsveränderungen und Trends erst bei retrospektiver Analyse erkennen.

Durch die Entwicklung computerisierter EEG-Analyseverfahren ist es möglich geworden, EEG-Signale so zu filtern und zu komprimieren, daß eine kontinuierliche und übersichtliche Darstellung der elektrischen Hirnaktivität es auch dem in der Interpretation von Hirnstromkurven weniger Erfahrenen erlaubt, Rückschlüsse auf den cerebralen Funktionszustand zu ziehen. Bei geeigneter Registriergeschwindigkeit und Artefaktunterdrückung werden durch diese Analyseverfahren Veränderungen der cerebralen Aktivität meist deutlicher dargestellt als im konventionellen EEG, auch wenn Detailinformationen über die cortikale Funktion verloren gehen.

Für die kontinuierliche Überwachung der elektrischen Hirnaktivität im Operationssaal stellt der von Maynard et al.[425] entwickelte Hirnfunktionsmonitor eine wertvolle Erweiterung der bisherigen Überwachungsmöglichkeiten bei solchen Eingriffen dar, bei denen mit der Möglichkeit einer cerebralen Hypoxie oder Ischämie gerechnet werden muß. Der Hirnfunktionsmonitor ist ein handlicher, leichter und vergleichsweise billiger Einkanal-EEG-Schreiber (Abb. II-51) mit geringer Störanfälligkeit, dessen EEG-Signal in ein logarithmisch dargestelltes Amplitudenfrequenzprodukt umgewandelt wird, das eine kontinuierliche Analyse der elektrischen Hirnaktivität erlaubt. Die Ableitung der Hirnstromsignale erfolgt in der Regel über biparietal angelegte Silberchlorid- oder intradermale Platin-Nadelelektroden bei C_3 und C_4 oder P_3 und P_4 des internationalen 10-20er Systems. Bei dieser Anordnung lassen sich Artefakte durch Muskelaktivität, Augenbewegungen, Schweißabsonderungen etc. weitgehend vermeiden, außerdem sind hier im allgemeinen die höchsten Amplituden zu erwarten. Da in der Parietalregion die Endversorgungsgebiete der Aa. cerebri anterior, media und posterior aneinandergrenzen, und damit der Cortex in die-

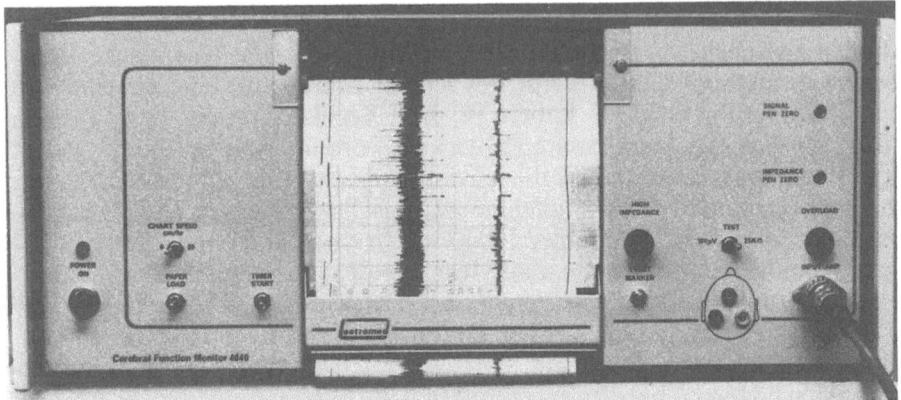

Abb. II-51. Hirnfunktionsmonitor (Modell 4640 Lectromed Ltd). Die Schwankungen der elektrischen Hirnaktivität werden als vertikale Oszillationen dargestellt. Zur Differenzierung elektrischer Artefakte und Interferenzen wird auf einem zweiten Kanal die Elektrodenimpedanz aufgezeichnet. Das Gerät enthält außerdem eine Zeitschreibung und einen Ereignismarkierer

sen Grenzregionen am empfindlichsten auf eine unzureichende Sauerstoffversorgung reagiert[429], werden cerebrale Perfusionsstörungen hier früher als bei frontaler oder temporaler Elektrodenlokalisation erfaßt. Eine dritte Elektrode dient der Reduzierung elektrischer Interferenzen. Die EEG-Signale werden einer Frequenzanalyse unterzogen, gefiltert, verdichtet und nach semilogarithmischer bzw. logarithmischer Amplitudenkompression in ein Amplitudenfrequenzprodukt transformiert. Durch diese Filterung wird zwar nur der Frequenzbereich von 2-20 Hz erfaßt, wodurch ein Teil des Informationsgehaltes der Hirnstromsignale verloren geht, andererseits werden aber Artefakteinflüsse (z.B. durch Schwitzen oder Muskelzittern) weitgehend ausgeschaltet. Die Amplitude wird so komprimiert, daß niedrige Amplituden (bis 6 µV) linear, höhere Amplituden (8-20 µV) semilogarithmisch und Amplituden über 25 µV logarithmisch dargestellt werden. Dadurch entfällt bei stärkeren Schwankungen der elektrischen Hirnaktivität (z.B. bei Krampfpotentialen) die Notwendigkeit, den Meßbereich zu ändern. Die so gefilterten und komprimierten elektrischen Hirnsignale werden als vertikale Oszillationen mit einem Papiervorschub von 6, 30 oder 600 cm/h aufgezeichnet. Durch die langsame Registriergeschwindigkeit stellen sich die Oszillationen als breites Band dar, dessen unteres Niveau dem jeweils niedrigsten und dessen oberes Niveau dem jeweils höchsten Amplitudenfrequenzprodukt zu einem bestimmten Zeitpunkt entspricht. Die Breite des Bandes sowie dessen Verlauf wird zur Beurteilung der Variabilität der cerebralen Aktivität herangezogen.

Im allgemeinen zeigt die Hirnfunktionskurve während herzchirurgischer Eingriffe bei gleichbleibender Narkosetiefe, Temperatur und adäquater cerebraler Perfusion einen gleichmäßigen Verlauf. Veränderungen des Aktivitätsniveaus müssen deshalb umgehend identifiziert und nach Möglichkeit korrigiert werden. Dabei ist zu beachten:

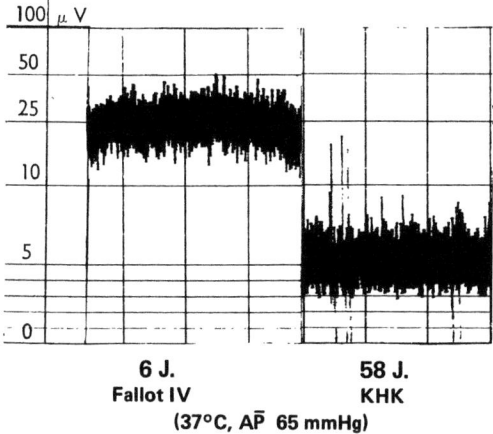

Abb. II-52. Altersabhängigkeit des Registrierbandniveaus. Dargestellt ist die elektrische Hirnaktivität bei einem 6jährigen Kind mit Fallot-Tetralogie und bei einem 58jährigen Mann mit koronarer Herzkrankheit unter vergleichbaren Anaesthesiebedingungen

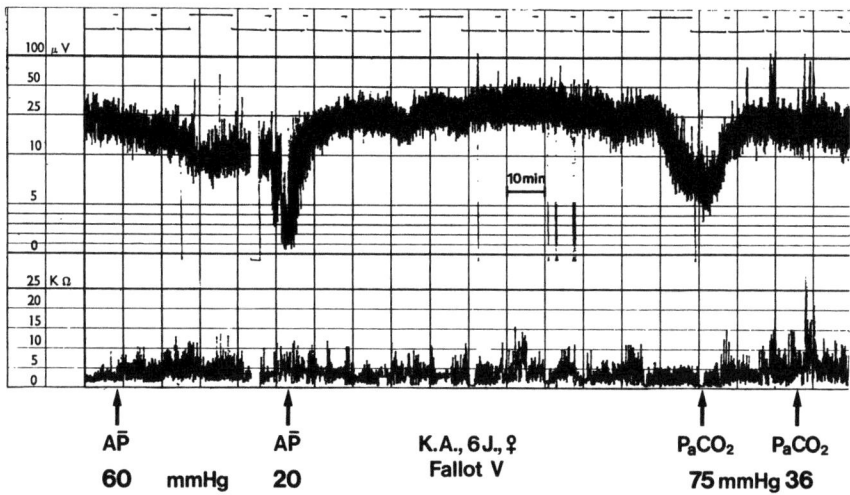

Abb. II-53. Intraoperativer Verlauf der cerebralen elektrischen Aktivität bei einem 4jährigen Kind mit Fallot-Pentalogie. Die Kanülierung der Hohlvenen führte zu einer kurzfristigen Hypotension (A$\bar{P}$ = 20 mmHg), die mit einer Abnahme der elektrischen Hirnaktivität einherging (unteres Registrierbandniveau bei 1 µV). Schnelle Erholung mit Beginn der extrakorporalen Zirkulation. Die hierauf folgende Zunahme der cerebralen Aktivität über das Ausgangsniveau hinaus stand vermutlich mit einer besseren Oxygenierung des Gehirns während der EKZ in Zusammenhang. Kurz vor Operationsende (Totalkorrektur) erneute Depression der elektrischen Hirnaktivität (unteres Registrierbandniveau 4-5 µV) infolge Hyperkarbie (P_aCO_2 75 mmHg, P_aO_2 132 mmHg). Prompte Erholung nach Widerherstellung der Normoventilation (P_aCO_2 36 mmHg). Der postoperative neurologische Verlauf war unauffällig

132 Anaesthesie bei Erwachsenen mit erworbenen Herzerkrankungen

1. Bei Kindern findet sich meist ein höheres Spannungsniveau (20 µV) als bei Erwachsenen (5-15 µV) (Abb. II-52). Variationen der elektrischen Hirnaktivität z.B. durch Veränderungen der Beatmung oder der Narkosetiefe sind bei Kindern stärker ausgeprägt als bei Erwachsenen.
2. Metabolische Faktoren (z.B. pCO_2, pH, pO_2, Blutzucker) beeinflussen die Hirnfunktionskurve erst bei erheblichen Abweichungen von der Norm. Hypoxie führt zu einer ähnlichen Spannungsreduzierung wie extreme Hypo- oder Hyperkapnie. In diesem Zusammenhang ist zu erwähnen, daß bei cyanotischen Herzfehlern unmittelbar nach Beginn der extrakorporalen Zirkulation häufig ein Anstieg im Niveau der elektrischen Hirnaktivität zu beobachten ist, was durch eine Verbesserung der cerebralen Sauerstoffversorgung mit Beginn der EKZ erklärt werden könnte[426,427] (Abb. II-53).

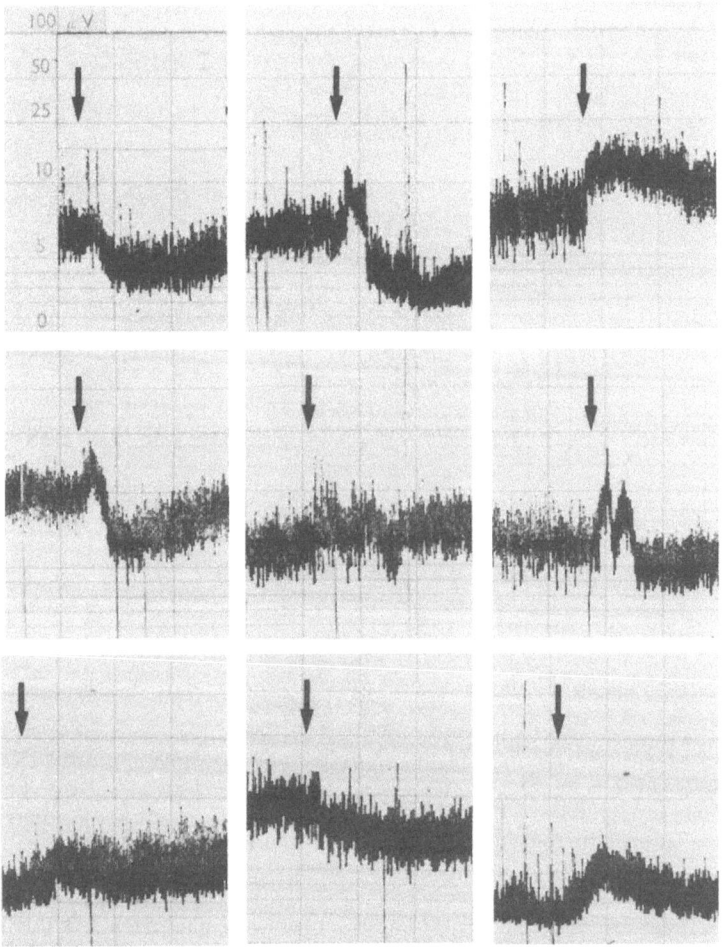

Abb. II-54. Häufig vorkommende Veränderungen des cerebralen Aktivitätsniveaus mit Beginn der extrakorporalen Zirkulation (Pfeile)

3. Häufig sind zu Beginn der extrakorporalen Zirkulation deutliche Schwankungen im Aktivitätsniveau der Hirnfunktionskurve nachweisbar (Abb. II-54). Die Ursache für solche Aktivitätsschwankungen sollten möglichst geklärt werden, obwohl nicht in jedem Falle Normabweichungen metabolischer Parameter oder stärkere Veränderungen im Blutdruckniveau gefunden werden.
4. Blutdruckabfälle führen zu einer Depression des Registrierbandniveaus, wenn der Autoregulationsbereich der Hirndurchblutung unterschritten wird. Dies ist besonders bei raschen Druckänderungen festzustellen (Abb. II-53). Dabei ist zu beachten, daß die untere Grenze für einen ausreichenden cerebralen Perfusionsdruck durch Hypoxämie, Hypoglykämie, Temperaturerhöhung, Hypertonus oder durch Behinderung des venösen Rückstromes angehoben wird.
5. Primär cerebrale Faktoren, die die Hirnfunktionskurve beeinflussen können, sind bei herzchirurgischen Eingriffen selten. Eine durch cerebrale Gefäßveränderungen bedingte Verminderung der Hirndurchblutung muß jedoch bei älteren Patienten in Betracht gezogen werden.
6. Spannungsreduzierung bei Hypothermie (Abb. II-55) bzw. eine Depression des Registrierbandes bis zum 0-Niveau bei Hypothermie unter 25° ist ein Indikator für eine metabolisch bedingte Verminderung der neuronalen Aktivität (Abb. II-56). Ähnliche Depressionen der cerebralen Aktivität können auch medikamentös bedingt sein (z.B. durch Barbiturate bzw. durch eine extrem tiefe Anaesthesie). Dadurch wird die Aussagefähigkeit des Hirnfunktionsmonitors über die individuelle Hypoxämie- oder Ischämietoleranz unter Anaesthesiebedingungen verringert. Kriterien zur Beurteilung der Narkosetiefe werden in der Monographie von

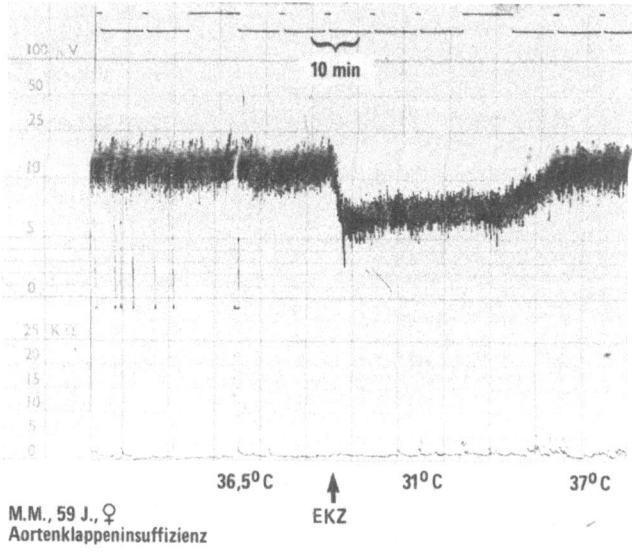

Abb. II-55. Abhängigkeit der elektrischen Hirnaktivität von der Körpertemperatur

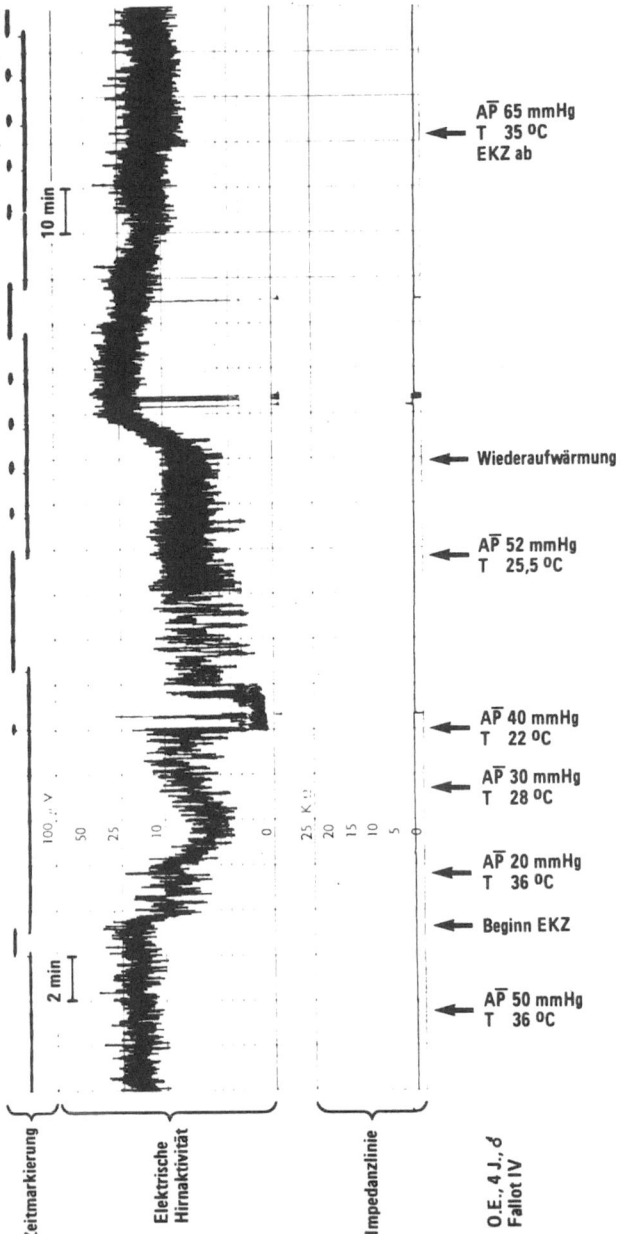

Abb. II-56. Einfluß von Temperatur- und Blutdruckänderung auf die elektrische Hirnaktivität im Verlauf eines herzchirurgischen Eingriffes

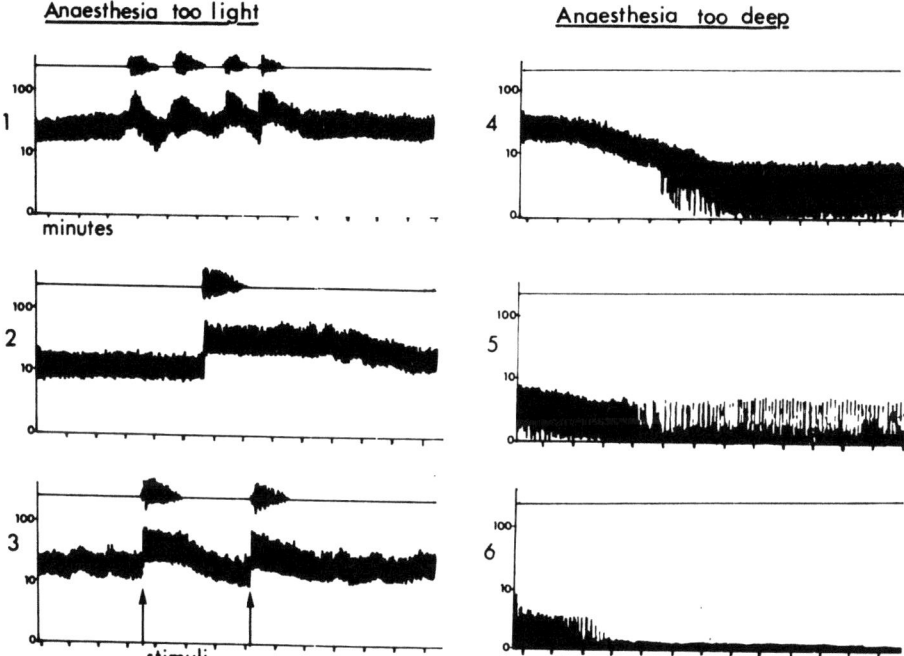

Abb. II-57. Kriterien für eine zu flache oder eine extrem tiefe Anaesthesie. *Anaesthesie zu flach:* (1) Stärkere Fluktuationen des Registrierbandniveaus; (2) plötzlich auftretende spontane Zunahme der Hirnaktivität; (3) abrupte Zunahme der Aktivität nach schmerzhaften chirurgischen Stimuli. Die jeweils am Oberrand bei (1)-(3) mitregistrierten Änderungen der Impedanz entsprechen Muskelpotentialen. *Anaesthesie „zu tief":* (4) Abnahme der Aktivität mit Annäherung des unteren Registrierbandniveaus in Richtung 0 μV bei gleichzeitiger Verbreiterung der Bandamplitude; (5) sägezahnförmige Registrierung, untere Bandgrenze bei 0 μV; (6) Abnahme der elektrischen Hirnaktivität bis zur 0-Linie. *Wichtig:* Diesen Veränderungen können andere Ursachen (Hypoxie, Ischämie, tiefe Hypothermie) zugrunde liegen! Nach Prior (1979)[428], mit Genehmigung des Autors und des Verlages

Prior[428] ausführlich dargestellt (Abb. II-57). Es ist wichtig zu betonen, daß eine Depression der elektrischen Hirnaktivität meistens andere Gründe als eine „zu tiefe" Narkose hat.

Als Ursachen einer cerebralen Ischämie während herzchirurgischer Eingriffe kommen in Betracht:

1. Unzureichende cerebrale Perfusion z.B. bei Hypotension infolge Blutverlust oder low cardiac output (Abb. II-58).
2. Unterbrechung der Hirnzirkulation bei Kreislaufstillstand bzw. Unterbrechung der extrakorporalen Zirkulation (Abb. II-59 und II-60).
3. Inadäquate Perfusion während der EKZ bei Anomalien des Aortenbogens oder Stenosen der zuführenden Hirngefäße.
4. Mechanische Blockierung des venösen Rückflusses aus der V. jugularis durch einen zu weit vorgeschobenen oberen Drainagekatheter während der EKZ.

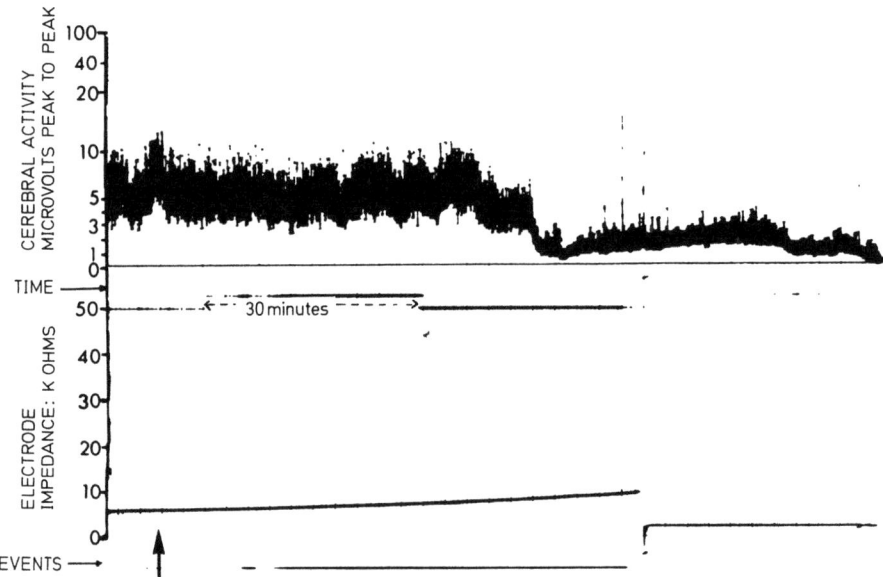

Abb. II-58. Irreversible Depression der elektrischen Hirnaktivität nach Bypassende (Pfeil) als Folge einer therapieresistenten Linksherzinsuffizienz im Anschluß an Aortenklappenersatz. Nach Prior (1979)[428], mit Genehmigung des Autors und des Verlages

5. Funktionsstörungen des Beatmungssystems (Hypoxie, Hypoventilation) (Abb. II-61 und II-53).
6. Funktionsstörungen der Herzlungenmaschine (Hypoxie, Hyperkapnie, Hypokapnie) (Abb. II-62).
7. Extreme Hämodilution, Hypoglykämie.
8. Hirnembolie (Partikel oder Luft) bei Bypassbeginn oder nach Öffnung der Aortenklemme (Abb. II-63).

Bei der Beschreibung und Interpretation von Änderungen der elektrischen Hirnaktivität ist nicht nur das Ausmaß einer Depression, sondern auch deren Entstehungsgeschwindigkeit, die Dauer der Depression sowie der Grad und zeitliche Verlauf der Erholung (insbesondere des unteren Aktivitätsniveaus) von Bedeutung. Kurzfristige und einmalige tiefe Depressionen der elektrischen Hirnaktivität führen in der Regel zu keinen postoperativen neurologischen Störungen. Bei ausgeprägten, wiederholt auftretenden oder länger anhaltenden akuten Depressionen mit verzögerter oder ausbleibender Erholungstendenz nimmt die Wahrscheinlichkeit postoperativer neurologischer Ausfallerscheinungen zu.[427] Diese können sich z.B. in einer verlängerten Aufwachphase, einem Durchgangssyndrom, Konzentrations- oder Merkfähigkeitsstörungen äußern (Abb. II-64), aber auch bis zu schweren irreversiblen Schädigungen reichen. Die Aussagefähigkeit des Hirnfunktionsmonitors hinsichtlich des Ausmaßes und der Prognose ischämischer Insulte ist allerdings begrenzt, da die Einflüsse lokaler und allgemeiner Faktoren (Anaesthesie, Temperatur, Kreislauf) auf die cerebrale

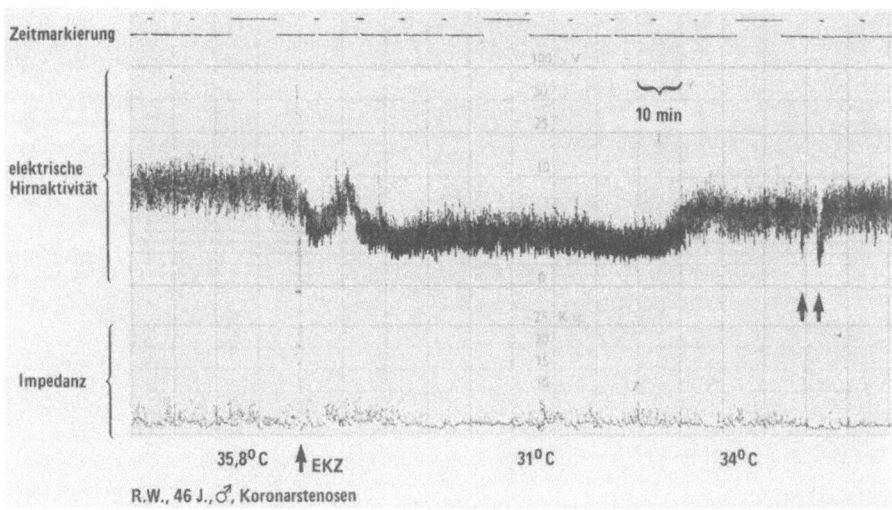

Abb. II-59. Kurzfristige Depression der elektrischen Hirnaktivität mit vollständiger Erholung bei zweimaliger Unterbrechung der extrakorporalen Zirkulation für ca. 10 sec (Pfeile). Postoperativ keine neurologischen Störungen

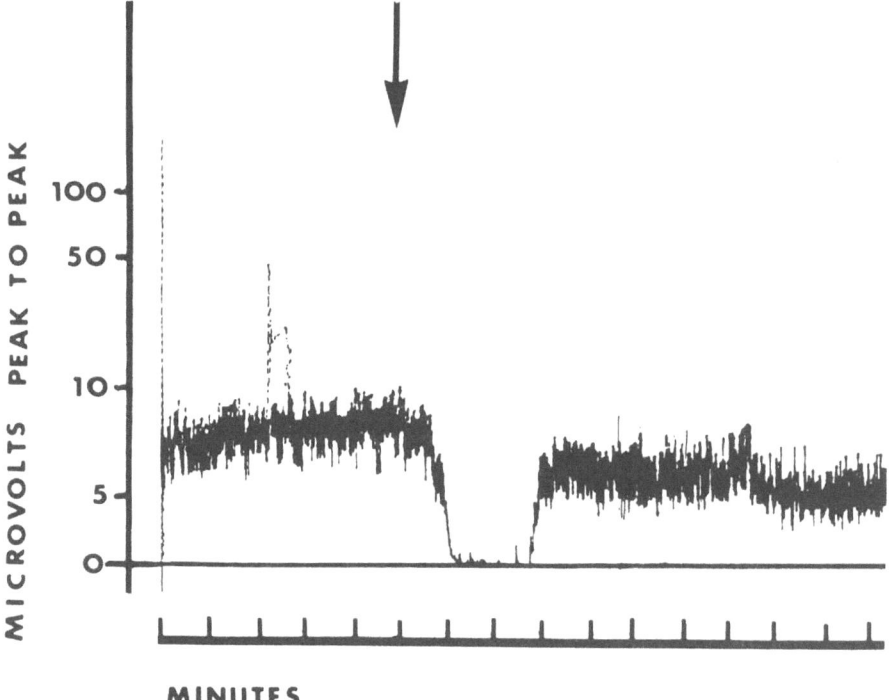

Abb. II-60. Komplette Depression der elektrischen Hirnaktivität (0 µV) von 2 min Dauer mit unvollständiger Erholung als Folge eines Kreislaufstillstandes (Pfeil). Postoperativ fiel bei diesem Patienten eine Konzentrationsschwäche auf. Nach Prior (1979)[428], mit Genehmigung des Autors und des Verlages

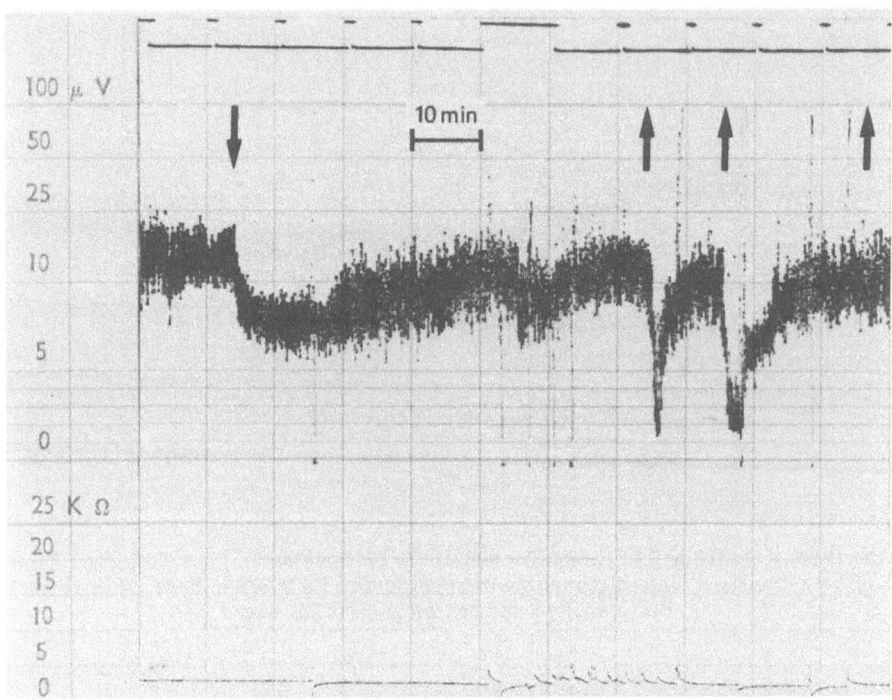

Abb. II-61. Depression der elektrischen Hirnaktivität als Folge einer allgemeinen Hypoxie (beim Abgang vom Bypass wurde versäumt, den Respirator wieder einzuschalten). Der 1. Pfeil (von links nach rechts gesehen) markiert den Beginn der extrakorporalen Zirkulation, danach Senkung des cerebralen Aktivitätsniveaus infolge Hypothermie (30 °C). Beim ersten Versuch, vom partiellen Bypass abzugehen (im Anschluß an Aortenklappenersatz), entwickelt sich eine biventrikuläre Herzinsuffizienz (A$\bar{\text{P}}$ = 43 mmHg) und eine tiefe Depression der elektrischen Hirnaktivität (2. Pfeil von links), anschließend wieder partieller Bypass mit Erholung der Hirnaktivität. Danach (3. Pfeil von links) erneuter erfolgloser Versuch, vom Bypass abzugehen (Herzinsuffizienz, A$\bar{\text{P}}$ 40 mmHg, Depression der cerebralen Aktivität) und Wiederaufnahme der extrakorporalen Perfusion. Zu diesem Zeitpunkt wurde bemerkt, daß der Respirator nicht eingeschaltet war. Nach Wiederherstellung der Beatmung unauffälliger Abgang von der Herzlungenmaschine (Pfeil rechts) und normaler postoperativer Verlauf

Sauerstoffbilanz nicht vorhersehbar sind. Der Wert einer kontinuierlichen Hirnfunktionsüberwachung während kardiochirurgischer Eingriffe liegt in der Möglichkeit, eine drohende cerebrale Ischämie rechtzeitig zu erkennen und zu behandeln. Tritt eine akute Depression der elektrischen Hirnaktivität auf, muß sofort mit der Suche nach Ursachen begonnen werden. Funktionsstörungen des Beatmungsgerätes, der Herzlungenmaschine (zu niedriger Flow, inadäquater Perfusionsdruck, abnorme Blutgaswerte) oder mechanische Behinderungen der venösen Drainage des Gehirns lassen sich frühzeitig entdecken und leicht beseitigen. Branthwaite[416] konnte durch routinemäßige Anwendung des Hirnfunktionsmonitors bei 538 Patienten die Häufigkeit cerebraler Schädigungen von 19% auf 7% senken (verglichen mit einem etwa gleich großen Patientenkollektiv vor Einführung des Hirnfunktionsmonitors).

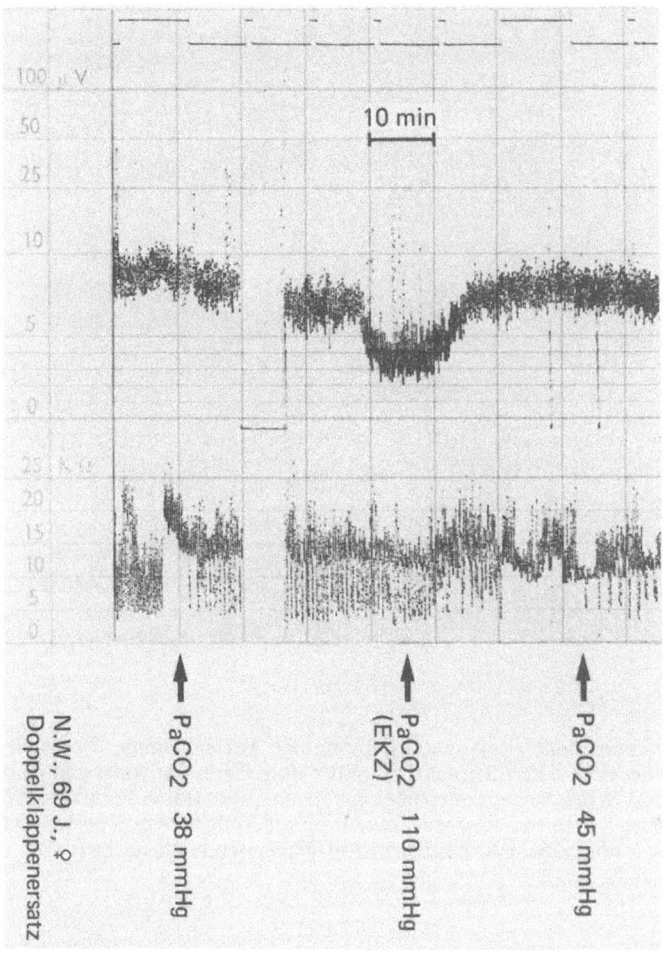

Abb. II-62. Depression der elektrischen Hirnaktivität durch versehentlich zu hohe CO_2-Durchströmung des Perfusates (P_aCO_2 110 mmHg) im Oxygenator

Muß nach Anamnese und Verlauf die Manifestation eines ischämisch-hypoxischen Hirnschadens befürchtet werden, der im Hirnfunktionsmonitor durch länger anhaltende oder wiederholt auftretende Depressionen der elektrischen Hirnaktivität mit verzögerter bzw. ausbleibender Erholungstendenz angezeigt wird, sollten Maßnahmen ergriffen werden, die eine Begrenzung der Schädigung zum Ziel haben. Unmittelbar in der Reperfusionsphase nach einer cerebralen Ischämie sollte bei Beatmung mit 100% O_2 der arterielle Mitteldruck zur Erzielung einer optimalen Sauerstoffversorgung des Gehirns kurzfristig auf leicht hypertone Werte angehoben werden[430], sofern dies die cardiale Situation des Patienten erlaubt.

Bei einer hypoxischen Schädigung des Gehirns während der extrakorporalen Zirkulation bietet sich eine schnelle Senkung der Körpertemperatur an, wodurch eine Reduzierung des cerebralen Sauerstoffverbrauches er-

140 Anaesthesie bei Erwachsenen mit erworbenen Herzerkrankungen

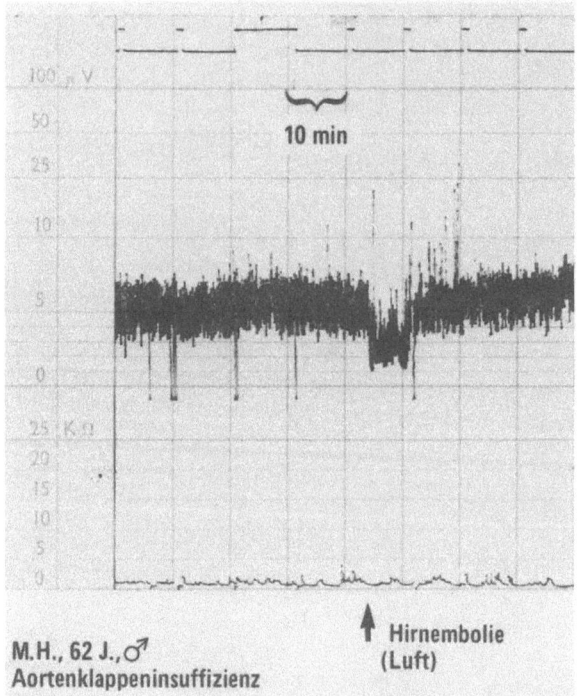

Abb. II-63. Hirnembolie (Luft) nach Öffnung der Aortenklemme. Deutliche inkomplette Depression der elektrischen Hirnaktivität über einen Zeitraum von 8 min, danach vollständige Erholung. In den beiden ersten postoperativen Tagen traten Verwirrtheitszustände auf, im EEG fanden sich mittelschwere Allgemeinveränderungen. Am 5. postoperativen Tag waren keine neurologischen Auffälligkeiten mehr nachweisbar

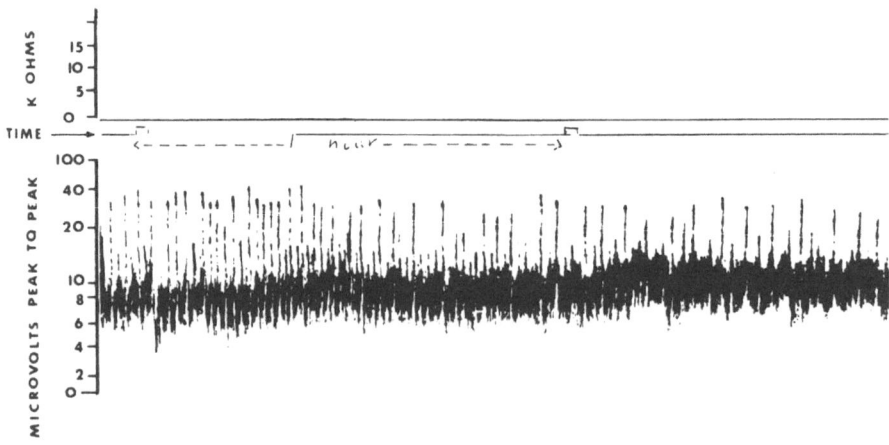

Abb. II-64. Elektrische Krampfpotentiale (ohne klinisches Äquivalent) bei einem Patienten mit verlängerter Bewußtlosigkeit im Anschluß an einen herzchirurgischen Eingriff. Abnahme der elektrischen Entladungsfrequenz nach antikonvulsiver Therapie (rechter Teil der Abbildung). Nach Prior (1979)[428], mit Genehmigung des Autors und des Verlages

reicht werden kann.[431] An medikamentösen Maßnahmen wird die hochdosierte Gabe von Corticosteroiden zur Vermeidung eines hypoxischen Hirnödems empfohlen, auch wenn für diese Substanzen kein direkter Effekt auf die geschädigte Hirnzelle nachgewiesen wurde.

Über eine erhöhte Anoxietoleranz nach Barbituratgaben berichteten erstmals Goldstein et al.[432] Andere Autoren bevorzugen aus hämodynamischen Gründen eine cerebrale Protektion mit Diphenylhydantoin.[433-435] Aufgrund klinischer Beobachtungen und günstiger experimenteller Befunde[436,439,440], die allerdings von anderen Autoren nicht bestätigt wurden[441,442], hält Safar[443] eine hochdosierte Thiopental-Gabe (30 mg/kg i.v.) zum frühestmöglichen Zeitpunkt nach einem länger als 5 min dauernden hypoxischen Ereignis für angezeigt. Eine ausführliche Diskussion der Problematik der Barbiturattherapie sowie der Frage, inwieweit auf diesem Gebiet prospektive klinische Untersuchungen möglich sind, findet sich bei Rockhoff et al.[444] sowie Michenfelder.[445] Auch wenn über die Wirksamkeit und die Mechanismen einer medikamentösen Protektion des Gehirns nach hypoxischen Zwischenfällen noch keine endgültige Stellungnahme abgegeben werden kann, scheinen die bisherigen Vorstellungen über die Grenzen der cerebralen „Wiederbelebung" einer Revision zu bedürfen.

10.4. Nierenfunktion, Temperatur, Blutchemie

Die kontinuierliche Messung der Urinausscheidung ist eine wichtige und unverzichtbare, wenn auch keine umfassende Überwachungsmethode der renalen Funktion. Eine ausreichende Diurese (etwa 1 ml/kg·Std) spricht für eine adäquate Hydratation, Perfusion und ein normales Blutvolumen. Die Ableitung des Urins erfolgt im geschlossenen Plastikbeutel über graduierte Zylinder, die eine genaues Ablesen der stündlichen Menge erlauben. Eine „Anurie" ist nicht selten durch eine Fehllage des Blasenkatheters oder mechanische Behinderungen des Ableitungssystems bedingt. Während der extrakorporalen Zirkulation kann auch einmal eine inadäquate Drainage der unteren Hohlvene als mechanische Ursache für ein Sistieren der Urinausscheidung in Frage kommen. Lassen sich mechanische Gründe ausschließen, spricht eine Oligo- oder Anurie bei Nierengesunden fast immer für eine Hypovolämie oder/und eine unzureichende Nierenperfusion (zu niedriges Herzzeitvolumen, zu niedriger arterieller Druck). Neben unmittelbaren hämodynamischen Ursachen kann eine Reihe weiterer Faktoren wie vermehrte ADH-Ausschüttung[446], Aktivierung des Renin-Katecholamin-Prostaglandinsystems[447], nicht-pulsatiler Flow, Hypothermie oder Hämolyse[448] die Ausscheidungsfunktion der Niere während herzchirurgischer Eingriffe zusätzlich beeinträchtigen. Eine persistierende Oligurie (30 ml/Std) sollte erst dann mit Furosemid, Mannit oder auch Dopamin (2-4 µg/kg min)[449-451] behandelt werden, wenn hämodynamische oder mechanische Ursachen sowie eine Hypovolämie ausgeschlossen bzw. beseitigt worden sind. Auch mit niedrigen Nitroprussidnatrium-Dosierungen kann, sofern der Blutdruck nicht unter die Autoregulationsgrenze der Nierendurchblutung abfällt, eine Steigerung der Diurese versucht werden.[452,453]

Eine Rotfärbung des Urins weist entweder auf Verletzungen der Blasenschleimhaut (Blasenkatheter) oder auf eine Hämolyse z.B. infolge zu starker Cardiotomie-Absaugung, langer Bypass-Dauer oder Blutgruppen-Inkompatibilität hin. Bei stärkerer Hämolyse kommt der Aufrechterhaltung einer guten Diurese besondere Bedeutung zu.

Die Überwachung der Körpertemperatur während herzchirurgischer Eingriffe ist insofern problematisch, als die an einer bestimmten Stelle des Körpers gemessene Temperatur insbesondere während rascher Temperaturänderungen nicht repräsentativ für die Temperatur und Perfusion anderer Körperregionen oder Organe ist. Zwar gibt zum Beispiel die Rektaltemperatur unter steady state-Bedingungen die Kerntemperatur hinreichend genau wieder, schnelle Änderungen der Körpertemperatur werden jedoch erst mit erheblicher zeitlicher Verzögerung angezeigt, so daß vorübergehend Gradienten von 5 °C und mehr auftreten können.[454] Ein empfindlicheres Maß für die Kerntemperatur ist die Oesophagustemperatur, wobei Messungen im mittleren und distalen Abschnitt die geringsten Abweichungen von der Kerntemperatur aufweisen.[455,456] Eine direkte Überwachung der zentralen Bluttemperatur ist bei solchen Patienten möglich, denen ein Swan-Ganz-Thermodilutionskatheter gelegt wurde. Die zentrale Blut- bzw. Oesophagustemperatur ist jedoch häufig niedriger als in anderen Körperregionen, wenn zur Myokardprotektion eine Oberflächenkühlung des Herzens durchgeführt wird.

Messungen der peripheren Hauttemperatur bzw. Verlaufsbeobachtungen des Gradienten z.B. zwischen Rektal- und Hauttemperatur lassen Rückschlüsse auf die Güte der Gesamtperfusion zu. Messungen der Nasopharynx- oder Trommelfelltemperatur erlauben eine Überwachung der Hirntemperatur bzw. der Hirnprotektion z.B. während der Korrektur kongenitaler Vitien in tiefer Hypothermie und Kreislaufstillstand.[457,458] Die Einführung von Temperatursonden in den Nasopharynx geht jedoch häufig mit Schleimhautverletzungen und Blutungen einher. Temperaturmessungen im äußeren Gehörgang können ebenfalls zu Blutungen sowie zu Trommelfellperforation führen.[459] Auf die Bedeutung von Temperaturmessungen des Myokards wird im Abschnitt Myokardprotektion (Kapitel IV, S. 272) eingegangen.

Da im Verlauf herzchirurgischer Eingriffe Laboruntersuchungen in kürzeren Zeitabständen notwendig sind, müssen neben der Erfüllung bestimmter apparativer, qualitativer, personeller, organisatorischer und finanzieller Voraussetzungen auch spezielle Anforderungen an den Standort des Labors gestellt werden.

Ein großes und weitgehend automatisiertes Zentrallabor wird diesen Anforderungen in vielen Kliniken schon aus geographischen und transporttechnischen Gründen nicht gerecht, vor allem während der Nacht und an Wochenenden können die erforderlichen Untersuchungen erfahrungsgemäß nicht mit der notwendigen Schnelligkeit durchgeführt werden. Es erscheint deshalb zweckmäßig, wenn ein Akutlabor in unmittelbarer Nähe des herzchirurgischen Operationssaales und möglichst auch der Intensivstation, auf der diese Patienten postoperativ betreut werden, zur Verfügung

steht. Die besonderen Anforderungen, die an die Überwachung herzchirurgischer Patienten zu stellen sind, machen es notwendig, daß zwischen der Entnahme von Blut und dem Eintreffen der Laborergebnisse nicht mehr als 10 Minuten vergehen. Auswahl und Häufigkeit von Blutanalysen während herzchirurgischer Eingriffe hängen von der Operationsphase, dem Zustand des Patienten, von der Art und dem Schweregrad begleitender Erkrankungen (z.B. Diabetes) ab. Die Voraussetzungen für folgende Untersuchungen müssen gegeben sein:
Sauerstoffpartialdruck, Sauerstoffsättigung, Sauerstoffgehalt, Kohlensäurepartialdruck, pH-Wert, Standardbicarbonat;
Blutgruppe, Hämoglobin, Hämatokrit, Gesamteiweiß, Blutzucker, Osmolarität;
Natrium, Kalium, Gesamt-Calcium, ionisiertes Calcium, Chlor;
Thrombocyten, Fibrinogen, Thromboplastinzeit (TPZ), partielle Thromboplastinzeit (PTT), Plasmathrombinzeit (PTZ), „activated clotting time" (ACT).

Literatur

1. Deutsch, S., Dalen, J.E.: Indications for prophylactic digitalization. Anesthesiology 30:648 (1969)
2. Johnson, L.W., Dickstein, R.A., Fruehan, C.T., et al.: Prophylactic digitalization for coronary artery bypass surgery. Circulation 53:819 (1976)
3. Goldman, L.: Supraventricular tachyarrhythmias in hospitalized adults after surgery. Clinical correlates in patients over 40 years of age after major non-cardiac surgery. Chest 73:450 (1978)
4. Smith, R., Grossman, W., Johnson, L., et al.: Arrhythmias following cardiac valve replacement. Circulation 45:1018 (1972)
5. Jones, E.L., Kaplan, J.A., Dorney, E.R., et al.: Propranolol therapy in patients undergoing myocardial revascularization. Am. J. Cardiol. 38:697 (1976)
6. Slogoff, S., Keats, A.S., Hibbs, C.W, et al.: Failure of general anesthesia to potentiate propranolol activity. Anesthesiology 47:504 (1977)
7. Kopriva, C.J., Brown, A.C., Pappas, G.: Hemodynamics during general anesthesia in patients receiving propranolol. Anesthesiology 48:28 (1978)
8. Slogoff, S., Keats, A.S., Ott, E.: Preoperative propranolol therapy and aortocoronary bypass operation. JAMA 240:1487 (1978)
9. Shand, D.G., Wood, A.J.: Editorial: Propranolol withdrawal syndrome - why? Circulation 58:202 (1978)
9a. Reves, J.G., Kissin, I., Lell, W.A., et al.: Calcium entry blockers: Uses and implications for anesthesiologists. Anesthesiology 57:504 (1982)
10. Miller, R.R., Olson, H.G., Amsterdam, E.A., et al.: Propranolol-withdrawal rebound phenomenon. Exacerbation of coronary events after abrupt cessation of antianginal therapy. N. Engl. J. Med. 293:416 (1975)
11. Boudoulas, H., Lewis, R.P., Kates, R.E., et al.: Hypersensitivity to adrenergic stimulation after propranolol withdrawal in normal subjects. Ann. Int. Med. 87:433 (1977)
12. Prys-Roberts, C., Meloche, R., Foëx, P.: Studies of anaesthesia in relation to hypertension. I. Cardiovascular responses of treated and untreated patients. Br. J. Anaesth. 43:122 (1971)
13. Prys-Roberts, C., Foëx, P., Biro, G.P., et al.: Studies of anaesthesia in relation to hypertension. V. Adrenergic beta-receptor blockade. Br. J. Anaesth. 45:671 (1973)
14. Prys-Roberts, C.: Cardiovascular responses to anaesthesia and surgery in patients receiving β-receptor antagonists. In: B. van Dijk, A.H. van Elzakker, P. Poppers (eds.): β-blockade and anaesthesia. Lindgren & Söner, Gothenburg 1980

15. Green, K.G.: Reduction in mortality after myocardial infarction with long-term beta-adrenoceptor blockade. Multicenter international study: Supplementary report. Br. Med. J. 2:419 (1977)
16. Hannson, L., Hunyor, S.N., Julius, S., et al.: Blood pressure crisis following withdrawal of clonidine, with special reference to arterial and urinary catecholamine levels, and suggestions for acute management. Am. Heart J. 85:605 (1973)
17. Nies, A.S.: Adverse reactions and interactions limiting the use of antihypertensive drugs. Am. J. Med. 58:495 (1975)
18. Yudkin, F.S.: Withdrawal of clonidine. Lancet 1:5 (1977)
19. Vanholder, R., Carpentier, J., Schurgers, M., et al.: Rebound phenomenon during gradual withdrawal of clonidine. Br. Med. J. 1:1138 (1977)
20. Goldberg, A.D., Raftery, E.B., Wilkinson, P.: Blood pressure and heart rate and withdrawal of antihypertensive drugs. Br. Med. J. 1:1243 (1977)
21. Bruce, D.L., Croley, T.F., Lees, J.S.: Preoperative clonidine withdrawal syndrome. Anesthesiology 51:90 (1979)
22. Weber, W.A.: Discontinuation syndrome following cessation of treatment with clonidine and other antihypertensive agents. J. Cardiovasc. Pharmacol. 2 (Suppl. 1):S73 (1980)
23. Kaplan, J.A., Dunbar, R.W., Hatcher, C.R.: Diagnostic value of the V_5 precordial electrocardiographic lead: A case report. Anesth. Analg. 57:364 (1978)
24. Dalton, B.: A precordial ECG lead for chest operations. Anesth. Analg. 55:740 (1976)
25. Blackburn, H.: The exercise electrocardiogram: Technical, procedural, and conceptional developments. In: H. Blackburn (ed.): Measurements and exercise electrocardiography. Thomas, Springfield 1967
26. Mason, R.E., Likar, I., Biern, R.O., et al.: Multiple lead exercise electrocardiography. Circulation 36:517 (1967)
26a. Kates, R.A., Zaidan, J.R., Kaplan, J.A.: Esophageal lead for intraoperative electrocardiographic monitoring. Anesth. Analg. 61: 781 (1982)
27. Allen, E.V.: Thromboangiitis obliterans: Methods of diagnosis of chronic occlusive arterial lesions distal to the wrist with illustrative cases. Am. J. Med. Sci. 178:237 (1929)
28. Laver, M.B., Bland, J.H.: Anesthetic management of the pediatric patient during open-heart surgery. International Anesthesiology Clinics, Vol. 13, p. 149. Little, Brown & Comp., Boston 1975
29. Peters, K.R., Chapin, J.W.: Allen's test - positive or negative? Anesthesiology 53:85 (1980)
30. Clarke, W., Freund, P.R., Wasse, L., et al.: Assessment of ulnar arterial flow prior to radial artery catheterization. Anesthesiology 55:A38 (1981)
31. Comstock, M.K., Ellis, T., Carter, J.G., et al.: Safety of brachial vs. radial arterial catheters. Anesthesiology 51:S158 (1979)
32. Bedford, R.F.: Radial artery function following percutaneous cannulation with 18-gauge and 20-gauge catheters. Anesthesiology 47:37 (1977)
33. Davis, F.M., Stewart, J.M.: Radial artery cannulation. A prospective study in patients undergoing cardiothoracic surgery. Br. J. Anaesth. 52:41 (1980)
34. Bedford, R.F.: Percutaneous radial artery cannulation, increased safety using Teflon catheters. Anesthesiology 42:219 (1975)
35. Downs, J.B., Chapman, R.L., Hawkins, I.F., et al.: Prolonged radial artery catheterization. Arch. Surg. 108:671 (1974)
36. Bedford, R.F.: Removal of radial artery thrombi following percutaneous cannulation for monitoring. Anesthesiology 46:430 (1977)
37. Brand, J.D., Maki, D.G.: Infections caused by arterial catheters used for hemodynamic monitoring. Am. J. Med. 67:735 (1979)
38. Daily, P.O., Griepp, R.B., Shumway, N.E.: Percutaneous internal jugular vein cannulation. Arch. Surg. 101:534 (1970)
39. Delfalque, R.J.: Percutaneous catheterization of the internal jugular vein. Anesth. Analg. 53:116 (1974)
40. Kaplan, J.A., Miller, E.D.: Internal jugular vein catheterization. Anesthesiol. Rev., May 1976, p. 21

41. Boulanger, M., Delva, E., Patiement, J.M.: Une nouvelle voie D'Abord de la veine jugularie interne. Can. Anaesth. Soc. J. 23:609 (1976)
42. Rao, T.L., Wong, A.Y., Salem, M.R.: A new approach to percutaneous catheterization of the internal jugular vein. Anesthesiology 46:362 (1977)
43. Blitt, C.D.: Monitoring of the cardiovascular system during anesthesia. In: B.R. Brown (ed.): Anesthesia and the patient with heart disease, p. 19. Davis, Philadelphia 1980
44. Swan, H.J., Ganz, W., Forrester, J.S., et al.: Catheterization of the heart in man with the use of a flow directed balloon tipped catheter. N. Engl. J. Med. 283:447 (1970)
45. Bell, H., Stubbs, D., Pugh, D.: Reliability of central venous pressure as an indicator of left atrial pressure. Chest 59:169 (1971)
46. Forrester, J.S., Diamond, G., McHugh, T.J., et al.: Filling pressures in the right and left sides of the heart in acute myocardial infarction. N. Engl. J. Med. 285:190 (1971)
47. Civetta, J.M., Gabel, J.C., Laver, M.B.: Disparate ventricular function in surgical patients. Surg. Forum 22:136 (1971)
48. Karliner, J.S., Ross, J.: Left ventricular performance after acute myocardial infarction. Progr. Cardiovasc. Dis. 13:374 (1971)
49. Toussaint, G.P., Burges, J.S., Hampson, L.G.: Central venous pressure and pulmonary capillary wedge pressure in critical illness. Arch. Surg. 109:265 (1974)
50. Buchbinder, N., Ganz, W.: Hemodynamic monitoring. Anesthesiology 45:146 (1976)
51. Mangano, D.T.: Monitoring pulmonary arterial pressure in coronary-artery disease. Anesthesiology 53:364 (1980)
52. Waller, J.L., Johnson, S.P., Kaplan, J.A.: Usefulness of pulmonary artery catheters during aortocoronary bypass surgery. Anesth. Analg. 61:221 (1982)
53. Salmenperä, M., Peltola, K., Rosenberg, P.: Does prophylactic lidocaine control cardiac arrhythmias accociated with pulmonary artery catheterization? Anesthesiology 56:210 (1982)
54. Waller, J.L., Zaidan, J.R., Kaplan, J.A., et al.: Hemodynamic responses to preoperative vascular cannulation in patients with coronary artery disease. Anesthesiology 56:219 (1982)
55. Arnold, B.: Katheterisierung verschiedener Kreislaufabschnitte zur Überwachung herzchirurgischer Patienten - Zeitaufwand, hämodynamische Wirkungen und subjektive Belastung beim wachen Patienten. Inauguraldissertation, Berlin 1983
56. Benumof, J.L., Saidman, L.J., Arkin, D.B., et al.: Where pulmonary artery catheter go: Intrathoracic distribution. Anesthesiology 46:336 (1977)
57. Kaltman, A.J., Herbert, W.H., Conroy, E.J., et al.: The gradient in pressure across the pulmonary vascular bed during diastole. Circulation 34:377 (1966)
58. Lappas, D.G., Lell, W.A., Gabel, J.C.: Indirect measurement of left atrial pressure in surgical patients - pulmonary capillary wedge pressure and pulmonary artery diastolic pressure compared with left atrial pressure. Anesthesiology 38:394 (1973)
59. Humphrey, C.B., Oury, J.H., Virgilio, R.W., et al.: An analysis of direct and indirect measurement of left atrial filling pressures. J. Thorac. Cardiovasc. Surg. 41:643 (1976)
60. Braunwald, E., Ross, J.: The ventricular end-diastolic pressure. Appraisal of its value in the recognition of ventricular failure in man. Am. J. Med. 34:147 (1963)
61. Grossman, W., McLaurin, L.P.: Diastolic properties of the left ventricle. Ann. Intern. Med. 84:316 (1976)
62. Pace, N.L.: A critique of flow-directed pulmonary arterial catheterization. Anesthesiology 47:455 (1977)
62a. Rao, T.L., Gorski, D.W., Laughlin, S., et al.: Safety of pulmonary artery catheterization. Anesthesiology 57: A116 (1982)
63. Ellis, R.J., Mangano, D.T., VanDyke, D.C.: Relationship of wedge pressure to end-diastolic volume in patients undergoing myocardial revascularization. J. Thorac. Cardiovasc. Surg. 78:605 (1979)
64. Glantz, S.A., Misbach, G.A., Moores, W.Y., et al.: The pericardium substantially affects the left ventricular diastolic pressure-volume relationship in the dog. Circ. Res. 42:433 (1978)

65. Rahimtoola, S.H., Loeb, H.S., Ehsani, A., et al.: Relationship of pulmonary artery to left ventricular diastolic pressures in acute myocardial infarction. Circulation 46:283 (1972)
66. Walston, A., Kendall, M.E.: Comparison of pulmonary wedge and left atrial pressure in man. Am. Heart J. 86:159 (1973)
67. Rahimtoola, S.H., Ehsani, A., Sinno, M.Z., et al.: Left atrial transport function in myocardial infarction: Importance of its booster pump function. Am. J. Med. 59:686 (1975)
68. Fisher, M.L., DeFelice, C.E., Parisi, A.F.: Assessing left ventricular pressure with flow-directed (Swan-Ganz) catheters: Detection of sudden changes in patients with left ventricular dysfunction. Chest 68:542 (1975)
69. Lopez-Muniz, R., Stephens, N.L., Bromberger-Barnea, B., et al.: Critical closure of pulmonary vessels analysed in terms of Starling resistor model. J. Appl. Physiol. 24:625 (1968)
70. Lozman, J., Powers, S.R., Older, T., et al.: Correlation of pulmonary wedge and left atrial pressures. A study in the patient receiving positive endexspiratory pressure ventilation. Arch. Surg. 109:270 (1974)
71. Scharf, S.M., Caldini, P., Ingram, R.H.: Cardiovascular effects of increasing airway pressure in the dog. Am. J. Physiol. 232: H35 (1977)
72. Hobelmann, C.F., Smith, D.E., Virgilio, R.W., et al.: Left atrial and pulmonary artery wedge pressure difference with positive end-expiratory pressure. Surg. Forum 25:232 (1974)
73. Skarvan, K., Romppainen, J., Simon, C.A.: Zur Beziehung zwischen linkem Vorhofdruck und pulmonal-arteriellem Wedge-Druck unter Beatmung mit PEEP. Anaesthesist 30:309 (1981)
74. Lappas., D.G., Gayes, J.M.: Intraoperative monitoring. In: D.M. Philbin (ed.): Anesthetic management of the patient with cardiovascular disease. International Anesthesiology Clinics, Vol. 17, p. 157. Little, Brown & Comp., Boston 1979
75. Falicov, R.E., Resnekov, L.: Relationship of the pulmonary artery end-diastolic pressure to the left ventricular end-diastolic and mean filling pressures in patients with and without left ventricular dysfunction. Circulation 42:65 (1979)
76. Laver, M.B., Hallowell, P., Goldblatt, A.: Pulmonary dysfunction secondary to heart disease: Aspects relevant to anesthesia and surgery. Anesthesiology 33:161 (1970)
77. Gabriel, S.: The difference between the pulmonary artery diastolic pressure and the pulmonary wedge pressure in chronic lung disease. Acta Med. Scand. 190:555 (1971)
78. Geha, D.G., Davis, N.J., Lappas, D.G.: Persistent atrial arrhythmias associated with placement of a Swan-Ganz catheter. Anesthesiology 39:651 (1973)
79. Ellertson, D.G., McGough, E.C., Rasmussen, B., et al.: Pulmonary artery monitoring in critically ill surgical patients. Am. J. Surg. 128:796 (1974)
80. Mond, H.G., Hunt, D., Sloman, G.: Haemodynamic monitoring in the coronary care unit using the Swan-Ganz right heart catheter. Br. Heart J. 35:635 (1973)
81. Archer, G., Cobb, L.A.: Long term pulmonary artery pressure monitoring in the management of the critically ill. Ann. Surg. 180:747 (1974)
82. Pace, N.L., Horton, W.: Indwelling pulmonary artery catheters: Their relationship to aseptic thrombotic endocardial vegetations. JAMA 233:893 (1975)
83. Cairns, J.A., Holder, D.: Ventricular fibrillation due to passage of a Swan-Ganz catheter. Am. J. Cardiol. 35:589 (1975)
84. Sise, M.J., Hollingsworth, P., Brimm, J.E., et al.: Complications of the flow-directed pulmonary artery catheter: A prospective analysis in 219 patients. Crit. Care Med. 9:315 (1981)
85. Luck, J.C., Engel, T.R.: Transient right bundle branch block with "Swan-Ganz" catheterization. Am. Heart J. 92:263 (1976)
86. Thomson, I.R., Dalton, B.C., Lappas, D.G., et al.: Right bundle-branch and complete heart block caused by the Swan-Ganz catheter. Anesthesiology 51:359 (1979)
87. Abernathy, W.S.: Complete heart block caused by the Swan-Ganz catheter. Chest 65:349 (1974)
88. Chun, G.M., Ellestad, M.H.: Perforation of the pulmonary artery by a Swan-Ganz catheter. N. Engl. J. Med. 284:1041 (1971)

89. Lapin, E.S., Murray J.A.: Hemoptysis with flow-directed cardiac catheterization. JAMA 220:1246 (1972)
90. Golden, M.S., Pinder, T., Anderson, W.T., et al.: Fatal pulmonary hemorrhage complicating use of a flow-directed balloon-tipped catheter in a patient receiving anticoagulant therapy. Am. J. Cardiol. 32:865 (1973)
91. Page, D.W., Teres, D., Hartshorn, J.W.: Fatal hemorrhage from Swan-Ganz catheter. N. Engl. J. Med. 291:260 (1974)
92. Barash, P.G., Nardi, D., Hammond, G., et al.: Catheter-induced pulmonary artery perforation. Mechanisms, management, and modifications. J. Thorac. Cardiovasc. Surg. 82:5 (1981)
93. Pape, L.A., Haffajee, C.I., Markis, J.E., et al.: Fatal pulmonary hemorrhage complicating use of a flow-directed balloon-tipped catheter. Ann. Int. Med. 90:344 (1979)
94. Paulson, D.M., Scott, S.M., Sethi, G.K.: Pulmonary hemorrhage associated with balloon flotation catheters. Report of a case and review of the literature. J. Thorac. Cardiovasc. Surg. 80:453 (1980)
95. McDaniel, D.D., Stone, J.G., Faltas, A.N., et al.: Catheter induced pulmonary artery hemorrhage. Diagnosis and management in cardiac operations. J. Thorac. Cardiovasc. Surg. 82:1 (1981)
96. Smith, W.R., Glauser, F.L., Jemison, P.: Ruptured chordae of the tricuspid valve: The consequence of flow-directed Swan-Ganz catheterization. Chest 70:790 (1976)
97. O'Toole, J.D., Wurtzbacher, J.J., Wearner, N.E., et al.: Pulmonary-valve injury and insufficiency during pulmonary-artery catheterization. N. Engl. J. Med. 301:1167 (1979)
98. Lindgren, K.M., McShane, K., Roberts, W.C.: Acute rupture of the pulmonic valve by a balloon-tipped catheter producing a musical diastolic murmur. Chest 81:251 (1982)
99. Lipp, H., O'Donoghue, K., Resnekov L.: Intracardiac knotting of a flow-directed balloon catheter. N. Engl. J. Med. 284:220 (1974)
100. Swaroop, S.: Knotting of two central venous monitoring catheters. Am. J. Med. 53:386 (1972)
101. Daum, S., Schapira, M.: Intracardiac knot formation in a Swan-Ganz catheter. Anesth. Analg. 52:862 (1973)
102. Mond, H.G., Clark, D.W., Nesbitt, S.J., et al.: A technique for unknotting an intracardiac flow-directed balloon catheter. Chest 67:731 (1975)
103. Fibuch, E.E., Tuohy, G.F.: Intracardiac knotting of a flow-directed balloon-tipped catheter. Anesth. Analg. 59:217 (1980)
104. Block, P.C.: Snaring of a Swan-Ganz catheter. J. Thorac. Cardiovasc. Surg. 71:917 (1976)
105. Pease, R.D., Scanlon, T.S., Herren, A.L., et al.: Intraoperative transection of a Swan-Ganz catheter. Anesth. Analg. 58:519 (1979)
106. Gordon, E.P., Quan, S.F., Schlobohm, R.M.: Hydromediastinum after placement of a thermodilution pulmonary arterial catheter. Anesth. Analg. 59:159 (1980)
107. McNabb, T.G., Green, L.H., Parker, F.L.: A potentially serious complication with Swan-Ganz catheter placement by the percutaneous internal jugular route. Br. J. Anaesth. 47:895 (1975)
108. Hoar, P.F., Stone, J.G., Wicks, A.E., et al.: Thrombogenesis associated with Swan-Ganz catheters. Anesthesiology 48:445 (1979)
108a. Hoar, P.F., Wilson, R.M., Avery, G.J., et al.: Heparin bonding reduces thrombogenicity of pulmonary-artery catheters. N. Engl. J. Med. 305:993 (1981)
108b. Mangano, D.T.: Heparin bonding and long-term protection against thrombogenesis. N. Engl. J. Med. 307: 894 (1982)
109. Yorra, F.H., Oblath, R., Jaffe, H., et al.: Massive thrombosis associated with use of the Swan-Ganz catheter. Chest 65:682 (1974)
109a. Chastre, J., Cornud, F., Bouchama, A., et al.: Thrombosis as a complication of pulmonary-artery catheterization via the internal jugular vein: Prospective evaluation by plebography. N. Engl. J. Med. 306:278 (1982)
110. Scott, M.L., Webre, D.R., Arens, J.F., et al.: Clinical application of a flow-directed balloon-tipped cardiac catheter. Am. J. Surg. 38:690 (1972)

111. Foote, G.A., Schabel, S.I., Hodges, M.,: Pulmonary complications of the flow-directed balloon-tipped catheter. N. Engl. J. Med. 290:927 (1974)
112. Colvin, M.P., Savege, T.M., Lewis, C.T.: Pulmonary damage from a Swan-Ganz catheter. Br. J. Anaesth. 47:1107 (1975)
113. Elliot, C.G., Zimmermann, G.A., Clemmer, T.P.: Complications of pulmonary artery catheterization in the care of critically ill patients: A prospective study. Chest 76:647 (1979)
114. Greene, J.F., Cummings, K.C.: Aseptic thrombotic endocardial vegetations. A complication of indwelling pulmonary artery catheters. JAMA 225:1525 (1973)
115. Goodman, D.J., Rider, A.K., Billingham, M.E., et al.: Thromboembolic complications with the indwelling balloon-tipped pulmonary arterial catheter. N. Engl. J. Med. 291:777 (1974)
116. Greene, J.F., Fitzwater, J.E., Clemmer, T.P.: Septic endocarditis and indwelling pulmonary artery catheters. JAMA 233:891 (1975)
117. Coté, C.J.: A simple technique to prevent overdistention of flow-directed catheters. Anesthesiology 49:154 (1978)
118. Forrester, J.S., Ganz, W., Diamond, G., et al.: Thermodilution cardiac output determination with a single flow-directed catheter. Am. Heart J. 83:306 (1972)
119. Weisel, R.D., Berger, R.L., Hechtman, H.B.: Measurement of cardiac output by thermodilution. N. Engl. J. Med. 292:682 (1975)
120. Nordbeck, H., Hellige, G., Kahles, H., et al.: Möglichkeiten und Fehlerquellen der Herzzeitvolumen-Überwachung mit Indikatorverdünnungsmethoden (Kälte, Farbstoff, Ficksches Prinzip). In: M. Zindler, R. Purschke (Hrsg.): Neue kontinuierliche Methoden zu Überwachung der Herz-Kreislauf-Funktion. Intensivmedizin, Notfallmedizin, Anästhesiologie; Bd. 1, S. 114. Thieme, Stuttgart 1976
121. Shapiro, H.M., Smith, G., Pribble, A.H., et al.: Errors in sampling pulmonary arterial blood with a Swan-Ganz catheter. Anesthesiology 40:291 (1974)
122. Suter, P.M., Lindauer, J.M., Fairley, H.B., et al.: Errors in data derived from pulmonary artery blood gas values. Crit. Care Med. 3:175 (1975)
123. Waller, J.L., Kaplan, J.A., Bauman, D.I., et al.: Clinical evaluation of a new fiberoptic catheter oximeter during cardiac surgery. Anesth. Analg. 61: 676 (1982)
124. Baele, P.L., McMichan, J.C., Marsh, H.M., et al.: Continuous monitoring of mixed venous oxygen saturation in critically ill patients. Anesth. Analg. 61:513 (1982)
125. Prys-Roberts, C.: Monitoring of the cardiovascular system. In L.J. Saidman, N. Ty Smith (eds.): Monitoring in Anesthesia, p. 53. Wiley & Sons, New York-Chichester-Brisbane-Toronto 1978
126. Fox, F., Morrow, D.H., Kacher, E.J., et al.: Laboratory evaluation of pressure transducer domes containing a diaphragm. Anesth. Analg. 67: (1978)
127. Chatterjee, K., Swan, H.J., Ganz, W., et al.: Use of balloon-tipped flotation electrode catheter for cardiac monitoring. Am. J. Cardiol. 36:56 (1975)
128. Matsumoto, M., Oka, Y., Lin, Y.T., et al.: Transesophageal echocardiography for assessing ventricular function. N.Y. State J. Med. 79:19 (1979)
129. Matsumoto, M., Oka, Y., Strom, J., et al.: Application of transesophageal echocardiography to continuous intraoperative monitoring of left ventricular performance. Am. J. Cardiol. 46:95 (1980)
130. Spotnitz, H.M., Malm, J.R.: Two-dimensional ultrasound and cardiac operations. J. Thorac. Cardiovasc. Surg. 83:43 (1982)
131. Zelis, R., Longhurst, J., Capone, R.J., et al.: Peripheral circulatory control mechanisms in congestive heart failure. Am. J. Cardiol. 32:481 (1973)
132. Lappas, D.G., Fahmy, N.R., Ohtaka, M., et al.: Interaction of renin-angiotensin-catecholamines in cardiac surgical patients. Anesthesiology 51:S98 (1979)
133. Tarnow, J., Hess, W., Schmidt, D., et al.: Narkoseeinleitung bei Patienten mit koronarer Herzkrankheit: Flunitrazepam, Diazepam, Ketamin, Fentanyl. Eine hämodynamische Untersuchung. Anaethesist 28:9 (1979)
134. Tarnow, J., Hess, W.: Flunitrazepam-Vorbehandlung zur Vermeidung kardiovaskulärer Nebenwirkungen von Ketamin. Anaesthesist 28:468 (1979)
135. Tarnow, J., Hess, W., Klein, W.: Etomidate, alfathesin and thiopentone as induction agents for coronary artery surgery. Canad. Anaesth. Soc. J. 27:338 (1980)

136. Coté, P., Campeau, L., Bourassa, M.G.: Therapeutic implications of diazepam in patients with elevated left ventricular filling pressure. Am. Heart J. 91:747 (1976)
137. Tarnow, J., Hess, W.: Pulmonale Hypertonie und Lungenödem nach Ketamin. Anaesthesist 27:486 (1978)
138. Hempelmann, G., Karliczek, G., Piepenbrock, S.: Hämodynamische Untersuchungen bei über 100 herzchirurgischen Patienten unter Verwendung von 10 verschiedenen Narkoseverfahren. In: E. Rügheimer (Hrsg): Kongressbericht Deutsche Gesellschaft für Anaesthesie und Wiederbelebung, Jahrestagung Erlangen 2.-5. Oktober 1974, S. 951. Perimed, Erlangen 1975
139. Ivankovich, A.D., Miletich, D.J., Reimann, C., et al.: Cardiovascular effects of centrally administered ketamine in goats. Anesth. Analg. 53:924 (1974)
140. Spothoft, H., Korshin, J.D., Sørensen, M.B., et al.: The cardiovascular effects of ketamine used for induction of anaesthesia in patients with valvular heart disease. Canad. Anaesth. Soc. J. 26:463 (1979)
141. Kettler, D., Sonntag, H., Donath, U., et al.: Hämodynamik, Myokardmechanik, Sauerstoffbedarf und Sauerstoffversorgung des menschlichen Herzens unter Narkoseeinleitung mit Etomidate. In: H. Bergmann, B. Blauhut (Hrsg.): Respiration, Zirkulation, Herzchirurgie. Anaesthesiologie und Wiederbelebung, Bd. 93, S. 160. Springer, Berlin-Heidelberg-New York 1975
142. Sonntag, H.: Actions of anesthetics on the coronary circulation in normal subjects and patients with ischemic heart disease. In: C. Prys-Roberts (ed.): Hypertension, ischemic heart disease and anesthesia. International Anesthesiology Clinics, Vol. 18, p. 111. Little, Brown & Comp., Boston 1980
143. Lorenz, W., Doenicke, A., Meyer, R., et al.: Histamine release in man by propanidid and thiopentone: Pharmacological effects and clinical consequences. Br. J. Anaesth. 44:355 (1972)
144. Doenicke, A., Lorenz, W., Beigl, R., et al.: Histamine release after intravenous application of short-acting hypnotics. Br. J. Anaesth. 45:1097 (1973)
145. Lorenz, W., Doenicke, A.: Anaphylactoid reactions and histamine release by intravenous drugs used in surgery and anaesthesia. In: J. Watkins, A. Ward (eds.): Adverse response to intravenous drugs, p. 83. Academic Press, London 1978
146. Jones, D.J., Stehling, L.C., Zauder, H.L.: Cardiovascular responses to diazepam and midazolam maleate in the dog. Anesthesiology 51:430 (1979)
147. Reves, J.G., Corssen, G., Holcomb, C.: Comparison of two benzodiazepines for anaesthesia induction: Midazolam and diazepam. Canad. Anaesth. Soc. J. 25:211 (1978)
148. Schulte-Sasse, U., Hess, W., Tarnow, J.: Haemodynamic responses to induction of anaesthesia using midazolam in cardiac surgical patients. Br. J. Anaesth. 54:1053 (1982)
149. Dunn, G.L., Morison, D.H., McChesney, J., et al.: An early clinical assessment of the steroid anaesthetic minaxolone. Canad. Anaesth. Soc. J. 27:140 (1980)
150. Rogers, K.M., Dewar, K.M., McCubbin, T.D., et al.: Preliminary experience with ICI 35868 as an i.v. induction agent: Comparison with althesin. Br. J. Anaesth. 52:807 (1980)
151. Prys-Roberts, C.: Cardiovascular effects of continuous intravenous anaesthesia compared with those of inhalational anaesthesia. Acta Anaesth. Scand. 26 (Suppl.): 10 (1982)
152. Patschke, D., Eberlein, H.J., Hess, W., et al.: Hämodynamik, Koronardurchblutung und myokardialer Sauerstoffverbrauch unter hohen Morphin-, Pethidin-, Fentanyl- und Piritramiddosen. Anaesthesist 26:239 (1977)
153. Strauer, B.E.: Contractile responses to morphine, meperidine, piritramide and fentanyl: a comparative study on the isolated ventricular myocardium. Anesthesiology 37:304 (1972)
154. Liu, W.S., Bidwai, A.V., Stanley, T.H., et al.: Cardiovascular dynamics after large doses of fentanyl plus N_2O in the dog. Anesth. Analg. 55:168 (1976)
155. Laubie, M., Schmitt, H., Canellas, J., et al.: Centrally-mediated bradycardia and hypotension induced by narcotic analgesics: dextromoramide and fentanyl. Eur. J. Pharmacol. 28, 66 (1974)
156. Freye, E.: Cardiovascular effects of high dosages of fentanyl, meperidine, and naloxone in dogs. Anesth. Analg. 53:40 (1974)

157. Hasbrouck, J.D.: Morphine anesthesia for open heart surgery. Ann. Thorac. Surg. 10:364 (1970)
158. Lowenstein, E., Hallowell, P., Levine, F.H., et al.: Cardiovascular response to large doses of intravenous morphine. N. Engl. J. Med. 281:1389 (1969)
159. Stoelting, R.K., Gibbs, P.S.: Hemodynamic effects of morphine and morphine-nitrous oxide in valvular heart disease and coronary artery disease. Anesthesiology 38:45 (1973)
160. Stoelting, R.K., Gibbs, P.S., Creasser, C.W., et al.: Hemodynamic and ventilatory responses to fentanyl, fentanyl-droperidol and nitrous oxide in patients with acquired valvular heart disease. Anesthesiology 42:319 (1975)
161. Samuel, I.O., Clarke, R.S., Dundee, J.W.: Some circulatory and respiratory effects of morphine in patients without pre-existing cardiac disease. Br. J. Anaesth. 49:927 (1977)
162. Lappas, D.G., Geha, D., Fischer, J.E., et al.: Filling pressures of the heart and pulmonary circulation of the patient with coronary artery disease after large intravenous doses of morphine. Anesthesiology 42:153 (1975)
163. Patschke, D., Brückner, J.B., Eberlein, H.J. et al.: Effects of althesin, etomidate and fentanyl on haemodynamics and myocardial oxygen consumption in man. Canad. Anaesth. Soc. J. 24:57 (1977)
164. Sonntag, H.: Coronardurchblutung und Energieumsatz des menschlichen Herzens unter verschiedenen Anaesthetika. Anaesthesiologie und Wiederbelebung, Bd. 79. Springer, Berlin-Heidelberg-New York 1973
165. Hempelmann, G., Seitz, W., Schleussner, E., et al.: Klinische Untersuchungen zur Herz-Kreislaufwirkung von Morphin. Anaesthesist 30:390 (1981)
166. Seitz, W., Hempelmann, G., Schleussner, E., et al.: Vergleichende klinische Untersuchungen von Herz-Kreislauf-Effekten zwischen Piritramid (Dipidolor) und Fentanyl. Anaesthesist 30:179 (1981)
167. Stanley, T.H., Webster, L.R.: Anesthetic requirements and cardiovascular effects of fentanyl-oxygen and fentanyl-diazepam-oxygen anesthesia in man. Anesth. Analg. 57:411 (1978)
168. Lunn, J.K, Stanley, T.H., Eisele, J., et al.: High dose fentanyl anesthesia for coronary artery surgery: Plasma fentanyl concentrations and influence of nitrous oxide on cardiovascular responses. Anesth. Analg. 58:390 (1979)
169. de Lange, S., Stanley, T.H., Boscoe, M.J.: Comparison of sufentanyl-O_2 and fentanyl-O_2 anesthesia for coronary artery surgery. Anesthesiology 53:S64 (1981)
170. Waller, J.L., Hug, C.C., Nagle, D.M., et al.: Hemodynamic changes during fentanyl-oxygen anesthesia for aortocoronary bypass operation. Anesthesiology 55:212 (1981)
171. Edde, R.R.: Hemodynamic changes prior to and after sternotomy in patients anesthetized with high dose fentanyl. Anesthesiology 55:444 (1981)
172. Sonntag, H., Larsen, R., Hilfiker, O., et al.: Myocardial blood flow and oxygen consumption during high-dose fentanyl anesthesia in patients with coronary artery disease. Anesthesiology 56:417 (1982)
173. Hilfiker, O., Larsen, R., Brockschnieder, B., et al.: Morphin-„Anaesthesie" - Koronardurchblutung und myokardialer Sauerstoffverbrauch bei Patienten mit koronarer Herzkrankheit. Anaesthesist 31:371 (1982)
174. Mummaneni, N., Rao, T.L., Montoya, A.: Awareness and recall with high-dose fentanyl-oxygen anesthesia. Anesth. Analg. 59:948 (1980)
175. Lowenstein, E., Philbin, D.M.: Narcotic "anesthesia" in the eighties. Anesthesiology 55:195 (1981)
176. Comstock, M.K., Scamman, F.L., Carter, J.G., et al.: Rigidity and hypercarbia on fentanyl-oxygen induction. Anesthesiology 51:S28 (1979)
177. Lowenstein, E., Whiting, R.B., Bittar, D.A., et al.: Local and neurally mediated effects of morphine on skeletal muscle vascular resistance. J. Pharmacol. Exp. Ther. 180:359 (1972)
178. Ward, J.M., McGrath, R.L., Weil, J.V.: Effects of morphine on the peripheral vascular response to sympathetic stimulation. Am. J. Cardiol. 29:659 (1972)
179. Stanley, T.H., Gray, N.H., Stanford, W., et al.: The effects of high-dose morphine on fluid and blood requirements in open-heart operations. Anesthesiology 38:536 (1973)

180. Stanley, T.H., Gray, N.H., Isern-Amaral, J.H., et al.: Comparison of blood requirements during morphine and halothane anesthesia for open-heart surgery. Anesthesiology 41:34 (1974)
181. Zelis, R., Mansour, E.J., Capone, R.J., et al.: The cardiovascular effects of morphine. The peripheral capacitance and resistance vessels in human subjects. J. Clin. Invest. 54:1247 (1974)
182. Drew, J.H., Dripps, R.D., Comroe, J.H.: Clinical studies on morphine. The effect of morphine upon the circulation of man and upon the circulatory and respiratory responses to tilting. Anesthesiology 7:44 (1946)
183. Brashear, E., Kelly, M., White, A.C.: Increased circulating histamine after morphine and heroin. Clin. Res. 21:657 (1973)
184. Philbin, D.M., Moss, J., Akins, C.W., et al.: The use of H_1 and H_2 histamine antagonists with morphine anesthesia: A double-blind study. Anesthesiology 55:292 (1981)
185. Fahmy, N.R.: Hemodynamics, plasma histamine, and catecholamine concentrations during an anaphylactoid reaction to morphine. Anesthesiology 55:329 (1981)
186. Van Arman, C.G., Sturtevant, F.M.: Release of histamine by meperidine. Fed. Proc. 17:416 (1958)
187. Philbin, D.M., Moss, J., Rosow, C.E., et al.: Histamine release with intravenous narcotics: Protective effects of H_1 and H_2-receptor antagonists. Klin. Wochenschr. 60:1056 (1982)
188. Vatner, S.F., Marsh, J.D., Swain, J.A.: Effects of morphine on coronary and left ventricular dynamics in conscious dogs. J. Clin. Invest. 55:207 (1975)
189. Reiz, S., Balfors, E., Häggmark, S., et al: Myocardial oxygen consumption and coronary haemodynamics during fentanyl-droperidol-nitrous oxide anaesthesia in patients with ischemic heart disease. Acta Anaesth. Scand. 25:286 (1981)
190. Moffitt, E.A., Sethna, D.H., Bussell, J.A., et al.: Myocardial metabolism and hemodynamic responses to halothane or morphine anesthesia for coronary artery surgery. Anesth. Analg. 61:979 (1982)
191. Sethna, D.H., Moffitt, E.A., Gray, R.J., et al.: Cardiovascular effects of morphine in patients with coronary arterial disease. Anesth. Analg. 61:109 (1982)
192. Van der Vusse, G.J., Van Belle, H., Van Gerven, W., et al.: Acute effect of fentanyl on haemodynamics and myocardial carbohydrate utilization and phosphate release during ischaemia. Br. J. Anaesth. 51:927 (1979)
193. de Lange, S., de Briujn, N., Stanley, T.H., et al.: Alfentanyl-oxygen anesthesia: Comparison of continuous infusion and frequent bolus techniques for coronary artery surgery. Anesthesiology 55:A42 (1981)
194. de Lange, S., Stanley, T.H., Boscoe, M.J., et al.: Antidiuretic hormone responses during coronary artery surgery with sufentanyl-oxygen and alfentanyl-oxygen anesthesia in man. Anesthesiology 55:A47 (1981)
195. de Lange, S., Stanley, T.H., Boscoe, M.J.: Alfentanyl-oxygen anaesthesia for coronary artery surgery. Br. J. Anaesth. 53:1291 (1981)
195a. Sebel, P.S., Bovill, J.G., van der Haven, A.: Cardiovascular effects of alfentanil anaesthesia. Br. J. Anaesth. 54:1185 (1982)
196. Larsen, R., Sonntag, H., Schenk, H.D., et al.: Die Wirkungen von Sufentanyl und Fentanyl auf Hämodynamik, Coronardurchblutung und myocardialen Metabolismus des Menschen. Anaesthesist 29:277 (1980)
197. Yelnosky, J., Katz, R., Dietrich, E.V.: A study of some of the pharmacological actions of droperidol. Toxicol. Appl. Pharmacol. 6:37 (1964)
198. Whitwam, J.G., Russel, W.J.: The acute cardiovascular changes and adrenergic blockade by droperidol in man. Br. J. Anaesth. 43:581 (1971)
199. Göthert, M., Lox, H.J., Rieckesmann, J.M.: Effects of butyrophenones on the sympathetic nerves of the isolated rabbit heart and on the postsynaptic -adrenoceptors of isolated rabbit aorta. Naunyn Schmiedeberg's Arch. Pharmacol. 300:255 (1977)
200. Hyatt, M., Muldoon, S.M., Rorie, D.K.: Droperidol, a selective antagonist of postsynaptic -adrenoceptors in the canine saphenous vein. Anesthesiology 53:281 (1980)
201. Ferrari, H.A., Gorton, R.J., Talthon, I.H., et al.: The action of droperidol and fentanyl on cardiac output and related hemodynamic parameters. South. Med. J. 67:49 (1974)

202. Graves, C.L., Downs, N.H., Browne, H.B.: Cardiovascular effects of minimal analgesic quantities of innovar, fentanyl, and droperidol in man. Anesth. Analg. 54:15 (1975)
203. McDonald, H.R., Baird, D.P., Stead, B.R., et al.: Clinical and circulatory effects of neurolept-analgesia with dehydrobenzperidol and phenoperidine. Br. Heart J. 28:654 (1966)
204. Dixon, S.H., Nolan, S.P., Stewart, S., et al.: Neuroleptanalgesia: Effects of innovar on myocardial contractility, total peripheral resistance, and capacitance. Anesth. Analg. 49:331 (1970)
205. Stoelting, R.K., Gibbs, P.S., Creasser, C.W., et al.: Hemodynamic and ventilatory responses to fentanyl, fentanyl-droperidol, and nitrous oxide in patients with acquired valvular heart disease. Anesthesiology 42:319 (1975)
206. Stanley, T.H., Bennett, G.M., Loeser, E.A., et al.: Cardiovascular effects of diazepam and droperidol during morphine anesthesia. Anesthesiology 44:255 (1976)
207. Radnay, P.A., Rao, D.V., Yun, H., et al.: Hemodynamic changes during induction of neurolept anesthesia for aortocoronary bypass surgery. Anesth. Rev. 4:13 (1977)
208. Bille-Brahe, N.E., Bredgaard-Sørensen, M., Mondorf, T., et al.: Central haemodynamics during induction of neurolept anaesthesia in patients with arteriosclerotic heart disease. Acta Anaesth. Scand. 67 (Suppl.): 47 (1978)
209. Eger, E.I., Ty Smith, N., Stoelting, R.K., et al.: Cardiovascular effects of halothane in man. Anesthesiology 32:396 (1970)
210. Stevens, W.C., Cromwell, T.H., Halsey, M.J., et al.: The cardiovascular effects of a new inhalation anesthetic, forane, in human volunteers at constant arterial carbon dioxide tension. Anesthesiology 35:8 (1971)
211. Cromwell, T.H., Stevens, W.C., Eger, E.I., et al.: The cardiovascular effects of compound 469 (Forane) during spontaneous ventilation and CO_2 challenge in man. Anesthesiology 35:17 (1971)
212. Marshall, B.E., Cohen, P.J., Klingenmaier, C.H., et al.: Some pulmonary and cardiovascular effects of enflurane (ethrane) anaesthesia with varying $PaCO_2$ in man. Br. J. Anaesth. 43:996 (1971)
213. Libonati, M., Cooperman, L.H., Price, H.L.: Time-dependent circulatory effects of methoxyflurane in man. Anesthesiology 34:439 (1971)
214. Bahlman, S.H., Eger, E.I., Halsey, M.J. et al.: The cardiovascular effects of halothane in man during spontaneous ventilation. Anesthesiology 35:494 (1972)
215. Dolan, W.M., Stevens, W.C., Eger, E.I., et al.: The cardiovascular and respiratory effects of isoflurane-nitrous oxide anaesthesia. Can. Anaesth. Soc. J. 21:577 (1974)
216. Graves, C.L., McDermott, R.W., Bidwai, A.: Cardiovascular effects of isoflurane in surgical patients. Anesthesiology 41:486 (1974)
217. Graves, C.L., Downs, N.H.: Cardiovascular and renal effects of enflurane in surgical patients. Anesth. Analg. 53:898 (1974)
218. Prys-Roberts, C., Lloyd, J.W., Fisher, A., et al.: Deliberate profound hypotension induced with halothane: Studies of haemodynamics and pulmonary gas exchange. Br. J. Anaesth. 46:105 (1974)
219. Levesque, P.H., Nanagas, V., Shank, C., et al.: Circulatory effects of enflurane in normocarbic human volunteers. Can. Anaesth. Soc. J. 21:580 (1974)
220. Calverley, R.K., Ty Smith, N., Prys-Roberts, C., et al.: Cardiovascular effects of prolonged enflurane anesthesia in man. Abstracts of scientific papers, American Society of Anesthesiologists annual meeting 1975, p. 57
221. Kaplan, J.A., Miller, E.D., Bailey, D.R.: A comparative study of enflurane and halothane using systolic time intervals. Anesth. Analg. 55:263 (1976)
222. Tarnow, J., Brückner, J.B., Eberlein, H.J., et al.: Haemodynamics and myocardial oxygen consumption during isoflurane (forane) anaesthesia in geriatric patients. Br. J. Anaesth. 48:669 (1976)
223. Filner, B.E., Karliner, J.S.: Alterations of normal left ventricular performance by general anesthesia. Anesthesiology 45:610 (1976)
224. Karliczek, G., Hempelmann, G., Piepenbrock, S.: Vergleichende Untersuchungen über die Herz-Kreislaufwirkung von Halothan bei Eingriffen in der Herzchirurgie. In: E. Kirchner (Hrsg): 20 Jahre Fluothane. Anaesthesiologie und Intensivmedizin, Bd. 109, S. 88. Springer, Berlin-Heidelberg-New York 1978

225. Klauber, P.V., Sørensen, M.B., Christensen, V., et al.: Cardiovascular haemodynamics during enflurane-pancuronium anaesthesia in patients with valvular heart disease. Canad. Anaesth. Soc. J. 25:113 (1978)
226. Santesson, J., Irestedt, L., Järnberg, P.O., et al.: Effects of enflurane on haemodynamics and oxygen uptake with special reference to the influence of surgical stress. Acta Anaesth. Scand. 22:381 (1978)
227. Sonntag, H., Donath, U., Hillebrand, W., et al.: Left ventricular function in conscious man and during halothane anesthesia. Anesthesiology 48:320 (1978)
228. Shimosato, S., Sugai, N., Iwatsuki, N., et al.: The effect of ethrane on cardiac muscle mechanics. Anesthesiology 30:513 (1969)
229. Brown, B.R., Crout, J.R.: A comparison study of the effect of five general anesthetics on myocardial contractility: I. Isometric conditions. Anesthesiology 34:236 (1971)
230. Kemmotsu, O.: The effect of five inhalation anesthetics on myocardial contractility. Jap. J. Anesth. 23:402 (1974)
231. van Ackern, K., Peter, K.: Der Einfluß von Ethrane auf das Herzkreislaufsystem. In: J.B. Brückner (Hrsg.): Inhalationsanaesthesie mit Ethrane. Anaesthesiologie und Wiederbelebung, Bd. 99, S. 97. Springer, Berlin-Heidelberg-New York 1976.
232. Fischer, K.J.: Tierexperimentelle Untersuchungen zur Quantifizierung der direkten Myokardeffekte äquinarkotischer Ethrane- und Halothan-Konzentrationen. In: J.B. Brückner (Hrsg.): Inhalationsanaesthesie mit Ethrane. Anaesthesiologie und Wiederbelebung, Bd. 99, S. 43. Springer, Berlin-Heidelberg-New York 1976
233. Siepmann, H., Lennartz, H., Pütz, E.: Die dosisabhängige Beeinflussung der Kontraktilität des isolierten Papillarmuskels der Katze durch Enflurane und Halothane. In: J.B. Brückner (Hrsg.): Inhalationsanaesthesie mit Ethrane. Anaesthesiologie und Wiederbelebung, Bd. 99, S. 71. Springer, Berlin-Heidelberg-New York 1976
234. Merin, R.G., Kumazawa, T., Luka, N.L.: Myocardial function and metabolism in the conscious dog and during halothane anesthesia. Anesthesiology 44:402 (1976)
235. Merin, R.G., Kumazawa, T., Luka, N.L.: Enflurane depresses myocardial function, perfusion, and metabolism in the dog. Anesthesiology 45:501 (1976)
236. Horan, B.F., Prys-Roberts, C., Hamilton, W.K., et al.: Haemodynamic responses to enflurane anaesthesia and hypovolaemia in the dog, and their modification by propranolol. Br. J. Anaesth. 49:1189 (1977)
237. Tarnow, J., Eberlein, H.J., Oser, G., et al.: Hämodynamik, Myokardkontraktilität, Ventrikelvolumina und Sauerstoffversorgung des Herzens unter verschiedenen Inhalationsanaesthetika. Anaesthesist 26:220 (1977)
238. Merin, R.G.: Are the functional and metabolic effects of isoflurane really different from those of halothane and enflurane? Anesthesiology 55:398 (1981)
238a. Reiz, S., Balfors, E., Bredgaard-Sørensen, M., et al.: Isoflurane - a powerful coronary vasodilator with potential risk for coronary steal effects in patients with coronary artery disease. Anaesthesia, volume of summaries of the Sixth European Congress of Anesthesiology 1982, p. 201 (1982)
239. Eger, E.I.: Anesthetic uptake and distribution. Williams & Wilkins, Baltimore 1974
240. Theye, R.A., Michenfelder, J.D.: Whole body and organ VO_2 changes with enflurane, isoflurane and halothane. Br. J. Anaesth. 47:813 (1975)
241. Ritzman, J.R., Erickson, H.H., Miller, E.D.: Cardiovascular effects of enflurane and halothane on the rhesus monkey. Anesth. Analg. 55:85 (1976)
242. Bastard, O.G., Carter, J.G., Moyers, J.R., et al.: Isoflurane versus halothane in ischemic heart disease. Anesth. Analg. 61:170 (1982)
243. Saner, C.A., Foëx, P., Roberts, J.G., et al: Methoxyflurane and practolol: A dangerous combination? Br. J. Anaesth. 47:1025 (1975)
244. Roberts, J.G., Foëx, P., Clarke, T.N., et al.: Haemodynamic interactions of high-dose propranolol pretreatment and anaesthesia in the dog. I: Halothane dose-response studies. Br. J. Anaesth. 43:315 (1976)
245. Horan, B.F., Prys-Roberts, C., Roberts, J.G., et al.: Haemodynamic responses to isoflurane anaesthesia and hypovolaemia in the dog, and their modification by propranolol. Br. J. Anaesth. 49:1179 (1977)
245a. Kapur, P.A., Flacke, W.E., Olewine, S.K.: Comparison of effects of isoflurane versus enflurane on cardiovascular and catecholamine responses to verapamil in dogs. Anesth. Analg. 61:193 (1982)

245b. Tosone, S.R., Reves, J.G., Kissin, I., et al.: Nifedipine and halothane: Additive hemodynamic depression in dogs. Anesth. Analg. 61:218 (1982)
246. Prys-Roberts, C., Gersh, B.J., Baker, A.B., et al.: The effects of halothane on the interactions between myocardial contractility, aortic impedance, and left ventricular performance. I.: Theoretical considerations and results. Br. J. Anaesth. 44:634 (1972)
247. Vatner, S.F., Ty Smith, N.: Effects of halothane on left ventricular function and of regional blood flow in dogs and primates. Circ. Res. 34:155 (1974)
248. Bland, H.J., Lowenstein, E.: Halothane-induced decrease in experimental myocardial ischemia in the non-failing canine heart. Anesthesiology 45:287 (1976)
249. Kettler, D.: Energiebedarf und Sauerstoffversorgung des Herzens in Narkose. Anaesthesiologie und Wiederbelebung, Bd. 67. Springer, Berlin-Heidelberg-New York 1973
250. Delaney, T.J., Kistner, J.R., Lake, C.L., et al.: Myocardial function during halothane and enflurane anesthesia in patients with coronary artery disease. Anesth. Analg. 59:240 (1980)
251. Hess, W., Arnold, B., Schulte-Sasse, U., et al.: Comparison of isoflurane and halothane when used to control intraoperative hypertension in patients undergoing coronary artery bypass surgery. Anesth. Analg. 62:15 (1983)
252. Arndt, J.O., Krzossa, M., Müller, A.: Der Einfluß von Ethrane und Halothan auf die Aktivität der Barorezeptoren des Aortenbogens von Katzen. In: P. Lawin, R. Beer (Hrsg.): Ethrane. Anaesthesiologie und Wiederbelebung, Bd. 84, S. 117. Springer, Berlin-Heidelberg-New York 1974
253. Duke, P.C., Fownes, D., Wade, J.G.: Halothane depresses baroreflex control of heart rate in man. Anesthesiology 46:184 (1977)
254. Price, H.L., Linde, H.W., Morse, H.T.: Central nervous actions of halothane affecting the systemic circulation. Anesthesiology 24:770 (1963)
255. Skovsted, P., Price, M.L., Price, H.L.: The effects of halothane on arterial pressure, preganglionic sympathetic activity and barostatic reflexes. Anesthesiology 31:507 (1969)
256. Göthert, M., Wendt, J.: Inhibition of adrenal medullary catecholamine secretion by enflurane. Anesthesiology 46:404 (1977)
257. Heiberg, J.K., Wiberg-Jørgensen, F., Skovsted, P.: Heart rate changes caused by enflurane and halothane anaesthesia in man. Acta Anaesth. Scand. (Suppl.) 67:59 (1978)
258. Krishna, G., Paradise, R.R.: Mechanism of chronotropic effects of volatile inhalational anesthetics. Anesth. Analg. 56:173 (1977)
259. Reisner, L.S., Lippmann, M.: Ventricular arrhythmias after epinephrine injection in enflurane and in halothane anesthesia. Anesth. Analg. 54:468 (1975)
260. Johnston, R.R., Eger, E.I., Wilson, C.: A comparative interaction of epinephrine with enflurane, isoflurane and halothane in man. Anesth. Analg. 55:709 (1976)
261. Bagwell, E.E.: The effect of halothane on coronary flow and myocardial metabolism in dogs. Pharmacologist 7:177 (1965)
262. Eberlein, H.J.: Koronardurchblutung und Sauerstoffversorgung des Herzens unter verschiedenen CO_2-Spannungen und Anaesthetika. Arch. Kreislaufforsch. 50:18 (1966)
263. Saito, T., Wakisaka, K., Yodate, T., et al.: Coronary and systemic circulation during inhalation anesthesia in dogs. Far East J. Anesth. 5:105 (1966)
264. Dudziak, R.: Über die Wirkung von Halothan, Fentanyl, Dehydrobenzperidol und Propanidid auf den Sauerstoffverbrauch und den Coronarfluß des Warmblüterherzens. In: Forschungsberichte des Landes Nordrhein-Westfalen Nr. 1866, Köln-Opladen 1967
265. Lees, H.M., Hill, J., Ochsner, A.J., et al.: Regional blood flows of the rhesus monkey during halothane anesthesia. Anesth. Analg. 50:270 (1971)
266. Smith, G., McMillan, J.C., Vance, J.P., et al.: The effect of halothane on myocardial blood flow and oxygen consumption. Br. J. Anaesth. 45:924 (1973)
267. Weaver, P.C., Bailey, J.S., Preston, T.D.: Coronary artery blood flow in the halothane-depressed canine heart. Br. J. Anaesth. 42:678 (1970)
268. Wolff, G., Claudi, R., Rist, M., et al.: Regulation of coronary blood flow during ether and halothane anaesthesia. Br. J. Anaesth. 44:1139 (1972)

269. Sonntag, H., Merin, R.G., Donath, U., et al.: Myocardial metabolism and oxygenation in man awake and during halothane anesthesia. Anesthesiology 51:204 (1979)
270. Reiz, S., Balfors, E., Gustavsson, B., et al.: Effects of halothane on coronary haemodynamics and myocardial metabolism in patients with ischemic heart disease and heart failure. Acta Anaesth. Scand. 26:133 (1982)
271. Smith, G., Rogers, K., Thorburn, J.: Halothane improves the balance of oxygen supply to demand in acute experimental myocardial ischaemia. Br. J. Anaesth. 52:577 (1980)
272. Lowenstein, E., Föex, P., Francis, C.M., et al.: Regional ischemic ventricular dysfunction in myocardium supplied by a narrowed coronary artery with increasing halothane concentration in the dog. Anesthesiology 55:349 (1981)
273. Behrenbeck, T., Nugent, M., Quasha, A., et al.: Halothane and ischemic regional wall dynamics. Anesthesiology 53:S140 (1980)
274. Eisele, J.H., Ty Smith, N.: Cardiovascular effects of 40 percent nitrous oxide in man. Anesth. Analg. 51:956 (1972)
275. Eisele, J.H., Reitan, J.A., Massumi, R.A., et al.: Myocardial performance and N_2O analgesia in coronary artery disease. Anesthesiology 44:16 (1976)
276. Lappas, D.G., Buckley, M.J., Laver, M.B., et al.: Left ventricular performance and pulmonary circulation following addition of nitrous oxide to morphine during coronary-artery surgery. Anesthesiology 43:61 (1975)
277. Price, H.L.: Myocardial depression by nitrous oxide and its reversal by Ca^{++}. Anesthesiology 44:211 (1976)
278. Zimmermann, G., Hess, W., Johannsen, H., et al.: Der Einfluß der inspiratorischen N_2O-Konzentration auf das kardiovaskuläre System. Tierexperimentelle Untersuchungen in hoch dosierter Piritramid-Basisnarkose. Anaesthesist 26:257 (1977)
279. Stoelting, R.K., Gibbs, P.S.: Hemodynamic effects of morphine and morphine-nitrous oxide in valvular heart disease and coronary artery disease. Anesthesiology 38:45 (1973)
280. Wong, K.C., Martin, W.E., Hornbein, T.F., et al.: The cardiovascular effects of morphine sulfate with oxygen and with nitrous oxide in man. Anesthesiology 38:542 (1973)
281. Schulte-Sasse, U., Hess, W., Tarnow, J.: Pulmonary vascular responses to nitrous oxide in patients with normal and high pulmonary vascular resistance. Anesthesiology 57:9 (1982)
282. McDermott, R.W., Stanley, T.H.: The cardiovascular effects of low concentrations of nitrous oxide during morphine anesthesia. Anesthesiology 41:89 (1974)
283. Ty Smith, N., Eger, E.I., Stoelting, R.K., et al.: The cardiovascular and sympathomimetic responses to the addition of nitrous oxide to halothane in man. Anesthesiology 32:410 (1970)
284. Hornbein, T.F., Martin, W.E., Bonica, J.J., et al.: Nitrous oxide effects on the circulatory and ventilatory responses to halothane. Anesthesiology 31:250 (1969)
285. Hilgenberg, J.C., McCammon, R.L., Stoelting, R.K.: Pulmonary and systemic vascular responses to nitrous oxide in patients with mitral valve stenosis and pulmonary hypertension. Anesth. Analg. 59:323 (1980)
286. Kawamura, R., Stanley, T.H., English, J.B., et al.: Cardiovascular responses to nitrous oxide exposure for two hours in man. Anesth. Analg. 59:93 (1980)
287. Stoelting, R.K., Reis, R.R., Longnecker, D.E.: Hemodynamic responses to nitrous oxide-halothane and halothane in patients with valvular heart disease. Anesthesiology 37:430 (1972)
288. Ty Smith, N., Calverly, R.K., Prys-Roberts, C., et al.: Impact of nitrous oxide on the circulation during enflurane anesthesia in man. Anesthesiology 48:345 (1978)
289. McCammon, R.L., Hilgenberg, J.C., Stoelting, R.K.: Hemodynamic effects of diazepam and diazepam-nitrous oxide in patients with coronary artery disease. Anesthesiology 59:438 (1980)
290. Stoelting, R.K., Gibbs, P.S., Creasser, C.W., et al.: Hemodynamic and ventilatory responses to fentanyl, fentanyl-droperidol, and nitrous oxide in patients with aquired valvular heart disease. Anesthesiology 42:319 (1975)

291. Price, H.L., Cooperman, L.H., Warden, J.C., et al.: Pulmonary hemodynamics during anesthesia and deliberate hypotension in man. Anesthesiology 30:629 (1967)
292. Moffitt, E., Bussell, J., Sethna, D., et al.: Nitrous oxide added to halothane depresses coronary flow and the heart in patients with coronary artery disease. Canad. Anaesth. Soc. J. 28:497 (1981)
293. Thornburn, J., Smith, G., Vance, J.P., et al.: Effect of nitrous oxide on the cardiovascular system and coronary circulation of the dog. Br. J. Anaesth. 51:937 (1979)
294. Herget, H.F., L'Allemand, H., Kalweit, K., et al.: Klinische Erfahrungen und erste Ergebnisse mit kombinierter Akupunktur-Analgesie bei offenen Herzoperationen am Zentrum für Chirurgie der Justus Liebig-Universität Gießen. Anaesthesist 25:223 (1976)
295. Hollinger, I., Richter, J.A., Pongratz, W., et al.: Acupuncture anesthesia for open heart surgery: A report of 800 cases. Am. J. Chinese Med. 7:77 (1979)
296. Kramer, M., Kramer, J., Herget, H.F., et al.: Elektrostimulationsanalgesie und Neuroleptanalgesie bei koronarchirurgischen Eingriffen. Eine vergleichende hämodynamische Untersuchung. Anaesthesist 30:229 (1981)
297. Hammerle, A.F., Brücke, T., Balogh, D., et al.: Plasma-Katecholamine bei herzchirurgischen und abdominellen Eingriffen unter Anwendung einer kombinierten Elektrostimulationsanalgesie. Anaesthesist 28:523 (1979)
298. Dowdy, E.G., Fabian, L.W.: Ventricular arrhythmias induced by succinylcholine in digitalized patients. Anesth. Analg. 42:501 (1963)
299. Leigh, M.D., McCoy, D.D., Belton, M.K., et al.: Bradycardia following intravenous administration of succinylcholine to infants and children. Anesthesiology 18:698 (1957)
300. Lupprian, K.G., Churchill-Davidson, H.C.: Effect of suxamethonium on cardiac rhythm. Br. Med. J. 2:1774 (1960)
301. Mathias, J.A., Evans-Prosser, C.D., Churchill-Davidson, H.C.: The role of non-depolarizing drugs in the prevention of suxamethonium bradycardia. Br. J. Anaesth. 42:609 (1970)
302. Paton, W.D.: The effect of muscle relaxants other than muscular relaxation. Anesthesiology 20:453 (1959)
303. Walts, L.F.: Complications of muscle relaxants. In: R.L. Katz (ed.): Muscle relaxants. Monographs in Anesthesiology, Vol. I., p. 207. Excerpta Medica, New York 1975
304. Ty Smith, N., Whitcher, C.E.: Hemodynamic effects of gallamine and tubocurarine administered during halothane anesthesia. JAMA 199:704 (1967)
305. Longnecker, D.E., Stoelting, R.K., Morrow, A.G.: Cardiac and peripheral vascular effects of d-tubocurarine in man. Anesth. Analg. 49:660 (1970)
306. Stoelting, R.K.: The hemodynamic effects of pancuronium and d-tubocurarine in anesthetized patients. Anesthesiology 36:612 (1972)
307. Coleman, A.J., Downing, J.W., Leary, W.P., et al.: The immediate cardiovascular effects of pancuronium, alcuronium and tubocurarine in man. Anaesthesia 27:415 (1972)
308. Schaer, H.: Kreislaufwirkungen von nicht depolarisierenden Muskelrelaxantien. Anaesthesiologie und Wiederbelebung, Bd. 63. Springer, Berlin-Heidelberg-New York 1972
309. Alam, M., Anrep, G.V., Barsoum, G.S., et al.: Liberation of histamine from the skeletal muscle by curare. J. Physiol. 95:148 (1939)
310. Guyton, A.C., Reeder, R.C.: Quantitative studies on the autonomic actions of curare. J. Pharmacol. Exp. Ther. 98:188 (1950)
311. McCullough, L.S., Reier, C.E., Delanunois, A.L., et al.: The effects of d-tubocurarine on spontaneous postganglionic sympathetic activity and histamine release. Anesthesiology 33:328 (1970)
312. Lee, D.C., Johnson, D.L.: Effects of d-tubocurarine and anesthesia upon cardiac output in histamine depleted dogs. Fed. Proc. 29:2804 (1970)
313. Stoelting, R.K., Longnecker, D.E.: Influence of end-tidal halothane concentration on d-tubocurarine hypotension. Anesth. Analg. 51:364 (1972)
314. Dowdy, E.G., Holland, W.C., Yamanaka, I., et al.: Cardioactive properties of d-tubocurarine with and without preservatives. Anesthesiology 34:256 (1971)

315. Waser, P.G., Harbeck, P.: Pharmakologie und klinische Anwendung des kurzdauernden Muskelrelaxans Diallyl-nor-Toxiferin. Anaesthesist 11:33 (1962)
316. Doenicke, A., Grote, B.: Histaminfreisetzung nach Pharmaka. In H. Benzer, R. Frey, W. Hügin, O. Mayrhofer (Hrsg.): Lehrbuch der Anaesthesiologie, Reanimation und Intensivtherapie, 4. Aufl., S. 231. Springer, Berlin-Heidelberg-New York 1977
317. Kelman, G.R., Kennedy, B.R.: Cardiovascular effects of pancuronium in man. Br. J. Anaesth. 43:335 (1971)
318. Loh, L.: The cardiovascular effects of pancuronium bromide. Anaesthesia 25:356 (1970)
319. Levin, N., Dillon, J.B.: Cardiovascular effects of pancuronium bromide. Anesth. Analg. 50:808 (1971)
320. Dobkin, A.B., Arandia, H.Y., Levy, A.A.: Effect of pancuronium bromide on plasma histamine levels in man. Anesth. Analg. 52:772 (1973)
321. Fahey, M.R., Morris, R.B., Miller, R.D., et al.: Clinical pharmacology of Org NC 45 (Norcuron): A new nondepolarizing muscle relaxant. Anesthesiology 55:6 (1981)
322. Booij, L.H., Edwards, R.P., Sohn, Y.J., et al.: Cardiovascular and neuromuscular effects of Org NC 45, pancuronium, metocurine, and d-tubocurarine in dogs. Anesth. Analg. 59:26 (1980)
323. Barnes, P.K., Brindle Smith, G., White, W.D., et al.: Comparison of the effects of Org NC 45 and pancuronium on heart rate and arterial pressure in anaesthetized man. Br. J. Anaesth. 54:435 (1982)
324. Hughes, R., Chapple, D.J.: The pharmacology of atracurium: A new competitive neuromuscular blocking agent. Br. J. Anaesth. 53: 31 (1981)
325. Payne, J.P., Hughes, R.: Evaluation of atracurium in anaesthetized man. Br. J. Anaesth. 53:45 (1981)
326. Crul, J.F.: Relaxant drugs: From native drugs to the selective agents today. Acta Anaesth. Scand. 26:409 (1982)
327. Martin, D.E., Rosenberg, H., Aukburg, S.J., et al.: Low-dose fentanyl blunts circulatory responses to tracheal intubation. Anesth. Analg. 61:680 (1982)
328. Denlinger, J.K., Ellison, N., Ominski, A.J.: Effects of intratracheal lidocaine on circulatory response to tracheal intubation. Anesthesiology 41:409 (1974)
329. Michiels, M., Hendriks, R., Heykants, J.: A sensitive radioimmunoassay for fentanyl. Eur. J. Clin. Pharmacol. 12:153 (1977)
330. Murphy, M.R., Olson, W.A., Hug, C.C.: Pharmacokinetics of ^{3}H-fentanyl in the dog anesthetized with enflurane. Anesthesiology 50:13 (1979)
331. Hug, C.C., Murphy, M.R.: Fentanyl disposition in cerebrospinal fluid and plasma and its relationship to ventilatory depression in the dog. Anesthesiology 50:342 (1979)
332. Agoston, S., Vermeer, G.A., Kersten, U.W., et al.: The fate of pancuronium bromide in man. Acta Anaesth. Scand. 17:267 (1973)
333. Kanto, J., Klotz, U.: Intravenous benzodiazepines as anaesthetic agents: Pharmacocinetics and clinical consequences. Acta Anaesth. Scand. 26:554 (1982)
334. Van der Kleijn, E., Van Rossum, J.M., Muskens, E.T., et al.: Pharmacokinetics of diazepam in dogs, mice and humans. Acta Pharmacol. 29, (Suppl. 3): 109 (1971)
335. Kaplan, S.A., Jach, M.L., Alexander, K., et al.: Pharmacokinetic profile of diazepam in man following single intravenous and oral and chronic oral administrations. J. Pharm. Sci. 62:1789 (1973)
336. Laver, M.B., Lowenstein, E.: Anesthetic management of the patient with heart disease. In: R.A. Johnson, E. Haber, W.G. Austen (eds.): Clinical cardiology, chapter XIX. Little, Brown & Comp., Boston 1979
337. Lee, S.J.: Hemodynamic changes at rest and during exercise in patients with aortic stenosis of varying severity. Am. Heart J. 79:318 (1970)
338. Mann, T., McLaurin, L., Grossman, W., et al.: Assessing the hemodynamic severity of acute aortic regurgitation due to infective endocarditis. N. Engl. J. Med. 293:108 (1975)
339. Pepine, C.J., Nichols, W.W., Curry, R.C., et al.: Reversal of premature mitral valve closure by nitroprusside infusion in severe aortic insufficiency: beat to beat pressure-flow and echocardiographic relationships. Am. J. Cardiol. 37:161 (1976)

340. Guntheroth, W.G., Morgan, B.C., Mullin, S.: Effect of respiration on venous return and stroke volume in cardiac tamponade: Mechanism of pulsus paradoxus. Circ. Res. 20:381 (1967)
341. Mathrubhutham, M., Rao, T.L., Shanmugham, M., et al.: Hemodynamic effects of ketamine in cardiac tamponade dog model with normovolemia, hypervolemia, and hypovolemia. Presented at the ASA annual meeting 1977
342. Kaplan, J.A.: Pericardial diseases. In: J.A. Kaplan (ed.): Cardiac anesthesia, p. 491. Grune & Stratton, New-York-San Francisco-London 1979
342a. Kerber, R.E., Gascho, J.A., Litchfield, R., et al.: Hemodynamic effects of volume expansion and nitroprusside compared with pericardiocentesis in patients with acute cardiac tamponade. N. Engl. J. Med. 307: 929 (1982)
343. Romagnoli, A., Cooper, J.R.: Anesthesia for aortic operations. In: G.C. Hoffman (ed.): Anesthesia and the heart patient. Cleveland Clinic Quarterly, Vol. 48, p. 147. Waverly Press, Baltimore 1981
344. Douglas, J.R.: Acute aortic dissection: One hundred and six consecutive cases. Circulation 52 (Suppl. II): II-10 (1975)
345. McFarland, J., Willerson, J.T., Dinsmore, R.W., et al.: The medical treatment of dissecting aortic aneurysms. N. Engl. J. Med. 286:115 (1972)
346. Berendes, J.N., Bredée, J.J., Schipperheyn, J.J., et al.: Mechanisms of spinal cord injury after cross-clamping of the descending thoracic aorta. Circulation 66 (Suppl. I): I-112 (1982)
347. Das, B.B., Fenstermacher, J.M., Keats, A.S.: Endobronchial anesthesia for resection of aneurysm of the descending aorta. Anesthesiology 32:152 (1970)
348. Sabawala, P.B., Strong, M.J., Keats, A.S.: Surgery of the aorta and its branches. Anesthesiology 33:229 (1970)
349. Barnard, C.N.: The operation: a human cardiac transplant: an interim report of a successful operation performed at Groote Schuur Hospital, Cape Town. S. Afr. Med. J. 41:1271 (1967)
350. Garman, J.K.: Anesthesia for cardiac transplantation. In: G.C. Hoffman (ed.): Anesthesia and the heart patient. Cleveland Clinic Quarterly, Vol. 48, p. 142. Waverly Press, Baltimore 1981
351. Austen, W.G.: Heart transplantation after ten years. N. Engl. J. Med. 298:682 (1978)
352. Reitz, B.A.: Cardiac transplantation; historical context, current results, future prospects. In: J.M. Moran, L.L. Michaelis (eds.): Surgery for the complications of myocardial infarction. Grune & Stratton, New York 1980
353. Dong, E., Shumway, N.E.: Current results of human heart transplantation. World J. Surg. 1:157 (1977)
354. Cosimi, A.B., Wortis, H.H., Delmonico, F.L., et al.: Randomized clinical trial of antithymocyte globulin in cadaver renal allograft recipients: Importance of T cell monitoring. Surgery 80:155 (1976)
355. Bieber, C.P., Griepp, R.B., Oyer, P.E., et al.: Use of rabbit antithymocyte globulin in cardiac transplantation: relationship of serum clearance rates to clinical outcome. Transplantation 22:478 (1976)
356. Caves, P.K., Stinson, E.B., Billingham, M.E., et al.: Diagnosis of human cardiac allograft rejection by serial cardiac biopsy. J. Thorac. Cardiovasc. Surg. 66:461 (1973)
357. Reemtsma, K., Drusin, R., Edie, R., et al.: Cardiac transplantation for patients requiring mechanical circulatory support. N. Engl. J. Med. 298:670 (1978)
358. Shaver, J.A., Leon, D.F., Gray, S., et al.: Hemodynamic observations after cardiac transplantation. N. Engl. J. Med. 281:822 (1969)
359. Cannon, D.S., Graham, A.F., Harrison, D.C.: Electrophysiological studies in the denervated transplanted human heart. Circ. Res. 32:268 (1973)
360. Kent, K.M., Cooper, T.: The denervated heart. A model for studying autonomic control of the heart. N. Engl. J. Med. 291:1017 (1974)
361. Marshall, B.E., Wyche M.Q.: Hypoxemia during and after anesthesia. Anesthesiology 37:178 (1972)
362. Rehder, K., Sessler, A.D., Marsh, H.M.: General anesthesia and the lung. Am. Rev. Respir. Dis. 112:541 (1975)

363. Rehder, K., Marsh, H.M.: Gas exchange during anesthesia. In: J.B. West (ed.): Pulmonary gas exchange. Vol. II, p. 149. Academic Press, New York 1980
364. Froese, A.B., Bryan, A.C.: Effects of anesthesia and paralysis on diaphragmatic mechanics in man. Anesthesiology 41:242 (1974)
365. Grimby, G., Hedenstierna, G., Löfström, B.: Chest wall mechanics during artificial ventilation. J. Appl. Physiol. 38:576 (1975)
366. Tusiewicz, K., Bryan, A.C., Froese A.B.: Contribution of changing rib cage-diaphragm interaction to the ventilatory depression of halothane anesthesia. Anesthesiology 47:327 (1977)
367. Jones, J.G., Faithfull, D., Jordan, C., et al.: Rib cage movement during halothane anaesthesia in man. Br. J. Anaesth. 51:399 (1979)
368. Rehder, K., Hatch, D.J., Sessler, A.D., et al.: Effects of general anesthesia, muscle paralysis, and mechanical ventilation on pulmonary nitrogen clearance. Anesthesiology 35:591 (1971)
369. Rehder, K., Hatch, D.J., Sessler A.D., et al.: The function of each lung of anesthetized and paralyzed man during mechanical ventilation. Anesthesiology 37:16 (1972)
370. Rehder, K., Sessler, A.D., Rodarte, J.R.: Regional intrapulmonary gas distribution in awake and anesthetized-paralyzed man. J. Appl. Physiol. 42:391 (1977)
371. Rehder, K., Knopp, T.J., Sessler, A.D.: Regional intrapulmonary gas distribution in awake and anesthetized-paralyzed prone man. J. Appl. Physiol. 45:528 (1978)
372. Rehder, K.: Anaesthesia and the respiratory system. Can. Anaesth. Soc. J. 26:451 (1979)
373. Schmid, E.R., Rehder, K.: General anesthesia and the chest wall. Anesthesiology 55:668 (1981)
374. Agostoni, E.: Mechanics of the pleural space. Physiol. Rev. 52:57 (1972)
375. Westbrook, P.R., Stubbs, S.E., Sessler, A.D., et al.: Effects of anesthesia and muscle paralysis on respiratory mechanics in normal man. J. Appl. Physiol. 34:81 (1973)
376. Juno, P., Marsh, H.M., Knop, T.J., et al.: Closing capacity in awake and anesthetized-paralyzed man. J. Appl. Physiol. 44:238 (1978)
377. Rehder, K., Knopp, T.J., Sessler, A.D., et al.: Ventilation-perfusion relationship in young healthy awake and anesthetized-paralyzed man. J. Appl. Physiol. 47:745 (1979)
378. Dueck, R., Rathbun, M.L., McTigue, E.: Anesthesia produces shunt and low $\dot{V}_A/\dot{Q}$ areas by reducing FRC. Anesthesiology 51: S 630 (1979)
379. Weening, C.S., Pietak, S., Hickey, R.F., et al.: Relationship of preoperative closing volume to functional residual capacity and alveolar-arterial oxygen difference during anesthesia with controlled ventilation. Anesthesiology 41:3 (1974)
380. Couture, J., Picken, J., Trop, D., et al.: Airway closure in normal, obese, and anesthetized supine subjects. Fed. Proc. 29:269 (1970)
381. Anthonisen, N.: Report of informal session in „closing volume" determinations. National Heart and Lung Institute, Atlantic City, N.J. (1972)
382. Muller, N., Volgyesi, G., Becker, L., et al.: Diaphragmatic muscle tone. J. Appl. Physiol. 47:279 (1979)
383. Cullen, D.J., Eger, E.I., Gregory, G.A.: The cardiovascular effects of carbon dioxide in man, conscious and during cyclopropane anesthesia. Anesthesiology 31:407 (1969)
384. Theye, R.A., Milde, J.H., Michenfelder, J.D.: Effect of hypocapnia on cardiac output during anesthesia. Anesthesiology 27:778 (1966)
385. Prys-Roberts, C., Kelman, G.R., Greenbaum, R., et al.: Hemodynamics and alveolar-arterial PO_2-differences at varying P_aCO_2 in anesthetized man. J. Appl. Physiol. 25:80 (1968)
386. Morgan, B.C., Crawford, E.W., Hornbein, T.E., et al.: Hemodynamic effects of changes in carbon dioxide tension during intermittent positive pressure ventilation. Anesthesiology 28:866 (1967)
387. Moster, W.G., Reier, C.E., Gardier, W., et al.: Cardiac output and postganglionic sympathetic activity during acute respiratory alkalosis. Anesthesiology 31:28 (1969)
388. Theye, R.A., Gronert, G.A., Heffron, J.A.: Oxygen uptake of canine whole body and limb with hypocapnic alkalosis. Anesthesiology 47:416 (1977)

389. Khambatta, H.J., Sullivan, S.F.: Effects of respiratory alkalosis on oxygen consumption and oxygenation. Anesthesiology 38:53 (1973)
390. Patterson, R.W., Sullivan, S.F.: Determinants of oxygen uptake during sodium bicarbonate infusion. J. Appl. Physiol. 45:399 (1978)
391. Edwards, R., Winnie, A.P., Ramamurthy, S.: Acute hypocapnic hypokalemia: An iatrogenic anesthetic complication. Anesth. Analg. 56:786 (1977)
392. Kety, S.S., Schmidt, C.F.: The effects of altered arterial tensions of carbon dioxide and oxygen on cerebral blood flow and cerebral oxygen consumption of normal young men. J. Clin. Invest. 27:484 (1948)
393. Sørensen, S.C.: Theoretical considerations on the potential hazards of hyperventilation during anesthesia. Acta Anaesth. Scand. 67 (Suppl.): 106 (1978)
394. Vance, J.P., Brown, D.M., Smith, G.: The effect of hypocapnia on myocardial blood flow and metabolism. Br. J. Anaesth. 45:455 (1973)
395. McArthur, W.: Coronary flow response to hypocapnia induced by hyperventilation. Aerospace Med. 36:5 (1965)
396. Scheuer, J.: The effects of respiratory and metabolic alkalosis on coronary flow, hemodynamics and myocardial carbohydrate metabolism. Cardiologica 52:275 (1968)
397. Kittle, C.F., Aoki, H., Brown, B.B.: The role of pH and CO_2 in the distribution of blood flow. Surgery 57:139 (1965)
398. Neill, W.A., Hattenhauer, M.: Impairment of myocardial O_2-supply due to hyperventilation. Circulation 52:854 (1975)
399. Yasue, H., Nagao, M., Omote, S., et al.: Coronary arterial spasm and Prinzmetal's variant form of angina induced by hyperventilation and Tris-buffer infusion. Circulation 58:56 (1978)
400. Nunn, J.F.: Applied respiratory physiology. Butterworth, London 1977
401. Benatar, S.R., Hewlett, A.M., Nunn, J.F.: The use of iso-shunt lines for control of oxygen therapy. Br. J. Anaesth. 45:711 (1973)
402. Laver, M.B., Austen, W.G.: Lung function: Physiologic considerations applicable to surgery. In: D.C. Sabiston (ed.): Davis-Christopher textbook of surgery, 10th edition. Saunders, Philadelphia 1972
403. Wolff, G., Grädel, E., Claudi, B., et al.: Der Einfluß des akut erniedrigten Herzminutenvolumens auf den intrapulmonalen Rechts-Links-Shunt. Schweiz. Med. Wschr. 102:198 (1972)
404. Smith, G., Cheney, F.W., Winter, P.M.: The effect of change in cardiac output in intrapulmonary shunting. Br. J. Anaesth. 46:337 (1974)
405. Cheney, F.W., Colley, P.S.: The effect of cardiac output on arterial blood oxygenation. Anesthesiology 52:496 (1980)
406. Voigt, E., van Deyk, K., Seybold-Epting, W.: Einfluß des linken Vorhofdruckes und des Herzzeitvolumens auf den pulmonalen Gasaustausch. Anaesthesist 30:237 (1981)
407. Suter, P.M., Fairley, H.B., Schlobohm, R.M.: Shunt, lung volume and perfusion during short periods of ventilation with oxygen. Anesthesiology 43:617 (1975)
408. Quan, S.F., Kronberg, G.M., Schlobohm, R.M., et al.: Changes in venous admixture with alterations of inspired oxygen concentration. Anesthesiology 52:477 (1980)
409. Sykes, M.K., Davies, D.M., Charkrabarti, M.K., et al.: The effects of halothane, trichloroethylene and ether on the hypoxic pressor response and pulmonary vascular resistance in the isolated, perfused cat lung. Br. J. Anaesth. 45:655 (1973)
410. Mathers, J., Benumof, J.L., Wahrenbrock, E.A.: General anesthetics and regional hypoxic pulmonary vasoconstriction. Anesthesiology 46:111 (1977)
411. West, J.B.: Regional differences in the lung. Academic Press, London 1977
412. Bendixen, H.H., Egbert, L.D., Hedley-Whyte, J., et al.: Respiratory care. Mosby, St. Louis 1965
413. Janssen, P.J.: Capnographic impressions of pulmonary perfusion patterns in patients with congenital heart anomalies. In: V. Wiechmann (ed.): Anesthesia for open heart surgery. International Anesthesiology Clinics, Vol. 14, p. 123. Little, Brown & Company, Boston 1976
414. Suwa, K., Bendixen, H.H.: Change in P_aCO_2 with mechanical deadspace during artificial ventilation. J. Appl. Physiol. 24:556 (1968)

415. Branthwaite, M.A.: Neurological damage related to open-heart surgery. Thorax 27:753 (1972)
416. Branthwaite, M.A.: Prevention of neurological damage during open-heart surgery. Thorax 30:258 (1975)
417. Dahme, B., Achilles, I., Flemming, B., et al.: Klassifikation psychopathologischer Auffälligkeiten nach Herzoperationen. Thoraxchirurgie 25:345 (1977)
418. Hazán, S.J.: Psychiatric complications following cardiac surgery. J. Thorac. Cardiovasc. Surg. 51:307 (1966)
419. Javid, H., Tufo, H.M., Najafi, H., et al.: Neurological abnormalities following open-heart surgery. J. Thorac. Cardiovasc. Surg. 58:502 (1969)
420. Meyendorf, R.: Psychische und neurologische Störungen bei Herzoperationen. Fortschr. Med. 94:335 (1976)
421. Götze, P.: Psychopathologie der Herzoperierten. Enke, Stuttgart 1980
422. Götze, P.: Der herzoperierte Patient aus psychiatrischer und neurologischer Sicht. Fortschr. Med. 99:1799 (1981)
423. Breuer, A.C., Furlan, A.J., Hanson, M.R., et al.: Neurological complications of open heart surgery. Computer-assisted analysis of 531 patients. In: G.C. Hoffman (ed.): Anesthesia and the heart patient. Cleveland Clinic Quarterly, Vol. 48, p. 205. Waverly Press, Baltimore 1981
424. Rodewald, G., Götze, P., Guntau, J., et al.: Brain damage following open heart surgery. In: D.B. Longmore (ed.): Towards safer cardiac surgery, p. 619. MTP Press Ltd., Lancaster 1981
425. Maynard, D.E., Prior, P.F., Scott, D.F.: Device for continuous monitoring of cerebral activity in resuscitated patients. Br. Med. J. 4:545 (1969)
426. Simpson, B.R., Weaver, E.J., Scott, D.F.: The cerebral function monitor. Its value in predicting the neurological outcome in patients undergoing cardiopulmonary bypass. Anaesthesia 28:611 (1973)
427. Schwartz, M.S., Colvin, M.P., Prior, P.F., et al.: The cerebral function monitor. Its value in predicting the neurological outcome in patients undergoing cardiopulmonary bypass. Anaesthesia 28:611 (1973)
428. Prior, P.F.: Monitoring cerebral function. Elsevier/North-Holland Biomedical Press, Amsterdam 1979
429. Graham, D.I.: Pathology of hypoxic damage in man. J. Clin. Path. 30 (Suppl. 11): 170 (1977)
430. Safar, P., Bleyaert, A., Nemoto, E.M., et al.: Resuscitation after global brain ischemia-anoxia. Crit. Care Med. 6:215 (1978)
431. Lafferty, J.J., Keykhah, M.M., Shapiro, H.M., et al.: Cerebral hypometabolism obtained with deep pentobarbital anesthesia and hypothermia (30 °C). Anesthesiology 49:159 (1978)
432. Goldstein, A., Wells, B.A., Keats, A.S.: Increased tolerance to cerebral anoxia by pentobarbital. Arch. Int. Pharmacodyn. Ther. 161:138 (1966)
433. Aldrete, J.A., Romo-Salas, F., Jankovsky, L., et al.: Effect of pretreatment with thiopental and phenytoin in post ischemic brain damage in rabbits. Crit. Care Med. 7:466 (1979)
434. Cullen, J.P., Aldrete, J.A., Jankovsky, L., et al.: Protective action of phenytoin in cerebral ischemia. Anesth. Analg. 58:165 (1979)
435. Aldrete, J.A., Romo-Salas, F., Mazzia, V.D., et al.: Phenytoin for brain resuscitation after cardiac arrest: An uncontrolled trial. Crit. Care Med. 9:474 (1981)
436. Breivik, H., Safar, P., Sands, P., et al.: Clinical feasibility trials of barbiturate therapy after cardiac arrest. Crit. Care Med. 6:228 (1978)
437. Spence, M., Trubohovich, R.V.: Cerebral protection in critical care. 1st Critical Care Medicine World Congress, London 1974
438. Michenfelder, J.D., Theye, R.A.: Cerebral protection by thiopental during hypoxia. Anesthesiology 39:510 (1973)
439. Bleyaert, A.L., Nemoto, E.M., Safar, P., et al.: Thiopental amelioration of brain damage after global ischemia in monkeys. Anesthesiology 49:390 (1978)

440. Todd, M.M., Chadwik, H.S., Shapiro, H.M., et al.: The neurologic effects of thiopental therapy following experimental cardiac arrest in cats. Anesthesiology 57:76 (1982)
441. Steen, P.A., Milde, J.H., Michenfelder, J.D.: No barbiturate protection in a dog model of complete cerebral ischemia. Ann. Neurol. 5:343 (1979)
442. Snyder, B.D., Raminez-Lassepas, M., Sukhum, P., et al.: Failure of thiopental to modify global anoxia. Stroke 10:135 (1979)
443. Safar, P.: Advances in cardiopulmonary resuscitation. Springer, Berlin-Heidelberg-New York 1978
444. Rockoff, M.A., Shapiro, H.M.: Barbiturates following cardiac arrest: Possible benefit or Pandora's box? Anesthesiology 49:385 (1978)
445. Michenfelder, J.D.: Barbiturates for brain resuscitation: Yes and no. Anesthesiology 57:74 (1982)
446. Philbin, D.M., Coggins, C.H.: Plasma antidiuretic hormone levels in cardiac surgical patients during morphine and halothane anesthesia. Anesthesiology 49:95 (1978)
447. Watkins, W.D., Moss, J., Lappas, D.G., et al.: Vasoactive mediators and human cardiopulmonary bypass. Anesthesiology 51:S97 (1979)
448. Krian, A., Bircks, W. Wetzels, E.: Acute renal failure after surgery of the heart and intrathoracic vessels. Thoraxchirurgie 20:199 (1972)
449. Augustin, H.J., Huland, H., Novak, D., et al.: Der Einfluß von Dopamin auf die renale und intrarenale Hämodynamik. In: R. Schröder (Hrsg.): Dopamin, S. 171. Schattauer, Stuttgart-New York 1975
450. McNay, J.L., McDonald, R.H., Goldberg, L.I.: Comparative effects of dopamine on renal and femoral blood flow. Pharmacologist 5:269 (1963)
451. Goldberg, L.I.: Cardiovascular and renal actions of dopamine: Potential clinical applications. Pharmacol. Rev. 24:1 (1972)
452. Tinker, J.H., Michenfelder, J.D.: Sodium nitroprusside: Pharmacology, toxicology, therapeutics. Anesthesiology 45:340 (1976)
453. Bastron, R.D., Kaloyanides, G.J.: Effect of sodium nitroprusside on function in the isolated and intact dog kidney. J. Pharmacol. Exp. Ther. 181:244 (1972)
454. Gattiker, R.: Anästhesie in der Herzchirurgie. Huber, Bern 1971
455. Severinghaus, J.W.: Temperature gradients during hypothermia. Ann. N.Y. Acad. Sci. 80:515 (1962)
456. Whitby, J.D., Dunkin, L.J.: Temperature differences in the oesophagus. Preliminary study. Br. J. Anaesth. 40:991 (1968)
457. Benzinger, M., Benzinger, T.H.: Tympanic membrane temperature. JAMA 209:1207 (1969)
458. Gilston, A.: Anaesthesia for cardiac surgery. Br. J. Anaesth. 43:217 (1971)
459. Wallace, C.T., Marks, W.E., Adkins, W.Y., et al.: Perforation of the tympanic membrane, a complication of tympanic thermometry during anesthesia. Anesthesiology 41:290 (1974)

Kapitel III

Pharmakologie und klinische Anwendung kreislaufwirksamer Medikamente

Das Spektrum therapeutischer Möglichkeiten bei den verschiedenen Störungen der Herzkreislauffunktion ist in den letzten Jahren erheblich größer geworden. Die Fortschritte der Pharmakologie haben sich dabei nicht nur auf die Entwicklung weiterer positiv inotrop wirkender Substanzen wie Dobutamin oder Amrinon beschränkt, sondern auch neue therapeutische Aspekte bei der Anwendung von β-Rezeptorenblockern, Calcium-Antagonisten, Vasodilatatoren und der Kombination verschiedener kreislaufwirksamer Pharmaka erbracht. Besonders im Verlauf herzchirurgischer Eingriffe muß zu verschiedenen Zeitpunkten mit therapiebedürftigen hämodynamischen Störungen gerechnet werden. Einflüsse der Anaesthesie, des operativen Eingriffes, der Kardioplegie und der extrakorporalen Zirkulation können als auslösende Ursachen schwerwiegender Störungen der Herz- und Kreislauffunktion in Betracht kommen. Bei der Therapie solcher Störungen darf jedoch nicht übersehen werden, daß die Anwendung kreislaufwirksamer Pharmaka auch mit Nachteilen und Gefahren verbunden ist. Eine schematische Anwendung z.B. von Katecholaminen kann mehr Schaden anrichten als Nutzen bringen. Vor Beginn jeder Therapie mit kardiovaskulär wirksamen Medikamenten müssen deshalb die zugrunde liegenden Mechanismen einer Kreislaufdepression analysiert und andere nicht primär kardiale Störungen (z. B. Hypovolämie, Acidose, Anämie oder Hypoxie) beseitigt werden. Eine rationale Therapie ist in vielen Situationen ohne Kenntnis und Überwachung der rechts- und linksventrikulären Füllungsdrucke des Herzens, des Herzzeitvolumens und der Gefäßwiderstände im großen und kleinen Kreislauf nicht möglich. Ein niedriger arterieller Blutdruck kann auf einer kontraktilen Insuffizienz des Herzens beruhen und mit einem erhöhten peripheren Gefäßwiderstand einhergehen, aber auch ausschließlich Folge einer (z.B. Anaesthetika-induzierten) peripheren Widerstandserniedrigung sein und ganz andere therapeutische Konsequenzen erfordern.

Von Bedeutung ist unter anderem auch die Überlegung, welchen Einfluß ein kreislaufwirksames Pharmakon auf das bei vielen Patienten ohnehin schon labile Gleichgewicht zwischen myokardialem Sauerstoffverbrauch und Sauerstoffangebot haben kann. Alle Katecholamine führen aufgrund ihrer positiv inotropen und häufig auch frequenzsteigernden Wirkungen zu einem erhöhten myokardialen Sauerstoffverbrauch. Andererseits kann ein aus der Verbesserung der Pumpfunktion des Herzens resultierender Anstieg des koronaren Füllungsdruckes diesen Nachteil weitgehend ausgleichen oder auch die Sauerstoffbilanz des ischämischen Myokards verbessern, vor allem, wenn gleichzeitig der linksventrikuläre Füllungsdruck abnimmt.

Eine rationale Therapie hämodynamischer Störungen setzt nicht nur eine richtige Einschätzung der pathophysiologischen Zusammenhänge und eine adäquate Kreislaufüberwachung, sondern auch umfassende Kenntnisse der Pharmakologie kreislaufwirksamer Medikamente voraus.

1. Katecholamine

Dopamin

Dopamin ist ein physiologischer Neurotransmitter und ein Intermediärprodukt der endogenen Noradrenalin- bzw. Adrenalinsynthese. Es besitzt direkte β_1- und α-adrenerge Effekte (Abb. III-1), setzt aber auch Noradrenalin aus sympathischen Nervenendigungen frei.[1] β_2-Rezeptoren werden durch Dopamin nur geringfügig oder gar nicht beeinflußt.[2,3] Die gefäßdilatierenden Eigenschaften beruhen auf der Erregung Dopamin-spezifischer Rezeptoren im renalen, mesenterialen, koronaren und cerebralen Gefäßbett.[1,4-8] Dopamin führt in niedrigen bis mittleren Dosierungen nicht nur zu einer vermehrten glomerulären Filtration und Diurese, sondern steigert auch die Natriumausscheidung, wobei ein zusätzlicher tubulärer Effekt diskutiert wird.[5] Die Wirkungen auf Dopamin-spezifische Rezeptoren lassen sich u.a. durch Haloperidol und Phenothiazine, nicht jedoch durch eine β-Rezeptorenblockade oder Atropin abschwächen bzw. aufheben.[1-3,9,10]

Die Kreislaufwirkungen von Dopamin sind abhängig von der Dosis und der hämodynamischen Ausgangslage. In niedriger bis mittlerer Dosierung (2-8 µg/kg·min) nehmen Herzzeitvolumen und Schlagvolumen zu, ohne daß die Herzfrequenz ansteigt.[11] Bei gleichbleibendem peripheren Gefäßwiderstand steigt der arterielle Mitteldruck an. Bei niedriger Dosierung (2-4µg/kg·min) kann aber der periphere Widerstand auch abnehmen, so daß ein Anstieg des Blutdruckes ausbleibt. Das Herzzeitvolumen wird zugunsten der Nieren- und Mesenterialdurchblutung umverteilt, während die Durchblutung der Haut und der Skelettmuskulatur abnimmt.[11] Aufgrund der positiv inotropen Wirkung nimmt die Koronardurchblutung metabolisch bedingt zu, eine direkte Dopamin-spezifische Koronardilatation ist möglicherweise beteiligt.[8,12,13] Dopamin hat in Dosierungen, die bei Patienten mit koronarer Herzkrankheit das Herzzeitvolumen steigern und den peripheren Gefäßwiderstand senken, keinen Einfluß auf die Sauerstoffsättigung im sinus coronarius und die myokardiale Lactatextraktion.[1,14] Andererseits ist bei Patienten mit Herzinfarkt und kardiogenem Schock eine Zunahme der myokardialen Sauerstoffextraktion und Lactatproduktion, d.h. eine Verschlechterung der Energiebilanz des Herzens unter Dopamin beschrieben worden.[15] Bei Dosierungen von mehr als 10 µg/kg·min muß mit zunehmenden α-adrenergen Wirkungen auch im Bereich des renalen und koronaren Gefäßbettes, mit Tachykardien, Arrhythmien sowie einer erheblichen Zunahme des myokardialen Sauerstoffverbrauches gerechnet werden.[14,16,17]

Eine für Dopamin charakteristische Wirkung scheint darin zu bestehen, daß der linksventrikuläre Füllungsdruck trotz der positiv inotropen Wirkung ansteigt.[18-22] Konsekutiv nimmt auch der Pulmonalarterienmitteldruck zu, ohne daß sich der pulmonale Gefäßwiderstand ändert. Nach den Untersuchungen von Ramdohr et al.[18] muß bei Patienten mit schwerer Linksherzinsuffizienz bereits nach niedrigen Dopamindosen (oberhalb von 90 µg/min Gesamtdosis) mit einem Anstieg des linksventrikulären enddiastolischen Druckes gerechnet werden. Dieser Effekt wird mit einer Zunah-

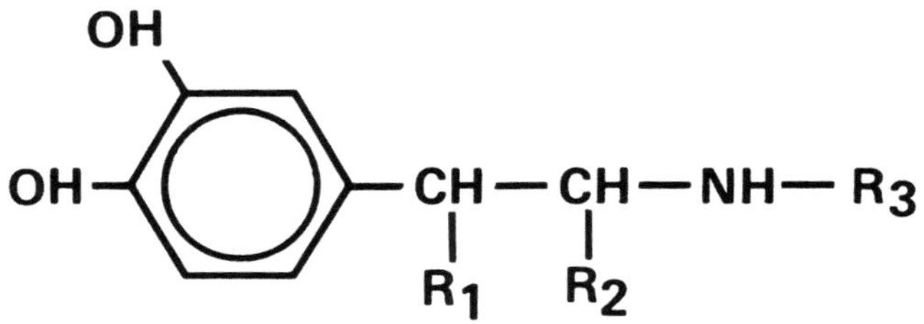

Katecholamin	Seitenketten			Relative Wirkungen auf adrenerge Rezeptoren			
	R_1	R_2	R_3	α	β_1	β_2	Dopamin
Dopamin	H	H	H	$+ \to ++$*	$++$		$++$
Dobutamin	H	H	CH–CH$_2$–CH$_2$–$\bigcirc$–OH $\mid$ CH$_3$	$+$	$+++$	$+$	0
Adrenalin	OH	H	CH$_3$	$+ \to ++$*	$+++$	$++ \to +$**	0
Noradrenalin	OH	H	H	$+++$	$+$	0	0
Isoproterenol	OH	H	CH$<$CH$_3$/CH$_3$	0	$+++$	$+++$	0

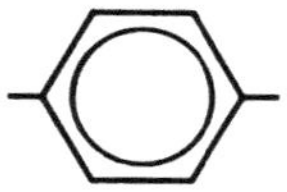

* geringe oder keine α-Wirkung bei niedriger Dosierung. Bei hohen Dosen überwiegt die α-adrenerge Wirkung.
** bei niedriger Dosierung überwiegen die β-adrenergen Wirkungen (in der Niere kommt es jedoch zu einem α-adrenergen Effekt); bei höheren Dosen überwiegt die α-adrenerge Wirkung.

Abb. III-1. Struktur und relative Wirkungen von Katecholaminen auf adrenerge Rezeptoren

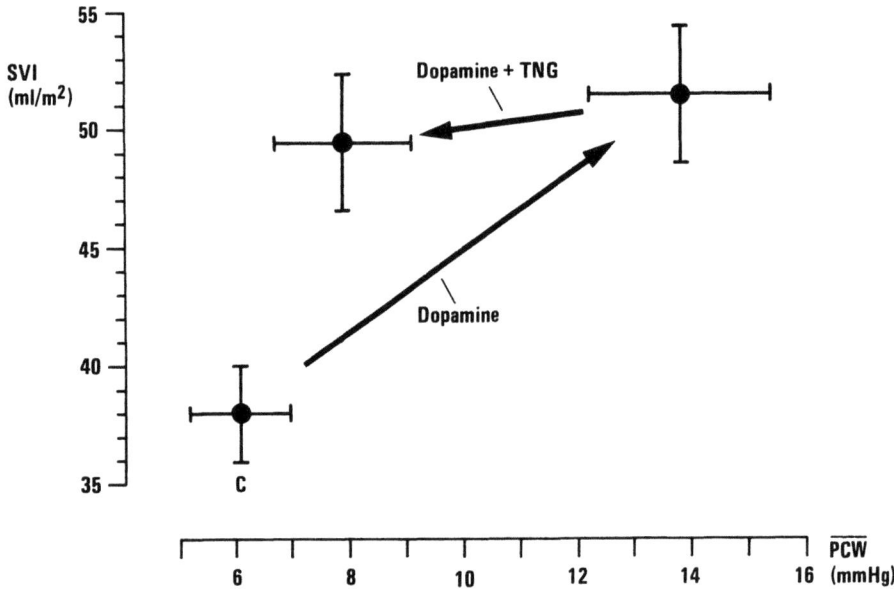

Abb. III-2. Funktion des linken Ventrikels unter Dopamin (8 µg/kg · min) und bei der Kombination von Dopamin mit Nitroglycerin (0,5 µg/kg · min) bei koronarchirurgischen Patienten ($\bar{x} \pm s_{\bar{x}}$, n = 8). Bei alleiniger Dopamingabe geht die Zunahme des Schlagvolumenindex (SVI) mit einem Anstieg des linksventrikulären Füllungsdruckes ($\overline{PCW}$) einher. Durch die Kombination mit Nitroglycerin (TNG) läßt sich der Füllungsdruck ohne wesentliche Beeinträchtigung des Schlagvolumens wieder in den Bereich des Ausgangswertes senken. Nach Hess et al. (1979)[22], mit Genehmigung des Autors und des Verlages

me des intrathorakalen Blutvolumens aufgrund einer venenkonstriktorischen Entspeicherung des kapazitiven Gefäßsystems erklärt.[18] Im Hinblick auf die hiermit verbundene Zunahme der Wandspannung und die potentiell nachteiligen Wirkungen für die Sauerstoffbilanz des linken aber auch des rechten Ventrikels wird deshalb von einigen Autoren empfohlen, Dopamin mit Nitroglycerin zu kombinieren[22,23] (Abb. III-2).

Verschiedentlich wurde unter Dopamin eine Abnahme des arteriellen Sauerstoffpartialdruckes um 10–30 mmHg beschrieben.[18,22,24,25] Dieser Effekt beruht auf regionalen Änderungen des Ventilations-Perfusionsverhältnisses, d.h. auf einer bevorzugten Perfusion nicht- oder unterventilierter Alveolen[25] und nicht, wie ursprünglich angenommen, auf einer Eröffnung intrapulmonaler arterio-venöser Anastomosen („true shunt").

Bei Linksherzinsuffizienz und pulmonaler Stauung kann Dopamin, wie die Untersuchungen von Loeb et al.[20] zeigen, auch über eine zusätzliche Steigerung des linksventrikulären Füllungsdruckes zu einem Abfall des arteriellen PO_2 führen. Die Gefahr einer Dopamin-induzierten arteriellen Hypoxämie ist jedoch bei Patienten, die mit höheren inspiratorischen Sauerstoffkonzentrationen beatmet werden, gering. Die Anwendung von Katecholaminen im Rahmen der Herzchirurgie ist indiziert beim „low cardiac output", wobei Anaesthesie-bedingte Störungen der Myokardfunktion und die kontraktile Insuffizienz nach extrakorporaler Zirkulation die häufigsten Anlässe für eine Therapie mit positiv inotrop wirksamen Pharmaka sind. Bei der Anwendung von Dopamin sollte zunächst mit niedrigen Dosierungen von 2-4 µg/kg · min begonnen werden. Die „optimale" Dosierung ist individuell sehr unterschiedlich und darf sich nicht nur an dem Verhalten von arteriellem Druck und Herzzeitvolumen orientieren, sondern muß auch Füllungsdrucke, Frequenz, Rhythmus, EKG (ST-Strecke), Gefäßwiderstände und Diurese mit berücksichtigen. Alle genannten Kriterien sind gleichfalls in Betracht zu ziehen bei der Überlegung, ob und gegebenenfalls welche Pharmakakombinationen (z.B. Dopamin/Vasodilatatoren oder Dopamin/Noradrenalin) sinnvoll sind, oder ob Dopamin durch ein anderes Katecholamin ersetzt werden sollte.

Dobutamin

Dobutamin ist ein neues synthetisches Katecholamin, das durch systematische Modifikationen aus der Strukturformel von Isoproterenol entwickelt wurde.[26] Dobutamin ist ein weitgehend kardioselektives Katecholamin mit ausgeprägten β_1-adrenergen Wirkungen. Die positiv chronotropen und arrhythmogenen Eigenschaften sind jedoch schwächer als die von Isoproterenol und Dopamin.[21,27] Dobutamin wirkt auch auf β_2 und α-Rezeptoren, allerdings in deutlich geringerem Maße als Isoproterenol bzw. Noradrenalin (Abb. III-1). Dobutamin setzt kein Noradrenalin frei und hat auch keinen Einfluß auf Dopaminrezeptoren.[26,28-30]

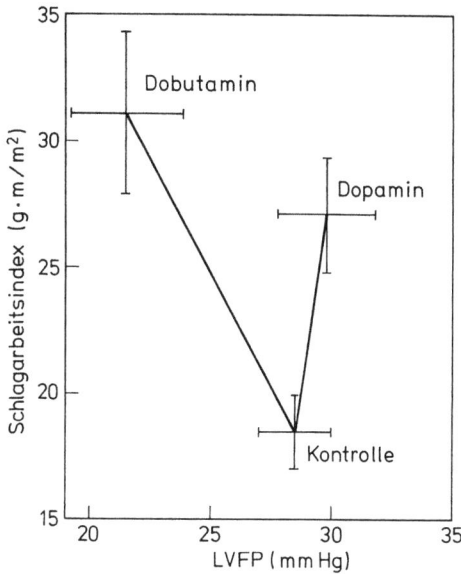

Abb. III-3. Einfluß von Dobutamin (7,5 µg/kg · min, n = 10) und Dopamin (4 µg/kg · min, n = 10) auf die Funktion des linken Ventrikels ($\bar{x} \pm s$) bei herzinsuffizienten Patienten. Die Zunahme des Schlagarbeitsindex geht unter Dobutamin mit einer Senkung und unter Dopamin mit einem Anstieg des linksventrikulären Füllungsdruckes (LVFP) einher. Nach Wirtzfeld et al. (1978)[31], mit Genehmigung des Autors und des Verlages

Aufgrund dieses Wirkungsprofils steht die positiv inotrope Wirkung mit Zunahme des Herzzeitvolumens und Schlagvolumens im Vordergrund. Herzfrequenz und arterieller Mitteldruck werden im klinischen Dosierungsbereich von 2-10 µg/kg · min nur wenig beeinflußt bzw. nehmen leicht zu, Systemkreislaufwiderstand und pulmonaler Gefäßwiderstand fallen ab. Links- und rechtsventrikulärer Füllungsdruck und Pulmonalarteriendruck werden durch Dobutamin im Gegensatz zu Dopamin gesenkt[30] (Abb. III-3). Mesenterialdurchblutung, Nierendurchblutung, Diurese und Natriumausscheidung steigen entsprechend der Herzzeitvolumenzunahme an, eine überproportionale Mehrdurchblutung dieser Teilkreisläufe wie nach Dopamin ließ sich unter Dobutamin nicht nachweisen.[32,33] Wie bei jedem Katecholamin nehmen Koronardurchblutung und myokardialer Sauerstoffverbrauch auch unter Dobutamin zu.[32,34,35] Die bisher vorliegenden tierexperimentellen[36-38] und klinischen Untersuchungen[39,39a] sprechen dafür, daß Dobutamin auch am ischämischen Myokard zu keiner Verschlechterung der Energiebilanz des Herzens führt. Möglicherweise ist diese relative Sicherheit bei der Anwendung von Dobutamin dem Umstand zuzuschreiben, daß unter kliniküblichen Dosierungen der linksventrikuläre Füllungsdruck abnimmt und die Herzfrequenz nur wenig ansteigt. Eine deutlich geringere Zunahme des myokardialen Sauerstoffverbrauches unter Dobutamin, verglichen mit Dopamin, ließ sich tierexperimentell auch direkt nachweisen.[35]

Dobutamin wurde erfolgreich eingesetzt bei der schweren Herzinsuffizienz[20,21,31,40-44], beim Myokardinfarkt[39] und beim low cardiac output-Syndrom im Rahmen herzchirurgischer Eingriffe.[27,45-48]

Zu den wichtigsten Nebenwirkungen aller Katecholamine mit ausgeprägten β_1-adrenergen Wirkungen zählen Tachykardien und Arrhythmien, mit denen auch nach Dobutamin bei hoher Dosierung gerechnet werden muß. Bei Patienten, die mit β-Rezeptorenblockern vorbehandelt sind, kann es zu einer Demaskierung α-adrenerger Dobutaminwirkungen kommen. Mehrere Autoren fanden unter diesen Bedingungen nach Dobutamin eine Zunahme des peripheren und pulmonalen Gefäßwiderstandes, einen stärkeren Anstieg des arteriellen Druckes, der Füllungsdrucke des Herzens, des Pulmonalarteriendruckes und eine Abschwächung der β_1-adrenergen Effekte.[43,49-51]

Adrenalin

Adrenalin ist der Prototyp unter den Sympathomimetika und wirkt auf β- und α-Rezeptoren.[52,53] In niedrigen Dosen (etwa 1-2 µg/min · 70 kg) werden überwiegend β_1- und β_2-Rezeptoren stimuliert. Klinisch äußert sich diese Wirkung in einer Zunahme der Herzfrequenz und des Herzzeitvolumens mit Anstieg des systolischen Blutdruckes. Aufgrund der β_2-Wirkung (insbesondere an den Skelettmuskelgefäßen) nehmen peripherer Gefäßwiderstand und diastolischer arterieller Druck bei gleichbleibendem arteriellen Mitteldruck gewöhnlich ab. Bei mittleren Dosierungen kombinieren sich β- und α-adrenerge Wirkungen: Zunahme von Herzfrequenz, Herzzeitvolumen und arteriellem Druck, Konstriktion von Haut- und Nierengefäßen,

Vasodilatation im Bereich der Skelettmuskulatur und des Splanchnikusgebietes, metabolisch bedingte Koronardilatation.[54] Hohe Adrenalindosen (>10 µg/min · 70 kg) führen zu Tachykardien und Arrhythmien (insbesondere in Verbindung mit Halothan), in der Gefäßperipherie überwiegen die α-adrenergen Wirkungen mit Zunahme der Widerstände und Drucke im großen und kleinen Kreislauf. Der Einfluß von Adrenalin auf α- oder β_2-Rezeptoren hängt nicht nur von der Dosis ab, sondern wird auch durch andere Pharmaka (z.B. β-Blocker) modifiziert: Hess[55] konnte zeigen, daß die α-adrenergen Adrenalinwirkungen bei koronarchirurgischen Patienten, die bis zum Operationstag unter einer chronischen β-Blockermedikation standen, bereits in Dosierungen zwischen 1,0 und 2,0 µg/min · 70 kg deutlich überwiegen.

Unter bestimmten Voraussetzungen (niedrige Herzfrequenz, niedriges Herzzeitvolumen, Hypotension) kann Adrenalin ein nützliches Sympathomimetikum sein.[56] Im Rahmen kardiochirurgischer Eingriffe sind die Anwendungsmöglichkeiten von Adrenalin gelegentlich dadurch begrenzt, daß Tachykardie, Arrhythmie und Vasokonstriktion der erwünschten Verbesserung der Pumpfunktion des Herzens entgegenwirken. Bei Patienten mit koronarer Herzkrankheit kann zwar der Anstieg des koronaren Füllungsdruckes nach Adrenalin zu einer Verbesserung des Sauerstoffangebotes an das ischämische Myokard führen, es besteht jedoch die Gefahr, daß der Energiebedarf aufgrund der genannten Nebenwirkungen das O_2-Angebot übersteigt.[57-59] Adrenalin sollte über einen zentralen Venenkatheter infundiert werden.

Noradrenalin

Noradrenalin wirkt vorwiegend auf α-Rezeptoren, der Einfluß auf kardiale β-Rezeptoren ist schwächer als der anderer Sympathomimetika.[54] In niedrigen Dosen (1-2 µg/min · 70 kg) nimmt das Herzzeitvolumen zu, ohne daß der periphere Gefäßwiderstand ansteigt. Dosierungen von mehr als 3 µg/min · 70 kg führen zu einer Widerstandszunahme und zu Drucksteigerungen im großen und kleinen Kreislauf, das Herzzeitvolumen bleibt entweder unverändert oder fällt aufgrund einer reflektorischen Senkung der Herzfrequenz sogar ab.[60,61] Nieren- und Leberdurchblutung, Muskeldurchblutung sowie die Durchblutung der Haut nehmen ab, während die Koronardurchblutung sekundär-metabolisch ansteigt.[54]

Für eine alleinige Anwendung von Noradrenalin oder anderen vasokonstriktorisch wirkenden Substanzen wie Methoxamin oder des in den USA vielfach verwendeten Phenylephrin (in Deutschland nicht im Handel) gibt es im Rahmen der Herzchirurgie nur wenige Indikationen. Hierzu zählen Hypotensionen während der extrakorporalen Zirkulation, z.B. wenn im Verlauf der Wiedererwärmung eine allgemeine Vasodilatation auftritt, das Perfusionsvolumen hoch und der venöse Rückfluß unzureichend ist. In Kombination mit anderen Katecholaminen wie z.B. Dopamin kann Noradrenalin zur Behandlung einer mit niedrigem HZV einhergehenden Hypotension als sinnvolles Adjuvans verwendet werden, um eine optimale Relation zwischen Herzzeitvolumen, Herzfrequenz und arteriellem Perfusionsdruck zu erreichen, wobei Dosierungen von 1-4 µg/min · 70 kg während einer längeren Applikationsdauer nicht überschritten und ein zentraler Zugangsweg gewählt werden sollte.

In den letzten Jahren ist die Bedeutung des koronaren Füllungsdruckes für die Sauerstoffversorgung des ischämischen Myokards wieder stärker betont worden. Aus zahlreichen neueren experimentellen aber auch klinischen Untersuchungen, die sich mit den Wirkungen von Nitroglycerin beim Herzinfarkt befassen, geht hervor, daß eine bessere Kollateraldurchblutung und eine Begrenzung der Infarktzone besonders dann erreicht werden kann, wenn während einer Therapie mit Nitroglycerin ein ausreichend hoher koronarer Füllungsdruck mit Hilfe vasokonstriktorischer Substanzen aufrecht erhalten wird.[62-71] Die alleinige Anwendung von Nitroglycerin führt am ischämischen Myokard zwar über die preload-Senkung zu einer Verminderung von Wandspannung und Sauerstoffbedarf[64], gleichzeitig fällt aber häufig auch der diastolische Aortendruck, so daß der koronare Perfusionsdruck unbeeinflußt bleibt oder sogar abnimmt. Der Vorteil einer Kombination von TNG mit einem Alpharezeptoren-Agonisten besteht darin, daß die Steigerung des koronaren Füllungsdruckes mit Hilfe von Phenylephrin, Methoxamin oder Noradrenalin den Perfusionsdruck (mittlerer diastolischer Aortendruck - LVEDP) und damit die Kollateraldurchblutung erhöht („reverse coronary steal").[69] Trotz der gleichzeitigen Zunahme des afterload bleibt der günstige Einfluß von Nitroglycerin auf den Füllungsdruck des linken Ventrikels offenbar erhalten, die resultierende Abnahme der Wandspannung trägt durch eine Verminderung der intramuralen Koronarkompression mit zur Verbesserung der Kollateraldurchblutung bei.[66] Abb. III-4 zeigt an einem klinischen Beispiel, daß auch schon durch eine geringe Steigerung des diastolischen Aortendruckes mit Hilfe eines Alpharezeptoren-Agonisten eine entscheidende Besserung der Ischämie-Symptomatik erreicht werden und daß die fortlaufende Messung des linksventrikulären Füllungsdruckes für eine differenzierte Pharmakotherapie bedrohlicher hämodynamischer Störungen unerläßlich sein kann.

Isoproterenol, Orciprenalin

Isoproterenol und das Isomer Orciprenalin sind reine β-Rezeptoren-Agonisten. Herzfrequenz und Herzzeitvolumen nehmen unter dem Einfluß von Isoproterenol deutlich zu, Arrhythmien sind häufig. Bei gleichbleibendem oder leicht ansteigendem systolischen Blutdruck nimmt der diastolische Druck ab, so daß zumeist eine Senkung des arteriellen Mitteldruckes resultiert. Der periphere Gefäßwiderstand und die Teilkreislaufwiderstände nehmen ab, vor allem im Bereich der Skelettmuskulatur, aber auch im renalen, koronaren und mesenterialen Gefäßbett.[54,72-74] Isoproterenol führt außerdem zu einer deutlichen Dilatation des kapazitiven Gefäßsystems und zu einer Senkung des pulmonalen Gefäßwiderstandes. Die Füllungsdrucke des Herzens nehmen ab.[55,74-77]

Isoproterenol wird zur Behandlung bestimmter Formen der Herzinsuffizienz empfohlen, z.B. bei schwerer Aorten- oder Mitralklappeninsuffizienz mit Bradykardie, da aufgrund des positiv inotropen und chronotropen Effektes in Verbindung mit der zu erwartenden Senkung des linksventrikulären Auswurfwiderstandes mit einer Verminderung des Regurgitationsvolumens zu rechnen ist.[78-80] Die Anwendung von Isoproterenol kann auch sinnvoll sein bei Patienten, bei denen aufgrund einer pulmonalen Hypertonie eine Rechtsherzinsuffizienz im Vordergrund steht.[75,81] Der klinische Dosierungsbereich von Isoproterenol liegt bei 1-5 µg/min · 70 kg.

Aufgrund der Frequenzsteigerung und der gleichzeitigen Abnahme des diastolischen Aortendruckes kann die Anwendung von Isoproterenol oder Orciprenalin bei koronarchirurgischen Patienten riskant sein: In mehreren klinischen und experimentellen Untersuchungen wurden hämodynami-

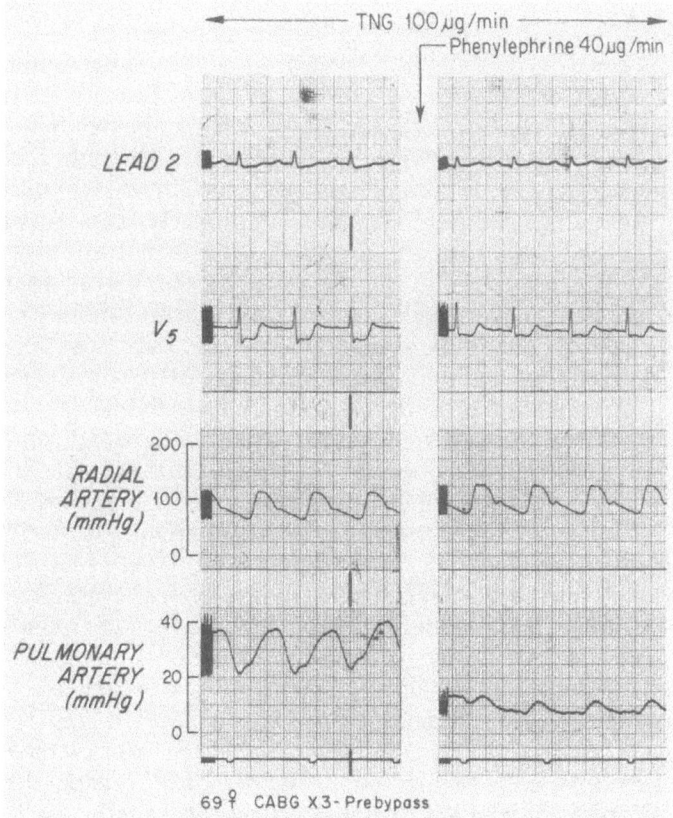

Abb. III-4. Papillarmuskeldysfunktion mit Mitralregurgitation (hohe v-Wellen in der Pulmonalarteriendruckkurve) als Folge einer myokardialen Ischämie (ST-Depression in $V_5 =$ 0,4 mV) bei einer 69jährigen koronarchirurgischen Patientin (linker Teil der Abbildung). Die Ischämie trat trotz kontinuierlicher Infusion von 100 µg/min Nitroglycerin auf. Durch zusätzliche Applikation eines Alpharezeptoren-Agonisten (Phenylephrin 40 µg/min) wurde der diastolische Aortendruck um etwa 10 mmHg angehoben (rechter Teil der Abbildung). Diese Verbesserung des koronaren Füllungsdruckes führte zu einer Abnahme der ST-Depression im EKG, zu einer Beseitigung der Mitralregurgitation und zu einer Normalisierung des Pulmonalarteriendruckes. Nach Laver (Persönliche Mitteilung)

sche[82,83], elektrokardiographische[84,85] oder biochemische Zeichen (Lactatumkehr oder Zunahme der Lactatproduktion)[86,87] einer zusätzlichen Verschlechterung der Energiebilanz des ischämischen Myokards, eine Ausdehnung der Infarktzone bzw. ein „coronary steal"-Phänomen[85,88] unter Isoproterenol nachgewiesen.

2. Herzglykoside, Calcium, Glucagon, Amrinon

Herzglykoside

Glykoside steigern die Kontraktionskraft und die Kontraktionsgeschwindigkeit des Herzmuskels. Der Mechanismus dieser positiv inotropen Wirkung ist komplex und in seinen Einzelheiten nicht geklärt.[74,89-94] Als Glykosid-Rezeptor wird die Na^+,K^+-Membran-ATPase angenommen, an die das Glykosid gebunden wird. Die Aktivität dieses Enzymsystems, das für die Aufrechterhaltung der Kationen-Gradienten zu beiden Seiten der Zellmembran verantwortlich ist, wird durch Glykoside gehemmt. Es besteht eine enge quantitative Beziehung zwischen der ATPase-Hemmung und der Zunahme der Kontraktionskraft des Herzmuskels. Das Ausmaß dieser Hemmwirkung hängt außer von der Glykosidkonzentration u.a. vom extrazellulären Kationen-Milieu ab, das die Rezeptor-Glykosidaffinität beeinflußt. Zum Beispiel vermindert ein erhöhtes extrazelluläres K^+ die Affinität, so daß der Hemmeffekt auf die ATPase und damit die positiv inotrope Wirkung abnimmt, während ein erniedrigtes extrazelluläres K^+ die Affinität steigert und eine erhöhte Digitalis-Empfindlichkeit zur Folge hat. Die Eigenschaft der Herzglykoside, die Aktivität der Membran-ATPase zu hemmen, führt zu einem Anstieg der Na^+-Konzentration an der Innenseite der Zellmembran und zu einem intrazellulären K^+-Verlust, gleichzeitig nimmt das für den Kontraktionsprozeß verfügbare und für die positiv inotrope Wirkung entscheidende intrazelluläre Ca^{++} zu. Über die einzelnen Schritte des Reaktionsablaufes, insbesondere über die Mechanismen, die zur Vermehrung des intrazellulären Ca^{++} führen, besteht keine endgültige Klarheit. Es wird angenommen, daß das Natrium-Calcium Austauschsystem von der intrazellulären Na^+-Konzentration abhängig ist. Wenn Digitalis die Na^+,K^+-ATPase hemmt und die intrazelluläre Na^+-Konzentration ansteigt, konkurrieren Na^+ und Ca^{++} an den Membranaustauschorten, mit dem Ergebnis, daß weniger Ca^{++} aus der Zelle transportiert wird. Im Endeffekt kommt es zu einem Anstieg des mobilisierbaren Ca^{++} im sarkoplasmatischen Retikulum und damit in der Systole zu einer lokalen Erhöhung der Ca^{++}-Konzentration an den kontraktilen Proteinen.[95]

Die hämodynamischen Effekte der Herzglykoside hängen vom Funktionszustand des Myokards ab. Digitalis wirkt zwar auch bei Herzgesunden positiv inotrop, das Herzzeitvolumen nimmt jedoch nicht zu, da gleichzeitig der periphere Gefäßwiderstand ansteigt und baroreflektorische Mechanismen aktiviert werden. Die sowohl arterielle wie kapazitive Gefäße tonisierende Wirkung der Glykoside ist ein Kombinationseffekt aus direkter Gefäßwirkung und zentral bedingter Zunahme des Sympathikotonus. Insgesamt ist jedoch der hämodynamische Nettoeffekt von Digitalis bei Herzgesunden aufgrund regulatorischer Einflüsse gering und durch konventionelle klinische Kreislaufmessungen meistens nicht nachweisbar.[89]

Da bei Patienten mit manifester Herzinsuffizienz bereits ein kompensatorisch erhöhter Sympathikotonus besteht, führt die positiv inotrope Wirkung von Herzglykosiden unter diesen Ausgangsbedingungen zu einer reflektorischen Abnahme des peripheren Gefäßwiderstandes und des Venentonus. Herzzeitvolumen, Schlagvolumen und Auswurffraktion steigen an, enddiastolisches und endsystolisches Ventrikelvolumen nehmen ab. Globale hämodynamische Messungen repräsentieren jedoch nur das durchschnittliche Verhalten des gesamten Herzmuskels. Bei Patienten mit koronarer Herzkrankheit bestehen häufig regionale Kontraktionsanomalien, ohne daß sich klinische Merkmale einer Herzinsuffizienz finden. Ferlinz et al.[96] untersuchten bei 14 Patienten mit koronarer Herzkrankheit das Verhalten asynerger Herzmuskelsegmente nach intravenöser Glykosidgabe und fanden in 15 der insgesamt 23 asynergen Segmente eine systolische

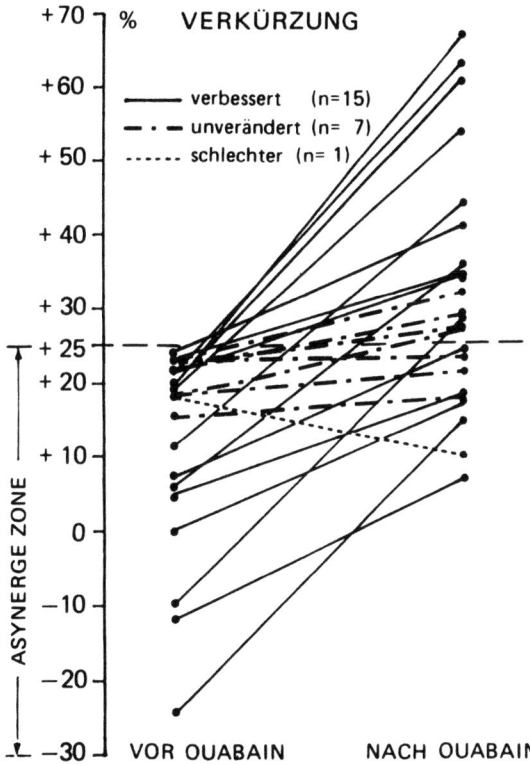

Abb. III-5. Änderung der regionalen Kontraktion von insgesamt 23 asynergen Myokardsegmenten 60 min nach i.v. Gabe von 0,007 mg/kg Ouabain bei 14 Patienten mit koronarer Herzkrankheit. Nach Ferlinz et al. (1978)[96]

Kontraktionsverbesserung (Abb. III-5). Das enddiastolische Volumen änderte sich dabei nicht, dagegen kam es zu einer deutlichen Abnahme des endsystolischen Volumens und zu einem entsprechenden Anstieg der Auswurffraktion.

Die bei Herzinsuffizienz unter einer Digitalistherapie zu beobachtende Senkung der erhöhten Herzfrequenz ist in erster Linie auf die Verbesserung der Gesamtperfusion und die hiermit verbundene Abnahme des Sympathikotonus zurückzuführen. Bei Vorhofflimmern mit schneller Überleitung kann die Kammerfrequenz außerdem durch eine Verlängerung der Leitungsgeschwindigkeit im AV-Knoten aufgrund vagaler und extravagaler Digitaliswirkungen abnehmen. Der arterielle Druck verhält sich unterschiedlich, häufig ist mit der Zunahme des Schlagvolumens ein Anstieg des systolischen Druckes verbunden, der diastolische Druck kann abnehmen, so daß die Blutdruckamplitude als Ausdruck der verbesserten peripheren Zirkulation größer wird. Nierendurchblutung und Diurese nehmen zu, die gesteigerte Renin-Angiotensin-Aldosteronsekretion geht zurück. Digitalis besitzt außerdem eine direkte Hemmwirkung auf die tubuläre Natriumrückresorption.[97]

Der Nettoeffekt von Herzglykosiden auf die myokardiale Energiebilanz hängt ab vom Funktionszustand des Myokards sowie vom Ausmaß der Wirkungen auf die Determinanten von Sauerstoffangebot und O_2-Bedarf. Bei Patienten mit koronarer Herzkrankheit, die neben fehlenden klinischen und radiologischen Zeichen einer Herzinsuffizienz weder eine Einschränkung ihrer Auswurffraktion noch wesentliche regionale Kontraktionsdefekte aufweisen, kann der Inotropieeffekt den Sauerstoffverbrauch bei gleichbleibender Wandspannung steigern und eine Angina pectoris-Symptomatik verstärken.[98–101]

Bei manifester Herzinsuffizienz wird dagegen aufgrund der Abnahme des enddiastolischen Ventrikelvolumens und des enddiastolischen Druckes die Wandspannung vermindert, so daß auf der einen Seite der O_2-Verbrauch abnimmt und zum anderen eine Verbesserung der subendokardialen Perfusion resultiert.[102] Der Nettoeffekt hängt außerdem vom Einfluß der Digitalistherapie auf die Herzfrequenz ab. Eine Frequenzsenkung wirkt sich ebenfalls günstig auf den Sauerstoffverbrauch aus, gleichzeitig nimmt die Diastolendauer und damit auch das O_2-Angebot an das Myokard zu. Eine Digitalisierung kann deshalb besonders bei tachykarden Patienten mit Herzinsuffizienz und Angina pectoris das Beschwerdebild günstig beeinflussen.[103]

Eine Glykosid-Therapie bei herzchirurgischen Patienten ist somit indiziert bei ausgedehnteren regionalen Kontraktionsanomalien und bei klinisch manifester Herzinsuffizienz sowie bei paroxysmaler supraventrikulärer Tachykardie, Vorhofflattern, Vorhofflimmern und beim WPW-Syndrom. Dabei muß beachtet werden, daß Tachykardien und Arrhythmien auch Symptome einer Digitalis-Intoxikation sein können. Bei Patienten mit koronarer Herzkrankheit ist eine Digitalisierung nur dann erforderlich, wenn im natürlichen Krankheitsablauf oder unter einer Medikation mit Betarezeptorenblockern klinische Auswirkungen einer progredienten myo-

Tabelle III-1. Kenndaten verschiedener Digitalisglykoside*

	Digoxin (z.B. Lanicor)	Acetyldigoxin (z.B. Novodigal)	Methyldigoxin (z.B. Lanitop)	Digitoxin (z.B. Digimerck)
Vollwirkdosis (mg)	0,6 – 1,5	0,6 – 1,5	0,6 – 1,5	0,8 – 1,2
Erhaltungsdosis (mg)	0,2 – 0,3	0,2 – 0,3	0,2 – 0,3	0,1
Therapeutische Plasmakonzentration (ng/ml)	0,6 – 2,0	0,6 – 2,0	0,6 – 2,0	10 – 30
Beginn des toxischen Bereichs (ng/ml)	2,5	2,5	2,5	35
Wirkungseintritt (min)	15 – 30	5 – 20	5 – 20	30 – 120
Maximum der Wirkung (Std)	1 – 5	1 – 5	1 – 5	4 – 12
Eliminationshalbwertzeit (Std)	33 – 36	32 – 34	32 – 34	144 – 192

* Bei intravenöser Anwendung (Erwachsene) und unter Voraussetzung einer normalen Elimination und Glykosidtoleranz. Die Zeitangaben basieren auf der intravenösen Anwendung einer therapeutischen Einzeldosis.
Der Digitalisbedarf unterliegt großen individuellen Schwankungen und kann erheblich von den angegebenen Dosierungen abweichen. Wegen der geringen therapeutischen Breite und Steuerbarkeit von Digitalisglykosiden sollte die Initialdosis fraktioniert gegeben und dabei mit Erhaltungsdosen begonnen werden.
Die Daten sind Standardlehrbüchern der Pharmakologie und Übersichtsarbeiten entnommen.[90, 91, 94, 105, 106]

kardialen Funktionseinschränkung auftreten.[113–115] Pharmakologische Daten und Angaben zur Dosierung von Glykosiden sind in Tab. III-1 zusammengestellt.

Eine Dosis-Reduzierung bzw. Unterbrechung der Digitalis-Therapie ist geboten bei herzinsuffizienten Patienten mit bradykarden Rhythmusstörungen, bei AV-Blockierungen, Carotissinussyndrom, Niereninsuffizienz und bei allen Zuständen mit verminderter Glykosidtoleranz: Hypokaliämie[107], Hypomagnesiämie[108], Hypercalcämie[109], Hypothyreose[110] sowie bei Patienten jenseits des 6. Lebensjahrzehntes. In diesem Zusammenhang muß außerdem berücksichtigt werden, daß durch Wechselwirkungen mit verschiedenen anderen Pharmaka (Verapamil, Nifedipin, Amiodaron, Erythromycin, Tetracyclin) die Serumkonzentration von Digoxin ansteigen kann.[112]

Störungen wie Hypoxie und Acidose bewirken einen intrazellulären Kaliumverlust, wodurch die Schwelle für heterotope Reizbildungen gesenkt wird. Bei schweren ischämischen Herzerkrankungen und bei Myokarditis ist die Glykosidtoleranz wahrscheinlich ebenfalls aufgrund eines Kaliummangels in der Zelle vermindert.[113–115] Auch vor einer Kardioversion sollte die Dosis verringert oder auf Digitalis ganz verzichtet werden, da bei volldigitalisierten Patienten gehäuft Kammerflimmern durch die Kardioversion ausgelöst wird.[116] Bei idiopathischer hypertrophischer subaortaler Stenose (IHSS) kann Digitalis über eine Kontraktilitätssteigerung im Stenosebereich zu einer zusätzlichen Beeinträchtigung der Auswurfleistung führen und ist deshalb bei dieser Erkrankung kontraindiziert.

Der Wert einer prophylaktischen präoperativen Digitalisierung bei herzchirurgischen Patienten, die keine Zeichen einer Herzinsuffizienz aufweisen, ist umstritten.[117–119] Bei einer akuten intraoperativ auftretenden

Tab. III-2. Häufigkeit von Herzrhythmusstörungen und a.v.-Überleitungsstörungen bei Glykosidintoxikation. Nach Schölmerich (1965)[121]

Ventrikuläre Extrasystolie	34,3 %
Bigeminie	26,6 %
Partieller a.v.-Block I. Grades	25,2 %
Supraventrikuläre Extrasystolie	12,6 %
Partieller a.v.-Block II. Grades	7,0 %
Sinusbradykardie	4,2 %
Supraventrikuläre Tachykardie mit partiellem a.v.-Block	4,2 %
a.v.-Block III. Grades	2,8 %
Wenckebachsche Periodik	2,1 %
Ventrikuläre Tachykardie	2,1 %

Herzinsuffizienz ist eine Digitalisierung indiziert, wenn sichergestellt ist, daß der Patient vorher kein oder zu wenig Digitalis bekommen hat. Diese Maßnahme kann jedoch die Anwendung besser steuerbarer und schneller wirksamer Pharmaka wie Katecholamine oder Vasodilatatoren nicht ersetzen. Die extrakorporale Zirkulation führt zu keinem nennenswerten Glykosidverlust, andererseits können EKZ-bedingte Veränderungen (Hypokaliämie, Acidose) die Entstehung einer Digitalisintoxikation begünstigen.[120]

Herzrhythmusstörungen infolge Überdosierung bzw. verminderter Glykosidtoleranz stehen an erster Stelle der Nebenwirkungen (Tab. III-2). Die Diagnose einer Digitalisintoxikation wird jedoch trotz der Möglichkeit einer radioimmunologischen Bestimmung des Plasmaspiegels dadurch erschwert, daß nahezu alle Rhythmusstörungen digitalisbedingt sein können und sich gastrointestinale oder neurologische Nebenwirkungen unter Anaesthesiebedingungen der Beobachtung entziehen.

Für die Behandlung Glykosid-bedingter Rhythmusstörungen kommen folgende Maßnahmen in Betracht:
Diphenylhydantoin (Initialdosis 1-1,5 mg/kg langsam i.v., Gesamtdosis bis zu 1 g/24 Std.) oder Lidocain (initial 1-1,5 mg/kg i.v., dann 15-50 µg/kg·min) werden empfohlen bei supraventrikulären Tachyarrhythmien mit und ohne AV-Block, bei Bigeminien und Kammertachykardien. Bei ventrikulären Arrhythmien kann, insbesondere bei gleichzeitiger Hypokaliämie, auch die Zufuhr von Kalium (etwa 20 mmol/Std) nützlich sein. Kalium ist jedoch kontraindiziert bei Niereninsuffizienz und AV-Leitungsstörungen.[122] Schwerwiegende Digitalis-bedingte Sinusbradykardien werden mit Atropin (0,3-1,5 mg i.v.) behandelt. Bei AV-Block III. Grades ist eine Schrittmachertherapie indiziert.

Calcium

Calcium spielt eine entscheidende Rolle u.a. bei der Aufrechterhaltung des normalen Kontraktionsablaufes im Myokard[123] und gehört neben Katecholaminen und Herzglykosiden zu den häufiger angewendeten positiv inotrop wirksamen Substanzen. Die normale Gesamtcalcium-Konzentration im Plasma ([Ca]) beträgt 2,3-2,5 mmol/L (4,6-5,0 mEq/L). Davon ist gut ein Drittel an Proteine und etwa 10% diffusibel in Form von Komplexen gebunden (als Phosphat, Lactat, Carbonat, Citrat), der Rest liegt in ionisierter Form ([Ca^{++}]) vor (Normwert: 1,0-1,15 mmol/L bzw. 2,0-2,3 mEq/L). Das ionisierte Calcium ist die physiologisch aktive Form, seine Konzentration hängt außer vom Gesamtcalcium von der Proteinkonzentration, der Anwesenheit von Chelat- oder Komplexbildenden Anionen und dem pH-Wert des Blutes ab.[124-126] Da nicht mit einem konstanten Verhältnis zwischen Gesamtcalcium und ionisiertem Calcium gerechnet werden und [Ca^{++}] unabhängig von [Ca] variieren kann[127,128], ist eine direkte Messung des ionisierten Anteils[126,129] besonders im Hinblick auf die Myokardfunktion von klinischem Interesse. [Ca^{++}] kann erniedrigt sein bei respiratorischer und metabolischer Alkalose, nach Korrektur einer Lactatacidose[130-132], bei schweren Formen der Herzinsuffizienz[127,133] und bei Schnelltransfusionen von Citratblut.[134-137] Stärker erniedrigte [Ca^{++}]-Konzentrationen gehen, besonders bei gleichzeitiger Applikation von β-Rezeptorenblockern, mit einer erheblichen Depression der Myokardfunktion einher[135,138,139] (Abb. III-6). In solchen Fällen kann eine Zufuhr von Calcium zumindest vorübergehend von Nutzen sein. Die positiv inotrope Wirkung

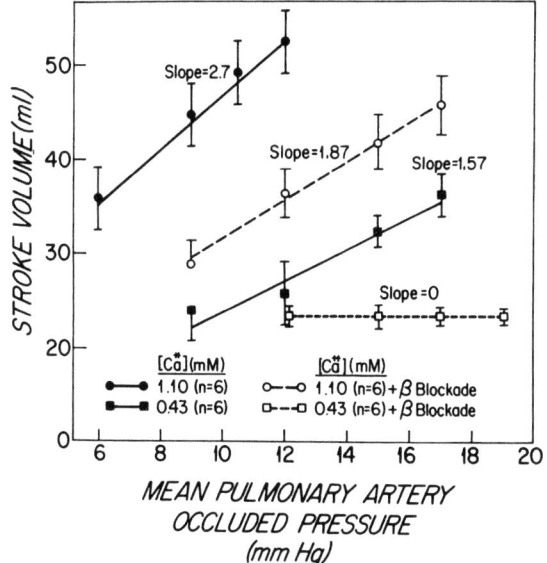

Abb. III-6. Die Wirkung einer Volumenbelastung auf Ventrikelfunktionskurven des Hundes bei Normo- und Hypocalcämie mit und ohne β-Rezeptorenblockade. Unter Hypocalcämie-Bedingungen wird die Ventrikelfunktionskurve nach rechts und unten verschoben. Bei zusätzlicher β-Blockade entsteht unter der Volumenbelastung eine Linksherzinsuffizienz, erkennbar am flachen Verlauf der Ventrikelfunktionskurve. Nach Stulz et al. (1979)[135], mit Genehmigung des Autors und des Verlages

von Calcium-Ionen kommt in einer Zunahme der maximalen linksventrikulären Druckanstiegsgeschwindigkeit (LV dp/dt$_{max}$), des Schlagvolumens sowie in einer Abnahme des LVEDP zum Ausdruck.[140-143] Die Herzfrequenz wird durch Calcium wenig beeinflußt, der arterielle Mitteldruck steigt an. Nach den von Lappas et. al.[141,142] an koronarchirurgischen Patienten durchgeführten Untersuchungen beruht der Blutdruckanstieg zu einem wesentlichen Teil auf einer Zunahme des peripheren Gefäßwiderstandes. Aufgrund neuerer Befunde von Drop et al.[144] hängt der Mechanismus des arteriellen Druckanstieges nach intravenöser Calciumgabe offenbar davon ab, wie hoch die initiale [Ca^{++}]-Konzentration im Plasma ist: Bei niedrigen Ausgangswerten und anschließender Normalisierung des Plasma-[Ca^{++}] durch CaCl$_2$ beruht der Anstieg des arteriellen Druckes vorwiegend auf einer Zunahme des Schlagvolumens, der periphere Gefäßwiderstand bleibt nahezu unbeeinflußt. Wird dagegen eine initial normale [Ca^{++}]-Konzentration durch intravenöse Calcium-Gabe auf übernormale Werte

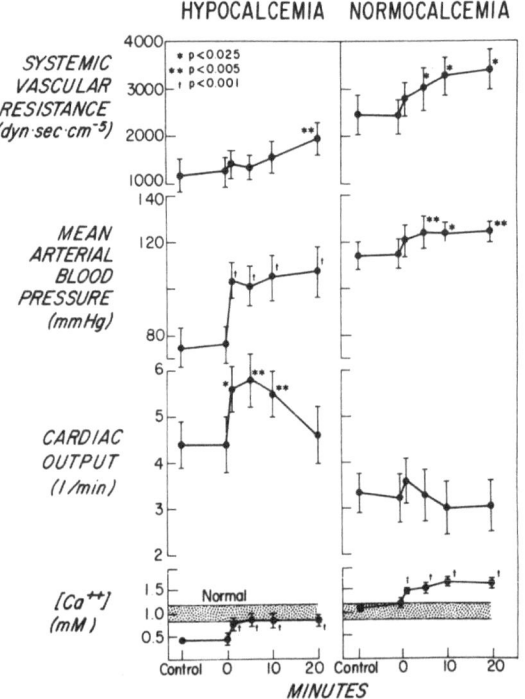

Abb. III-7. Abhängigkeit der Kreislaufwirkungen von CaCl$_2$ (12 mg/kg i.v. initial, anschließend 0,25-0,3 mg/kg·min über 20 min) von der initialen ionisierten Calciumkonzentration im Serum (Untersuchungen am Hund). Bei unter der Norm liegenden Ausgangswerten beruht die durch CaCl$_2$ hervorgerufene Blutdrucksteigerung überwiegend auf einer Zunahme des Herzzeitvolumens (linke Spalte). Bei initial normalem [Ca^{++}] ist der Anstieg des Blutdruckes dagegen auf eine Zunahme des peripheren Gefäßwiderstandes zurückzuführen (rechte Spalte). Nach Drop et al. (1980)[144], mit Genehmigung des Autors und des Verlages

gesteigert, resultiert der Anstieg des arteriellen Druckes aus einer Widerstandszunahme bei gleichbleibendem Schlagvolumen und Herzzeitvolumen (Abb. III-7 und III-8). Auch der pulmonale Gefäßwiderstand kann nach intravenöser Calciumgabe ansteigen, insbesondere bei Patienten mit pulmonaler Hypertonie.[142] Bei digitalisierten Patienten muß mit dem Auftreten von Herzrhythmusstörungen gerechnet werden, vor allem, wenn gleichzeitig eine Hypokaliämie besteht.[145] Auf mögliche Gefahren der Calcium-Gabe in der frühen Reperfusionsphase nach Kardioplegie (Entstehung eines sogenannten Calcium-Paradoxons) wird in Kapitel IV/8, Seite 296, eingegangen.

Die Anwendung von Calcium für die Therapie einer Myokarddepression bei Patienten mit normalem [Ca^{++}] hat keine Vorzüge gegenüber einer Katecholamin-Infusion und sollte deshalb auf solche Fälle beschränkt bleiben, bei denen eine nachgewiesene Erniedrigung des ionisierten Calciums als Mitursache einer Myokarddepression anzunehmen ist. Die Wirkungsdauer einer Bolusinjektion von Calciumchlorid in kliniküblicher Dosierung (3-7 mg/kg) ist kurz (10-20 min). Der [Ca^{++}]-Anteil verschiedener Calcium-

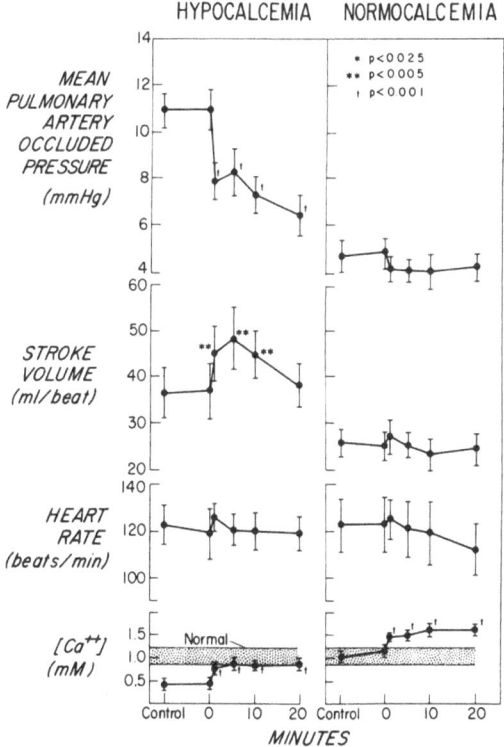

Abb. III-8. Hämodynamische Wirkungen von CaCl$_2$: Bei initial erniedrigtem [Ca^{++}] steigt das Schlagvolumen (bei gleichbleibender Herzfrequenz) nach CaCl$_2$ an und der linksventrikuläre Füllungsdruck (mean pulmonary artery occluded pressure) fällt ab (linke Spalte). Diese Größen bleiben unbeeinflußt, wenn [Ca^{++}] initial normal ist. Nach Drop et al. (1980)[144], mit Genehmigung des Autors und des Verlages

salz-Lösungen hängt außer von der Konzentration davon ab, um welches Salz es sich handelt. Zum Beispiel enthält 1 ml einer 10% $CaCl_2$-Lösung 0,68 mmol = 1,36 mEq [Ca^{++}]. In einer 10% Calcium-Glukonatlösung befinden sich dagegen nur 0,225 mmol = 0,45 mEq [Ca^{++}]/ml, d.h. etwa ein Drittel. Dies bedeutet, daß ein 70 kg schwerer Patient bei Verwendung einer klinischen Dosis von 7 mg/kg Calciumchlorid insgesamt etwa 500 mg $CaCl_2$ = 5 ml der 10% Lösung, d.h. 3,4 mmol oder 6,8 mEq [Ca^{++}] erhält. Wird eine 10% Calcium-Glukonatlösung benutzt, müßte der Patient 15 ml dieser Lösung erhalten, um auf dieselbe [Ca^{++}]-Dosis von 3,4 mmol zu kommen. Bei Verwendung anderer Calciumsalze muß zur Ermittlung einer äquivalenten Dosis der [Ca^{++}]-Gehalt aus dem Molekulargewicht unter Berücksichtigung der Konzentration der Lösung berechnet werden.

Glucagon

Das in den alpha-Zellen des Pancreas gebildete Polypeptidhormon Glucagon besitzt eine positiv inotrope und positiv chronotrope Wirkung, die unabhängig von einer β-Rezeptorenstimulation auftritt.[146-149] Glucagon aktiviert das strukturgebundene Adenylcyclasesystem an einem noch hypothetischen Angriffspunkt der Zellmembran und greift über eine vermehrte Bildung von zyklischem 3',5'-AMP wahrscheinlich durch Vergrößerung des Calciumpools in den Kontraktionsprozeß ein.[150,151] Die Tatsache, daß β-Rezeptorenblocker zwar den Adrenalineffekt, nicht aber die Wirkung von Glucagon auf dieses System hemmen, weist auf verschiedenartige Rezeptoren oder unterschiedlich konfigurierte Adenylcyclasen hin.[152] Eine Glykosid-ähnliche Hemmwirkung auf die Membran-ATPase wird ebenfalls postuliert.[153] Der positiv chronotrope Effekt beruht wahrscheinlich auf einer direkten Stimulation des Sinusknotens.[154,155] Glucagon erhöht außerdem die Automatie des AV-Knotens, die atrioventrikuläre Leitungsgeschwindigkeit im Bereich des Vorhofes, des AV-Knotens und des His'schen Bündels, während die Eigenfrequenz der Kammerautomatie nicht beeinflußt wird.[156-158] Glucagon besitzt eine antiarrhythmische Wirkung[159], an der neben der Suppression des ektopischen Rhythmus durch Steigerung der Sinusfrequenz auch die verbesserte AV-Leitung sowie eine Verlängerung der Aktionspotentialdauer und der funktionellen Refraktärzeit des Ventrikelmyokards beteiligt ist.[158,160] Glucagon führt in klinischen Dosierungen (etwa 20-80 µg/kg) zu einem leichten Anstieg der Herzfrequenz, des Schlagvolumens und der linksventrikulären Druckanstiegsgeschwindigkeit, das Herzzeitvolumen nimmt um 10-30% des Ausgangswertes zu. Der arterielle Mitteldruck steigt geringfügig an, linksventrikulärer enddiastolischer Druck, peripherer und pulmonaler Gefäßwiderstand nehmen leicht ab.[147,149,158,161,162] Bei gleicher Dosierung, bezogen auf das Körpergewicht, scheint das Ausmaß der genannten Änderungen beim Menschen geringer als im Tierexperiment zu sein.[161,163-166] Darüber hinaus sind die Glucagoneffekte bei Patienten mit chronischer Herzinsuffizienz (z.B. infolge Klappenvitien) offenbar weniger deutlich als bei akuten Insuffizienzformen, wie z.B. nach Myokardinfarkt oder Herzoperationen.[161,167-169]

Glucagon führt zu einem metabolisch bedingten Anstieg der Koronardurchblutung und des myokardialen Sauerstoffverbrauches, der Koronarwiderstand nimmt ab; Sauerstoff- und Lactatextraktion des koronargesunden Myokards bleiben unbeeinflußt.[147,164,166,170,171] Bei Patienten mit koronarer Herzkrankheit konnten Bourassa et al.[171] eine Zunahme der Lactatextraktion bzw. die Beseitigung einer ischämisch bedingten Lactatproduktion des Herzens unter Glucagon nachweisen. Die Wirkungsdauer einer Glucagoneinzeldosis beträgt etwa 30 min.

Der klinische Wert von Glucagon ist mit der unserer Erfahrung nach zutreffenden Formulierung „neither miraculous nor worthless" charakterisiert worden.[172] Bei herzchirurgischen Patienten kann Glucagon als zusätzliche Behandlungsmöglichkeit bei therapieresistenter Herzinsuffizienz und nach Überdosierung von β-Rezeptorenblockern in Betracht gezogen werden. Die Anwendung von Glucagon scheint außerdem bei bradykarden Arrhythmien und Störungen der AV-Überleitung sinnvoll.[173] Während einer Glucagontherapie muß die Blutzuckerkonzentration überwacht werden.

Amrinon

Das Bipyridin-Derivat Amrinon (5-amino-3,4'-bipyridin-6 (1 H)-one) (Abb. III-9) ist ein neues positiv inotrop wirksames Pharmakon. Seine kontraktilitätssteigernden Eigenschaften sind tierexperimentell und auch klinisch an gesunden Freiwilligen sowie bei herzinsuffizienten Patienten nachgewiesen worden.[174-179] Amrinon zeichnet sich durch eine Reihe bemerkenswerter Eigenschaften aus: Der positiv inotrope Effekt läßt sich weder durch Propranolol noch durch Reserpin-Vorbehandlung aufheben.[175] Amrinon hat keinen Einfluß auf das zyklische 3',5'-Adenosinmonophosphat oder auf die Na^+-K^+-Transport-ATPase.[174] Die Substanz unterscheidet sich daher grundlegend von Digitalisglykosiden, Katecholaminen oder Glucagon. Bisher ist nicht bekannt, wie der kontraktilitätssteigernde Effekt zustande kommt. Amrinon wirkt auch bei oraler Applikation und wird beim Hund nahezu vollständig im Gastrointestinaltrakt resorbiert.[174,175]

In den Untersuchungen von Benotti et al.[178] sowie LeJemtel et al.[177] wurde Amrinon in intravenösen Einzeldosen von 0,25 bis 3,5 mg/kg bzw. als Dauerinfusion (6-10 µg/kg·min) bei herzinsuffizienten Patienten angewendet, bei denen trotz Volldigitalisierung und diuretischer Therapie ein

5-Amino-3,4'-Bipyridin-6(1 H)-One

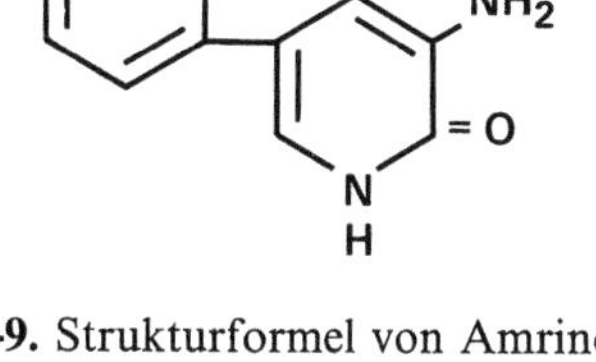

Abb. III-9. Strukturformel von Amrinon

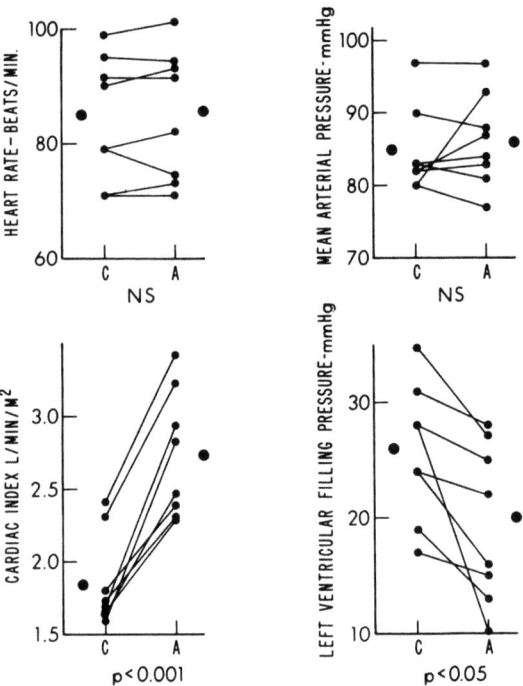

Abb. III-10. Wirkung von Amrinon-Einzeldosen (0,25–3,0 mg/kg i.v.) auf Herzfrequenz, Herzindex, arteriellen Mitteldruck und linksventrikulären Füllungsdruck bei 8 Patienten mit Linksherzinsuffizienz. C = Ausgangswerte; A = Amrinone-Effekt. Nach LeJemtel et al. (1979)[177], mit Genehmigung des Autors und der American Heart Association

low cardiac output (CI < 2,0 L/min · m²) mit hohen linksventrikulären Füllungsdrucken (LVFP > 25 mmHg) bestand. Unter der Therapie mit Amrinon wurde eine dosisabhängige Steigerung des Herzindex um bis zu 80% des Ausgangswertes beobachtet, dp/dt_{max} im linken Ventrikel stieg ebenfalls an, gleichzeitig nahmen die rechts- und linksventrikulären Füllungsdrucke sowie der Pulmonalarterienmitteldruck deutlich ab. Herzfrequenz und arterieller Mitteldruck blieben dagegen weitgehend unbeeinflußt (Abb. III-10 bis III-12). Arrhythmien traten nicht auf. Amrinon führte bei allen Patienten zu einer deutlichen Abnahme des Systemkreislaufwiderstandes und des pulmonalen Gefäßwiderstandes. Dieser vasodilatierende Effekt ist wahrscheinlich teilweise indirekter Natur (Senkung des bei Herzinsuffizienz erhöhten Sympathikotonus), z.T. aber auch als unmittelbare Wirkung auf die Arteriolen anzusehen. Hierfür spricht der Befund, daß Amrinon in sehr hohen Dosierungen beim Hund zu einer Hypotension führt.[174] Die Wirkung einer Einzeldosis beginnt nach 1–2 min, der Maximaleffekt tritt etwa zur 10. min auf, die Wirkungsdauer beträgt 60–90 min. Bei kontinuierlicher Infusion ließen sich die beschriebenen Kreislaufeffekte über mehrere Stunden aufrechterhalten (Abb. III-13), ohne daß in diesem Zeitraum eine Tachyphylaxie zu beobachten war.

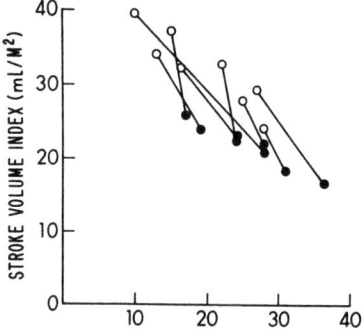

Abb. III-11. Beziehung zwischen Schlagvolumenindex und linksventrikulärem Füllungsdruck unter Kontrollbedingungen (geschlossene Kreise) sowie nach 0,25-3,0 mg/kg Amrinon i.v. (offene Kreise) bei 8 Patienten mit Linksherzinsuffizienz. Nach LeJemtel et al. (1979)[177], mit Genehmigung des Autors und der American Heart Association

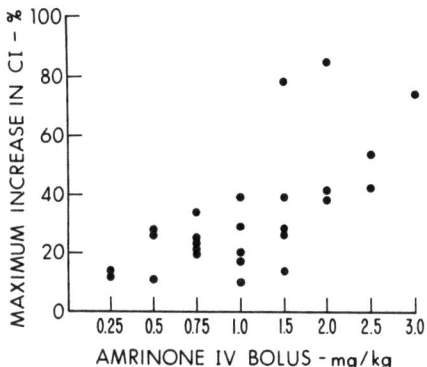

Abb. III-12. Wirkungen verschiedener Amrinon-Dosierungen auf den Herzindex (maximale prozentuale Änderungen gegenüber dem jeweiligen Ausgangswert) bei 8 Patienten mit Linksherzinsuffizienz. Nach LeJemtel et al. (1979)[177], mit Genehmigung des Autors und der American Heart Association

Benotti et al.[179] fanden bei Patienten mit schwerer ischämischer Herzinsuffizienz nach 2,5 mg/kg Amrinon i.v. eine Abnahme von Koronardurchblutung, koronarer $AVDO_2$ und myokardialem Sauerstoffverbrauch. Vermutlich überwiegt die Abnahme von preload und afterload gegenüber dem Effekt der Kontraktilitätssteigerung, so daß die Nettowirkung in einer Senkung des myokardialen Energiebedarfs besteht.

Auch wenn die künftige Bedeutung dieser neuen Substanz für die Therapie des Herzversagens derzeit noch nicht endgültig definiert werden kann, verspricht die Aufklärung ihres Wirkungsmechanismus neue Einblicke in die grundlegenden Zusammenhänge des myokardialen Kontraktionsablaufes.

186 Pharmakologie und klinische Anwendung kreislaufwirksamer Medikamente

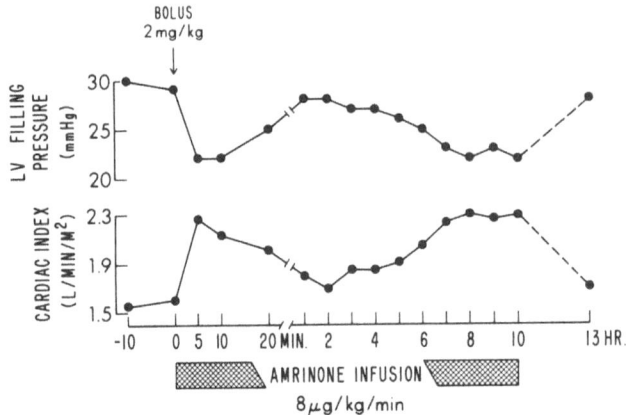

Abb. III-13. Verhalten des linksventrikulären Füllungsdruckes und des Herzindex nach einer Amrinon-Einzeldosis (2 mg/kg i.v.) und nachfolgender Amrinon-Dauerinfusion (8 μg/kg · min) bei einem Patienten mit Linksherzinsuffizienz. Nach LeJemtel et al. (1979)[177], mit Genehmigung des Autors und der American Heart Association

3. β-Rezeptorenblocker

Alle β-Rezeptorenblocker stimmen qualitativ darin überein, daß sie spezifische kompetitive Inhibitoren endogener oder exogener β-adrenerger Impulse sind. Ihre Wirkung auf das Herz ist um so größer, je höher myokardialer O_2-Verbrauch und Sympathikotonus sind. Sie unterscheiden sich jedoch in bezug auf Wirkstärke, Organselektivität (sog. Kardioselektivität), intrinsische Aktivität (sympathomimetische Eigenwirkung) und unspezifische Membranwirkung (chinidinähnliche Wirkung) (Tab. III-3).

Obwohl die therapeutische Breite der kardioselektiven β-Rezeptorenblocker theoretisch größer sein sollte, ist ihr praktischer therapeutischer Vorteil im Vergleich zu nicht selektiven β-Rezeptorenblockern begrenzt: Auch bei der Verwendung von „kardioselektiven" Blockern muß mit einer akuten Atemwegsobstruktion bei Asthma-Kranken gerechnet werden. β-Rezeptorenblocker mit sympathomimetischer Eigenwirkung (z.B. Oxprenolol) führen zwar bei intravenöser Anwendung zu einer vergleichsweise (Propranolol) geringeren Depression der Ventrikelfunktion[183], bisher ist aber nicht definitiv erwiesen, daß diese Pharmaka seltener eine Herzinsuffizienz oder eine höhergradige AV-Blockierung hervorrufen als Substanzen ohne intrinsische Aktivität.[180]

Wirkungen bei koronarer Herzkrankheit

Die kompetitive Hemmwirkung einer chronischen β-Rezeptorenblocker-Therapie gegenüber einer adrenergen Stimulation äußert sich in folgenden Veränderungen:

a) Senkung der Herzfrequenz;
b) Abnahme der Myokardkontraktilität;

Tabelle III-3. Pharmakologische Charakteristika nicht selektiver und relativ selektiver Betarezeptorenblocker*

Freiname	Handelsname	relative Wirkungsstärke Propranolol = 1	Intrinsische Aktivität	Membranstabilisierende Wirkung (chinidinartige Wirkung)	Pharmakokinetische Halbwertzeit ($t_{1/2}\beta$, Stunden)	Pharmakodynamische Halbzeit** (Stunden)
NICHT KARDIOSELEKTIV						
Alprenolol	Aptin	0,3 – 1	+ +	+	2 – 3	–
Bunitrolol	Stresson	2 – 4	+	0	6	–
Bupranolol	Betadrenol	1	0	+	–	–
Metipranolol	Disorat	4 – 5	0	0	3	–
Nadolol	Solgol	0,5 – 1	0	0	20 – 24	39,1
Oxprenolol	Trasicor	0,5 – 1	+ +	+	1 – 2	13,2
Penbutolol	Betapressin	4 – 10	(+)	+	26	–
Pindolol	Visken	5 – 10	+ +	+	3 – 4	8,3
Propranolol	Dociton	1	0	+ +	3 – 5	10,5
Sotalol	Sotalex	0,3	0	0	5 – 13	–
Timolol	Temserin	5 – 10	0	0	4 – 5	15,1
Toliprolol	Doberol/Sinorytmal	1	0	+	3	–
„KARDIOSELEKTIV"						
Acebutolol	Prent/Neptall	0,3	+ +	+	3 – 4	–
Atenolol	Tenormin	1	0	0	6 – 9	21,3
Metoprolol	Beloc/Lopresor	0,5 – 2	0	0	3 – 4	–

* Nach Weiner (1980)[180] und Schüren et al. (1981)[181]
** Halbzeit der Wirkdauer auf das Produkt aus systolischem Druck und Herzfrequenz unter konstanter Ergometerbelastung (nach Vukovich et al., 1979)[182]
– unbekannt bzw. nicht ermittelt

c) Zunahme von endsystolischem und enddiastolischem Kammervolumen;
d) Senkung des systolischen arteriellen Druckes.

Der O_2-sparende Effekt von Frequenzabnahme, Kontraktilitätsminderung und arterieller Blutdrucksenkung wird durch die O_2-konsumierende Wirkung einer vermehrten linksventrikulären Wandspannung infolge Zunahme der Kammervolumina nicht aufgehoben.[180,184,185] Als Bilanz ergibt sich demnach eine Abnahme des myokardialen Sauerstoffverbrauches, die bei akuter Myokardischämie zu einer Verbesserung der myokardialen Lactat-Utilisation führen kann (Abb. III-14).[186]

Auf der Angebot-Seite stehen die günstigen Wirkungen einer Verlängerung der Diastolendauer und wahrscheinlich auch einer Umverteilung der Perfusion zugunsten ischämischer Bezirke dem mechanischen Effekt des zu erwartenden enddiastolischen Druckanstieges auf die subendokardiale

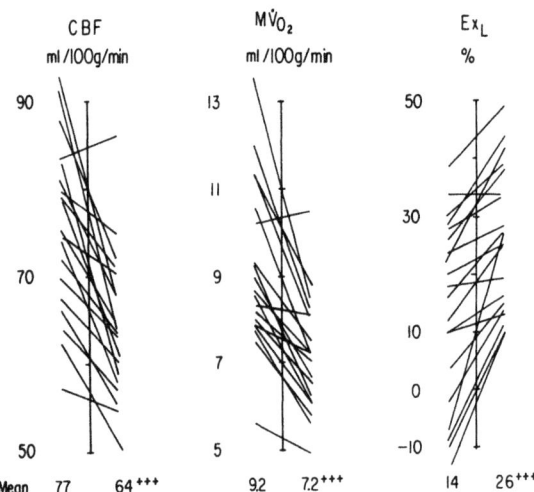

Abb. III-14. Der Einfluß von Propranolol (0,1 mg/kg i.v. innerhalb von 10 min) auf Koronardurchblutung (CBF), myokardialen O_2-Verbrauch ($M\dot{V}O_2$) und Laktatextraktion (Ex_L) bei Patienten mit akutem Myokardinfarkt. Es zeigt sich eine fast einheitliche Abnahme des myokardialen Sauerstoffverbrauchs und der Koronarperfusion. Die Lactatextraktion steigt an oder aber eine ursprüngliche Lactatproduktion geht in eine Lactatextraktion über. Nach Mueller et al. (1974)[186], mit Genehmigung des Autors und der American Heart Association

Durchblutung gegenüber.[182-187] Möglicherweise sind auch noch weitere Eigenschaften der β-Rezeptorenblocker an der Ischämie-protektiven Wirkung beteiligt: Zentrale Hemmung des Sympathikotonus[193], Hemmung der Thrombocytenaggregation[194] und bestimmter Plättchenfunktionen (Thromboxanbildung)[194a], Steigerung der Fibrinolyse[195], sowie eine Rechtsverschiebung der O_2-Dissoziationskurve mit Zunahme des P_{50}.[196,197]

Außerdem hemmen β-Rezeptorenblocker die lipolytische Wirkung erhöhter Katecholaminspiegel, wodurch eine Abnahme freier Fettsäuren im Blut, eine verminderte myokardiale Fettsäureaufnahme und damit eine Begünstigung des sauerstoffsparenden myokardialen Glukosemetabolismus erreicht wird.[198-200]

Wirkungen bei Hypertonus

Für die therapeutische Wirksamkeit der β-Rezeptorenblocker bei Hypertonikern werden verschiedene Mechanismen diskutiert. Die i.v.-Gabe von Propranolol bewirkt akut eine Senkung des Herzindex. Da gleichzeitig der periphere Gefäßwiderstand ansteigt, läßt sich zunächst ein stärkerer Blutdruckabfall nicht nachweisen (Abb. III-15). Bei anschließender oraler Dauerbehandlung bleibt das Herzzeitvolumen erniedrigt, während der periphere Gefäßwiderstand im Verlauf von Wochen und Monaten stetig abnimmt, schließlich den Ausgangswert unterschreitet und so die Senkung des arteriellen Blutdruckes hervorruft.[201]

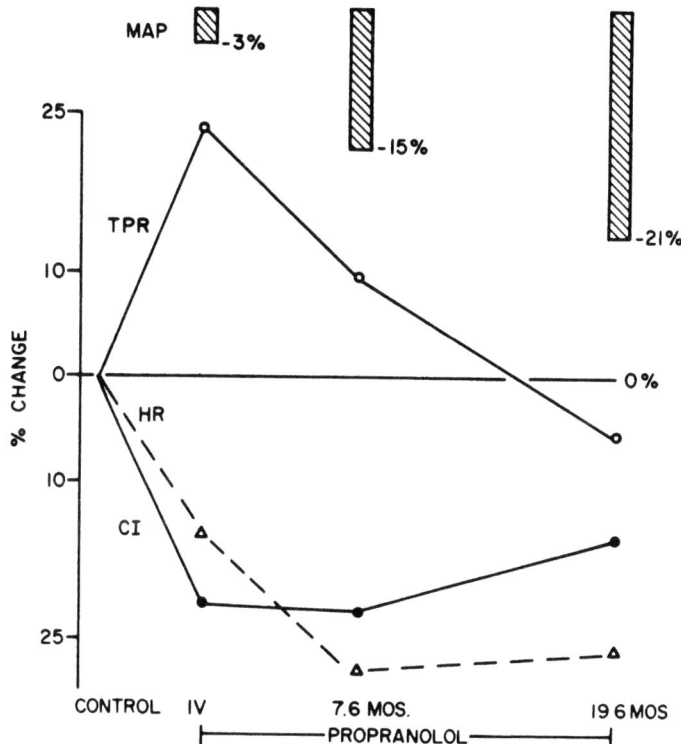

Abb. III-15. Hämodynamische Veränderungen nach Propranolol bei 10 Hypertonikern. Angegeben sind die prozentualen Abweichungen des arteriellen Mitteldruckes (MAP), des peripheren Gefäßwiderstandes (TPR), der Herzfrequenz (HR) und des Herzzeitvolumenindex (CI) vom Ausgangswert. Initial ist der Einfluß von 10 mg Propranolol i.v. auf die genannten Größen dargestellt. Es zeigte sich ein deutlicher Abfall des Herzzeitvolumens. Durch gleichzeitigen Anstieg des peripheren Widerstandes blieb der arterielle Mitteldruck nahezu unverändert. An die einmalige i.v.-Applikation von Propranolol schloß sich eine orale Langzeitbehandlung mit 4 × 40 mg bis 4 × 80 mg an. Im Verlauf von 19,6 Monaten nahm der arterielle Mitteldruck im Gefolge eines stetig sinkenden peripheren Gefäßwiderstandes ab. Nach Tarazi et al. (1972)[201], mit Genehmigung des Autors und des Verlages

Da β-adrenerge Agonisten die Freisetzung von Noradrenalin aus adrenergen Nervenendigungen verstärken und β-Rezeptorenantagonisten diesen Effekt blockieren, trägt eine Hemmung der sympathikomimetischen Noradrenalinfreisetzung möglicherweise zu der antihypertensiven Wirkung bei.[202]

Umstritten ist der Versuch, die blutdrucksenkende Wirkung auf eine Verminderung der Plasmareninfreisetzung zu beziehen.[203,204] Eine Korrelation zwischen dem Ausmaß der Plasmareninaktivität (PRA) und antihypertensivem Effekt wird durch andere Untersuchungen in Frage gestellt, da eine blutdrucksenkende Wirkung auch bei niedriger PRA bzw. ausbleibender Hemmung der Plasmareninfreisetzung gefunden wurde.[205,206] Eine reninabhängige Wirkungskomponente der β-Rezeptorenblocker scheint nach diesen Befunden nicht von ausschlaggebender Bedeutung zu sein.

Neben der koronaren Herzkrankheit und der arteriellen Hypertonie stellen tachykarde Herzrhythmusstörungen die dritte kardiologische Indikation für die Therapie mit β-Rezeptorenblockern dar. Auf diesen Anwendungsbereich wird im Abschnitt III/9. (S.226) eingegangen.

Kontraindikationen und Nebenwirkungen

Zu den absoluten Kontraindikationen gehört die manifeste Herzinsuffizienz. Bei diesen Patienten wird eine ausreichende kardiale Auswurfleistung häufig nur noch unter den Bedingungen eines gesteigerten sympathomimetischen Antriebes aufrechterhalten. Eine Hemmung der adrenergen Stimuli kann ein Herzversagen auslösen.

Neben der manifesten Herzinsuffizienz sind ein AV-Block II. und III. Grades sowie das sick-sinus-Syndrom als Kontraindikationen anzusehen, sofern kein Schrittmacher implantiert ist.

Ein status asthmaticus kann auch bei Anwendung β_1-selektiver Blocker ausgelöst werden, ein asthma bronchiale stellt somit die 4. Kontraindikation dar.

Bei Koronarkranken ohne klinisch manifeste Insuffizienzsymptome können β-Rezeptorenblocker eine Ausdehnung asynerger, hypo- oder akinetischer Myokardbezirke und eine deutliche Zunahme des Ventrikelvolumens bewirken.[207] Diese Effekte lassen sich durch Digitalis und/oder organische Nitrate aufheben oder abschwächen.[207,208] Bei Patienten mit vasospastischer Angina (Prinzmetal-Angina) ist unter einer hochdosierten Monotherapie mit β-Rezeptorenblockern eine Exazerbation des Beschwerdebildes beschrieben worden.[209] Wahrscheinlich erhöht eine Blockierung β_2-adrenerger Rezeptoren in den Koronargefäßen die Neigung zu Koronarspasmen dadurch, daß sympathoadrenerge Impulse vorwiegend auf erregbare α-Rezeptoren treffen und zu einer Tonussteigerung führen.

β-Rezeptorenblocker hemmen die Glukosefreisetzung aus den Glykogendepots der Skelettmuskulatur. Eine Hypoglykämie-Neigung kann daher verstärkt werden, dies gilt insbesondere für insulinpflichtige Diabetiker.[180] Da die Tachykardie als ein wichtiges klinisches Zeichen der Hypoglykämie durch β-Rezeptorenblocker unterdrückt wird, besteht zudem die Gefahr, daß hypoglykämische Zustände nicht erkannt werden. Bei gefährdeten Patienten sind β_1-selektive Blocker, die die Glykogenolyse weniger stark inhibieren, zu bevorzugen.

4. Calcium-Antagonisten

Diese Stoffklasse, der Pharmaka wie Verapamil, Nifedipin, Diltiazem und Lidoflazin zuzurechnen sind, hat in den letzten Jahren zunehmend Eingang in die medikamentöse Therapie verschiedener kardiologischer Erkrankungen gefunden. Es handelt sich um eine sehr heterogene Wirkstoffgruppe, wobei die einzelnen Substanzen in ihren strukturellen, elektrophysiologischen und pharmakologischen Eigenschaften erheblich voneinander abweichen. In Deutschland werden vor allem Nifedipin und Verapamil verwendet.

Das Indikationsspektrum umfaßt bestimmte Formen der Angina pectoris, insbesondere solche mit spastischer Komponente[210-215], supraventrikuläre Tachyarrhythmien (Verapamil)[216], Hypertonie[217], Linksherzinsuffizienz[218,219], obstruktive Kardiomyopathie[220], cerebrale Gefäßspasmen und andere vasospastische Syndrome sowie die Protektion des ischämischen Myokards im Rahmen der extrakorporalen Zirkulation.[221,222]

Dieses breite therapeutische Spektrum basiert auf der allen Substanzen dieser Gruppe gemeinsamen Grundwirkung, die elektromechanische Kopplung im Herzmuskel und in der glatten Gefäßmuskulatur zu hemmen.[223,224] Dabei wird der transmembranäre Calciumtransport durch den langsamen Calciumkanal reversibel blockiert. Verapamil beeinflußt - im Unterschied zu Nifedipin - auch den transmembranären Natriumtransport und bremst das Aktionspotential. Es wirkt hemmend auf Sinus- und AV-Knoten.

Calcium-Antagonisten besitzen intrinsische myokarddepressive Eigenschaften.[225-229] Unter Nifedipin läßt sich eine negativ inotrope Wirkung allerdings nur bei sehr hoher Dosierung oder intrakoronarer Applikation nachweisen.[227,229] Klinisch im Vordergrund stehen die besonders bei Nifedipin ausgeprägten vasodilatierenden Effekte auf den Systemkreislauf, das pulmonale Gefäßbett und die epikardialen Koronararterien.[230] Als Nettoeffekt ergibt sich, daß die globale linksventrikuläre Funktion in Abhängigkeit vom verwendeten Pharmakon, von der Dosis und der hämodynamischen Ausgangslage unbeeinflußt bleibt oder gebessert wird.[231-234] Günstige Wirkungen auf linksventrikuläre Funktionsparameter (Ejektionsfraktion, Herzindex, enddiastolischen Druck und Ventrikelcompliance) sind insbesondere nach Nifedipin bei herzinsuffizienten Patienten zu erwarten.[234]

Das Hauptanwendungsgebiet für Calcium-Antagonisten ist die Angina pectoris. Während konventionelle Therapiekonzepte vorwiegend auf eine Senkung des myokardialen Sauerstoffverbrauches abzielen, hat sich heute die Erfahrung durchgesetzt, daß selbst bei hochgradigen fixierten Koronarstenosen noch eine Verbesserung des Sauerstoffangebotes möglich ist. Diese Erkenntnis basiert auf der Tatsache, daß der Grad der Obstruktion ganz wesentlich vom Gefäßtonus mitbestimmt wird und in vielen Fällen eine spastische Komponente für die Auslösung der Angina pectoris eine Rolle spielt.[235-237] Durch den Einsatz von Calcium-Antagonisten läßt sich diese zusätzliche spastische Komponente beseitigen, wenn im Bereich der anatomischen Stenose noch morphologisch normale Gefäßwandanteile vorhanden sind. So konnten Lichtlen et al.[238] sowie Malacoff et al.[239] unter Nifedipin eine Zunahme der poststenotischen Koronardurchblutung nachweisen.

Ein zweiter wesentlicher Angriffspunkt besteht darin, daß Calcium-Antagonisten durch die systemische Vasodilatation die linksventrikuläre Nachlast und damit den myokardialen Sauerstoffverbrauch herabsetzen.

Bei der Anwendung von Verapamil kann darüber hinaus durch Senkung der Herzfrequenz die Energiebilanz des Herzens günstig beeinflußt werden.

Schließlich wird eine vom Calcium-antagonistischen Effekt unabhängige myokardprotektive Wirkung vermutet. Nifedipin scheint Stimulations-Sekretions-Mechanismen sympathischer Nerven zu beeinflussen, eine Ischämie-bedingte lokale sympathische Aktivität abzuschwächen, die Plättchen-Aggregabilität zu hemmen und protektiv auf die Endothelfunktion zu wirken.[240]

5. Vasodilatatoren

Bis vor einigen Jahren konzentrierten sich die therapeutischen Bemühungen bei akuter oder chronischer Herzinsuffizienz darauf, durch positiv inotrope Pharmaka den kontraktilen Status des insuffizienten Myokards zu verbessern sowie Ödeme und pathologische Ventrikelfüllungsdrucke mit Hilfe von Diuretika zu vermindern. Die Anwendung von Vasodilatatoren zur Entlastung des rechten oder linken Ventrikels hat zu einer wesentlichen Bereicherung des bisherigen therapeutischen Spektrums bei Herzinsuffizienz verschiedener Genese, myokardialer Ischämie, Myokardinfarkt und kardiogenem Schock geführt. Durch geeignete Auswahl und Dosierung der zur Verfügung stehenden Vasodilatatoren lassen sich je nach der hämodynamischen Ausgangssituation die ventrikuläre Vor- und Nachbelastung getrennt oder kombiniert herabsetzen, wobei die Wahl des Vasodilators insbesondere vom Ausgangswert des arteriellen Blutdruckes bestimmt wird. Aufgrund neuraler und humoraler Faktoren kommt es während einer Herzinsuffizienz zu einem Anstieg des peripheren und/oder pulmonalen Gefäßwiderstandes. Da die Auswurfleistung des insuffizienten Ventrikels im Gegensatz zu der des gesunden Herzens in hohem Maße vom Ausflußwiderstand abhängig ist, führt eine Zunahme des Auswurfwiderstandes bei eingeschränkter Kontraktilität zu einer weiteren Verminderung der Auswurffraktion, als deren Folge das enddiastolische Ventrikelvolumen ansteigt („afterload mismatch").[241] Nach dem Laplace-Gesetz ist hiermit eine Zunahme der Wandspannung und des myokardialen Sauerstoffverbrauches verbunden, gleichzeitig wird mechanisch die subendokardiale Durchblutung und damit das O_2-Angebot gedrosselt. Hieraus ergibt sich insbesondere für Patienten mit Ischämie-bedingter Herzinsuffizienz eine zusätzliche Verschlechterung der myokardialen Energiebilanz. Das Konzept einer Therapie mit Vasodilatatoren hat folgende Angriffspunkte und Ziele (Abb. III-16):

1. Arterielle Vasodilatation:
Senkung des erhöhten peripheren bzw. pulmonalen Gefäßwiderstandes, Senkung erhöhter Drucke im großen und/oder kleinen Kreislauf (Verminderung des afterload): Abnahme der Auswurfimpedanz, Steigerung der Auswurffraktion, Verminderung der systolischen Wandspannung: Senkung des myokardialen Sauerstoffbedarfes.

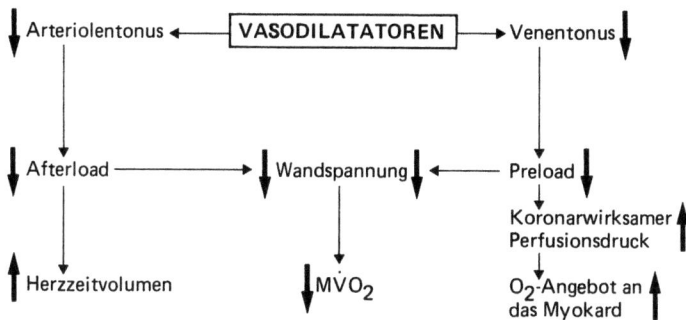

Abb. III-16. Angriffspunkte und Ziele einer Vasodilatatoren-Therapie

2. Venöse Vasodilatation:
Senkung pathologischer Füllungsdrucke des Herzens (preload-Verminderung): Abnahme der diastolischen Wandspannung: Senkung des myokardialen Sauerstoffbedarfes, Abnahme der extravasalen Komponente des Koronarwiderstandes, Anstieg des koronarwirksamen Perfusionsdruckes, Verbesserung der subendokardialen Perfusion.
3. Umverteilung der Koronardurchblutung zugunsten ischämischer Bezirke?: Verbesserung des myokardialen O_2-Angebotes im Ischämiebereich? Verkleinerung der Ischämiezone?

Für die Überbrückung akut auftretender bedrohlicher hämodynamischer Situationen bei herzchirurgischen Patienten kommt nur eine kontinuierliche intravenöse Applikation von Vasodilatatoren in Betracht, wobei - in Abhängigkeit vom hämodynamischen Ausgangsbefund - Nitroglycerin, Nitroprussidnatrium oder Phentolamin am häufigsten verwendet werden.

Nitroglycerin

Bei Nitroglycerin überwiegen (im Gegensatz zu Natriumnitroprussid und Phentolamin) die venodilatierenden Eigenschaften (Abb. III-17 und Abb. III-18), erst in höherer Dosierung nimmt auch der Arteriolenwiderstand ab.[242-246] Die Nitroglycerinwirkung beruht auf einer direkten Relaxierung der glatten Gefäßmuskulatur.

Aufgrund der Kapazitätserhöhung des venösen Gefäßsystems nehmen - insbesondere bei pathologischen Ausgangsbedingungen - Ventrikelfüllung, Füllungsdrucke, Ventrikelgröße, diastolische Wandspannung und damit der myokardiale Sauerstoffbedarf ab, gleichzeitig verbessern sich die Perfusionsbedingungen für das subendokardiale Myokard (Zunahme des für die Koronarperfusion entscheidenden Druckgradienten, Abnahme der extravasalen Komponente des Koronarwiderstandes) (Abb. III-19).[242,244,247-251]

In niedriger bis mittlerer klinischer Dosierung (etwa 20-100 µg/min · 70 kg) führt Nitroglycerin nur zu einer geringfügigen Abnahme des

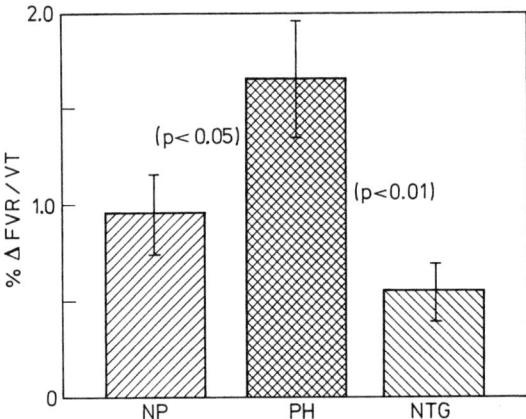

Abb. III-17. Wirkung von Natriumnitroprussid (NP), Phentolamin (PH) und Nitroglycerin (NTG) auf das Verhältnis von prozentualen Änderungen des arteriellen Vorderarm-Gefäßwiderstandes (FVR) zu prozentualen Änderungen des Vorderarm-Venentonus (VT) bei Patienten mit koronarer Herzkrankheit. Ein %ΔFVR/VT-Verhältnis von 1,0 deutet auf eine nahezu gleichmäßige Relaxierung des arteriellen und venösen Gefäßbettes hin (Natriumnitroprussid). Bei Phentolamin überwiegt die Arteriolendilatation, bei Nitroglycerin die Venendilatation. Modifiziert nach Miller et al. (1976)[244], mit Genehmigung des Autors und der American Heart Association

	Gefäß-dilatation venös	arteriell	HR	LVEDP RVEDP	CO	AP	TPR	PVR	MV̇O$_2$
Nitroglycerin	+++	+	↔	↓↓	↔(↑)	↔(↓)	↔(↓)	↔(↓)	↓
Na-Nitroprussid	++	++	↔(↑)	↓↓	↑(↑↑)	↓(↓↓)	↓↓	↓↓	↓
Phentolamin	+	+++	↑	↓	↑↑	↓(↓↓)	↓↓	↓↓	↓

Abb. III-18. Hämodynamische Wirkungen von Vasodilatatoren bei eingeschränkter Ventrikelfunktion

peripheren und pulmonalen Gefäßwiderstandes sowie des arteriellen Druckes und der systolischen Wandspannung, die Herzfrequenz wird kaum beeinflußt, der Herzindex ändert sich nicht oder nimmt aufgrund der preload-Senkung leicht ab.[245,246,251,252] Bei Patienten mit hohem linksventrikulären Ausgangsfüllungsdruck und niedrigem Herzindex kann die Auswurfleistung des Herzens unter Nitroglycerin aber auch zunehmen[253,254], sofern die Senkung des enddiastolischen Druckes im linken Ventrikel Werte von 10-12 mmHg nicht unterschreitet (Abb. III-20). Die Befunde von Strauer et al.[251,255] enthalten Hinweise dafür, daß Nitroglycerin auch eine direkte positiv inotrope Eigenwirkung besitzt, die jedoch gering und klinisch ohne Bedeutung ist. Nitroglycerin führt zwar zu keiner Steigerung der Gesamtkoronardurchblutung, wahrscheinlich aber zu einer Umverteilung des Blutflusses zugunsten ischämischer Areale. Es konnte gezeigt werden, daß Nitroglycerin unter Ischämiebedingungen des endo-epikardiale Perfusi-

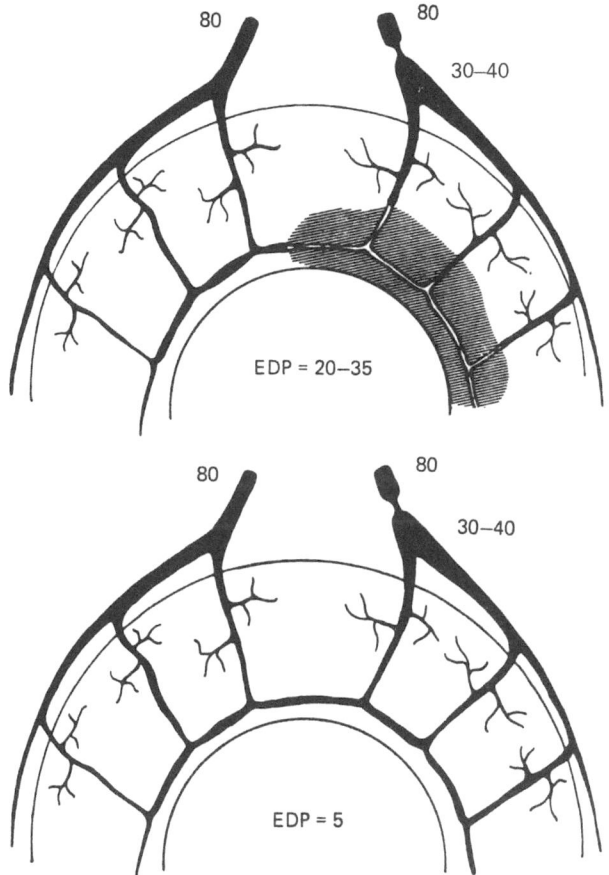

Abb. III-19. Schematische Darstellung der Wirkung einer preload-Verminderung auf das ischämische Myokard: Durch Senkung des enddiastolischen Ventrikeldruckes (EDP) von 20-35 mmHg auf 5 mmHg entsteht wieder ein Druckgradient von 25-35 mmHg zwischen dem poststenotischen Koronargefäß und dem Subendokard, die Innenschichtischämie (schraffiertes Areal) wird beseitigt. Nach Pitt (1973)[243]

onsverhältnis verbessert, den O_2-Partialdruck im Bereich des Subendokards erhöht und die Flimmerschwelle des Myokards heraufsetzt.[71,256-260] Aufgrund tierexperimenteller Befunde kommen für die Umverteilung der Koronardurchblutung folgende Mechanismen in Betracht:

a) Nitroglycerin erweitert vorzugsweise größere Koronararterienäste ohne wesentliche Beeinflussung des Arteriolentonus. Da anzunehmen ist, daß die Gefäße im Ischämiebereich aufgrund autoregulatorischer und metabolischer Mechanismen bereits maximal dilatiert sind, kann eine Widerstandverminderung, die sich weitgehend auf die größeren Koronargefäße beschränkt und Arteriolen gesunder Myokardabschnitte nicht miterfaßt, den Blutzufluß in das ischämische Gebiet steigern.[256,261,262]

196 Pharmakologie und klinische Anwendung kreislaufwirksamer Medikamente

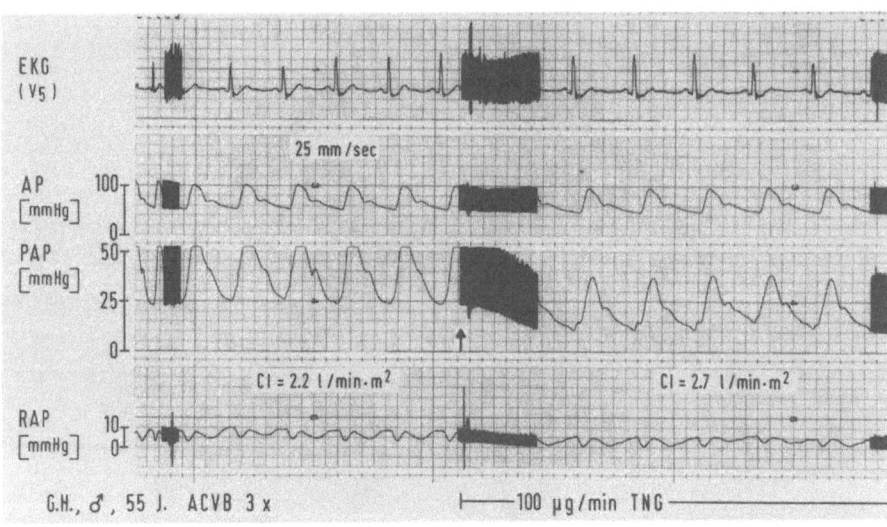

Abb. III-20. Hämodynamische Wirkungen einer preload-Senkung in den Normbereich mit 100 µg/min Nitroglycerin (TNG) bei einem koronarchirurgischen Patienten mit erhöhtem linksventrikulären Füllungsdruck (gemessen am diastolischen Pulmonalarteriendruck) und low cardiac output

b) Weiterhin ist eine dilatierende Wirkung von Nitroglycerin auf Kollateralgefäße anzunehmen.[261,262]

c) Ein anderer therapeutischer Angriffspunkt wird darin gesehen, daß Nitroglycerin Koronarspasmen (Prinzmetal-Angina) günstig beeinflußt.[263,264]

Neuere Befunde von Brown et al.[265] widersprechen der früher gängigen Auffassung, daß atherosklerotische Gefäßabschnitte einer pharmakologischen Beeinflussung unzugänglich sind. Diese Autoren beobachteten unter Nitroglycerin auch eine dilatierende Wirkung auf stenotische epikardiale Koronargefäße und sehen hierin eine wesentliche antiischämische Wirkungskomponente. Voraussetzung für eine Dilatation stenotischer Gefäßabschnitte ist, daß die Atheromatose- bzw. Sklerose nicht die gesamte Zirkumferenz umfaßt, sondern Teile der Gefäßwand eine unveränderte Morphologie und damit eine normale, vielfach sogar gesteigerte Motorik aufweisen.[265]

Eine Reihe von Autoren unterstreicht die prinzipielle Bedeutung eines genügend hohen koronaren Füllungsdruckes als Voraussetzung für eine günstige Wirkung von Nitroglycerin auf das ischämische Myokard.[62-71] Da während einer Nitroglycerintherapie mit einem Abfall des diastolischen Aortendruckes gerechnet werden muß, kann im Interesse einer Optimierung der transmuralen Durchblutung die Kombination von TNG mit einem α-Rezeptorenagonisten im Einzelfall wirksamer sein als die alleinige Verwendung von Nitroglycerin (Abb. III-4 und Abb. III-21).

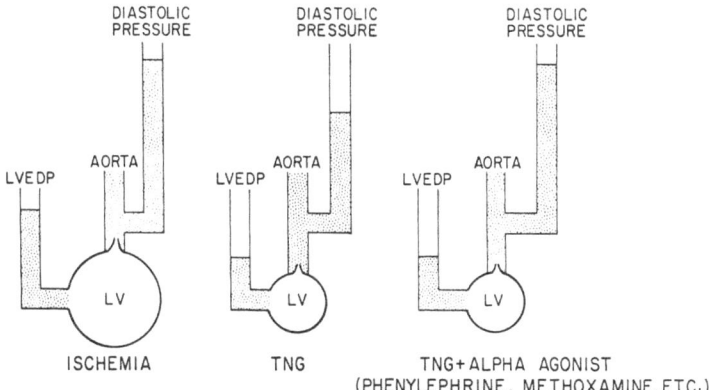

Abb. III-21. Wirkung von Nitroglycerin (TNG) und TNG in Kombination mit Alpharezeptoren-Agonisten auf den koronaren Perfusionsdruck (diastolischer Aortendruck - LVEDP). Links: Schematische Darstellung eines ischämischen linken Ventrikels (LV) mit erhöhtem enddiastolischen Druck (LVEDP). Mitte: Abnahme des LVEDP *und* des diastolischen Aortendruckes unter Nitroglycerin. Rechts: Durch Kombination von TNG mit einem Alpharezeptoren-Agonisten läßt sich der diastolische Aortendruck anheben; da der günstige Einfluß von TNG auf den Füllungsdruck des linken Ventrikels erhalten bleibt, ergibt sich ein höherer koronarer Perfusionsdruck (diastolischer Aortendruck - LVEDP) als bei alleiniger Anwendung von TNG. Nach Laver (Persönliche Mitteilung)

Natriumnitroprussid

Die gefäßerweiternden Wirkungen von Natriumnitroprussid beruhen auf einer direkten Relaxation der glatten Gefäßmuskulatur, wobei Venen und Arteriolen in einem nahezu ausgeglichenen Verhältnis dilatiert werden[244,246] (Abb. III-16 und Abb. III-17). Natriumnitroprussid (in einem Dosisbereich von etwa 25-125 µg/min · 70 kg) ist indiziert bei akuter Herzinsuffizienz verschiedener Genese.[246,266-282] Da dieser Vasodilatator keine direkten positiv inotropen Eigenwirkungen besitzt[268], ist die Verbesserung der Pumpfunktion bei Herzinsuffizienz ausschließlich auf die mechanische Entlastung des Herzens zurückzuführen. Die Verminderung des bei Herzinsuffizienz erhöhten peripheren und pulmonalen Gefäßwiderstandes führt über eine bessere systolische Entleerung der Ventrikel zu einem Anstieg von Schlagvolumen, Herzzeitvolumen und Auswurffraktion, das endsystolische Restblutvolumen wird kleiner. Enddiastolisches Ventrikelvolumen und enddiastolischer Druck verringern sich, konsekutiv nehmen auch linker und rechter Vorhofdruck, Pulmonalvenendruck und Pulmonalkapillardruck ab (Abb. III-22). Die systolische und diastolische Entlastung des Herzens geht mit einer Abnahme des myokardialen Sauerstoffverbrauches einher. Das Ausmaß der HZV-Steigerung hängt davon ab, wie stark der Füllungsdruck gesenkt wird: Fällt der enddiastolische Druck in den Bereich des ansteigenden Teils der Ventrikelfunktionskurve ab (LVEDP < 12 mmHg), kann eine Zunahme des Schlagvolumens ganz ausbleiben.[267,268,277,278] Die Auswurfleistung des insuffizienten Herzens läßt sich

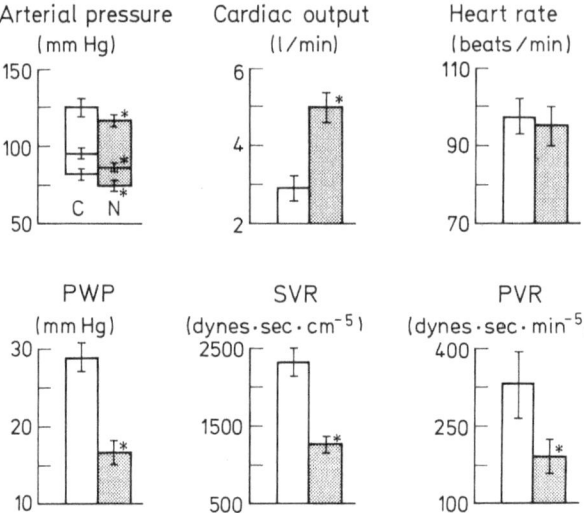

Abb. III-22. Hämodynamische Wirkungen von Natriumnitroprussid (mittlere Dosierung 84 µg/min) bei 12 herzinsuffizienten Patienten (C = Kontrollwerte, N = Natriumnitroprussid). Modifiziert nach Cohn et al. (1978)[279], mit Genehmigung des Autors und des Verlages

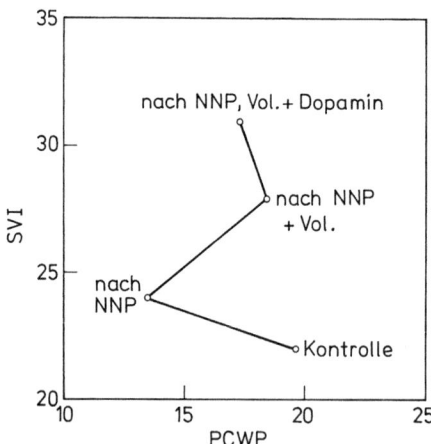

Abb. III-23. Beziehung zwischen linksventrikulärem Füllungsdruck (PCWP) und Schlagvolumenindex (SVI) bei 12 herzinsuffizienten koronarchirurgischen Patienten unmittelbar nach Bypass-Ende unter Ausgangsbedingungen (Kontrolle), nach Natriumnitroprussidtherapie (im Mittel 75 µg/min), nach NNP und Volumengabe (im Mittel 650 ml Blut) und unter der zusätzlichen Applikation von Dopamin (5 µg/kg · min). Die höchsten Schlagvolumina wurden durch die Kombination afterload-Senkung, Aufrechterhaltung eines preload-Niveaus im oberen Normbereich und positiv inotrope Stimulation erreicht. Modifiziert nach Franke et al. (1979)[283]

deshalb am deutlichsten steigern, wenn parallel zur Verminderung des Auswurfwiderstandes der enddiastolische Druck im linken Ventrikel gegebenenfalls durch gleichzeitige Volumenzufuhr im oberen Normbereich gehalten wird oder leicht erhöht bleibt (15-18 mmHg).[278,283,284] Die zusätzliche Verwendung von positiv inotrop wirksamen Pharmaka wie z.B. Dopamin kann zu einer weiteren Verbesserung der Pumpfunktion des Herzens beitragen, ohne daß der myokardiale Sauerstoffbedarf wesentlich ansteigt[279,283,285,286] (Abb. III-23). Bei einem optimalen Verhältnis zwischen afterload-Senkung, preload-Niveau und Auswurfleistung läßt sich ein stärkerer Abfall des arteriellen Druckes und ein Anstieg der Herzfrequenz während einer Natriumnitroprussidtherapie vermeiden.[244,278,283,285]

Von verschiedenen Autoren sind Bedenken gegenüber einer Anwendung von Natriumnitroprussid bei Patienten mit koronarer Herzkrankheit bzw. Infarkt geäußert worden:[287-290] Da Natriumnitroprussid im nichtischämischen Myokard zu einer Arteriolen-Dilatation und damit zu einem Druckabfall distal der Stenose führen kann, ist die Möglichkeit gegeben, daß Blut aus unterperfundierten und bereits maximal dilatierten Gebieten in angrenzende nicht-ischämische Areale umgeleitet wird („coronary steal") und sich die Ischämiezone ausdehnt. Aus zahlreichen weiteren klinischen und experimentellen Untersuchungen ist andererseits zu schließen, daß die Gefahr eines steal-Phänomens wahrscheinlich überschätzt wird und Natriumnitroprussid die Perfusion des ischämischen Myokards durchaus günstig beeinflussen kann, sofern ein ausreichend hoher koronarer Perfusionsdruck aufrechterhalten bleibt.[268,291-301]

Phentolamin

Phentolamin hat Alpharezeptoren-blockierende Eigenschaften und eine direkt die glatte Gefäßmuskulatur relaxierende Wirkung.[302] Die Arteriolendilatation überwiegt deutlich im Vergleich zur Erweiterung des venösen Gefäßbettes.[244,246] Hieraus ergibt sich, daß der Füllungsdruck des Herzens bei einer gegebenen afterload-Verminderung weniger abnimmt als unter Natriumnitroprussid. Phentolamin führt deshalb auch zu einem stärkeren HZV-Anstieg. Hinzu kommt, daß Phentolamin eine indirekte positiv inotrope und positiv chronotrope Wirkung besitzt, die unabhängig von der Senkung der Auswurfimpedanz ist.[300,303,304] Es wird vermutet, daß dieser Effekt mit der praesynaptischen α-adrenergen Blockierung zusammenhängt, bei der es durch Hemmung negativer feed back-Mechanismen zu einer ungehinderten Noradrenalinfreisetzung aus den sympathischen Nervenendigungen kommt.[305] Die Herzfrequenz kann deutlich ansteigen[246,300], das Ausmaß der Abnahme des arteriellen Mitteldruckes hängt davon ab, wie stark das Herzzeitvolumen zunimmt. Als Folge der ausgeprägten Verminderung vor allem der systolischen Wandspannung nimmt der Sauerstoffbedarf des insuffizienten Ventrikels ab.[268,299,306-309] Für die Therapie der akuten Herzinsuffizienz wird Phentolamin in einem Dosisbereich von 0,3-2,0 mg/min · 70 kg verwendet.[280] Eine kontrollierte Blutdrucksenkung mit Phentolamin erfordert häufig höhere Dosen (bis 5,0 mg/

min · 70 kg) und kann dadurch erschwert sein, daß eine die Senkung des peripheren Gefäßwiderstandes begleitende stärkere Zunahme des Schlagvolumens und der Herzfrequenz den Nettoeffekt auf den Blutdruck begrenzt.[55,246,310]

Andere vasodilatierend wirkende Pharmaka

Die differentialtherapeutische Palette Nitroglycerin, Natriumnitroprussid, Phentolamin, Calciumantagonisten kann durch zahlreiche weitere vasodilatatorisch wirksame Medikamente erweitert werden, z.B.:
Diazoxid[311,312], Trimethaphan[313], Hydralazin[299,300,314], Prazosin[315], Labetalol[316], Dehydrobenzperidol[317], Furosemid[318], Aminophyllin[319], Angiotensin converting enzyme-Inhibitoren.[320-325]

Aus der Tatsache, daß die Aktivität des Renin-Angiotensin-Systems bei Herzinsuffizienz erhöht und Angiotensin II zumindest teilweise an der Entstehung der bei diesen Patienten charakteristischen Erhöhung des peripheren und pulmonalen Gefäßwiderstandes beteiligt ist[326,327], erklärt sich das zunehmende Interesse an oral und intravenös anwendbaren Substanzen, die die Entstehung von Angiotensin II hemmen (CEI = converting enzyme inhibitor). Verschiedene Autoren haben gezeigt, daß mit diesen Enzyminhibitoren bei herzinsuffizienten Patienten eine Gefäßdilatation mit Anstieg des Herzzeitvolumens und Senkung pathologischer Füllungsdrucke zu erreichen ist.[320,322-325]

Nebenwirkungen

1. Alle Vasodilatatoren können zu einem Abfall des arteriellen Druckes und damit des koronarwirksamen Füllungsdruckes führen.
2. Bei zu starker preload-Senkung kann das Herzzeitvolumen in einen für die Gesamtkörperperfusion kritischen Bereich abfallen.
3. Die Entstehung eines coronary steal-Phänomens nach Natriumnitroprussid ist nicht auszuschließen.
4. Bei der Anwendung konventioneller Vasodilatatoren (TNG, NPN, Phentolamin) muß mit einer Tachykardie gerechnet werden, die sich ungünstig auf die angestrebte Verbesserung der myokardialen Energiebilanz auswirken kann.
5. Natriumnitroprussid setzt Cyanid-Ionen frei, durch das Rhodanase-Enzymsystem und Thiosulfat entsteht Thiocyanat. Toxische Nebenwirkungen lassen sich vermeiden, wenn eine Gesamtdosis von 1,0-1,5 mg/kg bei einer Applikationsdauer von 2-3 Stunden (entsprechend etwa 8 µg/kg · min) nicht überschritten wird.[328] Ist die verwendete NPN-Dosis höher oder die Applikationsdauer länger, muß die Plasma-Cyanidkonzentration überwacht werden, sie sollte nicht über 300 nM% ansteigen.[329] Unter Hypothermie-Bedingungen (z.B. während der extrakorporalen Zirkulation) können kritische Cyanid-Konzentrationen auch schon bei wesentlich niedrigeren als den oben angegebenen NPN-Dosen erreicht werden[330], da die Rhodanase-Aktivität temperaturabhängig ist.

Die Anwendung von NPN bei hypothermen Patienten sollte deshalb ebenfalls Anlaß für eine Überwachung der Cyanidkonzentration sein. Auch der pH-Wert, die gemischtvenöse O_2-Sättigung und die Lactatkonzentration im Blut sind empfindliche Indikatoren einer Cyanidvergiftung. Die Messung der Thiocyanat-Konzentration im Plasma erlaubt keine verläßliche Beurteilung der Cyanidexposition, da die Thiocyanatbildung in Abhängigkeit von der Rhodanase-Aktivität, der Thiosulfat-Verfügbarkeit und der renalen Cyanid-Elimination erheblichen individuellen Schwankungen unterliegt.[329]
Der Natriumnitroprussidbedarf und damit auch die Gefahr der Intoxikation kann durch eine Kombination mit β-Blockern vermindert werden, gleichzeitig läßt sich hierdurch ein Anstieg der Herzfrequenz weitgehend vermeiden.[331] Bei Verdacht auf eine Cyanid-Intoxikation muß die Natriumnitroprussidtherapie abgebrochen und Natriumthiosulfat (150 mg/kg) oder Hydroxycobalamin (1,0-1,5 mg/kg) infundiert werden.[332,333]

6. Unter bestimmten Voraussetzungen (Störungen des Ventilations-Perfusionsverhältnisses) führen NPN und TNG zu einem Anstieg von $\dot{Q}_S/\dot{Q}_T$ und zu einem Abfall des arteriellen Sauerstoffpartialdruckes. Es wird angenommen, daß diese Vasodilatatoren vorzugsweise Gefäße in nicht- oder hypoventilierten Lungenbezirken dilatieren (Aufhebung der hypoxischen Vasokonstriktion) und hierdurch den intrapulmonalen Rechts-Links-Shunt verstärken.[334-336a]

7. Wird eine Natriumnitroprussidtherapie abrupt beendet, kann bei herzinsuffizienten Patienten ein vasokonstriktorischer rebound-Effekt ausgelöst werden, wobei arterieller Druck, Pulmonalarteriendruck, links- und rechtsventrikulärer Füllungsdruck sowie peripherer und pulmonaler Gefäßwiderstand über den Kontrollwert vor Beginn der Therapie ansteigen und ein Lungenödem zur Folge haben können. Es wird deshalb empfohlen, Natriumnitroprussid ausschleichend über einen längeren Zeitraum abzusetzen.[337] Khambatta et al.[338] fanden während und im Anschluß an eine NPN-induzierte Blutdrucksenkung eine deutlich erhöhte Plasmarenin-Aktivität, die wahrscheinlich für den „overshoot" des arteriellen Druckes nach dem Absetzen von Natriumnitroprussid verantwortlich ist. Durch die Angiotensin-Stimulation werden über einen Rückkopplungsmechanismus Katecholamine freigesetzt, die ihrerseits zu einer weiteren Zunahme der Reninaktivität führen können. Dieser Mechanismus erklärt möglicherweise auch den Befund, daß die Plasmarenin-Aktivität noch 30 min nach Absetzen von NPN höher war als bei einer Halbwertzeit von 15 min zu erwarten gewesen wäre. Durch Vorbehandlung mit Propranolol läßt sich die Rückkopplung wahrscheinlich unterbrechen: Khambatta et al.[339] fanden dabei nicht nur eine geringere Reninfreisetzung während der Infusion von Natriumnitroprussid, sondern auch eine der Halbwertzeit entsprechende Abnahme der Plasmarenin-Aktivität sowie ein Ausbleiben der overshoot-Reaktion des arteriellen Druckes nach dem Absetzen von NPN.

8. Von einer Einzelbeobachtung[340] abgesehen, sind nach therapeutischen Dosen organischer Nitrate (z.B. Nitroglycerin) bisher keine toxischen Nebenwirkungen (Methämoglobinbildung) beim Menschen beschrieben worden.

6. Therapie der akuten Myokardischämie

Eine akute Myokardischämie, die sich in der Entstehung oder Verstärkung einer bereits vorhandenen ST-Depression/Elevation und/oder in einem Anstieg des linksventrikulären Füllungsdruckes äußern kann, wird nicht selten durch operative oder Anaesthesie-Einflüsse ausgelöst und kann in vielen Fällen allein durch Maßnahmen der Narkoseführung behandelt bzw. vermieden werden (z.B. Vertiefung der Anaesthesie und Verbesserung der Analgesie bei einem Anstieg des Blutdruckes und der Herzfrequenz infolge Intubation oder unzureichender Analgesie; Volumengabe bzw. Bluttransfusion bei Tachykardie und Hypotension infolge Volumenmangel bzw. Anämie; Verminderung der Narkosetiefe bei Hypotension infolge Anaesthetika-bedingter Myokarddepression; Flüssigkeitsrestriktion bei hohen Füllungsdrucken).

Spezifische pharmakologische Interventionen werden notwendig, wenn Ischämie-auslösende Ursachen von seiten der Anaesthesie ausgeschlossen oder deren hämodynamische Auswirkungen nicht, nur unvollständig oder nicht schnell genug beseitigt werden können. Art und Dosierung einer spezifischen Pharmakotherapie richten sich nach der jeweiligen hämodynamischen Konstellation und erfordern eine kontinuierliche Überwachung aller klinisch erfaßbaren Determinanten des myokardialen O_2-Bedarfes und O_2-Angebotes. Häufig vorkommende hämodynamische Konstellationen bei Myokardischämie und Angaben zur Therapie sind in Tab. III-4 zusammengestellt.

Neben organischen Nitraten (Nitroglycerin), die durch Verminderung des enddiastolischen und endsystolischen Ventrikelvolumens sowie eine leichte arterielle Drucksenkung die myokardiale Wandspannung und damit den O_2-Verbrauch des Herzens senken, kommt eine intravenöse Applikation von β-Rezeptorenblockern für die Behandlung der akuten Myokardischämie in Betracht, und zwar in solchen Fällen, bei denen aufgrund eines gesteigerten sympathischen Antriebs eine Tachykardie als Ursache akuter ischämischer EKG-Veränderungen anzusehen ist. Für eine ausreichende Senkung der Herzfrequenz genügen häufig bereits niedrige Dosen von z.B. Propranolol (0,25-2,0 mg i.v.) oder Pindolol (40-200 µg i.v.). Eine klinisch ins Gewicht fallende Myokarddepression oder ein stärkerer Abfall des arteriellen Druckes ist bei diesen Dosierungen nicht zu befürchten.[341] Die therapeutische Wirkung der β-Rezeptorenblocker bei Myokardischämie beruht auf der Senkung des myokardialen O_2-Verbrauchs (Abnahme von Herzfrequenz und Kontraktilität), andererseits kann sich die aus der Frequenzsenkung und der antiarrhythmischen Wirkung ergebende Verlän-

Tabelle III-4. Pharmakotherapie bei akuter Myokardischämie

Hämodynamische Konstellation			Therapie
ST	↓		
PCWP	↑		Nitroglycerin
	HR	normal	
	AP	normal	
	CI	normal (oder ↓)	
ST	↓		
HR	↑		β-Rezeptorenblocker
	PCWP	normal (oder ↑)	(+ Nitroglycerin)
	AP	normal (oder ↑)	
	CI	normal (oder ↑)	
ST	↓		
AP	↑		
PCWP	↑		Natriumnitroprussid
	HR	normal (oder ↑)	(+ β-Rezeptorenblocker)
	CI	normal (oder ↓)	
ST	↓		
CI	↓		
PCWP	↑		$β_1$-Rezeptorenagonisten
	AP	normal (oder ↓)	(z.B. Dopamin)
	HR	normal (oder ↑)	+ Natriumnitroprussid
ST	↓		
AP	↓		α-Rezeptorenagonisten
	PCWP	normal (oder ↑)	(z.B. Noradrenalin)
	HR	normal	+ Nitroglycerin
	CI	normal	
ST	↑ (Koronarspasmus)		
PCWP	↑		Nifedipin
	HR	normal	oder Nitroglycerin
	AP	normal	
	CI	normal (oder ↓)	

gerung der Diastolendauer auch günstig auf das myokardiale Sauerstoffangebot auswirken.[341] Darüber hinaus wird eine Umverteilung der Myokarddurchblutung zugunsten eines besseren O_2-Angebotes im Ischämiebereich diskutiert:[187–192] β-Blocker führen wahrscheinlich zu einem Überwiegen des α-Tonus und zu einer Vasokonstriktion in nicht-ischämischen Gebieten, wodurch die Durchblutung teilweise in die durch O_2-Mangel maximal dilatierten Gefäße der Ischämiezone umgeleitet wird.[187]

Andererseits kann eine solche Tonussteigerung bei Patienten mit vasospastischer Angina-Komponente eine funktionelle Zunahme des Obstruktionsgrades im Bereich exzentrischer Koronarstenosen nach sich ziehen und die Ischämie verstärken.[209] Ist aufgrund der Anamnese (Ruheangina, instabile Angina) oder des EKG-Befundes (ST-Hebung) ein Koronarspasmus anzunehmen, kommt die Applikation eines Calciumantagonisten in Betracht.[210–215]

Tabelle III-5. Hämodynamische Wirkungen von β-Rezeptorenblockern und organischen Nitraten

	β-Rezeptorenblocker	Nitrate	β-Rezeptorenblocker + Nitrate
Enddiastolischer Ventrikeldruck	↑	↓↓	↓
Herzfrequenz	↓↓	−(↑)	↓
Kontraktilität	↓	−(↑)	(↓)
Arterieller Druck	(↓)	↓	↓

Da β-Rezeptorenblocker und Nitroglycerin (bzw. Calcium-Antagonisten) die myokardiale O_2-Bilanz auf unterschiedliche Weise beeinflussen, liegt es nahe, beide Pharmaka für die Therapie der akuten Myokardischämie zu kombinieren, zumal sich bestimmte für die Energiebilanz potentiell nachteilige Nebeneffekte der beiden Substanzen durch eine Kombination aufheben lassen (Tab. III-5). So wird die nach β-Blockern zu erwartende Zunahme des enddiastolischen Ventrikeldruckes durch die gleichzeitige Gabe von Nitroglycerin verhindert, andererseits wirken β-Blocker der unter höheren Nitratdosen bestehenden Neigung zur Frequenzsteigerung entgegen.

Gegenüber einer Kombination von β-Rezeptorenblockern mit Verapamil sind dagegen Vorbehalte geäußert worden[342], da vor allem bei schon eingeschränkter linksventrikulärer Funktion mit der Möglichkeit additiver myokarddepressorischer Wirkungen gerechnet werden muß. Packer et al.[343] fanden bei Koronarpatienten, die unter einer hochdosierten β-Blockermedikation standen, trotz normaler Ausgangsfunktion des linken Ventrikels deutliche negativ inotrope (und negativ chronotrope) Effekte, wenn zusätzlich oral Verapamil appliziert wurde. Kieval et al.[344] konnten dagegen keine nennenswerte Addition myokarddepressorischer Effekte bei einer Kombination beider Pharmaka (chronische orale Propranolol-Therapie, intravenöse Verapamilgabe) nachweisen.

Ist eine akute Hypertension (evtl. in Verbindung mit einer Tachykardie) die Ursache für das Auftreten einer akuten Myokardischämie, kommt die Anwendung von systemischen Vasodilatatoren wie Natriumnitroprussid oder auch Nifedipin, gegebenenfalls in Kombination mit einem β-Blocker, in Betracht. Hypertensive Phasen sind bei koronarchirurgischen Patienten besonders häufig während der Sternotomie zu beobachten.

Bei einer ischämisch bedingten Herzinsuffizienz und hohem peripheren Gefäßwiderstand ist die Verwendung von positiv inotrop wirkenden Pharmaka in Kombination mit systemischen Vasodilatatoren sinnvoll.

Muß aufgrund eines niedrigen arteriellen Druckes vermutet werden, daß der koronare Füllungsdruck nicht ausreicht und als Ursache für ischämische EKG-Symptome oder einen Anstieg des linksventrikulären Füllungsdruckes verantwortlich ist, kann unter der Voraussetzung, daß der periphere Gefäßwiderstand niedrig oder zumindest nicht erhöht ist, in Einzelfällen die Anwendung von α-Rezeptorenagonisten indiziert sein, wobei sich eine Kombination mit Nitroglycerin anbietet.

7. Therapie der akuten Herzinsuffizienz

Der Einsatz von Vasodilatatoren allein oder in Kombination mit positiv inotrop wirksamen Pharmaka ist bei akuter Herzinsuffizienz ganz unterschiedlicher Genese indiziert (Tab. III-6). Neben der ischämisch bedingten Herzinsuffizienz und dem Versagen des linken oder rechten Ventrikels infolge arterieller bzw. pulmonaler Hypertension kommt eine Therapie mit Natriumnitroprussid oder Phentolamin auch bei einem akut auftretenden low cardiac output als Folge von Klappenfehlern in Betracht. Obwohl systemische Vasodilatatoren für eine Langzeittherapie z.B. bei Mitralklappeninsuffizienz oder kombinierten Mitralvitien gewöhnlich nicht eingesetzt werden, kann die Behandlung einer akut intraoperativ aufgetretenen afterload-Steigerung mit Natriumnitroprussid zu einer wesentlichen Besserung der Hämodynamik, d.h. zu einer Verminderung der Regurgitationsfraktion und einer Steigerung des effektiven Schlagvolumens sowie zu einer Abnahme der pulmonalen Stauung führen.[270,281,300,345,346] Eine Verminderung der Auswurfimpedanz für den linken Ventrikel kann auch bei Mitralklappenregurgitation (Abb. III-24) infolge Papillarmuskeldysfunktion nach Myokardinfarkt[300], bei Aortenklappeninsuffizienz[281,347,398] sowie bei Links-Rechts-Shunt infolge Septumruptur indiziert sein[349], wenn eine Volumenüberlastung des linken Ventrikels und ein low cardiac output als Folge einer akuten Zunahme des Auswurfwiderstandes auftritt (Abb. III-25). Die Verminderung der Auswurfimpedanz bei akuter Aortenklappeninsuffizienz wirkt sich in bestimmten Fällen auch günstig auf die Entleerung des linken Vorhofes aus: Da die Compliance des akut dilatierten linken Ventrikels während der Diastole herabgesetzt ist, kann der frühdiastolische Ven-

Tabelle III-6. Indikationen für die Anwendung von Vasodilatatoren bei herzchirurgischen Patienten

I. Akute Myokardischämie, Myokardinfarkt

II. Akute Herzinsuffizienz
    A. Myokardischämie/Infarkt
    B. Arterielle oder pulmonale Hypertension
    C. Mitralinsuffizienz mit low cardiac output
    D. Aorteninsuffizienz mit low cardiac output
    E. Aortenstenose mit low cardiac output
    F. Li-re-shunt nach Septumruptur mit low cardiac output
    G. Low cardiac output nach kardiopulmonalem Bypass

III. Inadäquates Perfusionsvolumen infolge Vasokonstriktion während der EKZ

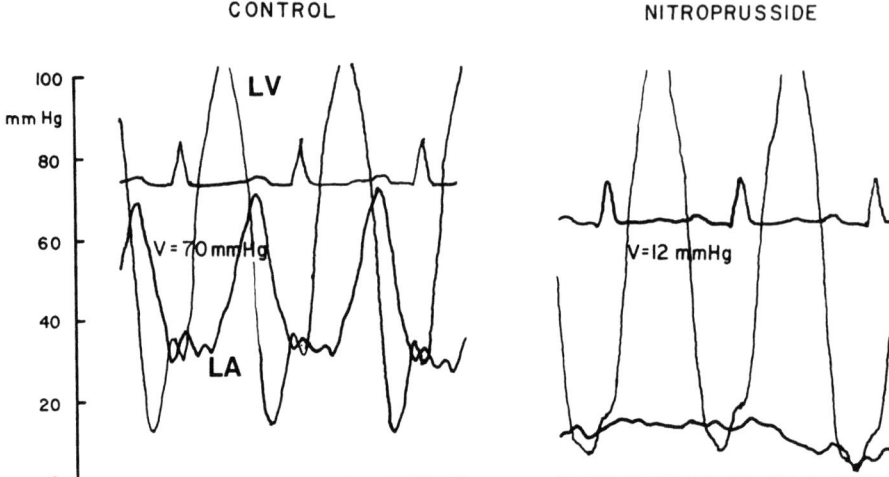

Abb. III-24. Akute Mitralklappenregurgitation infolge Papillarmuskel-Dysfunktion (v-Welle in der Pulmonalkapillardruckkurve = 70 mmHg). Nach Infusion von Natriumnitroprussid ist eine Klappeninsuffizienz nicht mehr erkennbar (normale Pulmonalkapillardruckkurve, v-Welle = 12 mmHg). Modifiziert nach Chatterjee et al. (1973)[267], mit Genehmigung des Autors und der American Heart Association

trikeldruck sehr schnell den linken Vorhofdruck erreichen, zu einem vorzeitigen Mitralklappenschluß führen und gegen Ende der Diastole deutlich über dem linken Vorhofdruck liegen, so daß die passive Füllungszeit verkürzt ist und der linke Vorhof sich gegen die bereits geschlossene Klappe kontrahiert.[350,351] Durch die Verringerung des Regurgitationsvolumens unter Natriumnitroprussid wird der vorzeitige Klappenschluß verhindert und die gesamte Diastole steht wieder für die Ventrikelfüllung zur Verfügung.[351]

Untersuchungen von Awan et al.[352] zeigten, daß eine afterload-Senkung mit einer vorsichtig titrierten Natriumnitroprussidtherapie selbst bei Aortenklappenstenosen einen günstigen Einfluß auf die Funktion des drucküberlasteten linken Ventrikels hat. Schließlich können Vasodilatatoren auch bei relativer Tricuspidalinsuffizienz infolge Druck- oder Volumenüberlastung des rechten Ventrikels mit Erfolg eingesetzt werden (Abb. III-26). Die Anwendung von Vasodilatatoren erlaubt somit eine temporäre Überbrückung kritischer hämodynamischer Situationen bei dekompensierten Klappenvitien und kann beträchtlich zur Verminderung des Anaesthesie- und Operationsrisikos beitragen.

Systemische Vasodilatatoren sind weiterhin indiziert bei einem inadäquaten Perfusionsvolumen infolge Vasokonstriktion während der extrakorporalen Zirkulation (z.B. bei Hypothermie) sowie bei einem mit hohem peripheren und/oder pulmonalen Gefäßwiderstand einhergehenden low cardiac output nach extrakorporaler Zirkulation.

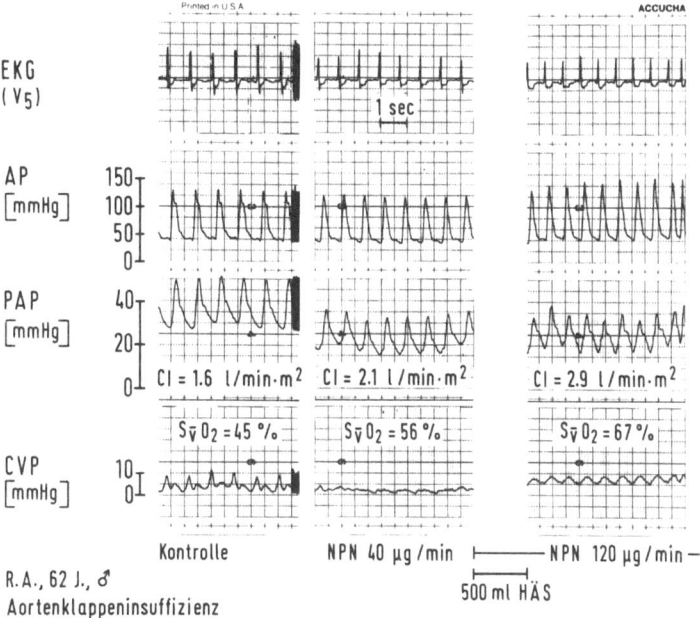

Abb. III-25. Hämodynamische Wirkungen einer afterload-Senkung mit Natriumnitroprussid (NPN) und gleichzeitiger Volumenzufuhr bei einem herzinsuffizienten Patienten mit Aortenklappeninsuffizienz. 40 µg/min NPN führten zu einer Verbesserung des Herzindex von 1,6 l/min·m² auf 2,1 l/min·m² und zu einem Anstieg der gemischtvenösen O_2-Sättigung von 45% auf 56%. Der linksventrikuläre Füllungsdruck (gemessen am diastolischen Pulmonalarteriendruck) fiel in den oberen Normbereich ab. Die Infusion von 500 ml Hydroxyäthylstärke (HÄS) erlaubte eine Steigerung der NPN-Dosis auf 120 µg/min, ohne daß der linksventrikuläre Füllungsdruck weiter abfiel. Dabei stieg der Herzindex auf 2,9 l/min·m², die gemischtvenöse O_2-Sättigung normalisierte sich weitgehend, der systolische arterielle Druck nahm deutlich zu

Kirsh et al.[353] berichteten über gute Erfahrungen mit einer Kombination extrem hoher Dosen Phentolamin (im Mittel 7,5 mg/min) und Noradrenalin (im Mittel 10,9 mg/min) zur Behandlung eines low cardiac output nach extrakorporaler Zirkulation bei 3 Patienten mit Klappenersatz, 2 Patienten mit aortokoronarer Bypassoperation und 2 Patienten mit Ventrikelaneurysma-Resektion. Bei allen 7 Patienten ließ sich eine deutliche Steigerung des Herzindex und des arteriellen Mitteldruckes erreichen, ohne daß die Herzfrequenz oder der periphere Gefäßwiderstand anstiegen. Gleichzeitig fielen linker und rechter Vorhofdruck, Pulmonalarterienmitteldruck und pulmonaler Gefäßwiderstand in den Normbereich ab. Diese Befunde zeigen, daß sich Nebenwirkungen verschiedener Kreislaufpharmaka wie Tachykardie und Vasokonstriktion bei gleichzeitiger Optimierung erwünschter hämodynamischer Effekte durch eine simultane Infusion neutralisieren lassen.

208 Pharmakologie und klinische Anwendung kreislaufwirksamer Medikamente

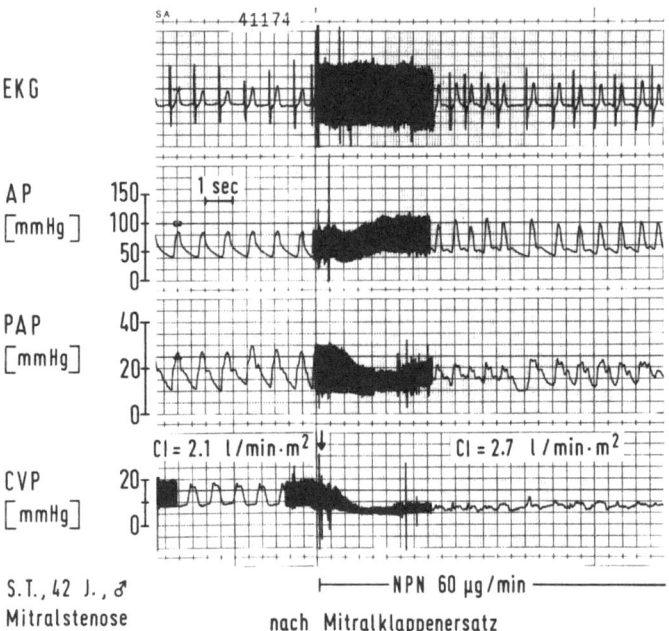

Abb. III-26. Funktionelle Trikuspidalklappeninsuffizienz und low cardiac output bei einem Patienten mit erhöhtem pulmonalen Gefäßwiderstand infolge Mitralklappenstenose (unmittelbar nach Klappenersatz). Mit NPN 60 µg/min ließ sich die Trikuspidalregurgitation beseitigen, gleichzeitig nahmen Herzindex und arterieller Druck zu

8. Diuretika

Aldosteronantagonisten besitzen einen von ihrer diuretischen Wirkung unabhängigen positiv inotropen Effekt, der bei schweren Formen der Herzinsuffizienz therapeutisch genutzt werden kann. Wiederholt wurde über günstige kardiale Effekte von Aldosteronantagonisten bei Patienten mit Herzinsuffizienz infolge koronarer Herzkrankheit, Myokardinfarkt, cor pulmonale oder Klappenvitien berichtet.[354-359] Die positiv inotrope Wirkung ist auch bei volldigitalisierten Patienten nachweisbar, sie addiert sich also zu einem bereits vorhandenen Digitaliseffekt.[355,360] Darüber hinaus besitzen diese Substanzen eine antiarrhythmische Wirkung bei Glykosid-bedingten Arrhythmien und wirken gleichzeitig einer Hypokaliämie entgegen.[361,362] Die Wirkungsmechanismen dieser kardialen Effekte sind ungeklärt. Das Auftreten von hämodynamischen Veränderungen bereits vor dem Einsetzen einer verstärkten Diurese steht mit der Annahme in Einklang, daß es sich hierbei um eine direkte (oder über eine durch Katecholaminfreisetzung induzierte) Kontraktilitätssteigerung des Myokards handelt. Für die intravenöse Anwendung von Aldosteronantagonisten wird eine Dosis von 400-800 mg Canrenoat-K empfohlen, die Wirkung tritt nach etwa 15 min ein, das Wirkungsmaximum ist nach 60 min zu erwarten.[355,360] Die Therapie der akuten Herzinsuffizienz mit Aldosteronantagonisten stellt keine Alternative zu Digitalis, Katecholaminen oder Vasodilatatoren dar, sondern kommt lediglich als unterstützende Behandlungsmaßnahme in Betracht.

Furosemid ist nicht nur ein stark wirksames Diuretikum, sondern kann vor allem bei Patienten mit Herzinsuffizienz deutliche hämodynamische Effekte hervorrufen, die auf renalen und extrarenalen Wirkungen basieren.[363-366] Einige Autoren konnten zeigen, daß der linksventrikuläre Füllungsdruck unter Furosemid bereits deutlich abfällt, bevor eine Diurese einsetzt.[367-369] Dikshit et al.[370] beobachteten nach Furosemidgabe eine Senkung des linksventrikulären Füllungsdruckes bei 3 Patienten mit Anurie. Bhaitia und Mitarb.[371] fanden eine Abnahme des zentralen Blutvolumens bei Patienten mit Lungenödem ebenfalls schon vor dem Einsetzen einer gesteigerten Diurese. Diese Befunde zeigen, daß der günstige Soforteffekt von Furosemid bei Linksherzinsuffizienz und Lungenödem auf einer Zunahme der Venenkapazität beruht (vergleichbar mit der Wirkung von Nitroglycerin), während sich der durch die Diurese verursachte intravasale Flüssigkeitsverlust erst später auswirkt. Furosemid besitzt keine direkten myokardialen Wirkungen, aus der preload-Senkung ergibt sich jedoch eine Abnahme der Wandspannung und des myokardialen Sauerstoffverbrauches.[369] So konnten Nechwatal et al.[318] einen günstigen Einfluß von Furosemid auf die hämodynamischen, elektrokardiographischen und klinischen Manifestationen der akuten Koronarinsuffizienz nachweisen.

Furosemid sollte in fraktionierten Einzeldosen von 20-60 mg i.v. angewendet werden, bis der erwünschte therapeutische Effekt erreicht ist. Eine zu starke Diurese muß vermieden werden, da sie mit erheblichen Kaliumverlusten einhergehen und insbesondere bei digitalisierten Patienten die Entstehung von Herzrhythmusstörungen begünstigen kann.

9. Antiarrhythmika

Herzrhythmusstörungen sind eine häufige Begleiterscheinung kardiochirurgischer Eingriffe. Zu den disponierenden Faktoren gehören neben der Grunderkrankung Störungen des Säure-Basenhaushaltes und des Elektrolytgleichgewichtes, pharmakologische Einflüsse (z.B. Digitalis, Katecholamine, Anaesthetika), mechanisch-chirurgische Traumen, Myokardischämie und Hypothermie. Die hämodynamischen Auswirkungen von Herzrhythmusstörungen können sehr unterschiedlich sein, sie hängen vom Arrhythmietyp und der Myokardfunktion ab.

Eine rationale antiarrhythmische Therapie würde genaue Kenntnisse des Mechanismus der Störung und der Wirkung von Antiarrhythmika auf diejenigen kardialen Strukturen voraussetzen, die für die Entstehung und Aufrechterhaltung der Rhythmusstörung verantwortlich sind.

Eine Differentialdiagnose der Herzrhythmusstörung, die auf dem EKG-Befund basiert, ist zwar in formaler Hinsicht weitgehend, in pathogenetischer Hinsicht aber nur bedingt möglich, da sich hinter der gleichen Rhythmusstörung im EKG unterschiedliche und zum Teil multifaktorielle pathophysiologische Vorgänge verbergen können. Es gibt deshalb noch keine befriedigende Einteilung der Herzrhythmusstörungen, die auf pathogenetischen Grundlagen aufbaut und eine rationale Basis für die Pharmakotherapie bietet.

Hinzu kommt, daß die verschiedenen Strukturen insbesondere des vorgeschädigten Herzens unterschiedliche Eigenschaften besitzen und auch auf Pharmaka uneinheitlich reagieren. Die Therapie ist somit überwiegend pragmatisch-empirischer Natur und nicht systematisch aufgebaut, es kann deshalb auch nicht erwartet werden, daß bei einer bestimmten Rhythmusstörung jeweils mit nur einem speziellen Medikamententyp auszukommen ist. Aus der therapeutischen Reaktion ergeben sich jedoch häufig Hinweise auf die Pathogenese der Rhythmusstörung. Die antiarrhythmisch wirkenden Pharmaka können nach ihrem elektrophysiologischen Wirkungsprofil eingeteilt werden, so daß sich zumindest Anwendungsschwerpunkte begründen und Nebenwirkungen voraussagen lassen. Deshalb soll zunächst auf die Elektrophysiologie und Elektropathophysiologie des Herzmuskels eingegangen, dann die elektrophysiologischen Wirkungen der Antiarrhythmika besprochen und schließlich die Klinik und Therapie der verschiedenen Herzrhythmusstörungen behandelt werden.

9.1. Elektrophysiologie und Elektropathophysiologie des Herzens[372-376]

Aktionspotential

Beim Zustandekommen des Aktionspotentials wirken Änderungen der Membranleitfähigkeit für Ionen, Ionenströme und Potentialverschiebungen in komplizierter kausaler Verknüpfung zusammen (Abb. III-27). In Ruhe, d.h. während der Diastole, besteht im Arbeitsmyokard eine transmembranäre Potentialdifferenz von etwa -90 mV (Ruhepotential, Phase 4), wobei die Innenseite der Zelle negativ, ihre Außenseite positiv geladen ist. Das Ruhemembranpotential ist durch eine asymmetrische Ionenverteilung zu beiden Seiten der Zellmembran bedingt. In der Diastole ist die Membranleitfähigkeit für Na^+, Ca^{++} und Cl^- vernachlässigbar klein, während K^+ aufgrund seines kleineren Ionendurchmessers beschränkt permeabel ist und wegen der höheren intrazellulären Konzentration durch Membrankanäle nach außen diffundiert. Dabei nimmt K^+ seine positive Ladung mit und erzeugt eine positive Auflading der Membranaußenseite, der eine gleich große negative Auflading der Innenseite entspricht. Die positive Auflading der Außenseite wirkt dem Ausstrom weiterer Kationen bis zum Erreichen eines K^+-Gleichgewichtspotentials entgegen. Darüber hinaus wird das Ruhemembranpotential durch aktive ATP-verbrauchende Pro-

---

Abb. III-27. Änderungen der Ionenleitfähigkeit (gK, gNa, gCl, gCa) im Verlauf der verschiedenen Phasen des Aktionspotentials in einer Purkinje-Faser. Modifiziert nach Katz (1977)[375], mit Genehmigung des Autors und des Verlages

Antiarrhythmika 211

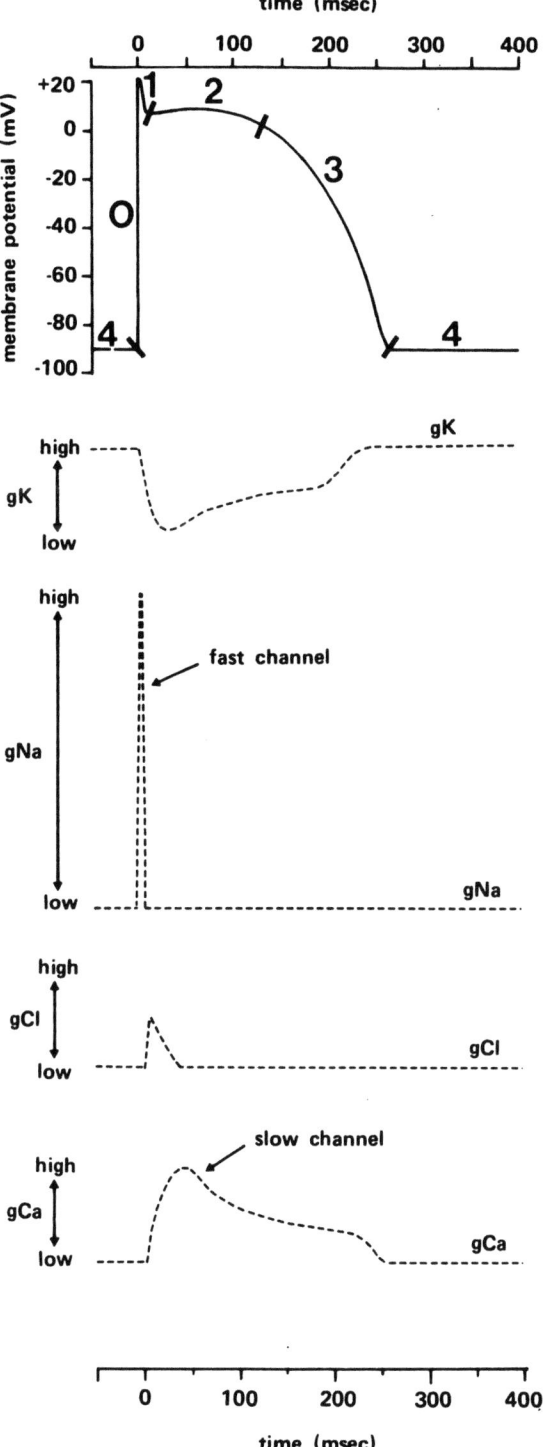

zesse ständig aufrecht erhalten. Dabei wird Na⁺ im Austausch gegen K⁺ (gekoppelte Na⁺-K⁺-Pumpe) aus der Zelle gepumpt und zwar gegen elektrische und Konzentrationsgradienten. Während dieses Transportvorganges fließt keine elektrische Ladung durch die Membran und das Membranpotential wird durch eine solche elektroneutrale Na⁺-Pumpe nicht direkt beeinflußt.

Die Erregung der ruhenden Zellmembran führt zunächst zu einer Anhebung des Membranpotentials auf einen Schwellenwert von -60 bis -70 mV, mit dessen Erreichen eine plötzliche Steigerung der Membranleitfähigkeit für Na⁺ verbunden ist (Abb. III-27). Während dieser Depolarisationsphase (Phase 0) kommt es zu einem intensiven Na⁺-Einstrom über den sog. schnellen Na⁺-Kanal. Am Ende der Phase 0 ist die Zelle depolarisiert, wobei ihre Innenseite gegenüber dem Zelläußeren mit etwa +25 mV positiv geladen ist (Spitzenaktionspotential). Die Geschwindigkeit der Depolarisation und die Amplitude des Aktionspotentials entsprechen der Geschwindigkeit und dem Ausmaß, mit der die schnellen Na⁺-Kanäle geöffnet werden. Die Anstiegsgeschwindigkeit der Phase 0 bestimmt die Leitungsgeschwindigkeit im SA-Knoten, in den Vorhöfen, dem AV-Knoten und dem ventrikulären Reizleitungssystem, sie wird im EKG repräsentiert durch die P-Wellendauer, das P-R-Intervall und die QRS-Dauer. Mit der Inaktivierung der Na⁺-Leitfähigkeit beginnt die Repolarisation, wobei 3 Stadien zu unterscheiden sind: Phase 1 (frühe Repolarisation) stellt eine kurze Periode begrenzter Repolarisation dar, für die in erster Linie das Nachlassen der Na⁺-Leitfähigkeit und ein vorübergehender Chlorid-Einstrom verantwortlich sind. In der dann folgenden frühen Plateauphase (Phase 2) wird über mindestens 100 msec ein nahezu konstantes Aktionspotential aufrechterhalten. Dieses Plateau beruht auf einem Ca⁺⁺-Einstrom über einen „langsamen" Kanal und einer in dieser Phase niedrigen K⁺-Leitfähigkeit (geringer K⁺-Ausstrom). Gegen Ende der Plateauphase nimmt der Ca⁺⁺-Einstrom allmählich ab und die Kaliumleitfähigkeit der Membran wieder zu, wodurch die endgültige Repolarisation (Phase 3) eingeleitet wird: Mit steigendem K⁺-Ausstrom wird das Zellinnere zunehmend negativ und das Membranpotential erreicht schließlich wieder den Ausgangswert. Die Wiederherstellung einer maximalen Potentialdifferenz von -90 mV ist die Voraussetzung für einen normalen Ablauf des Aktionspotentials im Arbeitsmyokard.

Die molekulare Struktur der Ionenkanäle ist nicht genau bekannt, vermutlich handelt es sich um Makroproteine, die während des Schleusungsvorganges Konformationsänderungen durchmachen und ionenselektive Filtereigenschaften besitzen. Nach den augenblicklich akzeptierten elektrophysiologischen Konzepten[376-378] werden die depolarisierenden Eingangsströme durch die schnellen und langsamen Kanäle von 2 Schleusentoren kontrolliert, die sich hintereinander entlang der Kanäle befinden (Abb. III-28, A). Diese Schleusentore werden als elektrisch geladene Strukturen angesehen, die sich bei Änderungen des Transmembranpotentials mit unterschiedlicher Geschwindigkeit bewegen und dabei einen nichtionischen Schleusenstrom (gating current) hervorrufen. In Ruhestellung ist ein äußeres an der Extrazellulärseite der Membran liegendes Aktivierungstor geschlossen und ein inneres (intrazelluläres) Inaktivierungstor geöffnet (Abb. III-28, B und C). Mit der Depolarisation öffnet sich dann das äußere Tor, so daß in dieser Phase kurzfristig Ionen durch den Kanal fließen können. Danach schließt sich das innere Inaktivierungstor, und zwar langsamer, als

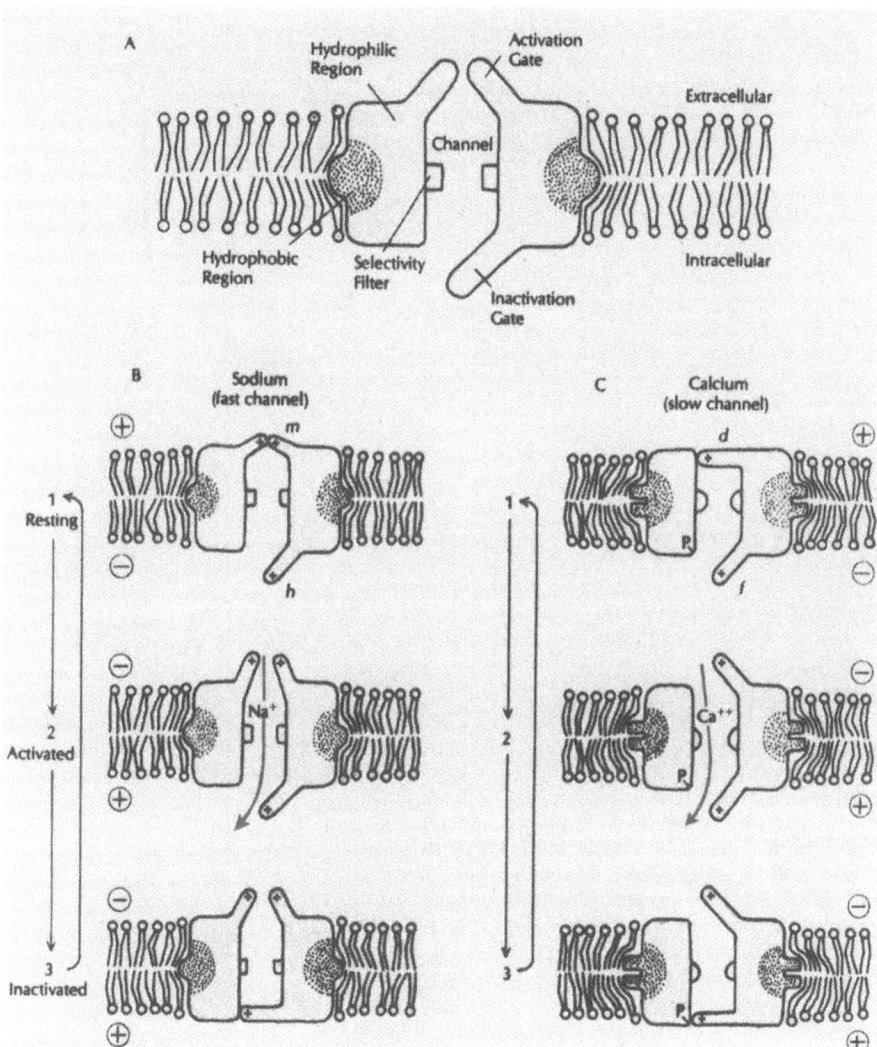

Abb. III-28. (A) Hypothetisches Modell eines Natriumkanals, der aus Makromolekülen aufgebaute äußere Aktivierungstore und ein inneres Inaktivierungstor sowie einen ionenselektiven Filter besitzt. Unter (B) und (C) sind die Schleusungsvorgänge durch den schnellen Natriumkanal bzw. den langsamen Calciumkanal im Verlauf des Aktionspotentials dargestellt. In Ruhestellung (1) ist das äußere an der Extrazellulärseite der Membran liegende Aktivierungstor geschlossen und das innere (intrazelluläre) Inaktivierungstor geöffnet. Mit der Depolarisation (2) öffnet sich das äußere Tor, so daß in dieser Phase kurzfristig Ionen durch den Kanal fließen können. Danach schließt sich das innere Inaktivierungstor (3), der Ionenfluß wird unterbrochen. Dieser Inaktivierungs- oder Refraktärzustand hält an, bis die Zelle repolarisiert ist und beide Tore in ihre Ausgangsstellung (1) zurückgekehrt sind (Schließung des äußeren, Öffnung des inneren Tores). Nach Katz et al. (1982)[376], mit Genehmigung des Autors und der American Heart Association

Tabelle III-7. Ionenbewegungen, Membranströme und Aktionspotential. Nach Katz (1977)[375]

Ion	Ionen-bewegungen	Strom-richtung	Phase des Aktionspotentials
Na^+	einwärts	einwärts	0 (Depolarisation)
Cl^-	einwärts	auswärts	1 (frühe Repolarisation)
K^+	auswärts	auswärts	
Ca^{++}	einwärts	einwärts	2 (Plateauphase)
K^+	auswärts	auswärts	
K^+	auswärts	auswärts	3 (Repolarisation)

sich die Aktivierungstore öffnen. Hierdurch wird der Stromfluß unterbrochen (Inaktivierung). In der darauf folgenden Erholungsphase schließt sich das äußere Tor und das innere Tor wird im Rahmen der Repolarisation wieder geöffnet (Reaktivierung des Kanals). Die für die repolarisierenden Ausgangsströme zu postulierenden Kaliumkanäle werden wahrscheinlich nur durch Aktivierungstore kontrolliert und scheinen keine Inaktivierungsmechanismen zu besitzen.

Die für die Depolarisation und Repolarisation während der verschiedenen Phasen des Aktionspotentials verantwortlichen Ionenbewegungen (Tab. III-7) sind elektrogen, d.h. sie gehen mit Ladungsverschiebungen einher. Dabei fließen die Ionen „bergab", sie bewegen sich also passiv entlang ihrer elektrochemischen Gradienten. Tab. III-7 zeigt, daß sich die ionale Zusammensetzung der Zelle nach Ablauf des Aktionspotentials verändert hat: Natrium, Calcium und Chlorid sind in die Zelle gelangt, K^+ ist ausgeströmt. Um die ursprünglichen ionalen Verhältnisse wiederherzustellen, müssen Natrium, Calcium und Chlorid eliminiert und Kalium in die Zelle zurücktransportiert werden. Im Gegensatz zum passiven Charakter der für das Aktionspotential verantwortlichen „bergab"-fließenden Ionenbewegungen muß der „restorative" Ionentransport „bergauf", d.h. aktiv gegen elektrochemische Gradienten geleistet werden. Dadurch, daß hierbei ein Kation gegen ein anderes ausgetauscht wird, fließt während des Transportvorganges keine elektrische Ladung mehr (elektroneutrale Ionenpumpe). So ist der aktive Natriumausstrom mit dem K^+-Rücktransport in die Zelle gekoppelt, wodurch außerdem Energie eingespart wird, die zusätzlich notwendig wäre, wenn positiv geladene Natriumionen ohne Kopplung aus dem negativ geladenen Zellinneren heraustransportiert werden müßten. In ähnlicher Weise ist auch der aktive Calciumtransport aus der Zelle gekoppelt (Austausch gegen Na^+) und deshalb elektroneutral.

Refraktärzeit, Beziehungen zwischen Intervalldauer und Aktionspotentialdauer

Der Repolarisationsprozess bestimmt die Aktionspotentialdauer und wird elektrokardiographisch durch das QT-Intervall repräsentiert. Die Aktionspotentialdauer entspricht der Refraktärzeit, während der ein elektrischer Stimulus keine (absolute oder effektive Refraktärperiode) oder nur eine abgeschwächte Depolarisation (relative Refraktärperiode) auslösen kann. Während der absoluten Refraktärperiode ist die Reizschwelle unendlich hoch und deshalb keine Neuerregung möglich (Abb. III-29). In der anschließenden relativen Refraktärperiode kann wieder ein fortgeleitetes Aktionspotential produziert werden und zwar um so früher, je stärker der einwirkende Reiz ist. Die relative Refraktärperiode ist außerdem dadurch ge-

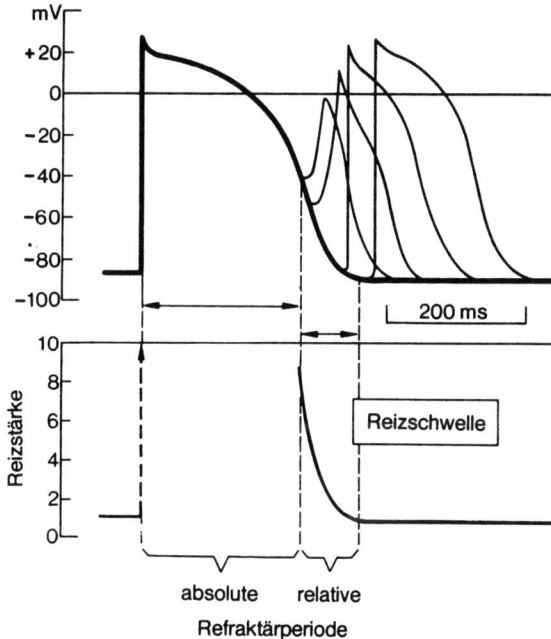

Abb. III-29. Beziehungen zwischen Aktionspotential und absoluter sowie relativer Refraktärperiode. Während der absoluten Refraktärphase - vom Aufstrich des Aktionspotentials bis gegen Ende des Plateaus - ist die Reizschwelle unendlich hoch. In der anschließenden relativen Refraktärperiode kehrt die Erregbarkeit allmählich wieder. Mehrfach überschwellige Reize lösen dabei zunächst nur abgeschwächte Aktionspotentiale aus. Nach Antoni (1977)[373], mit Genehmigung des Autors und des Verlages

kennzeichnet, daß während dieser Zeit ausgelöste Aktionspotentiale träger ansteigen, eine niedrigere Amplitude aufweisen und kürzer dauern. Das Phänomen der Refraktärität hängt eng mit der Inaktivierung des schnellen Natriumsystems zusammen. Erst gegen Ende der Repolarisationsphase, wenn das Aktionspotential wieder einen Wert von ca. -40 bis -50 mV erreicht hat, setzt die Erholung dieses Systems ein. Dieser Reaktivierungsvorgang ist nicht nur Potential- sondern auch zeitabhängig, was für das Verständnis des Wirkungsmechanismus bestimmter Antiarrhythmika wichtig ist. Die funktionelle Bedeutung der Refraktärperiode liegt darin, daß das Herz vor einer zu schnellen Wiedererregung geschützt wird. Gleichzeitig wird verhindert, daß Erregungen des Herzens im Kreise laufen und zu einem Reizwiedereintritt (re-entry) führen.

Ein Aktionspotential, das unmittelbar nach Beendigung der relativen Refraktärperiode ausgelöst wird, weist zwar wieder eine normale Anstiegsgeschwindigkeit und Amplitude auf, seine Dauer ist jedoch verkürzt (Abb. III-29). Dies hängt mit der physiologischen Adaptierung der Aktionspotentialdauer an die Länge des vorangehenden Intervalls zusammen (Abb. III-30) und ist die Voraussetzung dafür, daß auch bei hohen Herzfrequenzen eine Ventrikelfüllung möglich wird.

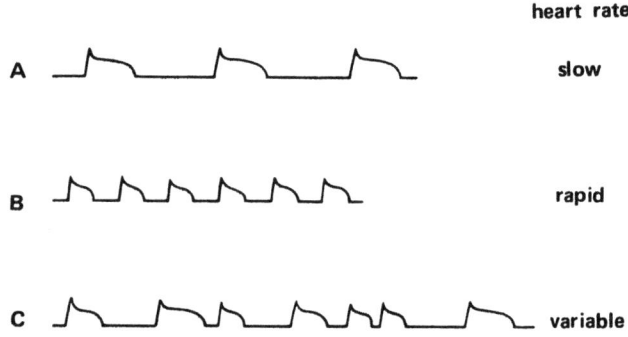

Abb. III-30. Beziehungen zwischen Intervalldauer und Aktionspotentialdauer. Bei niedrigen Herzfrequenzen (A) sind diastolisches Intervall und Aktionspotential lang. Wenn das diastolische Intervall kürzer wird, nimmt die Aktionspotentialdauer ebenfalls ab (B). Bei Extrasystolie (C) ist die Aktionspotentialdauer der Dauer des vorangegangenen diastolischen Intervalls proportional. Auch die nachfolgende Refraktärzeit ist eng mit der Aktionspotentialdauer der Extrasystole korreliert. Nach Katz (1977)[375], mit Genehmigung des Autors und des Verlages

Die Verlängerung des Aktionspotentials bei niedrigen Herzfrequenzen und die Verkürzung des Aktionspotentials bei Zunahme der Herzfrequenz hängt wahrscheinlich mit der Torfunktion der K^+-Kanäle, die den Auswärtsstrom von K^+ während der Repolarisation steuern, zusammen: Eine nach kurzem Intervall folgende Erregung trifft auf teilweise noch geöffnete K^+-Kanäle, so daß die Repolarisation der nachfolgenden Erregung beschleunigt ablaufen kann. Bei niedrigen Frequenzen und langen Intervallen sind diese K^+-Kanäle bereits nahezu geschlossen und öffnen sich nur langsam im Verlauf der nachfolgenden Erregung, so daß die Repolarisationsphase und damit das Aktionspotential länger wird.

Schnelle und langsame Aktionspotentiale

In den verschiedenen Geweben des Herzens lassen sich in Abhängigkeit von der Höhe des Ruhepotentials zwei Typen von Aktionspotentialen unterscheiden, sog. schnelle und langsame Aktionspotentiale (Abb. III-31). Für die normalerweise nicht automatisch tätige Arbeitsmuskulatur der Vorhöfe und Ventrikel ist der schnelle Reaktionstyp charakteristisch. Ausgehend von einem hohen Ausgangsruhepotential (-80 bis -90 mV) ist die Anstiegsgeschwindigkeit und die Amplitude der Phase 0 groß, entsprechend einer schnellen und kompletten Öffnung der Na-Kanäle. Die Aktionspotentiale dieser Gewebe entstehen durch Zuleitung vom Sinusknoten. Die Plateaudauer ist im Vorhofmyokard kürzer als in der Kammermuskulatur. Durch ihre besonders lange Aktionspotentialdauer (und damit auch Refraktärzeit) wirken die Fasern des ventrikulären Erregungsleitungssystem wie ein zwischen Vorhof und Kammermuskulatur geschaltetes „Frequenzsieb", d.h. hohe Erregungsfrequenzen der Vorhöfe werden von den Ventrikeln nur ausnahmsweise beantwortet.

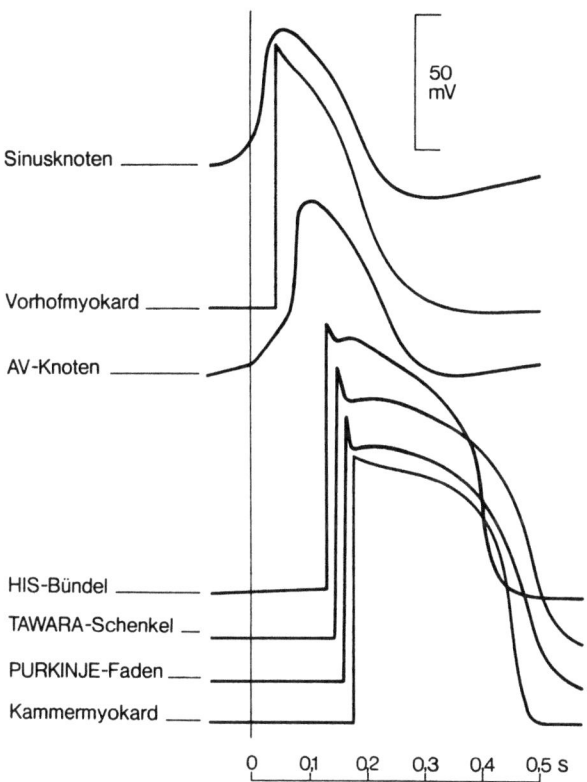

Abb. III-31. Aktionspotentialformen in verschiedenen Herzregionen. Für die normalerweise nicht automatisch tätige Arbeitsmuskulatur der Vorhöfe und Ventrikel sind „schnelle" Aktionspotentiale charakteristisch. „Langsame" Aktionspotentiale sind physiologisch in den Schrittmacherzellen des Sinusknotens und des AV-Knotens. Nach Antoni (1977)[373], mit Genehmigung des Autors und des Verlages

„Langsame" Aktionspotentiale sind physiologisch in den Schrittmacherzellen des Sinusknotens und AV-Knotens. Sie zeichnen sich durch ein niedrigeres Ausgangsruhepotential und durch eine spontane diastolische Depolarisation (Automatie) aus, die nur langsam das Schwellenpotential erreicht. Unter diesen Bedingungen wird der schnelle Na^+-Kanal vergleichsweise weniger stark aktiviert, so daß die Anstiegsgeschwindigkeit und Amplitude der Phase 0 geringer ist als im Arbeitsmyokard.

Der spontanen diastolischen Depolarisation liegt wahrscheinlich eine mit der Zeit abnehmende K^+-Leitfähigkeit (K^+-Ausstrom) und ein Einstrom von Na^+ bzw. Ca^{++} zugrunde, der sich auf das Membranpotential depolarisierend auswirkt. Im nicht-automatischen Arbeitsmyokard ist die Ruhe-Na^+-Leitfähigkeit dagegen so gering, daß sich Veränderungen der K^+-Leitfähigkeit praktisch nicht bemerkbar machen. Als Ausdruck potentieller Schrittmachereigenschaften ist eine spontane diastolische Depolarisation in allen Zellen des spezifischen Erregungssystems nachweisbar. Ihre Anstiegsgeschwindigkeit nimmt jedoch vom Sinusknoten über den AV-

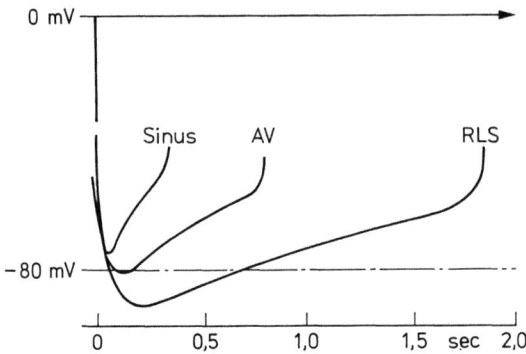

Abb. III-32. Schematische Darstellung des unterschiedlichen Verlaufes der spontanen diastolischen Depolarisation im Sinusknoten, AV-Knoten und im ventrikulären Reizleitungssystem. Modifiziert nach Trautwein (1972)[379], mit Genehmigung des Autors und des Verlages

Knoten bis hin zum ventrikulären Reizleitungsgewebe ab (Abb. III-32), dementsprechend ist die Eigenfrequenz des Sinusknotens normalerweise am höchsten. Die potentiellen Schrittmachergewebe des Erregungsleitungssystems werden unter physiologischen Bedingungen vom Sinusknoten aus durch Zuleitung erregt, bevor ihre eigenen spontanen diastolischen Depolarisationen das Schwellenpotential erreichen.

Einfluß des extrazellulären Ionenmilieus auf das Aktionspotential
Eine *Hyperkaliämie* beeinflußt sowohl die Depolarisation als auch die Repolarisation des Herzmuskels (Abb. III-33). Das Ruhepotential nimmt ab, so daß die Zelle partiell depolarisiert ist. Diese partielle diastolische Depolarisation hat einen inaktivierenden Einfluß auf das schnelle Na^+-System, die resultierende Abnahme des schnellen Na^+-Einstroms vermindert die Anstiegsgeschwindigkeit und Amplitude der Phase 0 und damit die Leitungsgeschwindigkeit (Verbreiterung von P, R-R und QRS, Begünstigung von AV-Blockierungen). Hyperkaliämien beschleunigen die Repolarisation (hohe T-Welle als EKG-Äquivalent), Aktionspotentialdauer und Refraktärzeit werden verkürzt (Verkürzung von QT). Sowohl die verzögerte Leitungsgeschwindigkeit wie auch die verkürzte Refraktärzeit begünstigen die Entstehung sog. re-entry-Arrhythmien.

Hypokaliämien führen zu einer geringfügigen Hyperpolarisation und zu einer Verlängerung der Plateauphase (Abb. III-33) sowie der Aktionspotentialdauer (Entstehung von TU-Verschmelzungswellen, Verlängerung von QT im EKG). Die Unterschiede z.B. zwischen Purkinje-Fasern und Fasern der Arbeitsmuskulatur hinsichtlich der Gesamtdauer des Aktionspotentials und der effektiven Refraktärzeit werden bei niedriger extrazellulärer Kaliumkonzentration verstärkt, die Inhomogenität der Erregungsrückbildung in den verschiedenen Herzabschnitten nimmt zu und begünstigt die Entwicklung von Kreiserregungen, was mit der klinischen Erfah-

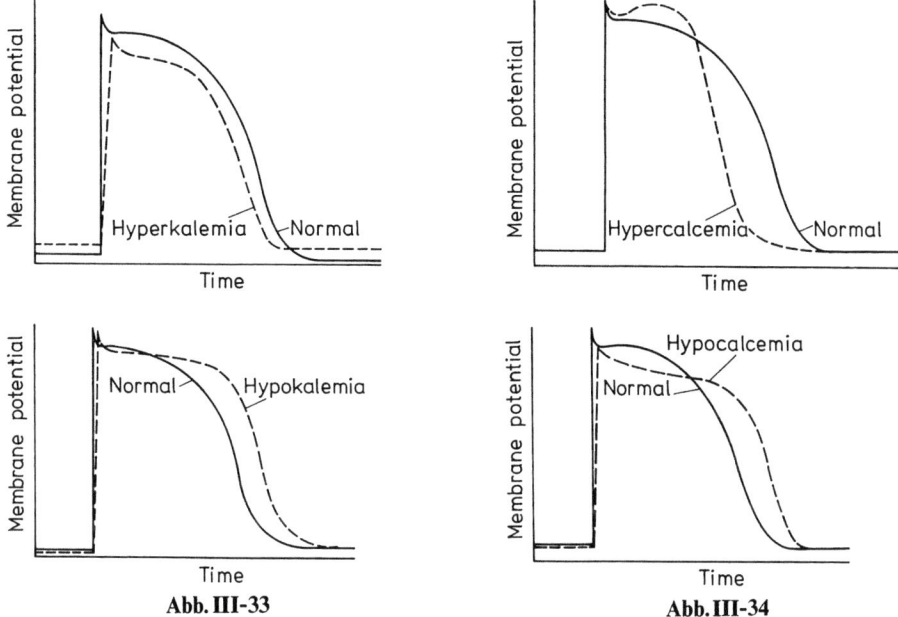

Abb. III-33. Einfluß von Hyper- und Hypokaliämie auf das Aktionspotential des Herzens. Modifiziert nach Katz (1977)[375], mit Genehmigung des Autors und des Verlages

Abb. III-34. Einfluß von Hyper- und Hypocalcämie auf das Aktionspotential des Herzens. Modifiziert nach Katz (1977)[375], mit Genehmigung des Autors und des Verlages

rung gehäuft auftretender Extrasystolen (bis hin zum Kammerflimmern) bei Hypokaliämie in Einklang steht.

Eine *Hypercalcämie* steigert das Ausmaß der Depolarisation (Abb. III-34) und verschiebt die Plateauphase auf ein höheres Niveau, da eine Zunahme des extra-intrazellulären Ca^{++}-Gradienten den für diese Phase des Aktionspotentials charakteristischen langsamen Einwärtsstrom verstärkt. Außerdem wird die Repolarisation verkürzt, wahrscheinlich dadurch, daß die erhöhte extrazelluläre Ca^{++}-Konzentration die für die Repolarisation entscheidende Kalium-Leitfähigkeit der Membran erhöht. Die Verkürzung des Aktionspotentials wird im EKG durch eine Abnahme des QT-Intervalls sichtbar.

Die Wirkungen einer *Hypocalcämie* auf das Aktionspotential (Abb. III-34) sind denen der Hypercalcämie entgegengesetzt: Abnahme des Plateauphasenniveaus, Verlängerung des Aktionspotentials. Darüber hinaus nimmt die Anstiegsgeschwindigkeit der Phase 0 leicht ab. Dies hängt vermutlich damit zusammen, daß eine niedrige extrazelluläre Ca^{++}-Konzentration die Aktivierung des schnellen Na^+-Kanals während der Depolarisation unabhängig von der Höhe des Ruhepotentials hemmt. Bei schweren Hypocalcämien wird der schnelle Natriumeinstrom auch bei normalem diastolischen Ruhepotential teilweise inaktiviert, so daß Ausmaß und Geschwindigkeit der Depolarisation unter diesen Bedingungen abnehmen.

Die hiermit verbundene Verzögerung der Leitungsgeschwindigkeit sowie die mit der Verlängerung der Aktionspotentialdauer wahrscheinlich einhergehende inhomogene Verlängerung der Refraktärzeiten erklärt das häufige Vorkommen von Arrhythmien bei Patienten mit Hypocalcämie. Im EKG wird die Verlängerung des Aktionspotentials in der längeren QT-Dauer sichtbar.

Mechanismen der Entstehung von Herzrhythmusstörungen[380-382]
Spezielle elektrophysiologische Mechanismen spielen vor allem bei tachykarden Rhythmusstörungen eine Rolle, wobei Änderungen der Spontanfrequenz des Sinusknotens wie auch der anatomischen Lokalisation der Impulsbildung (Focusgenese) Ursache einer gesteigerten bzw. gestörten Erregungsbildung sein können. Andererseits kommen Störungen der Erregungsleitung als Voraussetzung für die Entstehung einer Kreiserregung (Wiedereintritt- oder re-entry-Genese) in Frage. Eine genaue Aufklärung der elektropathophysiologischen Grundlagen der verschiedenen klinisch zu beobachtenden Herzrhythmusstörungen steht noch aus, möglicherweise liegen vielen Arrhythmien gleichzeitig Störungen der Impulsbildung und der Erregungsleitung zugrunde.

Störungen der Erregungsbildung
Die Entladungsfrequenz der zur Reizbildung befähigten Anteile des Herzens, die sich, wie erwähnt, elektrophysiologisch durch eine spontane diastolische Depolarisation auszeichnen, hängt vom Tempo dieser spontanen Depolarisation ab, d. h. davon, wie schnell das Schwellenpotential erreicht wird. Bekanntlich beträgt die normalerweise führende Schrittmacherfrequenz des Sinusknotens aufgrund der vergleichsweise schnellen diastolischen Depolarisation etwa 80/min, sie unterliegt jedoch in besonderem Maße Einflüssen des vegetativen Nervensystems. Zum Beispiel können vagale Erregungen zu einer Verlangsamung der diastolischen Depolarisation und damit zu einer Verschiebung des Schrittmachers vom Sinusknoten in tiefer gelegene Anteile des Reizleitungssystems führen. Für die AV-Knotenregion ist eine Eigenfrequenz um 60/min und für das ventrikuläre Leitungssystem eine Eigenfrequenz von etwa 30-40/min normal. Durch schädigende Einflüsse verschiedener Art kann es im Sinusknoten oder in den nachgeordneten Schrittmacherregionen zu einer Steigerung der spontanen diastolischen Depolarisation kommen, wodurch entweder eine Sinustachykardie oder aber ein Fokus entsteht, der dann die Führung des Herzrhythmus übernimmt bzw. zu Rhythmusstörungen Anlaß gibt. Durch die gleichen schädigenden Einflüsse können aber auch die normalerweise nicht zur spontanen Schrittmachertätigkeit befähigten Zellen des Arbeitsmyokards einen Funktionswandel durchmachen (Entstehung eines pathologischen „langsamen" Aktionspotentials aus einem „schnellen" Aktionspotential) und eine fokale Reizbildung zeigen. Je nach Lokalisation dieses Fokus kommt es beim Auftreten im Vorhofbereich zu einer supraventrikulären, im Kammerbereich zu einer ventrikulären Extrasystolie, Tachykardie oder

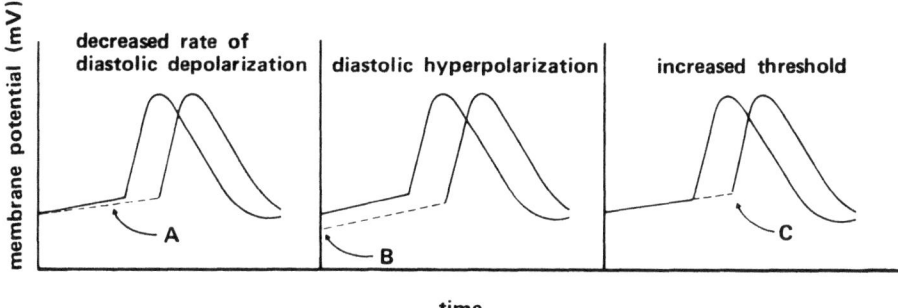

Abb. III-35. Darstellung der 3 möglichen Mechanismen, über die eine Abnahme der Entladungsfrequenz von Schrittmachergeweben erzielt werden kann: Abflachung der diastolischen Depolarisation (Pfeil A), diastolische Hyperpolarisation (Pfeil B) und Anhebung des Schwellenpotentials (Pfeil C). Nach Katz (1977)[375], mit Genehmigung des Autors und des Verlages

zu Flimmern. Entsprechend den 3 Faktoren, die die Entladungsfrequenz von Schrittmachern bzw. Foci bestimmen (Steilheit der diastolischen Depolarisation, Höhe des diastolischen Potentials, Höhe des Schwellenpotentials), läßt sich diese Frequenz pharmakologisch ebenfalls auf 3 verschiedenen Wegen senken (Abb. III-35). Unter bestimmten schädigenden Einflüssen (Ischämie, niedrige extrazelluläre Kalium-Konzentration, Digitalisüberdosierung) wird auch eine vorzeitige Wiedererregung von Zellen des Reizleitungssystems in der Repolarisationsphase als Mechanismus für die Entstehung von Extrasystolen (gekoppelte Extrasystolen) angenommen. Derartige Nachpotentiale oder Doppelerregungen gehen von einem Membranpotential zwischen -40 und -55 mV aus und werden einer Aktivierung des langsamen Ca^{++}-Einstroms zugeschrieben. Diese frühzeitige Depolarisation kann einmal (Bigeminus) oder wiederholt auftreten (Trigeminus). Da die Erregung aus der Repolarisation des vorangehenden Aktionspotentials hervorgeht, ist ihre relativ fixe Kopplung verständlich.

Störungen der Erregungsleitung und kreisende Erregung

Verschiedene pathologische Faktoren können die schon unter physiologischen Bedingungen bestehende Zunahme der Refraktärzeiten beim Übergang vom Vorhof in den AV-Knoten und das ventrikuläre Leitungssystem so verstärken, daß eine weitere Verzögerung bzw. Unterbrechung der Leitung eintreten kann. Als Folge des Ausbleibens der vom Sinusknoten stammenden normalen Erregung erreicht die spontane diastolische Depolarisation der peripher vom Block gelegenen Zellen des Reizleitungssystems das kritische Membranpotential und es kommt zur Ausbildung von Ersatz-Extrasystolen und bei länger bestehendem Block zu einem Ersatzrhythmus.

Neben der Focusgenese spielen wahrscheinlich kreisende Erregungen bei der Entstehung von Extrasystolen und tachykarden Herzrhythmusstörungen einschließlich Flimmern eine wichtige Rolle. Voraussetzungen für eine kreisende Erregung sind verkürzte Refraktärzeiten und/oder eine Lei-

222 Pharmakologie und klinische Anwendung kreislaufwirksamer Medikamente

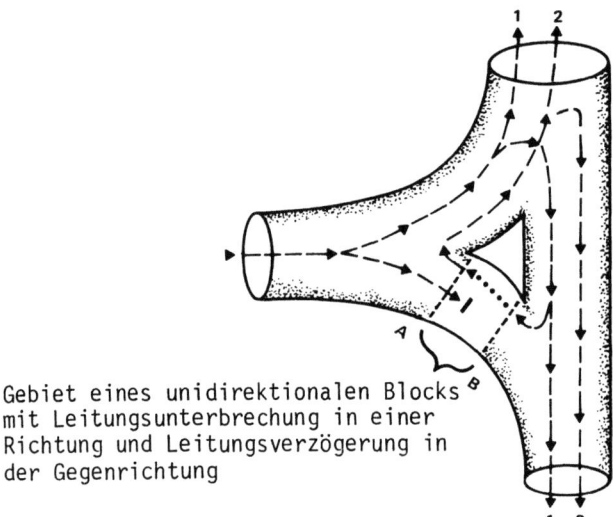

Gebiet eines unidirektionalen Blocks mit Leitungsunterbrechung in einer Richtung und Leitungsverzögerung in der Gegenrichtung

Abb. III-36. Schema einer Erregungskreisbahn, die in einem y-förmig aufgezweigten Purkinjebündel und der zugehörigen Myokardfaser verläuft. Zwischen A und B der unteren Purkinjefaser ist ein Gebiet mit unidirektionalem Leitungsblock markiert. Modifiziert nach Katz (1977)[375], mit Genehmigung des Autors und des Verlages

tungsverzögerung sowie ein unidirektionaler Leitungsblock, der auf einer anatomisch vorgegebenen (wie beim WPW-Syndrom) oder sich frei entwickelnden Kreisbahn die Erregungsleitung so lange verzögert, bis hinter dem Block die Refraktärzeit beendet und ein Wiedereintritt der Erregung in die betreffenden Fasern möglich ist (Wiedereintritt- oder re-entry-Genese). In Abb. III-36 ist ein einfaches Beispiel einer kreisenden Erregung mit zwei aus einer gemeinsamen Purkinjefaser stammenden und an derselben Myokardfaser endenden Faserbündeln als Erregungskreisbahn dargestellt. Tritt eine Erregung in einen solchen Leitungskreis ein, so pflanzt sie sich in beiden Richtungen fort, kommt aber in der einen Richtung im Gebiet des unidirektionalen Blockes infolge Leitungsunterbrechung zum Erlöschen. Der Impuls aus der anderen Purkinjefaser erreicht über das Myokard das Gebiet des unidirektionalen Blockes, passiert schließlich retrograd die Region der Leitungsverzögerung, tritt wieder in die Kreisstrecke ein und kann nun erneut auf die inzwischen nicht mehr refraktäre Myokardfaser treffen. Eine kreisende Erregung kann pharmakologisch z.B. durch Beseitigung der anterograden unidirektionalen Leitungsunterbrechung aufgehoben werden (Lidocain, Diphenylhydantion), so daß die anterograde Erregung wieder durchtreten und die über die andere Faser fortgeleitete Erregungswelle auslöschen kann. Eine Durchbrechung der kreisenden Erregung ist auch durch Umwandlung des unidirektionalen in einen bidirektionalen Block möglich (z.B. mit Chinidin oder Procainamid), wodurch auch die retrograde Impulsleitung blockiert und ein Wiedereintritt verhindert wird. Begünstigt wird die Entstehung der Kreiserregung durch eine Inhomogenität der Erregungsrückbildung in verschiedenen Myokardanteilen.[383] Dabei kann eine während dieser Zeit einfallende Extraerregung oder eine verzögert geleitete Umkehrerregung einzelne Herzanteile bereits erregbar antreffen, andere dagegen noch refraktär, so daß eine Desynchronisation entsteht und sich eine Kreisbahn einspielen kann. Zu den wichtigen Faktoren, die eine elektrische Inhomogenität und damit die Entstehung von Kreiserregungen (z.B. von Kammerflimmern) begünstigen, zählen neben intraatrialen und intraventrikulären Leitungsstörungen insbesondere Hypokaliämien, Myokardischämien, Digitalis, trizyklische Antidepressiva sowie paradoxerweise auch die Wirkung von Antiarrhythmika.[384]

9.2. Elektrophysiologische und hämodynamische Wirkungen von Antiarrhythmika[374,375,385]

Lidocain

Lidocain hat nur einen geringen Einfluß auf den Sinusknoten und den AV-Knoten, jedoch eine ausgeprägte Wirkung auf das ventrikuläre Leitungssystem und die Kammermuskulatur. Die Substanz wird deshalb zur Behandlung ventrikulärer Arrhythmien bevorzugt verwendet. Lidocain setzt die Spontanautomatie in Purkinje-Fasern und im Ventrikelmyokard herab (wahrscheinlich durch Abflachung der diastolischen Depolarisation im His-Purkinje-System oder durch Erhöhung des diastolischen Schwellenpotentials im Kammermyokard) (Abb. III-35). In therapeutischen Konzentrationen wird die Amplitude der Phase 0 nicht beeinflußt, die Anstiegsgeschwindigkeit der Phase 0 und die Leitungsgeschwindigkeit können leicht zunehmen. Toxische Konzentrationen führen dagegen zu einer Abnahme aller 3 Parameter. Aktionspotentialdauer und Refraktärperiode werden durch Lidocain verkürzt, während die effektive Refraktärzeit im His-Purkinje-System relativ zur Aktionspotentialdauer verlängert wird, was mit einer Verzögerung der zeitabhängigen Reaktivierung des schnellen Na^+-Systems zusammenhängt. Die unterschiedliche Ansprechbarkeit verschiedener Gewebe des Herzens gegenüber membranstabilisierenden Substanzen erklärt nicht nur die teilweise diskrepanten Befunde hinsichtlich der Beeinflussung elektrophysiologischer Parameter, sondern auch einige ihrer antiarrhythmischen Wirkungen. So wird z.B. die effektive Refraktärzeit in ischämischen Myokardgebieten stärker verlängert als in normal perfundierten Arealen. Aufgrund dieser disproportionalen Effekte kann Lidocain eine bestehende Desynchronisation beseitigen bzw. die Entstehung einer inhomogenen Repolarisation verschiedener Myokardbezirke verhindern. Die therapeutische Wirksamkeit bei re-entry-Arrhythmien wird außerdem darauf zurückgeführt, daß Lidocain die Leitungsgeschwindigkeit der anterograden Impulsbahn im Bereich eines unidirektionalen Blocks an der Verbindungsstelle zwischen Purkinjefaser und Myokard verbessert. Dadurch kann der Impuls wieder durchtreten und die aus der Gegenrichtung kommende Erregung auslöschen.

Die Hämodynamik wird durch klinische Lidocain-Dosierungen (1,0-1,5 mg/kg i.v. als Bolus, 1-4 mg/min · 70 kg bei kontinuierlicher Infusion) wenig beeinflußt. Toxische Plasmakonzentrationen (>5 µg/ml) können zu

Myokarddepression, Hypotension und extrakardialen (zentralnervösen) Nebenwirkungen führen. Da Lidocain vorwiegend in der Leber metabolisiert wird, muß bei eingeschränkter Leberfunktion (Lebererkrankung, schwere Herzinsuffizienz) mit einer beträchtlichen Verlängerung der Eliminationshalbwertzeit (normal: 108 min)[386] und dem Auftreten toxischer Plasmakonzentrationen schon bei klinischer Dosierung gerechnet werden.

Diphenylhydantoin

Bezüglich seiner elektrophysiologischen Wirkungen scheint Diphenylhydantoin (DPH) in vieler Hinsicht mit Lidocain identisch zu sein. DPH hat in therapeutischen Dosen ebenfalls nur einen begrenzten Einfluß auf den Sinusknoten und die Vorhofmuskulatur. Im Unterschied zu anderen Antiarrhythmika führt DPH jedoch zu einer Verbesserung der AV-Überleitung z.B. bei Digitalisintoxikation, gleichzeitig wird die ektopische Spontanaktivität im ventrikulären Reizleitungssystem und Kammermyokard des Digitalis-geschädigten Herzens gedämpft (Hemmung der spontanen diastolischen Depolarisation).

Diphenylhydantoin ist deshalb das Medikament der Wahl bei Digitalisbedingten Arrhythmien. Wie nach Lidocain werden Aktionspotentialdauer und Refraktärzeit im His-Purkinje-System und im Ventrikelmyokard verkürzt. Gleichzeitig verbessert DPH die Leitungsgeschwindigkeit in pathologisch depolarisierten Purkinje-Fasern (Digitalis, Hypoxie) und ist deshalb ebenfalls bei re-entry-Arrhythmie mit unidirektionalem Leitungsblock wirksam. Diphenylhydantoin kann wie alle Antiarrhythmika zu einer Myokarddepression und Hypotension führen. Kreislaufdepressorische Wirkungen lassen sich jedoch weitgehend vermeiden, wenn bei intravenöser Applikation nicht mehr als 50 mg pro Minute injiziert werden.

Chinidin

Chinidin setzt die Spontanautomatie (Phase 4, diastolische Depolarisation) im Sinusknoten und in nachgeordneten Schrittmachergeweben durch Hemmung des Na^+-Einstroms herab. Dabei ist der Effekt auf ektopische Schrittmacher stärker als auf den Sinusknoten, woraus sich die klinische Wirksamkeit bei Extrasystolie ohne wesentliche Veränderung der Sinusfrequenz erklärt. Chinidin hemmt den schnellen Na^+-Einstrom während der Depolarisation (Phase 0), hieraus resultiert eine verminderte Anstiegsgeschwindigkeit der Phase 0 und damit der Leitungsgeschwindigkeit. Außerdem wird auch die Kaliumleitfähigkeit (passiver K^+-Ausstrom) während der Repolarisation gehemmt, so daß Aktionspotentialdauer und Refraktärphase in allen Herzabschnitten länger werden. Die Wirkung von Chinidin auf die Leitungsgeschwindigkeit im AV-Knoten bedarf einer gesonderten Betrachtung: Dem direkten leitungshemmenden Effekt steht eine indirekte anticholinerge Chinidin-Wirkung gegenüber, die die Fortleitung von Erregungen erleichtern und die Durchgangsfrequenz insbesondere bei Vorhofflattern aber auch bei Vorhofflimmern erhöhen kann. Bei der Behandlung des Vorhofflatterns besteht somit die Gefahr einer 1:1 Überleitung.

Aufgrund seiner Atropin-ähnlichen Wirkung ist die alleinige Verwendung von Chinidin bei Vorhofflattern kontraindiziert und eine vorausgehende Digitalis-Therapie obligat.

Chinidin soll wegen seiner erheblichen kardiovaskulären Nebenwirkungen (Hypotension, AV-Block, Schenkelblock, Tachykardien, Kammerflimmern, Asystolie) nicht intravenös angewendet werden.

Procainamid

Procainamid scheint die gleichen elektrophysiologischen Eigenschaften zu besitzen wie Chinidin. Beide Pharmaka wirken hemmend auf die spontane diastolische Depolarisation (Automatie) und die Leitungsgeschwindigkeit, die Refraktärperiode wird verlängert. Der direkte negativ chronotrope Procainamideffekt kann jedoch durch die vagolytischen Eigenschaften der Substanz maskiert werden. Auch hinsichtlich der Beeinflussung der atrioventrikulären Leitungsgeschwindigkeit gelten die gleichen Überlegungen wie für Chinidin (Gefahr der Entstehung einer 1:1-Überleitung bei Vorhofflattern). Andererseits können sich die hemmenden Eigenschaften von Digitalis und Procainamid auf die AV-Überleitung addieren, insbesondere wenn bereits eine atrioventrikuläre oder intraventrikuläre Leitungsstörung besteht. Die therapeutische Wirksamkeit von Procainamid (und Chinidin) bei Kammerarrhythmien vom re-entry-Typ wird damit erklärt, daß diese Substanzen die kreisende Erregung durch Umwandlung eines unidirektionalen in einen bidirektionalen Block unterbrechen, wodurch die verzögerte retrograde Impulsleitung vollständig blockiert und der Wiedereintritt der Erregung in die Kreisbahn verhindert wird. Procainamid besitzt erhebliche negative inotrope und vasodilatierende Eigenschaften, deren Ausmaß von der Dosis, der Applikationsart, der Injektionsgeschwindigkeit und der Ausgangssituation des Patienten abhängt. Vorsicht ist geboten bei Herzinsuffizienz und Hypotonie, AV-Block und Bradykardie gelten als Kontraindikationen. Bei intravenöser Anwendung sollten Einzeldosen von 100 mg pro Minute nicht überschritten werden.

Ajmalin

Nach den bisher vorliegenden Befunden entspricht die Wirkung von Ajmalin auf das Herz der des Chinidins. Aktionspotential und Refraktärzeit werden verlängert. Die Anstiegsgeschwindigkeit des Aktionspotentials (schneller Na^+-Einstrom) wird vermindert, die Leitungsgeschwindigkeit demnach herabgesetzt. Der physiologische Sinusrhythmus wird in therapeutischen Konzentrationen weniger beeinflußt als ektopische Erregungen.

Hinsichtlich der hämodynamischen Wirkungen und Nebenwirkungen ist Ajmalin ähnlich wie Chinidin und Procainamid einzustufen. Die intravenöse Dosierung sollte 5 mg/min bis zu einer Gesamtdosis von 50 mg nicht überschreiten.

Verapamil

Verapamil besitzt abgesehen von mittelbaren antiarrhythmischen Wirkungen (aufgrund des vasodilatierenden bzw. antianginösen Effektes) auch primär antiarrhythmische Eigenschaften. Wahrscheinlich kommt hierbei der Hemmung der Erregungsleitung sowie der Verlängerung der Refraktärperiode im AV-Knoten die größte Bedeutung zu. Außerdem unterdrückt Verapamil Calcium-abhängige, d.h. langsame pathologische Aktionspotentiale, die z.B. in mangelhaft oxygenierten Myokardarealen entstehen und Grundlage für vorzeitig einfallende Erregungen und Tachyarrhythmien vom re-entry-Typ sein können. Neben einer Blockierung des langsamen Ca^{++}-Kanals wird auch eine Hemmung des schnellen Na^+-Systems angenommen, die zur antiarrhythmischen Wirkung beitragen könnte.

Verapamil führt in klinischer Dosierung (ca. 0,1 mg/kg i.v.) zu einem Abfall des peripheren Gefäßwiderstandes und des arteriellen Druckes. Die Substanz besitzt ebenfalls direkte myokarddepressorische Wirkungen, aufgrund der vasodilatierenden Eigenschaften wird jedoch die Pumpfunktion des Herzens (Herzzeitvolumen, Auswurffraktion) nicht beeinträchtigt oder sogar günstig beeinflußt.[387] Verapamil kann zu AV-Block und Schenkelblockierungen führen.

Betarezeptorenblocker

Die Wirksamkeit von Betarezeptorenblockern bei supraventrikulären und ventrikulären Arrhythmien beruht in erster Linie auf der kompetitiven Hemmung adrenerger arrhythmogener Einflüsse (gesteigerte Automatie, erhöhte Leitungsgeschwindigkeit, verkürzte Refraktärzeit). Einige β-Blokker (z.B. Pindolol) besitzen zwar zugleich eine β-adrenerge Eigenwirkung („intrinsic activity"), die jedoch (besonders bei schon erhöhtem endogenen Sympathikotonus) klinisch kaum in Erscheinung tritt, da die adrenerge Hemmwirkung überwiegt. Außerdem besitzen Betarezeptorenblocker bei höheren als den für eine β-Blockierung notwendigen Serumkonzentrationen direkte membranstabilisierende (chinidinartige) Eigenschaften, die bei den zahlreichen strukturähnlichen β-blockierenden Substanzen unterschiedlich stark ausgeprägt sind. Die klinische Beobachtung, daß Betarezeptorenblocker auch bei solchen Rhythmusstörungen wirksam sind, die nicht auf einer gesteigerten β-adrenergen Stimulation beruhen (z.B. digitalisbedingte Arrhythmien), weist auf die Bedeutung der unspezifischen Membranwirkungen hin.

β-Rezeptorenblocker besitzen negativ inotrope und negativ chronotrope Eigenschaften.[388] Wie sich diese Effekte auf klinische Größen wie Blutdruck, Füllungsdrucke des Herzens, Herzzeitvolumen und Gefäßwiderstände auswirken, hängt außer vom Wirkungsspektrum des jeweiligen β-Blockers und der Dosierung entscheidend von der hämodynamischen Gesamtsituation, der Grunderkrankung und dem sympathischen Ausgangstonus ab. So ist z.B. bei Hochdruckpatienten eine deutliche hypotensive Wirkung zu erwarten, während bei Normotonikern der Blutdruck nach β-Rezeptorenblockern nur leicht abfällt oder unbeeinflußt bleibt.[388] Bei Patienten mit Herzinsuffizienz und kompensatorisch hoher adrenerger Aktivität kann eine β-Blockade zu einem akuten Herzversagen führen. Besteht eine AV-Überleitungsstörung, muß mit der Gefahr eines totalen AV-Blockes und Asystolie gerechnet werden. Ist andererseits bei Patienten mit koronarer Herzkrankheit eine Tachykardie als auslösende Ursache einer akuten ischämischen Herzinsuffizienz anzusehen, kann eine Frequenzsenkung mit β-Rezeptorenblockern die Hämodynamik günstig beeinflussen, sofern die Tachykardie nicht Ausdruck eines Kompensationsmechanismus (z.B. bei Hypovolämie) ist.

Digitalis
Die elektrophysiologischen Wirkungen der Herzglykoside sind komplex, sie hängen ab von der Dosierung, den involvierten Herzstrukturen und dem Ionenmilieu. Glykoside können deshalb antiarrhythmisch wirksam, zugleich aber auch Anlaß von Herzrhythmusstörungen sein. Digitalis verringert die Leitungsgeschwindigkeit und verlängert die funktionelle Refraktärzeit im Bereich des AV-Knotens, Glykoside werden deshalb z.B. bei paroxysmaler Vorhoftachykardie, bei Vorhofflattern und Vorhofflimmern mit schneller Überleitung therapeutisch eingesetzt. Ein indirekter vagaler Effekt kann zur Verlangsamung der Herzfrequenz beitragen. Der mit der Hemmung der Membran-ATPase verbundene intrazelluläre K^+-Verlust steht in engem Zusammenhang mit toxischen Digitalis-Wirkungen. Verminderte Leitungsgeschwindigkeit, gesteigerte Automatie und Abnahme der Refraktärzeit im Purkinje-System sind die Basis für die Entstehung von Digitalis-bedingten Bradykardien, höhergradigen AV-Blockierungen, fokalen Rhythmusstörungen und re-entry-Arrhythmien bzw. -Tachykardien.

Andere antiarrhythmisch wirksame Pharmaka
Neben den „klassischen" Antiarrhythmika stehen zahlreiche weitere z.T. neuere Substanzen zur Verfügung, die seltener Verwendung finden oder über deren elektrophysiologischen Wirkungsmechanismus noch wenig Klarheit besteht. Hierzu gehören z.B. Spartein mit vorwiegend supraventrikulärem Angriffspunkt, Disopyramid, Propafenon, Aprinidin und Amiodaron, die supraventrikulär und ventrikulär wirken sowie Mexilitin, Tocainid, Lorcainid und Bretylium mit vorwiegend ventrikulärem Angriffspunkt. Bretylium nimmt unter den Antiarrhythmika im engeren Sinne eine Sonderstellung ein, da diese Substanz keinen Einfluß auf die Spontanautomatie des Herzens hat. Andere Pharmaka wie z.B. Atropin, Neostigmin, Glucagon oder Canrenoat-K können als Antiarrhythmika im weiteren Sinne eingestuft und bei Bradykardien bzw. Bradyarrhythmien (Atropin), paroxysmalen supraventrikulären Tachykardien (Neostigmin), AV-Blockierungen (Glukagon) bzw. bei glykosidbedingten Herzrhythmusstörungen (Canrenoat-K) eingesetzt werden.

9.3. Klinik und Therapie der Herzrhythmusstörungen[385,389-391]

Sinustachykardie
Unabhängig von der zugrunde liegenden Ursache werden Steigerungen der Sinusfrequenz auf mehr als 100/min als Sinustachykardie bezeichnet. Im EKG ist das PP-Intervall verkürzt, der PQ-Abstand normal und die QRS-

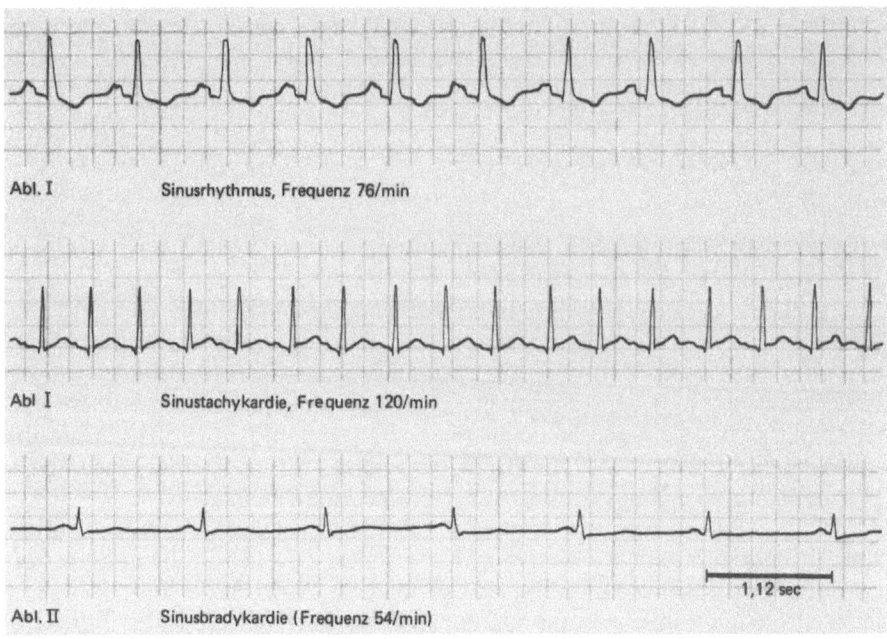

Abb. III-37. Nomotope Reizbildungsstörungen. Nach Avenhaus (1975)[385], mit Genehmigung des Autors und des Verlages

Konfiguration regelrecht (Abb. III-37). Bei sehr hohen Frequenzen (150/min und mehr) kann die P-Welle mit der vorangehenden T-Welle verschmelzen und die differentialdiagnostische Abgrenzung von anderen Tachykardieformen (paroxysmale Vorhoftachykardie, Vorhofflattern mit 2:1 Block) erschwert sein. Die Sinusfrequenz ist stark von nervalen und humoralen Einflüssen abhängig. Hohe Herzfrequenzen wirken sich insbesondere bei koronarer Herzkrankheit und Aortenklappenstenose ungünstig aus, da das myokardiale Sauerstoffangebot weiter vermindert wird (kurze Diastolendauer) und gleichzeitig der Sauerstoffbedarf zunimmt. Gesteigerte Sympathikusaktivität und Tachykardie sind häufig Folge des Grundleidens bzw. Ausdruck von Kompensationsvorgängen z.B. bei Herzinsuffizienz, Volumenmangel, Hypoxie, nicht ausreichender Analgesie oder Fieber. Wenn eine kausale Behandlung der Sinustachykardie allein nicht oder nicht schnell genug zum Ziel führt, bzw. wenn eine Anaesthesie- oder Operationsbedingte Ursache nicht gefunden werden kann und Symptome einer akuten myokardialen Ischämie auftreten, ist die intravenöse Anwendung von β-Rezeptorenblockern (z.B. Propranolol 0,25-0,5 mg oder Pindolol 40-400 µg) gerechtfertigt (Tab. III-8).

Sinusbradykardie
Oft ist eine Sinusbradykardie hämodynamisch bedeutungslos und erfordert keine Therapie. Fällt die Frequenz auf unter 40/min ab, oder tritt eine Sinusbradykardie in Verbindung mit ektopischen Rhythmen, Hypotension

Tabelle III-8. Therapie akuter Herzrhythmusstörungen

Art der Störung	Therapie (allgemein: Beseitigung kausaler Faktoren)
Sinustachykardie	β-Rezeptorenblocker (z.B. Propranolol 0,25 — 0,5 mg oder Pindolol 40 — 400 µg i.v.)
Sinusbradykardie	oft nicht erforderlich; Atropin 0,3 — 2,0 mg i.v.; Schrittmacherstimulation
AV-Rhythmus, AV-Dissoziation	oft nicht erforderlich; Atropin bei Bradykardie und Hypotension; Schrittmacherstimulation
Supraventrikuläre Extrasystolen	oft nicht erforderlich; β-Rezeptorenblocker bei Tachyarrhythmie; Atropin bei Bradyarrhythmie; elektrische Stimulation („overdrive suppression")
Ventrikuläre Extrasystolen	Lidocain 50 — 100 mg i.v., evtl. anschließend Infusion von 1 — 4 mg/min; β-Rezeptorenblocker; Procainamid 100 — 500 mg i.v., evtl. Infusion 1 — 4 mg/min; Ajmalin 25 — 50 mg i.v., evtl. Infusion 1 mg/min; Bretylium 300 — 400 mg i.v.; Diphenylhydantoin 100 — 1000 mg i.v., insbesondere bei digitalisbedingten ventrikulären Arrhythmien mit und ohne AV-Block; elektrische Stimulation („overdrive suppression")
Paroxysmale supraventrikuläre Tachykardien	Steigerung des Vagustonus (Carotis-Druck, Neostigmin 0,5 — 1,0 mg i.v.); Digitalis, β-Rezeptorenblocker; Verapamil 5 — 10 mg i.v.; α-Rezeptorenagonisten; Kardioversion; Hochfrequenzstimulation
Vorhofflattern, Vorhofflimmern	Digitalis, β-Rezeptorenblocker; Verapamil; Kardioversion; Hochfrequenzstimulation
Kammertachykardie	Kardioversion; Lidocain; Ajmalin; Procainamid; β-Rezeptorenblocker; programmierte Elektrostimulation
Kammerflattern, Kammerflimmern	Defibrillation; (Lidocain, β-Rezeptorenblocker)
SA-Block, AV-Block	Schrittmacherstimulation bei höhergradigen Blockierungen mit Bradykardie

oder bei Patienten mit schwerer Aortenklappeninsuffizienz auf (Zunahme des Regurgitationsvolumens), sollte eine Frequenzsteigerung mit 0,3-2,0 mg Atropin i.v. oder durch Schrittmacherstimulation des Vorhofs angestrebt werden. Gelegentlich ist eine Sinusbradykardie Teil des sog. sick sinus-Syndroms, das außer in einer pathologischen Sinusbradykardie in einer Vielzahl anderer Rhythmusstörungen (Wechsel zwischen Bradykardie- und Tachykardiephasen, intermittierende Sinus-Asystolie mit und ohne Ersatzrhythmus, paroxysmale Vorhoftachykardie, Vorhofflattern oder Vorhofflimmern) zum Ausdruck kommen kann.

AV-Knotenrhythmus

Sinkt die Frequenz des primären Reizbildungszentrums unter die des AV-Knotens, kann die Schrittmacherfunktion vom oberen, mittleren oder unteren Anteil des AV-Knotens übernommen werden, wobei die Frequenz meist zwischen 40-60 pro Minute liegt. Findet die Reizbildung im oberen Knoten statt, erreicht die Erregung retrograd die Vorhöfe und anschließend die Kammer. Die P-Zacke ist in den Ableitungen II, III und aVF negativ (Abb. III-38, A), der PQ-Abstand meist verkürzt. Beim mittleren Knotenrhythmus werden Vorhöfe (retrograd) und Ventrikel (anterograd) gleichzeitig erregt, die P-Zacke ist im QRS-Komplex verborgen (Abb. III-38, B). Wird der Reiz im unteren AV-Knoten gebildet, werden die Kammern zuerst und nachfolgend retrograd die Vorhöfe erregt. Entsprechend

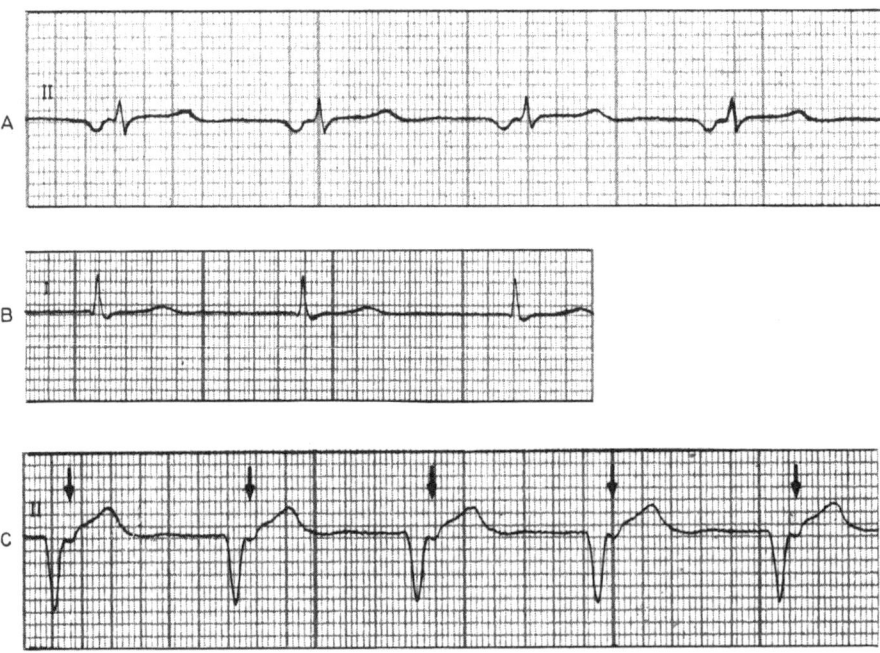

Abb. III-38. Oberer (A), mittlerer (B) und unterer (C) AV-Knotenrhythmus

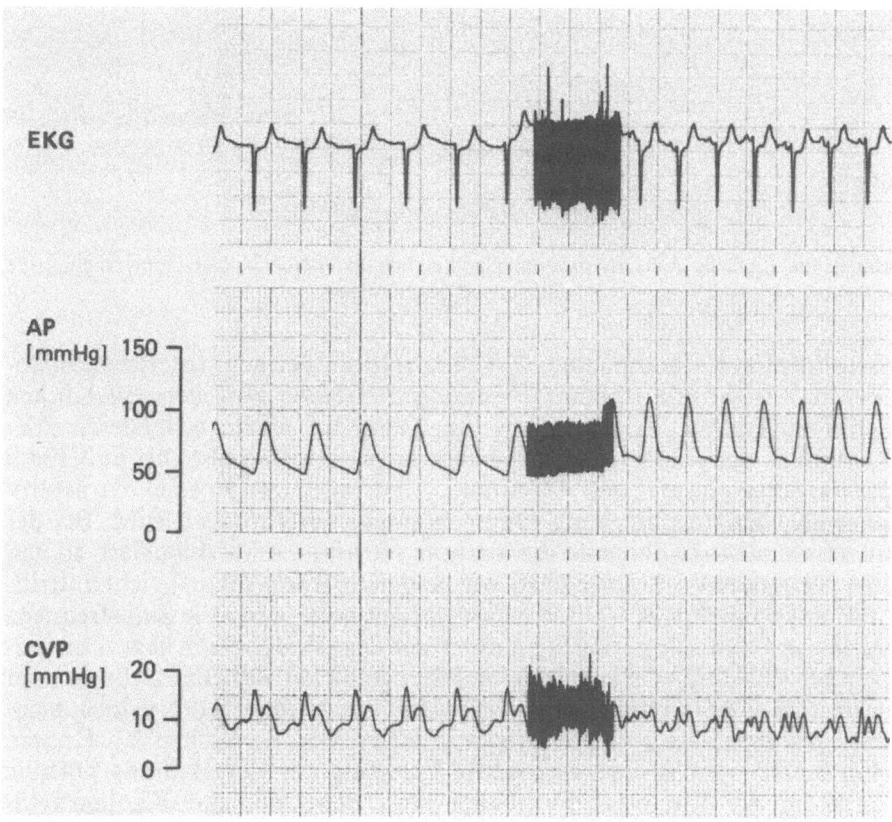

Abb. III-39. Arterieller Druck bei Knotenrhythmus und nach spontanem Übergang in Sinusrhythmus. Die Wiederherstellung eines koordinierten atrioventrikulären Kontraktionsablaufes ging mit einem Anstieg des systolischen Druckes um 20 mmHg einher

findet sich im EKG hinter dem QRS-Komplex eine negative P-Welle, die meist im Beginn der ST-Strecke liegt (Abb. III-38, C). Knotenrhythmen sind unter Anaesthesiebedingungen eine häufige Erscheinung (Abb. III-39) und bedürfen nur dann einer Therapie (z.B. mit Atropin), wenn sie mit einem stärkeren Abfall des arteriellen Druckes bzw. des Herzzeitvolumens einhergehen.

AV-Dissoziation

Eine einfache (inkomplette) AV-Dissoziation entsteht durch ein vorübergehendes leichtes Absinken der Sinusfrequenz unter die des AV-Knotens, der für kurze Zeit als Ersatzschrittmacher in Aktion tritt (Abb. III-40). Im EKG fehlt während solcher Phasen eine feste Relation zwischen P und QRS, die P-Wellen pendeln durch den Kammer-Komplex. Sobald die Eigenfrequenz des Sinusknotens wieder höher als die des AV-Knotens ist, erscheinen erneut normal übergeleitete P-Wellen. Bei einer anderen Erschei-

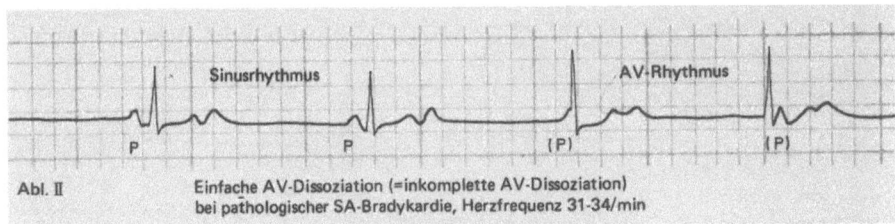

Abb. III-40. Einfache AV-Dissoziation. Nach Avenhaus (1975)[385], mit Genehmigung des Autors und des Verlages

nungsform der inkompletten AV-Dissoziation, der sog. Interferenzdissoziation, besteht ein größerer Frequenzunterschied zwischen AV-Knoten und Sinusknoten. Dabei folgen die Kammern einem schnelleren AV-Rhythmus, der jedoch intermittierend durch Sinusimpulse, die außerhalb der Refraktärphase in den AV-Knoten eindringen und zu einer extrasystolenartigen Kammererregung führen können, unterbrochen wird. Bei der Interferenzdissoziation sind die Vorhöfe retrograd schutzblockiert, so daß eine retrograde Vorhoferregung (wie beim Knotenrhythmus) nicht auftritt.

Von kompletter AV-Dissoziation spricht man, wenn die Sinusfrequenz für längere Zeit nur geringfügig unter der des AV-Knotens liegt. Die (positive) P-Welle tritt dabei ständig in fester zeitlicher Beziehung vor, in oder nach dem QRS-Komplex auf, eine AV-Überleitung findet jedoch nicht statt. Aufgrund des geringen Frequenzunterschiedes zwischen AV-Knoten und Sinusknoten ist eine retrograde Erregung der (refraktären) Vorhöfe durch den AV-Knoten nicht möglich (im Unterschied zum Knotenrhythmus). AV-Dissoziationen sind in Allgemeinnarkose häufig zu beobachten, eine Therapie ist nur dann erforderlich, wenn sie mit einem stärkeren Blutdruckabfall einhergehen.

Supraventrikuläre Extrasystolen

Supraventrikuläre Extrasystolen lassen sich je nach dem Ursprungsort und formalanalytisch in Sinus-Extrasystolen (normales P), Vorhofextrasystolen (abnormal geformte P-Wellen), Coronarsinusextrasystolen (negative P in II, III, aVF), AV-Extrasystolen (negative P in II, III, aVF vor, in oder nach dem QRS-Komplex) und in His-Bündel-Extrasystolen (Vorhoferregung fehlend) einteilen. Der QRS-Komplex ist bei meist normaler Erregungsfortleitung in die Kammer schlank (Abb. III-41).

Gelegentliche supraventrikuläre Extrasystolen erfordern keine Behandlung. Gehäuft auftretende Extrasystolen können durch eine Beschleunigung der Herzfrequenz (0,3-2,0 mg Atropin i.v. oder elektrische Stimulation) unterdrückt werden. Bei Tachyarrhythmie sind β-Rezeptorenblocker wirksam.

Ventrikuläre Extrasystolen

Ventrikuläre Extrasystolen kommen im Verlauf herzchirurgischer Eingriffe häufig vor und sind formal an einem verbreiterten QRS-Komplex erkenn-

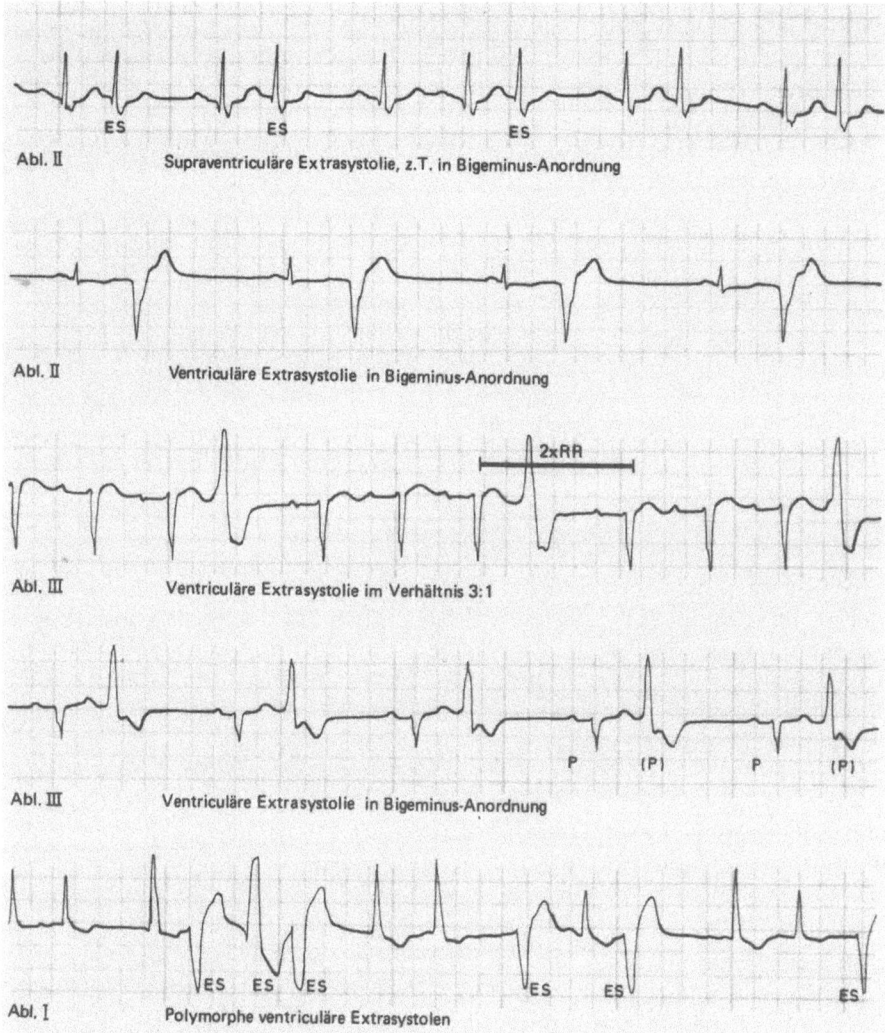

Abb. III-41. Supraventrikuläre und ventrikuläre Extrasystolen. Nach Avenhaus (1975)[385], mit Genehmigung des Autors und des Verlages

bar (Abb. III-41). Digitalisüberdosierung, Hypoxie, Myokardischämie, chirurgische Myokardläsionen, Elektrolytstörungen, Acidose und Hyperkapnie sowie Hypokapnie zählen zu den wichtigsten auslösenden Ursachen. In manchen Fällen sind ventrikuläre Extrasystolen asymptomatisch und erfordern keine Therapie. Von größerer Bedeutung sind ventrikuläre Extrasystolen dagegen insbesondere im Gefolge einer Myokardischämie bzw. eines Myokardinfarktes, da sie Vorboten lebensbedrohlicher Rhythmusstörungen (Kammertachykardie, Kammerflattern, Kammerflimmern) sein können. Diese Gefahr und damit die Notwendigkeit einer Behandlung besteht besonders dann, wenn mehr als 3 bis 4 ventrikuläre Extrasystolen pro Minute oder salvenförmige ventrikuläre Extrasystolen auftreten, wenn sie multifokalen Ursprungs sind oder sehr frühzeitig in die Nähe der vulnerablen Phase (vorangehende T-Welle) einfallen, so daß ein R- auf T-Phänomen resultieren kann.

Zunächst muß versucht werden, zugrunde liegende Störungen zu identifizieren und zu beseitigen: z.B. Gabe von Kalium (2 mmol als Einzeldosis, Infusion 20-40 mmol/Std) und/oder Diphenylhydantoin (50-100 mg i.v.) bei Hypokaliämie bzw. Verdacht auf Digitalisintoxikation, Therapie einer akuten Myokardischämie, Wiederherstellung einer gestörten Säurebasenbilanz. Pharmakon der Wahl bei ischämisch bedingten ventrikulären Extrasystolen ist Lidocain (100 mg initial i.v., anschließend eventuell Lidocaininfusion 1-4 mg/min). β-Rezeptorenblocker, Bretylium (300-400 mg i.v.) Ajmalin (25-50 mg i.v.) oder Procainamid (100-500 mg i.v.) können ebenfalls verwendet werden (siehe Tab. III-8). Bei medikamentös therapierefraktärer Extrasystolie kommt eine elektrische Therapie in Betracht („overdrive suppression").

Paroxysmale supraventrikuläre Tachykardien

Paroxysmale supraventrikuläre Tachykardien entstehen in den Vorhöfen oder im Bereich der AV-Knoten wahrscheinlich auf der Basis von Kreiserregungen. Laufen sie über akzessorische Bahnen, können sie als WPW-Syndrom identifiziert werden. Diese Tachykardieformen sind durch einen plötzlichen Beginn und ein ebenso unvermittelt auftretendes Ende sowie durch hohe Kammerfrequenzen (in der Regel zwischen 150-250/min) gekennzeichnet. Die Anfallsdauer schwankt zwischen wenigen Minuten und Stunden. Je nach dem Ursprungsort der Tachykardie sind im EKG die P-Wellen deformiert, negativ oder nicht sichtbar. Überlagerungen der P-Zakke mit dem Ende der T-Welle einer vorangegangenen Kammeraktion können ein Fehlen von P vortäuschen. Der QRS-Komplex ist in der Regel normal konfiguriert, tachykardiebedingte muldenförmige ST-Senkungen sind häufig. Bei längerer Dauer der Tachykardie können funktionelle Schenkelblockierungen mit zunehmender QRS-Verbreiterung auftreten (Abb. III-42). Dabei ist die Differentialdiagnose zu Kammertachykardien schwierig und oft nur durch intrakardiale EKG-Ableitung möglich. Eine Sonderform stellt die paroxysmale Vorhoftachykardie mit 2:1-Block dar (Abb. III-42), die in etwa der Hälfte der Fälle Ausdruck einer Digitalisintoxikation (mit und ohne Hypokaliämie) ist. Das WPW-Syndrom ist im EKG durch einen initial verlangsamten Anstieg der R-Zacke (Delta-Welle) charakterisiert. Die Delta-Welle entspricht einem vorzeitig erregten Bezirk der Ventrikelmuskulatur (Antesystolie), weshalb PQ verkürzt und QRS verbreitert erscheint. Das WPW-Syndrom kann konstant oder nur temporär (z.B. nach Anfallsunterbrechung) nachweisbar sein (Abb. III-42).

Die Behandlung dieser Tachykardieformen ist wegen der schwerwiegenden hämodynamischen Auswirkungen der meistens sehr hohen Herzfrequenz dringlich. Zunächst kann durch Steigerung des Vagustonus (Druck auf den Carotissinus, Neostigmin 0,5-1,0 mg i.v.) eine Anfallsunterbrechung versucht werden. Besteht eine Hypotension, ist mit Hilfe von α-Re-

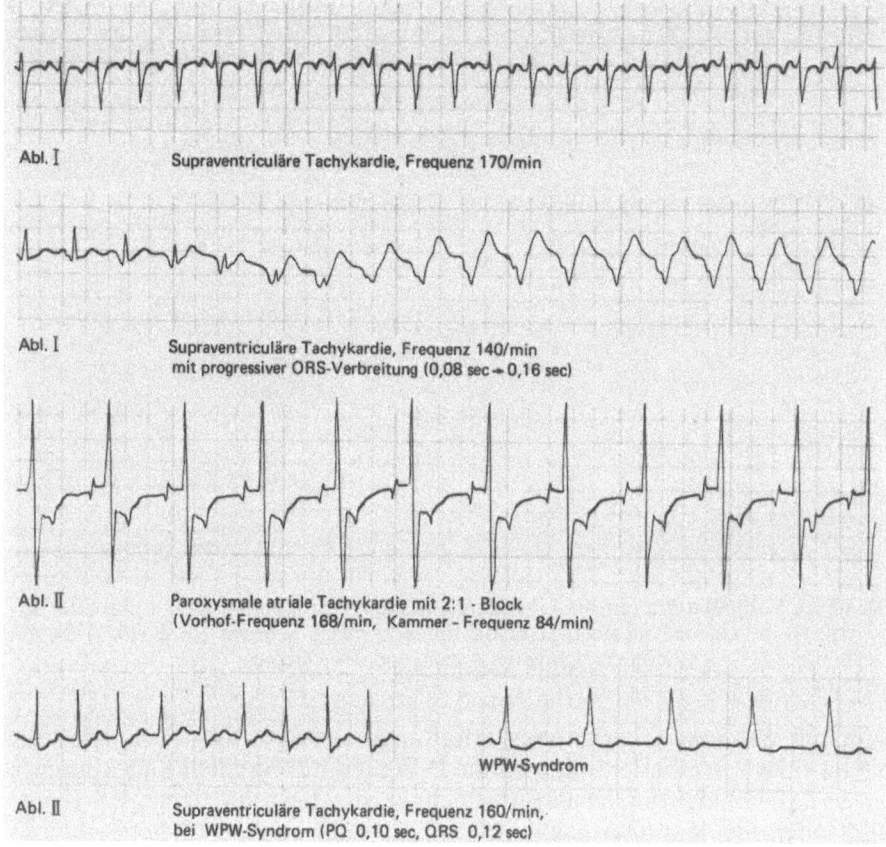

Abb. III-42. Supraventrikuläre Tachykardien. Nach Avenhaus (1975)[385], mit Genehmigung des Autors und des Verlages

zeptorenagonisten (z.B. Noradrenalin, Phenylephrin) eine reflektorische Frequenzsenkung möglich. Oft sind β-Rezeptorenblocker evtl. in Kombination mit Digitalis wirksam (z.B. 0,5 mg Propranolol und 0,25 mg Digoxin i.v.). Eine Digitalis-bedingte paroxysmale Tachykardie muß zuvor ausgeschlossen werden. Verapamil (5-10 mg i.v.) kann aufgrund seiner leitungshemmenden Wirkung auf den AV-Knoten ebenfalls zur Unterbrechung der Kreiserregung führen. Schließlich kommen als elektrotherapeutische Maßnahmen die Kardioversion oder die intraatriale Hochfrequenzstimulation in Betracht (s. unten).

Vorhofflattern

Elektrokardiographisch bestehen bei Vorhofflattern regelmäßige, jedoch im Vergleich zu normalen P-Wellen deformierte Flatterwellen (Sägezahnmuster) mit einer Frequenz zwischen 250 und 350/min, die in Abhängigkeit vom Grad der AV-Blockierung in einem meist regelmäßigen Verhältnis auf die Kammern übergeleitet werden (Abb. III-43). Eine Arrhythmie tritt nur

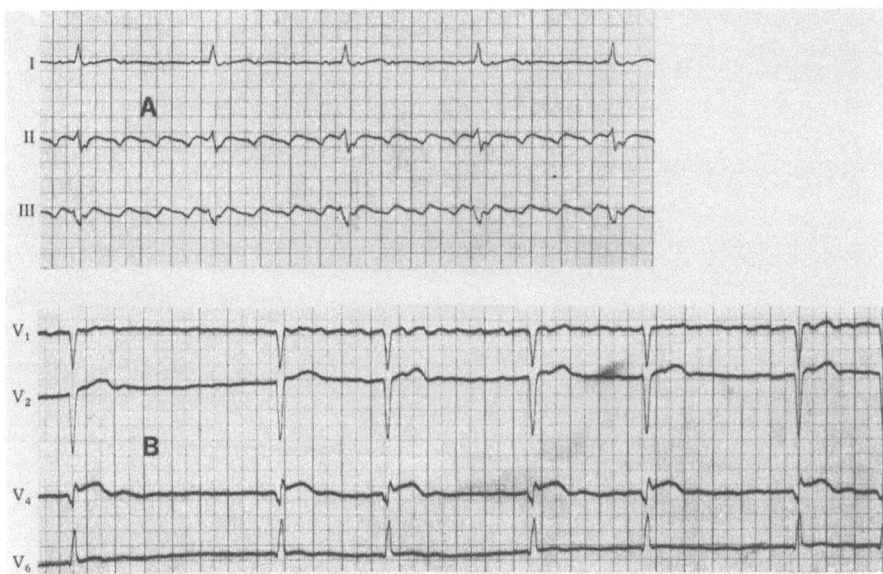

Abb. III-43. Vorhofflattern mit 4:1-Überleitung (A) und Vorhofflimmern mit absoluter Arrhythmie (B) bei einem Patienten mit Myokardinfarkt. Nach Schröder et al. (1971)[392], mit Genehmigung des Autors und des Verlages

dann auf, wenn die Überleitungsverhältnisse wechseln. Bei Vorhofflattern mit 1:1 oder 2:1 Überleitung sind die P-Wellen häufig nicht klar abgrenzbar, so daß Fehldeutungen als Sinustachykardie (bei schmalem QRS-Komplex) oder als Kammertachykardie (bei funktionellem Schenkelblock) möglich sind.

Eine Therapie ist notwendig bei Vorhofflattern mit schneller Überleitung (1:1 oder 2:1). Mit Hilfe von Digitalis, β-Rezeptorenblockern oder Verapamil bzw. einer Kombination dieser Pharmaka sollte eine 3:1 oder 4:1-Blockierung angestrebt werden, gelegentlich gelingt dabei die Überführung in Sinusrhythmus oder Vorhofflimmern. Durch Hochfrequenzstimulation des rechten Vorhofes läßt sich Vorhofflattern ebenfalls in Vorhofflimmern oder Sinusrhythmus umwandeln. Wird eine elektrische Kardioversion in Betracht gezogen, muß bei schon digitalisierten Patienten mit der Gefahr des Auftretens von Kammerflimmern gerechnet werden. Lidocain sollte bei Vorhofflattern nicht angewendet werden, da die Substanz die Leitungsgeschwindigkeit im AV-Knoten beschleunigen und eine 1:1-Überleitung verursachen kann.

Vorhofflimmern

Vorhofflimmern ist bei herzchirurgischen Patienten besonders häufig zu beobachten. Die Flimmerwellen (Frequenz 350-600/min) sind in Ableitung V_1 in der Regel am besten erkennbar (Abb. III-43), gelegentlich ist die Diagnose jedoch nur aufgrund der fehlenden P-Wellen und der absoluten Arrhythmie zu stellen. Die Kammerfrequenz hängt vom Grad der AV-Blok-

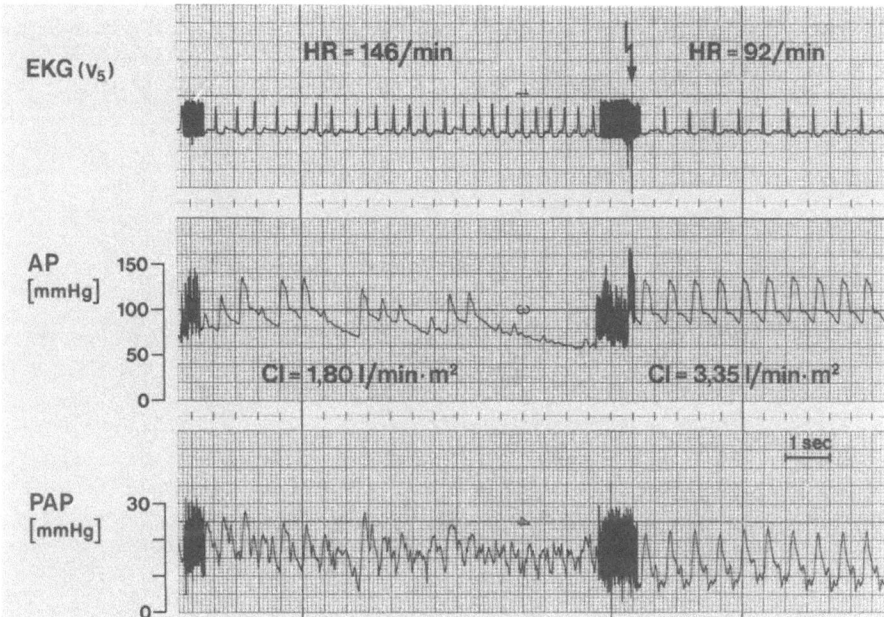

Abb. III-44. Auftreten von tachykardem Vorhofflimmern mit Pulsdefizit und low cardiac output während der Präparation des rechten Vorhofes bei einem koronarchirurgischen Patienten. Nach Kardioversion mit 12,5 J (Pfeil) bestand wieder ein normaler Sinusrhythmus, arterieller Druck und Herzindex stiegen deutlich an

kierung ab. Hohe Kammerfrequenzen gehen häufig mit einem Pulsdefizit einher. Eine regelmäßige Kammertätigkeit bei Vorhofflimmern ist nur dann möglich, wenn ein totaler AV-Block mit ventrikulärem Ersatzrhythmus besteht. Eine Therapie des Vorhofflimmerns bei herzchirurgischen Patienten ist nicht erforderlich oder nicht erfolgversprechend, wenn die Kammerfrequenz (ohne Pulsdefizit) unter 100/min liegt bzw. wenn diese Störung vor der chirurgischen Behandlung der zugrundeliegenden Erkrankung (z.B. Mitralstenose) schon längere Zeit besteht. Bei chronischem Vorhofflimmern beschränken sich die prä- und intraoperativen Maßnahmen darauf, eine schnelle Überleitung auf die Kammern und ein Pulsdefizit zu verhindern bzw. mit β-Blockern, Verapamil oder Digitalis zu behandeln. Tritt Vorhofflimmern oder Vorhofflattern erstmalig z.B. im Verlauf der Narkoseeinleitung, während der Präparation des rechten Vorhofes bzw. der Kanülierung der Hohlvenen für die extrakorporale Zirkulation auf, ist eine elektrische Kardioversion angezeigt (Abb. III-44).

Kammertachykardie, Kammerflattern, Kammerflimmern
Diese Rhythmusstörungen (Abb. III-45) sind unmittelbar lebensbedrohend und müssen sofort behandelt werden. Kammertachykardien lassen sich häufig durch eine Bolusinjektion von 100 mg Lidocain i.v. in Sinusrhythmus umwandeln, rezidivierend auftretende Kammertachykardien erfor-

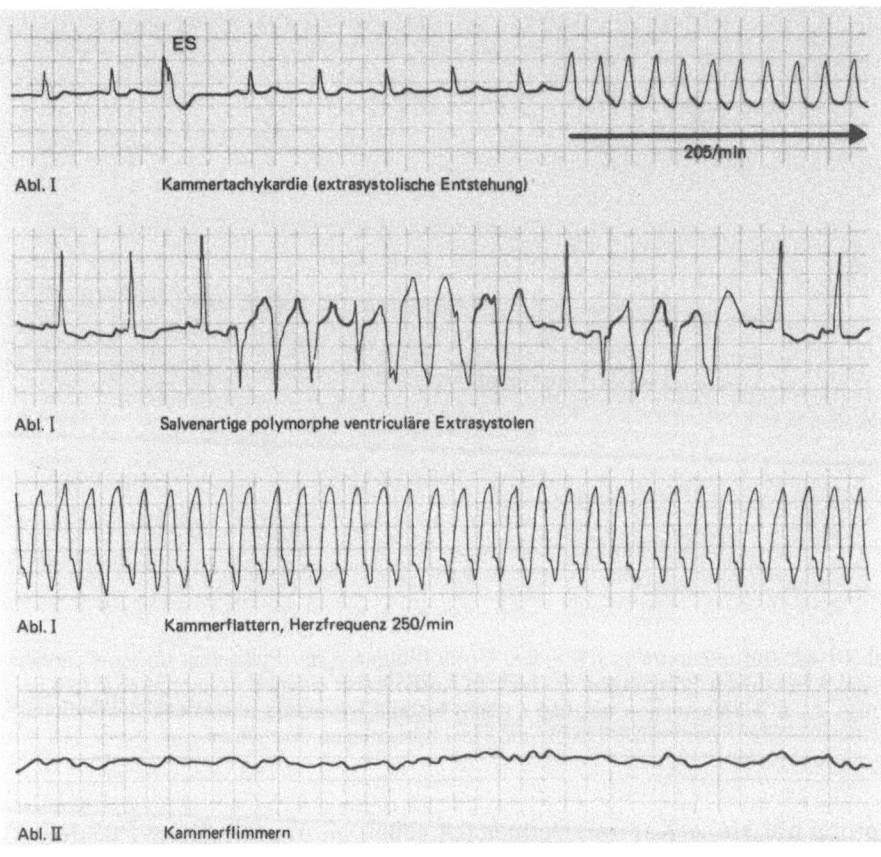

Abb. III-45. Kammertachykardie, Kammerflattern und Kammerflimmern. Nach Avenhaus (1975)[385], mit Genehmigung des Autors und des Verlages

dern eine unmittelbar anschließende Dauerinfusion von Lidocain (1-4 mg/min). Ajmalin, Procainamid oder β-Rezeptorenblocker sind ebenfalls wirksam und eignen sich auch für die Prophylaxe. Wenn die Pharmakotherapie nicht umgehend begonnen werden kann oder nicht sofort zum Ziel führt, ist eine elektrische Kardioversion notwendig. Durch eine programmierte (d.h. zeitlich exakt definierte) intrakavitäre Elektrostimulation ist ebenfalls eine Terminierung ventrikulärer (und supraventrikulärer) Tachykardien zu erreichen. Der Übergang von Kammertachykardie zu Kammerflattern und Kammerflimmern ist häufig fließend. Kammerflattern und Kammerflimmern gehen mit Kreislaufstillstand einher und erfordern die elektrische Defibrillation (100-400 J extern, 5-50 J intern). Für die Therapie und Prophylaxe solcher Rhythmusstörungen ist die Beseitigung auslösender Ursachen wie Hypoxie, Myokardischämie, Hypothermie und Störungen der Elektrolytbalance sowie des Säurebasenstatus von entscheidender Bedeutung. Die Wirksamkeit einer elektrischen Kardioversion bzw. Defibrillation kann au-

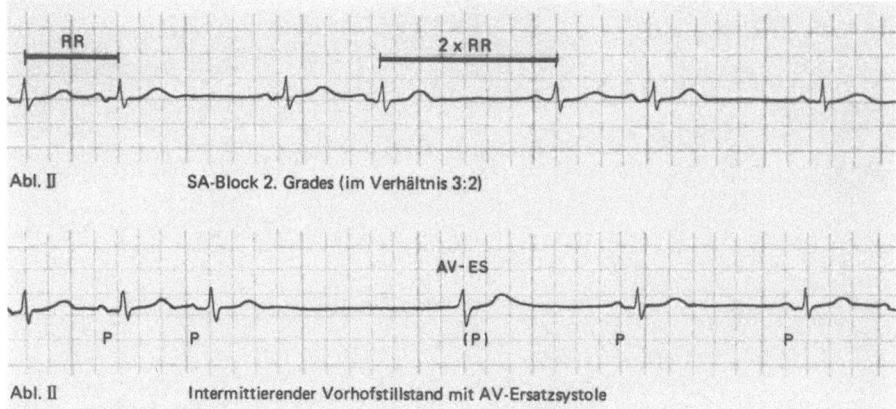

Abb. III-46. Sinuauriculäre Bradykardien. Nach Avenhaus (1975)[385], mit Genehmigung des Autors und des Verlages

ßerdem durch eine vorangehende Applikation von Lidocain oder β-Rezeptorenblockern verbessert werden.

Sinuauriculärer Block

Der SA-Block I. Grades läßt sich im EKG nicht nachweisen, da die Tätigkeit des Sinusknotens elektrokardiographisch nicht zum Ausdruck kommt und ein Intervall zwischen Sinus- und Vorhoferregung folglich nicht meßbar ist.

Bei einem SA-Block II. Grades kommt es entweder zu einer periodisch zunehmenden Vergrößerung des PP-Intervalls aufgrund einer progressiven (hypothetisch bleibenden) SA-Leitungsverzögerung bis hin zur SA-Leitungsunterbrechung im Sinne einer Wenckebach-Periodik (Typ 1) oder zu einer intermittierenden Leitungsunterbrechung zwischen Sinusknoten und Vorhof (Typ 2), wobei zwischen zwei normalen Vorhofkammerkomplexen, deren Abstand einem doppelten oder vielfachen PP-Intervall entsprechen kann, eine oder mehrere Herzaktionen ausbleiben (Abb. III-46).

Der SA-Block III. Grades ist von einem Sinusstillstand nicht zu unterscheiden, es kommt dabei zum Vorhofstillstand und, wenn kein Ersatzrhythmus einspringt, zum Stillstand des ganzen Herzens.

AV-Block

Bei einem AV-Block I. Grades wird die Vorhoferregung verlangsamt, aber regelmäßig auf die Kammer übergeleitet. Im EKG findet sich eine Verlängerung der PQ-Zeit auf mehr als 0,20 sec. (Abb. III-47). Der AV-Block II. Grades ist entweder (Typ 1 Wenckebach) gekennzeichnet durch eine progrediente Ermüdung der AV-Überleitung mit zunehmender Verlängerung der PQ-Distanz, bis die AV-Überleitung ganz ausfällt (Abb. III-47) oder (Typ 2 Mobitz) durch eine intermittierende Leitungsunterbrechung im Verhältnis 2:1, 3:1 oder n:1 (Abb. III-47).

240 Pharmakologie und klinische Anwendung kreislaufwirksamer Medikamente

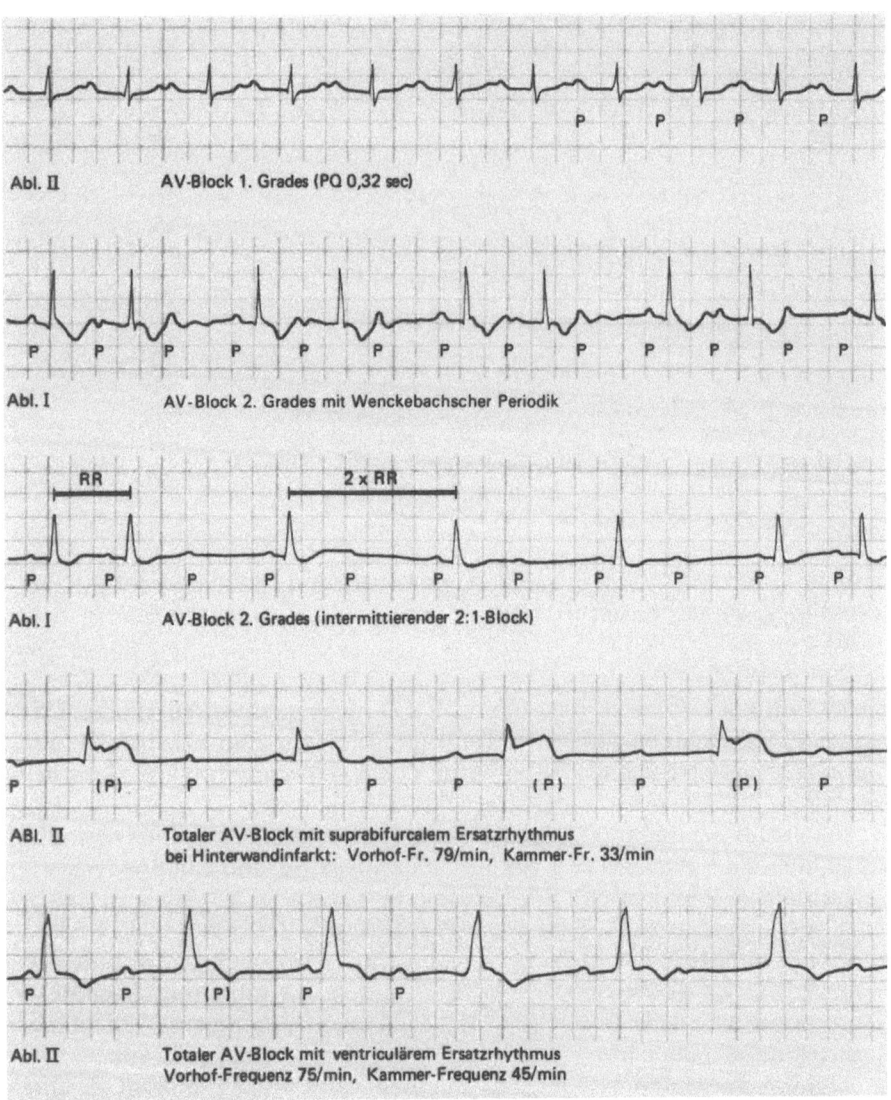

Abb. III-47. AV-Blockierungen. Nach Avenhaus (1975)[385], mit Genehmigung des Autors und des Verlages

Bei AV-Block III. Grades (Abb. III-47) schlagen Vorhöfe und Kammern unabhängig voneinander, die Vorhöfe meistens mit der ihr eigenen normalen Sinusfrequenz (in rund 20% der Fälle besteht jedoch Vorhofflimmern oder Vorhofflattern) und die Kammern nach dem Rhythmus eines sekundären oder tertiären Automatiezentrums (AV-Knoten oder Ventrikel). Je tiefer das Reizbildungszentrum, desto breiter ist der QRS-Komplex (je nach Sitz des Zentrums rechts- oder linksschenkelblockartig deformiert) und desto niedriger die Frequenz. Wenn ein Ersatzrhythmus nicht oder erst

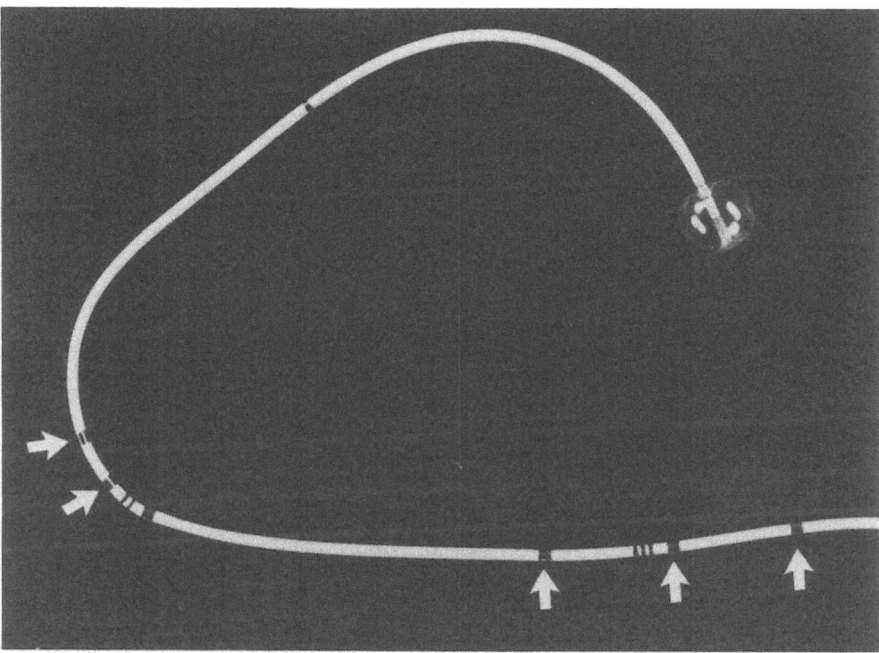

Abb. III-48. Vielzweck-Balloneinschwemmkatheter (7 F Swan-Ganz Katheter, Fa. Edwards) mit zwei distalen (ventrikulären) und 3 proximalen (atrialen) Elektroden zur intrakavitären Schrittmacherstimulation

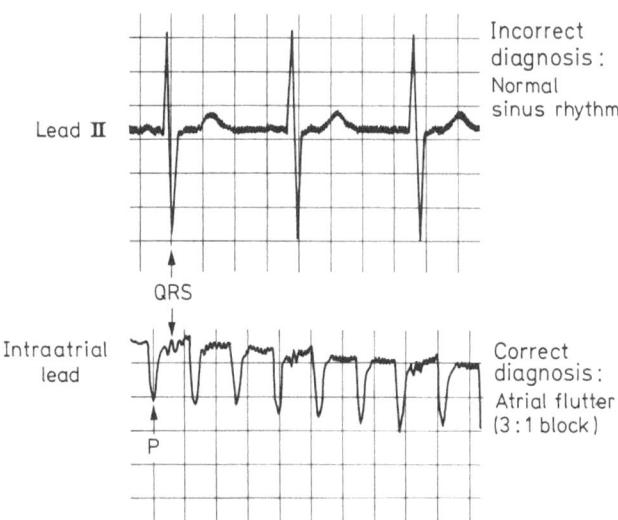

Abb. III-49. Konventionelles und intrakardiales EKG: Nach dem Extremitäten-EKG wurde die Diagnose Sinusrhythmus gestellt. Mit Hilfe der intraatrialen Ableitung ließ sich jedoch Vorhofflattern mit 3:1 Blockierung nachweisen. Nach Kates et al. (1981)[393], mit Genehmigung des Autors und der International Anesthesia Research Society

nach längerer Zeit eintritt, kommt es zur Asystolie der Ventrikel (Morgagni-Adams-Stokes-Syndrom).

Schrittmachertherapie

Die Möglichkeiten der elektrischen Therapie von Herzrhythmusstörungen sind durch neuere technische Entwicklungen erweitert worden. Es stehen Elektroden-Einschwemmkatheter (Abb. III-48) zur Verfügung, die neben der Überwachung des rechts- und linksventrikulären Füllungsdruckes, des Pulmonalarteriendruckes sowie des Herzzeitvolumens eine intrakardiale Schrittmacherstimulation erlauben. Außerdem lassen sich intrakavitäre EKG-Signale ableiten, wodurch die Diagnose komplexer Herzrhythmusstörungen erleichtert wird (Abb. III-49). Bei Patienten mit AV-Block kann anstelle des konventionellen Swan-Ganz-Katheters ein Elektrodenkatheter bereits präoperativ eingeschwemmt und bei Bedarf umgehend mit der Schrittmacherstimulation begonnen werden. Unserer Erfahrung nach ist jedoch der intrakardiale Elektrodenkontakt besonders in der Postbypassphase nicht ausreichend zuverlässig, für eine postoperativ notwendig werdende Schrittmachertherapie sollten deshalb epikardiale Elektroden eingenäht werden.

Eine Schrittmachertherapie bei Bradykardien unterschiedlicher Genese kann durch Vorhofstimulation, Ventrikelstimulation oder sequentielle AV-Stimulation erfolgen.

Die *Vorhofstimulation* setzt eine intakte AV-Überleitung voraus, wobei die für die Optimierung des Herzzeitvolumens günstigste Frequenz erfahrungsgemäß bei 90/min liegt.

Eine *Ventrikelstimulation* ist hämodynamisch ungünstiger (Abb. III-50), da der Verzicht auf eine koordinierte Vorhofkontraktion, die zu etwa 20% zur Ventrikelfüllung beiträgt, mit einem niedrigeren Herzzeitvolumen und arteriellen Druck einhergeht.[394-397]

Die besten Ergebnisse lassen sich mit der *sequentiellen AV-Stimulation* erzielen (Abb. III-51, Abb. III-52).[395,397-399] Die Vorhofkontraktion bleibt erhalten, außerdem kann zur Optimierung der hämodynamischen Situation das AV-Intervall mit Hilfe geeigneter Impulsgeneratoren (Abb. III-53) variiert werden.

Neben Bradykardien lassen sich auch pharmakologisch therapieresistente Arrhythmien durch eine elektrische Stimulation mit Frequenzen, die um mindestens 10/min über der Spontanfrequenz des Herzens liegen müssen, beseitigen („overdrive suppression").[400,401] Die intraatriale *Hochfrequenzstimulation* stellt eine wirksame elektrotherapeutische Maßnahme bei Vorhofflattern, atrialen und junktionalen Tachykardien dar.[402] Mit Hilfe von Impulsgeneratoren, die höhere Stimulationsfrequenzen zulassen als der üblichen Frequenz bei Vorhofflattern (250-350/min) entspricht, kann Vorhofflattern in Vorhofflimmern umgewandelt werden, das dann häufig nach kurzer Zeit in Sinusrhythmus umschlägt. Hierzu sind Stimulationsfrequenzen notwendig, die um 10/min über der Flatterfrequenz liegen und die bis zu 30 sec angewendet werden.

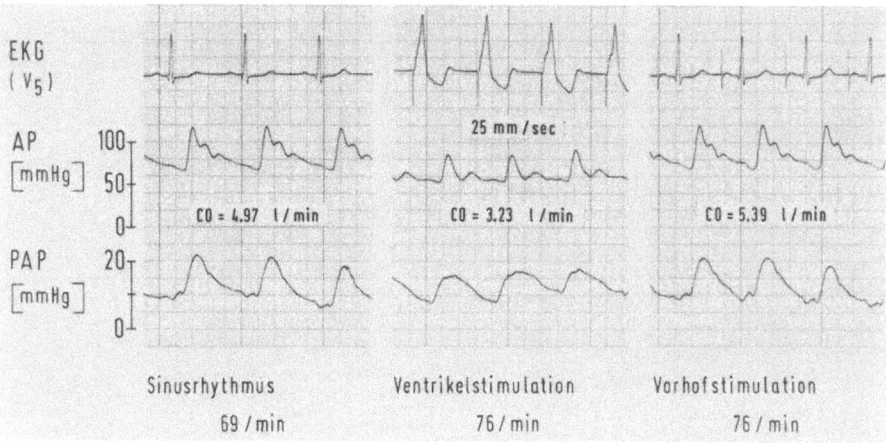

Abb. III-50. Ungünstige hämodynamische Wirkungen einer Ventrikel-Stimulation: Abnahme von arteriellem Druck und Herzzeitvolumen, Entstehung einer Mitralklappen-Regurgitation (v-Welle in der Pulmonalarteriendruckkurve)

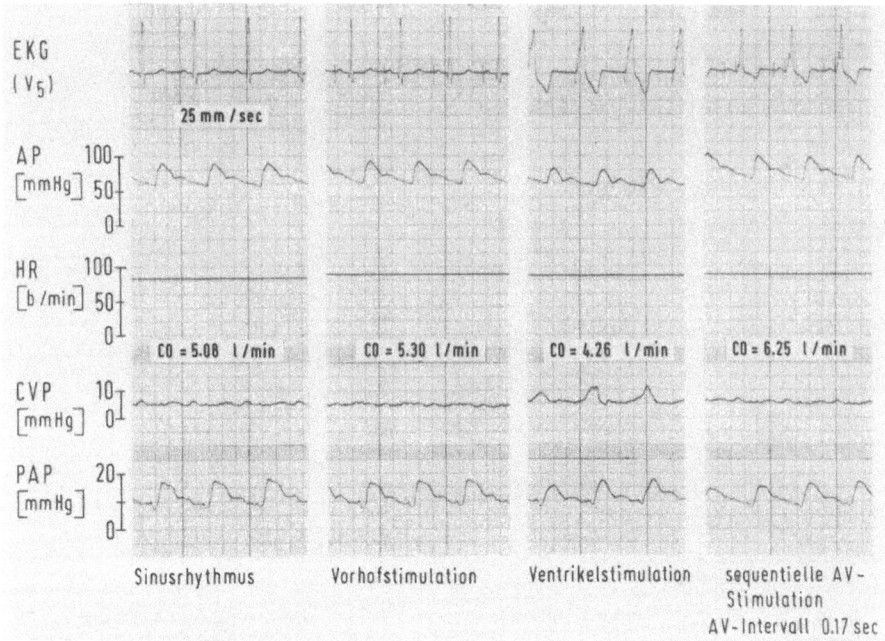

Abb. III-51. Hämodynamische Effekte einer Vorhofstimulation im Vergleich zur Ventrikelstimulation und der bifokalen sequentiellen AV-Stimulation bei einem Patienten mit Sinusrhythmus. Die ventrikuläre Schrittmacherstimulation wirkt sich wegen der unkoordinierten Vorhof-Kammerkontraktionen ungünstig auf den arteriellen Druck und das Herzzeitvolumen aus. In der Venendruckkurve sind prominente a-Wellen sichtbar, die dann entstehen, wenn sich der rechte Vorhof gegen die geschlossene Trikuspidalklappe kontrahiert.

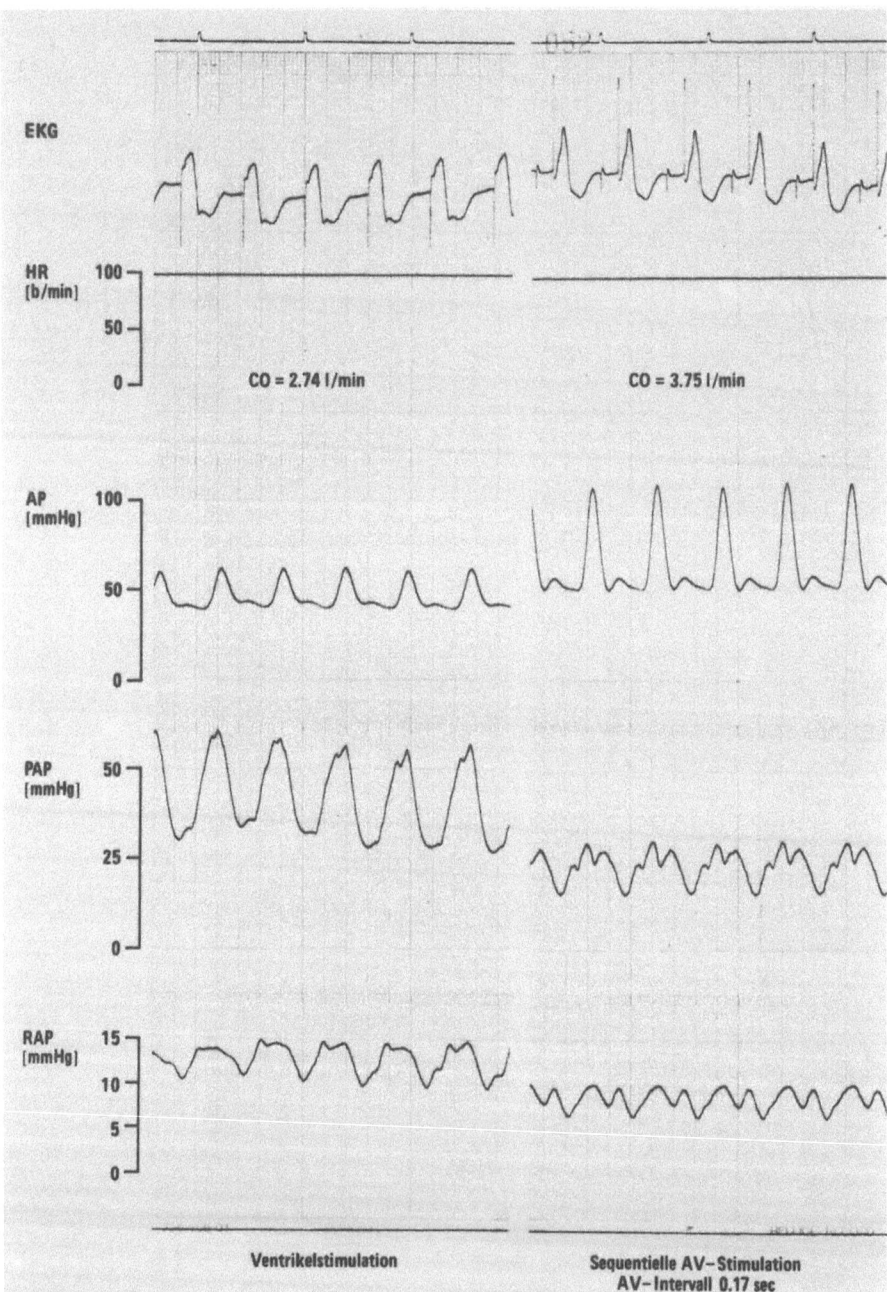

Abb. III-52. Schrittmacherstimulation des rechten Ventrikels bei einem Patienten mit bradykardem Knotenrhythmus im Anschluß an Aortenklappenersatz (linker Teil der Abbildung): Es besteht eine Mitralklappenregurgitation (hohe v-Welle in der Pulmonalisdruckkurve), ein niedriges Herzzeitvolumen und eine Hypotension. Nach Übergang auf sequentielle AV-Stimulation (rechter Teil der Abbildung) Normalisierung der Pulmonalisdruckkurve, Anstieg von Herzzeitvolumen und arteriellem Druck

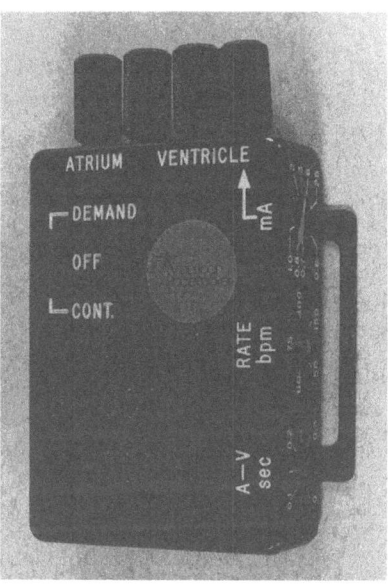

Abb. III-53. Bifokaler Schrittmacher (American Pacemaker) für Vorhofstimulation, Ventrikelstimulation oder sequentielle AV-Stimulation mit variablem AV-Intervall

Eine Terminierung supraventrikulärer und ventrikulärer Tachykardien läßt sich auch durch eine zeitlich exakt definierte Elektrostimulation (*programmierte Stimulation*) erreichen.[390,403] Dabei kann eine vorzeitig induzierte Depolarisation des Myokards dazu führen, daß sich bestimmte Myokardareale gegenüber einer atypischen Erregungswelle, die die tachykarde Rhythmusstörung unterhält, refraktär verhalten.

Literatur

1. Goldberg, L.I.: Cardiovascular and renal actions of dopamine: Potential clinical applications. Pharmacol. Rev. 24:1 (1972)
2. McNay, J.L., Goldberg, L.I.: Comparison of the effects of dopamine, isoproterenol, norepinephrine and bradykinin on canine renal and femoral blood flow. J. Pharmacol. Exp. Therap. 151:23 (1966)
3. Goldberg, L.I.: Recent advances in the pharmacology of catecholamines. Intens. Care Med. 3:233 (1977)
4. McDonald, R.H., Goldberg, L.I., McNay, J.L., et al.: Augmentation of sodium excretion and blood flow by dopamine in man. Clin. Res. 11:248 (1963)
5. McDonald, R.H., Goldberg, L.I., McNay, J.L., et al.: Effects of dopamine in man: Augmentation of sodium excretion, glomerular filtration rate, and renal plasma flow. J. Clin. Invest. 43:1116 (1964)
6. Eble, J.N.: A proposed mechanism for the depressor effect of dopamine in the anesthetized dog. J. Pharmacol. Exp. Ther. 145:64 (1964)
7. v.Essen, C.: Effects of dopamine, noradrenaline and 5-hydroxy-tryptamine on the cerebral blood flow in the dog. J. Pharm. Pharmacol. 24:668 (1972)

8. Schuelke, D.M., Mark, A.L., Schmid, P.G., et al.: Coronary vasodilatation produced by dopamine after adrenergic blockade. J. Pharmacol. Exp. Ther. 176:320 (1971)
9. Yeh, B.K., McNay, J.L., Goldberg, L.I.: Attenuation of dopamine renal and mesenteric vasodilation by haloperidol: Evidence for a specific receptor. J. Pharmacol. Exp. Ther. 168:303 (1969)
10. Goldberg, L.I., Yeh, B.K.: Attenuation of dopamine-induced renal vasodilation in the dog by phenothiazines. Eur. J. Pharmacol. 15:36 (1971)
11. Goldberg, L.I.: Dopamine-clinical uses of an endogenous catecholamine. N. Engl. J. Med. 291:707 (1974)
12. Brooks, H.L., Stein, P.D., Matson, J.L., et al.: Dopamine-induced alterations in coronary hemodynamics in dogs. Circ. Res. 24:699 (1969)
13. Cobb, F.R., McHale, P.A., Bache, R.J., et al.: Coronary and systemic hemodynamic effects of dopamine in the awake dog. Am. J. Physiol. 222:1355 (1972)
14. Crexells, C., Bourassa, M.G., Biron, P.: Effects of dopamine on myocardial metabolism in patients with ischemic heart disease. Cardiovasc. Res. 7:438 (1973)
15. Mueller, H.S., Evans, R., Ayres, S.M.: Effects of dopamine on hemodynamics and myocardial metabolism in shock following acute myocardial infarction. Circulation 57:361 (1978)
16. Nayler, W.G., McInnes, I., Stone, J., et al.: Effect of dopamine on coronary vascular resistance and myocardial function. Cardiovasc. Res. 5:161 (1971)
17. Vatner, S.F., Millard, R.W., Higgins, C.B.: Coronary and myocardial effects of dopamine in the conscious dog: Parasympatholytic augmentation of pressor and inotropic actions. J. Pharmacol. Exp. Ther. 187:280 (1973)
18. Ramdohr, B., Schüren, K., Biamino, G. et al.: Der Einfluß von Dopamin auf die Hämodynamik und Nierenfunktion bei der schweren Herzinsuffizienz. Klin. Wschr. 51:552 (1973)
19. Schröder, R.: New aspects of the treatment of haemodynamic complications in acute myocardial infarction. Drug Res. 27:722 (1977)
20. Loeb, H.S., Bredakis, J., Gunnar, R.M.: Superiority of dobutamine over dopamine for augmentation of cardiac output in patients with chronic low output cardiac failure. Circulation 55:375 (1977)
21. Leier, C., Heban, P., Huss, P., et al.: Comparative systemic and regional hemodynamic effects of dopamine and dobutamine in patients with cardiomyopathic heart failure. Circulation 58:466 (1978)
22. Hess, W., Klein, W., Müller-Busch, C., et al.: Haemodynamic effects of dopamine and dopamine combined with nitroglycerin in patients subjected to coronary bypass surgery. Br. J. Anaesth. 51:1063 (1979)
23. Cyran, J., Kühnl, C., Zähringer, J., et al.: Die Änderung der Hämodynamik des Herzens unter dem kombinierten Einfluß von Nitroglycerin und Dopamin bei hochgradiger Linksherzinsuffizienz. Z. Kardiol. 67:759 (1978)
24. Ramdohr, B., Schröder, R.: Hemmung der Dopamin-induzierten arteriellen Hypoxämie durch Haloperidol. Klin. Wschr. 51:571 (1973)
25. Huckauf, H., Ramdohr, B., Schröder, R.: Dopamininduzierte arterielle Hypoxie. In: R. Schröder (Hrsg.): Dopamin, S. 129. Schattauer, Stuttgart-New York 1975
26. Tuttle, R.R., Mills, J.: Dobutamine: Development of a new catecholamine to selectively increase cardiac contractility. Circ. Res. 36:185 (1975)
27. Sakamoto, R., Yamada, T.: Hemodynamic effects of dobutamine in patients following open heart surgery. Circulation 55:525 (1977)
28. Robie, N.W., Nutter, D.O., Moody, C.I., et al.: In vivo analysis on adrenergic receptor activity of dobutamine. Circ. Res. 34:663 (1974)
29. Goldberg, L.I., Hsieh, Y.-Y., Resnekov, L.: Newer catecholamines for treatment of heart failure and shock: An update on dopamine and a first look at dobutamine. Progr. Cardiovasc. Dis. 19:327 (1977)
30. Sonnenblick, E.H., Frishman, W.H., LeJtmel, T.H.: Dobutamine: A new synthetic cardioactive sympathetic amine. N. Engl. J. Med. 300:17 (1979)
31. Wirtzfeld, A., Klein, G., Delius, W. et al.: Dopamin und Dobutamin in der Behandlung der schweren Herzinsuffizienz. Dtsch. Med. Wschr. 103:1915 (1978)

32. Vatner, S.F., McRitchie, R.J., Braunwald, E.: Effects of dobutamine on left ventricular performance, coronary dynamics, and distribution of cardiac output in conscious dogs. J. Clin. Invest. 53:1265 (1974)
33. Robie, N.W., Goldberg, L.I.: Comparative systemic and regional hemodynamic effects of dopamine and dobutamine. Am. Heart J. 90:340 (1975)
34. Vasu, M.A., O'Keefe, D.D., Kapellakis, G.Z., et al.: Myocardial oxygen consumption and hemodynamic effects of dobutamine, epinephrine and isoproterenol. Fed. Proc. 34:435 (1975)
35. Hess, W., Brückner, J. B., Schmidt, D., et al.: A comparison of cardiovascular effects of dobutamine and dopamine. Z Kardiol. 66:537 (1977)
36. Vatner, S.F., McRitchie, R.J., Maroko, P.R., et al.: Effects of catecholamines, exercise, and nitroglycerin on the normal and ischemic myocardium in conscious dogs. J. Clin. Invest. 54 : 563 (1974)
37. Willerson, J.T., Hutton, I., Watson, J.T., et al.: Influence of dobutamine on regional myocardial blood flow and ventricular performance during acute and chronic myocardial ischemia in dogs. Circulation 53 : 828 (1976)
38. Tuttle, R.R., Pollack, G.D., Todd, G., et al.: The effect of dobutamine on cardiac oxygen balance, regional blood flow, and infarction severity after coronary artery narrowing in dogs. Circ. Res. 41 : 357 (1977)
39. Gillespie, T.A., Ambos, H.D., Sobel, B.E., et al.: Effects of dobutamine in patients with acute myocardial infarction. Am. J. Cardiol. 39 : 588 (1977)
39a. Sethna, D.H., Gray, R.J., Moffitt, E.A., et al.: Dobutamine and cardiac oxygen balance in patients following myocardial revascularization. Anesth. Analg. 61 : 917 (1982)
40. Loeb, H.S., Kahn, M., Klodnycky, M.L., et. al.: Hemodynamic effects of dobutamine in man. Circ. Shock 2 : 29 (1975)
41. Beregovich, J., Bianchi, C., D'Angelo, R., et al.: Haemodynamic effects of a new inotropic agent (dobutamine) in chronic cardiac failure. Br. Heart J. 37 : 629 (1975)
42. Akhtar, N., Mikulic, E., Cohn, J.N., et al.: Hemodynamic effect of dobutamine in patients with severe heart failure. Am. J. Cardiol. 36 : 202 (1975)
43. Delius, W., Wirtzfeld, A., Sebening, H., et al.: Hämodynamische Wirkung von Dobutamin bei Patienten mit Herzinsuffizienz. Dtsch. Med. Wschr. 101 : 1747 (1976)
44. Leier, C.V., Webel, J., Bush, C.A.: The cardiovascular effects of the continuous infusion of dobutamine in patients with severe cardiac failure. Circulation 56 : 468 (1977)
45. Tinker, J.H., Tarhan, S., White, R.D., et al.: Dobutamine for inotropic support during emergence from cardiopulmonary bypass. Anesthesiology 44 : 281 (1976)
46. Steen, P.A., Tinker, J.H., Pluth, J.R., et al.: Efficacy of dopamine, dobutamine, and epinephrine during emergence from cardiopulmonary bypass in man. Circulation 57 : 378 (1978)
47. Schneider, R.C., Sheets, W.C., Triantafillou, A., et al.: Hemodynamic effects of dobutamine in cardiac surgical patients. Anesthesiology 51 : S110 (1979)
48. Piepenbrock, S., Hempelmann, G., Reichelt, W., et al.: Hämodynamische und selektive vaskuläre Effekte von Dobutamin während und nach herzchirurgischen Eingriffen. Anaesthesist 28:307 (1979)
49. Hess, W., Brückner, J.B., v. Faber du Faur, J., et al.: Hämodynamische Wirkungen von Dobutamin und Dopamin bei Patienten mit koronarer Herzkrankheit. Anaesthesist 28:316 (1979)
50. Jarman, R.H., Brooks, J.L., Kaplan, J.A., et al.: Dobutamine responses in patients taking propranolol. Anesthesiology 51:S111 (1979)
51. Rao, T.L., El-Etr, A.A., Balasaraswathi, K., et al.: Dobutamine: Hemodynamic effects in patients treated with and without propranolol. Anesthesiology 51:S154 (1979)
52. Powell, W.J., Skinner, N.S.: Effect of the catecholamines on ionic balance and vascular resistance in skeletal muscle. Am. J. Cardiol. 18:73 (1966)
53. Coffin, L.H., Ankeney, J.L., Beheler, E.M.: Experimental study and clinical use of epinephrine for treatment of low cardiac output syndrome. Circulation 33 (Suppl.I): I-78 (1966)
54. Innes, I.R., Nickerson, M.: Norepinephrine, epinephrine, and the sympathomimetic amines. In: L.S. Goodman, A. Gilman (eds.): The pharmacological basis of therapeutics, 5th edition, p. 477. Macmillan, New York 1975

55. Hess, W.: Kreislaufwirkungen von Katecholaminen und Vasodilatatoren bei koronarchirurgischen Patienten. Habilitationsschrift, Berlin 1980
56. Zaimis, E.: Vasopressor drugs and catecholamines. Anesthesiology 29:732 (1968)
57. Kones, R.J.: The catecholamines: Reappraisal of their use for acute myocardial infarction and low cardiac output syndromes. Crit. Care Med. 1:203 (1973)
58. Dixon, D.W., Loeb, H.S., Gunnar, R.M.: Use of catecholamines in acute myocardial infarction. Herz 4:385 (1979)
59. Lesch, M.: Inotropic agents and infarct size. Theoretical and practical considerations. Am. J. Cardiol. 37:508 (1976)
60. Shubin, H., Weil, M.H.: The hemodynamic effects of vasopressor agents in shock due to myocardial infarction. Am. J. Cardiol. 15:147 (1965)
61. Gunnar, R.M., Loeb, H.S., Pietras, R.J., et al.: The hemodynamic effects of myocardial infarction and results of therapy. Med. Clin. North. Am. 54:235 (1970)
62. Smith, E.R., Redwood, D.R., McCarron, W.E., et al.: Coronary artery occlusion in the conscious dog. Effects of alterations in arterial pressure produced by nitroglycerin, hemorrhage, and alpha-adrenergic agonists on the degree of myocardial ischemia. Circulation 47:51 (1973)
63. Hirshfeld, J.W., Borer, J.S., Goldstein, R.E., et al.: Reduction in severity and extent of myocardial infarction when nitroglycerin and methoxamine are administered during coronary occlusion. Circulation 49:291 (1974)
64. Myers, R.W., Scherer, J.L., Goldstein, R.A., et al.: Effects of nitroglycerin and nitroglycerin-methoxamine during acute myocardial ischemia in dogs with pre-existing multivessel coronary occlusive disease. Circulation 51:632 (1975)
65. Borer, J.S., Redwood, D.R., Levitt, B., et al.: Reduction in myocardial ischemia with nitroglycerin plus phenylephrine administered during acute myocardial infarction. N. Engl. J. Med. 293:1008 (1975)
66. Epstein, S.E., Borer, J.S., Kent, K.M., et al.: Protection of ischemic myocardium by nitroglycerin: Experimental and clinical results. Circulation 53 (Suppl. I): I-191 (1976)
67. Capurro, N.L., Kent, K.M., Smith, H.J., et al.: Acute coronary occlusion: Prolonged increase in collateral flow following brief administration of nitroglycerin and methoxamine. Am. J. Cardiol. 39:679 (1977)
68. Miller, R.R., Awan, N.A., DeMaria, A.N., et al.: Importance of maintaining systemic blood pressure during nitroglycerin administration for reducing ischemic injury in patients with coronary disease. Am. J. Cardiol. 40:504 (1977)
69. Chiariello, M., Lair, G.T., Ribeiro, L.G., et al.: "Reverse coronary steal" induced by coronary vasoconstriction following coronary artery occlusion in dogs. Circulation 56:809 (1977)
70. Jesmok, G.J., Gross, G.J., Hardman, H.F.: Effect of propranolol and nitroglycerin plus methoxamine on transmural creatine kinase activity after acute coronary occlusion. Am. J. Cardiol. 42:769 (1978)
71. Stockman, M.B., Verrier, R.L., Lown, B.: Effect of nitroglycerin on vulnerability to ventricular fibrillation during myocardial ischemia and reperfusion. Am. J. Cardiol. 43:233 (1979)
72. Allwood, M.J., Cobbold, A.F., Ginzburg, J.: Peripheral vascular effects of noradrenaline, isopropylnoradrenaline, and dopamine. Br. Med. Bull 19:132 (1963)
73. Dedichen, H., Schenk, W.G.: Hemodynamic effects of isoproterenol infusion. Arch. Surg. 97:934 (1968)
74. Lucchesi, B.R.: Inotropic agents and drugs used to support the failing heart. In: M. Antonaccio (ed.): Cardiovascular pharmacology, p. 337. Raven Press, New York 1977
75. Lee, T.D., Roveti, G.C., Ross, R.S.: The hemodynamic effects of isoproterenol on pulmonary hypertension in man. Am. J. Cardiol. 65:361 (1963)
76. Alexander, R.S.: Contractile mechanics of venous smooth muscle. Am. J. Cardiol. 212:852 (1967)
77. Daoud, F.S., Reeves, J.T., Kelly, D.B.: Isoproterenol as a potential pulmonary vasodilator in primary pulmonary hypertension. Am. J. Cardiol. 42:817 (1978)
78. Elliot, W.C., Gorlin, R.: Isoproterenol in treatment of heart disease: Hemodynamic effects in circulatory failure. JAMA 197:93 (1966)

79. Loeb, H.S., Gunnar, R.M., Rahimtoola, S.H.: Pharmacologic agents in support of the circulation. In: R.M.Gunnar, H.S. Loeb, S.H. Rahimtoola (eds.): Shock in myocardial infarction, p. 131. Grune & Stratton, New York-San Francisco-London (1974)
80. Gunnar, R.M., Loeb, H.S.: Drugs in the treatment of shock. In: E. Donoso (ed.): Drugs in cardiology. Stratton Intercontinental Medical Book Corp., New York 1975
81. Shettigar, U.R., Hultgren, H.N., Specter, M., et al.: Primary pulmonary hypertension: Favorable effect of isoproterenol. N. Engl. J. Med. 295:1414 (1976)
82. Gunnar, R.M., Loeb, H.S., Pietras, R.J., et al.: Ineffectiveness of isoproterenol in shock due to acute myocardial infarction. JAMA 202:64 (1967)
83. Holloway, E.L., Stinson, E.B., Derby, G.C., et al.: Action of drugs in patients early after cardiac surgery. I. Comparison of isoproterenol and dopamine. Am. J. Cardiol. 35:656 (1975)
84. Maroko, P.R., Kjekshus, J.K., Sobel, B.E.: Factors influencing infarct size following experimental coronary artery occlusions. Circulation 43:67 (1971)
85. Cohen, M.V., Sonnenblick, E.H., Kirk, E.S.: Coronary steal: Its role in detrimental effect of isoproterenol after acute coronary occlusion in dogs. Am. J. Cardiol. 38:880 (1976)
86. Mueller, H., Ayers, S.M., Gregory, J.J., et al.: Hemodynamics, coronary blood flow, and myocardial metabolism in coronary shock: response to l-norepinephrine and isoproterenol. J. Clin. Invest. 49:1885 (1970)
87. Misra, S.N., Kezdi, P.: Hemodynamic effects of adrenergic stimulating and blocking agents in cardiogenic shock and low output state after myocardial infarction. Am. J. Cardiol. 31:724 (1973)
88. Sharma, G.V., Kumar, R., Molokhia, F., et al.: "Coronary steal": Regional myocardial blood flow studies during isoproterenol infusion in acute and healing myocardial infarction. Clin. Res. 19:339 (1971)
89. Mason, D.T.: The cardiovascular effect of digitalis in normal man. Clin. Pharmacol. Ther. 7:1 (1966)
90. Smith, T.W.: Digitalis glycosides (parts 1 and 2). N. Engl. J. Med. 288:719, 942 (1973)
91. Smith, T.W., Haber, E.: Digitalis (parts 1 to 4). N. Engl. J. Med. 289:945, 1010, 1063, 1125 (1973)
92. Mason, D.T., Amsterdam, E.A.: Digitalis: Cardiovascular pharmacology and clinical application. In: C.P. Bailey (ed.): Advances in the management of clinical heart disease, Vol. 1, p. 365. Futura, New York 1976
93. Schwartz, A.: Is the cell membrane Na^+, K^+-ATPase enzyme system the pharmacological receptor for digitalis? Circ. Res. 39:2 (1976)
94. Hoffmann, B.F., Bigger, J.T.: Digitalis and allied cardiac glycosides. In: A. Goodman Gilman, L.S. Goodman, A. Gilman (eds.): The pharmacological basis of therapeutics, 6th edition, p. 729. Macmillan, New York-Toronto-London 1980
95. Langer, G.A.: The mechanism of action of digitalis. In: E. Braunwald (ed.): The myocardium: Failure and infarction, p. 135. H.P. Publishing Corp., New York 1974
96. Ferlinz, J., Del Vicario, M., Aronow, W.S.: Effects of rapid digitalization on total and regional myocardial performance in patients with coronary artery disease. Am. Heart J. 96:337 (1978)
97. Strickler, J.C., Kessler, R.H.: Direct renal actions of some digitalis steroids. J. Clin. Invest. 40:311 (1961)
98. Covell, J.W., Braunwald, E., Ross, J., et al.: Studies on digitalis. XVI. Effects on myocardial oxygen consumption. J. Clin. Invest. 45:1535 (1966)
99. Sonnenblick, E.H., Ross, J., Braunwald, E.: Oxygen consumption of the heart: Newer concepts of its multifactorial determination. Am. J. Cardiol. 22:328 (1968)
100. Lehmann, H.U., Witt, E., Hochrein, H.: Zunahme von Angina pectoris und ST-Streckensenkung im EKG durch Digitalis. Z. Kardiol. 67:57 (1978)
101. Ferlinz, J., Siegel, J., van Herick, R., et al.: Myocardial metabolism and threshold to angina in coronary artery disease after digitalization. Am. J. Med. 66:288 (1979)
102. Nelson, G.R., Sonnenblick, E.H., Kirk, E.S.: Mechanism of salutary effects of digitalis on myocardial ischemia with failure. Clin. Res. 23:382 (1975)

103. Glancy, D.L., Higgs, L.M., O'Brien, K.P., et al.: Effects of ouabain on the left ventricular response to exercise in patients with angina pectoris. Circulation 43:45 (1971)
104. Schüren, K.P., Kötter, V., Schröder, R.: Digitalis und koronare Herzkrankheit. Z. Kardiol. 69:319 (1980)
105. Forth, W., Henschler, D., Rummel, W.: Allgemeine und spezielle Pharmakologie und Toxikologie. B.I.-Wissenschaftsverlag, Mannheim-Wien-Zürich 1975
106. Peters, U.: Klinische und pharmakologische Grundlagen für eine kontrollierte Digitalistherapie. Z. Kardiol. 69:247 (1980)
107. Marcus, F.I.: Metabolic factors determining digitalis dosage in man. In: B.H. Marks, A.M. Weissler (eds.): Basic and clinical pharmacology of digitalis, p. 243. Charles C. Thomas, Springfield 1972
108. Seller, R.H.: The role of magnesium in digitalis toxicity. Am. Heart J. 82:511 (1971)
109. Nola, G.T., Pope, S., Harrison, D.C.: Assessment of the synergistic relationship between serum calcium and digitalis. Am. Heart J. 79:499 (1970)
110. Doherty, J.E., Perkins, W.H.: Digoxin metabolism in hypo- and hyperthyroidism: Studies with tritiated digoxin in thyroid disease. Ann. Intern. Med. 64:489 (1966)
111. Ewy, G.A., Kapadia, G.G., Yao, L., et al.: Digoxin metabolism in the elderly. Circulation 39:449 (1969)
112. George, C.F.: Interactions with digoxin: More problems. Br. Med. J. 284:291 (1982)
113. Bliss, H.A., Fishman, W.E., Smith, P.M.: Effect of alterations of blood pH on digitalis toxicity. J. Lab. Clin. Med. 62:53 (1963)
114. Harrison, D.C., Robinson, M.D., Kleiger, R.E.: Role of hypoxia in digitalis toxicity. Am. J. Med. Sci. 256:352 (1968)
115. Schüren, K.P., Rietbrock, N.: Klinische Aspekte der Digitalisintoxikation. Internist. Praxis 17:581 (1977)
116. Kleiger, R., Lown, B.: Cardioversion and digitalis. II. Clinical studies. Circulation 33:878 (1966)
117. Juler, G.L., Stemmer, E.A., Connolly, J.E.: Complications of prophylactic digitalization in thoracic surgical patients. J. Thorac. Cardiovasc. Surg. 58:352 (1969)
118. Kassebaum, D.G., Griswold, H.E.: Digitalis in non-failing cardiac diseases. Progr. Cardiovasc. Dis. 12:454 (1970)
119. Selzer, A., Cohn, K.E.: Some thoughts concerning the prophylactic use of digitalis. Am. J. Cardiol. 26:214 (1970)
120. Coltart, D.J., Chamberlain, D.A., Howard, M.R., et al.: Effect of cardiopulmonary bypass on plasma digoxin concentrations. Br. Heart J. 33:334 (1971)
121. Schölmerich, P.: Die Glykosidintoxikation mit besonderer Berücksichtigung der Mineralstoffwechselstörungen. Regensburg. Jb. Ärztl. Fortbild. 12:357 (1965)
122. Fisch, C., Knoebel, S.B., Feigenbaum, H., et al.: Potassium and the monophasic action potential, electrocardiogram, conduction and arrhythmias. Progr. Cardiovasc. Dis. 8:387 (1966)
123. Ringer, S.: A further contribution regarding the influence of different constituents of blood on the contraction of the heart. J. Physiol. 4:29 (1883)
124. Peach, M.J.: Cations: Calcium, magnesium, barium, lithium and amonium. In: L.S. Goodman, A. Gilman (eds.): The pharmacological basis of therapeutics, 5th edition, p. 782. Macmillan, New York-Toronto-London 1975
125. Drop, L.J.: Interdependence between plasma ionized calcium and hemodynamic performance. Thesis, Katholieke Universiteit te Nijmwegen 1974
126. Drop, L.J., Fuchs, C., Stulz, P.M.: Determination of blood ionized calcium in a large segment of the normal adult population. Clin. Chim. Acta 89:503 (1978)
127. Drop, L.J., Laver, M.B.: Low plasma ionized calcium and response to calcium therapy in critically ill man. Anesthesiology 43:300 (1975)
128. Bristow, M.R., Schwartz, H.D., Binetti, G., et al.: Ionized calcium and the heart. Elucidation of in vivo concentration response relationships in the open chest dog. Circ. Res. 41:565 (1977)
129. Madsen, S., Olgaard, K.: Evaluation of a new automatic calcium ion analyzer. Clin. Chem. 23:690 (1977)

130. Pittinger, C., Chang, P.M., Faulkner, W.: Serum ionized calcium: Some factors influencing its level. South Med. J. 64:1211 (1971)
131. Robertson, W.G.: Measurement of ionized calcium in body fluids - a review. Ann. Clin. Biochem. 13:540 (1976)
132. Schaer, H.: Effects of ionized calcium on a correction of acidosis with alkalinizing agents. Br. J. Anaesth. 48:327 (1976)
133. Troughton, O., Singh, S.P.: Heart failure and neonatal hypocalcemia. Br. Med. J. 4:76 (1972)
134. Denlinger, J.K., Nahrwold, M.L., Gibbs, P.S., et al.: Hypocalcemia during rapid blood transfusion in anaesthetized man. Br. J. Anaesth. 48:995 (1976)
135. Stulz, P.M., Scheidegger, D., Drop, L.J., et al.: Ventricular pump performance during hypocalcemia. J. Thorac. Cardiovasc. Surg. 78:185 (1979)
136. Drop, L.J., Scheidegger, D.: Haemodynamic consequences of citrate infusion in the anaesthetized dog: Comparison between two citrate solutions and the influence of beta blockade. Br. J. Anesth. 51:513 (1979)
137. Scheidegger, D., Drop, L.J.: The relationship between duration of Q-T interval and plasma ionized calcium concentration: Experiments with acute, steady-state Ca^{++} changes in the dog. Anesthesiology 51:143 (1979)
138. Denlinger, J.K., Nahrwold, M.L.: Cardiac failure associated with hypocalcemia. Anesth. Analg. 55:34 (1976)
139. Olinger, G.N., Hottenrott, D.G., Muller, D.G., et al.: Acute clinical hypocalcemic myocardial depression during rapid blood transfusion and postoperative hemodialysis. J. Thorac. Cardiovasc. Surg. 72:503 (1976)
140. Denlinger, J.K., Kaplan, J.A., Lecky, J.H., et al.: Cardiovascular responses to calcium administered intravenously to man during halothane anesthesia. Anesthesiology 42:390 (1975)
141. Lappas, D.G., Drop, L.J., Buckley, M.J., et al.: Hemodynamic response to calcium chloride during coronary artery surgery. Surg. Forum 26:234 (1975)
142. Lappas, D.G., Verlee, T., Schneider, R., et al.: Effects of an acute increase in Ca^{++} on pulmonary vasculature. Anesthesiology 51:S172 (1979)
143. Hempelmann, G., Piepenbrock, S., Frerk, C., et al.: Beeinflussung von Herz-Kreislaufparametern durch Calcium-Glukonat und Calcium-Chlorid. Anaesthesist 27:516 (1978)
144. Drop, L.J., Scheidegger, D.: Plasma ionized calcium concentration: Important determinant of the hemodynamic response to calcium infusion. J. Thorac. Cardiovasc. Surg. 79:425 (1980)
145. Nola, G.T., Pope, S., Harrison, D.C.: Assessment of the synergistic relationship between serum calcium and digitalis. Am. Heart J. 79:499 (1970)
146. Farah, A., Tuttle, R.: Studies on the pharmacology of glucagon. J. Pharmacol. Exp. Ther. 129:49 (1960)
147. Parmley, W.W., Glick, G., Sonnenblick, E.H.: Cardiovascular effects of glucagon in man. N. Engl. J. Med. 279:12 (1968)
148. Glick, G., Parmley, W.W., Wechsler, A.S., et al.: Glucagon: Its enhancement of cardiac performance in cat and dog and persistance of its inotropic action despite beta receptor blockade with propranolol. Circ. Res. 22:789 (1968)
149. Smitherman, T.C., Osborn, R.C., Atkins, J.M.: Cardiac dose-response relationship for intravenously infused glucagon in normal intact dogs and men. Am. Heart J. 96:363 (1978)
150. Entman, M.L., Levey, G.S., Epstein, S.E.: Mechanism and action of epinephrine and glucagon on the canine heart: Evidence for increase in sarcotubular calcium stores mediated by 3', 5'-AMP. Circ. Res. 25:429 (1969)
151. Afonso, S., Hansing, C.E., Ansfield, T.J., et al.: Enhancement of cardiovascular effects of glucagon by aminophylline. Cardiovasc. Res. 6:235 (1972)
152. Mayer, S.E., Namm, D.H., Rice, L.: Effect of glucagon on cyclic 3', 5'-AMP, phosphorylase activity, and contractility of heart muscle of the rat. Circ. Res. 26:225 (1970)
153. Prasad, K.: Glucagon-induced changes in the action potential, contraction, and Na^+-K^+-ATPase of cardiac muscle. Cardiovasc. Res. 9:355 (1975)

154. Whitehouse, F.W., James, T.N.: Chronotropic action of glucagon on the sinus node. Proc. Soc. Exp. Biol. 122:823 (1966)
155. Prasad, K., DeSousa, H.H.: Glucagon in the treatment of ouabain-induced cardiac arrhythmias in dogs. Cardiovasc. Res. 6:333 (1972)
156. Steiner, C., Witt, A.L., Damato, A.N.: Effect of glucagon on atrioventricular conduction and ventricular automaticity in dogs. Circ. Res. 24:167 (1969)
157. Lucchesi, B.R., Stutz, D.R., Winfield, R.A.: Glucagon: Its enhancement of atrioventricular nodal pacemaker activity and failure to increase ventricular automaticity in dogs. Circ. Res. 25:183 (1969)
158. Avenhaus, H., Bolte, H.D., Lüderitz, B.: Einfluß von Glucagon auf die Refraktärzeit des menschlichen Herzens. Verh. Dtsch. Ges. Inn. Med. 76:624 (1970)
159. Cohn, K.E., Agmon, J., Gamble, O.W.: The effect of glucagon on arrhythmias due to digitalis toxicity. Am. J. Cardiol. 25:683 (1970)
160. Lüderitz, B., Bolte, H.D., Avenhaus, H.: Einfluß von Glucagon auf das Aktionspotential an Einzelfasern des Papillarmuskels. Verh. Dtsch. Ges. Inn. Med. 76:621 (1970)
161. Murtagh, J.G., Binnion, P.F., Lal, S., et al.: Hemodynamic effects of glucagon. Br. Heart J. 32:307 (1970)
162. Piepenbrock, S., Hempelmann, G., Helms, U., et al.: Therapie mit positiv inotrop wirkenden Substanzen unter besonderer Berücksichtigung von Glucagon und Dopamin. Anästh. Inform. 5:166 (1974)
163. Parmley, W.W., Manchester, J.H., Liedtke, A.J., et al.: Effects of glucagon on myocardial energetics. Circulation 39,40 (Suppl. III): III-159 (1969)
164. Manchester, J.H., Parmley, W.W., Matloff, J.M., et al.: Effects of glucagon on myocardial oxygen consumption and coronary blood flow in man and in dog. Circulation 41:579 (1970)
165. Rowe, G.G.: Systemic and coronary hemodynamic effects of glucagon. Am. J. Cardiol. 25:670 (1970)
166. Tarnow, J., Gethmann, J.W., Patschke, D., et al.: Effects of glucagon on systemic circulation, coronary blood flow and myocardial oxygen consumption in the anesthetized dog. Drug Res. 25:1906 (1975)
167. Greenberg, B.T., Tsakiris, A.G., Moffitt, E.A., et al.: The hemodynamic and metabolic effects of glucagon in patients with chronic valvular disease. Proc. Mayo Clin. 45:132 (1970)
168. Swan, H.J., Forrester, J.S., Danzig, R., et al.: Power failure in acute myocardial infarction. Progr. Cardiovasc. Dis. 13:568 (1970)
169. Ratti, R., Rothlin, M., Senning, Å.: Wirkung von Glucagon auf die Hämodynamik in der Frühphase nach Herzoperationen. Schweiz. Med. Wschr. 100:2171 (1970)
170. Goldschlager, N., Robin, E., Cowan, C.M., et al.: The effect of glucagon on the coronary circulation in man. Circulation 40:829 (1969)
171. Bourassa, M., Eibar, J., Campeau, L.: Effects of glucagon on myocardial metabolism in patients with and without coronary artery disease. Circulation 42:52 (1970)
172. Glick, G.: Glucagon. A perspective. Circulation 45:513 (1972)
173. Hurwitz, R.A.: Effect of glucagon on infants and children with atrioventricular heart block. Br. Heart J. 35:1260 (1973)
174. Farah, A.E., Alousi, A.A.: New cardiotonic agents: A search for a digitalis substitute. Life Sci. 22:1139 (1978)
175. Alousi, A.A., Farah, A.E., Lesher, G.Y., et al.: Cardiotonic activity of amrinone (WIN 40680): 5-amino-3,4'-bipyridin-6(1H)-one. Fed. Proc. 37:914 (1978)
176. deGuzman, N.T., Munoz, O., Palmer, R.F., et al.: A clinical evaluation of amrinone (A) - a new inotropic agent. Circulation 58 (Suppl. II): II-183 (1978)
177. LeJemtel, T.H., Keung, E., Sonnenblick, E.H., et al.: Amrinone: A new non-glycoside, non-adrenergic cardiotonic agent effective in the treatment of intractable myocardial failure in man. Circulation 59:1098 (1979)
178. Benotti, J.R., Grossman, W., Braunwald, E., et al.: Hemodynamic assessment of amrinone. N. Engl. J. Med. 299:1373 (1978)

179. Benotti, J.R., Grossman, W., Braunwald, E., at al.: Effects of amrinone on myocardial energy metabolism and hemodynamics in patients with severe congestive heart failure due to coronary artery disease. Circulation 62:28 (1980)
180. Weiner, N.: Drugs that inhibit adrenergic nerves and block adrenergic receptors. In: A. Goodman Gilman, L.S. Goodman, A. Gilman (eds.): The pharmacological basis of therapeutics, 6th edition, p. 176. Macmillan, New York-Toronto-London 1980
181. Schüren, K.P., Palm, D.: Beta-Rezeptorenblocker. I. Klinisch-pharmakologische Aspekte. Berl. Ärztebl. 7:341 (1981)
182. Vukovich, R.A., Foley, J.E., Brown, B., et al.: Effect of β-blockers on exercise double product (systolic blood pressure x heart rate). Br. J. Clin. Pharmacol. 7 (Suppl. 2): 167S (1979)
183. Taylor, S.H., Silke, B., Lee, P.S.: Intravenous beta-blockade in coronary heart disease. Is cardioselectivity or intrinsic sympathomimetic activity hemodynamically useful? N. Engl. J. Med. 306:631 (1982)
184. Parker, J.O., West, R.O., Digiorgi, S.: Hemodynamic effects of propranolol in coronary heart disease. Am. J. Cardiol. 21:11 (1968)
185. Wolfson, S., Gorlin, R.: Cardiovascular pharmacology of propranolol in man. Circulation 40:501 (1969)
186. Mueller, H.S., Ayres, S.M., Religa, A., et al.: Propranolol in the treatment of acute myocardial infarction. Effect on myocardial oxygenation and hemodynamics. Circulation 49:1078 (1974)
187. Pitt, B., Craven, P.: Effect of propranolol on regional myocardial blood flow in acute ischemia. Cardiovasc. Res. 176 (1970)
188. Marshall, R.J., Parratt, J.R.: Comparative effects of propranolol and practolol in the early stages of experimental canine myocardial infarction. Br. J. Pharmacol. 57:295 (1976)
189. Warltier, D.C., Gross, G.J., Hardman, H.F.: Effect of propranolol on regional myocardial blood flow and oxygen consumption. J. Pharmacol. Exp. Ther. 198:435 (1976)
190. Rasmussen, M.M., Reimer, K.A., Kloner, R.A., et al.: Infarct size reduction by propranolol before and after coronary ligation in dogs. Circulation 56:794 (1977)
191. Buck, J.D., Gross, G.J., Warltier, D.C., et al.: Comparative effects of cardioselective versus noncardioselective beta blockade on subendocardial blood flow and contractile function in ischemic myocardium. Am. J. Cardiol. 44:657 (1979)
192. Buck, J.D., Hardman, H.F., Warltier, D.C., et al.: Changes in ischemic blood flow distribution and dynamic severity of a coronary stenosis induced by beta-blockade in the canine heart. Circulation 64:708 (1981)
193. Lewis, P.J., Haeusler, G.: Reduction in sympathetic nervous activity as a mechanism for hypotensive effect of propranolol. Nature, 256:440 (1975)
194. Frishman, W.H., Weksler, B., Christodoulou, J.P., et al.: Reversal of abnormal platelet aggregability and change in exercise tolerance in patients with angina pectoris following oral propranolol. Circulation 50:887 (1974)
194a. Mehta, J., Mehta, P.: Effects of propranolol therapy on platelet release and prostaglandin generation in patients with coronary artery disease. Circulation 66:1294 (1982)
195. Ponari, O., Civardi, E., Poti, R.: Action of some β-blockers on plasma fibrinolysis in vitro and in vivo in man. Drug Res. 22:629 (1972)
196. Oski, F.A., Miller, L.D., Delivoria-Papadopoulos, M., et al.: Oxygen affinity in red cells: Changes induced in vivo by propranolol. Science 175:1372 (1972)
197. Schrumpf, J.D., Sheps, D.S., Wolfson, S., et al.: Altered hemoglobin-oxygen affinity with long-term propranolol therapy in patients with coronary artery disease. Am. J. Cardiol. 40:76 (1977)
198. Marchetti, G., Merlo, L., Noseda, V.: Myocardial uptake of free fatty acids in coronary blood flow after beta-adrenergic blockade. Am. J. Cardiol. 22:370 (1968)
199. Opie, L.H., Thomas, M.: Beta-blockade and myocardial infarction. Postgrad. Med. J. 52 (Suppl. 4): 124 (1976)
200. Simonsen, S., Kjekshus, J.K.: The effect of free fatty acids on myocardial oxygen consumption during atrial pacing and catecholamine infusion in man. Circulation 58:484 (1978)

201. Tarazi, R.C., Dustan, H.P.: Beta adrenergic blockade in hypertension. Am. J. Cardiol. 29:633 (1972)
202. Dixon, W.R., Mosiman, W.F., Weiner, N.: The role of presynaptic feedback mechanisms in regulation of norepinephrine release by nerve stimulation. J. Pharmacol. Exp. Ther. 209:196 (1979)
203. Bühler, F.R., Laragh, J.H., Baer, L., et al.: Propranolol inhibition of renin secretion. A specific approach to diagnosis and treatment of renin-dependent hypertensive diseases. N. Engl. J. Med. 287:1209 (1972)
204. Bühler, F.R., Burkart, F., Lütold, B., et al.: Antihypertensive betablocking action as related to renin and age: A pharmacologic tool to identify pathogenetic mechanisms in essential hypertension. Am. J. Cardiol. 36:653 (1975)
205. Zacharias, F.J., Cowen, K.J., Priest, J., et al.: Propranolol in hypertension. A study of long-term therapy, 1964 - 1970. Am. Heart J. 83:755 (1972)
206. Stokes, G.S., Weber, M.A., Thornell, I.R.: β-blockers and plasma renin activity in hypertension. Br. Med. J. 1:60 (1974)
207. Helfant, R.H., Herman, M.V., Gorlin, E.: Abnormalities of left ventricular contraction induced by beta adrenergic blockade. Circulation 43:641 (1971)
208. Crawford, M.H., Le Winter, L.M., O'Rourke, J.S., et al.: Combined propranolol and digoxin therapy in angina pectoris. Ann. Int. Med. 83:449 (1975)
209. Robertson, R.M., Wood, A.J., Vaughn, W.K., et al.: Exacerbation of vasotonic angina pectoris by propranolol. Circulation 65:281 (1982)
210. Kaltenbach, M., Schulz, W., Kober, G.: Effects of nifedipine after intravenous and intracoronary administration. Am. J. Cardiol. 44:832 (1979)
211. Bala Subramanian, V., Lahiri, A., Paramasivan, R., et al.: Verapamil in chronic stable angina. Lancet 2:841 (1980)
212. Antman, E., Muller, J., Goldberg, S., et al.: Nifedipine therapy for coronary artery spasm; experience in 127 patients. N. Engl. J. Med. 302:1269 (1980)
213. Hugenholtz, P.G., Michels, H.R., Serruys, P.W., et al.: Nifedipine in the treatment of unstable angina, coronary spasm and myocardial ischemia. Am. J. Cardiol. 47:163 (1981)
214. Gerstenblith, G., Ouyang, P., Achuff, S.C., et al.: Nifedipine in unstable angina. A double-blind, randomized trial. N. Engl. J. Med. 306:885 (1982)
215. Frishman, W.H., Klein, N.A., Strom, J.A., et al.: Superiority of verapamil to propranolol in stable angina pectoris: A double-blind, randomized crossover trial. Circulation 65 (Suppl. I): I-51 (1982)
216. Waxman, H.L, Myerburg, R.J., Appel, R., et al.: Verapamil for control of ventricular rate in paroxysmal supraventricular tachycardia and atrial fibrillation or flutter. Ann. Int. Med. 94:(1981)
217. Singh, B.N., Ellrodt, G., Peter, C.T.: Verapamil: A review of its pharmacological properties and therapeutic use. Drugs 15:169 (1978)
218. Polese, A., Fiorentini, C.C., Olivari, M.T., et al.: Clinical use of a calcium antagonistic agent (nifedipine) in acute pulmonary edema. Am. J. Med. 66:825 (1979)
219. Fioretti, P., Benussi, B., Klugman, S., et al.: Beneficial effects of nifedipine on regurgitation and left ventricular function in aortic insufficiency. Circulation 62 (Suppl. III): III-232 (1980)
220. Rosing, D.R., Kent, K.M., Maron, B.J., et al.: Verapamil therapy: A new approach to the pharmacologic treatment of hypertrophic cardiomyopathy. II. Effects on exercise capacity and symptomatic status. Circulation 60:1208 (1979)
221. Henry, P.D., Shuchleib, R., Davis, J., et al.: Myocardial contracture and accumulation of mitochondrial calcium in ischemic rabbit heart. Am. J. Physiol. 233:H677 (1977)
222. Nayler, W.G., Ferrari, R.J., Williams, A.M.: The protective effect of pretreatment with verapamil, nifedipine and propranolol on mitochondrial function in the ischemic and reperfused myocardium. Am. J. Cardiol. 46:242 (1980)
223. Fleckenstein, A., Kammermeier, H., Döring, H., et al.: Zum Wirkungsmechanismus neuartiger Koronardilatatoren mit gleichzeitig sauerstoffeinsparenden Myokard-Effekten: Prenylamin und Iproveratril. Z. Kreisl.-Forsch. 56:716 (1967)
224. Henry, P.D.: Comparative pharmacology of calcium antagonists: Nifedipine, verapamil and diltiazem. Am. J. Cardiol. 46:1047 (1980)

225. Rousseau, M.F., Veriter, C., Detry, J.R., et al.: Impaired early left ventricular relaxation in coronary artery disease: Effects of intracoronary nifedipine. Circulation 62:764 (1980)
226. Amende, I., Simon, R., Lichtlen, P.R.: Early effects of nifedipine on left ventricular diastolic function in man. Circulation 62 (Suppl. III): III-259 (1980)
227. Serruys, P.W., Brower, R.W., TenKaten, H.J., et al.: Regional wall motion from radiopaque markers after intravenous and intracoronary injections of nifedipine. Circulation 63:584 (1981)
228. Urquart, J., Patterson, R.E., Bacharach, S., et al.: Comparative effects of verapamil, diltiazem and nifedipine on hemodynamics and left ventricular function. Circulation 64 (Suppl. IV): IV-230 (1981)
229. Walsh, R.A., Badke, F.R., O'Rourke, R.A.: Differential effects of systemic and intracoronary calcium channel blocking agents on global and regional left ventricular function in conscious dogs. Am. Heart J. 102:313 (1981)
230. Zsoter, T.T.: Appraisal and reappraisal of cardiac therapy: Calcium antagonists. Am. Heart J. 99:805 (1980)
231. Singh, B., Roche, A.: Effects of intravenous verapamil on hemodynamics in patients with heart disease. Am. Heart J. 94:592 (1977)
232. Lewis, B., Mitha, A., Gotsman, M.: Immediate hemodynamic effects of verapamil in man. Cardiology 60:366 (1976)
233. Ferlinz, J., Easthope, J.L., Aronow, W.S.: Effects of verapamil on myocardial performance in coronary disease. Circulation 59:313 (1979)
234. Ludbrook, P.A., Tiefenbrunn, A.J., Reed, F.R., et al.: Acute hemodynamic responses to sublingual nifedipine: Dependence on left ventricular function. Circulation 65:489 (1982)
235. Maseri, A., Mimmo, R., Chierchia, S., et al.: Coronary spasm as a cause of acute myocardial ischemia in man. Chest 68:625 (1975)
236. Maseri, A., Severi, S., De Nes, M., et al.: Variant angina: One aspect of a continuous spectrum of vasospastic myocardial ischemia: Pathogenetic mechanisms, estimated incidence and clinical and coronary arteriographic findings in 138 patients. Am. J. Cardiol. 42:1019 (1978)
237. Hillis, L.D., Braunwald, E.: Coronary-artery spasm. N. Engl. J. Med. 299:695 (1978)
238. Lichtlen, P.R., Engel, H.J., Wolf, R. et al.: The effect of the calcium-antagonistic drug nifedipine on coronary and left ventricular dynamics in patients with coronary artery disease. In: A. Fleckenstein, H. Roskamm (eds.): Calcium-Antagonismus, p. 270. Springer, Berlin-Heidelberg-New York 1980
239. Malacoff, R.F., Lorell, B.H., Mudge, G.H, et al.: Beneficial effects of nifedipine on regional myocardial blood flow in patients with coronary artery disease. Circulation 65 (Suppl. I): I-32 (1982)
240. Roberts, R., Jaffe, A.S., Henry, P.D., et al.: Nifedipine and acute myocardial infarction. Herz 6:90 (1981)
241. Ross, J.: Afterload mismatch and preload reserve: A conceptual framework for the analysis of ventricular function. Progr. Cardiovasc. Dis. 18:255 (1976)
242. Mason, D.T., Braunwald, E.: The effects of nitroglycerin and amyl nitrite on arteriolar and venous tone in the human forearm. Circulation 38:755 (1965)
243. Pitt, B.: Observations on the effect of myocardial reactive hyperemia, ischemia and nitroglycerin on regional myocardial blood flow. In: M. Kaltenbach, P. Lichtlen, G.C. Friesinger (eds.): Coronary heart disease, p. 8. Thieme, Stuttgart 1973
244. Miller, R.R., Vismara, L.A., Williams, D.O., et al.: Pharmacologic mechanisms for left ventricular unloading in clinical congestive heart failure: Differential effects of nitroprusside, phentolamine and nitroglycerin on cardiac function and peripheral circulation. Circ. Res. 39:127 (1976)
245. Flaherty, J.T., Come, P.C., Baird, M.G., et al.: Effects of intravenous nitroglycerin on left ventricular function and ST segment changes in acute myocardial infarction. Br. Heart J. 38:612 (1976)
246. Kötter, V., v. Leitner, E.R., Wunderlich, J., et al.: Comparison of haemodynamic effects of phentolamine, sodium nitroprusside, and glyceryl trinitrate in acute myocardial infarction. Br. Heart J. 39:1196 (1977)

247. Williams, J.F., Glick, G., Braunwald, E.: Studies on cardiac dimensions in intact unanesthetized man: Effects of nitroglycerin. Circulation 38:767 (1967)
248. Mason, D.T., Zelis, R., Amsterdam, E.A.: Actions of the nitrates on the peripheral circulation and myocardial oxygen consumption: Significance in the relief of angina pectoris. Chest 59:296 (1971)
249. Burggraf, G.W., Parker, J.O.: Left ventricular volume changes after amyl nitrate and nitroglycerin in man as measured by ultrasound. Circulation 49:136 (1974)
250. Greenberg, H., Dwyer, E.M., Jameson, A.G., et al.: Effects of nitroglycerin on the major determinants of myocardial oxygen consumption. Am. J. Cardiol. 36:426 (1975)
251. Strauer, B.E., Scherpe, A.: Ventricular function and coronary hemodynamics after intravenous nitroglycerin in coronary artery disease. Am. Heart J. 95:210 (1978)
252. Williams, D.O., Amsterdam, E.A., Mason, D.T.: Hemodynamic effects of nitroglycerin in acute myocardial infarction. Decrease in ventricular preload at the expense of cardiac output. Circulation 51:421 (1975)
253. Bussmann, W.D., Schöfer, H., Kaltenbach, M.: Wirkung von Nitroglycerin beim akuten Myokardinfarkt. II. Intravenöse Dauerinfusion von Nitroglycerin bei Patienten mit und ohne Linksinsuffizienz und ihre Auswirkungen auf die Infarktgröße. Dtsch. Med. Wschr. 101:642 (1976)
254. Gold, H.K., Leinbach, R.C., Sanders, C.A.: Use of sublingual nitroglycerin in congestive failure following acute myocardial infarction. Circulation 46:839 (1972)
255. Strauer, B.E., Westberg, C., Tauchert, M.: Untersuchungen über inotrope Nitroglycerinwirkungen am isolierten Ventrikelmyokard. Eur. J. Physiol. 324:124 (1971)
256. Winbury, M.M., Howe, B.B., Weiss, H.R.: Effect of nitroglycerin and dipyridamole on epicardial and endocardial oxygen tension - further evidence for redistribution of myocardial flow. J. Pharmacol. Exp. Ther. 176:184 (1971)
257. Horwitz, L.D., Gorlin, R., Taylor, W.J., et al.: Effects of nitroglycerin on regional myocardial blood flow in coronary artery disease. J. Clin. Invest. 50:1578 (1971)
258. Ross, R.S.: Pathophysiology of coronary circulation. Br. Heart J. 33:173 (1971)
259. Kent, K.M., Smith, E.R., Redwood, D.R., et al.: Beneficial electrophysiologic effects of nitroglycerin during acute myocardial infarction. Am. J. Cardiol. 33:513 (1974)
260. Mehta, J., Pepine, C.J.: Effect of sublingual nitroglycerin on regional flow in patients with and without coronary disease. Circulation 58:803 (1978)
261. Winbury, M.M., Howe, B.B., Hefner, M.A.: Effects of nitrates and other coronary dilators on large and small coronary vessels: A hypothesis for the mechanism of action of nitrates. J. Pharmacol. Exp. Ther. 168:70 (1969)
262. Fam, W.M., McGregor, M.: Effect of nitroglycerin and dipyridamole on regional coronary resistance. Circ. Res. 22:649 (1968)
263. Maseri, A., Mimmo, R., Chierchia, S., et al.: Coronary artery spasm as a cause of acute myocardial ischemia in man. Chest 68:625 (1975)
264. Endo, M., Janda, I., Hosoda, S., et al.: Prinzmetal's variant form of angina pectoris: Re-evaluation of mechanisms. Circulation 52:33 (1975)
265. Brown, B.G., Bolson, E., Petersen, R.B., et al.: The mechanisms of nitroglycerin action: Stenosis vasodilation as a major component of the drug response. Circulation 64:1089 (1981)
266. Franciosa, J.A., Guiha, N.H., Limas, C.J., et al.: Improved left ventricular function during nitroprusside infusion in acute myocardial infarction. Lancet I:650 (1972)
267. Chatterjee, K., Parmley, W.W., Swan, H.J., et al.: Beneficial effects of vasodilator agents in severe mitral regurgitation due to dysfunction of subvalvular apparatus. Circulation 48:684 (1973)
268. Chatterjee, K., Parmley, W.W., Ganz, W., et al.: Hemodynamic and metabolic responses to vasodilator therapy in acute myocardial infarction. Circulation 48:1183 (1973)
269. Chatterjee, K., Swan, H.J., Kaushik, V.S., et al.: Effect of vasodilator therapy for severe pump failure in acute myocardial infarction on short-term and late prognosis. Circulation 53:797 (1976)
270. Goodman, D.J., Rossen, R.M., Holloway, E.L., et al.: Effect of nitroprusside on left ventricular dynamics in mitral regurgitation. Circulation 50:1025 (1974)

271. Uebis, R., Bleifeld, W., Mathey, D., et al.: Der Effekt von Natrium-Nitroprussid auf die Haemodynamik des linken Ventrikels beim frischen Infarkt. Z. Kardiol. 63 (Suppl. 1): 26 (1974)
272. Brown, D.R., Starek, P.: Sodium nitroprusside-induced improvement in cardiac function in association with left ventricular dilatation. Anesthesiology 41:521 (1974)
273. Stinson, E.B., Holloway, E.L., Derby, G., et al.: Comparative hemodynamic responses to chlorpromazine, nitroprusside, nitroglycerin and trimetaphan immediately after open-heart operations. Circulation 51/52 (Suppl. I): I-26 (1975)
274. Armstrong, P.W., Walker, D.C., Burton, J.R., et al.: Vasodilator therapy in acute myocardial infarction. A comparison of sodium nitroprusside and nitroglycerin. Circulation 52:1118 (1975)
274a. Benzing, G., Helmworth, J.A., Schrieber, J.T., et al.: Nitroprusside after open heart surgery. Circulation 54:468 (1976)
275. Lappas, D.G., Lowenstein, E., Waller, J., et al.: Hemodynamic effects of nitroprusside infusion during coronary artery operation in man. Circulation 54 (Suppl. III): III-4 (1976)
276. Mikulic, E., Cohn, J.N., Franciosa, J.A.: Comparative hemodynamic effects of inotropic and vasodilator drugs in severe heart failure. Circulation 56:528 (1977)
277. Chatterjee, K., Parmley, W.W.: The role of vasodilator therapy in heart failure. Progr. Cardiovasc. Dis. 19 (301 (1977)
278. Meretoja, O.A., Laaksonen, V.O.: Hemodynamic effects of preload and sodium nitroprusside in patients subjected to coronary bypass surgery. Circulation 58:815 (1978)
279. Cohn, J.N., Franciosa, J.A.: Selection of vasodilator, inotropic or combined therapy for the management of heart failure. Am. J. Med. 65:181 (1978)
280. Mason, D.T.: Afterload reduction and cardiac performance. Physiologic basis of systemic vasodilators as a new approach in treatment of congestive heart failure. Am. J. Med. 65:106 (1978)
281. Stone, J.G., Hoar, P.F., Faltas, A.N., et al.: Comparison of intraoperative nitroprusside unloading in mitral and aortic regurgitation. J. Thorac. Cardiovasc. Surg. 78 : 103 (1979)
282. Yoran, C., Yellin, E.L., Becker, R.M., et al.: Mechanism of reduction of mitral regurgitation with vasodilator therapy. Am. J. Cardiol. 43:773 (1979)
283. Franke, N., van Ackern, K., Peter, K., et al.: Hämodynamische Wirkungen von Natriumnitroprussid und Dopamin nach cardiochirurgischen Eingriffen. Anaesthesist 28:154 (1979)
284. Stone, J.G., Calabro, J.R., DePetrillo, M.A., et al.: Afterload reduction and preload augmentation. Anesthesiology 51:S66 (1979)
285. Miller, R.R., Awan, N.A., Joye, J.A., et al.: Combined dopamine and nitroprusside therapy in congestive heart failure. Circulation 55:881 (1977)
286. Stemple, D.R., Kleiman, J.H., Harrison, D.C.: Combined nitroprusside-dopamine therapy in severe chronic congestive heart failure. Am. J. Cardiol. 42:267 (1978)
287. Chiariello, M., Gold, H.K., Leinbach, R.C., et al.: Comparison between the effects of nitroprusside and nitroglycerin on ischemic injury during acute myocardial infarction. Circulation 54:767 (1976)
288. Gold, H.K., Chiariello, M., Leinbach, R.C., et al.: Deleterious effects of nitroprusside on ischemic injury during acute myocardial infarction. Herz 1:161 (1976)
289. Magnusson, P., Shell, W.E., Forrester, J.S., et al.: Increased creatine phosphokinase release following blood pressure reduction in patients with acute infarction. Circulation 54 (Suppl. II): II-28 (1976)
290. Mann, T., Cohn, P.F., Holman, B.L., et al.: Effect of nitroprusside on regional myocardial blood flow in coronary artery disease: Results in 25 patients and comparison with nitroglycerin. Circulation 57:732 (1978)
291. Kerber, R.E., Abboud, F.M.: Effect of alteration of arterial blood pressure and heart rate on segmental dyskinesis during acute myocardial ischemia and following coronary reperfusion. Circ. Res. 36:145 (1975)
292. daLuz, P.L., Forrester, J.S., Wyatt, H.L., et al.: Hemodynamic and metabolic effects of sodium nitroprusside on the performance and metabolism of regional ischemic myocardium. Circulation 52:400 (1975)

293. Mukherjee, D., Feldman, M.S., Helfant, R.H.: Nitroprusside therapy: Treatment of hypertensive patients with recurrent resting chest pain, ST-segment elevation, and ventricular arrhythmias. JAMA 235:2406 (1976)
294. Armstrong, P.W., Boroomand, K., Parker, J.D.: Nitroprusside in acute myocardial infarction: Correlative effects on hemodynamics and precordial mapping. Circulation 54 (Suppl. II): II-76 (1976)
295. Awan, N.A., Miller, R.R., Vera, Z. et al.: Reduction of ST-segment elevation with infusion of nitroprusside in patients with acute myocardial infarction. Am. J. Cardiol. 38:435 (1976)
296. Miller, R.R., Awan, N.A., Kamiyama, T., et al.: Relations between systemic pressure, coronary blood flow, regional myocardial ischemia and energetics with impedance reduction by nitroprusside in experimental coronary stenosis. Circulation 56 (Suppl. II): II-150 (1977)
297. Yeh, B.K., Gosselin, A.J., Swaye, P.S., et al.: Sodium nitroprusside as a coronary vasodilator in man: Effect of intracoronary sodium nitroprusside on coronary arteries, angina pectoris, and coronary blood flow. Am. Heart J. 93:610 (1977)
298. Capurro, N.L., Kent, K.M., Epstein, S.E.: Comparison of nitroglycerin-, nitroprusside- and phentolamine-induced changes in coronary collateral function in dogs. J. Clin. Invest. 60:295 (1977)
299. Cohn, J.N., Franciosa, J.A.: Vasodilator therapy of cardiac failure. II. N. Engl. J. Med. 297:254 (1977)
300. Parmley, W.W., Chatterjee, K.: Vasodilator therapy. Curr. Probl. Cardiol. 2:8 (1978)
301. Kerber, R.E., Martins, J.B., Marcus, M.K.: Effect of acute ischemia, nitroglycerin and nitroprusside on regional myocardial thickening, stress and perfusion. Circulation 60:121 (1979)
302. Taylor, S.H., Sutherland, G.R., McKenzie, M.B., et al.: The circulatory effects of intravenous phentolamine in man. Circulation 31:741 (1965)
303. Bagwell, E.E., Hilliard, C.C., Daniell, H.B., et al.: Studies on the inotropic mechanism of phentolamine. Am. J. Cardiol. 25:83 (1970)
304. Singh, J.B., Hood, W.B., Abelman, W.H.: Beta adrenergic mediated inotropic and chronotropic actions of phentolamine. Am. J. Cardiol. 26:660 (1970)
305. Hoffman, B.B., Lefkowitz, R.J.: Alpha-adrenergic receptor subtypes. N. Engl. J. Med. 302:1390 (1980)
306. Kelly, D.T., Delgado, C.E., Taylor, D.R.: Use of phentolamine in acute myocardial infarction associated with hypertension and left ventricular failure. Circulation 47:729 (1973)
307. Walinsky, P., Chatterjee, K., Forrester, J., et al.: Enhanced left ventricular performance with phentolamine in acute myocardial infarction. Am. J. Cardiol. 33:37 (1974)
308. Perret, C., Gardaz, J.P., Reynaert, M., et al.: Phentolamine for vasodilator therapy in left ventricular failure complicating acute myocardial infarction. Br. Heart J. 37:640 (1975)
309. Henning, R.J., Shubin, H., Weil, M.H.: Afterload reduction with phentolamine in patients with acute pulmonary edema. Am. J. Med. 63:568 (1977)
310. Gould, L., Zahir, M., Ettinger, S.: Phentolamine and cardiovascular performance. Br. Heart J. 31 154 (1969)
311. Bhatia, S.K., Frohlich, E.D.: Hemodynamic comparison of agents useful in hypertensive emergencies. Am. Heart J. 85:367 (1973)
312. Mroczek, W.J., Lee, W.R., Davidov, M.E., et al.: Vasodilator administration in the presence of beta-adrenergic blockade. Circulation 53:985 (1976)
313. Hess, W., Tarnow, J., Patschke, D., et al.: Haemodynamik und Sauerstoffversorgung des Herzens bei kontrollierter Hypotension mit Natriumnitroprussid und Trimetaphan. Anaesthesist 25:27 (1976)
314. Greenberg, B.H., DeMots, H., Murphy, E., et al.: Arterial dilators in mitral regurgitation: Effects on rest and exercise hemodynamics and long-term clinical follow-up. Circulation 65:181 (1982)
315. Lowenstein, J., Steele, J.: Prazosin. Am. Heart J. 95:262 (1978)
316. Cope, D.H., Crawford, M.C.: Labetalol in controlled hypotension. Br. J. Anaesth. 51:359 (1979)

317. McDonald, H.R., Baird, D.P., Stead, B.R., et al.: Clinical and circulatory effects of neurolept-analgesia with dehydrobenzperidol and phenoperidine. Br. Heart J. 28:654 (1966)
318. Nechwatal, W., König, E., Greding, H., et al.: Die Wirkung von Furosemid auf Hämodynamik, Belastungs-EKG und Belastungstoleranz von Patienten mit Angina pectoris. Z. Kardiol. 67:116 (1978)
319. deBros, F., Daggett, W.M., Laver, M.B.: Effects of aminophylline on pulmonary vascular resistance. Anesthesiology 51:S128 (1979)
320. Curtiss, C., Vrobel, T., Franciosa, J.A., et al.: Hemodynamic effects of converting enzyme inhibitor in congestive heart failure. Am. J. Cardiol. 41:419 (1978)
321. Roberts, A.J., Niarchos, A.P., Subramanian, V.A., et al.: Hypertension following coronary artery bypass graft surgery. Comparison of hemodynamic responses to nitroprusside, phentolamine, and converting enzyme inhibitor. Circulation 58 (Suppl. I): I-43 (1978)
322. Davis, R., Ribner, H.S., Keung, E., et al.: Treatment of chronic congestive heart failure with captopril, an oral inhibitor of angiotensin-converting enzyme. N. Engl. J. Med. 301:117 (1979)
323. Dzau, V.J., Colucci, W.S., Williams, G.H., et al.: Sustained effectiveness of converting-enzyme inhibition in patients with severe congestive heart failure. N. Engl. J. Med. 302:1373 (1980)
324. Faxon, D.P., Craeger, M.A., Halperin, J.L., et al.: Central and peripheral hemodynamic effects of angiotensin inhibition in patients with refractory congestive heart failure. Circulation 61:925 (1980)
325. Ader, R., Chatterjee, K., Ports, T., et al.: Immediate and sustained hemodynamic and clinical improvement in chronic heart failure by an oral angiotensin-converting enzyme inhibitor. Circulation 61:931 (1980)
326. Zelis, R., Longhurst, J., Capone, R.J., et al.: Peripheral circulatory control mechanism in congestive heart failure. In: D.T. Mason (ed.): Congestive heart failure: Mechanisms, evaluation and treatment, p. 129. Yorke Medical Books, New York 1976
327. Lappas, D.G., Fahmy, N.R., Ohtaka, M., et al.: Interaction of renin-angiotensin-catecholamines in cardiac surgical patients. Anesthesiology 51:S98 (1979)
328. Tinker, J.H., Michenfelder, J.D.: Sodium nitroprusside: Pharmacology, toxicology and therapeutics. Anesthesiology 45:340 (1976)
329. Vesey, C.J., Cole, V., Simpson, P.J.: Cyanide and thiocynate concentrations following sodium nitroprusside infusion in man. Br. J. Anaesth. 48:651 (1976)
330. Geller, E.A., Moore, R.A., Forsythe, M., et al.: Cyanide release by nitroprusside during hypothermic CPB. Anesthesiology 55:A20 (1981)
331. Bedford, R.F., Berry, F.A., Longnecker, D.E.: Impact of propranolol on hemodynamic responses and blood cyanide levels during nitroprusside infusion: A prospective study in anesthetized man. Anesth. Analg. 58:466 (1979)
332. Davies, D.W., Kadar, D., Steward, D.J., et al.: A sudden death associated with the use of sodium nitroprusside for induction of hypotension during anaesthesia. Canad. Anaesth. Soc. J. 22:547 (1975)
333. Cottrell, J.E., Casthely, P., Brodie, J.D., et al.: Prevention of nitroprusside-induced cyanide toxicity with hydroxocobalamin. N. Engl. J. Med. 298:809 (1978)
334. Wildsmith, J.A., Drummond, G.B., MacRae, W.R.: Blood-gas changes during induced hypotension with sodium nitroprusside. Br. J. Anaesth. 47:1205 (1975)
335. Seltzer, J.L., Doto, J.D., Jacoby, J.: Decreased arterial oxygenation during sodium nitroprusside administration for intraoperative hypertension. Anesth. Analg. 55:880 (1976)
336. Colley, P.S., Cheney, F.W.: Sodium nitroprusside increases $\dot{Q}_S/\dot{Q}_T$ in dogs with regional atelectasis. Anesthesiology 47:338 (1977)
336a. Anjou-Lindskog, E., Broman, L., Holmgren, A.: Effects of nitroglycerin on central haemodynamics and $\dot{V}_A/\dot{Q}$ distribution early after coronary bypass surgery. Acta Anaesth. Scand. 26:489 (1982)
337. Packer, M., Meller, J., Medina, N., et al.: Rebound hemodynamic events after the abrupt withdrawal of nitroprusside in patients with severe chronic heart failure. N. Engl. J. Med. 301:1193 (1979)

338. Khambatta, H.J., Stone, J.G., Khan, E.: Hypertension during anesthesia on discontinuation of sodium nitroprusside-induced hypotension. Anesthesiology 51:127 (1979)
339. Khambatta, H.J., Stone, J.G., Khan, E.: Propranolol abates nitroprusside-induced renin release. Anesthesiology 51 :S74 (1979)
340. Fibuch, E.E., Cecil, W.T., Reed, W.A.: Methemoglobinemia associated with organic nitrate therapy. Anesth. Analg. 58:521 (1979)
341. Dobbs, W., Povalski, H.J.: Coronary circulation, angina pectoris, and antianginal agents. In: M.J. Antonaccio (ed.): Cardiovascular pharmacology, p. 461. Raven Press, New York 1977
342. Oesterle, S.N., Schroeder, J.S.: Calcium-entry blockade and the reflex control of circulation. Circulation 65:669 (1982)
343. Packer, M., Meller, J., Medina, N., et al.: Hemodynamic consequences of combined beta-adrenergic and slow calcium channel blockade in man. Circulation 65:660 (1982)
344. Kieval, J., Kirsten, E.B., Kessler, K.M., et al.: The effects of intravenous verapamil on hemodynamic status of patients with coronary artery disease receiving propranolol. Circulation 65:653 (1982)
345. Lappas, D.G., Ohtaka, M., Fahmy, N.R., et al.: Systemic and pulmonary effects of nitroprusside during mitral valve replacement in patients with mitral regurgitation. Circulation 58 (Suppl. I): I-18 (1978)
346. Stone, J.G., Hoar, P.F., Faltas, A.N., et al.: Nitroprusside and mitral stenosis. Anesth. Analg. 59:626 (1980)
347. Miller, R.R., Vismara, L.A., deMaria, A.N., et al.: Afterload reduction therapy by nitroprusside in severe aortic regurgitation: Improved cardiac performance and reduced regurgitant volume. Am. J. Cardiol. 38:564 (1976)
348. Bolen, J.L., Alderman, E.L.: Hemodynamic consequences of afterload reduction in patients with chronic aortic regurgitation. Circulation 53:879 (1976)
349. Synhorst, D.P., Lauer, R.M., Doty, D., et al.: Hemodynamic effects of vasodilator agents in dogs with experimental ventricular septal defects. Circulation 54 :472 (1976)
350. Mann, R., McLaurin, L., Grossman, W., et al.: Assessing the hemodynamic severity of acute aortic regurgitation due to infective endocarditis. N. Engl. J. Med. 293:108 (1975)
351. Pepine, C.J., Nichols, W.W., Curry, R.C., et al: Reversal of premature mitral valve closure by nitroprusside infusion in severe aortic insufficiency: Beat to beat pressure-flow and echocardiographic relationships. Am. J. Cardiol. 37:161 (1976)
352. Awan, N.A., Miller, R.R., deMaria, A.N., et al.: Vasodilator therapy in valvular aortic stenosis: Improved cardiac performance, reduced left ventricular pressure overload and preservation of coronary blood flow. Circulation 56 (Suppl. III): III-38 (1977)
353. Kirsh, M.M., Bove, E., Detmer, M. et al.: The use of levarterenol and phentolamine in patients with low cardiac output following open-heart surgery. Ann. Thorac. Surg. 29:26 (1980)
354. Schröder, R., Schüren, K.P., Biamino, G., et al.: Positiv-inotrope Herzwirkung von Aldadien-Kalium (Aldactone pro injectione). Klin. Wschr. 49:1093 (1971)
355. Schröder, R., Ramdohr, B., Hüttemann, U., et al.: Direkte positiv-inotrope Herzwirkung von Aldactone (Spironolacton, Canrenoat-Kalium). Dtsch. Med. Wschr. 97:1535 (1972)
356. Hüttemann, U., Schüren, K.P.: Zur Behandlung des chronischen cor pulmonale mit Aldactone. Dtsch. Med. Wschr. 97:1533 (1972)
357. Klein, W., Pavek, P., Brandt, D., et al.: Hämodynamische Wirkung von Spironolactone beim akuten Myokardinfarkt. Intensivmed. 12:85 (1975)
358. Ramdohr, B., Schüren, K.P., Schröder, R.: Die Behandlung der Herzinsuffizienz mit Spironolacton und Canrenoat-Kalium. Therapiewoche 35:4598 (1975)
359. Bachour, G., Bender, F., Most, E.: Hämodynamische Wirkungen von Aldosterantagonisten bei Patienten mit Mitralstenose. Z. Kardiol. 67 :469 (1978)
360. Waldorff, S., Buch, J.: Canrenoate - a spironolactone metabolite. Acute cardiac effects in digitalized patients. Eur. J. Cardiol. 10:143 (1979)
361. Seleye, H., Krajny, M., Savoie, L.: Digitoxin poisoning: Prevention by spironolactone. Science 164:842 (1969)

362. Yeh, B.K., Chiang, B.N., Sung, P.K.: Antiarrhythmic activity of potassium canrenoate in man. Am. Heart J. 92:308 (1976)
363. Lal, S., Murtagh, J.G., Pollock, A.M., et al.: Acute haemodynamic effects of furosemide in patients with normal and raised left atrial pressures. Br. Heart J. 31:711 (1969)
364. Mond, H., Hunt, D., Sloman, G.: Hemodynamic effect of furosemide in patients suspected of having acute myocardial infarction. Br. Heart J. 36:44 (1974)
365. Tattersfield, A.E., McNicol, M.W., Sillett, R.W.: Hemodynamic effects of intravenous furosemide in patients with myocardial infarction and left ventricular failure. Clin. Sci. Molec. Med. 46:253 (1974)
366. Schenk, K.E., Biamino, G., Schröder, R.: Vergleichende hämodynamische Untersuchungen über die extrarenale Wirkung von Furosemid und Ethacrynsäure. Klin. Wschr. 53:1133 (1975)
367. Biagi, R.W., Bapat, B.N.: Furosemide in acute pulmonary oedema. Lancet I:849 (1967)
368. Kiely, J., Kelly, D.T., Taylor, D.R., et al.: The role of furosemide in the treatment of left ventricular dysfunction associated with acute myocardial infarction. Circulation 48:581 (1973)
369. Piepenbrock, S., Hempelmann, G., Gaudszuhn, B., et al.: Zur kardialen und vaskulären Wirkung von Furosemid. Dtsch. Med. Wschr. 102:1661 (1977)
370. Dikshit, K., Vyden, J.K., Forrester, J.S., et al.: Renal and extrarenal hemodynamic effects of furosemide in congestive heart failure after acute myocardial infarction. N. Engl. J. Med. 288:1087 (1973)
371. Bhaitia, M.P., Sing, I., Manchanda, S.C.: Effect of furosemide on pulmonary blood volume. Br. Heart J. 31:551 (1969)
372. Dudel, J.: Erregung von Nerv und Muskel. In: R.F. Schmidt, G. Thews (Hrsg.): Physiologie des Menschen, S. 7. Springer, Berlin-Heidelberg-New York 1977
373. Antoni, H.: Funktion des Herzens. In: R.F. Schmidt, G.Thews (Hrsg.): Physiologie des Menschen, S. 346. Springer, Berlin-Heidelberg-New York 1977
374. Lucchesi, B.R.: Antiarrhythmic drugs. In: M.J. Antonaccio (ed.): Cardiovascular pharmacology, p. 269. Raven Press, New York 1977
375. Katz, A.M.: Physiology of the heart, p. 229. Raven Press, New York 1977
376. Katz, A.M., Messineo, F.C., Herbette, L.: Ion channels in membranes. Circulation 65 (Suppl. I): I-2 (1982)
377. Coraboeuf, E.: Ionic basis of electrical activity in cardiac tissues. Am. J. Physiol. 234:H101 (1978)
378. Hille, B., Schwarz, W.: Potassium channels as multi-ion single-file pores. J. Gen. Physiol. 72:409 (1978)
379. Trautwein, W.: Physiologie des Menschen, Bd. 3, Herz und Kreislauf. Urban u. Schwarzenberg, München 1972
380. Hoffman, B.F.: The genesis of cardiac arrhythmias. Progr. Cardiovasc. Dis. 8:319 (1966)
381. Ten-Eick, R.E., Singer, D.H.: Human cardiac arrhythmia: Mechanism and models. In: J. Han (ed.): Cardiac arrhythmias, a symposium, p. 3. Charles C. Thomas, Springfield 1972
382. Bigger, J.T.: Electrical properties of cardiac muscle and possible causes of cardiac arrhythmias. In: L.S. Dreifus, W. Lokoff (eds.): Cardiac arrhythmias, Hahnemann Symposiums, Vol. 25, p. 11. Grune & Stratton, New York-San Francisco-London 1973
383. Han, J., Moe, G.K.: Nonuniform recovery of excitability in ventricular muscle. Circ. Res. 14:44 (1964)
384. Theisen, K., Jahrmärker, H.: Re-entry Mechanismus ventrikulärer Tachykardien bei inhomogener Repolarisation. Unter besonderer Berücksichtugung des Jervell- und Lange-Nielsen-Syndroms sowie ähnlicher Zustände und ihrer Therapie. Dtsch. Med. Wschr. 100:1141 (1975)
385. Avenhaus, H.: Rhythmusstörungen des Herzens. In: G. Riecker (Hrsg.): Klinische Kardiologie, S. 223. Springer, Berlin-Heidelberg-New York 1975

386. Ochs, H.R., Greenblatt, D.J., Bodem, G.: Clinical pharmacokinetics of some antiarrhythmic drugs. Herz 4:330 (1979)
387. Ferlinz, J., Easthope, J.L., Aronow, W.S.: Effects of verapamil on myocardial performance in coronary disease. Circulation 59:313 (1979)
388. Klinke, W.P., Christie, L.G., Nichols, W.W., et al.: Use of catheter-tip velocity-pressure transducer to evaluate left ventricular function in man: Effects of intravenous propranolol. Circulation 61 :946 (1980)
389. Jahrmärker, H., Theisen, K.: Differentialtherapie von Herzrhythmusstörungen. Internist 19:241 (1978)
390. Lüderitz, B.: Diffentialtherapie tachykarder Rhythmusstörungen. Herz 3:62 (1978)
391. Petri, H., Rudolph, W.: Medikamentöse Therapie tachykarder Rhythmusstörungen. Herz 4:344 (1979)
392. Schröder, R., Südhof, H.: Praktische EKG-Auswertung. Schattauer, Stuttgart-New York 1971
393. Kates, R.A., Zaidan, J.R., Kaplan, J.A.: New ECG monitoring techniques during anesthesia. Anesthesiology 55, A33 (1981)
394. Friesen, W.G., Woodson, R.D., Ames, A.W., et al.: A hemodynamic comparison of atrial and ventricular pacing in postoperative cardiac surgical patients. J. Thorac. Cardiovasc. Surg. 55:271 (1968)
395. Rost, W., Gattenhohner, W., Schneider, K.W., et al.: Investigation of the hemodynamic effect of ventricular, atrial and bifocal stimulation. Intensivmedizin 11:72 (1973)
396. Curtis, J.J., Maloney, J.D., Barnhorst, D.A., at al.: A critical look at temporary ventricular pacing following cardiac surgery. Surgery 82:888 (1977)
397. Wynands, J.E.: Pacemakers during open heart surgery. In: G.C. Hoffman (ed.): Anesthesia and the heart patient. Cleveland Clinic Quarterly, Vol. 48, p. 193. Waverly Press, Baltimore 1981
398. Ogawa, S., Dreifus, L.S., Shenoy, P.N., et al.: Hemodynamic consequences of atrioventricular and ventriculoatrial pacing. Pace 1:8 (1978)
399. Zaidan, J.R.: Pacemakers. In: J.A. Kaplan (ed.): Cardiac anesthesia, p. 347. Grune & Stratton, New York-San Francisco-London 1979
400. Escher, D.J., Furman, S.: Emergency treatment of cardiac arrhythmias: Emphasis on use of electrical pacing. JAMA 214:2028 (1970)
401. Lurie, A.J., Salel, A.F., Vera, Z., et al.: Rapid overdrive pacing for refractory tachyarrhythmias in patients after open heart surgery. J. Thorac. Cardiovasc. Surg. 72:458 (1976)
402. Waldo, A.L., McLean, W.A., Karp, R.B., et al.: Entrainment and interruption of atrial flutter with atrial pacing: Studies in man following open heart surgery. Circulation 56:737 (1977)
403. Lüderitz, B., Steinbeck, G., Guize, L., et al.: Schrittmachertherapie tachykarder Rhythmusstörungen durch frequenzbezogene Intervallstimulation. Dtsch. Med. Wschr. 100:730 (1975)

KAPITEL IV

Extrakorporale Zirkulation und Myokardprotektion

1. Die Präbypassphase

Unmittelbar vor Kanülierung der Gefäße werden zur Antikoagulation zunächst 3 mg/kg (300 E/kg) Heparin intravenös gegeben. Heparin ist ein stark saures Mucopolysaccharid, das indirekt über den Heparin-Cofaktor Antithrombin III gerinnungshemmend wirkt. Dabei werden in einer durch Heparin katalytisch beschleunigten Sofortreaktion Antithrombin III-Thrombinkomplexe gebildet und damit beide Proteine inaktiviert. Darüber hinaus neutralisiert Antithrombin III noch andere aktivierte Gerinnungsfaktoren (IXa, Xa, XIa, XIIa, XIIIa, und Kallikrein). Auch diese Prozesse werden durch Heparin katalytisch beschleunigt, wobei Dreifachkomplexe aus Heparin, Antithrombin III und den Gerinnungsfaktoren gebildet werden.[1-3]

Die biologische Halbwertzeit von Heparin ist dosisabhängig: sie beträgt bei einer Dosis von 100 E/kg 1 Stunde, bei 200 E/kg 1,6 Stunden und bei 400 E/kg 2,5 Stunden.[4] Bei den in der Herzchirurgie verwendeten Initialdosen ist also mit einer Eliminationshalbwertzeit von etwa 120 min zu rechnen. Da die Halbwertzeit von der Körpertemperatur (Zunahme der HWZ mit abnehmender Temperatur), vom Alter (kürzere HWZ bei Kindern) sowie der Nieren- und Leberfunktion beeinflußt wird,[5-7] unterliegen Ausmaß und Dauer der antikoagulierenden Wirkung erheblichen individuellen Schwankungen. Bull et al.[8] zeigten, daß die für eine definierte Verlängerung der Gerinnungszeit bei herzchirurgischen Patienten notwendige Heparindosis um etwa den Faktor 3 und die Eliminationsrate um mehr als den Faktor 4 variieren kann (Abb. IV-1). Eine empirische oder auf pharmakokinetischen Daten basierende Dosierung genügt deshalb für eine zuverlässige Antikoagulation nicht.

Es ist somit notwendig, bei jedem Patienten in regelmäßigen Zeitabständen nach der Heparingabe Gerinnungstests durchzuführen. In Frage kommen der Lee-White-Test, die Bestimmung der partiellen Thromboplastinzeit (PTT) oder der aktivierten Recalcifizierungszeit (BART), der quantitative Protamin-Titrationstest oder die direkte Messung des Heparinblutspiegels.

Diese Verfahren haben jedoch den Nachteil, daß sie zeitaufwendig sind und Blutproben in ein Labor gebracht werden müssen. Wenn das Untersuchungsergebnis eintrifft, kann sich die Gerinnungssituation bereits grundlegend geändert haben, so daß oft nur eine retrospektive Beurteilung möglich ist.

Dagegen kann die von Hattersley[10] angegebene Messung der Celite-aktivierten Gerinnungszeit (ACT) im Operationssaal durchgeführt werden. Sie ist schnell, einfach, verläßlich und ökonomisch. Wir verwenden für diesen Test das automatisierte Hemochron-System. Dabei werden 2-3 ml Blut luftblasenfrei in ein evakuiertes Teströhrchen gegeben, das neben säurefreiem Kieselgur Glaskörperchen zur Durchmischung sowie einen beweglichen zylindrischen Magneten enthält. Danach wird die Zeitmessung gestartet, das Teströhrchen für 5 sec zur vollständigen Durchmischung von Blut

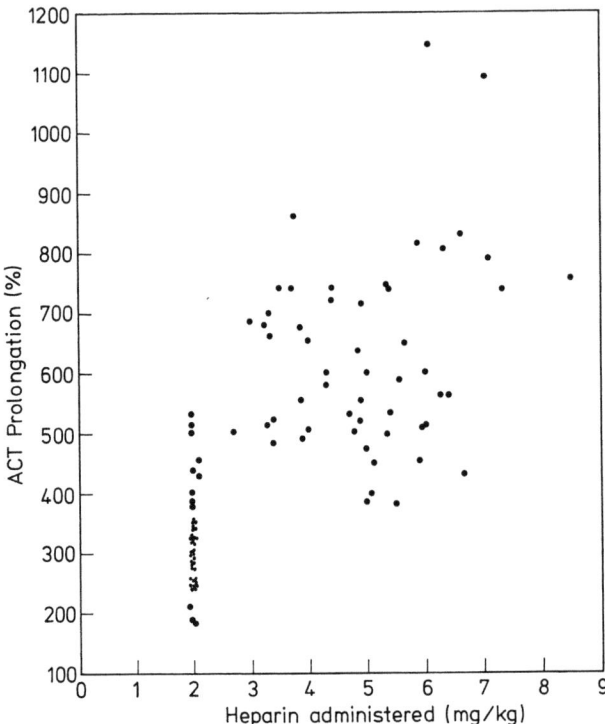

Abb. IV-1. Variabilität der gerinnungshemmenden Wirkung von Heparin, gemessen an der Celite-aktivierten Gerinnungszeit (ACT). Nach Bull et al. (1975)[9], mit Genehmigung des Autors und des Verlages

und Aktivator geschüttelt und anschließend in den langsam rotierenden Meßkanal des Hemochron-Gerätes, das einen Magnetdetektor enthält und bei einer konstanten Temperatur von 37 °C arbeitet, eingebracht. Der bewegliche Magnet in dem sich um die Längsachse drehenden Teströhrchen bleibt so lange an der Unterseite des Röhrchens und damit in unmittelbarer Nähe des Detektors liegen, bis sich Fibrin bildet. In diesem Augenblick wird der Zylindermagnet durch die Fibrinfäden an einem im Teströhrchen befindlichen Magnetkreuz fixiert und nun aus seiner ursprünglichen Position weggedreht, so daß der Kontakt mit dem Detektor verloren geht, wodurch die Zeitmessung automatisch beendet und ein akustisches Signal ausgelöst wird.

Es ist sinnvoll, zunächst vor der Heparingabe eine Kontroll-ACT zu bestimmen. Der bei unseren herzchirurgischen Patienten ermittelte Normwert beträgt im Mittel 135 ± 23 sec und deckt sich mit den Angaben anderer Autoren.[11]

Für eine sichere Antikoagulation mit Heparin sollte eine ACT von mindestens 400 sec während der extrakorporalen Zirkulation angestrebt werden. Nach Bull et al.[8,9] liegt die untere Sicherheitsgrenze bei 300 sec, diese Zeit darf nicht unterschritten werden. Zur Aufrechterhaltung einer zuverlässigen Gerinnungshemmung und zur Ermittlung von Heparin-Repetitionsdosen sowie für die Heparin-Antagonisierung mit Protamin nach Bypass-Ende empfehlen Bull et al.[12], eine individuelle Dosis-Wirkungs-Beziehung herzustellen, mit deren Hilfe die erforderlichen Dosierungen durch Extrapolation ermittelt werden können (siehe unten).

Im Anschluß an die Heparingabe werden nach Kanülierung der Aorta ascendens Drainagekatheter in die beiden Hohlvenen vorgeschoben. Durch die Manipulationen am Herzen und durch Behinderung des venösen Rückflusses während der Kanülierung kommt es in dieser Phase häufig zu Rhythmusstörungen und Hypotension. Bei einer schwerwiegenden Kreislaufdepression sollte umgehend mit der extrakorporalen Zirkulation begonnen werden, eine Pharmakotherapie dieser überwiegend mechanisch bedingten Störungen ist nicht sinnvoll.

In einigen Zentren wird erst unmittelbar vor Bypassbeginn autologes Blut zur Einsparung von Konservenblut entnommen. Kaplan et al.[13] führen zunächst eine Volumenexpansion mit Plasmaproteinlösungen und 5% Glukose in Ringer's Lactat durch und entnehmen anschließend bis zu 15% des geschätzten Blutvolumens aus einem der beiden Hohlvenen-Drains (passiv durch Schwerkraft). Das Blut wird heparinisiert, bei Raumtemperatur gelagert und nach Bypassende retransfundiert. Bei diesem Verfahren fanden sich postoperativ signifikant höhere Thrombocyten-Werte als bei anderen Methoden der Eigenblutgewinnung- und Konservierung (CPD-Blut). Außerdem war diese Technik einfacher, sicherer und wesentlich schneller durchzuführen als eine Blutentnahme aus der V. jugularis interna oder der A. radialis, bei der außerdem für längere Zeit auf die Überwachung des zentralen Venendruckes oder des arteriellen Druckes verzichtet werden muß. Die Einsparung von Blutkonserven betrug 18%.[13]

Vor Beginn der extrakorporalen Zirkulation muß noch einmal sichergestellt werden, daß Anaesthesie, Analgesie sowie Muskelrelaxierung ausreichen und daß alle Überwachungsgeräte funktionstüchtig und korrekt geeicht sind. Schließlich muß sich der Anaesthesist darüber informieren, ob eine Hypothermie durchgeführt werden soll und wie hoch das errechnete Perfusionszeitvolumen ist.

2. Myokardprotektion

Myokardprotektion bedeutet zeitlich limitierter Schutz gegenüber den Auswirkungen einer Myokardischämie und kann durch mehrere additiv wirksame Maßnahmen erreicht werden (Tab. IV-1). Die Bedeutung der einzelnen myokardprotektiven Komponenten wird in der Literatur allerdings unterschiedlich gewichtet.[14]

Bedeutung präischämischer Faktoren
Mehrere Befunde weisen darauf hin, daß die präischämische Belastung des Myokards, die u.a. vom Anaesthesieverfahren abhängig ist, deutliche Auswirkungen auf die Ischämietoleranz des stillgestellten Herzens hat.[15-18]

Tabelle IV-1. Myokardprotektion

Komponenten der Myokardprotektion	Methoden
Präoperative Auffüllung der Glykogenspeicher des Myokards	Glukose-Insulin-Infusion
Präischämische Entlastung des Myokards	Vermeidung hämodynamischer Streßsituationen; spezifische Medikation (β-Blocker, α-Blocker, Calcium-Antagonisten)
Schlagartige und komplette elektromechanische Inaktivierung des Myokards	Chemische Kardioplegie ($K^+\uparrow$; $Na^+\downarrow$, $Ca^{++}\downarrow$; $Mg^{++}\uparrow$)
Membranstabilisierung	Procain, Calcium-Antagonisten; Corticoide?
Myokardhypothermie	Verwendung kalter kardioplegischer Lösungen, Oberflächenkühlung des Myokards, allgemeine Hypothermie
Mechanische Entlastung des Myokards	Ventrikeldrainage
Aufrechterhaltung eines aeroben Metabolismus	Verwendung O_2-angereicherter kardioplegischer Lösungen
Optimierung der anaeroben Glykolyse	Pufferung, Auswaschung saurer Stoffwechselprodukte
Vermeidung eines Myokardödems	Verwendung leicht hyperosmolarer und/oder hyperonkotischer kardioplegischer Lösungen, Begrenzung des Koronarperfusionsdruckes
Aufrechterhaltung von Kardioplegie und myokardialer Hypothermie	Eindämmung der negativen Auswirkungen eines nicht-koronaren Kollateralflusses
Kurze Ischämiedauer	Gute chirurgische Technik
Begünstigung postischämischer Erholungsvorgänge	Vemeidung hämodynamischer Belastungen in der frühen Reperfusionsphase

Hämodynamische Streßsituationen mit hohem myokardialen O_2- und ATP-Verbrauch (Hypertonie, Tachykardie, hohe Füllungsdrucke) müssen deshalb vor allem auch in der unmittelbaren Präbypass-Phase vermieden werden. Eine spezifische präischämische Medikation mit β-Blockern, α-Blockern oder Calcium-Antagonisten kann zur Verbesserung der Ischämietoleranz beitragen.[17,18] Die Befunde von Lolley et al.[19] sprechen dafür, daß auch eine präoperative Auffüllung der myokardialen Glykogendepots (Infusion von Glukose-Insulin in der Nacht vor dem Eingriff) protektiv wirksam ist.

Kardioplegische Lösungen

Durch Injektion oder Infusion kardioplegischer Lösungen in die Aortenwurzel oder unmittelbar in die Koronarostien (bei Aortenklappeninsuffizienz) bzw. durch kardioplegische Koronarperfusion mittels Rollerpumpe wird eine schlagartige und komplette elektromechanische Inaktivierung des gesamten Myokards angestrebt, sobald die Aorta okkludiert ist. Hierfür stehen Lösungen mit unterschiedlicher ionaler Zusammensetzung zur Ver-

Tabelle IV-2. Zusammensetzung verschiedener kardioplegischer Lösungen

	Bretschneider (Göttingen)	Bleese (Hamburg)	Kirsch (Hamburg)	Jynge (St. Thomas' Hospital, London)	Kirklin (Birmingham, Alabama)	Buckberg (Los Angeles)	
Natrium (mmol/l)	15*	50*	–*	117	100	~ 140	(HLM-Blut
Kalium (mmol/l)	8*	5	–	16*	30*	~ 30*	+
Calcium (mmol/l)	–*	0,5	–*	1,2	0,7	~ 0,5	KCl +
Magnesium (mmol/l)	8*	2	80*	16,2*	–	~ 1,5	CPD)
Procain (mmol/l)	–	4*	11*	1*	–	–	
Puffer	Histidin, Histidin-HCl	Bicarbonat	–	Bicarbonat	Bicarbonat	THAM	
pH (37 °C)	6,9	7,4	6,0–6,3	7,4	7,5–7,55	~ 7,7	
Substrat	–	Glukose	–	–	Glukose	–	
O_2-Anreicherung	–	+	–	+	–	+	
Onkotisch wirksame Zusätze	Mannit	Mannit/HÄS	Sorbit	–	Mannit	–	
Osmolarität (mosm/l)	280	320	463	300	330	~ 350	
Temperatur (°C)	6–12*	4*	4*	4*	4–8*	16*	

* = kardioplegisch wirksame Komponenten

fügung (Tab. IV-2). In angloamerikanischen Zentren wird vielfach eine Kalium-Kardioplegie mit Lösungen bevorzugt, die zwischen 15 und 30 mmol/L Kalium enthalten.[20,21] Hohe extrazelluläre K^+-Konzentrationen blockieren die initiale Depolarisationsphase, d. h. den schnellen Na^+-Einstrom in die Zelle, woraus ein diastolischer Herzstillstand resultiert. Eine Kardioplegie kann auch mit Natrium-armen und Calcium-freien Lösungen erreicht werden (Bretschneider-Lösung).[17,18] Bei einer extrazellulären Na^+-Konzentration, die etwa dem intrazellulären Na^+-Gehalt entspricht, wird gleichfalls die Entstehung des initialen Erregungspotentials verhindert. Calcium-freie Lösungen wirken kardioplegisch, weil das für die Triggerung der Kontraktion verfügbare extrazelluläre Calcium entzogen wird (elektromechanische Entkopplung). Auch hohe extrazelluläre Magnesium-Konzentrationen (Kirsch-Lösung, St. Thomas' Hospital-Lösung)[22,23] blockieren den Calcium-Eintritt in die Zelle, außerdem hemmen sie die Membran-ATPase.[24] Transmembranäre Ionenbewegungen können zusätzlich durch Procain[25] oder selektive Blockierung des langsamen Calcium-Kanals mit Verapamil[26] oder Nifedipin[27] gehemmt werden. Zur Membranstabilisierung werden auch Corticoide[28] verwendet, über deren Wirkungsmechanismus jedoch keine Klarheit besteht. Es muß betont werden, daß für die Qualität der Myokardprotektion nicht nur die Kationen-Zusammensetzung, die Temperatur und physikalischen Charakteristika (pH, Osmolarität, Viskosität) der kardioplegischen Lösung von Bedeutung sind, sondern auch die Anwendungstechnik (Volumen, Druck, Applikationsdauer und Applikationsgeschwindigkeit).

Hypothermie, mechanische Entlastung

Eine myokardiale Hypothermie ist eine unverzichtbare Komponente der Myokardprotektion. Der Sauerstoffverbrauch eines durch Na^+- und Ca^{++}-Entzug inaktivierten Myokards beträgt bei 35 °C 0,61 ml O_2/min · 100 g.[29] Bei einer Temperatursenkung auf 25 °C fällt der Sauerstoff-

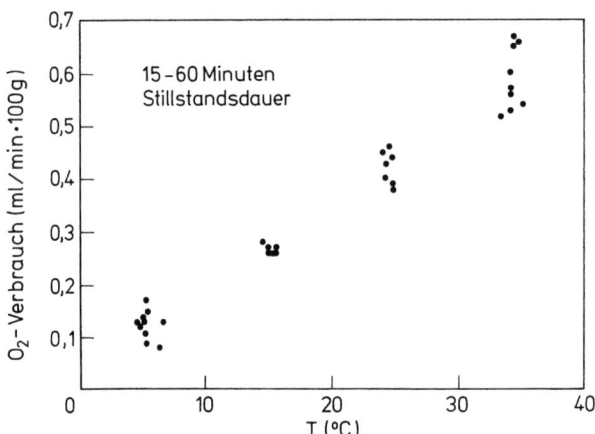

Abb. IV-2. Myokardialer Sauerstoffverbrauch kardioplegischer Hundeherzen (Na^+- und Ca^{++}-Entzug, Procain-Applikation) in Abhängigkeit von der Myokardtemperatur. Nach Bonhoeffer (1967)[29], mit Genehmigung des Autors und des Verlages

verbrauch des stillgelegten Herzens auf 0,43 ml O_2/min · 100 g und schließlich weiter auf 0,27 ml O_2/min · 100 g bei einer Hypothermie von 15 °C (Abb. IV-2). Die Myokardtemperatur wird deshalb in den meisten Zentren durch Verwendung kalter kardioplegischer Lösungen sowie durch Oberflächenkühlung des Herzens auf etwa 15–20 °C gesenkt. Eine allgemeine Hypothermie kann die Homogenität der Myokardhypothermie und damit ihre protektive Wirkung zusätzlich verbessern.[30] Auch die Ventrikeldrainage stellt eine wesentliche protektive Komponente dar.[31] Sie dient dem Ziel, eine Überdehnung des Myokards und die hiermit verbundene Zunahme der Wandspannung und des O_2-Bedarfes zu vermeiden.

Aufrechterhaltung eines aeroben Metabolismus, Optimierung der anaeroben Glykolyse

Um den Energiebedarf des stillgelegten Herzens auch bei abgeklemmter Aorta zumindest partiell aerob decken zu können, werden von einigen Autoren kristalloide[28] oder hämoglobinhaltige[21,32,33] kardioplegische Lösungen verwendet, die mit Sauerstoff angereichert sind.

Da die physikalische Löslichkeit des Sauerstoffs in wäßrigen Medien mit fallender Temperatur zunimmt und der physikalisch gelöste Anteil proportional zum Partialdruck wächst, können z.B. bei einer 4 °C kalten kristalloiden Lösung und einem Sauerstoffpartialdruck von 600 mmHg (Bleese-Lösung) etwa 3,4 Vol% physikalisch gelöst werden, so daß sich zusammen mit dem an das Myoglobin gebundenen O_2 (ca. 0,6 Vol%) eine O_2-Speicherkapazität von etwa 4 Vol% ergibt.

Bei einem Sauerstoffverbrauch des stillgestellten und auf 15 °C abgekühlten Herzens von 0,27 ml O_2/min · 100 g würden demnach die angebotenen 4 Vol% den Sauerstoffbedarf für etwa 15 min decken. Da jedoch nur der kapilläre Sauerstoff des koronaren Gefäßsystems für die O_2-Versorgung des nicht perfundierten Myokards genutzt werden kann und das Kapillarvolumen nur ca. 0,5-1,0 % des Myokardvolumens ausmacht, könnte selbst bei einem kapillären O_2-Gehalt von 20 Vol% nur eine O_2-Menge von 0,1-0,2 ml O_2/100 g zur Verfügung gestellt werden.[17] Aufgrund der kleinen Kapillarkapazität lassen sich bei abgeklemmter Aorta nennenswerte Mengen Sauerstoff nur durch Koronarperfusion (z.B. durch einen hohen extrakoronaren Kollateralfluß, s. unten) heranführen.

Die Arbeitsgruppe um Bretschneider hat sich deshalb zum Ziel gesetzt, die Kapazität und Effektivität des anaeroben glykolytischen Energiegewinns (bei gleichzeitiger Minimalisierung des Energiebedarfes) zu verbessern. Durch Verwendung von Histidin-Puffern (statt Bicarbonat oder THAM) und Lösungen mit niedrigem CO_2-Gehalt sowie durch Optimierung der Pufferbedingungen (Aufrechterhaltung einer guten Membranpermeabilität für H-Ionen und Lactat durch Verzicht auf Procain) läßt sich wahrscheinlich der Entstehung einer intrazellulären Acidose wirksamer als bisher begegnen, so daß die glykolytische Energieproduktion ökonomischer abläuft. Für dieses Konzept spricht der Befund, daß t-ATP (d.h. die Zeit, in der der ATP-Gehalt des Myokards auf einen kritischen Wert von 4 µmol/g Feuchtgewicht abfällt) bei Verwendung der neuen Bretschneider-Lösung deutlich länger ist als bei anderen myokardprotektiven Verfahren.[18,34]

Einige kardioplegische Lösungen enthalten als Substrat Glucose, andere nicht. Die Befunde von Hewitt et al.[35] scheinen dafür zu sprechen, daß eine Steigerung des Substratangebotes eine wichtige Komponente der Myokardprotektion unter der Voraussetzung darstellt, daß die während der Anaerobiose anfallenden sauren Stoffwechselprodukte ausgewaschen und gepuffert werden.

Vermeidung eines Myokardödems

Kardioplegische Lösungen müssen einen genügend hohen osmotischen oder/und onkotischen Druck besitzen, um einen Ausstrom von Flüssigkeit in den Extrazellulärraum zu vermeiden. Kristalloiden Lösungen werden deshalb häufig onkotisch wirksame Substanzen wie z.B. Mannit zugesetzt. Lösungen mit hohem kolloidosmotischen Druck (Bleese-Lösung = 46 cm H_2O) haben andererseits den Nachteil einer höheren Viskosität, wodurch die Flußrate begrenzt wird und die Gefahr einer inhomogenen kardioplegischen Perfusion bei massiver Myokardhypertrophie oder multiplen Koronarstenosen besteht.[36] Zur Prophylaxe eines Myokardödems sollte der koronare Perfusionsdruck während der Applikation der kardioplegischen Lösung auf 30-50 mmHg begrenzt werden, sobald das Herz still steht und entlastet ist.[28]

Nicht-koronarer Kollateralfluß

Aus arteriellen Bronchial- und Mediastinalgefäßen, die über perikardiale Verbindungen Anschluß an das Koronarsystem finden, kann auch bei abgeklemmter Aorta und kardioplegischem Herzstillstand ein nicht-koronarer Kollateralfluß unterhalten werden, der im Verlauf des Eingriffes an einer zunehmenden Blutfüllung der großen Koronargefäße erkennbar wird.[38] Bei schweren koronaren 3-Gefäßerkrankungen sind Kollateralflüsse von mehr als 800 ml/100 min gemessen worden.[39] Sie können zu einer Auswaschung der Kardioplegikums und zu einem schnellen Wiederanstieg der Myokardtemperatur führen, woraus sich lokale Inhomogenitäten der Qualität der Myokardprotektion ergeben. Um die negativen Auswirkungen des nicht-koronaren Kollateralflusses einzudämmen, bieten sich folgende Wege an:[17]

a) Eine Senkung des arteriellen Perfusionsdruckes in der EKZ in Verbindung mit einer allgemeinen Hypothermie; dabei bleibt die O_2-Versorgung des Cerebrums gewährleistet, während der Kollateralfluß durch die Senkung des Druckes und die gleichzeitige Steigerung der Blutviskosität reduziert wird.
b) Drainage der Aortenwurzel und damit der Koronarostien. Hierdurch fließt ein größerer Teil des Kollateralblutes retrograd vom Kapillarsystem fort über den Weg des geringsten Widerstandes.
c) Eine in kürzeren Zeitabständen wiederholte Applikation des kalten Kardioplegikums.
d) Eine kontinuierliche kardioplegische Koronarperfusion mit geringem Druck und Fluß.

Andererseits muß auch der positive Aspekt berücksichtigt werden, daß dem Myokard je nach Ausmaß des Kollateralflusses unterschiedliche Mengen Sauerstoff zugeführt werden. Bei einem hohen nicht-koronaren Kollateralfluß von z.B. 4,0 ml/min · 100 g und einer koronaren $AVDO_2$ von 15 Vol% werden dem Myokard 0,6 ml O_2/min · 100 g zur Verfügung gestellt, so daß der O_2-Bedarf zumindest teilweise auch dann aerob gedeckt werden kann, wenn durch einen hohen Kollateralfluß die Qualität der Myokardprotektion nachläßt und der O_2-Bedarf zunimmt.[17]

Intraoperative Beurteilung der Qualität der Myokardprotektion
Klinische Symptome für eine nachlassende Kardioplegie und Myokardprotektion sind eine Zunahme des Myokardtonus und/oder ein Wiederbeginn der elektrischen Aktivität des Herzens. Messungen der Myokardtemperatur erlauben die Aufdeckung stärkerer regionaler Inhomogenitäten, die bei hypothermer Kardioplegie bis zu 17 °C betragen können[40] und Anlaß für eine Reperfusion mit dem kalten Kardioplegikum sowie für wiederholte Oberflächenkühlungen sein sollten.

Wünschenswert sind zuverlässige sowie bequem und schnell durchführbare Meßverfahren, die im Einzelfall eine Abschätzung der noch verfügbaren bzw. vom Herz noch tolerierten Ischämiezeit erlauben. Epikardiale pH-Messungen mit Oberflächenelektroden erfüllen diese Bedingungen in der Klinik nur teilweise, da sie gegenüber dünnen Blutfilmen auf dem Epikard störanfällig sind, eine lange Einstellzeit haben und wesentliche Myokardbezirke nicht miterfassen.[17] Mikro-Einstichelektroden zur interstitiellen pH-

Messung bieten wahrscheinlich bessere Möglichkeiten.[25,41] Bretschneider und Mitarbeiter konnten zeigen, daß der dem kritischen ATP-Wert des Hundemyokards (4 μmol/g Feuchtgewicht) entsprechende kritische interstitielle (bzw. extrazelluläre) pH-Wert überraschend konstant ist und für die neu entwickelte Histidin-Lösung zwischen 5,8 und 6,1 liegt.[17] Da jedoch weder die Temperaturmessung noch die epikardiale bzw. interstitielle pH-Messung als befriedigende Verfahren zur intraoperativen Beurteilung der myokardialen Ischämiebelastung angesehen werden können, haben Preusse et al.[42] die (atraumatische) Messung der elektrischen Impedanz des Herzens vorgeschlagen.

Ischämiedauer und Begünstigung postischämischer Erholungsvorgänge
Selbstverständlich ist, daß eine gute chirurgische Technik auch dem Ziel dienen muß, die Ischämiedauer und damit die Ischämiebelastung des Herzens zu begrenzen. Im Interesse einer schnellen und vollständigen postischämischen Erholung des Myokards sollten hämodynamische Belastungen in der frühen Reperfusionsphase vermieden werden. Die modernen myokardprotektiven Verfahren gelten heute jedoch als so leistungsfähig, daß im Prinzip jeder Risikofall ohne die Inanspruchnahme einer längeren Erholungsdauer behandelt werden kann.[17] Deshalb weist die Notwendigkeit, über längere Zeit Erholungsvorgänge durch fortgesetzte hämodynamische Entlastung fördern zu müssen, bereits auf erhebliche strukturelle Schäden hin, die als Folge einer unzureichenden Myokardprotektion anzusehen sind.

Auf die klinische Bedeutung des sogenannten Calcium-Paradoxons und die Möglichkeit einer sekundären Kardioplegie bei ungenügender Erholung eines überbeanspruchten Myokards wird im Abschnitt „Die Reperfusions- und Postbypassphase" (S. 296) eingegangen.

3. Funktionen der Herzlungenmaschine

Venöse Drainage und Ventrikeldrainage
Das venöse Blut aus den beiden Hohlvenen gelangt über zwei großlumige flexible Schläuche, die über ein Y-Stück in einem gemeinsamen Drainagekanal münden, bei genügend hochgestelltem Operationstisch durch Schwerkraft in den Oxygenator (Abb. IV-3). Einige Membranoxygenatoren besitzen eine Pumpe, die das venöse Blut durch den Wärmeaustauscher und den Oxygenator auf die arterielle Seite transportiert. Die Verwendung nur eines venösen Drainageschlauches im rechten Vorhof ist zwar zeitsparend und erfordert lediglich eine Inzision, es besteht dabei allerdings die Gefahr, daß die Drainage ungleichmäßig ist und insbesondere für die obere Körperhälfte nicht ausreicht.

Da auch während der totalen Bypassphase Blut über die Bronchialvenen und die Vv. Thebesii in den linken Ventrikel gelangen und diesen überdeh-

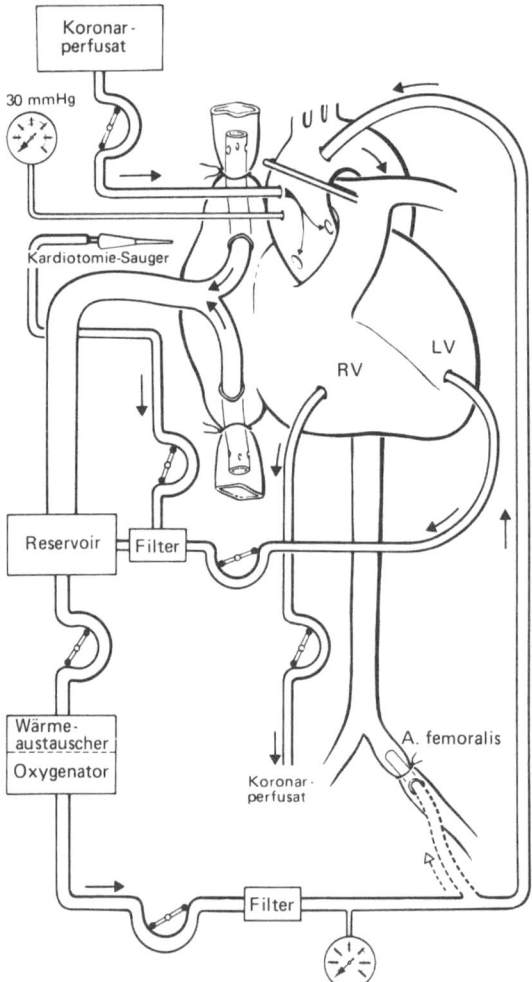

Abb. IV-3. Schematische Darstellung der extrakorporalen Zirkulation einschließlich Koronarperfusion

nen kann, wird zur Entlastung eine Ventrikeldrainage entweder über die Herzspitze oder den linken Vorhof eingeführt. Bei Aortenklappenersatz kann der linke Ventrikel auch von der Aortenwurzel her drainiert werden. Zusätzlich sind 2-3 Rollerpumpen zum Absaugen des im Operationsgebiet anfallenden Blutes notwendig, das ebenso wie das aus dem linken Ventrikel drainierte Blut nach Passieren eines Filters dem venösen Reservoir und damit dem extrakorporalen Kreislauf wieder zugeführt wird.

Oxygenierung

Für den Gasaustausch stehen Oxygenatoren mit getrennter Blut-Gasphase (Membranoxygenatoren) oder gemeinsamer Blut-Gasphase (Bubble-Oxygenatoren, Scheiben- oder Flächenoxygenatoren) zur Verfügung. Heute werden in den meisten Zentren Bubble- oder Membranoxygenatoren verwendet.

Beim Bubble-Oxygenator perlen Sauerstoff und CO_2 durch die Blutsäule des Reservoirs. Bei Membranoxygenatoren kommt das Blut, den Verhältnissen in der Lunge ähnelnd, nicht in direkten Kontakt mit der Gasphase. Durch gefaltete, geschichtete oder tubuläre Anordnung der Membranen entsteht eine große Gasaustauschoberfläche. Verwendet werden entweder solide Membranen aus Silikongummi oder Mikroporenmembranen aus Polypropylen, Teflon oder Polyacrylamid mit Porengrößen zwischen 0,1 und 5,0 µm. Alle Oxygenatoren müssen mit einem Perfusat gefüllt werden. Das Gesamtfüllungsvolumen der Herzlungenmaschine beträgt je nach dem verwendeten Typ und der Größe des Patienten zwischen 1,5 und 3 Litern und besteht in der Regel aus physiologischen Elektrolytlösungen und je nach Zentrum aus verschiedenen Zusätzen wie Traubenzucker, onkotisch wirksamen Substanzen und Bikarbonat. Die im Klinikum Charlottenburg für erwachsene Patienten verwendete Füllung der Herzlungenmaschine (Travenol-Membranoxygenator) setzt sich zusammen aus:
2.500 ml Sterofundin mit folgenden Elektrolytkonzentrationen: Na 140 mmol/L, K 4 mmol/L, Ca 2,5 mmol/L, Mg 1 mmol/L, Cl 106 mmol/L sowie Zusätzen von 20 mmol $NaHCO_3$ und 20 mmol $KHCO_3$. Das oxygenierte Perfusat wird dem Patienten nach Passage eines Filters mittels Rollerpumpe über eine vorzugsweise in die Aorta ascendens gelegte Kanüle wieder zugeführt. Das Perfusionszeitvolumen beträgt üblicherweise zwischen 2,2 und 2,5 $L/min \cdot m^2$ (variabel je nach Körpertemperatur, Hämodilutionsgrad und venöser Sauerstoffsättigung; Einzelheiten siehe unten). Dabei entstehen in Abhängigkeit vom Arteriolentonus des Patienten und von der Viskosität des Perfusates arterielle Mitteldrucke zwischen 50 und 100 mmHg. Der Fluß kann pulsatil oder nicht pulsatil gefördert werden (siehe unten). Der Druck im arteriellen Schenkel der Herzlungenmaschine ist immer höher als der arterielle Druck im Patienten. Druckgradienten von mehr als 100 mmHg bei normalem Perfusionszeitvolumen deuten auf eine zu enge Aortenkanüle oder auf eine Obstruktion ihres Ostiums hin, z.B. wenn die Kanüle nicht frei im Aortenlumen liegt. Hohe Druckgradienten führen zu einer stärkeren Traumatisierung des Blutes und erhöhen die Gefahr der Luftblasenbildung.

Ein Wärmeaustauscher ist Bestandteil jeder Herzlungenmaschine und setzt sich - wie z.B. beim klassischen Sarns-Modell - aus zwei konzentrischen Stahlzylindern zusammen, zwischen denen das Blut hindurchfließt. Die Kühl- bzw. Wärmeflüssigkeit (zumeist Wasser) strömt durch den inneren und um den äußeren Zylinder. Die Leistungsfähigkeit eines solchen Systems wird bestimmt von den Dimensionen der Zylinder, den Flußraten des Blutes sowie der Flüssigkeit.

Koronarperfusion

Bleese et al.[28] empfehlen die Verwendung eines zusätzlichen Rollerpumpen-Systems (Abb. IV-3), wenn im Anschluß an den initialen kardioplegischen Herzstillstand eine intermittierende oder kontinuierliche Koronarperfusion mit kalter kardioplegischer Lösung durchgeführt werden soll, um die Myokardprotektion zu vervollständigen oder aufrechtzuerhalten. Dabei wird die kardioplegische Lösung in die Aortenwurzel gepumpt und der Koronarfülldruck über einen zusätzlichen Katheter in der Aortenwurzel überwacht. Während der kardioplegischen Koronarperfusion sollte der Druck in der Aortenwurzel 30-50 mmHg nicht überschreiten, um die Entstehung eines Myokardödems zu vermeiden.[28] Bei Aortenklappen-Insuffizienz und Klappenersatz werden die Koronarostien direkt katheterisiert und getrennt perfundiert. Das über den Koronarsinus drainierte Perfusat wird im rechten Vorhof oder im rechten Ventrikel abgesaugt und verworfen.

4. Bubbleoxygenator versus Membranoxygenator

Membranoxygenatoren besitzen aufgrund der Trennung von Blut- und Gasphase zumindest in theoretischer Hinsicht Vorteile gegenüber Bubble-Oxygenatoren. Experimentelle Untersuchungen haben gezeigt, daß Traumatisierungen des Blutes in Form von Eiweiß-Denaturierung, Hämolyse, Thrombocyten- und Leukocytenverlust sowie die Freisetzung von toxischen Substanzen (Serotonin, Histamin, Kinine, Radikale und Wasserstoff-Peroxyde) aus zerstörten korpuskulären Blutbestandteilen bei Verwendung von Membranoxygenatoren in geringerem Maße auftreten und Störungen der Mikrozirkulation deshalb nicht in gleichem Umfang zu erwarten sind wie bei der Verwendung von Bubble-Oxygenatoren.[43-47] So fanden Pranger et al.[48] in Experimenten am Hund, daß die größere Hämokompatibilität von Membranoxygenatoren mit einer besseren Sauerstoffversorgung peripherer Gewebe (pO_2-Histogramme) einhergeht.

Die klinische Relevanz dieser Befunde ist allerdings zumindest für die in der Herzchirurgie vorkommenden relativ kurzen Perfusionszeiten bis heute umstritten. Zahlreiche Autoren konnten keine Unterschiede zwischen Membran- und Bubble-Oxygenatoren hinsichtlich der postoperativen Lungenfunktion und des pulmonalen Gasaustausches, der cerebralen, renalen oder kardialen Funktion nachweisen.[49-51] Auch für die Häufigkeit von Störungen der Plättchenfunktion, der Blutgerinnung sowie für das Ausmaß postoperativer Blutverluste konnte eine Abhängigkeit vom verwendeten Oxygenatortyp nicht gefunden werden.[49-53] Andere Autoren beobachteten dagegen eine stärkere Thrombocytopenie und Beeinträchtigung der Plättchenfunktion sowie eine größere postoperative Blutungsneigung bei der Verwendung von Bubble-Oxygenatoren.[54-57]

Die Bewertung der unterschiedlichen Befunde wird dadurch erschwert, daß auch andere vom verwendeten Oxygenatortyp unabhängige Faktoren die Integrität des Blutes beeinträchtigen können. Hierzu gehört in erster Linie die traumatisierende Wirkung der Kardiotomie-Saugung, die die Vorteile des Membranoxygenators zunichte machen kann.

Einige Autoren sehen in der Kardiotomiesaugung die Hauptursache von Hämolyse, Thrombocytopenie und Mikroembolisation.[55,58,59] Ein niedriges Gas-Blutfluß-Verhältnis (weniger als 2:1) bei der Verwendung von Bubble-Oxygenatoren, eine Mikrofiltration der Kardiotomiesaugung und kurze Perfusionszeiten sind weitere Faktoren, die die potentiellen qualitativen Unterschiede zwischen beiden Oxygenator-Typen maskieren können.[51,55,58,59] Nach dem derzeitigen Kenntnisstand scheinen für eine Perfusionszeit bis zu etwa 2 Stunden, die für die Mehrzahl herzchirurgischer Eingriffe ausreicht, keine klinisch bedeutsamen Unterschiede zwischen Bubble- und Membranoxygenator zu bestehen.[51,60]

5. Nicht-pulsatile Perfusion versus pulsatile Perfusion

Der in den meisten Herzzentren während der extrakorporalen Zirkulation verwendete nicht-pulsatile Fluß stellt eine unphysiologische Perfusionsmethode dar. Mit Hilfe modifizierter Standard-Rollerpumpen[61,62] oder von Zusatzgeräten, die in den arteriellen Schenkel der Herzlungenmaschine integriert werden (pulsatile assist device, PAD),[63-65] läßt sich während der extrakorporalen Zirkulation ein pulsierender Fluß mit Blutdruckamplituden von 30-50 mmHg und damit eine zumindest annähernd physiologische Organperfusion erzeugen. Die PAD-Technik (Abb. IV-4) erlaubt außerdem schon vor Bypassbeginn aber auch nach Bypassende eine EKG-getriggerte arterielle Gegenpulsation (Abb. IV-5).

Zahlreiche Autoren sehen in einer pulsatilen Perfusion folgende Vorteile gegenüber der konventionellen nicht pulsatilen Perfusion:

1. Verminderte hormonale Stressreaktion, bessere Kapillardurchblutung und Organfunktion[63,65-71];
2. Niedrigerer peripherer Gefäßwiderstand[72];
3. Höhere O_2-Aufnahme der Gewebe[73];
4. Verminderte Neigung zu metabolischer Acidose[74,75];
5. Schnellere und homogene Kühlung sowie Wiedererwärmung (kürzere Bypass-Dauer)[68];
6. Bessere subendokardiale Perfusion und aortokoronare Bypass-Durchblutung[64];
7. Bessere linksventrikuläre Funktion in der Postbypassphase, Katecholamine und IABP seltener notwendig.[67,76,77]

Die aufgeführten Vorteile eines pulsierenden Flusses konnten jedoch von anderen Autoren nicht bestätigt werden.[78-82] Vorbehalte gegenüber der Anwendung einer pulsatilen Perfusion gründen sich in erster Linie auf physikalische Bedenken, die sich daraus ergeben, daß eine lange Blutsäule in einem starren Rohr durch die Pulsation besonders hohen positiven und negativen Beschleunigungskräften ausgesetzt und dabei durch ein enges Lumen gepreßt wird. Die sich zwangsläufig entwickelnden starken Turbu-

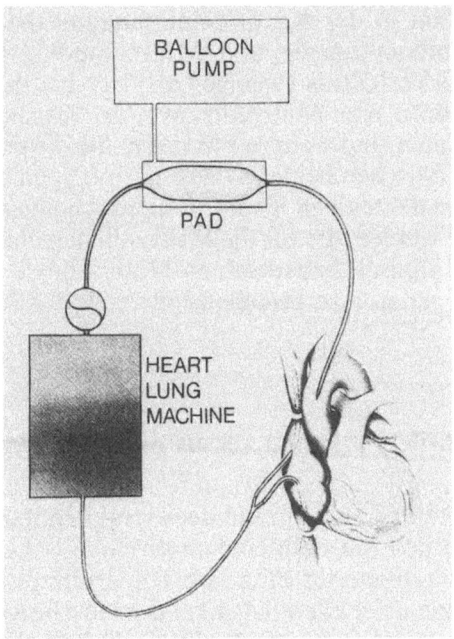

Abb. IV-4. Zusatzgerät im arteriellen Schenkel der Herzlungenmaschine zur Erzeugung eines pulsierenden Blutflusses oder einer R-Zacken gesteuerten Gegenpulsation (pulsatile assist device, PAD). Das oxygenierte Blut fließt durch einen Ballon, der mit Hilfe von Druckluft bzw. Vakuum rhythmisch komprimiert und wieder gefüllt wird. Das Verdrängungsvolumen des Ballons beträgt 80 ml (Datascope-System 80). Nach Bregman et al. (1977)[64], mit Genehmigung des Autors

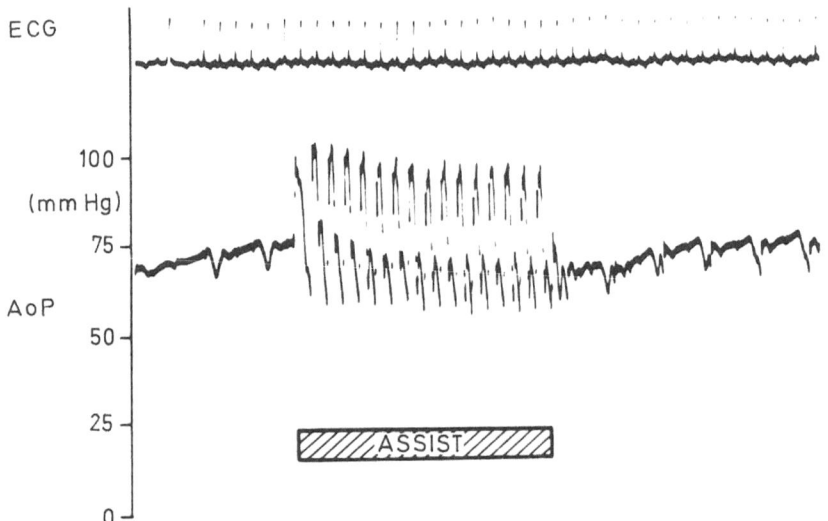

Abb. IV-5. EKG-getriggerter pulsierender Fluß mit einer Aortendruckamplitude von 45 mmHg während der partiellen Bypassphase. Nach Bregman et al. (1977)[64], mit Genehmigung des Autors

lenzen bergen die Gefahr einer Blasen- bzw. Schaumbildung, außerdem können während der negativen Druckphase Lecks entstehen, die die Ansaugung von Luft begünstigen.[81-83] Die Frage, ob das Blut bei pulsierendem Fluß stärker traumatisiert wird, scheint ebenfalls noch nicht endgültig beantwortet[81], auch wenn in einer Mehrzahl von Untersuchungen keine Unterschiede zwischen pulsatilem und nicht-pulsatilem Fluß hinsichtlich der Konzentration an freiem Plasma-Hämoglobin gefunden werden konnten.[63,68,84,85] So bleibt trotz der theoretischen Vorteile einer pulsatilen Perfusions-Technik vorerst offen, ob angesichts des höheren technischen Aufwandes, der potentiellen Risiken und der in der Herzchirurgie üblichen relativ kurzen Perfusionszeiten eine routinemäßige Anwendung dieser Methode gerechtfertigt erscheint.

6. Pathophysiologie der extrakorporalen Zirkulation

Schon seit einer Reihe von Jahren wird in den meisten Zentren auf Blut bei der Füllung der Herzlungenmaschine verzichtet und die Hämodilutionsperfusion bevorzugt. Diese Technik erlaubt eine erhebliche Einsparung von Konservenblut, senkt das Hepatitisrisiko und vermindert die Traumatisierung des Blutes während der extrakorporalen Zirkulation, die Fließeigenschaften des Blutes werden verbessert.[86,87] Der Hämodilutionsgrad hängt ab vom Füllungsvolumen der Herzlungenmaschine sowie vom Hämatokrit und Blutvolumen des Patienten vor Beginn der EKZ. Bei einem Füllungsvolumen von 30-40% des Patientenblutvolumens und normalem Ausgangshämatokrit ist während der EKZ mit Hämatokritwerten zwischen etwa 20 und 25% zu rechnen.

Aus der Hämodilution und dem aus Nomogrammen ermittelten Perfusionszeitvolumen (in der Regel 2,2-2,5 L/min·m²) ergibt sich eine erheblich verminderte Sauerstofftransportkapazität (TCO_2):

$$TCO_2 = \dot{Q} \cdot (S_aO_2 \cdot Hb \cdot 1{,}37 + P_aO_2 \cdot 0{,}0031).$$

Zum Beispiel beträgt die TCO_2 bei einem Fluß von 2,2 L/min·m², einem Hb von 7g/100 ml und einem P_aO_2 von 200 mmHg nur noch 225 ml/min·m², was einer Reduzierung der Transportkapazität um etwa den Faktor 3 gegenüber der Norm (650-750 ml/min·m²) entspricht. Bei einem normalen Sauerstoffverbrauch ($\dot{V}O_2$) in Normothermie von 140-160 ml/min·m² besteht also nur noch ein vergleichsweise geringer Sicherheitsabstand zwischen O_2-Angebot und -Bedarf, der jedoch in der Praxis dadurch größer wird, daß der O_2-Bedarf unter Anaesthesiebedingungen um 15-18% niedriger ist als bei wachen Patienten[88] und durch Hypothermie weiter gesenkt wird. Im Temperaturbereich zwischen 37 °C und 30 °C ist eine Abnahme des O_2-Verbrauchs um etwa 7% pro Grad Temperatursenkung zu erwarten, bei Temperaturen unter 30 °C ist diese Beziehung nicht mehr linear.[89] Während des extrakorporalen Kreislaufs sinkt jedoch die Sauerstoffaufnahme unter den durch Hypothermie erklärbaren Wert, so daß (zumindest bei nicht-pulsatilem Fluß) ein limitierter Schockzustand anzunehmen ist.[89a]

Bei der Hämodilutionsperfusion sind außerdem rheologische Faktoren für die Sauerstoffversorgung der Gewebe von Bedeutung. Nach dem Gesetz von Hagen-Poiseuille, das allerdings nur mit Einschränkungen (gilt nur für starre Röhren, laminare Strömung, homogene Flüssigkeiten und benetzbare Wandungen) auf die Hämodynamik im Gefäßsystem übertragen werden kann, ist der Strömungswiderstand direkt proportional der Viskosität und umgekehrt proportional der 4. Potenz des Gefäßradius:

$$R = \frac{\eta \cdot 8 \cdot L}{r^4 \cdot \pi}$$

Die Viskosität (η) hängt ab vom Hämatokrit, von der Temperatur, dem Schergrad und der Proteinkonzentration, insbesondere der des Fibrinogens. Wenn man aus Gründen der besseren Übersichtlichkeit den Einfluß der Eiweißkonzentration und des Schergrades (der zumindest in dem für den peripheren Gefäßwiderstand maßgebenden Arteriolenbereich hoch ist und in diesem Gefäßabschnitt als weitgehend konstant angesehen werden kann) außer Betracht läßt, gilt, daß die Viskosität mit fallendem Hämatokrit abnimmt (Abb. IV-6) und bei Hypothermie ansteigt (Abb. IV-7). Unter Hämodilutionsbedingungen ist also eine wesentliche Viskositätsabnahme nur dann zu erwarten, wenn nicht gleichzeitig eine stärkere Hypothermie besteht.

Eine von der Norm abweichende Viskosität kann einen erheblichen Einfluß auf den Gesamtströmungswiderstand (TPR) haben, da die Viskosität von der vasalen Komponente des Widerstandes, die von der Gefäßgeometrie (r^4, L) bestimmt wird, unabhängig ist.

$$TPR = vasale\ Komponente \cdot \eta$$

Für die isolierte Beurteilung der vasalen Komponente des TPR ist eine Viskositäts-korrigierte Formel geeignet:

$$TPR_{korr.} = TPR \cdot 3{,}5/\eta$$

wobei 3,5 = normale Blutviskosität in Centipoise (cP); η = gemessene Viskosität. Vergleichende Berechnungen von TPR und $TPR_{korr.}$ unter kliniküblichen Bedingungen einer Hämodilutionsperfusion (HKT 19%, leichte Hypothermie) haben gezeigt, daß ein besonders zu Beginn der EKZ häufig sehr niedriger Gesamtströmungswiderstand (und Perfusionsdruck) vorwiegend auf der verminderten Viskosität und nur in geringem Maße auf einer Gefäßdilatation beruht.[92] Die Sauerstoffversorgung der Organe hängt schließlich außerdem von der Position der O_2-Bindungskurve bzw. vom P_{50} des Blutes ab. P_{50} ist der Sauerstoffpartialdruck, bei dem das Hämoglobin zu 50% mit Sauerstoff gesättigt ist. Die Bedeutung des P_{50} für die O_2-Versorgung der Gewebe ist um so größer, je stärker die O_2-Transportkapazität während der EKZ eingeschränkt ist. Bei Alkalose, Hypothermie oder niedrigem organischen Phosphatgehalt der Erythrocyten (2,3-DPG, ATP)

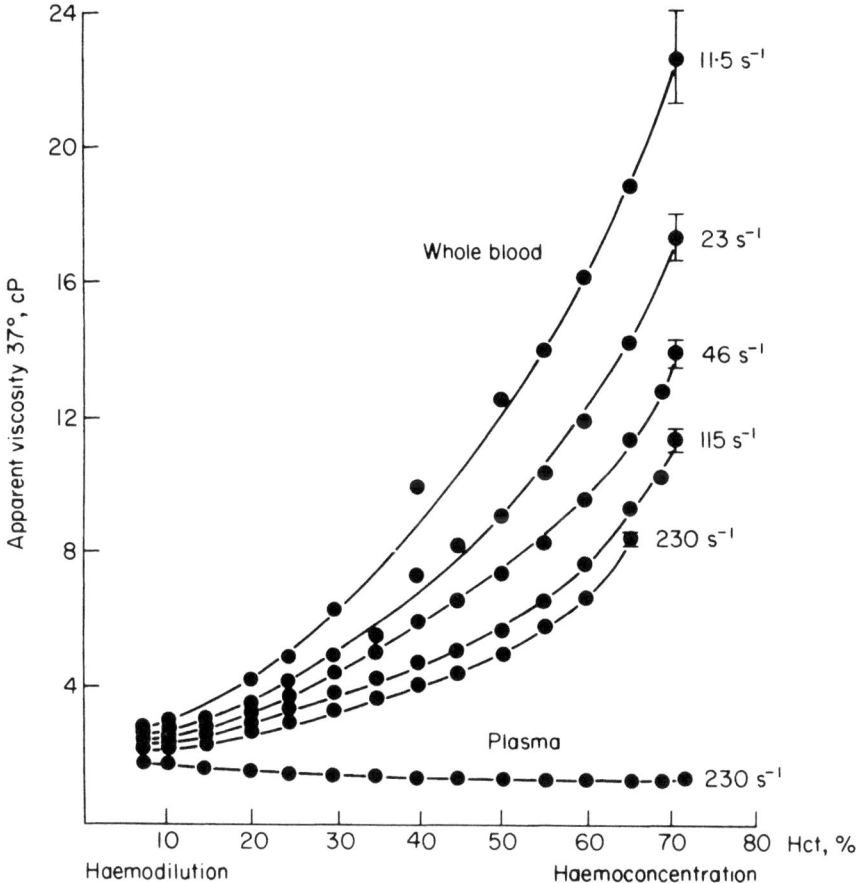

Abb. IV-6. Abhängigkeit der Blutviskosität von Hämatokrit und Schergrad. Nach Messmer et al. (1974)[90], mit Genehmigung des Autors

kommt es zu einer Linksverschiebung der Sauerstoffbindungskurve (Abb. IV-8), der P_{50} nimmt aufgrund einer höheren O_2-Affinität des Hämoglobins ab, wodurch sich die Bedingungen für die Sauerstoffabgabe in den Geweben verschlechtern. Acidose, Temperatursteigerung und erhöhte 2,3-DPG-Werte (wie bei chronischer Anämie oder Sauerstoffmangel) führen zu einer Rechtsverschiebung, die Sauerstoffbindungsfähigkeit des Hämoglobins nimmt ab und P_{50} entsprechend zu, die O_2-Abgabe im Gewebe wird begünstigt. So führt zum Beispiel (Abb. IV-9) - konstante arterielle und venöse Sauerstoffpartialdrucke vorausgesetzt (PaO_2 100 mmHg, $P_\varrho O_2$ 40 mmHg) - eine Rechtsverlagerung der O_2-Bindungskurve (Anstieg des P_{50} auf 40 mmHg, Kurve C) zu einer deutlichen Abnahme der gemischtvenösen O_2-Sättigung gegenüber dem Wert bei normaler O_2-Affinität (P_{50} = 26 mmHg, Kurve B), während eine Linksverschiebung (Abnahme des P_{50} auf 20 mmHg, Kurve C) einen Anstieg der gemischtvenösen O_2-Sättigung zur Folge hat.

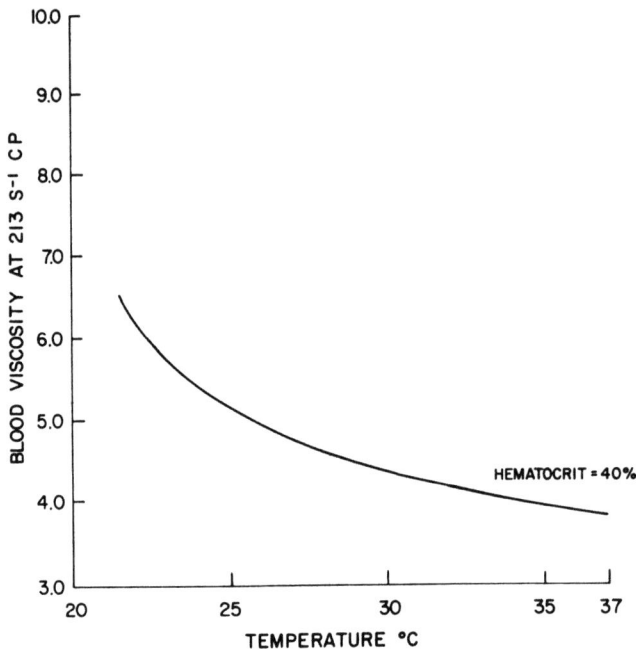

Abb. IV-7. Abhängigkeit der Blutviskosität von der Temperatur bei konstantem Hämatokrit (40%) und Schergrad (213 sec^{-1}). Nach Rand et al. (1964)[91]

Änderungen der Sauerstoffaffinität des Hämoglobins haben dagegen nur einen vergleichsweise geringen Einfluß auf die arterielle O_2-Sättigung, da die arteriellen pO_2-Werte im Bereich der flach verlaufenden Kurvenabschnitte liegen. Hieraus ergibt sich, daß ein auf 40 mmHg erhöhter P_{50} mit einer gegenüber der Norm gesteigerten Sauerstoffextraktion einhergeht, erkennbar an der Zunahme der arterio-gemischtvenösen O_2-Sättigungsdifferenz $S(a-\bar{v})O_2$ von 22,1% auf 42,4%. Eine Abnahme des P_{50} auf 20 mmHg beeinträchtigt die O_2-Extraktion in den Geweben, $S(a-\bar{v})O_2$ fällt auf 11,9% ab. Bei gleichbleibendem Sauerstoffbedarf der Gewebe und einer Linksverschiebung der O_2-Dissoziationskurve ist deshalb ein höheres Perfusionszeitvolumen zur Deckung dieses O_2-Bedarfs notwendig als bei normalem P_{50}.

Der Nettoeffekt z.B. Temperatur-bedingter Änderungen des P_{50} auf die Sauerstoffversorgung der Organe ist allerdings nur schwer vorauszusagen. Eine Hypothermie beeinflußt zwar auf der einen Seite die Sauerstoffaffinität des Hämoglobins in einer für die O_2-Abgabe im Gewebe ungünstigen Weise und kann durch einen Anstieg des Strömungswiderstandes zusätzlich die Organperfusion beeinträchtigen, andererseits geht aber mit der Temperatursenkung eine Abnahme des Sauerstoffbedarfes einher und der physikalisch gelöste Sauerstoffgehalt nimmt zu. Hypokapnie und Alkalose können sich außer durch die Linksverschiebung der O_2-Dissoziationskurve ebenfalls durch einen vasokonstriktorischen Effekt[95] zusätzlich ungünstig

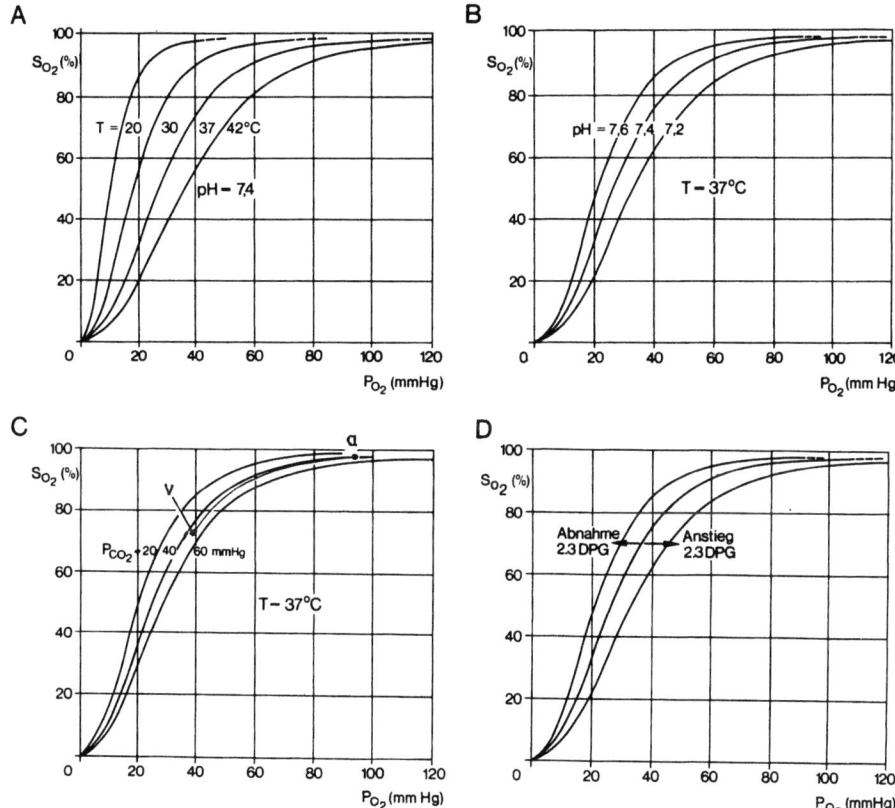

Abb. IV-8. Abhängigkeit der Position der O_2-Dissoziationskurve vom pH bzw. PCO_2 (Bohreffekt), von der Temperatur und vom 2,3-DPG-Gehalt der Erythrocyten. Nach Thews (1977)[93], mit Genehmigung des Autors und des Verlages

auf die O_2-Versorgung der Organe auswirken, zumal wenn noch andere Einflüsse (Verwendung größerer Mengen 2,3-DPG-armen Konservenblutes) die Sauerstoffabgabe in den Geweben erschweren. Die Verhältnisse werden noch dadurch kompliziert, daß sich die physikochemischen Determinanten des P_{50} gegenseitig beeinflussen. So führt ein Sauerstoffmangel in Verbindung mit einem alkalotischen pH zu einer Steigerung der 2,3-DPG-Synthese, die der pH-induzierten Linksverschiebung der O_2-Dissoziationskurve entgegenwirkt und das Sauerstoffangebot wieder verbessert.[96,97] Da es sich bei pH-induzierten Änderungen der intraerythrocytären 2,3-DPG-Konzentration jedoch um eine längerfristige Adaptation mit einer Zeitkonstante von mehreren Stunden handelt,[98] ist die Bedeutung solcher Regulationsvorgänge für die extrakorporale Zirkulation gering.

Endokrine Veränderungen, Freisetzung vasoaktiver Substanzen

Die extrakorporale Zirkulation ruft vielfache zum Teil interferierende endokrine Veränderungen hervor, die wegen ihres vorwiegend vasoaktiven

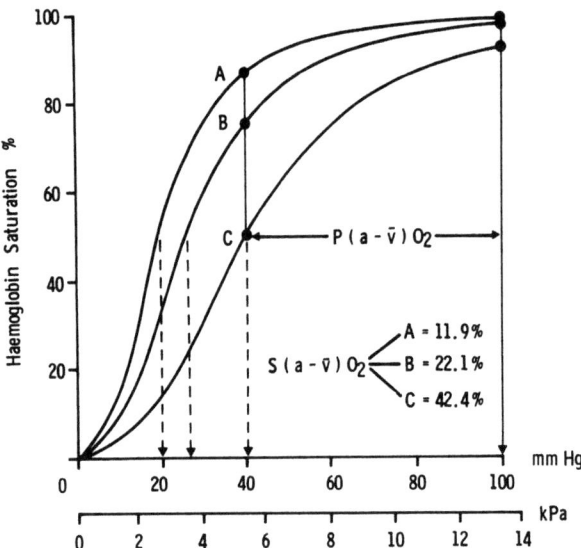

Abb. IV-9. Einfluß der Position der O_2-Dissoziationskurve bzw. des P_{50} (gestrichelte Linien) auf die Fähigkeit des Hämoglobins, Sauerstoff zu binden und an die Gewebe abzugeben (konstante arterielle und gemischtvenöse Sauerstoffpartialdrucke von 100 bzw. 40 mmHg sind vorausgesetzt). Änderungen der O_2-Affinität des Hämoglobins haben nur einen geringen Einfluß auf die arterielle Sättigung. Die gemischtvenöse Sättigung wird dagegen stärker beeinflußt (Punkte A, B und C), da die Dissoziationskurve im Bereich des gemischtvenösen PO_2 (40 mmHg) steiler verläuft. Kurve B stellte die Standardposition der Sauerstoffbindungskurve dar ($P_{50}=26$ mmHg, arterio-gemischtvenöse O_2-Sättigungsdifferenz S (a-v̄) $O_2 = 22,1\%$). Kurve A ist ein Beispiel für eine nach links verlagerte O_2-Bindungskurve mit erhöhter O_2-Affinität des Hämoglobins ($P_{50} = 20$ mmHg) und verminderter O_2-Extraktion im Gewebe [S (a-v̄)$O_2 = 11,9\%$]. Kurve C entspricht einer Rechtsverschiebung; die O_2-Bindungsfähigkeit des Hämoglobins ist vermindert ($P_{50} = 40$ mmHg) und die Sauerstoffabgabe an die Gewebe erhöht [S (a-v̄)$O_2 = 42,4\%$]. Nach Gillies (1980)[94], mit Genehmigung des Autors und des Verlages

Charakters Einfluß auf die Organperfusion während der EKZ nehmen und bis in die frühe postoperative Phase hinein hämodynamisch wirksam bleiben können. Art und Ausmaß dieser Veränderungen hängen von verschiedenen Faktoren ab. Hierzu gehören die hämodynamische Situation sowie operative Stressfaktoren (z.B. Sternotomie) vor Bypassbeginn, das Anaesthesieverfahren und die Perfusionscharakteristiken während der EKZ (Perfusionszeitvolumen, nicht pulsatiler oder pulsatiler Fluß, Temperatur, Perfusionsdauer, Hämodilutionsgrad).

Renin, Angiotensin, Aldosteron, Katecholamine

Mehrere Autoren haben vor allem während der extrakorporalen Zirkulation eine erhebliche Zunahme der Plasmareninaktivität und einen Anstieg der Angiotensin I-, Angiotensin II- sowie Aldosteronkonzentration nachgewiesen und diese Veränderungen als Ursache der bei einigen Patienten im Verlauf der EKZ auftretenden Vasokonstriktion angesehen.[99-102] Auch die in der frühen postoperativen Phase besonders bei koronarchirurgischen Patienten wiederholt beschriebenen Hypertonien werden mit einer Aktivierung des Renin-Angiotensin-Systems in Zusammenhang gebracht.[101, 103–105]

Mehrfach wurden auch erhöhte Plasma-Konzentrationen von Adrenalin und Noradrenalin während der EKZ nachgewiesen.[70, 106–109] Im Unterschied zu der durch den Operationsstress gesteigerten Katecholaminfreisetzung, läßt sich die während der extrakorporalen Zirkulation auftretende Zunahme von Adrenalin und Noradrenalin im Plasma auch durch hohe Opiatdosen (Fentanyl, Alfentanyl oder Sufentanyl) nicht verhindern.[108, 110, 111] Untersuchungen von Philbin et al.[70] u. Watkins et al.[112], bei denen während der EKZ erhöhte Katecholaminspiegel gefunden wurden, ohne daß die Reninaktivität zugenommen hatte, zeigen, daß die Plasmakonzentrationen verschiedener vasoaktiver Substanzen trotz potentieller pharmakologischer Interaktionen auch unabhängig voneinander ansteigen können.

Der präzise Mechanismus dieser Vorgänge ist bisher nicht bekannt, vermutlich spielt die unphysiologische Perfusionscharakteristik bei der konventionellen nicht-pulsatilen extrakorporalen Zirkulation eine wichtige Rolle.[102] Philbin et al.[70] konnten nachweisen, daß sich insbesondere die adrenergen Stressreaktionen durch die Verwendung einer pulsierenden Perfusionstechnik abschwächen lassen.

Thromboxan, Prostacyclin

Neben Renin-Angiotensin und Katecholaminen gehören Prostaglandine zu den besonders vasoaktiven körpereigenen Stoffgruppen. Mehrere Autoren[71, 71a, 112, 113] fanden während der extrakorporalen Zirkulation eine erhebliche Zunahme der Thromboxan B_2-Konzentration (TXB_2) im Plasma. TXB_2 ist ein Metabolit des instabilen Thromboxan A_2 (TXA_2), das sich aufgrund einer äußerst kurzen Halbwertszeit ($t_{1/2} = 30$ sec)[114] dem direkten Nachweis entzieht. Thromboxan A_2 wird wahrscheinlich aus (funktionsgeschädigten?) Thrombocyten während der EKZ verstärkt freigesetzt und kann aufgrund seiner ausgeprägten vasokonstriktorischen Wirkungen die Organperfusion beeinträchtigen.

Prostacyclin (PGI_2) ist ein Prostaglandinabkömmling mit gefäßerweiternden Eigenschaften und ebenfalls kurzer Halbwertszeit (3 min). Watkins et al.[112] haben einen Anstieg des (stabilen) Prostacyclin-Metaboliten 6-keto-$PGF_{1\alpha}$ während der EKZ im Plasma nachweisen können. Nach Philbin et al. und Watkins et al.[71, 71a] ist diese Zunahme des Prostacyclinspiegels unter pulsatilen Perfusionsbedingungen stärker ausgeprägt als bei nicht pulsatilem Fluß, gleichzeitig wurden dabei niedrigere Thromboxankonzentrationen gemessen. Die vermuteten Vorteile einer pulsatilen extrakorporalen Zirkulation stehen mit diesen Befunden in Einklang.

Antidiuretisches Hormon

Philbin et al.[115] fanden, daß eine Allgemeinanaesthesie per se zu keiner Zunahme der ADH-Sekretion führt und das Plasma-ADH erst mit Beginn des chirurgischen Traumas ansteigt. Nach Stanley et al.[116] läßt sich jedoch diese operative Stressreaktion durch eine hochdosierte Fentanylanaesthesie (50-100 µg/kg) vollständig blockieren. Während der extrakorporalen Zirkulation (nicht pulsatil) wurden dagegen auch unter hohen Fentanyldosen exzessive Anstiege des Plasma-ADH-Spiegels gemessen, die sich allerdings durch eine pulsatile Perfusion abschwächen lassen.[70,115] Eine ADH-Reaktion während der EKZ bleibt aus, wenn statt Fentanyl hohe Dosen des neuen und wesentlich potenteren Opiats Sufentanyl für die Anaesthesie verwendet wird.[111] Neben den bereits genannten Stoffen kann eine Anzahl weiterer vasoaktiver Substanzen während der extrakorporalen Zirkulation freigesetzt und hämodynamisch wirksam werden. Hierzu gehören ADP, ATP, Serotonin, Calcium (aus Thrombocyten) sowie Kinine und Fibrinogen-Spaltprodukte (Fibrinopeptid A).[113,117]

Wirkungen der extrakorporalen Zirkulation auf das Blut

Abgesehen von der hämodilutionsbedingten Abnahme des Erythrocyten-, Thrombocyten- und Leukocytengehaltes sowie der Eiweißkonzentration des Blutes unterliegen die korpuskulären Bestandteile und Proteine im Verlauf der extrakorporalen Zirkulation sowohl in quantitativer wie in qualitativer Hinsicht zusätzlichen Veränderungen. Durch den unmittelbaren Kontakt des Blutes mit Fremdmaterialien (Plastik), den direkten Kontakt mit der Gasphase sowie durch Schaumbildung, Turbulenzen, Scherkräfte und insbesondere durch die Kardiotomiesaugung kommt es in Abhängigkeit von der Dauer der extrakorporalen Zirkulation zu einer Traumatisierung der Erythrocyten, die von einer Verkürzung ihrer Lebensdauer bis hin zur vollständigen Zellzerstörung mit dem Auftreten von freiem Hämoglobin im Plasma reichen kann.[118,119] Eine Hämatokritabnahme in der frühen postoperativen Phase deutet bei fehlender Blutung auf eine verminderte Erythrocyten-Lebensdauer hin. Eine stärkere Hämolyse ist an einer Rotfärbung des Urins erkennbar. Um der Gefahr einer Verstopfung und Zerstörung des Tubulusapparates durch saure Haematin-Kristalle entgegenzuwirken, muß für eine ausreichende Diurese und eine Alkalisierung des Urins gesorgt werden. Mit Beginn der EKZ kommt es innerhalb der ersten Minuten zu einem hämodilutionsbedingten Abfall der Thrombocytenkonzentration. Danach nimmt jedoch die Thrombocytenzahl weiter kontinuierlich ab. Dieses Phänomen beruht auf einer Adhäsion und Agglutination von Plättchen an den Fremdmaterialien der Herzlungenmaschine sowie auf zusätzlichen Verlusten infolge Plättchen-Sequestration in die Leber, die Milz oder die Lungen.[120,121] Störungen der Thrombocytenfunktion als Folge einer EKZ-induzierten Freisetzung von Thromboxan können die Plättchenaggregation zusätzlich begünstigen.[113] In Untersuchungen von Longmore et al.[113a] ließ sich die Plättchenaggregabilität und der Abfall der Thrombocytenzahl während der extrakorporalen Zirkulation durch Applikation von Prostacyclin (10 ng/kg·min nach Anaesthesie-Einleitung, 20 ng/kg·min unmittelbar nach Bypassbeginn) deutlich reduzieren, der postoperative Blutverlust war in der mit Prostacyclin behandelten Patientengruppe signifikant niedriger.

Die Gesamtleukocytenzahl fällt während der extrakorporalen Zirkulation ebenfalls hämodilutionsbedingt ab, Chenoweth et al.[122] beobachteten aber gleichzeitig einen relativen Anstieg neutrophiler Granulocyten. Mit Beginn der partiellen Bypassphase und Wiederherstellung der pulmonalen Zirkulation fand sich im linken Vorhof eine um 40% niedrigere Granulocytenzahl als im rechten Vorhof. Während die Ursache für die initiale Neutrophilie bisher ungeklärt ist, läßt sich die mit Wiederbeginn der Lungenzirkulation nachweisbare transpulmonale Neutropenie mit einer Neutrophilen-Aggregation im pulmonalen Gefäßbett als Folge einer Komplement-Aktivierung mit Bildung von Anaphylatoxinen erklären.[122] Hierzu gehört das bioaktive Polypeptid C5a, das an spezifische Granulocyten-Rezeptoren gebunden wird und u.a. eine Steigerung der Aggregations- und Adhärenzbereitschaft neutrophiler Granulocyten zur Folge hat.[123-125] Chenoweth et al.[122] konnten zeigen, daß neben den Fremdmaterialien des Oxygenatorsystems auch der direkte Kontakt von Blut und Gas bei hohen Sauerstoffpartialdrucken als Komplement-Aktivator wirksam ist. Auch wenn sich bei den von Chenoweth untersuchten koronarchirurgischen Patienten mit unkompliziertem postoperativen Verlauf keine Korrelation zwischen dem Ausmaß der Granulocyten-Aggregation im pulmonalen Gefäßbett und der frühpostoperativen $AaDO_2$ nachweisen ließ, muß bei prolongierter extrakorporaler Zirkulation eine Beziehung zwischen dem Ausmaß der pulmonalen Neutrophilen-Sequestration und der Pathogenese des „post-Perfusionssyndroms" der Lunge als wahrscheinlich gelten.

Mit der Abnahme der Eiweißkonzentration während der Hämodilutionsperfusion fällt auch der kolloidosmotische Druck ab, wenn dem Perfusat keine onkotisch wirksamen Substanzen zugeführt wurden. Aus der Starling-Gleichung, die die transkapilläre Wasserverschiebung in das Interstitium in Abhängigkeit von hydrostatischen und onkotischen Kräften beschreibt[126], geht hervor, daß eine stärkere Erniedrigung des kolloidosmotischen Druckes zu einer Expansion des interstitiellen Flüssigkeitsvolumens führt.

$$V = K_f(P_C-P_I)-\sigma(\pi_p-\pi_{IF})$$

wobei V = transkapilläre Flüssigkeitsverschiebung, K_f = Flüssigkeitsfiltrationskoeffizient, P_C und P_I = hydrostatischer Druck in der Kapillare und im Interstitium, σ = Reflektionskoeffizient (σ steht für die Fähigkeit der Kapillarmembranen, großmolekulare Substanzen zurückzuweisen und damit ein kolloidosmotisches Gefälle aufrecht zu erhalten), π_p und π_{IF} = onkotischer Druck des Plasmas und der interstitiellen Flüssigkeit.

Begünstigt wird die Ödemneigung noch dadurch, daß Glucocorticoide und Mineralocorticoide während der EKZ erhöht sind, wodurch die Natrium- und Wasserretention zunimmt.

Klinisch ist eine Zunahme des extravasalen Wassergehaltes besonders im Verlauf längerer Perfusionszeiten und bei stärker erniedrigtem kolloidosmotischen Druck an Ödemen z.B. der Augenlider und Konjunktiven sowie auch daran zu erkennen, daß ständig Flüssigkeit zugeführt werden muß, um ein gleichbleibendes Reservoir-Volumen im Oxygenator aufrecht zu erhalten. Es erscheint jedoch in der Regel nicht notwendig, dem Perfusat routinemäßig onkotisch wirksame Substanzen (z.B. Eiweiß, Mannit oder Dextran) zuzusetzen.

Diese Maßnahme und die Gabe von Diuretika muß jedoch in Betracht gezogen werden, wenn eine erhebliche Herz- und Niereninsuffizienz besteht bzw. zu erwarten ist. Die Gefahr eines Lungenödems während des totalen Bypass ist - eine effiziente Ventrikeldrainage vorausgesetzt - gering, da die Lunge, wenn man vom geringen Anteil des Bronchialkreislaufes an der Gesamtperfusion (etwa 1-2%) absieht, nicht an der extrakorporalen Zirkulation teilnimmt. Auch in der Postperfusionsphase kommt es trotz des niedrigen kolloidosmotischen Druckes zu keiner wesentlichen Ödembildung in der Lunge, sofern der linksventrikuläre Füllungsdruck im Normbereich bleibt.[127] Eine Steigerung des pulmonalen Lymphflusses[128] sowie ein erhöhter interstitieller Gewebedruck,[129] der dem Flüssigkeitstransfer in das Lungengewebe entgegenwirkt, werden als entscheidende protektive Mechanismen angesehen.

Neben der hämodilutionsbedingten Verminderung der Gesamteiweißkonzentration kommt es aufgrund des Kontaktes mit den Fremdoberflächen Kunststoff und Gas zu einer Proteindenaturierung. Die Entstehung einer denaturierten Proteinschicht auf der Plastikoberfläche begünstigt die Adhäsion und Agglutination von Plättchen, wodurch Gerinnungsproteine und Thrombocyten verloren gehen.[130] Ist die Beschichtung der Plastikoberfläche abgeschlossen, begrenzt sich diese Reaktion von selbst. Bei Bubble-Oxygenatoren führt der unmittelbare Kontakt des Blutes mit der Gasphase ebenfalls zu einer Eiweißdenaturierung, wobei Gerinnungsproteine und Thrombocyten so lange verbraucht werden, wie der Oxygenator in Betrieb ist. Für die Praxis scheinen jedoch diese vom Oxygenator-Typ abhängigen Vorgänge bei den in der Herzchirurgie üblicherweise kurzen Perfusionszeiten eine geringere Bedeutung zu haben als die Traumatisierung des Blutes durch die Kardiotomie-Saugung.

Das Verhalten der Serumelektrolyte während der extrakorporalen Zirkulation hängt in erster Linie von der Zusammensetzung des Perfusates und dem Ausmaß der Hämodilution ab, hormonale und andere Faktoren (z.B. Diurese) spielen ebenfalls eine Rolle. Bei Verwendung einer calciumfreien Maschinenfüllung sinkt die Gesamtcalcium-Konzentration im Serum entsprechend der Hämodilution ab und nimmt dann bis zum Bypassende wieder zu, ohne jedoch den Ausgangswert zu erreichen.[131] Auch die ionisierte Fraktion fällt ab, allerdings in geringerem Ausmaß und ohne die untere Normgrenze wesentlich zu unterschreiten, da die Zahl der verfügbaren Albuminbindungsorte aufgrund der Hypoproteinämie gleichfalls vermindert ist. Hieraus ergibt sich eine relative Zunahme des ionisierten Calcium-Anteils. Gray et al.[131] fanden gegen Ende der extrakorporalen Zirkulation einen Anstieg des Parathormonspiegels, der als Reaktion auf die initiale Hypocalciämie zu deuten ist und den Wiederanstieg des Serumcalciums gegen Bypassende erklärt.

Eine routinemäßige Anreicherung des Perfusates mit Calcium erscheint zumindest so lange nicht notwendig, wie kein citrathaltiges Konservenblut zugeführt wird.

Nach Westhorpe et al.[132] fällt die Magnesium-Konzentration im Serum und vermutlich auch ihr ionisierter Anteil bei der Verwendung Magnesiumfreier Perfusate erheblich ab und erreicht erst 20 Stunden nach Bypassende wieder den Ausgangswert. Da ein Magnesium-Defizit, das durch eine forcierte Diurese noch zunehmen kann, besonders bei digitalisierten Patienten Herzrhythmusstörungen begünstigt, erscheint eine Substitution sinnvoll.

In diesem Zusammenhang ist auch die Aufrechterhaltung einer normalen Kaliumkonzentration im Serum von Bedeutung. Hypokapnie und erhöhte renale Kaliumverluste als Folge der gesteigerten Aldosteron-Sekretion oder einer diuretischen Therapie sind die häufigsten Ursachen einer Hypokaliämie während und nach extrakorporaler Zirkulation.

7. Monitoring and Anaesthesie während der extrakorporalen Zirkulation

Perfusion und arterieller Druck

Der Perfusionsdruck sollte bei einem Standard-Perfusionszeitvolumen von 2,2-2,4 L/min · m² zwischen 60 und 100 mmHg betragen. Bei konstantem Fluß hängt der Perfusionsdruck ausschließlich vom peripheren Gefäßwiderstand ab, der durch zahlreiche Faktoren beeinflußt wird (Viskosität, Sympathikotonus, Anaesthesie, pH, Temperatur, Freisetzung vasoaktiver Substanzen).

Bei Patienten mit diffusen arteriosklerotischen Veränderungen kommt dem Perfusionsdruck im Hinblick auf die Sauerstoffversorgung der Organe (besonders des Gehirns) eine erhebliche Bedeutung zu. Wenn der arterielle Druck bei solchen Patienten in Gegenwart eines „normalen" oder erhöhten Perfusionszeitvolumens und in Normothermie unter 60 mmHg abfällt, scheint aufgrund der zur Vorsicht mahnenden Befunde von Stockard et al.[133] eine Steigerung des Perfusionsdruckes mit Hilfe von Vasopressoren (z.B. Noradrenalin, Phenylephrin) und/oder eine Senkung der Körpertemperatur indiziert.

Arterielle Drucke von mehr als 100 mmHg sprechen bei normalem Fluß für einen hohen peripheren Widerstand. In vielen Fällen genügt eine Komplettierung der Anaesthesie mit vasodilatierend wirkenden Anaesthetika (z.B. Benzodiazepinen, Dehydrobenzperidol, Opiaten), um eine Senkung des Perfusionswiderstandes zu erreichen. Gelingt dies nicht, bieten sich stärker wirksame Vasodilatatoren an (Natriumnitroprussid, α-Rezeptorenblocker). Keinesfalls darf jedoch bei normothermen Patienten eine Reduzierung des Perfusionsvolumens zur Drucksenkung in Betracht gezogen oder der arterielle Druck als alleiniger Maßstab für die Beurteilung der Sauerstoffversorgung des Organismus während der extrakorporalen Zirkulation verwendet werden. Eine längerfristige Reduzierung des errechneten Perfusionszeitvolumens ist nur bei stärkerer Hypothermie vertretbar. Für eine zumindest in globaler Hinsicht ausreichende Perfusion sprechen ein PO_2 im venösen Blut von mindestens 40 mmHg, ein normaler pH-Wert, eine Diurese von mehr als 1 ml/kg · Std, ein unauffälliger Verlauf der elektrischen Hirnaktivität auf dem Hirnfunktionsmonitor sowie das Fehlen größerer Temperaturgradienten zwischen Nasopharynx, Oesophagus, Rectum und Haut bei konstanter Bluttemperatur. Entwickeln sich im Verlauf der extrakorporalen Zirkulation Symptome einer unzureichenden Organperfusion, muß entweder das Sauerstoffangebot durch Steigerung des Perfusionsvolumens und/oder der Hämoglobinkonzentration des Perfusates erhöht, oder aber der Sauerstoffbedarf durch Hypothermie gesenkt werden.

Zentraler Venendruck, Pulmonalarteriendruck, linker Vorhofdruck

Der zentrale Venendruck sollte während der extrakorporalen Zirkulation niedrig sein, d.h. bei 0 oder unter 0 mmHg liegen. Hohe zentrale Venendrucke deuten auf eine Behinderung des venösen Rückflusses aus der oberen Körperhälfte hin, wobei vor allem die Gefahr eines Hirnödems besteht. Petechien, konjunktivale Ödeme und Blutungen sowie eine Depression der elektrischen Hirnaktivität sind weitere Symptome einer unzureichenden Drainage der oberen Hohlvene. Pulmonalarteriendruck und linker Vorhofdruck sollten gleichfalls im Bereich von 0 mmHg liegen. Ein Anstieg dieser Drucke bedeutet, daß die Drainage des linken Ventrikels inadäquat ist. Dabei besteht die Gefahr einer Überdehnung des linken Ventrikels und der Entstehung eines Lungenödems.

Die Überwachung des Pulmonalisdruckes auch während der extrakorporalen Zirkulation erlaubt eine rechtzeitige Erkennung dieser Gefahren und kann wesentlich dazu beitragen, Komplikationen nach extrakorporaler Zirkulation zu vermeiden.[134,135]

EKG, elektrische Hirnaktivität, Diurese, Temperatur

Während der totalen Bypassphase soll eine Asystolie der Vorhöfe und Kammern bestehen. Ein Wiederauftreten der elektrischen Aktivität spricht für eine nachlassende Myokardprotektion und muß Anlaß für eine Reperfusion des Myokards mit dem kardioplegischen Medium sein. Auf zusätzliche intraoperative Beurteilungskriterien der Ischämiebelastung des Herzens (Myokardtonus, Temperatur- und pH-Messung) wurde bereits im Abschnitt Myokardprotektion näher eingegangen.

Die Überwachung der cerebralen elektrischen Aktivität bei herzchirurgischen Eingriffen wurde in Kapitel II (Seite 128) besprochen.

Die Urinausscheidung sollte während der extrakorporalen Zirkulation nicht unter 1 ml/kg·Std. abfallen. Eine Rotfärbung des Urins spricht für eine stärkere Hämolyse mit Hämoglobinurie und sollte Anlaß für eine diuretische Therapie (z.B. mit Furosemid oder Mannit) sowie für eine Alkalisierung des Urins sein.

Die Körpertemperatur wird im Oesophagus und im Rectum, in einigen Zentren auch im Nasopharynx, im äußeren Gehörgang oder auf der Haut gemessen. Bei schneller Abkühlung und Wiedererwärmung des Blutes können aufgrund der unterschiedlichen regionalen Durchblutungsverhältnisse z.B. zwischen Oesophagus und Rectum vorübergehend Temperaturgra-

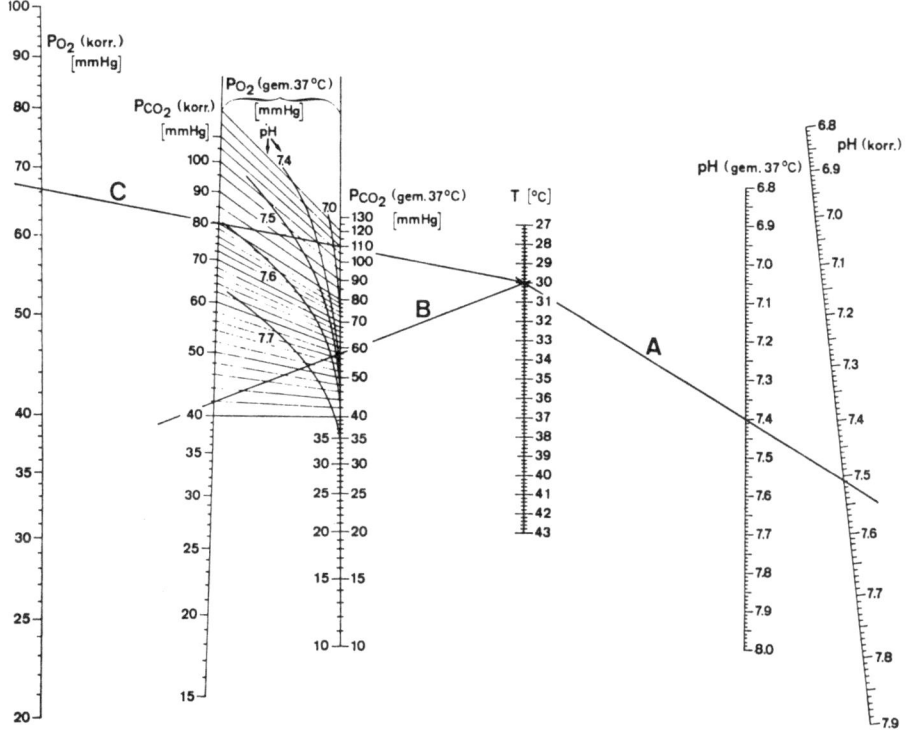

Abb. IV-10. Nomogramm für die PO_2-, PCO_2- und pH-Korrektur bei Entnahme von hypo- bzw. hyperthermen Blutproben, anaerober Überführung in die Meßanordnung und Analyse bei 37 °C. Beispiel für folgende Meßwerte: pH = 7,4, PCO_2 = 58 mmHg, PO_2 = 100 mmHg. Auf 30 °C Bluttemperatur korrigierte Werte: pH = 7,51, PCO_2 = 42 mmHg, PO_2 = 60 mmHg. Nach Thews (1972)[137], mit Genehmigung des Autors und des Verlages

dienten von bis zu 10 °C auftreten. Im Temperatur-steady-state beträgt der Gradient bei adäquater Perfusion der Gefäßperipherie dagegen nur etwa 1 °C.[136]

Blutgase, Elektrolyte, Hämatokrit, Blutzucker
PO_2, Sauerstoffsättigung, PCO_2 und pH im arteriellen und venösen Blut müssen unmittelbar nach Bypassbeginn und anschließend in Abständen von etwa 20 min gemessen werden. Für die Temperatur-Korrektur der bei 37 °C gemessenen Werte eignen sich die von Thews[137] angegebenen Nomogramme (Abb. IV-10, Abb. IV-11).

Der arterielle Sauerstoffpartialdruck liegt je nach dem verwendeten Oxygenatortyp und in Abhängigkeit vom Gasfluß und der Perfusionsdauer gewöhnlich zwischen 150 und 300 mmHg. Der venöse PO_2 sollte mindestens 40 mmHg betragen, zu niedrige Werte sprechen für eine nicht ausreichende Perfusion. Der arterielle Kohlensäurepartialdruck sollte auf Werte zwischen 35 und 45 mmHg eingestellt werden. Eine stärkere Hypokarbie

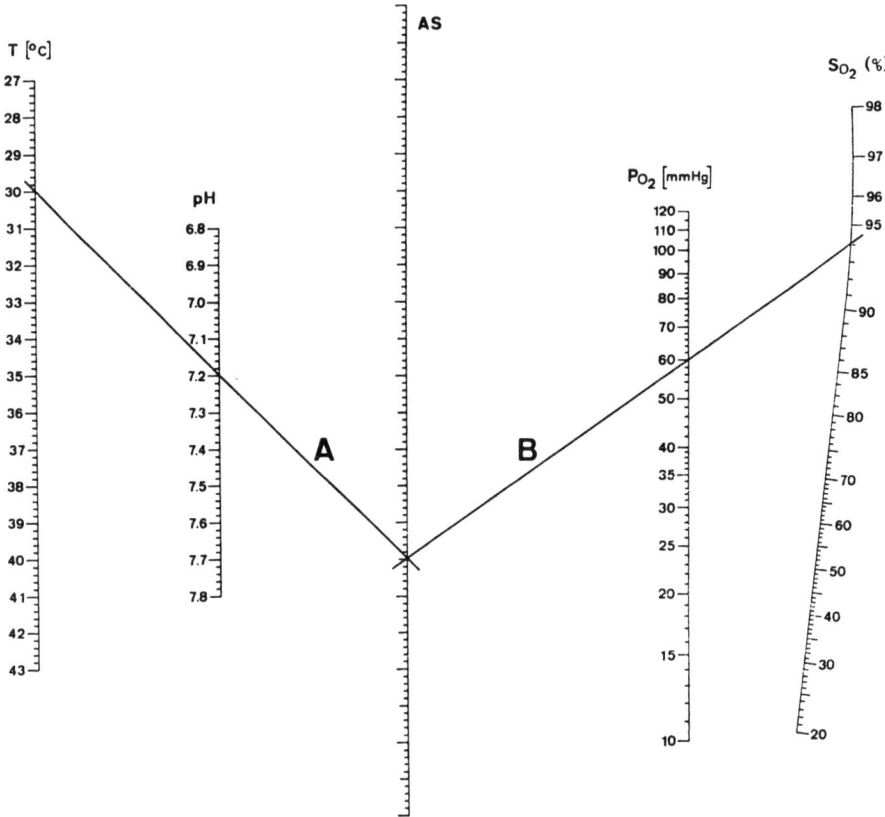

Abb. IV-11. Nomogramm für die Bestimmung der O_2-Sättigung aus den bei der Temperatur T ermittelten pH- und PO_2-Werten. Beispiel für folgende Meßwerte: pH = 7,2 und PO_2 = 60 mmHg bei T = 30 °C. Ermittelte O_2-Sättigung: 94%. AS = Hilfslinie. Nach Thews (1972)[137], mit Genehmigung des Autors und des Verlages

kann zu einer Minderperfusion vor allem des Gehirns und über die Linksverschiebung der Sauerstoffbindungskurve zu einer zusätzlichen Beeinträchtigung der Sauerstoffversorgung führen. Extrem hohe PCO_2-Werte bergen die Gefahr eines Hirnödems. Da die CO_2-Produktion direkt und die CO_2-Löslichkeit umgekehrt proportional zur Körpertemperatur variiert, muß zur Aufrechterhaltung eines normalen PCO_2 bei rascher Abkühlung CO_2 beigemischt werden, während in der Phase der Wiedererwärmung wenig oder gar kein CO_2 notwendig ist. Für eine präzise Einstellung des arteriellen Kohlensäurepartialdruckes sind getrennte Flußmesser für O_2 und CO_2 an der Herzlungenmaschine erforderlich. Neben der intermittierenden Überwachung der Blutgaswerte sind mehrfache Kontrollen der Elektrolyte (Na^+, K^+, Calcium, Ca^{++}, möglichst auch Magnesium und Mg^{++}) notwendig. Regelmäßige Messungen des Hämatokrit-Wertes gehören ebenfalls zum Routine-Überwachungsprogramm. Der Hkt sollte während der extrakorporalen Zirkulation nicht unter 20% abfallen. Bei niedrigeren

Werten ist eine Transfusion von Vollblut oder Erythrocyten angezeigt, um eine ausreichende Sauerstoffkapazität des Perfusates aufrecht zu erhalten. Die Blutzuckerkonzentration muß zumindest bei Diabetikern kontrolliert werden.

Antikoagulation

Eine zuverlässige Gerinnungshemmung ist nur dann zu erwarten, wenn der ACT-Wert während der gesamten extrakorporalen Zirkulation mindestens 400 sec beträgt.[8,9] Die Antikoagulation sollte in etwa halbstündigen Abständen kontrolliert und gegebenenfalls durch zusätzliche Heparingaben vervollständigt werden.

Wegen der großen individuellen Variationsbreite von Ausmaß und Dauer der Heparinwirkung empfehlen Bull u. Mitarb.[12] die Erstellung einer individuellen Dosis-Wirkungsbeziehung, mit deren Hilfe die jeweils erforderliche Repetitionsdosis ermittelt werden kann (Abb. IV-12). Da die ACT jedoch außer von der Heparinwirkung auch von der Temperatur beeinflußt wird, ist die Aussagefähigkeit unter Hypothermiebedingungen eingeschränkt. Bei gegebener Antikoagulation steigt die ACT mit fallender Temperatur zusätzlich an, so daß die Heparinkonzentration im Plasma und die Antikoagulationswirkung (gemessen an der Antithrombin III-Aktivität) bei alleiniger Kenntnis des ACT-Wertes überschätzt wird.[138,139]

Anaesthesie

Symptome einer unzureichenden Anaesthesie bzw. Analgesie (Ansprechbarkeit des Patienten, Schwitzen, Augentränen, Anstieg des Perfusionswiderstandes) sind während des Bypasses seltener zu beobachten als in anderen Phasen des Eingriffes. Offenbar ist der Anaesthetikabedarf während der extrakorporalen Zirkulation geringer, wobei eine Hypothermie und/oder die nicht-pulsatile Perfusion vermutlich wesentliche Faktoren sind.[140] Darüber hinaus wird die Pharmakokinetik durch eine extrakorporalen Zirkulation verändert.[141,142] Bovill et al.[142] fanden eine gegenüber der Prä-Bypassphase verlängerte Eliminationshalbwertzeit von Fentanyl. Wood et al.[141] konnten am Beispiel von Propranolol zeigen, daß der freie nicht an Proteine gebundene Anteil im Plasma und damit die für die Rezeptorbindung und die pharmakologische Wirkung verfügbare Fraktion um etwa 50% zunimmt. Da bekannt ist, daß Heparin über eine Lipase-Aktivierung zu einem Anstieg freier Fettsäuren führt[143] und von anderen Autoren nachgewiesen wurde, daß ein Anstieg freier Fettsäuren während der EKZ den nicht gebundenen Anteil von Diphenylhydantoin im Plasma erhöht[144], vermuten Wood et al.[141] den gleichen Mechanismus auch für Propranolol. Diese Annahme wurde durch den Befund gestützt, daß die freie Propranolol-Fraktion im Anschluß an die Heparin-Neutralisierung mit Protamin wieder abnahm. Wahrscheinlich spielen solche Vorgänge während der EKZ bei einem größeren Spektrum von Pharmaka eine Rolle und dürften viele in der Anaesthesie verwendete Substanzen mit einschließen.

Für die Applikation von Anaesthetika und anderen Pharmaka während der extrakorporalen Zirkulation ist es nicht gleichgültig, ob in den zentra-

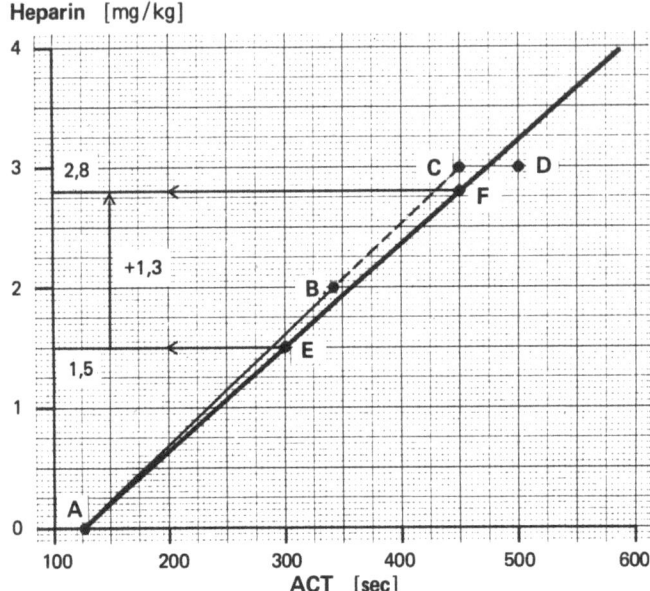

Abb. IV-12. Konstruktion einer individuellen Heparin-Dosis-Wirkungsbeziehung. Zunächst werden die beiden durch die Punkte A und B dargestellten ACT-Meßwerte vor und nach der initialen Heparingabe (2 mg/kg) durch eine Linie verbunden. Nach Verlängerung dieser Linie auf einen angestrebten ACT-Wert von z. B. 450 sec (Punkt C) läßt sich hierfür an der Ordinate ein zusätzlicher Heparinbedarf von 1 mg/kg abschätzen. Anschließend wird die ACT gemessen. Weicht, wie in diesem Beispiel, der Meßwert (500 sec, Punkt D) vom angestrebten Wert (450 sec) ab, wird die individuelle Dosiswirkungsgerade so konstruiert, daß eine Linie zwischen dem Ausgangswert A und einem Punkt in der Mitte zwischen C und D gezogen wird. Mit Hilfe dieser Geraden lassen sich nun die im Verlauf der extrakorporalen Zirkulation erforderlichen Heparin-Repetitionsdosen individuell ermitteln. Beträgt z. B. die ACT nach Ablauf von 30 min nur noch 300 sec (Punkt E), ergibt sich aus der Ordinate ein Heparinbestand von 1,5 mg/kg. Um wieder einen ACT-Wert von 450 sec zu erreichen (Punkt F auf der individuellen Dosiswirkungsgeraden), ist ein Heparinbestand von 2,8 mg/kg notwendig. Die Repetitionsdosis beträgt 1,3 mg/kg. Modifiziert nach Bull et al. (1975)[12], mit Genehmigung des Autors und des Verlages

len Venenkatheter oder in den venösen Schenkel der Herzlungenmaschine injiziert wird. Kamath et al.[145] konnten mit markiertem Technetium zeigen, daß bei einer Injektion in den Cava-Katheter nicht vorhersehbar ist, wieviel der applizierten Dosis im arteriellen Schenkel der Herzlungenmaschine erscheint. Wurde die Testsubstanz in den venösen Schenkel der HLM gegeben, traten keine nennenswerten Verluste auf. Bei zentralvenöser Injektion waren dagegen in Einzelfällen mehr als 50% der applizierten Dosis innerhalb von 5 Minuten noch nicht nachweisbar. Als Ursache sind Verluste in den stagnierenden Pulmonaliskreislauf anzunehmen, die wahrscheinlich durch Manipulationen am Herzen begünstigt werden. Über die Kardiotomiesaugung oder die Ventrikeldrainage können solche Verluste später wieder in den Kreislauf gelangen. Aufgrund dieser Befunde sollten Pharmaka während der extrakorporalen Zirkulation in den venösen Schenkel der Herzlungenmaschine injiziert werden.

Bei der Verwendung von Inhalationsanaesthetika muß berücksichtigt werden, daß Hypothermie und Hämodilution die physikochemischen Eigenschaften dieser Substanzen verändern und damit ihre Aufnahme und Elimination beeinflussen.[146-148] Eine Hypothermie erhöht die Löslichkeit von Inhalationsanaesthetika im Blut und in den Geweben. Nach Feingold[148] nimmt der Blut/Gas-Verteilungskoeffizient z. B. von Halothan um 45% zu, wenn die Körpertemperatur von 37 °C auf 28 °C gesenkt wird. Eine Hämodilution hat den gegenteiligen Effekt. Bei einer Senkung des Hämatokrit von 40% auf 20% ließ sich für Halothan unter Voraussetzung einer linearen Beziehung zwischen dem Blut/Gas-Verteilungskoeffizienten bei 37 °C und dem Hämatokrit eine Abnahme der Blutlöslichkeit um 35% ermitteln.[148] Bei einer Kombination von Hypothermie und Hämodilution ändert sich deshalb die Blutlöslichkeit nicht wesentlich, die erhöhte Gewebelöslichkeit bleibt aber bestehen. Ähnliche Verhältnisse gelten auch für Enfluran und Isofluran. Bei Lachgas ergibt sich aus dem vergleichsweise niedrigen Verhältnis von Fett/Gas- zu Wasser/Gas-Verteilungskoeffizient, daß der Blut/Gas-Verteilungskoeffizient weitgehend von der Wasserlöslichkeit bestimmt und deshalb durch eine Hämodilution kaum beeinflußt wird.[148] Bei gleichzeitig bestehender Hypothermie nimmt dagegen die Löslichkeit von Lachgas im Blut (und in den Geweben) zu.

Gegenwärtig besteht noch keine ausreichende Klarheit darüber, wie die während der extrakorporalen Oxygenierung aus dem Kreislauf weitgehend ausgeschaltete Lunge behandelt werden soll, um optimale Bedingungen für den pulmonalen Gasaustausch in der postoperativen Phase zu schaffen. Experimentelle Untersuchungen von Stanley et al.[149] bestätigen frühere Befunde, nach denen sich eine Fortsetzung der Beatmung während der EKZ eher ungünstig auf die postoperative Lungenfunktion auswirkt und zu einer Abnahme der Compliance sowie zu einem Anstieg von $\dot{Q}_S/\dot{Q}_T$ führt, während nach einer Unterbrechung der Ventilation Compliance und Rechts-Links-Shunt keine Unterschiede gegenüber den präoperativen Werten aufwiesen, wobei es gleichgültig war, ob die Lunge kollabiert gelassen oder statisch gebläht wurde. Die inspiratorische Sauerstoffkonzentration hatte keinen Einfluß auf diese Befunde. Als mögliche Gründe für die ungünstige Wirkung einer Beibehaltung der Beatmung während der extrakorporalen Zirkulation werden eine alveoläre Hypokapnie mit Bronchokonstriktion sowie eine Surfactant-Verarmung der ventilierten aber nicht perfundierten Lunge diskutiert, die die Entstehung von Alveolarverschlüssen und Atelektasen begünstigen sollen.[150-152]

8. Die Reperfusions- und Postbypassphase

Gegen Ende der operativen Korrektur wird mit der Erwärmung des Patienten begonnen, die Beatmung wieder aufgenommen, Blutgase, pH-Wert und Elektrolyte werden kontrolliert und bei Abweichungen von der Norm korrigiert. Eine schnelle Wiedererwärmung kann mit einer erheblichen Gefäßdilatation einhergehen und der arterielle Druck trotz eines hohen Perfusionsvolumens gelegentlich so stark abfallen, daß vorübergehend die Anwendung von Vasokonstriktoren notwendig ist. Nach sorgfältiger Entlüftung des Herzens wird die Aortenklemme entfernt und die Reperfusionsphase eingeleitet. In der Regel stellt sich unter normothermen Bedingungen innerhalb weniger Minuten wieder ein normaler Herzrhythmus ein. Tritt Kammertachykardie oder Kammerflimmern auf, wird das Myokard defibrilliert. Zur Vermeidung elektrischer Schäden am Myokard sollten möglichst geringe Energiemengen verwendet werden. Nach Rubio et al.[154] sowie Takker et al.[155] sind bei der Mehrzahl herzchirurgischer Patienten weniger als 10 J für die direkte Defibrillation des Herzens erforderlich. Läßt sich das Myokard trotz normaler Temperatur und Serumelektrolyt-Werte nicht defibrillieren oder kommt es wiederholt zum Auftreten von Kammertachykardie oder Kammerflimmern, sollten vor einem erneuten Defibrillationsversuch 1-2 mg/kg Lidocain i.v. gegeben werden. In therapierefraktären Fällen können auch β-Blocker in niedriger Dosierung (z.B. Propranolol 0,5-3 mg i.v.) hilfreich sein.[156] In der frühen Reperfusionsphase sollte nicht der Versuch unternommen werden, das Herz mit Calcium oder Katecholaminen zu stimulieren, da hierdurch möglicherweise die Auslösung einer Kontraktur ähnlich dem von Zimmerman et al.[157] beschriebenen Calcium-Paradoxon begünstigt wird.[158] Dieses Phänomen ist gekennzeichnet durch eine massive intrazelluläre Calcium-Akkumulation (Entstehung eines „stone-heart" bzw. „bone-heart"), eine Erschöpfung des ATP-Bestandes bei gleichzeitiger Unfähigkeit des Myokards, den angebotenen Sauerstoff für die Resynthese von ATP zu utilisieren, sowie morphologisch durch Mitchrondrien-Schwellung und Myokardödem.[158,159] Das von Zimmerman et al.[157] im Kleintierexperiment beobachtete Calcium-Paradoxon entsteht im Anschluß an eine Calcium-freie Koronarperfusion und darauffolgender Reperfusion mit einem Calcium-haltigen Medium.

Gebhard et al.[160] konnten zeigen, daß das Auftreten dieses Phänomens stark temperaturabhängig ist und sich nur dann auslösen läßt, wenn die Koronarperfusion mit einer annähernd *normothermen* Calcium-freien kardioplegischen Lösung (Bretschneider-Lösung) durchgeführt wird. Es muß vorerst offen bleiben, ob unter bestimmten klinischen Bedingungen (z.B. inkomplette bzw. inhomogene Myokardprotektion, Gabe hoher Katecholamin- oder Calciumdosen unmittelbar nach Freigabe des Blutstromes in die Koronarien) auch bei Applikation einer *kalten* Calcium-freien myokardprotektiven Lösung kritische intrazelluläre Calcium-Konzentrationen während der frühen Reperfusionsphase entstehen können.

Nach einer Reperfusionszeit von mindestens 15 Minuten, vollständiger Erwärmung des Patienten und Überprüfung der Kalibration aller Meß- und Registriereinrichtungen wird durch Drosselung der Ventrikeldrainage, des venösen Rückflusses und des Perfusionsvolumens schrittweise von der Herzlungenmaschine abgegangen. Dieser Vorgang kann je nach Myokardfunktion wenige Minuten bis zu mehreren Stunden in Anspruch nehmen. Da die hämodynamischen Konstellationen in der Postbypassphase sehr unterschiedlich sein (Tab. IV-3) und sich in kurzer Zeit ändern können, ist ei-

Tabelle IV-3. Häufige hämodynamische Konstellationen und therapeutische Maßnahmen in der Postbypass-Phase

Hämodynamische Konstellationen		Therapie
LVFP, RVFP	niedrig	Volumen
CI	niedrig	
AP	niedrig	
LVFP, RVFP	normal/leicht erhöht	Katecholamine
CI	niedrig	(z.B. Dopamin)
AP	niedrig	
LVFP, RVFP	hoch	Katecholamine + Vasodilatatoren
TPR, PVR	hoch	(z.B. Dopamin + Na-Nitroprussid)
CI	niedrig	oder Dobutamin
LVFP, RVFP	hoch	Nitroglycerin
CI	normal/leicht erniedrigt	(+ Dopamin)
AP	normal/leicht erniedrigt	
HR	niedrig	Atropin, Isoprotérenol,
CI	niedrig	Orciprenalin oder
AP	normal/leicht erniedrigt	Schrittmacherstimulation
AP	niedrig	Phenylephrin oder Noradrenalin
TPR	niedrig	(+ Nitroglycerin)
CI	hoch	
AP	hoch	Na-Nitroprussid
TPR, PVR	hoch	
LVFP, RVFP	normal/erhöht	
CI	normal/leicht erniedrigt	

ne gezielte Unterstützung des Kreislaufes vor allem in kritischen Situationen nur möglich, wenn neben dem arteriellen Druck auch die Füllungsdrucke und das Herzzeitvolumen (möglichst auch die gemischtvenöse O_2-Sättigung) gemessen werden sowie die Gefäßwiderstände im System- und Pulmonalkreislauf bekannt sind.

Zunächst wird dem Herz Volumen angeboten, bis bei normalen Füllungsdrucken ein ausreichendes Herzzeitvolumen ($S_{\bar{v}}O_2$ mindestens 60%) gefördert und ein systolischer arterieller Druck von etwa 90 bis 100 mmHg erreicht wird. Der individuell optimale linksventrikuläre Füllungsdruck hängt nach Seybold-Epting et al.[161] von der präoperativen Ventrikelfunktion ab: War der linksventrikuläre Füllungsdruck bereits präoperativ höher als 12 mmHg (Patienten mit Aortenklappenstenose), ließ sich nach extrakorporaler Zirkulation oberhalb eines LAP von 15-20 mmHg keine wesentliche Steigerung von Schlagindex und Herzindex mehr erzielen. Wurde der LAP-Mitteldruck bei diesen Patienten durch Volumenzufuhr auf mehr als 20 mmHg angehoben, nahm der Herzindex wieder ab, der periphere Gefäßwiderstand stieg an und es traten Symptome einer Myokardischämie auf (Lactatproduktion).

Besteht trotz einer ausreichenden Ventrikelfüllung (LVFP 12-18 mmHg, RVFP 5-12 mmHg) eine Hypotension bei gleichzeitig niedrigem Schlagvolumen und normalen Gefäßwiderständen (TPR, PVR), kommt eine Therapie mit Katecholaminen in Betracht. In einigen Herzzentren wird routinemäßig Calcium während der Postbypassphase gegeben, um eine positiv inotrope Wirkung zu erzielen. Nach Drop et al.[162] ist ein solcher Effekt jedoch nur dann zu erwarten, wenn der ionisierte Calcium-Anteil im Serum erniedrigt ist (Einzelheiten siehe Kapitel III, Seite 180), wie zum Beispiel während einer Transfusion von citrathaltigem Konservenblut. Die bei einer mittleren Transfusionsgeschwindigkeit von Stulz et al.[163] beobachtete Abnahme des ionisierten Calciums ist jedoch nur von kurzer Dauer und bereits 10 Minuten nach Transfusionsende nicht mehr nachweisbar (Abb. IV-13).

Bei einem low cardiac output mit pathologischen Füllungsdrucken sowie hohem peripheren und/oder pulmonalen Gefäßwiderstand empfiehlt sich eine Kombination von Katecholaminen mit systemischen Vasodilatatoren (z.B. Na-Nitroprussid) oder die Anwendung von Substanzen, die neben positiv inotropen auch vasodilatierende Eigenschaften besitzen (z.B. Dobutamin, Amrinon). Sind dagegen lediglich die Füllungsdrucke erhöht (mit und ohne Ischämie-Zeichen im EKG), arterieller Druck und Herzzeitvolumen aber normal oder nur leicht erniedrigt, ist die Anwendung von Nitroglycerin indiziert. Liegt eine Bradykardie als Ursache eines zu niedrigen Herzzeitvolumens zugrunde und läßt sich durch pharmakologische Maßnahmen (Atropin, Isoproterenol oder Orciprenalin) keine dauerhafte Steigerung der Auswurfleistung erreichen, muß eine Schrittmachertherapie eingeleitet werden, wobei entweder eine Vorhofstimulation (bei intakter AV-Überleitung) oder eine sequentielle AV-Stimulation (bei Vorhofstillstand oder AV-Blockierung) in Betracht kommt. Bei sequentieller AV-Stimulation kann das Herzzeitvolumen zusätzlich durch Variation des AV-Intervalls optimiert werden. Eine Ventrikelstimulation wirkt sich dagegen wegen der fehlenden oder unkoordinierten Vorhofkontraktion hämodynamisch ungünstiger aus (Einzelheiten s. Kapitel III, Seite 242).

Gelegentlich beruht ein niedriger arterieller Druck in der frühen Postbypassphase nicht auf einem Volumenmangel oder einer kontraktilen Insuffizienz des Herzens, sondern auf einem zu niedrigen peripheren Gefäßwiderstand. In diesen Fällen kann der Perfusionsdruck unter sorgfältiger Überwachung der Füllungsdrucke mit Phenylephrin oder Noradrenalin angehoben werden.

Besteht dagegen eine arterielle Hypertonie und ein hoher peripherer Gefäßwiderstand, wird Na-Nitroprussid gegeben.

Bei der Interpretation der Herzzeitvolumen-Meßwerte muß besonders in der frühen Postbypassphase berücksichtigt werden, daß noch eine erhebliche Hämodilution besteht und das globale Sauerstoffangebot trotz eines „normal" oder „hoch" erscheinenden HZV möglicherweise nicht ausreicht (niedrige gemischtvenöse O_2-Sättigung). Bei dieser Konstellation ist es sinnvoll, die Sauerstofftransportkapazität durch eine Erhöhung der Hämoglobinkonzentration des Blutes (Transfusion von Erythrocyten oder Vollblut, Gabe von Diuretika) und nicht durch eine zusätzliche Steigerung der

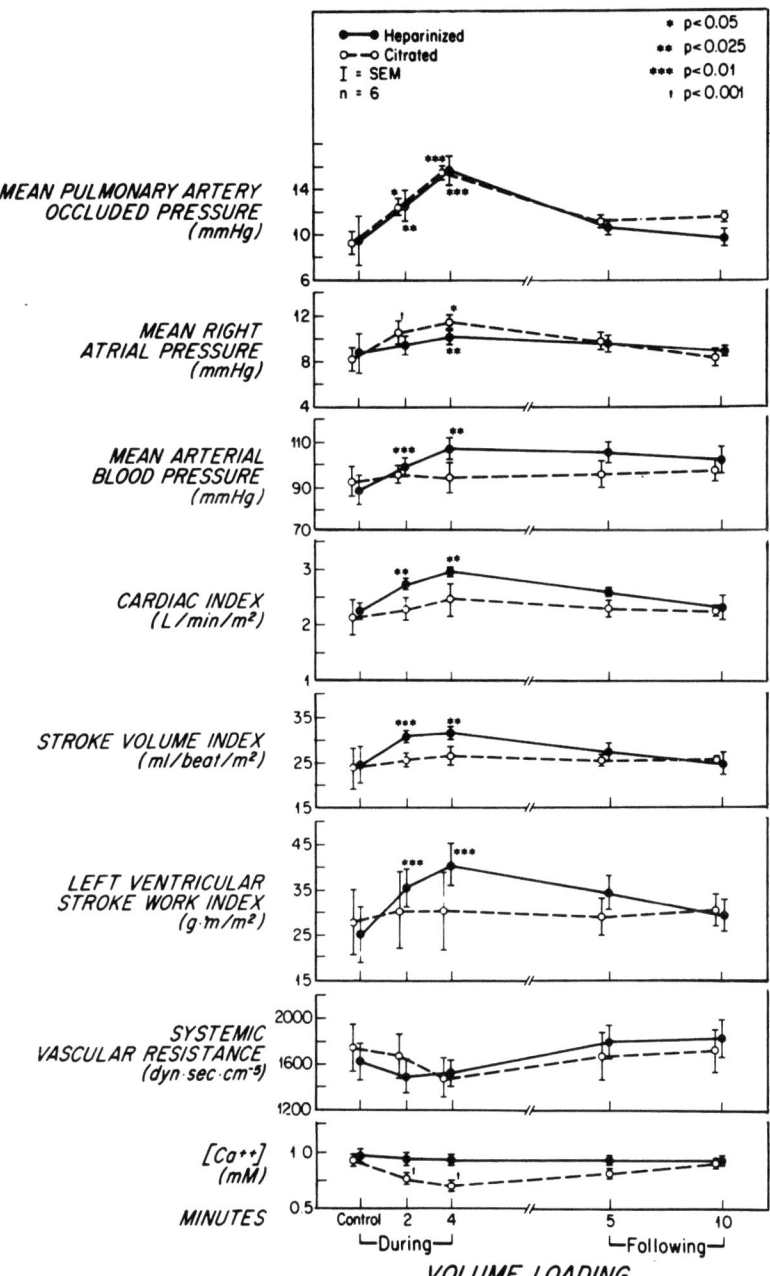

Abb. IV-13. Einfluß einer Schnelltransfusion von ACD-Blut im Vergleich zur Heparin-Blut (jeweils 1,5 ml/kg·min über 4 min) auf das ionisierte Calcium und die Hämodynamik bei herzchirurgischen Patienten nach EKZ. Die Transfusion von Citratblut führt zu einer vorübergehenden Abnahme des ionisierten Calciums, die in einer vergleichsweise geringeren Steigerung der Auswurfleistung des Herzens zum Ausdruck kommt. Das ionisierte Calcium erreicht innerhalb von 10 min nach Transfusionsende wieder den Ausgangswert, hämodynamische Unterschiede sind nicht mehr nachweisbar. Nach Stulz et al. (1979)[163], mit Genehmigung des Autors und des Verlages

Auswurfleistung des Herzens zu verbessern. Mit Hilfe von Zellseparatoren (z.B. Haemonetics Cell Saver) läßt sich aus dem Oxygenatorperfusat ein autologes Erythrocytenkonzentrat herstellen, wodurch der Fremdblutbedarf (und damit die Gefahr einer Hepatitis-Übertragung oder Transfusionsreaktion) gesenkt und eine Flüssigkeitsüberlastung durch hämodiluiertes Pumpenblut vermieden werden kann. Diese Autotransfusionstechnik wird von Zeugen Jehovas toleriert und wirkt sich auf längere Sicht kostensparend aus.[164-166] Darüber hinaus werden einige Nachteile vermieden, die sich aus den zeitabhängigen Qualitätsveränderungen von konserviertem Blut ergeben. Auch unter optimalen Konservierungsbedingungen mit ACD-Adenin oder CPD kommt es in Abhängigkeit von der Lagerungsdauer zu einer Abnahme des pH-Wertes und einem erheblichen Anstieg der Kaliumkonzentration, zu einem frühzeitigen Verlust an Thrombocyten und Gerinnungsfaktoren, sowie zu einem ATP- und 2,3-DPG-Schwund (Tab. IV-4 und Tab. IV-5). Die Qualitätsminderung konservierter Erythrocyten beruht darauf, daß die anaerobe Glykolyse über eine Anreicherung von Milchsäure zu einer pH-Senkung des Konserveninhaltes und damit zur Blockierung säureempfindlicher Enzyme führt, die u.a. der Synthese von ATP und 2,3-DPG dienen. Die Abnahme des für die Zellintegrität wichtigen ATP-Bestandes verläuft relativ langsam. Wesentlicher ist, daß schon innerhalb von 3-7 Tagen ein vollständiger 2,3-DPG-Verlust eintritt. Er wird zwar einige Stunden nach der Transfusion im Empfänger weitgehend ausgeglichen, hat aber zur Folge, daß Erythrocyten diesseits und jenseits des genannten Konservierungszeitraumes differentialtherapeutisch unterschiedlich zu werten sind. Bei nur kurzer Konservierung sind sie in der Lage, den transportierten Sauerstoff unmittelbar nach der Transfusion an die Gewebe abzugeben. Dies ist in allen Fällen akuten Sauerstoffbedarfes von großer Bedeutung. Länger gelagerte Erythrocyten bedürfen hierfür einer mehrstündigen Erholungsphase und sind somit eher für den Ausgleich ei-

Tabelle IV-4. Zeitabhängige Änderungen des pH-Wertes und der Kaliumkonzentration in Blutkonserven. Nach Sade et al. (1977)[167]

Lagerungsdauer	pH		Kalium (mmol/l)
Bis 24 Std	ACD	7,00	10
	CPD	7,20	4
7 Tage	ACD	6,79	22
	CPD	7,00	10
14 Tage	ACD	6,73	33
	CPD	6,89	21
21 Tage	ACD	6,71	47
	CPD	6,84	30
28 Tage	ACD	6,71	72
	CPD	6,78	40

Table IV-5. Zeitabhängige Qualitätsveränderungen von Blutkonserven. Nach Hoppe (1968)[168]

Lagerungsdauer	Thrombocyten	Faktor V/VIII	2,3-DPG	ATP	Pseudokoagel
Bis 24 Std (Frischblut im engeren Sinne)	+	+	+	+	0
2–3 Tage (gemäß Richtlinien noch Frischblut)	0	0	+	+	±
5–7 Tage	0	0	0 (reversibel)	+	+
bis 35 Tage	0	0	0 (reversibel)	+	+
> 35 Tage (überaltertes Konservenblut)	0	0	0 (z. T. reversibel)	±	+

nes chronischen Erythrocytenmangels geeignet. Thrombocyten und Leukocyten zeigen innerhalb der ersten 1 bis 2 Konservierungstage funktionelle Einbußen, dann folgt der Zelltod. Die Aktivität der Gerinnungsfaktoren V und VIII sinkt in etwa dem gleichen Zeitraum auf Null ab. Vollblut mit einer Lagerungsdauer von mehr als 24 Stunden ist also gerinnungsphysiologisch nicht mehr vollwertig. Soll im Anschluß an die extrakorporale Zirkulation lediglich der Erythrocytenbestand des Patienten erhöht werden, ist es sinnvoller und auch ökonomischer, Erythrocytenkonzentrate statt Vollblutkonserven zu transfundieren. Buffy-coat-arme Erythrocytenkonzentrate bieten gegenüber gelagerten Vollblutkonserven den Vorteil eines geringeren Gehaltes an Kalium, Citrat, Ammoniak und Mikroaggregaten, der Einsatz von Mikrofiltern ist überflüssig.[168,169] Ein begrenzter Volumenmangel kann durch Plasmaersatzmittel ausgeglichen werden. Der einzige praktische Grund, in der täglichen Routine Vollblut zu favorisieren, ist die hohe Viskosität von Erythrocytenkonzentraten. Dieser Nachteil kann jedoch durch eine Kochsalzaufschwemmung (Viaflex-Set) ausgeglichen werden.

Die Indikation zur Transfusion von Vollblut kann auf akute Blutverluste größeren Ausmaßes und auf Gerinnungsstörungen beschränkt bleiben. In diesen Fällen sollte Frischblut im engeren Sinne (höchstens 24 Stunden alt), und zwar ohne Mikrofiltrierung, gegeben werden.

Stellt sich im Verlauf der frühen Postbypassphase heraus, daß das Myokard sich nicht adäquat kontrahiert, kann zunächst versucht werden, durch erneute extrakorporale Zirkulation eine Erholung der Myokardfunktion zu erreichen. Nach experimentellen Befunden von Lazar et al.[170] lassen sich reparative Prozesse im postischämischen Myokard zusätzlich durch eine kurzfristige Infusion einer oxygenierten kardioplegischen Lösung unterstützen (sekundäre Kardioplegie). Auch die rechtzeitige Anwendung von

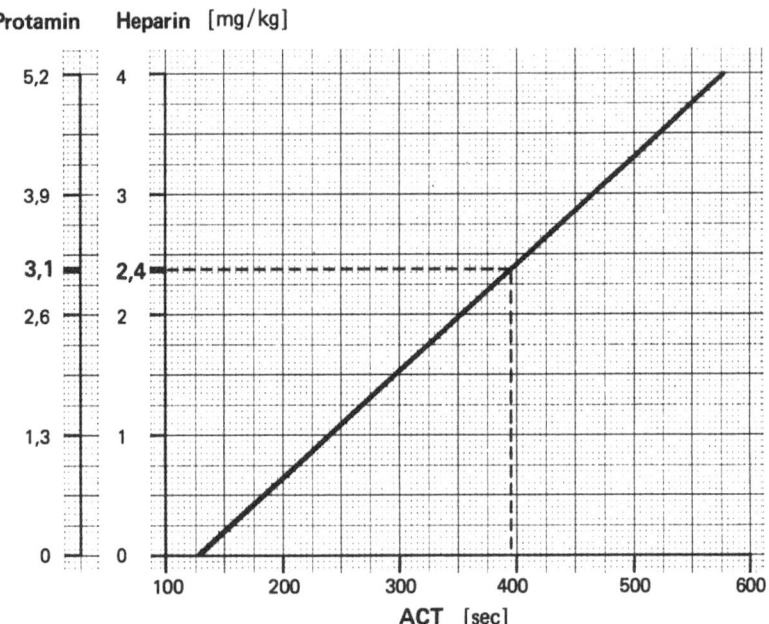

Abb. IV-14. Heparin-Antagonisierung nach dem von Bull et al. beschriebenen Verfahren. Die durchgezogene Linie entspricht der in Abb. IV-12 konstruierten individuellen Heparin-Dosis-Wirkungsbeziehung. Zum Zeitpunkt der gewünschten Heparin-Antagonisierung wird die ACT bestimmt (z. B. 395 sec) und mit Hilfe der Dosis-Wirkungsgeraden der momentane Heparinbestand an der Ordinate abgelesen (2,4 mg/kg). Die zur Neutralisierung notwendige Protamindosis beträgt 2,4 mg/kg · 1,3 = 3,1 mg/kg

Calciumantagonisten scheint sich günstig auf eine Reperfusions-Ischämie auszuwirken.[171,172,172a] Andere, zumeist im Rahmen der Infarktforschung diskutierte Verfahren, auf pharmakologischem Wege eine Verbesserung der Energiebilanz des ischämischen Herzens zu erreichen, sind umstritten und erlauben zur Zeit noch keine endgültige Beurteilung. Hierzu zählen die Verwendung von Mannitol zur Behebung ischämiebedingter sekundärer Zellveränderungen (Myokardödem), die Infusion von Hyaluronidase zur Verbesserung der Diffusionsverhältnisse im Ischämiegebiet, die Gabe von Glukose-Insulin-Kalium zur Erhöhung des Substratangebotes und zur Restitution des zellulären Kaliumverlustes im Ischämiegebiet sowie die Verwendung von Methylprednisolon zur Membranstabilisation.[173–175]

Ist auch durch eine längere Nachperfusion keine ausreichende Erholung der Myokardfunktion zu erreichen, kommen verschiedene Methoden der assistierten Zirkulation in Betracht (s. Kapitel V).

Bei erfolgreichem Abgang von der Herzlungenmaschine und nach Entfernung der Drainagekatheter aus den Hohlvenen und dem linken Ventrikel wird mit der Heparin-Antagonisierung begonnen. Die hierfür erforderliche Protamin-Dosis kann unter der Voraussetzung, daß 1 mg Heparin durch etwa 1,2-1,3 mg Protamin neutralisiert werden[176,177], nach dem von

Die Reperfusions- und Postbypassphase 303

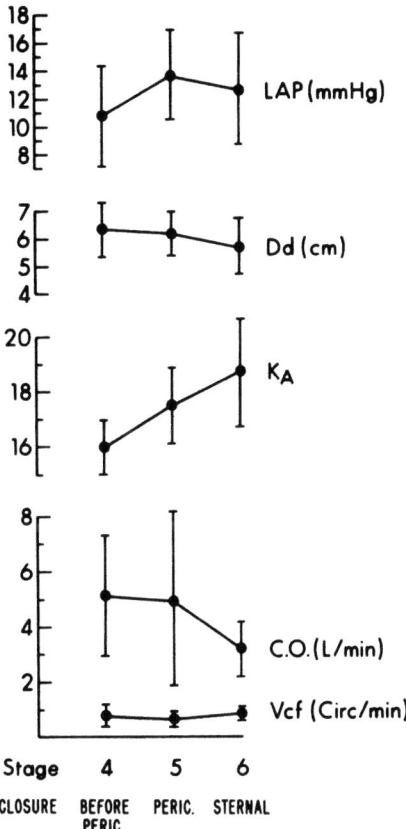

Abb. IV-15. Einfluß von Perikard- und Sternalverschluß auf den linken Vorhofdruck (LAP), den enddiastolischen Durchmesser (Dd) und die Steifigkeitskonstante des linken Ventrikels (K_A), das Herzzeitvolumen (C.O.) sowie die circumferentielle Faserverkürzungsgeschwindigkeit (Vcf) bei Patienten mit präoperativer Volumenüberlastung (Aorten- oder Mitralklappeninsuffizienz). Als Folge der mit dem Verschluß von Perikard und Sternum verbundenen Einschränkung der Ventrikelexpansion während der Diastole nehmen enddiastolischer Ventrikeldurchmesser und Herzzeitvolumen ab, gleichzeitig steigt der linke Vorhofdruck, die Ventrikelsteifigkeit nimmt zu. Die kontraktile Funktion des Myokards (gemessen an Vcf) ändert sich dagegen nicht. Nach Matsumoto et al. (1980)[193], mit Genehmigung des Autors und der American Heart Association

Bull et al.[12] empfohlenen Verfahren anhand des mit dem ACT-Test abschätzbaren momentanen Heparinbestandes für jeden Patienten individuell ermittelt werden (Abb. IV-14). Protamin ist ein stark alkalisches niedermolekulares Protein, das mit dem sauren Mucopolysaccharid Heparin einen Komplex bildet. Da Protamin selbst gerinnungshemmende Eigenschaften besitzt, über deren Mechanismus und klinische Relevanz bisher allerdings keine endgültige Klarheit besteht[178-180], sollte nur so viel Protamin gegeben werden, wie zum Erreichen der Ausgangs-ACT vor der Heparingabe notwendig ist. Während der Protamin-Applikation kann es zu einem Abfall des arteriellen Druckes kommen, der auf myokarddepressorischen[181-184] und vasodilatierenden Wirkungen[185] beruht. Allerdings scheinen die vorwiegend tierexperimentell nachgewiesenen negativ inotropen Eigenschaften des Protamin beim Menschen nur gering ausgeprägt zu sein.[186-188] Von verschiedenen Autoren sind jedoch anaphylaktoide Reaktionen einschließlich schwerer Schockzustände mit Lungenödem nach Protamin beschrieben worden.[189-192a] Die für die Heparin-Antagonisierung ermittelte Protamindosis sollte deshalb nicht als Bolus gegeben, sondern langsam über einen Zeitraum von etwa 5-10 min infundiert, oder aber in den linken Vorhof injiziert werden: Bei diesem Applikationsmodus ließen sich - im Unterschied zur rechtsatrialen Injektion von Protamin - keine statistisch signifikanten Änderungen des Plasmahistaminspiegels und des Blutdruckes nachweisen.[192a] Demnach ist zu vermuten, daß Protamin vor allem während der Lungenpassage vasoaktive Substanzen freisetzt.

Ist die Blutgerinnung trotz adäquater Heparin-Antagonisierung unzureichend und läßt sich eine Verbrauchskoagulopathie oder eine Hyperfibrinolyse ausschließen, kommt je nach Laborbefund die Gabe von fresh frozen plasma, Frischblut, Humanfibrinogen, Prothrombinkonzentrat oder Plättchenkonzentrat in Betracht.

Im Verlauf des Thoraxverschlusses muß mit mechanischen Wirkungen auf die Herzfunktion gerechnet werden. Matsumoto et al.[193] fanden eine Reduzierung des Herzzeitvolumens im Anschluß an die Perikardnaht sowie nach dem Verschluß des Sternums. Gleichzeitig war echokardiographisch eine Abnahme der enddiastolischen Ventrikeldimensionen als Ausdruck der mechanisch limitierten Ventrikelexpansion nachweisbar, linker Vorhofdruck und Ventrikelsteifigkeit nahmen zu (Abb. IV-15). Die beschriebenen Effekte waren besonders deutlich bei Patienten mit präoperativ hoher Volumenbelastung des linken Ventrikels (Aortenklappen- oder Mitralklappeninsuffizienz).

Gegen Operationsende werden noch einmal die wichtigsten Laborwerte bestimmt (Hb, Elektrolyte, Blutgase). Pulmonale Gasaustauschstörungen (niedriger P_aO_2, hohe $AaDO_2$) lassen sich durch eine Verbesserung der linksventrikulären Dynamik sowie durch positiv endexspiratorischen Druck oder die Gabe von Diuretika günstig beeinflussen.

Häufig wird nach der Wiedererwärmung und während des Thoraxverschlusses eine Komplettierung der Analgesie und Anaesthesie notwendig. Nach unseren Erfahrungen sollten herzchirurgische Patienten auch bei Operationsende möglichst nicht wach sein, da die mit der Umlagerung und dem Transport auf die Intensivstation verbundenen Stimuli zu unerwünschten adrenergen Kreislaufreaktionen führen können.

Literatur

1. Seegers, W.H.: Antithrombin III. Theory and clinical applications. H.P. Smith Memorial Lecture. Am. J. Clin. Pathol. 69:367 (1978)
2. Barrowcliffe, T.W., Johnson, E.A., Thomas, D.: Antithrombin III and heparin. Br. Med. Bull. 34:143 (1978)

3. Pomerantz, M.W., Owen, W.G.: A catalytic role for heparin. Evidence for a ternary complex of heparin cofactor, thrombin and heparin. Biochem. Biophys. Acta 535:66 (1978)
4. Olsson, P., Lagergren, H., Ek, S.: The elimination from plasma of intravenous heparin. Acta Med. Scand. 173:619 (1963)
5. Wright, J.S., Osborne, J.J., Perkins, H.A., et al.: Heparin levels during and after hypothermic perfusion. J. Thorac. Cardiovasc. Surg. 5:244 (1964)
6. Entress, A., Estafanous, F.G., Hoffman, G.C.: Prolonged heparin activity during hypothermic cardiopulmonary bypass. Anesthesiology 51:S99 (1979)
7. Jaberi, M., Bell, W.R., Benson, D.W.: Control of heparin therapy in open-heart surgery. J. Thorac. Cardiovasc. Surg. 67:133 (1974)
8. Bull, B.S., Korpman, R.A., Huse, W.M., et al.: Heparin therapy during extracorporeal circulation. I. Problems inherent in existing heparin protocols. J. Thorac. Cardiovasc. Surg. 69:674 (1975)
9. Bull, M.H., Huse, W.M., Bull, B.S.: Evaluation of tests used to monitor heparin therapy during extracorporeal circulation. Anesthesiology 43:346 (1975)
10. Hattersley, P.G.: Activated coagulation time of whole blood. JAMA 196:436 (1966)
11. Kamath, B.S., Fozard, J.R.: Control of heparinisation during cardiopulmonary bypass. Anaesthesia 35:250 (1980)
12. Bull, B.S., Huse, W.M., Brauer, F.S., et al.: Heparin therapy during extracorporeal circulation. II. The use of a dose-response curve to individualize heparin and protamine dosage. J. Thorac. Cardiovasc. Surg. 69:685 (1975)
13. Kaplan, J.A., Canarella, C., Jones, E.L.: Autologous blood transfusion during cardiac surgery. J. Thorac. Cardiovasc. Surg. 74:4 (1977)
14. Buckberg, G.D.: A proposed "solution" to the cardioplegic controversy. J. Thorac. Cardiovasc. Surg. 77:803 (1979)
15. Spieckermann, P.G.: Überlebens- und Wiederbelebungszeit des Herzens. In: Anaesthesiologie und Wiederbelebung, Bd. 66, S. 41. Springer, Berlin-Heidelberg-New York 1973
16. Lell, W.A., Walker, D.R., Blackstone, E.H., et al.: Evaluation of myocardial damage in patients undergoing coronary-artery bypass procedures with halothane-N_2O anesthesia and adjuvants. Anesth. Analg. 56:556 (1977)
17. Bretschneider, H.J.: Myocardial protection. Thorac. Cardiovasc. Surgeon 28:295 (1980)
18. Bretschneider, H.J., Gebhard, M.M., Preusse, C.J.: Amelioration of myocardial protection by improvement of capacity and effectiveness of anaerobic glycolysis. In: W. Isselhard (ed): Myocardial protection for cardiovascular surgery, p. 63. Pharmazeutische Verlagsgesellschaft, Köln 1981
19. Lolley, D.M., Ray, J.F., Myers, W.O., et al.: Importance of preoperative myocardial glycogen levels in human cardiac preservation. J. Thorac. Cardiovasc. Surg. 78:678 (1979)
20. Karp, B.K., Blackstone, E., Kirklin, J.W.: Clinical experience with hypothermic cardioplegia and topical myocardial hypothermia for myocardial protection - UAB experience. In: W. Isselhard (ed.): Myocardial protection for cardiovascular surgery, p. 358. Pharmazeutische Verlagsgesellschaft, Köln 1981
21. Buckberg, G.D.: Principles of cardioplegia for avoidance and reversal of ischemic myocardial damage. In: W. Isselhard (ed.): Myocardial protection for cardiovascular surgery, p. 95. Pharmazeutische Verlagsgesellschaft, Köln 1981
22. Kirsch, U., Rodewald, G., Kalmar, P.: Induced ischemic arrest. Clinical experience with cardioplegia in open-heart surgery. J. Thorac. Cardiovasc. Surg. 63:121 (1972)
23. Jynge, P., Hearse, D.J., Braimbridge, M.V.: Myocardial protection during ischemic cardiac arrest. A possible hazard with calcium-free cardioplegic infusates. J. Thorac. Cardiovasc. Surg. 73:848 (1977)
24. Kalmar, P., Bleese, N., Döring, V., et al.: Induced ischemic arrest. Clinical and experimental results with magnesium-aspartate-procaine solution. J. Cardiovasc. Surg. 16:470 (1975)

25. Bretschneider, H.J., Hübner, G, Knoll, D., et al.: Myocardial resistance and tolerance to ischemia: Physiological and biochemical basis. J. Cardiovasc. Surg. 16:241 (1975)
26. Robb-Nicholson, C., Currie, W.D., Wechsler, A.S., et al.: Effects of verapamil on myocardial tolerance to ischemic arrest: Comparison to potassium arrest. Circulation 58 (Suppl. I): I-119 (1978)
27. Clark, R.E., Christlieb, I.Y., Henry, P.D., et al.: Cardiac surgery: Myocardial preservation. Am. J. Cardiol. 43:361 (1979)
28. Bleese, N., Döring, V., Kalmar, P., et al.: Intraoperative myocardial protection by cardioplegia in hypothermia. Clinical findings. J. Thorac. Cardiovasc. Surg. 75:405 (1978)
29. Bonhoeffer, K.: Der Sauerstoffverbrauch des normo- und hypothermen Hundeherzens vor und während verschiedener Formen des induzierten Herzstillstandes. Bibl. Cardiol. (Basel) 18:1 (1967)
30. Grover, F.L., Fewel, J.G., Ghidoni, J.J., et al.: Does lower systemic temperature enhance cardioplegic myocardial protection? J. Thorac. Cardiovasc. Surg. 81:11 (1981)
31. Buckberg, G.D.: The importance of venting the left ventricle. Ann. Thorac. Surg. 20:488 (1975)
32. Follette, D.M., Mulder, D.G., Maloney, J.V., et al.: Advantages of blood cardioplegia over continuous coronary perfusion or intermittent ischemia. Experimental and clinical study. J. Thorac. Cardiovasc. Surg. 76:604 (1978)
33. Elert, O., Ottermann, U.: Cardioplegic hemoglobin perfusion for myocardial protection. In: W. Isselhard (ed.): Myocardial protection for cardiovascular surgery, p. 134. Pharmazeutische Verlagsgesellschaft, Köln 1981
34. Preusse, C.J., Bretschneider, H.J., Gebhard, M.M.: Comparison of cardioplegic methods of Kirklin, Bretschneider and St. Thomas' Hospital by means of biochemical and functional analyses during the postischemic aerobic recovery period. In: W. Isselhard (ed.): Myocardial protection for cardiovascular surgery, p. 184. Pharmazeutische Verlagsgesellschaft, Köln 1981
35. Hewitt, R.L., Lolley, D,M., Adrouny, G.A., et al.: Protective effect of glycogen and glucose on the anoxic arrested heart. Surgery 75:1 (1974)
36. Bretschneider, H.J.: Diskussionsbemerkung. In: W. Isselhard (ed.): Myocardial protection for cardiovascular surgery, p. 491. Pharmazeutische Verlagsgesellschaft, Köln 1981
37. de Vivie, E.R., Bretschneider, H.J., Koncz, J.: Infusion cardioplegia for myocardial protection: Method and clinical experience. In: W. Isselhard (ed.): Myocardial protection for cardiovascular surgery, p. 393. Pharmazeutische Verlagsgesellschaft, Köln 1981
38. Brazier, J., Hottenrott, C., Buckberg, G.D.: Non-coronary collateral myocardial blood flow. Ann. Thorac. Surg. 19:426 (1975)
39. Hetzer, R., Warnecke, H., Wittrock, H., et al.: Extracoronary collateral myocardial blood flow during cardioplegic arrest. Thorac. Cardiovasc. Surgeon 28:191 (1980)
40. Chiu, R.C., Blundell, P.E., Scott, H.J., et al.: The importance of monitoring intramyocardial temperature during hypothermic myocardial protection. Ann. Thorac. Surg. 28:317 (1979)
41. Walters, F.J., Chir, B., Wilson, G.J., et al.: Intramyocardial pH as an index of myocardial metabolism during cardiac surgery. J. Thorac. Cardiovasc. Surg. 78:319 (1979)
42. Preusse, C.J., Gersing, E., Gebhard, M.M., et al.: Intraoperative atraumatic monitoring of myocardial revivability by continuous or intermittent measurement of electrical impedance of the heart. Thorac. Cardiovasc. Surgeon 30:18 (1982)
43. Lee, W.H., Krumhaar, D., Kerry, G., et al.: Comparison of the effects of membrane and non-membrane oxygenators on the biochemistry and biophysical characteristics of blood. Surg. Forum 12:200 (1961)
44. deLeval, M., Hill, J.D., Mielke, C.H., et al.: Blood platelets and extracorporeal circulation. Kinetic studies on dogs on cardiopulmonary bypass. J. Thorac. Cardiovasc. Surg. 69:144 (1975)
45. Lees, M.H., Herr, R.H., Hill, J.D., et al.: Distribution of systemic blood flow of the rhesus monkey during cardiopulmonary bypass. J. Thorac. Cardiovasc. Surg. 61:570 (1971)

46. Timmes, J.J., Wilson, J.W.: Microcirculatory considerations in extracorporeal circulation. N.Y. State J. Med. 73:2337 (1973)
47. Jacob, H.S.: Granulocyte-complement interaction. Arch. Intern. Med. 138:461 (1978)
48. Pranger, R.L., Mook, P.H., Elstrodt, J.M., et al.: Improved tissue perfusion (PO_2 histograms) in extracorporeal circulation using membrane instead of bubble oxygenators. J. Thorac. Cardiovasc. Surg. 79:513 (1980)
49. Williams, D.R., Tyers, G.F., William, E.H., et al.: Similarity of clinical and laboratory results obtained with microporous teflon membrane oxygenator and bubble-film hybrid oxygenator. Ann. Thorac. Surg. 25:30 (1978)
50. Hicks, G.L., Zwart, H.H., DeWall, R.A.: Membrane versus bubble oxygenators. A prospective study of 52 patients. Arch. Surg. 114:1285 (1979)
51. Hessel, E.A., Johnson, D.D., Ivey, T.D., et al.: Membrane versus bubble oxygenator for cardiac operations. J. Thorac. Cardiovasc. Surg. 80:111 (1980)
52. Friedenberg, W.R., Myers, W.O., Plotka, E.D., et al.: Platelet dysfunction associated with cardiopulmonary bypass. Ann. Thorac. Surg. 25:298 (1978)
53. Parker, J.L., Hackett, J.E., Clark, D., et al.: Membrane versus bubble oxygenators. A clinical comparison of postoperative blood loss. Bull. Texas Heart Inst. 6:78 (1979)
54. McKenzie, N., Wall, W., Robert, A., et al.: Blood-free open heart surgery. The blood sparing effect of an atraumic circuit and a membrane oxygenator. Circulation 51, 52 (Suppl. II): II-73 (1975)
55. Siderys, H., Herod, G.T., Halbrook, H., et al.: A comparison of membrane and bubble oxygenation as used in cardiopulmonary bypass in patients. J. Thorac. Cardiovasc. Surg. 69:708 (1975)
56. Wright, J.S., Fish, G.C., Torda, T.A., et al.: Some advantages of the membrane oxygenator for open heart surgery. J. Thorac. Cardiovasc. Surg. 69:884 (1975)
57. van den Dungen, J.J., Karliczek, G.F., Brenken, U. et al.: Clinical study of blood trauma during perfusion with membrane and bubble oxygenators. J. Thorac. Cardiovasc. Surg. 83:108 (1982)
58. Edmunds, L.H., Saxena, N.C., Hillyer, P., et al.: Relationship between platelet count and cardiotomy suction return. Ann. Thorac. Surg. 25:306 (1978)
59. Solis, R., Kennedy, P.S., Beall, A.C., et al.: Cardiopulmonary bypass. Microembolization and platelet aggregation. Circulation 52:103 (1975)
60. Clark, R.E., Beauchamp, R.A., Magrath, R.A., et al.: Comparison of bubble and membrane oxygenators in short and long perfusion. J.Thorac. Cardiovasc. Surg. 78:655 (1979)
61. Ciardullo, R., Schaff, H.V., Flaherty, J.T., et al.: A new method of producing pulsatile flow during cardiopulmonary bypass using a standard roller pump. J. Thorac. Cardiovasc. Surg. 72:585 (1976)
62. Desjardins, J., Maille, J., Lussier, J., et al.: A simple device for achieving pulsatile flow during cardiopulmonary bypass. Ann. Thorac. Surg. 27:178 (1979)
63. Bregman, D., Parodi, E.N., Haubert, S.M., et al.: Counterpulsation with a new pulsatile assist device (PAD) in open heart surgery. Med. Instrum. 10:232 (1976)
64. Bregman, D., Bailin, M., Bowman, F.O., et al.: A pulsatile assist device for use during cardiopulmonary bypass. Ann. Thorac. Surg. 24:574 (1977)
65. Kaplitt, M.J., Tamari, Y.: Clinical experience with the Tamari-Kaplitt pulsator: A new device to create pulsatile flow or counter-pulsation during open heart surgery. Am. J. Cardiol. 39:260 (1977)
66. Matsumoto, T., Wolferth, C.C., Perlman, M.H..: Effects of pulsatile perfusion upon cerebral and conjunctive microcirculation in dogs. Ann. Surg. 37:61 (1971)
67. Pappas, G., Steele, P.P., Paton, B.C.: A simple method of producing pulsatile flow during clinical cardiopulmonary bypass using intra-aortic balloon pumping. In: J.C. Norman (ed.): Coronary artery medicine & surgery, p. 478. Appleton Century Crofts, New York 1975
68. Williams, G.D., Seifen, A.B., Lawson, N.W., et al.: Pulsatile perfusion versus conventional high-flow nonpulsatile perfusion for rapid core cooling and rewarming of infants for circulatory arrest in cardiac operation. J. Thorac. Cardiovasc. Surg. 78:667 (1979)

69. Philbin, D.M., Levine, F.H. Emerson, C.E., et al.: Plasma vasopressin levels and urinary flow during cardiopulmonary bypass in patients with valvular heart disease. Effect of pulsatile flow. J. Thorac. Cardiovasc. Surg. 78:779 (1979)
70. Philbin, D.M., Levine, F.H., Kono, K., et al.: Attenuation of the stress response to cardiopulmonary bypass by the addition of pulsatile flow. Circulation 64:808 (1981)
71. Philbin, D.M., Watkins, W.D., Peterson, M.B., et al.: Prostaglandin changes during cardiopulmonary bypass with and without pulsatile flow. Anesthesiology 55:A23 (1981)
71a. Watkins, W.D., Peterson, M.B., Kong, D.L., et al.: Thromboxane and prostacyclin changes during cardiopulmonary bypass with and without pulsatile flow. J. Thorac. Cardiovasc. Surg. 84:250 (1982)
72. Taylor, K.M., Bain, W.H., Russell, M., et al.: Peripheral vascular resistance and angiotensin II levels during pulsatile and nonpulsatile cardiopulmonary bypass. Thorax 34:594 (1979)
73. Shepard, R.B., Kirklin, J.W.: Relation of pulsatile flow to oxygen consumption and other variables during cardiopulmonary bypass. J. Thorac. Cardiovasc. Surg. 58:694 (1969)
74. Trinkle, K.J., Helton, N.E., Wood, R.E., et al.: Metabolic comparison of a new pulsatile pump and a roller pump for cardiopulmonary bypass. J. Thorac. Cardiovasc. Surg. 58:562 (1969)
75. Dunn, J., Kirsh, M.M., Harness, J., et al.: Hemodynamic, metabolic and hematologic effects of pulsatile cardiopulmonary bypass. J. Thorac. Cardiovasc. Surg. 68:138 (1974)
76. Bregman, D., Bowman, F.O., Parodi, E.N., et al.: An improved method of myocardial protection with pulsation during cardiopulmonary bypass. Circulation 56 (Suppl. II): II-157 (1977)
77. Dunn, J., Peterson, A., Kirsh, M.M.: Effects of pulsatile perfusion upon left ventricular function. J. Surg. Res. 25:211 (1978)
78. Weselowski, S.A., Sauvage, L.R., Pinc, R.D.: Extracorporeal circulation: The role of the pulse in the maintenance of the systemic circulation during heart-lung bypass. Rec. Advanc. Surg. 37:663 (1955)
79. Frater, R.W., Wakayama, S., Oka, Y., et al.: Pulsatile cardiopulmonary bypass: Failure to influence hemodynamics or hormones. Circulation 62 (Suppl. I): I-19 (1980)
80. Salerno, T.A., Shizgal, H.M., Dobell, A.R.: Pulsatile perfusion: Its effects on blood flow distribution in hypertrophied hearts. Ann. Thorac. Surg. 27:559 (1979)
81. Dimai, W., Alon, E., Gattiker, R., et al.: Klinische Verwendung eines Zusatzgerätes zur Herz-Lungen-Maschine zur Erzeugung eines pulsierenden Blutflusses. Herz 4:374 (1979)
82. Levine, F.H., Phillips, H.R., Carter, J.E., et al.: The effect of pulsatile perfusion on preservation of left ventricular function after aortocoronary bypass grafting. Circulation 64 (Suppl. II): II-40 (1981)
83. Kayser, K.L.: Pulsatile perfusion problems. Ann. Thorac. Surg. 27:284 (1979)
84. Taylor, K.M., Bain, W.H., Maxted, K.J., et al.: Comparative studies of pulsatile and nonpulsatile flow during cardiopulmonary bypass. I. Pulsatile system employed and its hematologic effects. J. Thorac. Cardiovasc. Surg. 75:569 (1978)
85. Salerno, T.A., Charette, E.J., Keith, F.M.: Hemolysis during pulsatile perfusion: Clinical evaluation of a new device. J. Thorac. Cardiovasc. Surg. 79:579 (1980)
86. Long, D.M., Sanchez, L., Varco, R.L., et al.: The use of low molecular weight dextran and serum albumin as plasma expanders in extracorporeal circulation. Surgery 50:12 (1961)
87. Verska, J.J., Ludington, L.G., Brewer, L.A.: A comparative study of cardiopulmonary bypass with nonblood and blood prime. Ann. Thorac. Surg. 18:72 (1974)
88. Tarnow, J., Heß, W., Schmidt, D., et al.: Narkoseeinleitung bei Patienten mit koronarer Herzkrankheit: Flunitrazepam, Diazepam, Ketamin, Fentanyl. Eine hämodynamische Untersuchung. Anaesthesist 28:9 (1979)
89. Peirce, E.C.: Extracorporeal circulation for open-heart surgery. Charles C. Thomas, Springfield 1969.

89a. Turner, E., Braun, U., Leitz, K.H., et al.: Überwachung der Gesamtsauerstoffaufnahme bei koronarchirurgischen Eingriffen. Anaesthesist 31: 280 (1982)
90. Messmer, K., Sunder-Plassmann, L., Jesch, F., et al.: Hemodilution. Progr. Surg. 13:208 (1974)
91. Rand, P.W., Lacombe, E., Hunt, H.E., et al.: Viscosity of normal human blood under normothermic and hypothermic conditions. J. Appl. Physiol. 19:117 (1964)
92. Gordon, R.J., Ravin, M., Daicoff, G.R., et al.: Effects of hemodilution on hypotension during cardiopulmonary bypass. Anesth. Analg. 54:482 (1975)
93. Thews, G.: Atemgastransport und Säure-Basen-Status des Blutes. In: R.F. Schmidt, G. Thews (Hrsg.): Physiologie des Menschen, S. 487. Springer, Berlin-Heidelberg-New York 1977
94. Gillies, I.D.: Anaemia in relation to anaesthesia. In: C. Prys-Roberts (ed.): The circulation in anaesthesia, chapter 17, p. 351. Blackwell, Oxford-London-Edinburgh-Melbourne 1980
95. Patterson, R.W.: Effect of P_aCO_2 on O_2 consumption during cardiopulmonary bypass in man. Anesth. Analg. 55:269 (1976)
96. Lenfant, E., Torrance, J.D., Woodson, R.D., et al.: Role of organic phosphates in the adaption of man to hypoxia. Fed. Proc. 29:1115 (1970)
97. Gerlach, E., Duhm, J., Deuticke, B.: Metabolism of 2,3-diphosphoglycerate in red blood cells under experimental conditions. In: G.J. Brewer (ed.): Red cell metabolism and function, p. 155. Plenum, New York-London 1970
98. Bromberg, P.A., Balcerzak, S.P.: Blood oxygen transport. In: E.D. Robin (ed.): Extrapulmonary manifestations of respiratory disease, p. 25. Dekker, New York-Basel 1978
99. Favre, L., Vallotton, M.B., Muller, A.F.: Relationship between plasma concentrations of angiotensin I, angiotensin II and plasma renin activity during cardio-pulmonary bypass in man. Eur. J. Clin. Invest. 4:135 (1974)
100. Bailey, D.R., Miller, E.D., Kaplan, J.A., et al.: The renin-angiotensin-aldosteron system during cardiac surgery with morphin-nitrous oxide anesthesia. Anesthesiology 42:538 (1975)
101. Roberts, A.J., Niarchos, A.P., Subramanian, V.A., et al.: Systemic hypertension associated with coronary artery bypass surgery. J. Thorac. Cardiovasc. Surg. 74:846 (1977)
102. Taylor, K.M., Brannan, J.J., Bain, W.H., et al.: Role of angiotensin II in the development of peripheral vasoconstriction during cardiopulmonary bypass. Cardiovasc. Res. 13:269 (1979)
103. Estafanous, F.G., Tarazi, R.C., Viljoen, F.J., et al.: Systemic hypertension following myocardial revascularization. Am. Heart J. 85:732 (1973)
104. Viljoen, J.F., Estafanous, F.G., Tarazi, R.C.: Acute hypertension immediately after coronary artery surgery. J. Thorac Cardiovasc. Surg. 71:548 (1976)
105. Taylor, K.M., Morton, I.J., Brown, J.J., et al.: Hypertension and the renin-angiotensin system following open-heart surgery. J. Thorac Cardiovasc. Surg. 74:840 (1977)
106. Replogle, R., Levy, M., De Wall, R.A., et al.: Catecholamine and serotonin response to cardiopulmonary bypass. J. Thorac. Cardiovasc. Surg. 44:638 (1962)
107. Anton, A.H., Gravenstein, J.S., Wheat, M.W.: Extracorporeal circulation and endogenous epinephrine and norepinephrine in plasma, atrium and urine in man. Anesthesiology 25:262 (1964)
108. Stanley, T.H., Berman, L., Green, O. et al.: Plasma catecholamine and cortisol responses to fentanyl-oxygen anesthesia for coronary-artery operations. Anesthesiology 53:250 (1980)
109. Hoar, P.F., Stone, J.G., Faltas, A.N., et al.: Hemodynamic and adrenergic responses to anesthesia and operation for myocardial revascularization. J. Thorac. Cardiovasc. Surg. 80:242 (1980)
110. de Lange, S., Stanley, T.H., Boscoe, M., et al.: Catecholamine and cortisol responses to high dose sufentanyl-O_2 and alfentanyl-O_2 anesthesia during coronary artery surgery. Anesth. Analg. 61:177 (1982)
111. Sebel, P.S., Bovill, J.G., Fiolet, J., et al.: Hormonal effects of sufentanyl anesthesia. Anesth. Analg. 61:214 (1982)

112. Watkins, W.D., Moss, J., Lappas, D.G., et al.: Vasoactive mediators and human cardiopulmonary bypass. Anesthesiology 51:S97 (1979)
113. Davies, G.C., Sobel, M., Salzman, E.W.: Elevated plasma fibrinopeptide A and thromboxane B_2 levels during cardiopulmonary bypass. Circulation 61:808 (1980)
113a. Longmore, D.B., Bennett, J.G., Hoyle, P.M., et al.: Prostacyclin administration during cardiopulmonary bypass in man. Lancet I: 800 (1981)
114. Moncada, S., Flower, R.J., Vane, J.R.: Prostaglandins, prostacyclin and thromboxane A_2. In: A. Goodman Gilman, L.S. Goodman, A. Gilman (eds.): The pharmacological basis of therapeutics, 6th edition, p. 668. Macmillan, New York - Toronto - London 1980
115. Philbin, D.M., Levine, F.H., Emerson, C.W., et al.: Plasma vasopressin levels and urinary flow during cardiopulmonary bypass in patients with valvular heart disease. J. Thorac. Cardiovasc. Surg. 78:779 (1979)
116. Stanley, T.H., Philbin, D.M., Coggins, C.H.: Fentanyl-oxygen anaesthesia for coronary artery surgery: Cardiovascular and antidiuretic hormone responses. Canad. Anaesth. Soc. J. 26:168 (1979)
117. Nagaoka, H. Katori, M.: Inhibition of kinin-formation by a kallikrein inhibitor during extracorporeal circulation in open-heart surgery. Circulation 52:325 (1975)
118. Galletti, P.M.: Blood interfacial phenomena: An overview. Fed. Proc. 30:1491 (1971)
119. Sutera, S.P., Croce, P.A., Mehrjadi, M.: Hemolysis and subhemolytic alterations of human red blood cells induced by turbulent shear flow. Trans. Am. Soc. Artif. Int. Organs 18:335 (1972)
120. Ashmore, P.G., Sviteck, V., Ambrose, P.: The incidence and effects of particulate aggregation and microembolism in pump oxygenator system. J. Thorac. Cardiovasc. Surg. 55:691 (1968)
121. DeLeval, M., Hill, J.D., Mielke, C.H., et al.: Platelet kinetics during extracorporeal circulation. Trans. Am. Soc. Artif. Int. Organs 18:355 (1972)
122. Chenoweth, D.E., Cooper, S.W., Hugli, T.E., et al.: Complement activation during cardiopulmonary bypass. Evidence for generation of C3a and C5a anaphylatoxins. N. Engl. J. Med. 304:407 (1981)
123. Chenoweth, D.E., Hugli, T.E.: Demonstration of specific C5a receptor on intact human polymorphonuclear leucocytes. Proc. Natl. Acad. Sci. USA: 75:3943 (1978)
124. O'Flaherty, J.T., Kreutzer, D.L., Ward, P.A.: Neutrophil aggregation and swelling induced by chemotactic agents. J. Immunol. 119:232 (1977)
125. Webster, R.O., Hong, S.R., Johnston, R.B., et al.: Biological effects of the human complement fractions C5a and C5a$_{des\ Arg}$ on neutrophil function. Immunopharmacology 2:201 (1980)
126. Starling, E.H.: On the absorption of fluids from the connective tissue spaces. J. Physiol. 19:312 (1896)
127. Sanchez DeLéon, R., Paterson, J.L., Sykes, M.K.: Changes in colloid osmotic pressure and plasma albumin concentration associated with extracorporeal circulation. Br. J. Anaesth. 54:465 (1982)
128. Zarins, C.K., Rice, C.L., Peters, R.M., et al.: Lymph and pulmonary response to isobaric reduction in plasma oncotic pressure in baboons. Circ. Res. 43:925 (1978)
129. Fung, Y.C.: Fluid in the interstitial space of the pulmonary alveolar sheet. Microvasc. Res. 7:89 (1974)
130. Conference on mechanical surface and gas layer effects on mooving blood. Fed. Proc. 30:1485 (1971)
131. Gray, R., Braunstein, G., Krutzik, S., et al.: Calcium homeostasis during coronary bypass surgery. Circulation 62 (Suppl. I): I-57 (1980)
132. Westhorpe, R.N., Varghese, Z., Petrie, A., et al.: Changes in ionized calcium and other plasma constituents associated with cardiopulmonary bypass. Br. J. Anaesth. 50:951 (1978)
133. Stockard, J.J., Bickford, R.G., Schable, J.F.: Pressure dependent cerebral ischemia during cardiopulmonary bypass. J. Neurol. 23:521 (1973)
134. Byrick, R.J., Finlayson, D.C., Noble, W.H.: Pulmonary arterial pressure increases during cardiopulmonary bypass, a potential cause of pulmonary edema. Anesthesiology 46:433 (1977)

135. Kopman, E.A., Ferguson, T.B.: Pulmonary edema following cardiopulmonary bypass. Anesth. Analg. 57:367 (1978)
136. Davis, F.M., Parimelazhagan, K.W., Harris, E.A.: Thermal balance during cardiopulmonary bypass with moderate hypothermia in man. Br. J. Anaesth. 49:1127 (1977)
137. Thews, G.: Nomogramme zur Berücksichtigung der Körpertemperatur bei Blutgas- und pH-Messungen. Anaesthesist 21:466 (1972)
138. Thomas, S.J., Gitel, S.N., Starr, N.J., et al.: Activated clotting time and heparin levels during hypothermic cardiopulmonary bypass. Anesthesiology 53:S115 (1980)
139. Zaidan, J.R., Guffin, A.V., Monroe, S.B., et al.: Coagulation studies during cardiopulmonary bypass. Abstracts of scientific papers, 1981 annual meeting of S.C.A., p. 47
140. Lunn, J.K., Stanley, T.H., Eisele, J., et al.: High dose fentanyl anesthesia for coronary artery surgery: Plasma fentanyl concentrations and influence of nitrous oxide on cardiovascular responses. Anesth. Analg. 58:390 (1079)
141. Wood, M., Shand, D.G., Wood, A.J.: Propranolol binding in plasma during cardiopulmonary bypass. Anesthesiology 51:512 (1979)
142. Bovill, J.G., Sebel, P.S.: Pharmacokinetics of high-dose fentanyl. A study in patients undergoing cardiac surgery. Br. J. Anaesth. 52:795 (1980)
143. Fraser, J.R., Lovell, R.R., Nestel, P.J.: The production of lipolytic activity in the human forearm in response to heparin. Clin. Sci. 20:351 (1961)
144. Craig, W.A., Evenson, M.A., Ramgopal, V.: The effect of uremia, cardiopulmonary bypass and bacterial infection on serum protein binding. In: L.Z. Benet (ed.): The effect of disease states on drug pharmacokinetics, p. 125. American Pharmaceutical Association, Washington 1976
145. Kamath, B.S., Thomson, D.M., Johnston, B.: Administration of drugs during cardiopulmonary bypass. An analysis of the fate of a bolus injected through different routes using radio-active technetium. Anaesthesia 35:908 (1980)
146. Munson, E.S., Eger, E.I.: The effects of hyperthermia and hypothermia on the rate of induction of anesthesia: Calculations using a mathematical model. Anesthesiology 33:515 (1970)
147. Ellis, D.E., Stoelting, R.K.: Individual variations in fluroxene, halothane and methoxyflurane blood/gas partition coefficients and the effect of anemia. Anesthesiology 42:748 (1975)
148. Feingold, A.: Crystalloid hemodilution, hypothermia, and halothane blood solubility during cardiopulmonary bypass. Anesth. Analg. 56:622 (1977)
149. Stanley, T.H., Liu, W.S., Gentry, S.: Effects of ventilatory techniques during cardiopulmonary bypass on post-bypass and postoperative pulmonary compliance and shunt. Anesthesiology 46:391 (1977)
150. Farady, E.E., Johnson, J.W., Permutt, S.: The effects of ventilation with different gases on the pressure volume and surface tension properties of the excised lung of the dog. Physiologist 7:128 (1964)
151. Mandelbaum, I., Giammona, S.T.: Extracorporeal circulation, pulmonary compliance and pulmonary surfactant. J. Thorac. Cardiovasc. Surg. 48:881 (1964)
152. Neville, J.F., Askanazi, J., Kane, P.B., et al.: Airway resistance regulation of dynamic compliance. Surgery 76:56 (1974)
154. Rubio, P.A., Farell, E.M.: Low-energy direct defibrillation of the human heart. Ann. Thorac. Surg. 27:32 (1979)
155. Tacker, W.A., Guinn, G.A., Geddes, L.A., et al.: The electrical dose for direct ventricular defibrillation in man. J. Thorac. Cardiovasc. Surg. 75:224 (1978)
156. Entress, A.: Use of propranolol to control refractory ventricular tachycardia upon termination of cardiopulmonary bypass. Anesthesiology 49:56 (1978)
157. Zimmerman, A.N., Hülsman, W.C.: Paradoxical influence of calcium ions on the permeability of the cell membrane of the isolated heart. Nature 211:646 (1966)
158. Lazar, H., Fogila, R., Manganaro, A., et al.: Detrimental effects of premature use of inotropic drugs to discontinue cardiopulmonary bypass. Surg. Forum 29:276 (1978)
159. Kane, J.J., Murphy, M.L., Bisset, J.K., et al.: Mitochondrial function, oxygen extraction, epicardial S-T segment changes and tritiated digoxin distribution after reperfusion of ischemic myocardium. Am. J. Cardiol. 36:218 (1975)

160. Gebhard, M.M., Bretschneider, H.J., Mezger, V.A., et al.: Principles to avoid Ca^{++} paradox in myocardial protection. In: W. Isselhard (ed.): Myocardial protection for cardiovascular surgery, p. 74. Pharmazeutische Verlagsgesellschaft, Köln 1981
161. Seybold-Epting, W., van Deyck, K., Voigt, E., et al.: Optimale linksventrikuläre Füllungsdrucke nach extrakorporaler Zirkulation. Herz 6:116 (1981)
162. Drop, L.J., Scheidegger, D.: Plasma ionized calcium concentration. J. Thorac. Cardiovasc. Surg. 79:425 (1980)
163. Stulz, P.M., Scheidegger, D., Drop, L.J., et al.: Ventricular pump performance during hypocalcemia. J. Thorac. Cardiovasc. Surg. 78:185 (1979)
164. Kelly, P.B., Smelloff, E.A., Miller, G.E.: Intraoperative autotransfusion of centrifugated oxygenator perfusate using a disposable blood centrifuge. Proc. Haemonetics Res. Sem. 6:33 (1975)
165. Tucker, W.Y., Cohn, L.H.: Intraoperative use of the Haemonetics cell saver in open heart surgery. Proc. Haemonetics Res. Sem. 7:25 (1976)
166. Saggau, W., Späth, J., Tanzeem, A., et al.: Erfahrungen mit dem Haemonetics-Cell-Saver in der offenen Herzchirurgie. Anästh. Intensivther. Notfallmed. 17:51 (1982)
167. Sade, R.M., Cosgrove, D.M., Castaneda, A.R.: Infant and child care in heart surgery, p. 139. Year Book Medical Publishers, Chicago-London 1977
168. Hoppe, I.: Differentialtherapie mit Vollblut und Erythrocytenzubereitungen - Unter besonderer Berücksichtigung altersbedingter Qualitätsveränderungen. Berl. Ärztebl. 10:484 (1981)
169. Lundsgaard-Hansen, P.: Erythrocytenkonzentrat oder Vollblutkonserven? Dtsch. Med. Wschr. 107:874 (1982)
170. Lazar, H.L., Buckberg, G.D., Manganaro, A.J., et al.: Reversal of ischemic damage with secondary blood cardioplegia. J. Thorac. Cardiovasc. Surg. 78:688 (1979)
171. Henry, P.D., Shuchleib, R., Davis, J., et al.: Myocardial contracture and accumulation of mitochondrial calcium in ischemic rabbit heart. Am. J. Physiol. 233:H677 (1977)
172. Nayler, W.G., Ferrari, R.J., Williams, A.M.: The protective effect of pretreatment with verapamil, nifedipine and propranolol on mitochondrial function in the ischemic and reperfused myocardium. Am. J. Cardiol 46:242 (1980)
172a. Ashraf, M., Onda, M., Benedict, J.B., et al.: Prevention of calcium paradox-related myocardial cell injury with diltiazem, a calcium channel blocking agent. Am. J. Cardiol. 49:1675 (1982)
173. Dobbs, W., Povalski, H.J.: Coronary circulation, angina pectoris, and antianginal agents. In: M.J. Antonaccio (ed.): Cardiovascular pharmacology, p. 461. Raven Press, New York 1977
174. Lucas, S.K., Gardner, T.J., Flaherty, J.T., et al.: Beneficial effects of mannitol administration during reperfusion after ischemic arrest. Circulation 62 (Suppl. I): I-34 (1980)
175. Hirzel, H.O.: Mannitol, Hyaluronidase, Glucose-Insulin-Kalium in der Behandlung des akuten Myokardinfarktes. Herz 6:98 (1981)
176. Lowary, L.R., Smith, F.A., Coyne, E., et al.: Comparative neutralization of lung and mucosal derived heparin by protamine sulfate using in vitro and in vivo methods. J. Pharm. Sci. 60:638 (1971)
177. Pifarré, R., Babka, R., Sullivan, H.J., et al.: Management of postoperative heparin rebound following cardiopulmonary bypass. J. Thorac. Cardiovasc. Surg. 81:378 (1981)
178. Jaques, L.B.: Protamine - antagonist to heparin. Canad. Med. Assoc. J. 108:1291 (1973)
179. Guffin, A.V., Dunbar, R.W., Kaplan, J.A., et al.: Successful use of a reduced dose of protamine after cardiopulmonary bypass. Anesth. Analg. 55:110 (1976)
180. Ellison, N., Edmunds, L.H., Colman, R.W.: Platelet aggregation following heparin and protamine administration. Anesthesiology 48:65 (1978)
181. Goldman, B.S., Joison, J., Austen, W.G.: Cardiovascular effects of protamine sulfate. Ann. Thorac. Surg. 7:459 (1969)
182. Marin-Neto, J.A., Sykes, M.K., Marin, J.L., et al.: Effects of heparin and protamine on left ventricular performance in the dog. Cardiovasc. Res. 13:254 (1979)
183. Iwatsuki, N., Matsukawa, S., Iwatsuki, K.: A weak negative inotropic effect of protamine sulfate upon the isolated canine heart muscle. Anesth. Analg. 59:100 (1980)

184. Wassill, V.M., Hill, G.E., Jacoby, R.M.: Antagonism of the cardiovascular depressant effects of protamine by calcium. Anesth. Analg. 59:564 (1980)
185. Gourin, A., Streisand, R.L., Stuckey, J.H.: Total cardiopulmonary bypass, myocardial contractility, and the administration of protamine sulfate. J. Thorac. Cardiovasc. Surg. 61:160 (1971)
186. Ching, K.S., Leong, D.S.: Cardiopulmonary effects of protamine in man. Anesthesiology 53:S116 (1980)
187. Conahan, T.J., Andrews, R.W., MacVaugh, H.: Cardiovascular effects of protamine sulfate in man. Anesth. Analg. 60:33 (1981)
188. Sethna, D., Moffitt, E., Gray, R., et al.: The effects of protamine sulfate on myocardial oxygen supply and demand in patients following cardiopulmonary bypass. Anesthesiology 55:A24 (1981)
189. Nordström, L., Fletcher, R., Pavek, K.: Shock of anaphylactoid type induced by protamine: A continuous cardiorespiratory record. Acta Anaesth. Scand. 22:195 (1978)
190. Moorthy, S.S., Pond, W., Rowland, R.G.: Severe circulatory shock following protamine (an anaphylactic reaction). Anesth. Analg. 59:77 (1980)
191. Olinger, G.N., Becker, R.M., Bonchek, L.I.: Noncardiac pulmonary edema and peripheral vascular collapse following cardiopulmonary bypass: Rare protamine reaction? Ann. Thorac. Surg. 29:20 (1980)
192. Knape, J.T., Schuller, J.L., De Haan, P., et al.: An anaphylactic reaction to protamine in a patient allergic to fish. Anesthesiology 55:324 (1981)
192a. Masone, R., Oka, Y., Hong, Y.W., et al.: Cardiovascular effects of right atrial injection of protamine sulfate as compared to left atrial injection. Anesthesiology 57:A6 (1982)
193. Matsumoto, M., Oka, Y., Strom, J., et al.: Application of transesophageal echocardiography to continuous intraoperative monitoring of left ventricular performance. Am. J. Cardiol. 46:95 (1980)

Kapitel V

Assistierte Zirkulation

1. Intraaortale Ballongegenpulsation (IABP)

Hämodynamische Effekte

Durch schlagartige Blähung eines intraaortalen Ballonkatheters unmittelbar nach Schluß der Aortenklappe wird das vor und in dem Ballonbereich liegende Blutvolumen während der Diastole nach zentral verschoben. Dabei kommt es zu einer den systolischen Druck übersteigenden Erhöhung des diastolischen Druckes in der Aortenwurzel. Diese diastolische Augmentation führt zu einer Verbesserung der Koronardurchblutung im linken und rechten Ventrikel (Abb. V-1, Abb. V-2). Durch phasengerechte rasche Entleerung des Ballons kurz vor Beginn der Systole wird der Blutstrom in die Aorta freigegeben und dabei ein Volumendefizit von der Größe des Ballonvolumens (30-50 ml bei Erwachsenen) erzeugt. Hierdurch kommt es zu einer Senkung des systolischen arteriellen Druckes, womit eine Abnahme der systolischen Wandspannung und der Auswurfimpedanz sowie eine Senkung des linksventrikulären Sauerstoffbedarfes verbunden ist. Aus der Steigerung des O_2-Angebotes und der gleichzeitigen Verminderung des O_2-Bedarfes ergibt sich eine Verbesserung der Energiebilanz des Herzens, die in einer Senkung pathologischer Füllungsdrucke im linken und rechten Ventrikel zum Ausdruck kommt. Mit der Abnahme der diastolischen Wandspannung ist sekundär eine Zunahme der subendokardialen Durchblutung und eine zusätzliche Senkung des links- und rechtsventrikulären O_2-Bedarfes verbunden. Durch die Verbesserung der Sauerstoffbilanz des Myokards und die Senkung der linksventrikulären Auswurfimpedanz steigen Herzzeitvolumen und arterieller Druck an. Der erhöhte periphere Gefäßwiderstand und die Neigung zu Tachyarrhythmien nehmen ab.

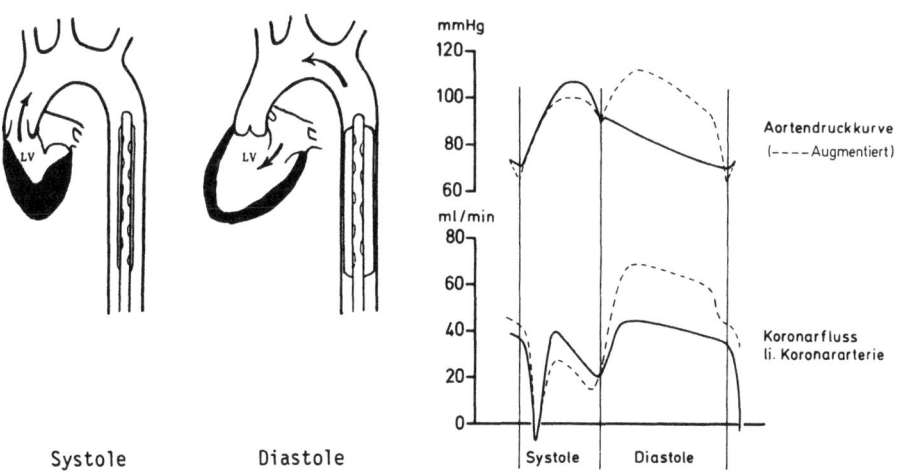

Abb. V-1. Schematische Darstellung der intraaortalen Ballon-Gegenpulsation sowie ihrer Wirkung auf Aortendruck und Koronardurchblutung im Verlauf eines Herzzyklus. Modifiziert nach de Vivie et al. (1977)[1], mit Genehmigung des Autors und des Verlages

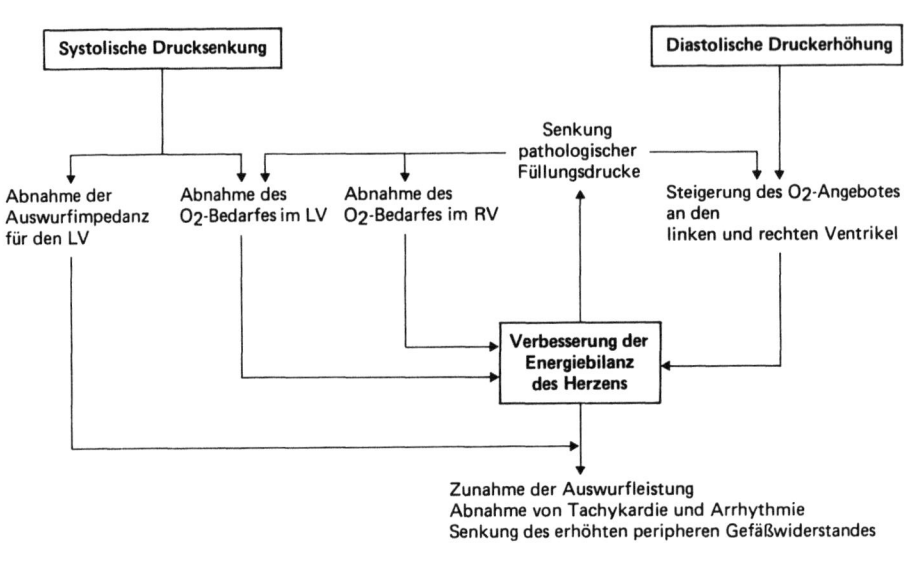

Abb. V-2. Wirkungsspektrum der IABP

Die hämodynamische Effektivität der IABP ist - eine optimale Phaseneinstellung vorausgesetzt (s. unten) - von der Position, dem Volumen und der Form des Ballons abhängig. Die Spitze des Ballonkatheters sollte unmittelbar distal des Abganges der linken A. subclavia liegen. Bei dieser Position ist eine genügend gute Koronarwirksamkeit gegeben, ohne daß die Gefahr einer Beeinträchtigung der cerebralen Durchblutung besteht.[2] Das Ballonvolumen sollte so gewählt werden, daß während der Blähung eine nahezu komplette Okklusion der Aorta resultiert.[3-5] Ist der Ballondurchmesser relativ zur Aorta klein, wird zu wenig Blut nach zentral verschoben und der diastolische Blutabfluß in die Peripherie nicht ausreichend blokkiert. Ist der geblähte Ballon dagegen größer als der Aortendurchmesser, muß mit Traumatisierungen der Aortenwand und einer stärkeren Hämolyse gerechnet werden. Mehrkammerige Ballons besitzen eine größere hämodynamische Effektivität.[6-8] Bei dem von Bregman et al.[9] angegebenen Doppelkammerballon hat der distal gelegene ovaläre Ballon einen größeren Durchmesser und der Katheter ist in diesem Bereich mit mehr Öffnungen versehen, so daß der distale Ballon zuerst gebläht wird und die Aorta descendens okkludiert. Dadurch wirkt sich die anschließende diastolische Volumenverschiebung durch den annähernd zylindrischen Hauptballon ausschließlich nach proximal (unidirektional) aus (Abb. V-3).

Indikation und Anwendung
Im Rahmen der Herzchirurgie kann die IABP gelegentlich schon präoperativ z.B. wegen eines medikamentös nicht beherrschbaren kardiogenen

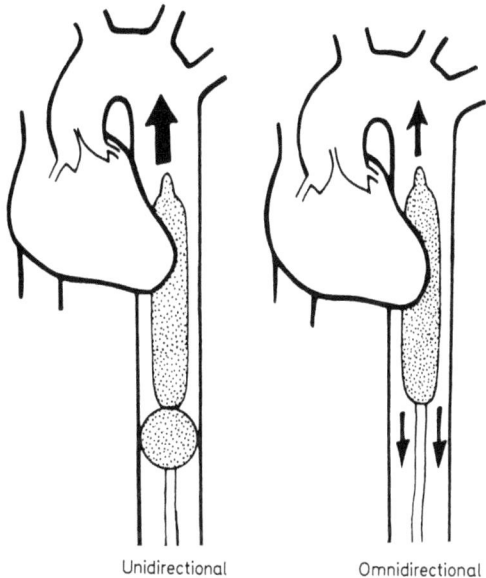

Abb. V-3. Darstellung der unterschiedlichen hämodynamischen Effektivität der IABP bei der Verwendung von Doppelkammer- bzw. Einkammerballons. Nach Bregman et al. (1971)[9], mit Genehmigung des Autors und der American Heart Association

Schocks notwendig werden, häufiger jedoch wegen eines Herzversagens nach extrakorporaler Zirkulation oder in der frühen postoperativen Phase. In den letzten Jahren hat allerdings die Häufigkeit, mit der die Indikation zur Gegenpulsation bei herzchirurgischen Patienten gestellt wird, deutlich abgenommen und beträgt derzeit etwa 1%.[10,11] Verbesserte myokardprotektive Verfahren, methodische Entwicklungen auf dem Gebiet der Kreislaufüberwachung (Swan-Ganz-Katheter), differenziertere pharmakologische Behandlungsmöglichkeiten (Anwendung von Vasodilatatoren in Kombination mit Katecholaminen) sowie Verbesserungen der operativen Technik und der Anaesthesiemethoden sind als Gründe für diese positive Entwicklung anzusehen.

Die Indikation für eine intraaortale Ballongegenpulsation nach extrakorporaler Zirkulation ist gegeben, wenn sich die Myokardfunktion auch im Anschluß an eine längere Nachperfusion nicht erholt und trotz Ausschöpfung aller pharmakologischer Behandlungsmöglichkeiten (Vasodilatatoren, Katecholamine, Antiarrhythmika) weiterhin ein low cardiac output besteht (CI $<2,0$ L/min·m², linksventrikulärer Füllungsdruck >20 mmHg, systolischer Blutdruck <80 mmHg, TPR >2500 dyn·sec·cm^{-5}, persistierende ventrikuläre Tachyarrhythmien, Diurese $<0,5$ ml/kg·Std).[10]

Der Ballonkatheter wird entweder über einen auf die A. femoralis genähten Dacron-„Schornstein" oder (mit geringerem Zeitaufwand) perkutan[12] über eine mittels Seldinger-Technik in die Femoralarterie eingebrachte Katheterschleuse (12 F) unter Röntgenkontrolle bis zur linken A. subclavia vorgeschoben. Die R-Zacke des EKG und die arterielle Druckkurve

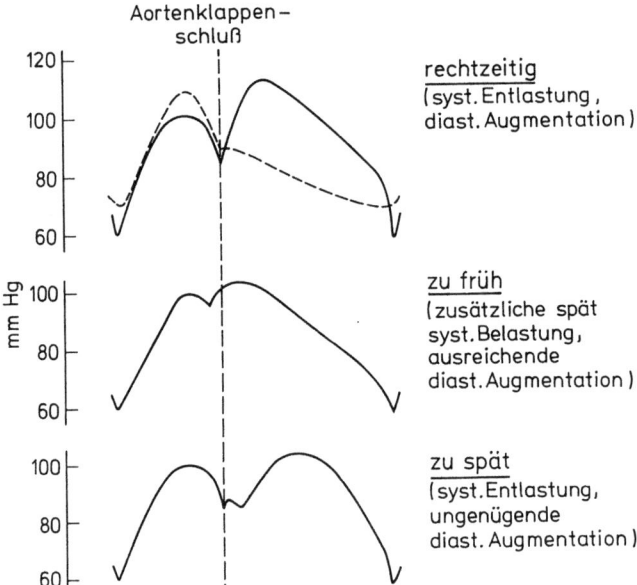

Abb. V-4. Einstellung der Ballonblähung vom Beginn her (bei richtigem Ende der Ballonfüllung). Nach de Vivie et al. (1977)[1], mit Genehmigung des Autors und des Verlages

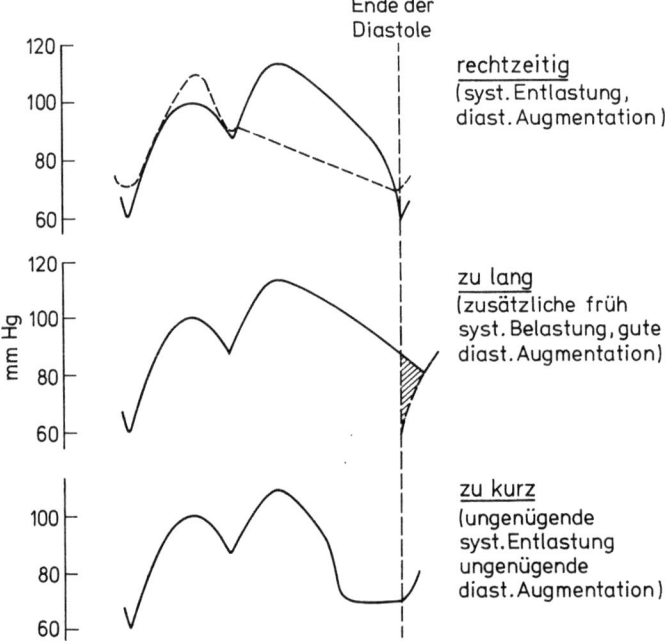

Abb. V-5. Einstellung der Blähdauer (bei richtigem Beginn der Ballonfüllung). Nach de Vivie et al. (1977)[1], mit Genehmigung des Autors und des Verlages

dienen der Synchronisation und Phaseneinstellung. Zunächst wird eine EKG-Ableitung mit möglichst deutlich ausgebildeter R-Zacke gewählt und dann mit der Gegenpulsation begonnen. Die Feineinstellung des Pumpvorganges erfolgt anhand der arteriellen Druckkurve. Bei einer Druckmessung in der A. radialis muß berücksichtigt werden, daß ein Phasenunterschied von etwa 25-50 msec gegenüber der Druckkurve in der Aortenwurzel besteht. Der Beginn der Ballonfüllung wird so eingestellt, daß die diastolische Augmentation mit der Inzisur der Aortendruckkurve einsetzt. Eine zu frühe Ballonfüllung würde eine zusätzliche spätsystolische Belastung des linken Ventrikels mit sich bringen (Abb. V-4) und muß vermieden werden. Bei zu spätem Beginn der Gegenpulsation ist die diastolische Augmentation ungenügend. Bei richtiger Phaseneinstellung muß der diastolische Aortendruck den systolischen Druck deutlich übersteigen. Die Dauer der Ballonblähung wird so reguliert, daß der enddiastolische Aortendruck initial etwa 5-10 mmHg unter den Ausgangswert abfällt. Eine enddiastolische Drucksenkung von mehr als 10 mmHg weist darauf hin, daß der Ballon zu früh vor der Öffnung der Aortenklappe kollabiert. Dabei wird die diastolische Augmentation in ungünstiger Weise verkürzt, außerdem besteht die Gefahr einer Sogwirkung auf die Koronararterien (retrograder Fluß). Eine zu lange, d.h. über die Öffnung der Aortenklappe hinaus andauernde Ballonfüllung führt dagegen zu einer erheblichen Widerstandsbelastung des linken Ventrikels in der frühen Systole (Abb. V-5). Bei optimaler Einstellung der Blähdauer resultiert eine Senkung des systolischen arteriellen Druckes und damit der linksventrikulären Wandspannung. Die systolische Drucksenkung ist häufig jedoch nur zu Beginn der Gegenpulsation erkennbar, da mit zunehmender Erholung des Myokards das Schlagvolumen und damit auch der systolische Druck wieder ansteigt (Abb. V-6).

Die Dauer der IABP-Behandlung hängt davon ab, wie schnell und in welchem Ausmaß sich das Myokard erholt. Mit der Entwöhnung kann begonnen werden, wenn der Herzindex bei abnehmendem Katecholamin- und Vasodilatatorenbedarf Werte von 2,5 L/min·m² erreicht, keine Arrhythmien mehr bestehen, der linksventrikuläre Füllungsdruck deutlich unter 20 mmHg bleibt, der periphere Gefäßwiderstand auf unter 2000 dyn·sec·cm^{-5} abgefallen ist und eine ausreichende Diurese (etwa 1 ml/kg·Std) besteht.[14] Die Entwöhnung sollte langsam erfolgen, wobei die Pumpe unter Kontrolle des Herzzeitvolumens schrittweise auf 1:2, 1:4 und schließlich auf 1:8-Trigger umgeschaltet wird. Die Gegenpulsation kann beendet werden, wenn die Auswurfleistung des Herzens während der Entwöhnungsphase weitgehend stabil bleibt und der arterielle Mitteldruck nicht unter 70 mmHg abfällt.

2. Linksherzbypass und implantierbare Hilfsventrikel

Umfangreiche Verlaufsanalysen haben ergeben, daß bei Patienten, bei denen wegen eines Herzversagens nach extrakorporaler Zirkulation eine in-

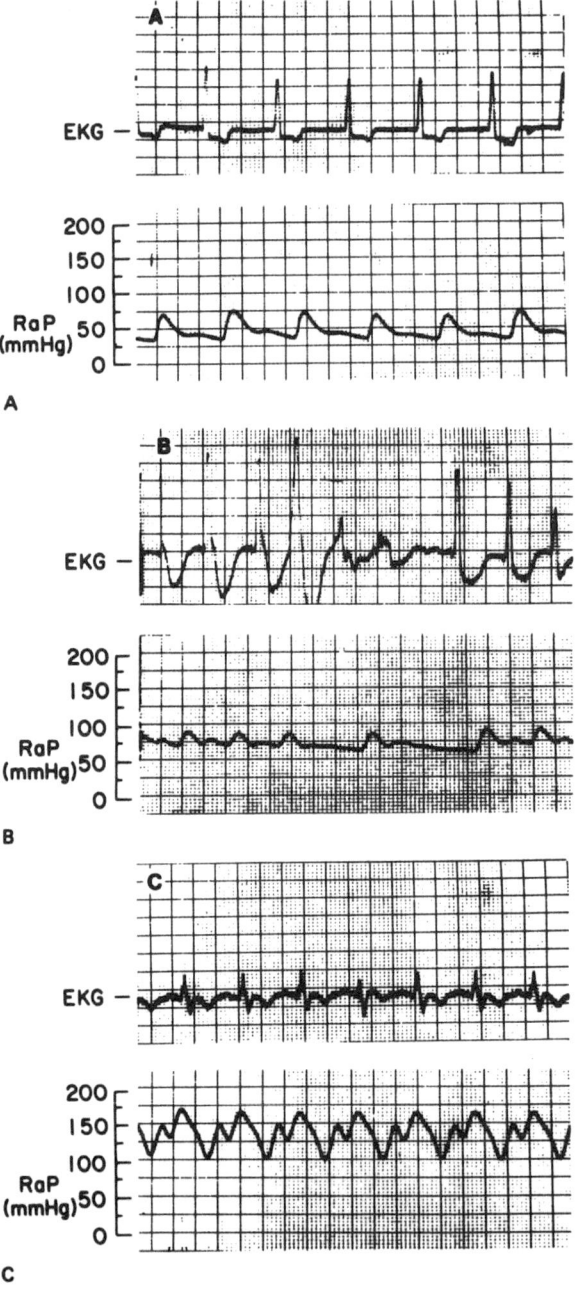

Abb. V-6. Originalregistrierung der hämodynamischen Wirksamkeit einer unidirektionalen intraaortalen Ballongegenpulsation. A: EKG (Ableitung II) und Druck in der A. radialis (RaP) unmittelbar vor Bypassbeginn. B: Ventrikuläre Tachyarrhythmie nach Aortenklappenersatz, Abgehen vom Bypass nicht möglich. C: Regelmäßiger Sinusrhythmus unter intraaortaler Ballongegenpulsation, Bypass beendet. Nach Bregman (1977)[13], mit Genehmigung des Autors und des Verlages

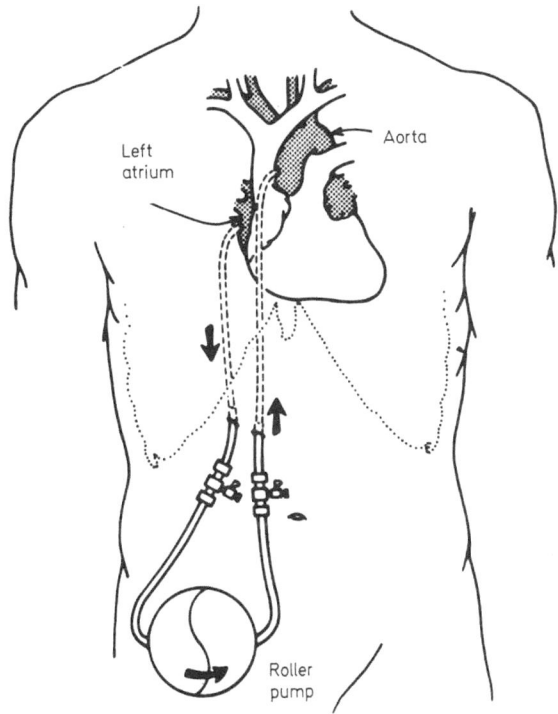

Abb. V-7. Schematische Darstellung eines Linksherz-Bypasses. Nach Silvay et al. (1977)[18], mit Genehmigung des Autors und der International Anesthesia Research Society

traaortale Gegenpulsation in Kombination mit konventioneller Pharmakotherapie notwendig war, auch diese Maßnahme in fast 30% der Fälle nicht ausreichte, um eine genügende Erholung des linken Ventrikels zu erzielen und vom Bypass abgehen zu können.[15] In solchen Fällen muß die Anwendung eines partiellen oder totalen Linksherz-Bypasses in Betracht gezogen werden, da hierdurch eine wirksamere Entlastung des Myokards erreicht werden kann.[16] Bei dem von Litwak et al.[17] und Silvay et al.[18] beschriebenen Linksherzbypass-Verfahren werden die in den linken Vorhof und die Aorta ascendens eingenähten Kanülen transkutan im Bereich des rechten Oberbauches nach außen geführt und an eine Rollerpumpe angeschlossen (Abb. V-7). Diese Technik ermöglicht eine Fortführung des Linksherzbypasses auch bei geschlossenem Thorax. Bei erfolgreicher Entwöhnung des Patienten können die Kanülen nach Verschluß mit einem Obturator in situ belassen werden, so daß eine Rethorakotomie nicht erforderlich ist.

Pierce et al.[19] berichteten über ein Bypassverfahren mit pneumatischem Antrieb, das bei 8 Patienten mit postoperativem low cardiac output über einen Zeitraum von durchschnittlich 7 Tagen eingesetzt wurde, wobei 4 Patienten überlebten. Während des Bypasses war der Thorax verschlossen,

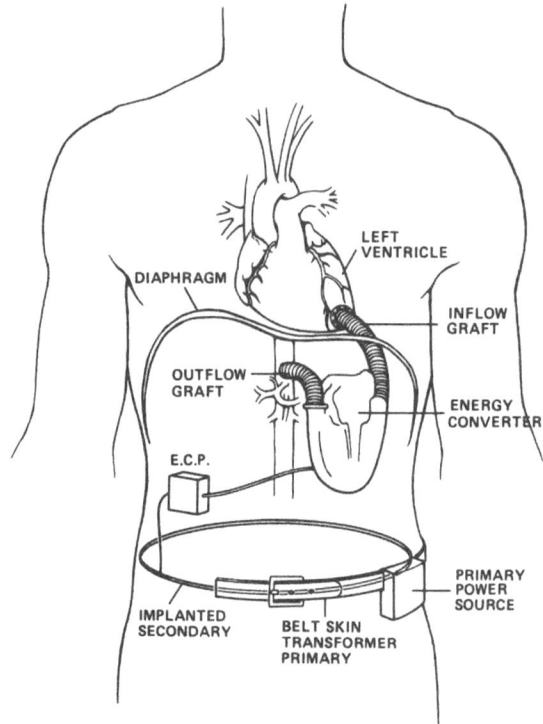

Abb. V-8. Schematische Darstellung eines implantierbaren Hilfsventrikels mit elektromechanischem Antrieb. E.C.P. = elektronische Kontrolleinheit. Nach Oyer et al. (1980)[21], mit Genehmigung des Autors und des Verlages

nach Entwöhnung wurden die Patienten zur Entfernung der Kanülen rethorakotomiert.

In den letzten Jahren haben amerikanische Arbeitsgruppen in Houston[20] und Stanford[21] Hilfsventrikel entwickelt, die in den Oberbauch implantiert werden können. Bei dem von Oyer et al.[21] beschriebenen System handelt es sich um eine Mikroprozessoren-gesteuerte integrierte elektromechanische Pumpe, die das aus der Spitze des linken Ventrikels drainierte Blut pulsatil in die Aorta abdominalis fördert (Abb. V-8). Das elektromechanische Antriebsprinzip und die Implantierbarkeit von Pumpe und Antriebseinheit vermeidet die Nachteile extrakorporaler Unterstützungssysteme, bei denen großlumige Schläuche für den Bluttransport oder eine pneumatische Energieübertragung transkutan nach außen geführt werden müssen. Das Konzept implantierbarer Hilfsventrikel besteht darin, durch temporären Einsatz (Tage, Wochen) entweder dem potentiell reversibel geschädigten Myokard die Möglichkeit zur Erholung zu geben oder bei irreversibler Schädigung genügend Zeit zu gewinnen, um einen geeigneten Spender für die Herztransplantation zu finden. Eine Langzeitimplantation von Hilfsventrikeln oder der Einsatz eines totalen Kunstherzens über Jahre erscheint dagegen klinisch vorerst nicht realisierbar.

Literatur

1. de Vivie, R., Hellberg, K., Kettler, D.: Grundlagen der intraaortalen Ballongegenpulsation. In: K. Hellberg, D. Kettler, R. de Vivie (Hrsg.): Intraaortale Ballongegenpulsation (IABP). Intensivmedizin, Notfallmedizin, Anästhesiologie, Bd. 6, S. 14. Thieme, Stuttgart 1977
2. Bregman, D., Goetz, R.H.: Clinical experience with a new cardiac assist device. The dual chambered intraortic balloon assist. J. Thorac. Cardiovasc. Surg. 62:577 (1971)
3. Irnich, W., Bleifeld, W., Meyer-Hartwig, K., et al.: Die physiologischen und technischen Grundlagen der Ballonpulsationsmethode. Z. Kreisl.-Forsch. 61:339 (1972)
4. Lin, C.Y., Galysh, F.T., Ho, K.J., et al.: Response to single-segment intraaortic balloon pumping as related to aortic compliance. Ann. Thorac. Surg. 13:468 (1972)
5. Weber, K.T., Janicki, J.S., Walker, A.A., et al.: An assessment of intraaortic balloon pumping in hypovolemic and ischemic heart preparations. J. Thorac. Cardiovasc. Surg. 64:869 (1972)
6. Moulopoulos, S.D., Topaz, S., Kolff, W.J.: Extracorporeal assistance to the circulation and intraaortic balloon pumping. Trans. Am. Soc. Artif. Int. Organs 8 (1962)
7. Weikel, A.M., Jones, R.T., Dinsmore, R., et al.: Size limits and pumping effectiveness of intraaortic balloons. Ann. Thorac. Surg. 12:45 (1971)
8. Weber, K.T., Janicki, L.S.: Intraaortic balloon counterpulsation. Ann. Thorac. Surg. 17:602 (1974)
9. Bregman, D., Kripke, D.C., Cohen, M.N., et al.: Clinical experience with the unidirectional dual chambered intraaortic balloon assist. Circulation 43, 44 (Suppl. I): I-82 (1971)
10. Kaplan, J.A., Craver, J.M., Jones, E.L., et al.: The role of the intra-aortic balloon in cardiac anesthesia and surgery. Am. Heart J. 98:580 (1979)
11. Reichart, B., Kemkes, B.M., Kreuzer, E., et al.: Intraaortale Gegenpulsation im peri- und postoperativen Verlauf von kardiochirurgischen Eingriffen: Retrospektive Analyse der Kurz- und Langzeitergebnisse. Klin. Wochenschr. 58:631 (1980)
12. Bregman, D., Nichols, A.B., Weiss, M.B., et al.: Percutaneous intraaortic balloon insertion. Am. J. Cardiol. 46:261 (1980)
13. Bregman, D.: Clinical experience with intraoperative unidirectional intra-aortic balloon pumping. In: K. Hellberg, D. Kettler, R. de Vivie (Hrsg.): Intraaortale Ballongegenpulsation (IABP). Intensivmedizin, Notfallmedizin, Anästhesiologie, Bd. 6, S. 123. Thieme, Stuttgart 1977
14. Kaplan, J.A., Craver, J.M.: Assisted circulation. In: J.A. Kaplan (ed.): Cardiac anesthesia, p. 441. Grune & Stratton, New York-San Francisco-London 1979
15. McGee, M.G., Zillgitt, S.L., Trono, R., et al.: Retrospective analyses of the need for mechanical circulatory support (intraaortic balloon pump/abdominal left ventricular assist device or partial artificial heart) after cardiopulmonary bypass. A 44 month study of 14.168 patients. Am. J. Cardiol. 46:135 (1980)
16. Rose, E.A., Marrin, C.A., Bregman, D. et al.: Left ventricular mechanics of counterpulsation and left heart bypass, individually and in combination. J. Thorac. Cardiovasc. Surg. 77:127 (1979)
17. Litwak, R.S., Lajam, F.A., Koffsky, R.M., et al.: Obturated permanent left atrial and aortic cannulae for assisted circulation after cardiac surgery. Trans. Am. Soc. Artif. Int. Organs 19:243 (1973)
18. Silvay, G., Litwak, R.S., Lukban, S.B., et al.: Left heart assist device: Early clinical experiences with management of postperfusion low cardiac output. Anesth. Analg. 56:402 (1977)
19. Pierce, W.S., Parr, G.V., Myers, J.L. et al.: Ventricular-assist pumping in patients with cardiogenic shock after cardiac operations. N. Engl. J. Med. 305:1606 (1981)
20. Norman, J.C.: Partial artificial hearts: Mechanical cloning of the ventricle. Artif. Organs 2:235 (1978)
21. Oyer, P.E., Stinson, E.B., Portner, P.M., et al.: Development of a totally implantable, electrically actuated left ventricular assist system. Am. J. Surg. 140:17 (1980)

Kapitel VI

Postoperative Versorgung

1. Transport auf die Wachstation

Die Zeitspanne zwischen Operationsende und dem Wiedererlangen eines Überwachungs-steady state auf der Intensivstation stellt erfahrungsgemäß eine besonders kritische Phase dar. Gegen Ende eines mehrstündigen Eingriffes läßt nicht selten die Aufmerksamkeit nach, Überwachungsgeräte werden ausgeschaltet, der Patient muß vom Operationstisch in ein Bett umgelagert und dann häufig über größere Distanzen, z.T. unter Benutzung von Fahrstühlen, in die Wachstation transportiert werden, wo die Weiterbetreuung von neuem Personal, das mit der individuellen Situation des Patienten noch nicht so vertraut ist, übernommen wird. Die hiermit verbundenen Risiken müssen durch geeignete organisatorische Maßnahmen auf ein Minimum begrenzt werden.

An erster Stelle steht eine umfassende Information des Wachstationsarztes über Art und Schweregrad der Grunderkrankung sowie über Begleiterkrankungen, die für die postoperative Phase von Bedeutung sein können, über die Art des Eingriffes und den intraoperativen Verlauf, die Pharmako- und Volumentherapie, die Kreislaufsituation bei Op-Ende, letzte Blutgaswerte (unter Angabe der FIO_2) und über zu erwartende Komplikationen. Durch rechtzeitige und vollständige Informationen können alle notwendigen Vorbereitungen auf der Wachstation getroffen werden, bevor der Patient dort eintrifft.

EKG-Verbindungskabel und arterieller Druckmeßkatheter sollten erst unmittelbar vor der Umlagerung des Patienten in das Bett diskonnektiert werden. Für den Transport ist ein Monitor mit 2-Kanaloszilloskop zur Überwachung von arteriellem Druck und EKG sowie ein Defibrillator notwendig. Benötigt der Patient kreislaufunterstützende Pharmaka, muß sichergestellt sein, daß die entsprechenden Infusionsflaschen einschließlich zugehöriger Aufhängevorrichtungen und Infusionspumpen mitgeführt werden. Wird der Patient statt über einen Ambubeutel mit einem transportablen Respirator (z.B. Bird-Respirator) beatmet (100% O_2), muß wegen des höheren Gasverbrauches insbesondere bei längeren Transportwegen darauf geachtet werden, daß die Sauerstoff-Flasche ausreichend gefüllt ist. Die im Anaesthesie-Einleitungsraum, im Operationssaal, während des Transportes und auf der Intensivstation verwendeten Überwachungsgeräte, Druckmeßschläuche, EKG-Elektroden, EKG-Kabel, Infusionssysteme, Infusionspumpen und Pharmakakonzentrationen sollten einheitlich sein. Eine Standardisierung der Ausrüstung trägt dazu bei, Zeitverluste und Lücken in der Überwachung und Therapie zu vermeiden. Die Sicherheit des Transportes sowie die Qualität der postoperativen Versorgung hängt entscheidend von der personellen, apparativen und räumlichen Organisation der Intensivstation und nicht zuletzt auch von einer systematischen Ausbildung des medizinischen Personals ab. Die dafür notwendigen Voraussetzungen sind zwar hinreichend bekannt[1-4], viele intensivmedizinische Stationen sind jedoch weit von einer idealen Organisation entfernt und bieten mehr Beispiele für ungelöste als für gelöste Probleme. Die oft von Prestige-

Tabelle VI-1. Checkliste für herzchirurgische Patienten beim Eintreffen auf der Wachstation

I. **Herstellung und Überprüfung aller Patientenanschlüsse**
- a) Respirator (FIO_2, Atemzugvolumen, Atemfrequenz, Befeuchter, Beatmungsdrucke)
- b) EKG (V_5), Herzfrequenz
- c) Drucke (AP, CVP, PAP, PCWP bzw. LAP)
- d) Infusionen (Pharmaka, Blut)
- e) Thoraxdrainagen
- f) Blasenkatheter
- g) Rectalthermometer
- h) eventuell Schrittmacher, IABP

II. **Erhebung eines Aufnahmebefundes**

1. Kreislauf
   - a) Herzfrequenz und EKG (Rhythmus?, Ischämiezeichen?, AV-Block?, Schenkelblock?, Pulsdefizit?)
   - b) AP, CVP, PAP, PCWP bzw. LAP
   - c) Herzzeitvolumen, $S_{\bar{v}}O_2$, TPR, PVR, O_2-Transportkapazität
   - d) Auskultation des Herzens (Geräusche?, Galopprhythmus?)
   - e) periphere Pulse (A. radialis, brachialis, carotis, femoralis, tibialis posterior, dorsalis pedis)
   - f) Hautdurchblutung (Temperatur?, Farbe?)

2. Lunge, pulmonaler Gasaustausch
   - a) Auskultation beider Lungen, Kontrolle von Cuffvolumen- und Dichtigkeit
   - b) Arterielle Blutgasanalyse, pH, endexspiratorisches CO_2, eventuell Bestimmung von $A\text{-}aDO_2$ und $\dot{Q}_S/\dot{Q}_T$
   - c) Röntgenaufnahmen des Thorax (Atelektasen?, Pneumothorax?, Gefäßzeichnung?, Lage des Tubus in der Trachea?, Herzgröße?, Mediastinum? Position von Cavakatheter und Pulmonaliskatheter?)

3. Bewußtseinszustand

4. Laborwerte
   (Hb, Hkt, Elektrolyte, Gerinnungsstatus, Blutzucker, Kreatinin, Gesamteiweiß)

5. Diurese und Flüssigkeitsbilanz

denken bestimmte Diskussion darüber, wer die ärztliche Verantwortung auf der Intensivstation tragen soll, läßt vielfach außer acht, daß für die Sicherung von Qualität und Kontinuität in der Krankenversorgung Kompetenz und Erfahrung, Interesse, Präsenz sowie die Fähigkeit und Bereitschaft zu interdisziplinärer Kooperation die allein entscheidenen Kriterien sein müssen, und nicht die Zugehörigkeit zu einem bestimmten Fachgebiet. Dessen ungeachtet ist es zweckmäßig, wenn der Anaesthesist, der im Operationssaal für die Überwachung und Pharmakotherapie verantwortlich war, den Patienten mit auf die Wachstation begleitet und dort so lange bleibt, bis sichergestellt ist, daß stabile Kreislaufverhältnisse bestehen und sich der weiterbehandelnde Arzt einen vollständigen Einblick in die individuelle Situation des Patienten verschafft hat.

Bei der Ankunft des Patienten auf der Intensivstation werden zunächst alle für die Kreislaufüberwachung (Drucke, Herzfrequenz, EKG) vorbereiteten Monitorsysteme angeschlossen und die Beatmung mit einem volumenkonstanten Respirator fortgesetzt (FIO_2 zunächst 0,5-1,0). Bei Patienten mit Schrittmacherelektroden ist der Generator zu überprüfen und bei Bedarf einzuschalten. Aus dem Operationssaal mitgebrachte Pharmakainfusionen sollten vorerst in unveränderter Dosierung und, ohne den Zugangsort, das Infusionssystem und die Pharmaka-Konzentration zu wechseln, weitergegeben werden, um die Gefahr einer Unterbrechung der Therapie bzw. der Über- oder Unterdosierung während der Übergabephase zu vermeiden. Die Thoraxdrainagen werden mit Vakuumpumpen verbunden, der Blasenkatheter an einen neuen Urinbeutel und die Rectalsonde an ein Thermometer angeschlossen. Sobald alle Patientenverbindungen hergestellt und überprüft sind, wird ein vollständiger Aufnahmebefund erhoben und dabei möglichst systematisch vorgegangen (Tab. VI-1).

2. Aufnahmestatus und Überwachung

Kreislauf

Neben der Herzfrequenz wird der EKG-Befund protokolliert. Zu beachten sind Herzrhythmus, PQ-Intervall, Form und Breite des QRS-Komplexes sowie der Verlauf der ST-Strecke. Für die Routineüberwachung genügt eine linkspräkordiale Brustwandableitung (V_4 oder V_5). Bestehen diagnostische Unklarheiten, sollte ein vollständiges EKG aufgezeichnet werden. Bei Arrhythmien, insbesondere bei Vorhofflimmern mit schneller Kammerfrequenz, muß kontrolliert werden, ob und in welchem Ausmaß ein Pulsdefizit besteht. Arterieller und zentralvenöser Druck werden mit Hilfe von elektronischen Druckaufnehmern überwacht. Flüssigkeitsmanometer für die Messung des zentralen Venendruckes sind weniger geeignet, ihre Handhabung ist umständlich und eine kontinuierliche Beurteilung der phasischen Druckkurve nicht möglich. Bei Patienten mit Pulmonaliskatheter muß ebenfalls der phasische Druckverlauf oszilloskopisch überwacht werden. Eine lediglich digitale Mitteldruckanzeige genügt keinesfalls, da eine spontan auftretende wedge-Position der Katheterspitze hierbei längere Zeit unbemerkt bleiben kann (Entstehung eines Lungeninfarktes) und bei der Ballonblähung zur Messung des Verschlußdruckes die Gefahr einer Ruptur der A. pulmonalis besteht. Für die postoperative Überwachung des herzchirurgischen Patienten sind deshalb ein ausreichend dimensioniertes 4-Kanal-Oszilloskop und 4 Digitalanzeigen erforderlich.

Alle Druckmeßkatheter sollten kontinuierlich mit einer Heparin-haltigen Kochsalzlösung (1000 Einheiten Heparin auf 500 ml 0,9% NaCl) gespült und die Druckaufnehmer mit einem Stativ am Bett des Patienten in Vorhofhöhe fixiert werden. Messungen des Herzzeitvolumens und der gemischtvenösen Sauerstoffsättigung sowie die Bestimmung des systemischen und pulmonalen Gefäßwiderstandes sind auch postoperativ angezeigt, wenn aufgrund der präoperativen Risikoeinschätzung die Indikation für einen Pulmonaliskatheter bestand oder wenn sich die Notwendigkeit hierzu im Verlauf des Eingriffes ergeben hat. Hautfarbe und Hauttemperatur lassen ebenfalls Rückschlüsse auf die Perfusion der Peripherie zu. Vasokonstriktion mit schlecht oder nicht tastbaren Pulsen sprechen bei normaler Kerntemperatur für ein unzureichendes Herzzeitvolumen. Der hämodynamische Aufnahmebefund wird durch die Auskultation des Herzens vervollständigt. Dabei wird auf Geräusche geachtet, ein präsystolischer dritter Herzton (Galopprhythmus) deutet auf eine schlechte Ventrikelfunktion hin.

Lunge und pulmonaler Gasaustausch
Zunächst werden die Lungen auskultiert und geprüft, ob beide Lungen beatmet sind. Um einer Druckischämie der Trachealschleimhaut vorzubeugen, sollte die Tubusmanschette kurze Zeit entblockt und anschließend nur so weit wieder gebläht werden, bis gerade kein Leck mehr besteht. Bei hohen inspiratorischen Beatmungsdrucken kann mit Rücksicht auf die Druckbelastung der Trachealschleimhaut ein kleines endinspiratorisches Leck in Kauf genommen werden. Sobald das Ergebnis der arteriellen Blutgasanalyse eintrifft, sind inspiratorische Sauerstoffkonzentration und Beatmungsvolumen am Respirator so einzustellen, daß ein P_aO_2 von mindestens 90 mmHg und ein P_aCO_2 von etwa 40 mmHg erreicht wird. Eine kontinuierliche Messung der endexspiratorischen CO_2-Konzentration mit einem Infrarotabsorptionsanalysator erleichtert die Adjustierung des Respirators sowie die Aufrechterhaltung und Kontrolle der Normoventilation, außerdem läßt sich das globale Ventilations-Perfusionsverhältnis beurteilen und die Häufigkeit notwendiger Blutgasanalysen reduzieren.

Die Bestimmung der alveolo-arteriellen PO_2-Differenz (A-aDO_2), des intrapulmonalen Shuntvolumens (Q_S/Q_T), der Sauerstofftransportkapazität (TC O_2) und des Gesamtsauerstoffverbrauches ($\dot{V}O_2$) ist angezeigt, wenn erhebliche pulmonale Gasaustauschstörungen und/oder eine Herzinsuffizienz besteht.

Eine Röntgenaufnahme des Thorax sollte ebenfalls möglichst bald nach dem Eintreffen des Patienten auf der Wachstation veranlaßt und bei der Erhebung des Befundes systematisch danach gesucht werden, ob Hinweise auf Atelektasen oder einen Pneumothorax bestehen, wo sich die Spitze des Trachealtubus befindet, wie groß das Herz ist und ob sich Zeichen einer Perikardtamponade bzw. einer Mediastinalverbreiterung finden. Außerdem muß die Position des zentralen Venenkatheters und gegebenenfalls des Pulmonaliskatheters kontrolliert werden. Im Interesse einer besseren Vergleichbarkeit der Befunde sollte die Aufnahmetechnik bei späteren Röntgenaufnahmen möglichst nicht mehr geändert und die entsprechenden Daten (Belichtungszeit, Strahlenintensität) dokumentiert werden.

Neurologischer Befund
Die Untersuchung kann in der Regel darauf beschränkt bleiben, den Bewußtseinszustand des Patienten bei der Ankunft auf der Wachstation zu

protokollieren, Pupillenform, Pupillengröße sowie die Lichtreaktion zu prüfen und den weiteren Verlauf zu beobachten. Bei bereits ansprechbaren Patienten sollte untersucht werden, ob alle Extremitäten bewegt werden können. Ist der Patient unruhig und wehrt sich gegen den Respirator, muß eine Hypoxie ausgeschlossen werden.

Eine Indikation zur Antagonisierung von Muskelrelaxantien oder Opiaten besteht nicht, wenn herzchirurgische Patienten, wie in den meisten Zentren üblich, noch 12-18 Stunden beatmet bleiben, so daß abgewartet werden kann, bis Bewußtsein und Spontanatmung von selbst wiederkehren. Gegen die Verwendung von Opiatantagonisten spricht, daß die Analgesie schlagartig aufgehoben wird und häufig mit unerwünschten hämodynamischen Nebenwirkungen wie Tachykardie, Arrhythmie, Blutdruckanstieg und Zunahme des myokardialen Sauerstoffverbrauches gerechnet werden muß.[5-8] Lebensbedrohliche Zwischenfälle (Kammerflimmern, Lungenödem) nach Naloxongabe sind beschrieben worden.[9,10]

Eine eingehende neurologische Befunderhebung einschließlich EEG und Untersuchung des Augenhintergrundes ist notwendig, wenn ein herzchirurgischer Patient innerhalb von 6-8 Stunden nach Operationsende noch nicht ansprechbar ist oder aufgrund intraoperativer Komplikationen (z.B. einer Luftembolie) mit einer cerebralen Schädigung gerechnet werden muß.

Laboruntersuchungen

Neben der Blutgasanalyse gehört die Bestimmung des Hämoglobins, des Hämatokritwertes, der Elektrolyte im Serum (Na, K, Ca, Cl), der Blutzucker- und Gesamteiweißkonzentration, des Serumkreatinins sowie ein Gerinnungsstatus (Thrombocyten, Fibrinogen, TPZ, PTT, ACT) zum Routine-Untersuchungsprogramm in der frühen postoperativen Phase.

Diurese und Flüssigkeitsbilanz

Der Urinbeutel sollte bei der Ankunft des Patienten auf der Wachstation gewechselt und die Diurese stündlich abgelesen werden. Neben der täglichen Bestimmung des Serumkreatinins wird das spezifische Gewicht gemessen. Extrarenale Flüssigkeitsverluste über Drainagen, Magensonde und durch perspiratio insensibilis (600-800 ml = ca. 1% des Körpergewichtes in 24 Std bei Normothermie) sind zu berücksichtigen. Da mit Wasserdampf gesättigtes Atemgas bei 37 °C 44 mg H_2O/l enthält (Abb. VI-1), kann der Anteil der Lungenperspiratio (etwa 50% der Gesamtperspiratio) bei maschineller Beatmung in der Bilanz ganz entfallen, wenn das Atemgas beheizt und 100% Sättigung (Ultraschallvernebler) erreicht wird. Allerdings läßt sich mit den meisten Befeuchtern keine Sättigung bei 37 °C erzielen.[11,12] Die verbleibende perspiratio wird jedoch durch Oxidationswasser (150-300 ml/24 Std je nach Metabolismus) zum Teil ausgeglichen.

Die Diurese beträgt in der frühen postoperativen Phase nach Eingriffen mit extrakorporaler Zirkulation meist mehr als 100 ml/Std, sofern die Kreislaufverhältnisse stabil sind und keine nennenswerten Blutverluste auftreten. Bis auf Ausnahmen (z.B. polyurisches Nierenversagen) sollten hohe

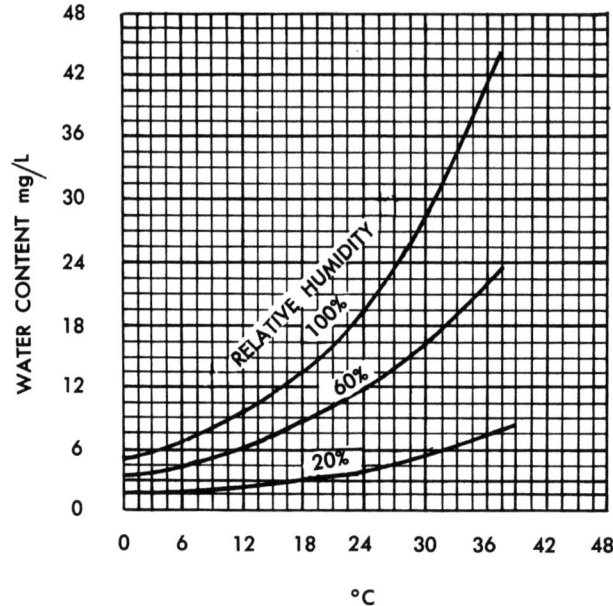

Abb. VI-1. Wassergehalt der Luft in Abhängigkeit von der Temperatur und der relativen Feuchtigkeit. Nach Graff (1975)[11], mit Genehmigung des Autors und der International Anesthesia Research Society

Urinvolumina nicht durch eine gleich große Flüssigkeitszufuhr ersetzt werden.

Da eine retrospektive Bilanzierung zu großen Irrtümern führen kann und erfahrungsgemäß eher zu viel als zu wenig Flüssigkeit infundiert wird, muß die postoperative Protokollierung von Ein- und Ausfuhr unmittelbar nach der Übernahme des Patienten auf der Wachstation beginnen und konsequent fortgeführt werden.

3. Beendigung der maschinellen Beatmung, Extubation

In den letzten Jahren zeichnet sich zunehmend die Tendenz ab, koronarchirurgische Patienten mit unkompliziertem Verlauf bereits am Operationstag zu extubieren und nicht mehr routinemäßig über Nacht weiter zu beatmen. Nach Prakash et al.[13] sowie Klineberg et al.[14] können früh extubierte Patienten nach elektiven koronarchirurgischen Eingriffen schneller mobilisiert und auf die Allgemeinstation verlegt werden, ohne daß hiermit ein erhöhtes kardiales oder pulmonales Risiko verbunden ist.

Quasha u. Mitarb.[15] haben in einer prospektiven randomisierten Studie den Einfluß der postoperativen Intubations- und Beatmungsdauer auf den hämodynamischen Verlauf, die Häufigkeit kardiovaskulärer und pulmonaler Komplikationen, auf adrenerge Streßreaktionen (Noradrenalin im

Tabelle VI-2. Kriterien für den Übergang von maschineller Beatmung auf Spontanatmung und Extubationskriterien

Kriterien für die Entwöhnungsbereitschaft		Extubationskriterien	
Ansprechbarkeit des Patienten; Muskelrelaxierung spontan abgeklungen oder antagonisiert		Vitalkapazität	> 15 ml/kg
		Maximale Inspirationskraft	> −28 cmH$_2$O
Stabile Hämodynamik ohne Katecholamintherapie			
Systolischer arterieller Druck	> 80 mmHg	A-aDO$_2$ (bei FIO$_2$ = 1,0)	< 350 mmHg
Herzindex	> 2,2 L/min·m^2		
S$_{\bar{v}}$O$_2$	> 60 %	P$_a$O$_2$ (bei FIO$_2$ ≤ 0,5)	> 70 mmHg
Linksventrikulärer Füllungsdruck	< 20 mmHg		
Keine bzw. keine neuen Rhythmusstörungen		P$_a$CO$_2$	< 45 mmHg
P$_a$O$_2$ unter Beatmung (bei FIO$_2$ ≤ 0,5) > 100 mmHg		Atemfrequenz	< 30/min, subjektiv keine Atemnot
Blutverlust über Thoraxdrainagen < 100 ml/Std		V$_D$/V$_T$	< 0,6
Hämatokrit	> 25–30 %		
Diurese	> 0,5 ml/kg·Std.		
Temperatur	> 35,5 °C, kein Kältezittern		

Plasma) sowie auf Mobilisierbarkeit und Liegedauer bei früh extubierten (2 Stunden postoperativ) und spät extubierten (18 Stunden postoperativ) koronarchirurgischen Patienten untersucht. Alle Patienten hatten präoperativ normale oder nur leicht eingeschränkte kardiopulmonale Funktionen, bei Operationsende bestanden stabile Kreislaufverhältnisse. Bypassdauer und Ischämiezeit sowie Anaesthesieverfahren und Extubationskriterien waren in beiden Gruppen identisch. Bei den Patienten mit Frühextubation wurde die noch bestehende Muskelrelaxation zuvor mit Neostigmin antagonisiert. Es fanden sich keine Unterschiede zwischen Früh- und Spätextubation im Hinblick auf den hämodynamischen Verlauf, den Plasma-Noradrenalinspiegel, die Häufigkeit kardialer Komplikationen (Infarkt, Arrhythmien, katecholaminbedürftige Herzinsuffizienz) oder die Inzidenz respiratorischer Störungen (Atelektasen, Pneumonie, Notwendigkeit zur Reintubation). Klinisch bestand der Eindruck, daß die früh extubierten Patienten schneller mobilisierbar waren und früher hätten verlegt werden können. Diese Befunde zeigen, daß die frühe Extubation nach unkomplizierten koronarchirurgischen Eingriffen häufiger in Betracht gezogen werden kann und eine routinemäßige Weiterbeatmung über Nacht keine zwingende Indikation darstellt. Da bei den von Quasha et al.[15] untersuchten Patienten keine Opiate zur Anaesthesie verwendet werden, muß jedoch - auch im Hinblick auf die schon erwähnten Risiken einer Opiatantagonisierung - offen bleiben, ob eine frühe Extubation auch bei solchen Patienten möglich ist, bei denen Opiate ein wesentlicher Bestandteil des Anaesthesieverfahrens waren.

Unabhängig vom Zeitpunkt der Extubation ist der Übergang von der maschinellen Beatmung auf Spontanatmung an verschiedene Voraussetzungen gebunden (Tab. VI-2):[15-18] Mit der Spontanatmung kann begonnen werden, wenn der Patient wach und in der Lage ist, auf Aufforderung Kopf und Extremitäten anzuheben. Die hämodynamische Situation muß stabil sein, es darf keine katecholaminbedürftige Herzinsuffizienz oder schwerwiegende Arrhythmie bestehen. Der arterielle Sauerstoffpartialdruck sollte bei einer FIO_2 von 0,5 oder weniger > 100 mmHg betragen. Ein ausreichender Hämoglobin-Gehalt des Blutes mit normaler O_2-Affinität sowie ein normaler Sauerstoffbedarf (Vermeidung von Kältezittern) ist für eine adäquate O_2-Versorgung der Organe ebenfalls von Bedeutung.

Wenn die Entwöhnungskriterien erfüllt sind, kann von der assistierten maschinellen Beatmung unmittelbar auf Spontanatmung am besten unter Verwendung eines T-Adaptersystems mit dosierbarer FIO_2[19] übergegangen werden. Als Alternative kommt die IMV-Technik für die Entwöhnung in Betracht. Bei Patienten mit guter kardiopulmonaler Funktion und unkompliziertem Operationsverlauf bietet die IMV-Entwöhnung jedoch keine Vorteile gegenüber der Spontanatmung über ein T-Stück.[18] Da der Spontanatmungsversuch keinem Test auf Leben und Tod gleichkommen darf, muß der Patient in der Entwöhnungsphase besonders gut überwacht werden. Entwickelt sich eine Tachykardie oder Arrhythmie, ein stärkerer Blutdruckanstieg oder Blutdruckabfall, steigt die Atemfrequenz auf über 30/min oder kommt es zu einer Eintrübung des Sensoriums, muß der Spontanatmungsversuch, auch wenn keine Cyanose sichtbar ist, abgebrochen werden. Bei klinisch unauffälligem Entwöhnungsverlauf kann der Patient nach etwa 30-60 min extubiert werden, wenn die in Tab. VI-2 aufgeführten Kriterien erfüllt sind. Es ist zwar sinnvoll, die Extubation von objektiven Kriterien abhängig zu machen, andererseits muß man sich darüber im klaren sein, daß der Trend, auf den die Gesamtheit aller Meßwerte und klinischen Beobachtungen hinweist, mindestens ebenso wichtig ist wie ein objektives Einzelkriterium. Erfüllt ein Patient nicht alle Kriterien für die Entwöhnungsbereitschaft oder die Extubation, gewinnt der klinische Gesamttrend und die Befragung des Patienten, wie er seine Fähigkeit zur Spontanatmung selbst einschätzt, an Bedeutung.

Wie die Intubation kann auch die Extubation erhebliche adrenerge Kreislaufreaktionen, die etwa 10-15 min andauern, hervorrufen und eine pharmakologische Intervention bzw. Prophylaxe notwendig machen.[20] Obwohl die überwiegende Zahl herzchirurgischer Patienten postoperativ keine schwerwiegende respiratorische Insuffizienz aufweist und innerhalb von 24 Stunden extubiert werden kann, bestehen jedoch auch nach unkompliziertem Operationsverlauf noch für längere Zeit pulmonale Gasaustauschstörungen mit gegenüber der Norm erniedrigten O_2-Partialdrucken im arteriellen Blut. Verminderte Lungenvolumina (Totalkapazität, funktionelle Residualkapazität), Atelektasen, erhöhter Flüssigkeitsgehalt der Lungen, erhöhte Atemwiderstände, Sternotomie und Wundschmerzen mit Reduzierung der Lungen- und Brustwandcompliance auf der einen und entsprechend vermehrter Atemarbeit und höherem Sauerstoffverbrauch auf der anderen Seite sind die Hauptfaktoren.[21-24]

Die Inspirationsluft muß deshalb noch für einige Tage mit befeuchtetem Sauerstoff angereichert werden. Als Applikationswege kommen einfache

Sauerstoffmasken, Nasensonden- oder Brillen in Betracht. Bei Gasflüssen zwischen 4 und 8 L/min können hierbei effektive inspiratorische O_2-Konzentrationen von maximal 50% erreicht werden.[25]

Intensive physiotherapeutische Maßnahmen in Verbindung mit intermittierender positiver Druckatmung (IPPV) oder spirometrische Atemübungen[26], gegebenenfalls auch die Applikation von bronchodilatierenden Medikamenten bei anamnestisch bekannter obstruktiver Ventilationsstörung, dienen dem Ziel, durch Sekretmobilisierung, Husten und Vertiefung der Atmung die funktionelle Residualkapazität zu erhöhen und den pulmonalen Gasaustausch wieder zu normalisieren. Werden die atemgymnastischen Übungen durch stärkere Schmerzen behindert und damit ineffizient, sollte durch titrierte intravenöse Opiatgaben (z.B. Einzeldosen von 50 µg Fentanyl oder 100 µg Buprenorphin) eine ausreichende Analgesie erzielt werden. Eine wirkungsvolle Physiotherapie ist so hoch einzuschätzen, daß eine vorübergehende leichte Atemdepression in Kauf genommen werden kann.

Eine schnelle postoperative Mobilisierung wird schließlich nicht nur durch enge Kommunikation des medizinischen Personals mit dem Patienten, sondern auch durch regelmäßige Besuchszeiten für die Angehörigen sowie durch Einhaltung eines normalen Schlaf-Wachrhythmus begünstigt.

4. Postoperative Komplikationen

4.1. Hämodynamische Komplikationen

Nachblutung, Hypovolämie, Perikardtamponade

Einem Abfall des Blutdruckes in der frühen postoperativen Phase können verschiedene Ursachen zugrunde liegen. Blutungen sind in der Regel an Blutverlusten aus den Thoraxdrainagen erkennbar und beruhen entweder auf Gerinnungsstörungen oder unzureichender chirurgischer Blutstillung. Gerinnt das in die Auffanggefäße drainierte Blut nicht, ist eine Gerinnungsstörung wahrscheinlich. Auch nach adäquater intraoperativer Heparinneutralisierung muß innerhalb der ersten 9 Stunden mit dem Wiedererscheinen ungebundenen Heparins im Kreislauf gerechnet werden.[27-29] Der Mechanismus dieses rebound-Phänomens ist ungeklärt. Eine heparinbedingte postoperative Gerinnungsstörung läßt sich mit Hilfe des ACT-Testes oder der Hepcon-Methode (Heparinneutralisationstest) sichern und mit Protamin beseitigen.

Seltenere Ursachen postoperativer Gerinnungsstörungen (Thrombocytopenie, Hyperfibrinolyse, Mangel an Gerinnungsfaktoren, Verbrauchskoagulopathie) müssen ebenfalls in Betracht gezogen und kausal behandelt werden. In jedem Fall ist für einen ausreichenden Volumenersatz zu sorgen. Kommt die Blutung trotz ausreichender Blutgerinnung nicht spontan zum Stillstand, muß eine größere chirurgische Blutungsquelle angenommen und rethorakotomiert werden.

Gelegentlich ist die Beurteilung postoperativer Blutverluste dadurch erschwert, daß die Drainagen durch Koagel verlegt sind. Mit Hilfe eines Fogarty-Katheters kann die Durchgängigkeit wiederhergestellt und der weitere Verlauf besser beurteilt werden.

Der Verdacht auf eine Herztamponade und die Indikation zur Rethorakotomie besteht dann, wenn ein niedriger arterieller Druck, eine kleine Blutdruckamplitude sowie eine Tachykardie mit einem hohen zentralen Venendruck einhergeht und gleichzeitig eine Verbreiterung des Mediastinums oder ein pulsus paradoxus nachweisbar ist.

Störungen des Herzrhythmus

Tachykardien, Bradykardien und Arrhythmien können eine erhebliche Reduzierung des Herzzeitvolumens und des arteriellen Druckes zur Folge haben. Die Gründe für solche Störungen müssen nach Möglichkeit identifiziert und kausal behandelt werden. Als Ursache einer Tachykardie sind neben der Hypovolämie und der Perikardtamponade eine Hypoxie, Schmerzen, sowie eine Herzinsuffizienz und schließlich - wie bei allen Störungen des Herzrhythmus - auch eine Glykosidintoxikation in Betracht zu ziehen. Die symptomatische Therapie von Tachykardien und Arrhythmien umfaßt pharmakologische Maßnahmen (z.B. Lidocain oder β-Blocker) oder die Kardioversion (siehe Kapitel III).

Besteht eine Bradykardie mit niedrigem Herzzeitvolumen und Hypotension, kann zunächst versucht werden, die Herzfrequenz mit Atropin, Orciprenalin oder Isoproterenol anzuheben. Führen diese Maßnahmen nicht zum Ziel, kommt eine Schrittmacherstimulation des Herzens in Betracht. Bei den verschiedenen Formen von Herzrhythmusstörungen ist zu berücksichtigen, daß sehr häufig extrakardiale Ursachen wie Störungen des Säurebasenhaushaltes oder Elektrolytverschiebungen zugrunde liegen. Eine Hypokaliämie als Folge renaler Kaliumverluste nach forcierter Diurese in Verbindung mit Alkalose bzw. Hypocarbie können, insbesondere bei digitalisierten Patienten, für die Auslösung und Unterhaltung von Arrhythmien verantwortlich sein.

Herzinsuffizienz, Myokardinfarkt

Die Diagnose und Therapie schwerwiegender hämodynamischer Störungen wird auch in der frühen postoperativen Phase durch einen Pulmonaliskatheter wesentlich erleichtert. In der Regel geht eine Hypotension nach herzchirurgischen Eingriffen mit einem niedrigen Herzzeitvolumen und einem erhöhten peripheren Gefäßwiderstand einher. Ist ein Volumenmangel die Ursache, sind zentraler Venendruck und linksventrikulärer Füllungsdruck niedrig. Besteht dagegen eine kontraktile Insuffizienz des linken oder rechten Ventrikels, finden sich entsprechend erhöhte Füllungsdrucke. Da das Herzzeitvolumen per se noch keine zuverlässige Aussage über die Sauerstoffversorgung des Organismus erlaubt, sollte zusätzlich neben der Hämoglobinkonzentration der Sauerstoffgehalt im arteriellen und gemischtvenösen Blut bestimmt werden. Aus diesen Größen lassen sich $AVDO_2$ und Sauerstofftransportkapazität ($CI \cdot C_aO_2$) ermitteln und damit die globale

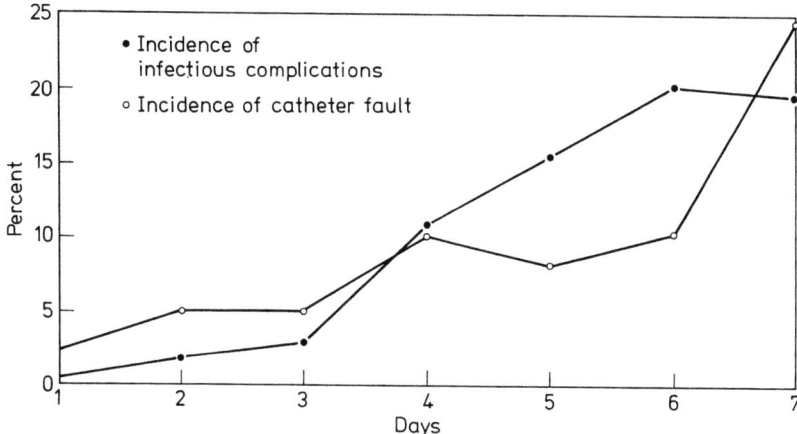

Abb. VI-2. Infektionsrisiko und Häufigkeit von Funktionsstörungen bei Pulmonaliskathetern in Abhängigkeit von der Liegedauer. Nach Sise et al. (1981)[31], mit Genehmigung des Autors und des Verlages

O_2-Versorgung sowie die Effizienz therapeutischer Maßnahmen besser beurteilen.

Die Häufigkeit intra- und postoperativer Myokardinfarkte bei koronarchirurgischen Patienten hat in den letzten Jahren nicht zuletzt dank der verbesserten Überwachungsmöglichkeiten sowie der Fortschritte auf dem Gebiet der Myokardprotektion, der Anaesthesie- und Operationstechnik deutlich abgenommen und wird in der neueren Literatur mit etwa 1,5% angegeben.[30] Besteht in der frühen postoperativen Phase aufgrund des elektrokardiographischen und hämodynamischen Verlaufes der Verdacht auf einen frischen Myokardinfarkt, muß auch an die Möglichkeit gedacht werden, daß ein Venenbypass abgeknickt ist und durch schnelle chirurgische Intervention die Ischämie beseitigt werden kann.

Die Pharmakotherapie der Herzinsuffizienz und der akuten Myokardischämie umfaßt eine umfangreiche Palette positiv inotroper Substanzen und Vasodilatatoren (siehe Kapitel III), die Indikation für den Einsatz der intraaortalen Ballongegenpulsation (siehe Kapitel V) ist in den letzten Jahren seltener geworden.

Wird ein Pulmonaliskatheter wegen hämodynamischer oder/und respiratorischer Komplikationen in der frühen postoperativen Phase länger als 72 Stunden belassen, muß mit einem deutlich ansteigenden Infektionsrisiko und auch mit Störungen der Katheterfunktionen (Ballonruptur, Thermistordefekt, Lumenobstruktion) gerechnet werden (Abb. VI-2). Ein Pulmonaliskatheter sollte deshalb spätestens nach 3 Tagen entfernt und, falls erforderlich, durch einen neuen ersetzt werden.

Hypertension

In der frühen postoperativen Phase muß bei einem hohen Prozentsatz (30%-60%) koronarchirurgischer Patienten mit einer arteriellen Hypertension (arterieller Druck > 160/90 mmHg) gerechnet werden.[32-36] Dem Anstieg des arteriellen Druckes liegt eine Zunahme des peripheren Gefäßwiderstandes zugrunde,[33,34] die mit erhöhten Plasmakatecholaminkonzentrationen[33] sowie einer gesteigerten Plasmareninaktivität[37,38] einhergeht. Die genauen Zusammenhänge sind nicht bekannt, wahrscheinlich ist die nichtpulsatile extrakorporale Zirkulation ein wichtiger ätiologischer Faktor.[39,40] Ungeklärt ist auch, warum nach anderen herzchirurgischen Eingriffen (Klappenersatz) eine postoperative Hypertension weit seltener (5%) auftritt.[41] Da ein arterieller Druckanstieg Nachblutungen begünstigt und bedrohliche Rückwirkungen auf Sauerstoffbilanz und Funktion des linken Ventrikels haben kann, müssen peripherer Gefäßwiderstand und arterieller Druck mit systemischen Vasodilatatoren oder converting enzyme-Inhibitoren gesenkt werden.[42] Labetalol[43] (eine Substanz, die α- und β-adrenerge Rezeptoren blockiert) sowie Periduralanaesthesie[34] und Stellatumblockade[44,45] sind ebenfalls zur Behandlung und auch zur Prophylaxe der postoperativen Hypertension empfohlen worden. Die Wirksamkeit dieser Maßnahmen weist darauf hin, daß eine gesteigerte adrenerge Aktivität eine wesentliche Ursache des erhöhten peripheren Gefäßwiderstandes ist. Vor Beginn einer symptomatischen antihypertensiven Therapie müssen andere Störungen, die einer kausalen Behandlung zugänglich sind (Hypoxie, Schmerzen, Kältezittern), ausgeschlossen werden.

Andere extrakardiale Ursachen hämodynamischer Störungen
Neben Hypovolämie, Hypoxie, Hypertension, Elektrolytverschiebungen oder Störungen des Säurebasenhaushaltes können auch andere extrakardiale Ursachen wie respiratorische Insuffizienz und Beatmung mit PEEP ungünstige Rückwirkungen auf die Hämodynamik haben (s. unten). Bei einer akuten Hypotension muß außerdem an die Möglichkeit eines Pneumothorax gedacht werden, da eine intraoperative Verletzung der Pleura und Lunge unbemerkt geblieben sein kann. Die Diagnose ergibt sich aus dem Auskultations- und Perkussionsbefund, der Röntgenaufnahme des Thorax oder aus Symptomen wie Tachypnoe, Cyanose, oberer Einflußstauung, Anstieg des Beatmungsdruckes und Abnahme des PO_2 im arteriellen Blut.

4.2. Respiratorische Insuffizienz

Schwerwiegende Störungen des pulmonalen Gasaustausches, die eine längere maschinelle Beatmung nach herzchirurgischen Eingriffen notwendig machen, beruhen oft auf einer akuten oder chronischen linksventrikulären Herzinsuffizienz. Eine Zunahme des Druckes im linken Vorhof und in den Lungenvenen führt zu einer extravasalen und schließlich alveolären Akkumulation von Flüssigkeit zunächst in abhängigen Lungenanteilen, bei Fortbestehen der pulmonalvenösen Drucksteigerung auch in nicht abhängigen Lungenarealen.[46] Die Folge ist eine Abnahme des globalen Ventilations-Perfusionsverhältnisses, eine Zunahme von $\dot{Q}_S/\dot{Q}_T$ und eine arterielle Hypoxämie. Bereits präoperativ vorhandene Störungen des pulmonalen Gasaustausches (z.B. aufgrund einer chronischen Mitralklappenstenose) begünstigen die Entstehung einer postoperativen respiratorischen Insuffizienz. Nierenversagen oder Sepsis kommen als weitere allerdings seltenere Ursachen respiratorischer Komplikationen nach herzchirurgischen Eingriffen in Betracht.

Eine schwere respiratorische Insuffizienz kann, auch wenn keine arterielle Hypoxämie besteht, zu einer pulmonalen Hypertension und zu einem Anstieg des pulmonalen Gefäßwiderstandes führen[47], wobei mit negativen Rückwirkungen auf die Funktion des rechten Ventrikels und sekundär auch mit einer Abnahme der linksventrikulären Compliance gerechnet werden muß.[48]

Die Therapie konzentriert sich deshalb in erster Linie auf die Verbesserung der hämodynamischen Funktion mit Hilfe positiv inotrop wirksamer Pharmaka und Vasodilatatoren, auf eine negative Flüssigkeitsbilanz (Diuretika, evtl. kontinuierliche arteriovenöse Hämofiltration) sowie auf eine Erhöhung der funktionellen Residualkapazität.

Beatmung mit positiv endexspiratorischem Druck

Durch die Applikation von positiv endexspiratorischem Druck (PEEP) können zuvor verschlossene oder minderbelüftete Alveolarbezirke wieder am Gasaustausch teilnehmen, so daß Q_S/Q_T abnimmt und der arterielle Sauerstoffpartialdruck ansteigt.[49] Aufgrund des erhöhten intrathorakalen Druckes muß aber zugleich mit einer Abnahme des Herzzeitvolumens gerechnet werden.[50-52] Da die Sauerstofftransportkapazität vom arteriellen Sauerstoffgehalt und vom Herzzeitvolumen abhängig ist, hat PEEP in Bezug auf die Sauerstoffversorgung der Organe somit zwei entgegengesetzt gerichtete Wirkungen. Das Ausmaß der hämodynamischen Effekte einer Beatmung mit PEEP hängt außer von der Höhe des endexspiratorischen Druckes vom intravasalen Volumen[53], von der Herzfunktion bzw. der Art kardialer Vorerkrankungen[54,55] und von der pulmonalen Compliance[47] ab.

Die Beatmung mit PEEP führt durch die Zunahme der funktionellen Residualkapazität zu einem Anstieg des intrapleuralen Druckes und des rechten Vorhofdruckes. Da der intrapleurale Druck stärker als der rechte Vorhofdruck ansteigt, resultiert eine Abnahme des transmuralen Füllungsdruckes und damit eine preload-Abnahme.[56] Da nicht nur der transmurale rechtsventrikuläre sondern auch der transmurale linksventrikuläre Füllungsdruck unter PEEP-Beatmung abnimmt[48,52,57] und das Herzzeitvolumen auch nach einer Normalisierung der transmuralen Füllungsdrucke durch Volumenexpansion gegenüber dem Ausgangswert erniedrigt bleibt[52,57], ist zu vermuten, daß eine Verminderung des venösen Rückstroms nicht die alleinige Ursache für die Abnahme des Herzzeitvolumens sein kann. Jardin et al.[57] fanden bei einem PEEP von mehr als 10 cm H_2O einen Druckausgleich zwischen den rechts- und linksventrikulären transmuralen Füllungsdrucken, eine progressive Abnahme der enddiastolischen und endsystolischen Dimensionen im linken Ventrikel sowie eine Abflachung, d.h. eine Linksverlagerung des Ventrikelseptums im Echokardiogramm. Nach einer Volumenexpansion kehrten zwar die transmuralen Füllungsdrucke zum Ausgangswert (wie bei PEEP = 0) zurück, die linksventrikulären Ventrikeldimensionen und das Herzzeitvolumen blieben jedoch vermindert, während die Verlagerung des Ventrikelseptums nach links noch zunahm, so daß eine Behinderung der Füllung bzw. eine Abnahme der Compliance des linken Ventrikels resultierte (Abb. VI-3).

Die Interpretation dieser Befunde muß davon ausgehen, daß die Beatmung mit hohen endexspiratorischen Drucken durch alveoläre Überdehnung zu einem Anstieg des pulmonalen Gefäßwiderstandes, d.h. zu einer weiteren Zunahme der bei respiratorischer Insuffizienz häufig bereits erhöhten rechtsventrikulären Nachbelastung führt.[47] Aufgrund seiner größeren Compliance kann der rechte Ventrikel, besonders bei gleichzeitiger Volumenexpansion, akut dilatieren. Da das Perikard und hohe intrathorakale Drucke die Expansion der freien Wand des rechten Ventrikels (nicht aber die des Septums) limitieren, wirkt sich die mit der afterload-Zunahme einhergehende Dilatation des rechten Ventrikels über das Septum auch auf den linken Ventrikel aus, sobald die Expansion der freien Wand des rechten Ventrikels durch das Perikard begrenzt wird.[57] Eine Linksverlagerung des Septums unter hohen endexspiratorischen Beatmungsdrucken scheint jedoch nur bei Patienten mit respiratorischer Insuffizienz und Volumenexpansion eine größere Rolle zu spielen. Bei Patienten mit normaler Herz- und Lungenfunktion lassen sich die Mechanismen, die der Abnahme des Herzzeitvolumens unter PEEP-Beatmung zugrunde liegen, nach den Befunden von Rankin et al.[58] wie folgt zusammenfassen: Mit der Erhöhung des intrathorakalen Druckes ist primär eine Abnahme des transmuralen rechtsventrikulären Füllungsdruckes (preload) verbunden, gleichzeitig nimmt der afterload für den rechten Ventrikel zu. Hieraus resultiert ein verminderter transpulmonaler Blutfluß und damit sekundär eine Abnahme des linksventrikulären enddiastolischen Volumens, die vermutlich noch durch einen direkten pulmonalen Kompressionseffekt auf den linken Ventrikel verstärkt wird. Die Beeinträchtigung der linksventrikulären Füllung wird als der entscheidende Faktor für die Abnahme des Herzzeitvolumens unter PEEP-Beatmung angesehen.

Die geschilderten Zusammenhänge lassen erkennen, daß die Kreislaufeffekte von PEEP durch pulmonale und kardiale und, unter bestimmten Voraussetzungen (respiratorische Insuffizienz, Volumenexpansion), zusätzlich durch interventrikuläre Wechselwirkungen (Septumverlagerung) charakterisiert sind. Schließlich zeigen Untersuchungen von Buda et al.[59], daß hohe intrathorakale Drucke (Valsalva-Manöver) außerdem den transmuralen Aortendruck und damit die linksventrikuläre Nachbelastung senken. Offenbar überwiegt jedoch der Effekt auf die Ventrikelfüllung, so daß trotz der afterload-Abnahme für den linken Ventrikel eine Reduzierung des Herzzeitvolumens resultiert.

Die Höhe des endexspiratorischen Druckes muß individuell eingestellt werden und sich an den Daten für HZV, arteriellen Druck, Diurese, Q_S/Q_T und arteriellen O_2-Gehalt orientieren. Nach Suter et al.[60] ist derjenige PEEP-Wert als optimal anzusehen („best" PEEP), mit dem die höchste Sauerstofftransportkapazität (arterieller Sauerstoffgehalt · Herzzeitvolu-

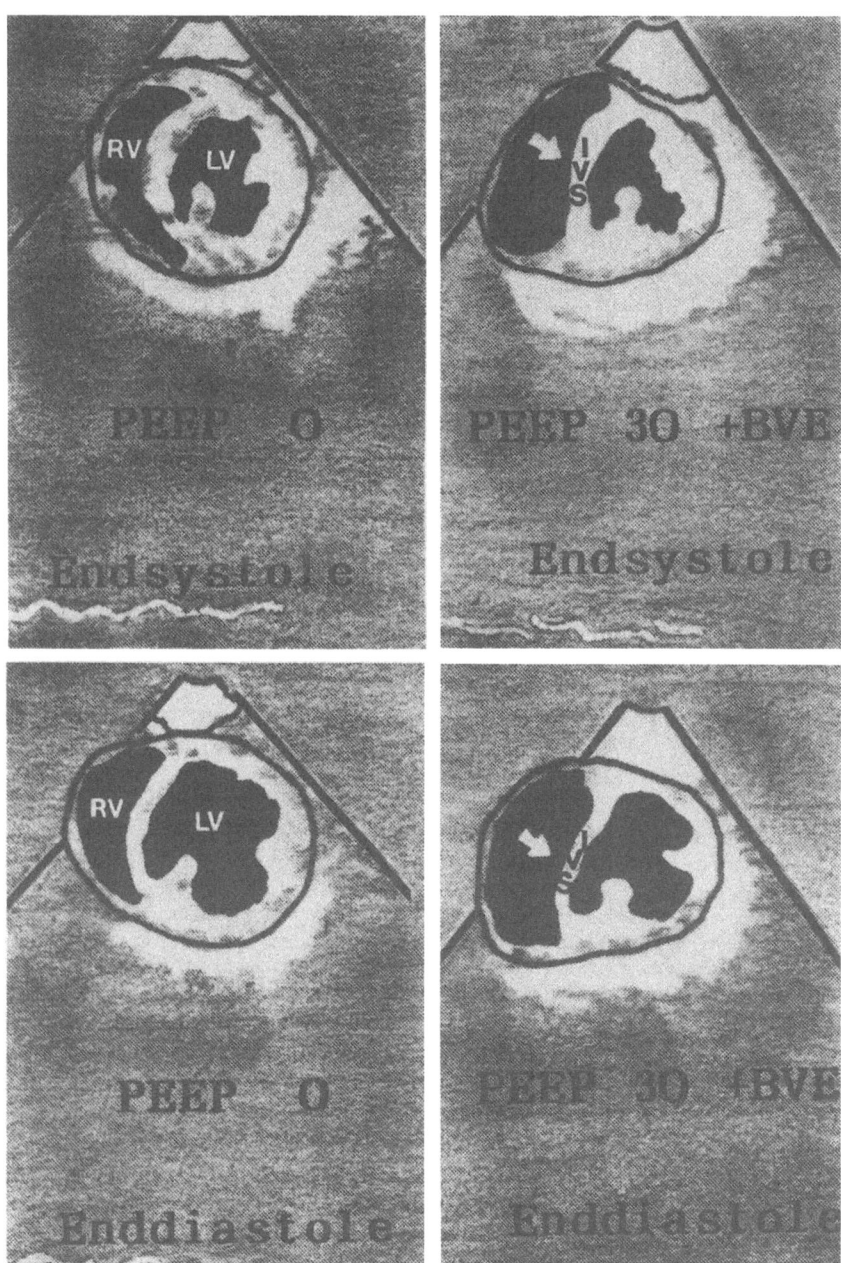

Abb. VI-3. Endsystolische und enddiastolische echokardiographische Befunde bei einem Patienten mit respiratorischer Insuffizienz unter Beatmung mit PEEP = 0 cm H_2O bzw. mit PEEP = 30 cm H_2O und gleichzeitiger Volumenexpansion (BVE, 10 ml/kg eines Plasmaersatzmittels). Bei PEEP = 0 cm H_2O (linker Teil der Abbildung) erscheint der rechte Ventrikel (RV) halbmondförmig, der linke Ventrikel (LV) zeigt die normale rundliche Konfiguration. Dazwischen liegt das konvex zum rechten Ventrikel hin gebogene Septum. Im Vergleich hierzu zeigt sich bei PEEP = 30 cm H_2O und Volumenexpansion (rechter Teil der Abbildung) ein deutlich vergrößerter rechter Ventrikel, die Kurvatur des Ventrikelseptums (IVS, weißer Pfeil) ist abgeflacht und der linke Ventrikel entsprechend kleiner. Modifiziert nach Jardin et al. (1981)[57], mit Genehmigung des Autors und der Massachusetts Medical Society

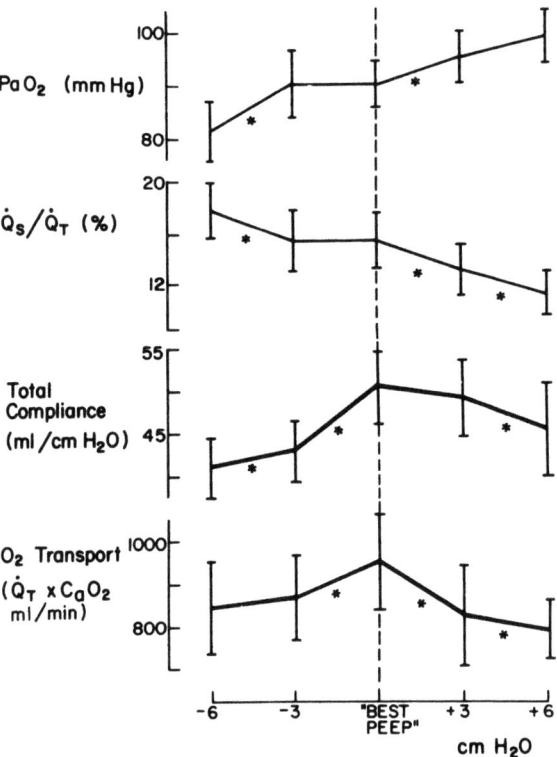

Abb. VI-4. Änderungen des arteriellen Sauerstoffpartialdruckes (P_aO_2), der Shuntfraktion ($\dot{Q}_S/\dot{Q}_T$), der statischen Gesamtcompliance (Thorax und Lunge) und der O_2-Transportkapazität unter verschiedenen positiv endexspiratorischen Drucken. Als „best" PEEP wurde derjenige PEEP-Wert bezeichnet, bei dem die höchste Sauerstofftransportkapazität ermittelt wurde. Positiv endexspiratorische Drucke unterhalb (-3, -6 cm H_2O) oder oberhalb (+3, +6 cm H_2O) von „best" PEEP gingen mit einer niedrigeren O_2-Transportkapazität einher. * = signifikante Änderungen (P<0,05) gegenüber dem nächst niedrigeren PEEP-Wert. Nach Suter et al. (1975)[60], mit Genehmigung des Autors und der Massachusetts Medical Society

men) erreicht wird (Abb. VI-4). Bei diesem Wert fand sich gleichzeitig die höchste statische Gesamt-Compliance. „Best" PEEP variierte bei 15 Patienten mit respiratorischer Insuffizienz zwischen 0 und 15 cm H_2O, wobei eine inverse Beziehung zur initialen FRC nachweisbar war. Eine konsequente klinische Anwendung dieses Konzeptes wird allerdings dadurch erschwert, daß sich „best" PEEP bei Änderungen des Blutvolumens oder der Myokardfunktion ständig verschiebt. Diese Einschränkung gilt ebenfalls für andere Maßstäbe einer optimalen PEEP-Einstellung, z.B. für die von Kirby et al.[61] vorgeschlagene maximale Senkung von $\dot{Q}_S/\dot{Q}_T$.

Mit der Applikation von PEEP kann die inspiratorische Sauerstoffkonzentration häufig auf „nicht-toxische" Werte gesenkt werden. Bei einer FIO_2 von <0,6 sind toxische Wirkungen von Sauerstoff auf die Lunge bisher nicht dokumentiert worden.[62] Experimentelle Untersuchungen haben ergeben, daß eine FIO_2 von 0,6-0,85 nur bei prolongierter Exposition und eine FIO_2 von 0,95-1,0 frühestens nach 24 Std zu Schädigungen der Lunge führt.[62] Man vermutet, daß nicht der Sauerstoff selbst, sondern O_2-Radikale und Peroxyde, die unter Hyperoxiebedingungen intrazellulär entstehen, verantwortlich für Alveolar- sowie Endothelzellschäden und die Verletzung der alveolokapillären Integrität sind.[62] Verminderte Surfactant-Produktion und eine Beeinträchtigung der Mucociliarfunktion gelten als weitere pathogenetische Faktoren.[63,64]

Wenn für die Aufrechterhaltung einer ausreichenden Oxygenierung des arteriellen Blutes hohe PEEP-Werte erforderlich sind, kann durch Volumengabe[53,54,65] oder die Applikation von Dopamin[66] einer stärkeren Abnahme des Herzzeitvolumens sowie den renalen Nebenwirkungen hoher intrathorakaler Drucke (Einschränkung der glomerulären Filtration und des Urinflusses, Abnahme der Natriumausscheidung)[67-69] entgegengewirkt werden. Nach den Befunden von Jardin et al.[57] erscheint eine Volumenexpansion bei Beatmung mit hohem endexspiratorischen Druck jedoch nicht zweckmäßig. Darüber hinaus müssen hämodynamische Konsequenzen bedacht werden, die sich bei eingeschränkter rechtsventrikulärer Funktion ergeben können, wenn PEEP bei solchen funktionell zwar normovolämischen, absolut gesehen aber hypervolämischen Patienten abgeschaltet wird.

Der Übergang von PEEP auf ZEEP (endexspiratorischer Druck 0) führt zu einem Anstieg des transmuralen Druckes und damit zu einer Rückverteilung des Blutvolumens nach intrathorakal. Bei intakter rechtsventrikulärer Funktion kann damit gerechnet werden, daß diese einer Autotransfusion entsprechende Volumenzunahme auch bei hypervolämischen Patienten mit einem Anstieg des Herzzeitvolumens einhergeht. Besteht jedoch aufgrund einer pulmonalen Widerstandserhöhung eine chronische Rechtsherzüberlastung wie z.B. bei Patienten mit Mitralstenose, kann die mit der Rückverteilung des Blutvolumens in den Thorax einhergehende akute Zunahme der rechtsventrikulären Vor- und Nachbelastung zu dem paradox erscheinenden Ergebnis führen, daß das Herzzeitvolumen bei diesen Patienten trotz Zunahme der transmuralen Füllungsdrucke nicht ansteigt, sondern unverändert bleibt[54] oder sogar abfällt.[70]

Selektive Anwendung von PEEP

Die Verteilung eines gegebenen Beatmungsvolumens auf die beiden Lungen ist eine Funktion ihrer Zeitkonstanten, die vom jeweiligen Atemwegswiderstand und der Lungencompliance bestimmt werden.[71] Störungen des pulmonalen Gasaustausches bei einseitigen Lungenveränderungen (Atelektase, Pneumonie) lassen sich durch eine konventionelle PEEP-Beatmung häufig nicht adäquat behandeln oder werden hierdurch sogar verstärkt, da unter diesen Bedingungen der überwiegende Anteil des Beatmungsvolumens in die gesunde Lunge gelangt. Eine Überblähung der Lunge mit der größeren Compliance und/oder dem geringeren Atemwegswiderstand kann zu einer Umverteilung der Perfusion in die erkrankte Lunge führen, wodurch Totraumventilation und Inhomogenität von Belüftung und Durchblutung zunehmen.[72]

Eine selektive PEEP-Beatmung der erkrankten Lunge über einen Doppellumen-Tubus vermeidet diese Nachteile und erlaubt eine Homogenisierung von $\dot{V}/\dot{Q}$.[73-75a] Die unilaterale Applikation von PEEP kann entweder über 2 vollständig getrennte Beatmungssysteme mit 2 Respiratoren erfolgen[76,77] oder über den von Cavanilles et al.[78] beschriebenen Verteilungskreis, der nur einen Respirator erfordert und eine synchrone Ventilation beider Lungen sicherstellt.

Hochfrequenz-Ventilation
Bei dieser Beatmungstechnik werden Atemzugvolumina, die nur wenig größer oder sogar kleiner als der anatomische Totraum sind, mit Frequenzen von 60-1200/min appliziert.[79-84] Die Tatsache, daß auch unter extrem hohen Oscillationsfrequenzen und bei Atemzugvolumina von weniger als 50 ml eine adäquate alveoläre Ventilation möglich ist, hat gezeigt, daß die traditionellen Vorstellungen von den Mechanismen des pulmonalen Gasaustausches einer Revision bedürfen. Bei Spontanatmung und bei konventioneller Beatmung gelangt das Inspirationsgas überwiegend durch Konvektion, in den terminalen Atemwegen auch durch Diffusion in die Alveolen. Bei der Hochfrequenz-Ventilation wird der konvektive Gasfluß zugunsten eines verstärkten diffusiblen Gastransportes vermindert.[82,84] Erste Erfahrungen bei Patienten mit respiratorischer Insuffizienz[82-85] deuten darauf hin, daß die regionale intrapulmonale Gasverteilung und damit das Verhältnis von Belüftung zu Durchblutung bei der Hochfrequenz-Ventilation weniger inhomogen ist, vermutlich weil die Gasdiffusion weniger von unterschiedlichen regionalen Zeitkonstanten beeinflußt wird als der bei konventioneller Beatmung überwiegende konvektive Gasfluß.[81,82]

Da unter Hochfrequenz-Ventilation auch bei Verwendung von PEEP keine hohen inspiratorischen Spitzendrucke auftreten, ist das Risiko eines Barotraumas sowie unerwünschter hämodynamischer Wirkungen geringer.[84,85] Die Spontanatmung wird durch hohe Beatmungsfrequenzen reflektorisch unterdrückt.[81]

Die Hochfrequenz-Ventilation wird derzeit in erster Linie für Eingriffe im Bereich von Larynx und Trachea[81] sowie bei broncho-pleuralen oder tracheo-ösophagealen Fisteln eingesetzt.[84,86] Obwohl diese Technik auch bei Patienten mit respiratorischer Insuffizienz eine vielversprechende Alternative zu anderen Beatmungsformen zu sein scheint[82-85], bedarf es weiterer kontrollierter Untersuchungen, die auch herzchirurgische Patienten mit einschließen und Aufklärung darüber erbringen müssen, welche Patientengruppen von dieser Therapie profitieren. Andere noch offene Fragen betreffen Befeuchtungsprobleme, geeignete Alarmsysteme, die Beeinflussung der Mucociliarfunktion und Kriterien für die individuelle Frequenzwahl.[82,83]

Spontanatmung mit IMV
Bei Patienten, die aus pulmonalen oder/und hämodynamischen Gründen einer länger dauernden Respiratortherapie bedürfen, stellt die IMV-Technik (intermittent mandatory ventilation) eine attraktive Alternative zur

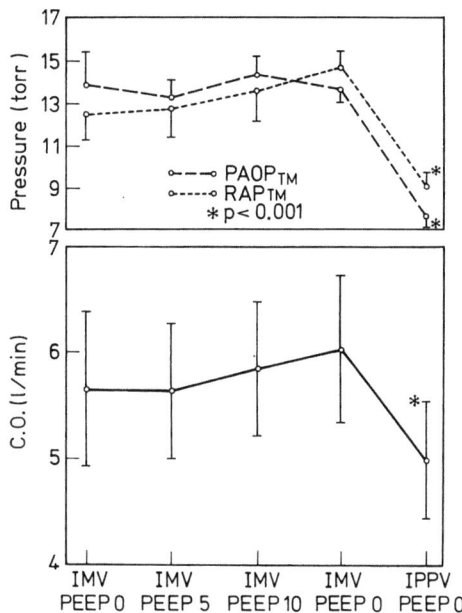

Abb. VI-5. Verhalten der transmuralen linksventrikulären ($PAOP_{TM}$) und rechtsventrikulären (RAP_{TM}) Füllungsdrucke sowie des Herzzeitvolumens (C. O.) unter Spontanatmung mit 2 IMV/min bei 0, 5, und 10 cm H_2O PEEP sowie unter Beatmung (IPPV, Beatmungsfrequenz 12/min) ohne PEEP bei 10 koronarchirurgischen Patienten. Modifiziert nach Downs et al. (1977)[89], mit Genehmigung des Autors und der International Anesthesia Research Society

konventionellen kontrollierten oder assistierten Beatmung dar, sie erleichtert außerdem die Entwöhnung vom Respirator.[65,87] Dabei wird der spontan mit oder ohne PEEP atmende Patient intermittierend durch maschinelle Atemvolumina, deren Höhe und Frequenz am Respirator einstellbar ist, unterstützt. Zur Entwöhnung wird die IMV-Frequenz schrittweise auf 0 reduziert. Die Vorteile dieses Verfahrens liegen in einem Training der Atemmuskulatur sowie in einem gegenüber der konventionellen mechanischen Beatmung niedrigeren mittleren Pleuraldruck mit entsprechend geringeren hämodynamischen und renalen Nebenwirkungen (Abb. VI-5).[88-90] IMV wird deshalb insbesondere bei solchen Patienten empfohlen, die wegen einer progressiven respiratorischen Insuffizienz auf hohe PEEP-Werte angewiesen sind.[91] Aufgrund der geringeren Zahl hoher inspiratorischer Spitzendrucke scheint auch die Gefahr eines Barotraumas (Pneumothorax, Pneumomediastinum, Hautemphysem) nicht so hoch zu sein wie bei kontrollierter Beatmung mit hohem PEEP.[91] Koordinationsstörungen zwischen Brustwand- und Zwerchfellaktivität, die bei beatmeten Patienten mit respiratorischer Insuffizienz häufig zu beobachten sind, lassen sich durch eine synchronisierte Technik weitgehend vermeiden.[65] Damit entfällt auch die Notwendigkeit, den Patienten mit Sedativa und Muskelrelaxantien an die Beatmung anzupassen. Da bei Spontanatmung vorzugsweise abhängige Lungenbezirke, bei mechanischer Beatmung dagegen nicht abhängige Alveolargebiete bevorzugt belüftet werden[92,93], ist bei einem Nebeneinander von Spontanatmung und passiver Ventilation auch eine homogenere Gasverteilung und ein besseres globales Belüftungs-Durchblutungsverhältnis als bei kontinuierlicher maschineller Beatmung zu erwarten.[65] Schließlich zeigen die bisherigen Erfahrungen mit IMV bei Patienten mit respiratorischer Insuffizienz, daß die Entwöhnung vom Respirator in einem früheren Stadium der Erkrankung begonnen werden kann und mehr Sicherheit bietet als konventionelle Entwöhnungsmethoden.[65,87]

Spontanatmung mit erhöhten Atemwegsdrucken

Bei noch nicht extubierten aber ausreichend spontan atmenden Patienten (P_aCO_2 normal) kann die Anwendung von PEEP oder die Applikation exspiratorisch und inspiratorisch erhöhter Atemwegsdrucke (CPAP, continuous positive airway pressure) nützlich sein, um bei einem niedrigen P_aO_2/FIO_2-Verhältnis die funktionelle Residualkapazität zu vergrößern.[94-96] Sturgeon et al.[96] haben bei 12 koronarchirurgischen Patienten die kardiopulmonalen Wirkungen von PEEP und CPAP in der postoperativen Phase untersucht. Bei identischen endexspiratorischen Atemwegsdrucken (15 cm H_2O) und etwa gleich hohen endexspiratorischen intrapleuralen Drucken wurden unter Spontanatmung mit PEEP niedrigere inspiratorische und mittlere Intrapleuraldrucke, entsprechend höhere transmurale linksventrikuläre Füllungsdrucke sowie höhere Herzzeit- und Schlagvolumina gefunden als bei CPAP-Atmung. Diese Befunde machen deutlich, daß beide Phasen des Atemzyklus, d.h. inspiratorische und exspiratorische Änderungen des intrapleuralen Druckes, für das Ausmaß und die Interpretation respiratorischer Wirkungen auf den Kreislauf von Bedeutung sind.

Einfluß der inspiratorischen O_2-Konzentration auf $\dot{Q}_S/\dot{Q}_T$

Bei Lungengesunden setzt sich die venöse Beimischung vorwiegend aus anatomischen Kurzschlüssen (Bronchialvenen, Vv. Thebesii) und zu einem geringeren Teil aus einer „Shunt-ähnlichen" Komponente zusammen, die auf regionalen Inhomogenitäten des Belüftungs-Durchblutungsverhältnisses beruht. Diese Komponente läßt sich durch Atmung von 100% Sauerstoff eliminieren.

Bei Patienten mit respiratorischer Insuffizienz wurde dagegen mit steigender FIO_2 eine Zunahme von $\dot{Q}_S/\dot{Q}_T$ beobachtet.[97-99] Als Ursache für dieses unterschiedliche Verhalten werden 2 Mechanismen diskutiert. Erstens die Entstehung einer Resorptionsatelektase in Alveolargebieten mit sehr niedrigem Belüftungs-Durchblutungsverhältnis. Suter et al.[97] fanden eine Zunahme von Q_S/Q_T, wenn die FIO_2 von 0,5 auf 0,9 oder 1,0 erhöht wurde. Da die funktionelle Residualkapazität aber nur bei Beatmung mit 100% Sauerstoff abnahm, scheint der „Atelektase-Mechanismus" unterhalb einer FIO_2 von 1,0 keine Rolle zu spielen. Die 2. Hypothese basiert auf der Annahme, daß höhere alveoläre O_2-Konzentrationen oder ein Anstieg des gemischtvenösen PO_2 zu einer pulmonalen Vasodilatation in Gefäßbereichen führt, die durch lokale Hypoxie enggestellt waren.[100] Es resultiert eine Durchblutungszunahme in minderbelüfteten bzw. nicht ventilier-

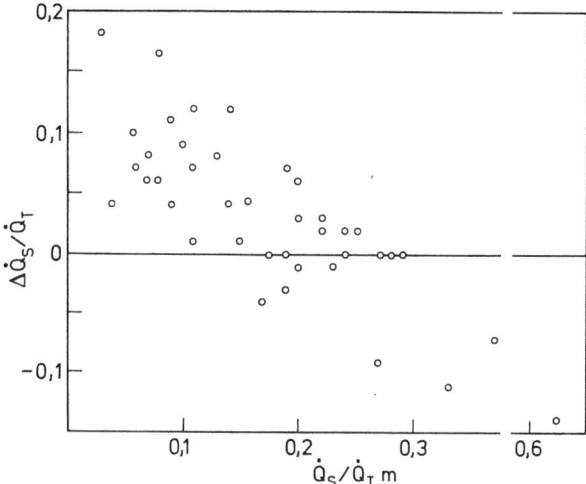

Abb. VI-6. Änderungen der Shuntfraktion ($\Delta \dot{Q}_S/\dot{Q}_T$) während Beatmung mit 100% O_2 in Abhängigkeit von der initialen Shuntfraktion ($\dot{Q}_S/\dot{Q}_T$m, FIO_2 0,3–0,5) bei 34 Patienten mit respiratorischer Insuffizienz (40 Messungen). Bei initial niedrigem Rechts-Links Shunt steigt $\dot{Q}_S/\dot{Q}_T$ an, während bei höheren Ausgangswerten $\dot{Q}_S/\dot{Q}_T$ unverändert bleibt oder abnimmt, wenn die FIO_2 auf 1,0 erhöht wird. Modifiziert nach Quan et al. (1980)[98], mit Genehmigung des Autors und des Verlages

ten Alveolargebieten und ein Anstieg von Q_S/Q_T bei gleichbleibender FRC.[89,93] Mehrere Untersuchungen deuten darauf hin, daß der Einfluß hoher inspiratorischer Sauerstoffkonzentrationen auf die Shuntfraktion vom Schweregrad der respiratorischen Insuffizienz abhängig ist. Bei Patienten mit röntgenologisch ausgedehnten Parenchyminfiltrationen der Lunge und initial hohem Rechts-Links-Shunt (>0,20) änderte sich Q_S/Q_T nicht wesentlich oder nahm sogar ab[98,99,102,103], während bei leichter respiratorischer Insuffizienz und initialen Shuntfraktionen von <0,15–0,20 eine deutliche Zunahme von Q_S/Q_T gefunden wurde (Abb. VI-6).[98,99] Die Erklärung für dieses Verhalten liegt möglicherweise in einer unterschiedlichen Reaktionsfähigkeit der pulmonalen Gefäßmuskulatur: Bei leichter respiratorischer Insuffizienz ist eine intakte Gefäßregulation zu vermuten, die bei regionaler Hypoxie eine Umverteilung der Durchblutung in gut belüftete Alveolen ermöglicht. Diese Umverteilung wird durch eine hohe FIO_2 gehemmt, so daß Q_S/Q_T ansteigt. Bei ausgedehnten pulmonalen Parenchymveränderungen könnte dagegen die Reaktionsfähigkeit der Lungengefäße gegenüber einer Hypoxie abgeschwächt oder aufgehoben sein. Da anzunehmen ist, daß bei ausgedehnten Parenchymschäden größere Lungenanteile überhaupt nicht an der Ventilation teilnehmen, besteht außerdem die Möglichkeit, daß sich eine hohe inspiratorische Sauerstoffkonzentration nicht auf den Gefäßtonus in diesen Gebieten auswirken kann.[98]

Die Untersuchungen von Quan et al.[98] zeigen, daß die Verwendung von 100% O_2 für die Bestimmung von Q_S/Q_T bei Patienten mit leichter respiratorischer Insuffizienz zu einer Überschätzung der Shuntfraktion führt. Eine

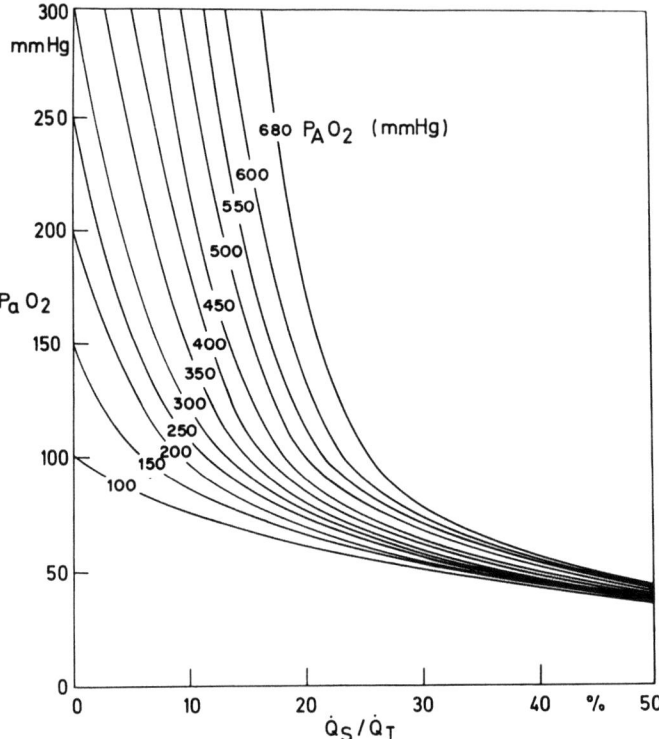

Abb. VI-7. Beziehung zwischen alveolärem Sauerstoffpartialdruck (P_AO_2) und P_aO_2 in Abhängigkeit vom intrapulmonalen Rechts-Links-Shunt. Die Kurven wurden berechnet unter Voraussetzung einer Hämoglobinkonzentration von 15 g%, eines pH_a von 7,4 und einer arterio-gemischtvenösen Sauerstoffgehaltsdifferenz von 6 ml/100 ml. Nach Pontoppidan et al. (1970)[104], mit Genehmigung des Autors und des Verlages

Zunahme von Q_S/Q_T, die durch die Methode und nicht durch eine Verschlechterung der pulmonalen Situation hervorgerufen wird, kann falsche therapeutische Konsequenzen zur Folge haben.

Eine Steigerung der FIO_2 führt unabhängig vom Einfluß auf Q_S/Q_T zu einem Anstieg des arteriellen Sauerstoffpartialdruckes. Allerdings hängt das Ausmaß dieser Wirkung von der Höhe des Shuntvolumens ab: Wenn Q_S/Q_T hoch ist (z.B. 40%), hat eine Steigerung des alveolären Sauerstoffpartialdruckes von 100 auf 680 mmHg nur eine begrenzte Wirkung auf den P_aO_2. Eine wesentliche Verbesserung der Oxygenierung des arteriellen Blutes durch höhere inspiratorische O_2-Konzentrationen ist nur dann zu erwarten, wenn Q_S/Q_T weniger als 25% beträgt (Abb. VI-7).

Einfluß des Herzzeitvolumens auf $\dot{Q}_S/\dot{Q}_T$

Es besteht eine positive Korrelation zwischen Herzzeitvolumen und Rechts-Links-Shunt bei Lungengesunden[105-108] sowie bei Patienten mit diffusen Parenchymveränderungen der Lunge.[109-113] Eine mögliche Erklärung für dieses Verhalten ist in dem Einfluß von HZV-induziertenÄnderungen des Pulmonalarteriendruckes auf die hypoxische pulmonale Vasokonstriktion (HPV) in Lungengebieten mit eingeschränkter oder aufgehobener Ventilation zu sehen.[114-116] Ein Anstieg des Pulmonalarteriendruckes infolge einer HZV-Zunahme oder einer linksatrialen Drucksteigerung hemmt vermutlich die HPV, so daß eine Umverteilung der Perfusion zugunsten hypoventilierter Alveolarbezirke - und damit ein Anstieg von $\dot{Q}_S/\dot{Q}_T$ - resultiert. Umgekehrt ist eine Verstärkung der regionalen HPV und eine Abnahme von $\dot{Q}_S/\dot{Q}_T$ zu erwarten, wenn HZV und Pulmonalarteriendruck abfallen. Wahrscheinlich haben auch Änderungen der gemischtvenösen Sauerstoffsättigung einen Einfluß auf die hypoxische pulmonale Vasokonstriktion.[117]

Schließlich können vasoaktive Pharmaka wie z.B. Isoproterenol einerseits mittelbar über Änderungen des Herzzeitvolumens (d.h. des Pulmonalarteriendruckes und der gemischtvenösen Sauerstoffsättigung), zum anderen aber auch durch direkte Wirkung auf den Gefäßtonus die hypoxische pulmonale Vasokonstriktion beeinflussen.[118]

Der Effekt einer Herzzeitvolumenänderung auf den arteriellen Sauerstoffpartialdruck ist im Einzelfall nicht vorhersehbar; er hängt davon ab, ob die mit der Zu- oder Abnahme des HZV verbundene Änderung der gemischtvenösen O_2-Sättigung oder aber die begleitende Änderung von $\dot{Q}_S/\dot{Q}_T$ überwiegt.[119] Fällt beispielsweise das Herzzeitvolumen ab, ist nur dann mit einer Erniedrigung des P_aO_2 zu rechnen, wenn $S_{\bar{v}}O_2$ stärker als $\dot{Q}_S/\dot{Q}_T$ abnimmt.

Die geschilderten Zusammenhänge besitzen allerdings nur für die gesunde oder die diffus erkrankte Lunge Gültigkeit. Bei Lappenatelektasen oder Atelektasen einer ganzen Lungenhälfte scheint dagegen eine inverse Beziehung zwischen HZV und $\dot{Q}_S/\dot{Q}_T$ zu bestehen. Mehrere Untersucher[115,120,121] haben einen Anstieg von $\dot{Q}_S/\dot{Q}_T$ mit gleichzeitig deutlicher Abnahme des P_aO_2 gefunden, wenn bei atelektatischen Versuchstieren durch Blutverlust eine Senkung des Herzzeitvolumens induziert wurde. Offenbar ist die anteilige HZV-Abnahme in der atelektatischen Lunge aufgrund unterschiedlicher Alveolardrucke und Intravasaldrucke geringer als in der beatmeten Lunge: In den nicht abhängigen Anteilen der belüfteten Lunge führt eine Hypovolämie zu einer überproportionalen Perfusionsabnahme, wenn der intravasale Druck unter den Alveolardruck abfällt. Dagegen bleibt in den basalen Lungenabschnitten der beatmeten Lunge und im Bereich der Atelektase der intravasale Druck stets höher als der Alveolardruck. Es resultiert eine disproportionale Durchblutungsabnahme, d.h. eine relative Zunahme der Perfusion in den weniger gut belüfteten basalen Lungenabschnitten und im Bereich der Atelektase.[115,119-121] Unter diesen Bedingungen führt eine Hypovolämie-induzierte HZV-Senkung einerseits zu einem Anstieg von $\dot{Q}_S/\dot{Q}_T$ und außerdem durch die (als Folge der Umverteilung der Perfusion) stärker ins Gewicht fallende Abnahme der gemischtvenösen Sauerstoffsättigung zu einer deutlichen Senkung des arteriellen Sauerstoffpartialdruckes. Umgekehrt ist bei Lappenatelektasen eine Abnahme von $\dot{Q}_S/\dot{Q}_T$ und eine Zunahme des P_aO_2 zu erwarten, wenn das Herzzeitvolumen ansteigt.[119]

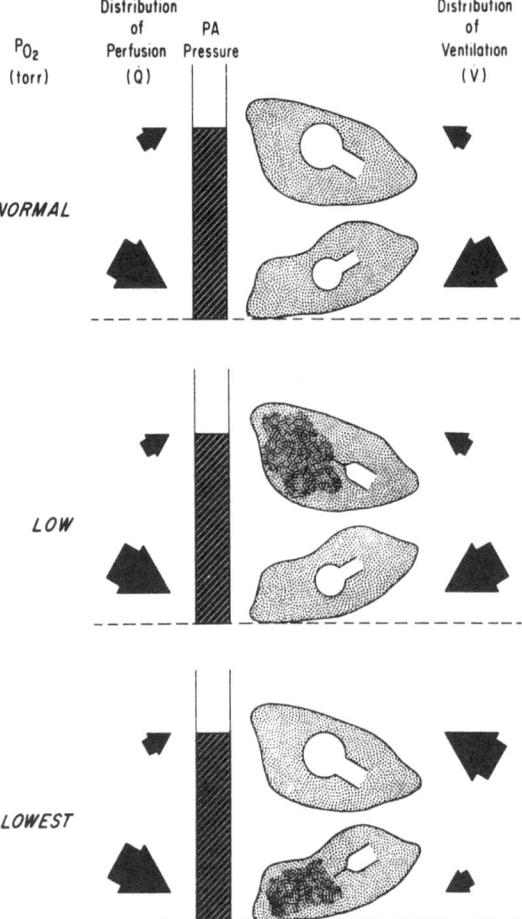

Abb. VI-8. Abhängigkeit der Wirkung eines Alveolarverschlusses auf die Oxygenierung des arteriellen Blutes von der Körperlage bei beatmeten Patienten. Unter Normalbedingungen (oberer Teil der Abb.) wird die abhängige Lunge stärker perfundiert und ventiliert. Wenn die nicht abhängige (obere) Lunge teilweise atelektatisch ist, kommt es, da die Verteilung von Perfusion und Belüftung unverändert bleibt, zu einer mäßigen Hypoxämie, deren Ausmaß vom Pulmonalarteriendruck und der Durchblutung der nicht abhängigen Lunge bestimmt wird (Bildmitte). Liegt die atelektatische Lunge unten und ist ihre Compliance niedrig, wird bevorzugt die obere Lunge belüftet (unterer Teil der Abb.). Das sich aber die Verteilung der Perfusion nicht wesentlich ändert, ist unter diesen Bedingungen eine stärkere Hypoxämie zu erwarten. Die Dicke der Pfeile kennzeichnet die relative Größe von Durchblutung bzw. Belüftung. Nach Laver et al. (1972)[122], mit Genehmigung des Autors und des Verlages

Einfluß der Körperlage auf die Oxygenierung des arteriellen Blutes

Bei Patienten, bei denen größere Alveolargebiete nicht am Gasaustausch teilnehmen (Atelektase, Pneumonie), kann die Lagerung einen erheblichen Einfluß auf die Oxygenierung des Blutes haben.[122,123] Bei abhängiger Lage der betroffenen Lungenabschnitte wird vorzugsweise die obere (nicht abhängige) Lunge belüftet und die untere Lunge stärker perfundiert. Unter diesen Bedingungen ist ein erheblicher Anstieg von Q_S/Q_T und eine deutliche Verschlechterung der Oxygenierung zu erwarten (Abb. VI-8). Wird der Patient dagegen so gelagert, daß die atelektatische oder dystelektatische Lunge oben liegt, sind Ventilation und Perfusion homogener verteilt (d.h. die untere gesunde Lunge wird bevorzugt perfundiert und ventiliert, während die obere atelektatische Lunge weniger belüftet, aber auch weniger durchblutet wird), so daß Q_S/Q_T niedriger und das Ausmaß der Hypoxämie bei dieser Lagerung geringer ist.

4.3. Akutes Nierenversagen

Ein akutes Nierenversagen nach herzchirurgischen Eingriffen tritt zwar verhältnismäßig selten auf, die Prognose ist aber nicht nur wegen des Verlustes der Nierenfunktion, sondern auch aufgrund der häufig lebensbedrohenden Begleitkomplikationen (Sepsis, gastrointestinale Blutungen, respiratorische Insuffizienz) ungünstig. Die Inzidenz renaler Funktionsstörungen unterschiedlichen Schweregrades nach herzchirurgischen Eingriffen beträgt etwa 5-7%, die durchschnittliche Letalität des akuten Nierenversagens wird mit 40-60% angegeben.[124-126] Bei dialysepflichtigen Patienten muß mit einer Letalität von nahezu 100% gerechnet werden.[124]

Diese Zahlen machen deutlich, daß der Schwerpunkt auf der Prophylaxe des akuten Nierenversagens liegen muß. Es ist deshalb wichtig, Risikofaktoren, die die Entstehung dieser Komplikation begünstigen, zu identifizieren und nach Möglichkeit auszuschalten (Tab. VI-3). Gefährdet sind in erster Linie ältere Patienten sowie Patienten, bei denen bereits präoperativ eine Einschränkung der Nierenfunktion oder/und eine Herzinsuffizienz besteht. Zu den intraoperativen Risikofaktoren zählen eine lange Bypass- und Ischämiedauer bzw. eine lange Gesamtoperationsdauer. Die größte Bedeutung für die Entstehung eines akuten Nierenversagens hat zweifellos die postoperative Herzinsuffizienz, insbesondere wenn noch zusätzlich Insulte (Sepsis, Blutverluste, Rethorakotomie, nephrotoxische Antibiotika wie z.B. Gentamycin) auf die bereits geschädigte Niere einwirken.[124,126,127]

Tabelle VI-3. Faktoren, die ein akutes Nierenversagen nach herzchirurgischen Eingriffen begünstigen

Höheres Lebensalter
Präoperativ eingeschränkte Nierenfunktion
Präoperativ eingeschränkte Ventrikelfunktion
Notfalleingriffe
Frühere Herzoperationen
Lange Ischämie- und Bypassdauer
Lange Gesamtoperationsdauer
Postoperative Herzinsuffizienz, besonders in Verbindung mit zusätzlichen Insulten (Sepsis, Blutverlust, Re-Thorakotomie, Aminoglykoside, Hämolyse)

Abgesehen von den beschränkten therapeutischen Möglichkeiten liegt die Problematik in den unklaren Beurteilungsmöglichkeiten des Schweregrades und vor allem in der frühzeitigen Erkennung des drohenden Nierenversagens, zumal nicht-oligurische Verlaufsformen gerade nach herzchirurgischen Eingriffen besonders häufig sind.[126] Untersuchungen von Holper et al.[125] haben gezeigt, daß während der ersten postoperativen Stunden und Tage die Serumkonzentrationen von Harnstoff und Kreatinin, das spezifische Gewicht des Urins sowie das stündliche Urinvolumen unzureichende Parameter für die frühe Erkennung einer Niereninsuffizienz sind. Als empfindlicheres Kriterium gilt der Nachweis des Verlustes der Konzentrationsfähigkeit der Niere durch Bestimmung der freien Wasser-Clearance.[128,129] Holper et al.[125] fanden bei 90 postoperativ niereninsuffizienten herzchirurgischen Patienten pathologische Werte für die freie Wasser-Clearance (-20 ml/Std bis 0 ml/Std oder positiver) bereits zu einem Zeitpunkt, als die Serumkonzentrationen von Harnstoff und Kreatinin noch normal oder nur leicht erhöht und das stündliche Urinvolumen unverändert waren (Abb. VI-9). Schweregrad und Verlauf der akuten Niereninsuffizienz ließen sich ebenfalls zuverlässiger als mit den üblichen Standardparametern beurteilen.

Mit der frühen Erkennung einer drohenden Niereninsuffizienz ist ein aggressives therapeutisches Vorgehen möglich. So können noch vor Ausbildung aller Symptome eines manifesten Nierenversagens Flüssigkeits-, Elektrolyt- und Säure-Basen-Bilanzen korrigiert, die Dosierung von Digitalisglykosiden und Antibiotika reduziert und potentiell nephrotoxische Medikamente abgesetzt werden. Im Zentrum der therapeutischen Maßnahmen muß zunächst die Aufrechterhaltung oder Wiederherstellung adäquater hämodynamischer Verhältnisse stehen.[127] Neben Diuretika kommen in erster Linie Pharmaka in Betracht, die wie Dopamin und Natriumnitroprussid die Nierendurchblutung per se verbessern.[130,131]

Gelingt es mit konservativen Maßnahmen (Kationenaustauscher, Na-Bicarbonat, Glukose-Insulin) nicht, eine Hyperkaliämie zu beherrschen, besteht eine Diuretika-resistente Überwässerung mit Flüssigkeitslunge oder überschreitet das Serum-Kreatinin 8 mg/dl, sollte möglichst bald eine Nieren-Ersatz-Therapie (Hämodialyse, Peritonealdialyse, maschinelle Hämofiltration oder kontinuierliche arteriovenöse Hämofiltration) eingeleitet werden.[131a] Wegen der meist katabolen Stoffwechsellage ist eine hochkalorische (50-70 Kcal/kg) parenterale Ernährung mit Glukose und essentiellen L-Aminosäuren notwendig.[132] Da Patienten mit akutem Nierenversagen zusätzlich durch Stressblutungen aus dem oberen Gastrointestinaltrakt gefährdet sind, ist eine prophylaktische Gabe von Antacida oder/und H_2-Rezeptorenblockern (z.B. Cimetidin 0,6-1,0 g i.v./24 Std oder das etwa 4mal stärker wirksame Ranitidin) indiziert, wobei ein intragastraler pH-Wert von über 6 angestrebt werden sollte. Schließlich muß durch besonders sorgfältige Pflege aller Gefäßzugänge, des Blasenkatheters und des Trachealtubus der Gefährdung durch Infektionen mit nachfolgender Sepsis entgegengewirkt werden.

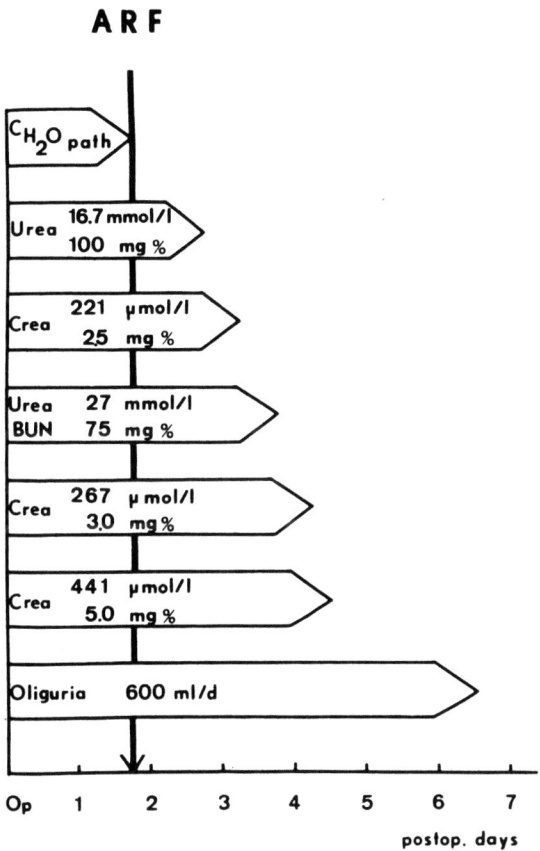

Abb. VI-9. Abhängigkeit der Zeitpunkte (Mittelwerte in Tagen), zu denen bei 90 herzchirurgischen Patienten die Diagnose einer postoperativen Niereninsuffizienz gestellt wurde, von verschiedenen diagnostischen Kriterien. Eine pathologische freie Wasser-clearance ($C_{H_2O\,path}$ = -20 ml/Std oder positiver) war der empfindlichste diagnostische Parameter. Bei Verwendung anderer Kriterien (Urea = Serumharnstoff, Crea = Serumkreatinin, BUN = Harnstoff-N im Blut, Oligurie) wurde die Diagnose 1 bis 5,5 Tage später gestellt. Nach Holper et al. (1979)[125], mit Genehmigung des Autors und des Verlages

4.4. Neurologische und psychiatrische Komplikationen

Die Häufigkeit neurologischer Schädigungen nach herzchirurgischen Eingriffen wird in der neueren Literatur mit 7-39% angegeben, in 2-6% der Fälle muß mit bleibenden Funktionsstörungen gerechnet werden.[133-136a] Die Patienten sind in erster Linie durch cerebrale Embolien (Luft oder Partikel), seltener durch globale Störungen der Hirnperfusion während der extrakorporalen Zirkulation gefährdet. Die unterschiedlichen Zahlenangaben über die Inzidenz postoperativer neurologischer Komplikationen lassen vermuten, daß die Untersuchungsbedingungen - und Methoden für die Erfassung zentralnervöser Störungen nicht einheitlich waren. In diesem Zusammenhang betonen Götze[135] sowie Rodewald et al.[136] die Bedeutung

Tabelle VI-4. Psychopathologische Symptome bei herzchirurgischen Patienten. Nach Götze (1981)[135]

Vigilanzveränderungen
Orientierungsstörungen
Aufmerksamkeits- und Gedächtnisstörungen
Störungen des formalen Denkens
Hypochondrische Verstimmungen, Phobien
Wahnvorstellungen
Sinnestäuschungen
Entfremdungserlebnisse
Psychomotorische Störungen
Störungen des Sozialverhaltens

einer sorgfältigen präoperativen neurologisch-psychiatrischen Befunderhebung. Diese Autoren fanden in einer retrospektiven Analyse bei 13,5% der Patienten bereits präoperativ neurologische Auffälligkeiten, während die prospektive Untersuchung eine Inzidenz von 27% aufdeckte. Die retrospektive postoperative Analyse ergab in 3,6% der Fälle zentralnervöse Störungen, während bei einer prospektiven Untersuchung 39% der Patienten Befundänderungen gegenüber dem präoperativen Status aufwiesen. Dabei überwogen leichte neurologische Störungen bei weitem, schwere zentralnervöse Ausfälle (z.B. Hemiparesen) wurden nicht beobachtet. Die Inzidenz persistierender leichter neurologischer Befundänderungen betrug 5,2%. Patienten mit Klappenvitien waren präoperativ häufiger auffällig als koronarchirurgische Patienten, postoperativ kehrten sich die Verhältnisse um.[135]

Läsionen des peripheren Nervensystems werden mit einer Inzidenz von 13% angegeben.[134] Hierzu gehören neben lagerungsbedingten Schäden (N. ulnaris, N. radialis, N. peroneus, N. saphenus) auch das Horner-Syndrom (Ptosis, enggestellte Pupille) als Folge einer Traumatisierung der ansa subclavia sowie Läsionen des N. phrenicus, des N. recurrens und des plexus brachialis, die bei dem Versuch, die V. jugularis interna zu punktieren, direkt oder durch Hämatombildung entstehen können.[134,137] Für Verletzungen des Plexus brachialis (einschließlich der ansa subclavia) kommen außerdem chirurgische Ursachen in Betracht. Befunde von Vander Salm et al.[138,139] weisen darauf hin, daß durch die Thoraxspreizung nach medianer Sternotomie eine Fraktur der 1. Rippe mit Verletzung des Plexus auftreten kann. Um Komplikationen dieser Art zu vermeiden, empfehlen die genannten Autoren, den Sternumretraktor möglichst weit distal einzusetzen und das Sternum nicht weiter als notwendig zu spreizen.

Untersuchungen von Götze[135,140] haben gezeigt, daß verläßliche Aussagen über die Häufigkeit psychischer Störungen nach herzchirurgischen Eingriffen ohne eine sorgfältige präoperative Befunderhebung nicht möglich sind: Bis auf Orientierungsstörungen, Wahnideen, Sinnestäuschungen und Entfremdungserlebnisse waren alle anderen in Tab. VI-4 aufgeführten psychopathologischen Symptome bei 31% der von Götze untersuchten Patien-

Tabelle VI-5. Ursachen und Bedingungen psychischer Auffälligkeiten nach Herzoperationen. Nach Götze (1981)[135]

Pathophysiologische und metabolische Faktoren
Perfusionsdauer
Störungen der Flüssigkeits- und Elektrolyt-Bilanz
Erniedrigtes Herzzeitvolumen
Intraoperativer Abfall des arteriellen Drucks

Neurologisch-pathologisch-anatomische Bedingungen
Cerebrale Vorschädigung
Mikroembolien

*Persönlichkeitsbedingungen, psychiatrische Vorerkrankung,
Tabletten- und Alkohol-Mißbrauch*
Extreme Angst und extreme Angstverleugnung
Symbiotische Beziehung zur Umwelt
Depressive Verstimmungen
Psychotische Episoden
Hypnotika-, Tranquilizer-, Alkohol-Abusus

Situative Bedingungen
Länge der Wartezeit
Häufigkeit des Operationsaufschubs
Vertrauen zu Ärzten und Pflegepersonal
Sensorische Deprivation
Schlafentzug
Maximale Abhängigkeit
Mangelhafter oder fehlender REM-Schlaf

Weitere Faktoren
Alter
Geschlecht
Art, Schwere und Dauer der Herzkrankheit

ten bereits präoperativ vorhanden. In der frühen postoperativen Phase (1.-4. postoperativer Tag) waren 50,5% der Patienten psychopathologisch auffällig (Erschöpfung, Dysphorie, situative Desorientierung, Sinnestäuschungen, Entfremdungserlebnisse, paranoidhalluzinatorische Erlebnisse, Wahnideen, psychomotorische Unruhe). 44% der Patienten waren noch 3-4 Wochen postoperativ als psychisch gestört einzustufen, wobei ein psychomotorisches Verstimmungssyndrom deutlich im Vordergrund stand. Die Ursachen und Bedingungen für psychische Auffälligkeiten nach Herzoperationen sind multifaktoriell (Tab. VI-5).

Nur 33% der von Götze untersuchten herzchirurgischen Patienten konnten in allen 3 Phasen (präoperativ, früh-postoperativ und spät-postoperativ) durchgehend als psychopathologisch unauffällig eingestuft werden.

Offensichtlich müssen hier rechtzeitig psychotherapeutische Maßnahmen unter Berücksichtigung des Nacherlebens des postoperativen Traumas sowie der neuen psychosozialen Aspekte in die Wege geleitet werden, um schwerwiegenden Störungen des Rehabilitationsprozesses entgegenzuwirken.

Literatur

1. Society of Critical Care Medicine: Guidelines for organization of critical care units. JAMA 222:1532 (1972)
2. Society of Critical Care Medicine: Guidelines for physician education in critical care medicine. Crit. Care Med. 1:39 (1973)
3. Handbook of critical care. Edited by J.L. Berk, J.E. Sampliner, J.S. Artz and B. Vinocur. Little, Brown and Comp., Boston 1976
4. Safar, P., Grenvik, A.: Organization and physician education in critical care medicine. Anesthesiology 47:82 (1977)
5. Tanaka, G.Y.: Hypertensive reaction to naloxone. JAMA 228:25 (1974)
6. Patschke, D., Eberlein, H.J., Hess, W., et al.: Antagonism of morphine with naloxone in dogs: Cardiovascular effects with special reference to the coronary circulation. Br. J. Anaesth. 49:525 (1977)
7. Desmonts, J.M., Bohm, G., Couderc, E.: Hemodynamic responses to low doses of naloxone after narcotic-nitrous oxide anesthesia. Anesthesiology 49:12 (1978)
8. Azar, I., Turndorf, H.: Severe hypertension and multiple atrial premature contractions following naloxone administration. Anesth. Analg. 58:524 (1979)
9. Michaelis, L.L., Hickey, P.R., Clark, T.A., et al.: Ventricular irritability associated with the use of naloxone. Ann. Thorac. Surg. 18:608 (1974)
10. Flacke, J.W., Flacke, W.E., Williams, G.D.: Acute pulmonary edema following naloxone reversal of high-dose morphine anesthesia. Anesthesiology 47:376 (1977)
11. Graff, T.D.: Humidification: Indications and hazards in respiratory therapy. Anesth. Analg. 54:444 (1975)
12. Hayes, B., Robinsons, J.S.: An assessment of methods of humidification of inspired gas. Br. J. Anaesth. 42:94 (1970)
13. Prakash, O., Johnson, B., Meij, S., et al.: Criteria for early extubation after intracardiac surgery in adults. Anesth. Analg. 56:703 (1977)
14. Klineberg, P.L., Geer, R.T., Hirsh, R.A., et al.: Early extubation after bypass graft surgery. Crit. Care Med. 5:272 (1977)
15. Quasha, A.L., Loeber, N., Feeley, T.W., et al.: Postoperative respiratory care: A controlled trial of early and late extubation following coronary-artery bypass grafting. Anesthesiology 52:135 (1980)
16. Hilberman, M., Kamm, B., Lamy, M., et al.: An analysis of potential physiological predictors of respiratory adequacy following cardiac surgery. J. Thorac. Cardiovasc. Surg. 71:711 (1976)
17. Michel, L., McMichan, J.C., Marsh, M.M., et al.: Measurement of ventilatory reserve as an indicator for early extubation after cardiac operations. J. Thorac. Cardiovasc. Surg. 78:761 (1979)
18. Hastings, P.R., Bushnell, L.S., Skillman, J.J., et al.: Cardiorespiratory dynamics during weaning with IMV versus spontaneous ventilation in good-risk cardiac-surgery patients. Anesthesiology 53:429 (1980)
19. Dalton, B.C., Hallowell, P., Bland, J.H., et al.: A method for supplemental 0_2 administration during weaning from mechanical ventilation. Anesthesiology 33:452 (1970)
20. Wohlner, E.C., Usubiaga, L.J., Jacoby, R.M., et al.: Cardiovascular effects of extubation. Anesthesiology 51:S194 (1979)
21. Thung, N., Herzog, P., Christlieb, I.I., et al.: The cost of respiratory effort in postoperative cardiac patients. Circulation 28:552 (1963)
22. Peters, R.M., Wellons, H.A., Howe, T.M.: Total compliance in work of breathing after thoracotomy. J. Thorac. Cardiovasc. Surg. 57:348 (1969)
23. Andersen, N.B., Ghia, J.: Pulmonary function, cardiac status, and postoperative course in relation to cardiopulmonary bypass. J. Thorac. Cardiovasc. Surg. 59:474 (1970)
24. Wilson, R.S., Sullivan, S.F., Malm, J.R., et al.: The oxygen cost of breathing following anaesthesia and cardiac surgery. Anesthesiology 39:387 (1973)
25. McPherson, S.P.: Respiratory therapy equipment, p. 91. Mosby, St. Louis-Toronto-London 1981

26. Pfenninger, J., Roth, F.: Intermittent positive pressure breathing (IPPB) versus incentive spirometer (IS) therapy in the postoperative period. Intens. Care Med. 3:279 (1977)
27. Gollup, S.: Heparin rebound in open heart surgery. Surg. Gynecol. Obstet. 124:337 (1967)
28. Ellison, N., Beatty, C.P., Blake, D.R., et al.: Heparin rebound. Studies in patients and volunteers. J. Thorac. Cardiovasc. Surg. 67:723 (1974)
29. Pifarré, R., Babka, R., Sullivan, H.J., et al.: Management of postoperative heparin rebound following cardiopulmonary bypass. J. Thorac. Cardiovasc. Surg. 81:378 (1981)
30. Loop, F.D., Sheldon, W.C., Lytle, B.W., et al.: The efficacy of coronary artery surgery. Am. Heart J. 101:86 (1981)
31. Sise, M.J., Hollingsworth, P., Brimm, J.E., et al.: Complications of the flow-directed pulmonary-artery catheter: A prospective analysis in 219 patients. Crit. Care Med. 9:315 (1981)
32. Viljoen, J.F., Estafanous, F.G., Tarazi, R.C.: Acute hypertension immediately after coronary artery surgery. J. Thorac. Cardiovasc. Surg. 71:548 (1976)
33. Roberts, A.J., Niarchos, A.P., Subramanian, V.A., et al.: Systemic hypertension associated with coronary artery bypass surgery. J. Thorac. Cardiovasc. Surg. 74:846 (1977)
34. Hoar, P.F., Hickey, R.F., Ullyot, D.J.: Systemic hypertension following myocardial revascularization. A method for treatment using epidural anesthesia. J. Thorac. Cardiovasc. Surg. 71:859 (1976)
35. Fouad, F.M., Estafanous, F.C., Tarazi, R.C.: Hemodynamics of postmyocardial revascularization hypertension. Am. J. Cardiol. 41:564 (1978)
36. Estafanous, F.G.: Hypertensive episodes during and after open heart surgery. In: G.C. Hoffman (ed.): Anesthesia and the heart patient. Cleveland Clinic Quarterly, Vol. 48, p. 139. Waverly Press, Baltimore 1981
37. Niarchos, A.P., Case, D.B., Roberts, A.J., et al.: Evidence of renin system involvement in coronary artery bypass hypertension. Circulation 56 (Suppl. III): III-145 (1977)
38. Taylor, K.M., Morton, I.J., Brown, J.J., et al.: Hypertension and the renin-angiotensin system following open heart surgery. J. Thorac. Cardiovasc. Surg. 74:840 (1977)
39. Landymore, R.W., Murphy, D.A., Kinley, C.E., et al.: Does pulsatile flow influence the incidence of postoperative hypertension? Ann. Thorac. Surg. 28:261 (1979)
40. Philbin, D.M., Levine, F.H., Kono, K., et al.: Attenuation of the stress response to cardiopulmonary bypass by the addition of pulsatile flow. Circulation 64:808 (1981)
41. Estafanous, F.G., Tarazi, R.C., Viljoen, J.F., et al.: Systemic hypertension following myocardial revascularization. Am. Heart J. 85:732 (1973)
42. Roberts, A.J., Niarchos, A.P., Subramanian, V.A., et al.: Hypertension following coronary artery bypass graft surgery. Comparison of hemodynamic responses to nitroprusside, phentolamine, and converting enzyme inhibitor. Circulation 58 (Suppl. I):I-43 (1978)
43. Morel, D.R., Forster, A., Suter, P.M.: I.V. Labetalol in the treatment of hypertension following coronary-artery surgery. Br. J. Anaesth. 54:1191 (1982)
44. Tarazi, R.C., Estafanous, F.G., Fouad, F.M.: Unilateral stellate block in the treatment of hypertension after coronary bypass surgery. Am. J. Cardiol. 42:1013 (1978)
45. Bidwai, A.V., Rogers, C.R., Pearce, M., et al.: Preoperative stellate-ganglion blockade to prevent hypertension following coronary artery operations. Anesthesiology 51:345 (1979)
46. Staub, N.C., Nagano, H., Pearce, M.L.: Acute pulmonary edema in dogs, especially the sequence of fluid accumulation in the lungs. J. Appl. Physiol. 22:227 (1967)
47. Zapol, W.M., Snider, M.T.: Pulmonary hypertension in severe acute respiratory failure. N. Engl. J. Med. 296:476 (1977)
48. Laver, M.B., Strauss, H.W., Pohost, G.: Right and left ventricular geometry: Adjustments during acute respiratory failure. Crit. Care Med. 7:509 (1979)
49. Falke, K.J., Pontoppidan, H., Kumar, A., et al.: Ventilation with end-expiratory pressure in acute lung disease. J. Clin. Invest. 51:2315 (1972)

50. Braunwald, E., Binion, J.T., Morgan, W.L., et al.: Alterations in central blood volume and cardiac output induced by positive pressure breathing and counteracted by metaraminol. Circ. Res. 5:670 (1957)
51. Kumar, A., Falke, K.J., Geffin, B., et al.: Continuous positive-pressure ventilation in acute respiratory failure: Effects on hemodynamics and lung function. N. Engl. J. Med. 283:1430 (1970)
52. Qvist, J., Pontoppidan, H., Wilson, R., et al.: Hemodynamic response to mechanical ventilation with PEEP: The effect of hypervolemia. Anesthesiology 42:45 (1975)
53. Sykes, M.K., Adams, A.P., Finlay, W.E., et al.: The effect of variations in end-expiratory inflation pressure on cardiorespiratory function in normo, hypo and hypervolemic dogs. Br. J. Anaesth. 42:669 (1970)
54. Trichet, B., Falke, K., Togut, A., et al.: The effect of pre-existing pulmonary vascular disease on the response to mechanical ventilation with PEEP following open-heart surgery. Anesthesiology 42:56 (1975)
55. Harboe, S., Levang, O.W., Hysing, E.S.: The effect of positive end expiratory pressure after three types of open heart surgery. Acta Anaesth. Scand. 23:165 (1979)
56. Cournand, A., Motley, H.L., Werko, L., et al.: Physiological studies of the effects of intermittent positive pressure breathing on cardiac output in man. Am. J. Physiol. 152:162 (1948)
57. Jardin, F., Farcot, J.C., Boisante, L., et al.: Influence of positive end-expiratory pressure on left ventricular performance. N. Engl. J. Med. 304:387 (1981)
58. Rankin, J.S., Olsen, C.O., Arentzen, C.E., et al.: The effects of airway pressure on cardiac function in intact dogs and man. Circulation 66:108 (1982)
59. Buda, A.J., Pinsky, M.R., Ingels, N.B., et al.: Effect of intrathoracic pressure on left ventricular performance. N. Engl. J. Med. 301:453 (1979)
60. Suter, P.M., Fairley, H.B., Isenberg, M.D.: Optimum end-expiratory airway pressure in patients with acute pulmonary failure. N. Engl. J. Med. 292:284 (1975)
61. Kirby, R.R., Downs, J.B., Civetta, J.M., et al.: High level positive-endexpiratory pressure (PEEP) in acute respiratory insufficiency. Chest 67:156 (1975)
62. Deneke, S.M., Fanburg, B.L.: Oxygen toxicity of the lung: An update. Br. J. Anaesth. 54:737 (1982)
63. Winter, P.M., Smith, G.: The toxicity of oxygen. Anesthesiology 37:210 (1972)
64. Wolfe, W.G., Ebert, P.A., Sabiston, D.C., et al.: Effect of high oxygen tension on mucociliary function. Surg. 72:246 (1972)
65. Pontoppidan, H., Wilson, R.S., Rie, M.A., et al.: Respiratory intensive care. Anesthesiology 47:96 (1977)
66. Hemmer, M., Suter, P.M.: Treatment of cardiac and renal effects of PEEP with dopamine in patients with acute respiratory failure. Anesthesiology 50:399 (1979)
67. Marquez, J.M., Douglas, M.E., Downs, J.B., et al.: Renal function and cardiovascular responses during positive airway pressure. Anesthesiology 50:393 (1979)
68. Fewell, J.E., Bond, G.C.: Role of sinoaortic baroreceptors in initiating the renal responce to continuous positive-pressure ventilation in the dog. Anesthesiology 52:408 (1980)
69. Berry, A.J.: Respiratory support and renal function. Anesthesiology 55:655 (1981)
70. Beach, T., Millen, E., Grenvik, A.: Hemodynamic response to discontinuance of mechanical ventilation. Crit. Care Med. 1:85 (1973)
71. Otis, A.B., McKerrow, C.B., Bartlett, R.A., et al.: Mechanical factors in distribution of pulmonary ventilation. J. Appl. Physiol. 8:427 (1956)
72. Powers, J.R., Dutton, R.E.: Correlation of positive endexpiratory pressure with cardiovascular performance. Crit. Care Med. 3:64 (1975)
73. Powner, D.J., Eross, B., Grenvik, A.: Differential lung ventilation with PEEP in the treatment of unilateral pneumonia. Crit. Care Med. 5:170 (1977)
74. Rivara, D., Bourgain, J.L., Rieuf, P., et al.: Differential ventilation in unilateral lung disease: Effects on respiratory mechanics and gas exchange. Intens. Care Med. 5:189 (1979)
75. Hedenstierna, G.: Differential ventilation with selective PEEP in patients with acute respiratory failure. International conference on pathophysiology and therapy of severe acute lung disease, Tutzing 1982

75a. Hedenstierna, G., Santesson, J., Bindslev, L., et al.: Regional differences in lung function during anaesthesia and intensive care: Clinical implications. Acta Anaesth. Scand. 26:429 (1982)
76. Carlon, G.C., Ray, C., Klein, R., et al.: Criteria for selective positive end expiratory pressure and independent synchronized ventilation of each lung. Chest 74:501 (1978)
77. Trew, G.F., Warren, B.R., Potter, W.A.: Differential ventilation of the lungs in man. Crit. Care Med. 4:112 (1976)
78. Cavanilles, J.M., Garrigosa, F., Prieto, C., et al.: A selective ventilation distribution circuit (S.V.D.C.). Intens. Care Med. 5:95 (1979)
79. Lunkenheimer, P.P., Frank, I., Ising, H., et al.: Intrapulmonaler Gaswechsel unter simulierter Apnoe durch transtrachealen periodischen intrathorakalen Druckwechsel. Anaesthesist 22:232 (1973)
80. Klain, M., Smith, R.B.: High frequency percutaneous transtracheal jet ventilation. Crit. Care Med. 5:280 (1977)
81. Sjöstrand, U.: High-frequency positive-pressure ventilation (HFPPV): A review. Crit. Care Med. 8:345 (1980)
82. Butler, J.W., Bohn, D.J., Bryan, A.C., et al.: Ventilation by high-frequency oscillation in humans. Anesth. Analg. 59:577 (1980)
83. Rossing, T.H., Slutsky, A.S., Lehr, J.L., et al.: Tidal volume and frequency dependence of carbon dioxide elimination by high-frequency ventilation. N. Engl. J. Med. 305:1375 (1981)
84. Carlon, G.C., Kahn, R.C., Howland, W.S., et al.: Clinical experience with high frequency jet ventilation. Crit. Care Med. 9:1 (1981)
85. Carlon, G.C., Klain, M., Kalla, R., et al.: High frequency positive pressure ventilation: Application in acute respiratory failure. Crit. Care Med. 7:128 (1979)
86. Carlon, G.C., Ray, C., Klain, M., et al.: High-frequency positive pressure ventilation in the management of a patient with bronchopleural fistula. Anesthesiology 52:160 (1980)
87. Downs, J.B., Klein, E.F., Desautels, D., et al.: Intermittent mandatory ventilation: A new approach to weaning patients from mechanical ventilators. Chest 64:331 (1973)
88. Kirby, R.R., Perry, J.C., Calderwood, H.W., et al.: Cardiorespiratory effects of high positive end-expiratory pressure. Anesthesiology 43:533 (1975)
89. Downs, J.B., Douglas, M.E., Sanfelippo, P.M., et al.: Ventilatory pattern, intrapleural pressure, and cardiac output. Anesth. Analg. 56:88 (1977)
90. Falke, K.: Facilitation of renal function by intermittent mandatory ventilation. International conference on pathophysiology and therapy of severe acute lung disease, Tutzing 1982
91. Kirby, R.R., Downs, J.B., Civetta, J.M., et al.: High level positive end expiratory pressure (PEEP) in acute respiratory insufficiency. Chest 67:156 (1975)
92. Froese, A.B., Bryan, A.C.: Effects of anesthesia and paralysis on diaphragmatic mechanics in man. Anesthesiology 41:242 (1974)
93. Rehder, K., Sessler, A.D., Marsh, H.C.: State of the art, general anesthesia and the lung. Am. Rev. Resp. Dis. 112:541 (1975)
94. Gregory, G.A., Kitterman, J.A., Phibbs, R.H., et al.: Treatment of the idiopathic respiratory-distress syndrome with continuous positive airway pressure. N. Engl. J. Med. 284:1333 (1971)
95. Downes, J.J.: CPAP and PEEP - a perspective. Anesthesiology 44:1 (1976)
96. Sturgeon, C.L., Douglas, M.E., Downs, J.B., et al.: PEEP and CPAP: Cardiopulmonary effects during spontaneous ventilation. Anesth. Analg. 56:633 (1977)
97. Suter, P.M., Fairley, H.B., Schlobohm, R.M.: Shunt, lung volume and perfusion during short periods of ventilation with oxygen. Anesthesiology 43:617 (1975)
98. Quan, S.F., Kronberg, G.M., Schlobohm, R.M., et al.: Changes in venous admixture with alterations of inspired oxygen concentration. Anesthesiology 52:477 (1980)
99. Sladen, A., Klain, M., Guntupalli, K.: Hemodynamic influence on $\dot{Q}_S/\dot{Q}_T$ at 100% oxygen and PEEP and changes in $\dot{Q}_S/\dot{Q}_T$ with $\dot{Q}_S/\dot{Q}_T <$ and $> 20\%$. Crit. Care Med. 9:196 (1981)
101. Douglas, M.E., Downs, J.B., Dannemiller, F.J., et al.: Change in pulmonary venous admixture with varying inspired oxygen. Anesth. Analg. 55:688 (1976)

102. King, T.K., Weber, B., Okinaka, A., et al.: Oxygen transfer in catastrophic respiratory failure. Chest 65:40S (1974)
103. Lamy, M., Fallat, R.J., Koeniger, E., et al.: Pathologic features and mechanisms of hypoxemia in adult respiratory distress syndrome. Am. Rev. Resp. Dis. 114:267 (1976)
104. Pontoppidan, H., Laver, M.B., Geffin, B.: Acute respiratory failure in the surgical patient. Advanc. Surg. 4:163 (1970)
105. Michenfelder, J.D., Fowler, W.S., Theye, R.A.: CO_2 levels and pulmonary shunting in anesthetized man. J. Appl. Physiol. 21:1471 (1966)
106. Muneyuki, M., Urabe, N., Kato H., et al.: The effects of catecholamines on arterial oxygen tension and pulmonary shunting during the postoperative period in man. Anesthesiology 34:356 (1971)
107. Wolff, G., Grädel, E., Claudi, B., et al.: Der Einfluß des akut erniedrigten Herzminutenvolumens auf den intrapulmonalen Rechts-links-Shunt. Schweiz. Med. Wschr. 102:198 (1972)
108. Voigt, E., van Deyk, K., Seybold-Epting, W.: Einfluß des linken Vorhofdruckes und des Herzzeitvolumens auf den pulmonalen Gasaustausch. Anaesthesist 30:237 (1981)
109. Hedley-Whyte, J., Pontoppidan, H., Morris, M.J.: The response of patients with respiratory failure and cardiopulmonary disease to different levels of constant volume ventilation. J. Clin. Invest. 45:1543 (1966)
110. Fordham, R.M., Resnekov, L.: Arterial hypoxemia: A side-effect of intravenous isoprenaline used after cardiac surgery. Thorax 23:19 (1968)
111. Mulroy, M.F., Fairley, H.B.: Effect of dopamine on intrapulmonary shunt fraction and oxygen transport in acute pulmonary failure (abstr.). Am. Rev. Resp. Dis. 115:143 (1977)
112. Lemaire, R., Gastine, H., Régnier, B., et al.: Perfusion changes modify intra-pulmonary shunting ($\dot{Q}_S/\dot{Q}_T$) in patients with adult respiratory distress syndrome (ARDS). Am. Rev. Resp. Dis. 117:114 (1978)
113. Jardin, F., Gurdjian, F., Desfonds, P., et al.: Effect of dopamine on intrapulmonary shunt fraction and oxygen transport in severe sepsis with circulatory and respiratory failure. Crit. Care Med. 7:273 (1979)
114. Benumof, J.L., Wahrenbrock, E.A.: Blunted hypoxic pulmonary vasoconstriction by increased lung vascular pressures. J. Appl. Physiol. 38:846 (1975)
115. Colley, P.S., Cheney, F.W., Butler, J.: Mechanism of change in pulmonary shunt flow with hemorrhage. J. Appl. Physiol. 42:196 (1977)
116. Scanlon, T.S., Benumof, J.L., Wahrenbrock, E.A., et al.: Hypoxic pulmonary vasoconstriction and the ratio of hypoxic lung to perfused normoxic lung. Anesthesiology 49:177 (1978)
117. Smith, G., Cheney, F.W., Winter, P.M.: The effect of change in cardiac output on intrapulmonary shunting. Br. J. Anaesth. 46:337 (1974)
118. Bergofsky, E.H.: Mechanisms underlying vasomotor regulation of regional pulmonary blood flow in normal and disease states. Am. J. Med. 57:378 (1974)
119. Cheney, F.W., Colley, P.S.: The effect of cardiac output on arterial oxygenation. Anesthesiology 52:496 (1980)
120. Finley, T.N., Hill, T.R., Bonica, J.J.: Effect of intrapleural pressure on pulmonary shunt through atelectatic dog lung. Am. J. Physiol. 205:1187 (1963)
121. Wahrenbrock, E.A., Carrico, C.J., Amundsen, D.A., et al.: Increased atelectatic pulmonary shunt during hemorrhagic shock in dogs. J. Appl. Physiol. 29:615 (1970)
122. Laver, M.B., Austen, W.G.: Lung function: Physiologic considerations applicable to surgery. In: D.C. Sabiston (ed.): Davis-Christopher Textbook of Surgery, 10th edition. Saunders, Philadelphia 1972
123. Laver, M.B., Austen, W.G., Wilson, R.: Blood-gas exchange and hemodynamic performance. In: D.C. Sabiston, Jr., F.C. Spencer (eds.): Surgery of the chest, 3rd. edition. Saunders, Philadelphia 1975
124. Abel, R.M., Buckley, M.J., Austen, W.G., et al.: Etiology, incidence, and prognosis of renal failure following cardiac operations. Results of a prospective analysis of 500 consecutive patients. J. Thorac. Cardiovasc. Surg. 71:323 (1976)

125. Holper, K., Struck, E., Sebening, F.: The diagnosis of acute renal failure (ARF) following cardiac surgery with cardio-pulmonary bypass. Thorac. Cardiovasc. Surgeon 27:231 (1979)
126. Hilberman, M., Myers, B.D., Carrie, B.J., et al.: Acute renal failure following cardiac surgery. J. Thorac. Cardiovasc. Surg. 77:880 (1979)
127. Hilberman, M., Derby, G.C., Spencer, R.J., et al.: Sequential pathophysiological changes characterizing the progression from renal dysfunction to acute renal failure following cardiac operation. J. Thorac. Cardiovasc. Surg. 79:838 (1980)
128. Baek, S.M., Makabali, G.G., Brown, R.S., et al.: Free water-clearance patterns as predictors and therapeutic guides in acute renal failure. Surgery 11:632 (1975)
129. Landes, R., Lillehei, R.C., Lindsay, W.G., et al.: Free-water clearance and the early recognition of acute renal insufficiency after cardiopulmonary bypass. Ann. Thorac. Surg. 22:41 (1976)
130. Goldberg, L.I.: Cardiovascular and renal actions of dopamine: Potential clinical applications. Pharmacol. Rev. 24:(1972)
131. Maseda, J., Hilberman, M., Derby, G.C., et al.: The renal effects of sodium nitroprusside in postoperative cardiac surgical patients. Anesthesiology 54:284 (1981)
131a. Kramer, P., Wigger, W., Rieger, J., et al.: Arteriovenous hemofiltration: A new and simple method for treatment of overhydrated patients resistant to diuretics. Klin. Wschr. 55: 1121 (1977)
132. Abel, R.M., Beck, C.H., Abbott, W.M., et al.: Improved survival from acute renal failure after treatment with intravenous essential l-amino acids and glucose. Results of a prospective, double-blind study. N. Engl. J. Med. 288:695 (1973)
133. Branthwaite, M.A.: Prevention of neurological damage during open-heart surgery. Thorax 30:258 (1975)
134. Breuer, A.C. Furlan, A.J., Hanson, M.R., et al.: Neurological complications of open heart surgery. Computer-assisted analysis of 531 patients. In: G.C. Hoffman (ed.): Anesthesia and the heart patient. Cleveland Clinic Quarterly, Vol. 48, p. 205. Waverly Press, Baltimore 1981
135. Götze, P.: Der herzoperierte Patient aus psychiatrischer und neurologischer Sicht. Fortschr. Med. 99:1799 (1981)
136. Rodewald, G., Götze, P., Guntau, J., et al.: Brain damage following open heart surgery. In: D.B. Longmore (ed.): Towards safer cardiac surgery, p. 619. MTP Press, Lancaster 1981
136a. Slogoff, S., Girgis, K.Z., Keats, A.S.: Etiologic factors in neuropsychiatric complications associated with cardiopulmonary bypass. Anesth. Analg. 61:903 (1982)
137. Davis, P., Watson, D.: Horner's syndrome and vocal cord paralysis as a complication of percutaneous internal jugular vein catheterisation in adults. Anaesthesia 37:587 (1982)
138. Vander Salm, T.J., Cereda, J.M., Cutler, B.S.: Brachial plexus injury following median sternotomy. J. Thorac. Cardiovasc. Surg. 80: 447 (1980)
139. Vander Salm, T.J., Cutler, B.S., Okike, O.N.: Brachial plexus injury following median sternotomy. J. Thorac. Cardiovasc. Surg. 83: 914 (1982)
140. Götze, P.: Psychopathologie der Herzoperierten. Enke, Stuttgart 1980.

Kapitel VII

Anaesthesie bei Kindern mit kongenitalen Herzfehlern

1. Anatomische und physiologische Besonderheiten im Säuglings- und Kindesalter

1.1. Körpermaße und Körperproportionen

Das reife Neugeborene hat etwa 1/21 des Körpergewichtes, 1/9 der Körperoberfläche und 1/3,3 der Körperlänge des Erwachsenen (Abb. VII-1, Tab. VII-1). Je kleiner das Kind, desto größer ist die Körperoberfläche im Verhältnis zum Gewicht (Abb. VII-2). Es bestehen außerdem charakteristische Unterschiede in den Körperproportionen. Der Kopf des Kindes ist im Verhältnis zum Körper groß und schwer, der Hals kurz, bei Neugeborenen befindet sich das Kinn etwa in Höhe der 2. Rippe. Der Thorax ist relativ klein und das Sternum weich. Besonders bei Frühgeborenen sowie bei Atemwegsstenosen und respiratorischer Insuffizienz können deshalb tiefe Retraktionen des Sternums auftreten. Die Rippen stehen nahezu horizontal und mehr in Inspirationsstellung als beim Erwachsenen, die Interkostalmuskulatur ist schwach entwickelt, das Zwerchfell steht höher und ist durch das

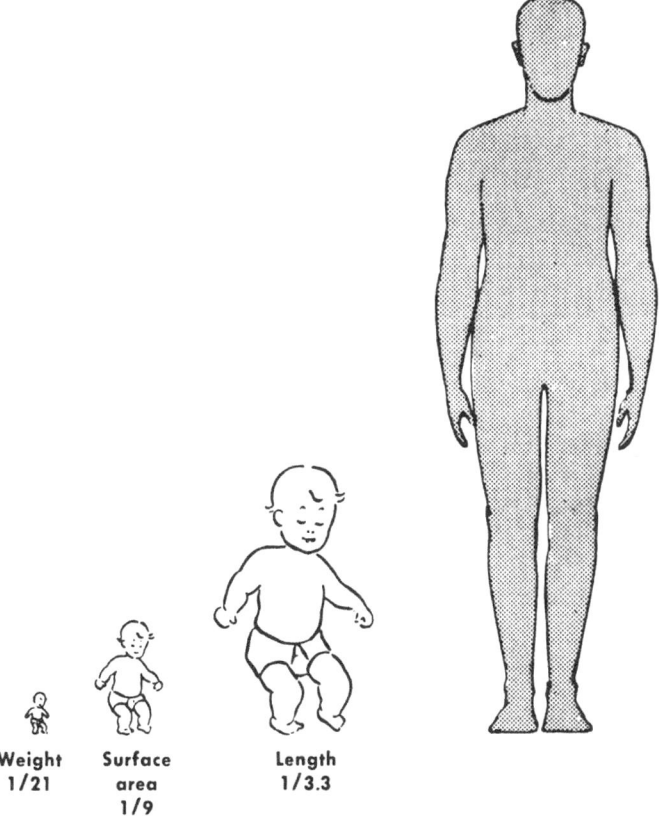

Abb. VII-1. Körperproportionen Neugeborener im vergleich zu Erwachsenen. Nach Harris (1957)[1]

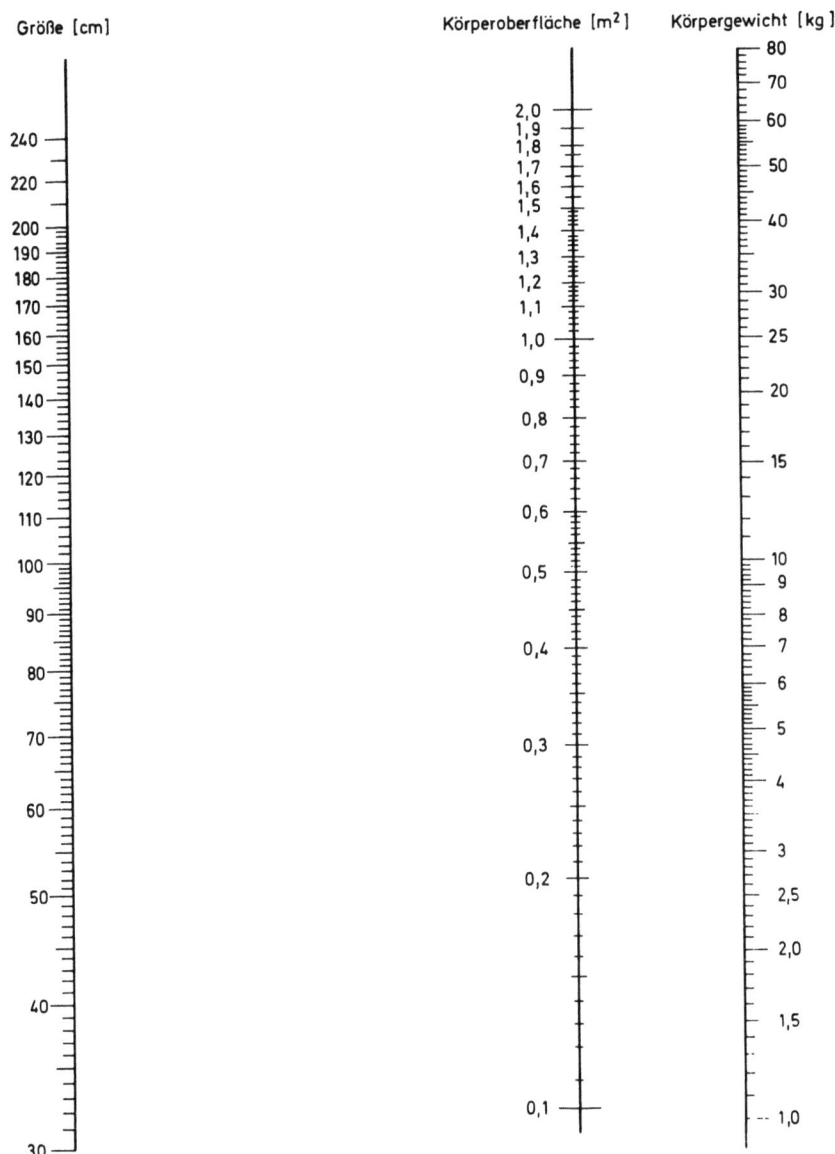

Abb. VII-2. Nomogramm zur Ermittlung der Körperoberfläche. Nach Nelson et al. (1969)[3]

charakteristisch große und prominente Abdomen in seiner Beweglichkeit eingeschränkt. Für den Anaesthesisten von besonderer Bedeutung sind die vor allem bei Säuglingen ausgeprägten Unterschiede im Bereich der oberen Atemwege gegenüber dem Erwachsenen:[5]
1. Die Zunge ist relativ groß;
2. Die Nasenpassage ist enger. Hyperplastische Rachen- und Gaumentonsillen stellen häufig ein zusätzliches Hindernis dar;

Tabelle VII-1. Somatogramm für Kinder. Modifiziert nach Reinken et al. (1980)[2]

Mädchen						Knaben					
Jahre	Größe (cm)	Gewicht (kg)	Jahre	Größe (cm)	Gewicht (kg)	Jahre	Größe (cm)	Gewicht (kg)	Jahre	Größe (cm)	Gewicht (kg)
	170	57,1		110	18,7		180	67,8		116	20,8
	169	56,9		109	18,3		179	65,8		115	20,6
	168	56,0		108	18,1		178	64,9	5,5	114	19,9
	167	55,2		107	17,6		177	62,9		113	19,2
	166	54,8	4,5	106	17,2	15,0	176	59,3		112	19,1
14,0	165	54,3		105	17,0		175	59,2	5,0	111	19,1
	164	53,5		104	16,7		174	58,9		110	18,6
	163	52,5	4,0	103	16,6		173	58,2		109	18,4
	162	52,2		102	16,1		172	57,9	4,5	108	18,0
	161	49,7		101	16,0		171	56,8		107	17,6
	160	48,7		100	15,4		170	54,3		106	17,2
	159	47,2	3,5	99	15,3		169	53,9		105	17,1
13,0	158	46,3		98	15,0	14,0	168	53,5	4,0	104	16,8
				97	14,6						
	157	45,7	3,0	96	14,5		167	53,4		103	16,3
	156	44,7					166	51,4		102	16,1
	155	44,1		95	14,1		165	51,1	3,5	101	16,1
12,0	154	43,7		94	14,1		164	51,0		100	15,8
	153	42,0		93	13,7		163	50,9		99	15,6
	152	41,4		92	13,1		162	50,8		98	15,1
11,5	151	41,2	2,5	91	13,1	13,0	161	50,5	3,0	97	14,9
	150	40,1		90	13,0		160	49,6		96	14,8
	149	38,8		89	12,5		159	49,1		95	14,1
11,0	148	38,8		88	12,3		158	45,7		94	13,9
	147	37,3	2,0	87	12,2		157	45,1		93	13,8
	146	36,9		86	11,7	12,0	156	45,1	2,5	92	13,8
10,5	145	36,2		85	11,5					91	13,1
	144	35,5		84	11,5		155	44,4		90	12,9
	143	34,9		83	11,1		154	42,2	2,0	89	12,8
10,0	142	34,5	1,5	82	11,0		153	42,1			
	141	34,0		81	10,8	11,5	152	41,0		88	12,6
	140	33,5		80	10,4		151	40,5		87	12,4
	139	32,5		79	10,3		150	39,9		86	12,3
9,5	138	31,4		78	10,1		149	38,9		85	12,0
	137	31,4		77	9,9	11,0	148	38,6		84	11,6
	136	30,7		76	9,6		147	37,1	1,5	83	11,5
9,0	135	29,8	1,0	75	9,3		146	36,4		82	11,4
	134	29,6	Monate	74	9,1	10,5	145	36,0		81	11,1
	133	28,2		73	9,0		144	35,1		80	10,7
8,5	132	28,0	10	72	8,8		143	34,1		79	10,6
	131	28,0		71	8,4	10,0	142	33,9		78	10,3
	130	27,2	9	70	8,2		141	33,5	1,0	77	10,3
8,0	129	26,8		69	8,0		140	33,0	Monate	76	10,0
	128	25,8		68	7,7	9,5	139	32,2		75	9,6
	127	25,4	7	67	7,5		138	31,0	10	74	9,4
7,5	126	24,7		66	7,2		137	30,8		73	9,2
	125	24,6	6	65	7,1	9,0	136	30,2	9	72	8,9
	124	24,0	5	64	6,7		135	29,6		71	8,7
	123	23,5		63	6,7		134	29,3		70	8,6
7,0	122	23,3	4	62	6,4		133	28,6	7	69	8,2
	121	22,8		61	6,0	8,5	132	28,4		68	7,8
				60	5,7		131	27,1	6	67	7,7

Fortsetzung auf S. 370

Tabelle VII-1. (Fortsetzung)

Mädchen						Knaben					
Jahre	Größe (cm)	Gewicht (kg)		Größe (cm)	Gewicht (kg)	Jahre	Größe (cm)	Gewicht (kg)		Größe (cm)	Gewicht (kg)
			Monate						Monate		
6,5	120	22,3	3	59	5,6	8,0	130	26,9		66	7,3
	119	22,1		58	5,3		129	26,5	5	65	7,1
	118	21,8		57	5,2		128	25,8		64	7,1
6,0	117	21,0		56	4,8		127	25,1	4	63	6,8
			2	55	4,6	7,5	126	25,0		62	6,4
	116	20,8		54	4,3		125	24,1	3	61	6,2
	115	20,1		53	4,0	7,0	124	24,0		60	6,0
5,5	114	19,9	1	52	3,7					59	5,7
	113	19,6		51	3,6		123	23,9		58	5,4
	112	19,2		50	3,5		122	23,2		57	5,1
5,0	111	19,0					121	22,6	2	56	4,7
						6,5	120	22,0		55	4,5
							119	21,8		54	4,2
							118	21,6	1	53	4,0
						6,0	117	21,2		52	3,7
										51	3,6
										50	3,3

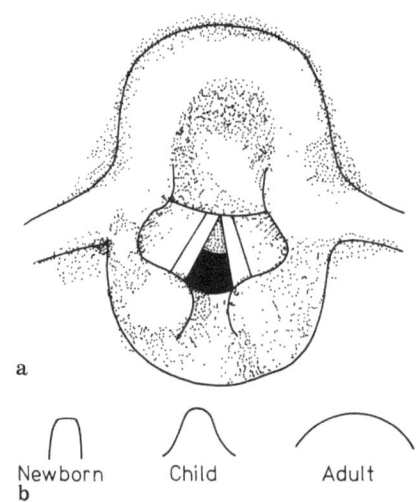

Abb. VII-3. Charakteristische U-Form der Epiglottis bei Säuglingen (a); Schematische Darstellung der Epiglottis-Anatomie in verschiedenen Lebensaltern (b). Nach Brown et al. (1979)[4], mit Genehmigung des Autors und des Verlages

3. Der Larynxeingang liegt höher (etwa bei C_{3-4}, bei Erwachsenen in Höhe von C_{5-6}) und ist nach vorn geneigt;
4. Die relativ lange und steife Epiglottis ist U-förmig gestaltet und damit enger (Abb. VII-3);
5. Die engste Passage im Verlauf des oberen Respirationstraktes befindet sich subglottisch im Bereich des Cricoids (und nicht in Höhe der Stimmritze);

6. Die Trachea ist eng und kurz (6 mm bzw. 4 cm bei Neugeborenen), der Endotrachealtubus muß deshalb besonders bei Säuglingen präzise plaziert und gut fixiert werden.

1.2. Herz-Kreislauf-System

Umstellungen des fetalen Kreislaufes bei der Geburt

Mit dem Einsetzen der Atmung kommt es durch die mechanischen Wirkungen der Lungenentfaltung sowie die Zunahme des alveolären Sauerstoffpartialdruckes und des pH-Wertes im Blut zu einem abrupten Abfall des pulmonalen Gefäßwiderstandes.[6] Die im weiteren Verlauf der postnatalen Periode zu beobachtende mehr kontinuierliche Abnahme des pulmonalen Gefäßwiderstandes wird mit regressiven Veränderungen der Gefäßmuskulatur, dem Wachstum neuer Gefäße in der Lunge sowie mit der Abnahme des Hämatokrits bzw. der Viskosität erklärt.[7-9] Die resultierende Zunahme der Lungendurchblutung führt zu einem Anstieg des Druckes im linken Vorhof, gleichzeitig nimmt der Druck im rechten Vorhof durch den Fortfall des Rückflusses aus der Placenta ab. Durch die Umkehr des Druckgradienten zwischen den Vorhöfen wird das Foramen ovale funktionell verschlossen.

Mit der Abnahme des Strömungswiderstandes und der Drucke im Lungenkreislauf kommt es zu einer Shuntumkehr im Ductus arteriosus, der hiermit verbundene Anstieg des pO_2 im Ductus begünstigt die Kontraktion seiner sphincterartigen Muskulatur. Der Ductus arteriosus verschließt sich innerhalb der ersten Lebenstage, wobei neben dem Anstieg des lokalen Sauerstoffpartialdruckes auch andere biochemische Faktoren (Prostaglandine) eine Rolle spielen.[10,11] Hypoxie und Acidose hemmen die genannten Umstellungen und können zum Rückfall in den fetalen Zirkulationsmodus führen.[12]

Herzfrequenz, EKG und Herzzeitvolumen

Die durchschnittliche Herzfrequenz des Neugeborenen beträgt etwa 120 Schläge/min, der Normbereich liegt zwischen 100 und 170 Schlägen in der Minute. Im ersten Lebensmonat steigt die Herzfrequenz an, um dann im Verlauf der ersten 8 Lebensjahre langsam auf Werte unter 100 Schläge/min abzufallen (Abb. VII-4). Aufgrund der fetalen Kreislaufverhältnisse ist bei Neugeborenen die Muskelmasse des rechten Ventrikels größer als die des linken Ventrikels. Im EKG finden sich deshalb die Zeichen einer physiologischen „Rechtshypertrophie". In den ersten Lebenswochen nimmt dann die Muskelmasse des linken Ventrikels zu, nach etwa 6 Monaten wird ein Gewichtsverhältnis von 2,5:1 gegenüber dem rechten Ventrikel wie beim Erwachsenen erreicht.[4] Gleichzeitig tritt das Zwerchfell durch vermehrtes Längenwachstum tiefer, so daß die R- und T-Hauptvektoren im EKG langsam nach links wandern (Übergang von Rechts- zu Steiltyp, T-Positivierung in den linkspräkordialen Ableitungen im Verlauf des Kindesalters). In V_1-V_3 bleiben dagegen die T-Wellen bis ins höhere Jugendalter negativ.[13]

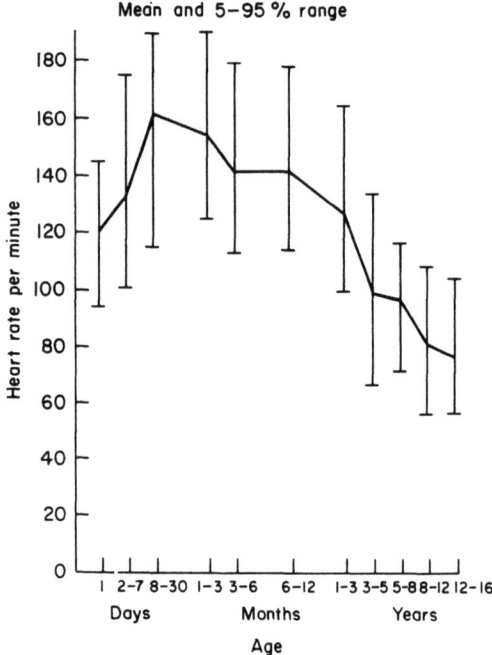

Abb. VII-4. Herzfrequenz (Normalwerte) bei Säuglingen und Kindern. Nach Brown et al. (1979)[4], mit Genehmigung des Autors und des Verlages

Das Herzzeitvolumen von Säuglingen ist, bezogen auf kg Körpergewicht, etwa doppelt so hoch wie bei jungen Erwachsenen. Bezogen auf die Körperoberfläche ist der Unterschied nicht so groß, weil das Verhältnis von Oberfläche zu Gewicht bei Säuglingen höher ist. Der Herzindex steigt im Kindesalter bis etwa zum 10. Lebensjahr auf 4-5 L/min·m² an und nimmt dann kontinuierlich mit zunehmendem Alter ab (Abb. I-1, Seite 4).[14]

Blutdruck, Blutvolumen

Der systolische Blutdruck des gesunden Neugeborenen liegt gewöhnlich zwischen 60 und 90 mmHg (Tab. VII-2), wobei die Höhe des Blutdruckes bei der Geburt auch davon abhängt, wieviel Blut vor der Abnabelung aus der Placenta in den kindlichen Kreislauf gelangt. Ein Ausstreichen der Nabelschnur und spätes Abnabeln führt zu einem höheren Blutvolumen und höheren systolischen Drucken.[16] Der systolische Blutdruck steigt innerhalb der ersten 2 Wochen um 5-10 mmHg und erreicht bis zum 8. Lebensjahr Werte von mehr als 100 mmHg.[15] Das Blutvolumen des Neugeborenen beträgt 80-85 ml/kg (Tab. VII-3) und nimmt bis zum 2. Lebensjahr auf im Mittel 75 ml/kg ab.

Herzkatheterbefunde

Abb. VII-5 gibt einen Überblick der normalen Druckverhältnisse, der Sauerstoffsättigungen und des O_2-Gehaltes des Blutes in den verschiedenen

Tabelle VII-2. Normale Blutdruckwerte bei Säuglingen und Kindern. Nach Nadas et al. (1972)[15]

Alter	Systolischer Druck ($\bar{x} \pm s$)	Diastolischer Druck ($\bar{x} \pm s$)
Neugeborene	80±16	46±16
6 Monate–1 Jahr	89±29	60±10
1 Jahr	96±30	66±25
2 Jahre	99±25	64±25
3 Jahre	100±25	67±23
4 Jahre	99±20	65±20
5–6 Jahre	94±14	55± 9
6–7 Jahre	100±15	56± 8
7–8 Jahre	102±15	56± 8
8–9 Jahre	105±16	57± 9
9–10 Jahre	107±16	57± 9
10–11 Jahre	111±17	58±10
11–12 Jahre	113±18	59±10
12–13 Jahre	115±19	59±10
13–14 Jahre	118±19	60±10

Tabelle VII-3. Blutvolumina in verschiedenen Lebensaltern. Nach Steward (1979)[17] und Smith (1980)[18]

Alter	Blutvolumina
Neugeborene	80–85 ml/kg
6 Wochen–2 Jahre	75 ml/kg
2 Jahre–Pubertät	72 ml/kg
Erwachsene	65–70 ml/kg

Herzabschnitten sowie den herznahen Gefäßen beim Kleinkind. Mit Hilfe der Oxymetrie lassen sich pulmonaler (Q_P) und systemischer Blutfluß (Q_S) getrennt ermitteln und intrakardiale Kurzschlußverbindungen quantitativ bestimmen.[15,19–21] Aus dem Fickschen Prinzip folgt:

$$\dot{Q}_P \,(L/min \cdot m^2) = \frac{\text{Sauerstoffverbrauch (ml/min} \cdot m^2)}{\underset{(ml/L)}{O_2\text{-Gehalt Pulmonalvene}} - \underset{(ml/L)}{O_2\text{-Gehalt Pulmonalarterie}}}$$

$$\dot{Q}_S \,(L/min \cdot m^2) = \frac{\text{Sauerstoffverbrauch (ml/min} \cdot m^2)}{\underset{(ml/L)}{\text{arterieller } O_2\text{-Gehalt}} - \underset{(ml/L)}{\text{gemischtvenöser } O_2\text{-Gehalt}}}$$

Der Sauerstoffverbrauch wird gemessen oder einem Nomogramm entnommen, das neben dem Alter und Geschlecht auch den Einfluß der Herzfrequenz berücksichtigt.[22] Der O_2-Gehalt in den verschiedenen Herzabschnit-

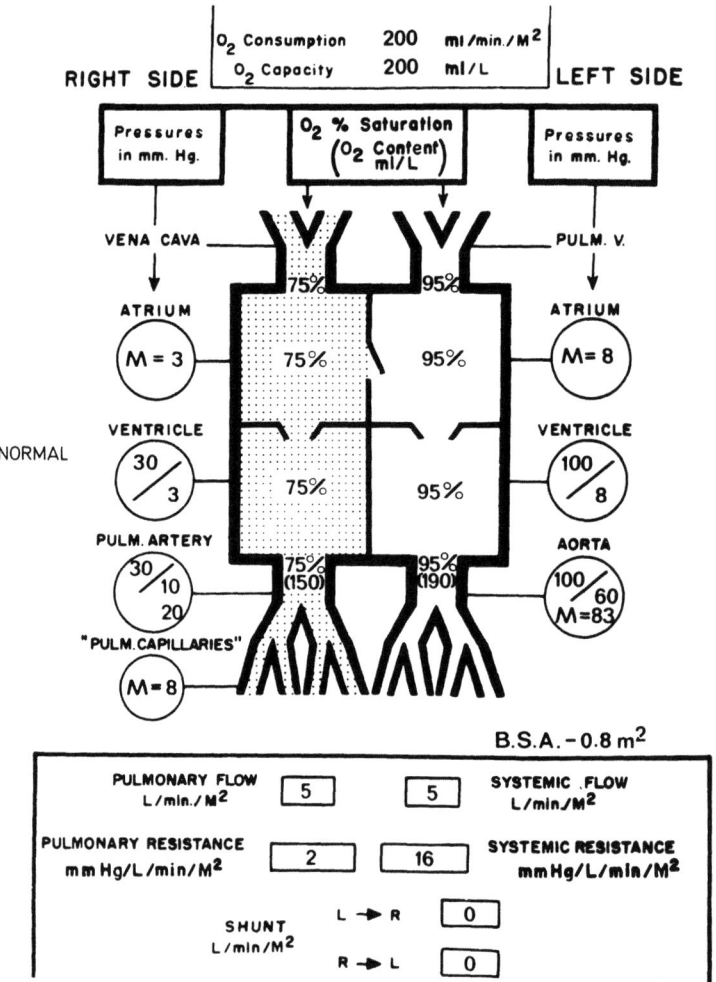

Abb. VII-5. Normale Herzkatheterbefunde beim Kleinkind. Nach Nadas et al. (1972)[15], mit Genehmigung des Autors und des Verlages

ten kann direkt gemessen oder aus der O_2-Sättigung, dem Hb und dem PO_2 bestimmt werden:

$$O_2\text{-Gehalt} = (Hb \cdot 1{,}37 \cdot SO_2) + (PO_2 \cdot 0{,}0031)$$

Da der pulmonalvenöse O_2-Gehalt schwierig zu ermitteln ist, kann auch der O_2-Gehalt im linken Vorhof bzw. der arterielle O_2-Gehalt für die Berechnung von Q_P eingesetzt werden, sofern die O_2-Sättigung normal ist. Beträgt die arterielle O_2-Sättigung aufgrund eines intrakardialen Rechts-Links-Shunts weniger als 95%, wird eine pulmonalvenöse Sättigung von 98% angenommen und für die Bestimmung des pulmonalvenösen O_2-Gehaltes herangezogen. Besteht eine arterielle Untersättigung, ohne daß ein

Rechts-Links-Shunt vorliegt, wird der gemessene linksatriale oder arterielle O_2-Gehalt bzw. die Sättigung für die Berechnung von Q_P verwendet.

Der gemischtvenöse Sauerstoffgehalt (für die Bestimmung von Q_S) entspricht dem durchschnittlichen O_2-Gehalt in demjenigen Herzabschnitt, der in Bezug auf den Shunt stromaufwärts liegt.

Bei einer Kurzschlußverbindung auf Vorhofebene (ASD) wird der gemischtvenöse O_2-Gehalt nach der von Flamm et al.[23] angegebenen Formel ermittelt:

$$\text{gemischtvenöser } O_2\text{-Gehalt} = \frac{3 \text{ SVC } O_2\text{-Gehalt} + 1 \text{ IVC } O_2\text{-Gehalt}}{4}$$

wobei SVC = obere Hohlvene; IVC = untere Hohlvene

Für die Bestimmung der Kurzschlußdurchblutung bei unidirektionalem Shunt gilt:

$$\text{Links-Rechts-Shunt} = \dot{Q}_P - \dot{Q}_S$$

$$\text{Rechts-Links-Shunt} = \dot{Q}_S - \dot{Q}_P$$

Ein Links-Rechts-Shunt wird üblicherweise in % des Lungenzeitvolumens, ein Rechts-Links-Shunt in % des Körperzeitvolumens angegeben.

1.3. Respiratorisches System

Die biochemische Kontrolle der Atmung ist beim Neugeborenen weitgehend entwickelt. Mit steigender inspiratorischer CO_2-Konzentration nimmt die Ventilation proportional gleich stark zu wie beim Erwachsenen. Allerdings ist sie bei einem gegebenen P_aCO_2 relativ zur Körpermasse größer als bei Erwachsenen, was mit der im Säuglingsalter höheren Metabolismusrate und einer geringeren Pufferkapazität zusammenhängt.[24] Die ventilatorische Reaktion auf Hypoxie ist in der ersten Lebenswoche, besonders wenn gleichzeitig eine Hypothermie besteht, vermindert, normalisiert sich aber im Verlauf der 2.-3. Lebenswoche.[25,26] Bei Neugeborenen und besonders bei Frühgeborenen findet sich häufig eine unregelmäßige periodische Atmung, wobei Phasen der Hyperventilation mit Apnoephasen von 5-10 sec Dauer abwechseln. Bei reifen Neugeborenen sind die PCO_2-Werte im Blut während einer periodischen Atmung erniedrigt, während Frühgeborene eine Hypercarbie aufweisen.[27] Die Tendenz zu unregelmäßiger Atmung wird mit einer „Unreife" des Atemzentrums erklärt, sie verschwindet in der Regel im Verlauf von 6 Wochen und kann durch Sauerstoffapplikation verhindert werden.

Die statischen Lungenvolumina des Neugeborenen (Totalkapazität, funktionelle Residualkapazität, Totraum) sind relativ zur Körpergröße den Normalwerten beim Erwachsenen ähnlich (Tab. VII-4). Die alveoläre Ventilation ist dagegen proportional wesentlich höher (100-150 ml/kg·min gegenüber 60 ml/kg·min beim Erwachsenen), entsprechend einer um 50% höheren Stoffwechselrate (gemessen am Sauerstoffverbrauch pro kg Körpergewicht). Die hohe $\dot{V}_A$ bei Säuglingen ergibt eine $\dot{V}_A$/FRC-Relation von

Tabelle VII-4. Atemphysiologische Daten (Mittelwerte) bei Säuglingen und Kindern. Nach Motoyama et al. (1980)[28]

Alter	1 Woche	1 Jahr	3 Jahre	5 Jahre	8 Jahre	12 Jahre
Atemfrequenz (f, n/min)	30	24	22	20	18	16
Atemzugvolumen (V_T, ml)	17	78	112	130	180	260
Atemminutenvolumen ($\dot{V}_E$, ml/min)	550	1775	2460	2600	3240	4150
Alveoläre Ventilation ($\dot{V}_A$, ml/min)	385	1245	1760	1800	2195	2790
Totraum (V_D, ml)	7,5	21	37	49	75	105
Funktionelle Residualkapazität (FRC, ml)	75	263	532	660	1174	1855

5:1, verglichen mit einem Verhältnis von etwa 1,5:1 beim Erwachsenen. Die funktionelle Residualkapazität ist folglich beim Säugling ein weit weniger wirksamer „Puffer", so daß sich Konzentrationsänderungen der Inspirationsgase (einschließlich Inhalationsanaesthetika) sehr schnell im arteriellen Blut widerspiegeln. Das „closing volume" ist bei Kindern relativ groß.[29] Da die funktionelle Residualkapazität unter Anaesthesiebedingungen abnimmt,[30] muß im Kindesalter mit einem vorzeitigen Verschluß terminaler Atemwege gerechnet werden. Die hohe Compliance der Lunge und der Brustwand begünstigt die Entstehung von Atemwegsverschlüssen.[28]

Bei Säuglingen ist der Atemwegswiderstand absolut gesehen hoch. Bezogen auf die Lungengröße sind jedoch der Gesamtwiderstand sowie die Widerstände in den oberen und unteren Atemwegen niedriger als bei älteren Kindern oder Erwachsenen.[31,32] Aufgrund des kleinen absoluten Kalibers der Atemwege können jedoch schon verhältnismäßig geringfügige entzündliche Veränderungen bei Säuglingen und Kleinkindern zu einer erheblichen Obstruktion und zu einer überproportionalen Zunahme der Atemwegswiderstände führen.

Hämoglobin und Sauerstofftransport

Bei der Geburt beträgt der Hämoglobingehalt des Blutes 17-20 g/dl, der Hämatokritwert 55-60% (Abb. VII-6). Danach sinken Hämoglobinkonzentration und Hämatokrit innerhalb des 2.-3. Lebensmonats bis auf etwa 11-12 g/dl bzw. 35% ab.[33,34] In dieser Periode nimmt der hohe Anteil des fetalen Hämoglobins (Hb F) an der Gesamthämoglobinkonzentration langsam ab. Hb F unterscheidet sich vom Hämoglobin des Erwachsenen (Hb A) unter anderem darin, daß es weniger 2,3-DPG bindet und eine entsprechend höhere Sauerstoffaffinität besitzt.[35,36] Demnach ist der P_{50} in den ersten Wochen niedrig und die O_2-Dissoziationskurve nach links verschoben[37] (Abb. VII-7). Das sich dann ändernde Verhältnis zwischen Hb F und Hb A geht mit einem 2,3-DPG-Anstieg und einer Rechtsverlagerung der Sauerstoffbindungskurve einher, die nach etwa 4-6 Monaten die Posi-

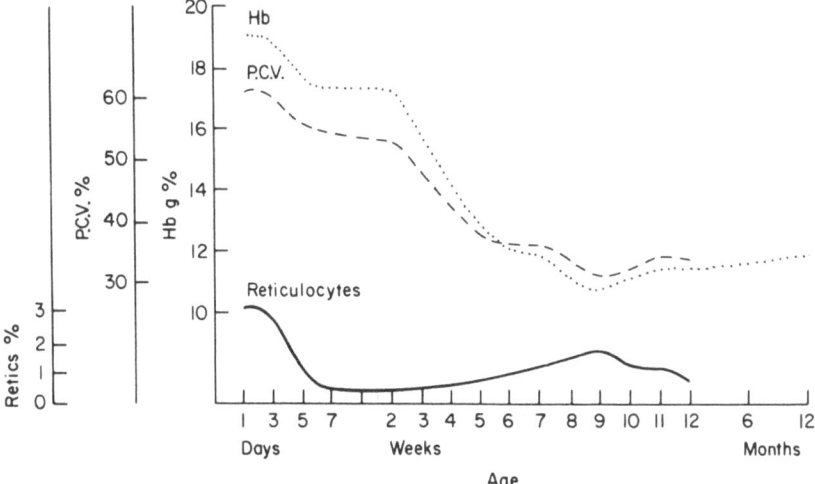

Abb. VII-6. Änderungen der Hämoglobinkonzentration (Hb), des Hämatokrits (P.C.V.) und der Reticulocyten (Retics) im 1. Lebensjahr. Nach Brown et al. (1979)[4], mit Genehmigung des Autors und des Verlages

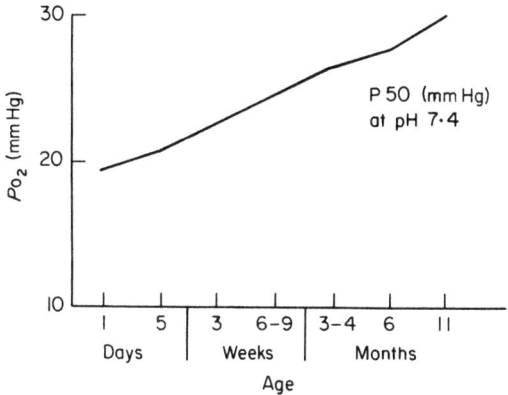

Abb. VII-7. Änderungen des P_{50} im 1. Lebensjahr. Nach Brown et al. (1979)[4], mit Genehmigung des Autors und des Verlages

tion bei Erwachsenen erreicht (P_{50} = 27 mmHg).[38] Zwischen dem 6. und 12. Lebensmonat steigt der P_{50} weiter bis auf etwa 30 mmHg an. Der 2,3-DPG-Gehalt und P_{50}-Wert bleiben während der gesamten Kindheit erhöht,[39] so daß die Sauerstoffversorgung der Gewebe trotz der in den ersten Lebensmonaten abfallenden Hämoglobinkonzentration unverändert bleibt.

1.4. Körperflüssigkeiten

Der Gesamtwassergehalt macht beim reifen Neugeborenen etwa 80% des Körpergewichtes aus (gegenüber ca. 60% bei Erwachsenen), wobei die Ver-

Tabelle VII-5. Verteilung der Körperflüssigkeiten bei Neugeborenen und Erwachsenen (in % des Körpergewichtes). Nach Smith (1980)[40]

	Neugeborene %	Erwachsene %
Extrazelluläre Flüssigkeit	**40**	**20**
davon interstitiell	35	15
intravasal	5	5
Intrazelluläre Flüssigkeit	**40**	**40**
Insgesamt	**80**	**60**

teilung zwischen Extrazellulär- und Intrazellulärraum gleich ist (je 40%), während ältere Kinder und Erwachsene einen geringeren extrazellulären Flüssigkeitsanteil (20%) aufweisen (Tab. VII-5.). Da das intravasale Flüssigkeitsvolumen in den verschiedenen Lebensaltern proportional zum Körpergewicht konstant bleibt, beruht dieser Unterschied auf dem beim Neugeborenen höheren Flüssigkeitsgehalt des interstitiellen Kompartimentes. Säuglinge und Kleinkinder haben einen wesentlich größeren Flüssigkeitsumsatz als Erwachsene.[41] Zum Beispiel hat ein 7 kg schweres Kind mit einem Extrazellulärvolumen von 1400 ml, das 700 ml Flüssigkeit pro Tag aufnimmt und ausscheidet, einen Flüssigkeitsumsatz von 50% des Extrazellulärvolumens. Bei einem 70 kg schweren Erwachsenen mit einem Extrazellulärvolumen von 14.000 ml beträgt der Flüssigkeitsumsatz etwa 2.000 ml, das sind nur 14% des Extrazellulärvolumens. Aufgrund der hohen Flüssigkeitsaustauschrate besteht bei Kleinkindern in viel stärkerem Maße die Gefahr einer Dehydrierung oder Überwässerung.

Zu den Faktoren, die den Flüssigkeitshaushalt regulieren, gehören neben dem Kreislauf das sympathische Nervensystem, das endokrine System (ADH, Aldosteron) und die Nieren. Es wird angenommen, daß die Niere des Neugeborenen nur über ein beschränktes Konzentrationsvermögen verfügt. Die Fähigkeit, größere, besonders intravenös gegebene Mengen Wasser oder Natrium auszuscheiden, ist ebenso begrenzt wie die Fähigkeit zur Retention von Natrium bei verminderter Zufuhr oder extrarenalen Verlusten.[40] Andererseits besteht Einigkeit darüber, daß die an der Regulierung des Flüssigkeitshaushaltes beteiligten hormonalen Systeme und die Ansprechbarkeit der Niere innerhalb des ersten Lebensjahres die Leistungsfähigkeit des Erwachsenen erreichen.[40] Die Zusammensetzung der Körperflüssigkeiten unterscheidet sich bei Säuglingen und Kindern nicht wesentlich von der des Erwachsenen. Dies gilt, wenn man von der Adaptationsphase bei der Geburt absieht, auch für die Blutgaspartialdrucke und die Parameter des Säurebasenhaushaltes.[40]

1.5. Thermoregulation

Bei Säuglingen treten Wärmeverluste sehr schnell auf, da die Körperoberfläche im Verhältnis zum Gewicht groß und nur wenig subkutanes Fettge-

Tabelle VII-6. Häufigkeitsverteilung kongenitaler Vitien (in %). Nach Fontana et al. (1962)[46] und Bankl (1977)[47]

Ventrikelseptumdefekt	30,5
Vorhofseptumdefekt	9,8
Ductus arteriosus (Botalli) persistens	9,7
Pulmonalstenose	6,9
Aortenisthmusstenose	6,8
Aortenstenose	6,1
Fallot-Tetralogie	5,8
Transposition der großen Arterien	4,2
Truncus arteriosus	2,2
Tricuspidalatresie	1,3

webe vorhanden ist. Bei niedriger Umgebungstemperatur kommt es zwar zu einer Engstellung der Hautgefäße, der protektive Mechanismus des Kältezitterns ist jedoch bei Säuglingen nur unvollständig ausgeprägt. Sie sind auf eine „zitterfreie" Thermogenese durch das braune Fettgewebe angewiesen, das im Bereich des Nackens, der Schulterblätter, der axillae sowie entlang der großen Gefäße angeordnet ist. Dieses Gewebe besitzt aufgrund seines Reichtums an Mitochondrien, Gefäßen, Nerven sowie seines hohen Noradrenalingehaltes in besonderem Maße die Fähigkeit zu einer lokalen Stoffwechselsteigerung und Wärmeproduktion.[42-44]

2. Pathologische Anatomie und Hämodynamik bei kongenitalen Herzfehlern

Angeborene Vitien sind bei etwa 8 von 1.000 Lebendgeburten (0,8%) zu erwarten.[45] Die in Tab. VII-6 nach der Häufigkeit ihres Vorkommens geordneten angeborenen Herzfehler repräsentieren nahezu 85% aller Vitien. Die Mehrzahl der Kinder mit angeborenen Herzfehlern sind männlichen Geschlechts, bestimmte Defekte zeigen eine spezifische Geschlechtsverteilung. Ductus arteriosus persistens und Vorhofseptumdefekt ist bei Mädchen häufiger, während Aortenklappenstenose, Aortenisthmusstenose, Fallot-Tetralogie und Transposition der großen Gefäße bevorzugt bei Knaben zu finden sind.[11] Bei etwa 25% der Kinder muß zusätzlich mit extrakardialen Anomalien gerechnet werden.[11] Einige Vitien (valvuläre Aortenstenose, Aortenisthmusstenose, IHSS) bleiben im Kindesalter gewöhnlich symptomlos und geben erst im Erwachsenenalter Anlaß zu diagnostischen und therapeutischen Maßnahmen. Die Ätiologie kongenitaler Herzfehler ist komplex, in der Mehrzahl der Fälle läßt sich ein kausaler Faktor nicht identifizieren. Neben Röteln und Alkoholmißbrauch[48,49] in der Schwangerschaft spielen genetische Defekte eine Rolle, bei etwa 5% der Kinder finden sich Chromosomenanomalien.[50]

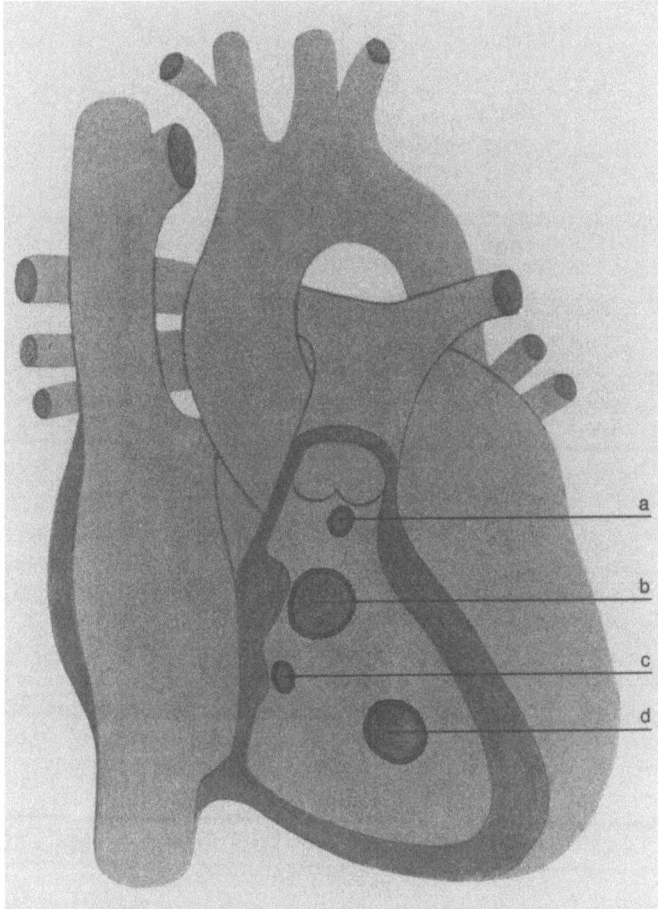

Abb. VII-8. Ventrikelseptumdefekte: a) subvalvulärer Defekt; b) Defekt im membranösen Septum; c) Defekt unter dem septalen Tricuspidalsegel; d) Defekt im muskulären Septum. Nach Klinner et al. (1977)[51], mit Genehmigung des Autors und des Verlages

Die meisten Vitien sind heute korrigierbar, ein weiterer Teil zumindest palliativ behandelbar.[51] Nur 10-15%, darunter insbesondere die mit einer fixierten pulmonalen Hypertonie einhergehenden Herzfehler sowie ausgesprochene Primitivherzen, lassen heute noch keine erfolgreiche Behandlung zu.

2.1. Ventrikelseptumdefekte

Bei der Kommunikation zwischen linkem und rechtem Ventrikel sind 4 anatomische Typen zu unterscheiden: Der Defekt kann a) im Ausflußbereich des rechten Ventrikels unterhalb der Pulmonalklappe, b) im Bereich

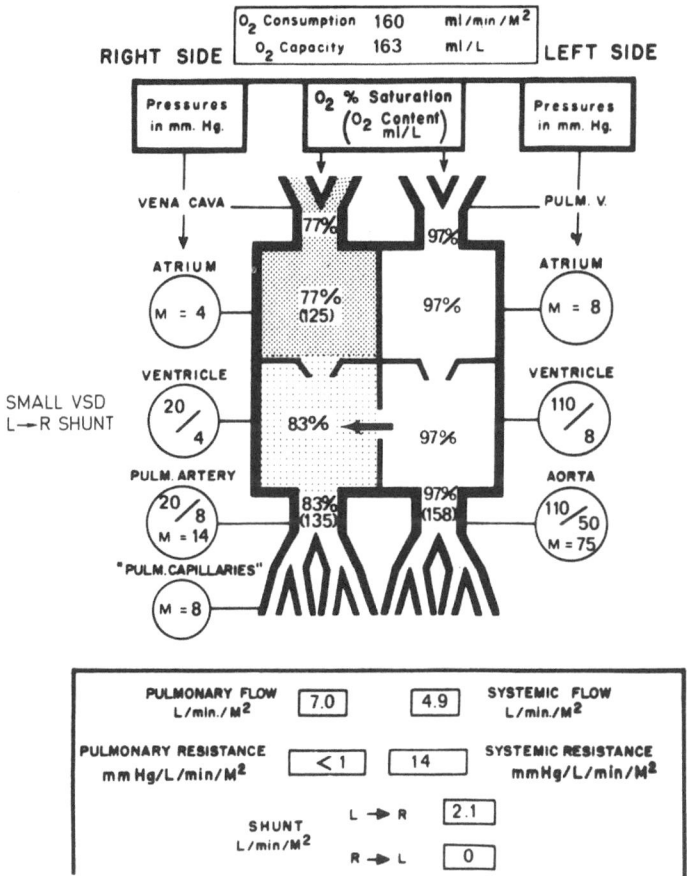

Abb. VII-9. Herzkatheterbefunde bei einem Ventrikelseptumdefekt mit kleinem Links-Rechts-Shunt und normalen Drucken in der A. pulmonalis. Nach Nadas et al. (1972)[15], mit Genehmigung des Autors und des Verlages

des membranösen Septums, c) dorsal des rechten Einflußtraktes unter dem septalen Tricuspidalsegel und d) im muskulären Anteil des Ventrikelseptums liegen (Abb. VII-8). Abgesehen von isolierten Defekten gehören Ventrikelseptumdefekte zum pathologisch-anatomischen Bild der Fallotschen Tetralogie, des Truncus arteriosus, der Tricuspidalatresie, des totalen AV-Kanals und der korrigierten Transposition der großen Gefäße (s. unten). Normalerweise besteht ein Links-Rechts-Shunt, der zu einer Linksherzbelastung und zu einer vermehrten Lungendurchblutung führt. Das klinische und hämodynamische Bild wird entscheidend von der Größe des Defektes bestimmt.

Bei kleineren Ventrikelseptumdefekten mit Shuntvolumina von 30% oder weniger sind die Druckwerte im Herzen noch normal, abgesehen vom auskultatorischen und phonokardiographischen Befund ist eine erhöhte

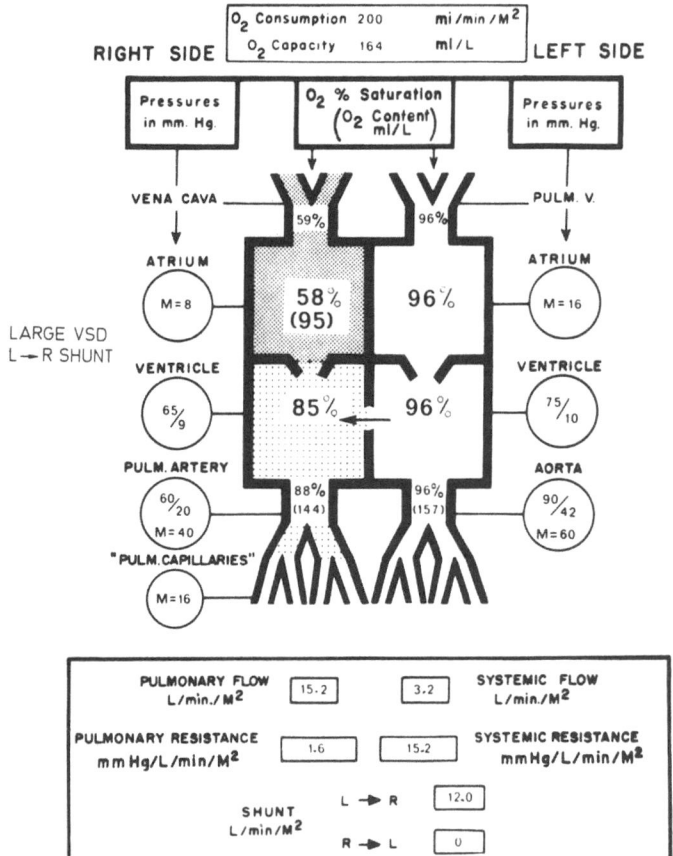

Abb. VII-10. Herzkatheterbefunde bei einem Ventrikelseptumdefekt mit großem Links-Rechts-Shunt und pulmonaler Hypertonie. Nach Nadas et al. (1972)[15], mit Genehmigung des Autors und des Verlages

O_2-Sättigung im rechten Ventrikel nachweisbar (Abb. VII-9). Größere Defekte sind durch leicht erhöhte enddiastolische Drucke im linken Ventrikel sowie durch deutliche Drucksteigerungen im rechten Ventrikel und der A. pulmonalis charakterisiert (Abb. VII-10). Eine länger bestehende pulmonale Hypertonie kann zu obstruktiven Gefäßveränderungen und zu einem Anstieg des Widerstandes in der Lungenstrombahn führen und schließlich eine Shuntumkehr sowie ein Rechtsherzversagen zur Folge haben. Die operative Behandlung besteht im Verschluß des Defektes. Bei großen Defekten und hochgradiger pulmonaler Hypertonie kommt auch eine Bändelung der Pulmonalarterie in Betracht.[51,52] Hiermit wird eine Drosselung der Lungendurchblutung erreicht, der Druck in der A. pulmonalis sollte dabei auf mindestens die Hälfte des rechtsventrikulären Druckes gesenkt werden.[53] Infolge der Verminderung des Links-Rechts-Shuntes steigt der System-

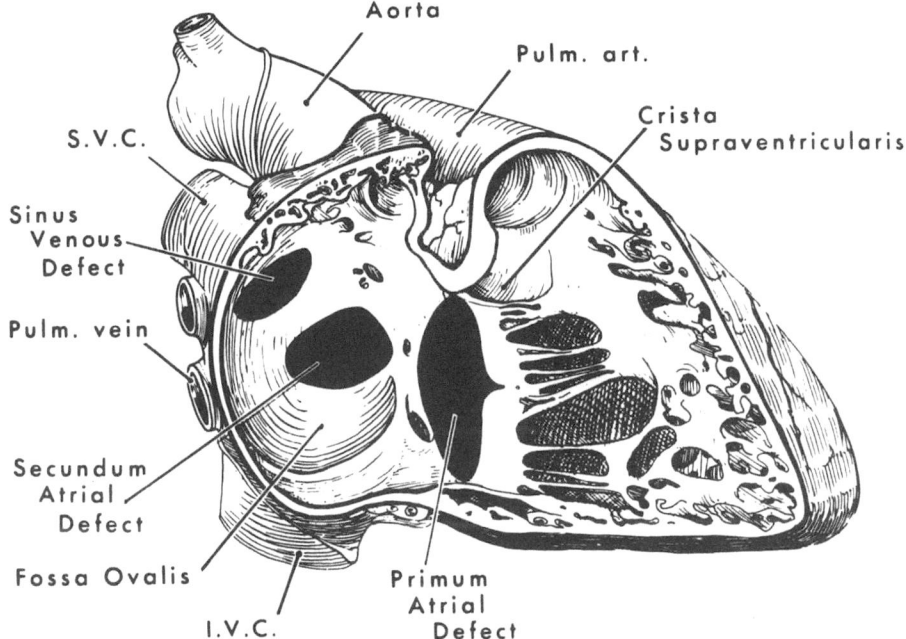

Abb. VII-11. Lokalisationen verschiedener Vorhofseptumdefekte. Näheres s. Text. S.V.C. = obere Hohlvene; I.V.C. = untere Hohlvene. Nach Friedman (1980)[11], mit Genehmigung des Autors und des Verlages

druck schon während der Operation um 10-30 mmHg an. Andere Autoren ziehen in jedem Fall die intrakardiale Korrektur vor und verzichten auf ein „banding" der Pulmonalarterie.[11]

2.2. Vorhofseptumdefekte

Von der Lokalisation her sind drei Formen von Vorhofseptumdefekten zu unterscheiden, die funktionell ähnlich, entwicklungsgeschichtlich aber verschieden sind:

1. Ostium-secundum-Defekt;
2. Sinus-venosus-Defekt;
3. Endokardkissendefekte
   a) Ostium-primum-Defekt; b) partieller AV-Kanal; c) totaler AV-Kanal.

Zu 1.:
Der Ostium-secundum-Defekt stellt die häufigste Form dar und findet sich im Bereich des Foramen ovale, d.h. etwa in Septummitte (Abb. VII-11).

Zu 2.:
Der sinus-venosus-Defekt liegt höher in der Nähe der Einmündung der oberen Hohlvene in den rechten Vorhof und ist meistens mit einer Lungen-

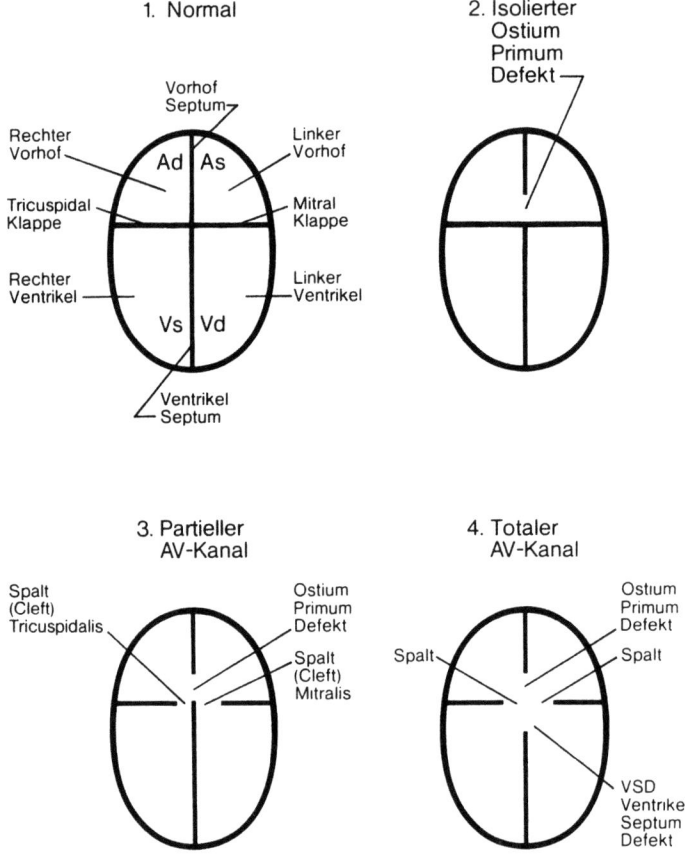

Abb. VII-12. Schematische Darstellung der Endokardkissendefekte. Nach Klinner et al. (1977)[51], mit Genehmigung des Autors und des Verlages

venen-Fehlmündung in den rechten Vorhof oder die obere Hohlvene vergesellschaftet.[54]

Zu 3.:
Bei den Endokardkissendefekten lassen sich 3 Untergruppen differenzieren (Abb. VII-12): Der selten isoliert auftretende Ostium-primum-Defekt ähnelt funktionell dem Ostium-secundum-Defekt, ist aber in der Regel größer als dieser und reicht bis in die Klappenebene herab. Häufig findet sich ein Spalt im septalen Mitralsegel, gelegentlich auch ein Spalt im septalen Anteil der Tricuspidalklappe. Außerdem ist die Mitralklappenöffnung nach rechts verlagert und zur Sagittalebene hin verdreht. Diese Kombination wird als partieller AV-Kanal bezeichnet. Besteht zusätzlich ein Ventrikelseptumdefekt, spricht man von einem totalen AV-Kanal.

Die Pathohämodynamik ist durch einen Links-Rechts-Shunt auf Vorhofebene gekennzeichnet, die Sauerstoffsättigungen im rechten Vorhof, im rechten Ventrikel und in der A. pulmonalis sind beim Secundum-Defekt

Pathologische Anatomie und Hämodynamik bei kongenitalen Herzfehlern 385

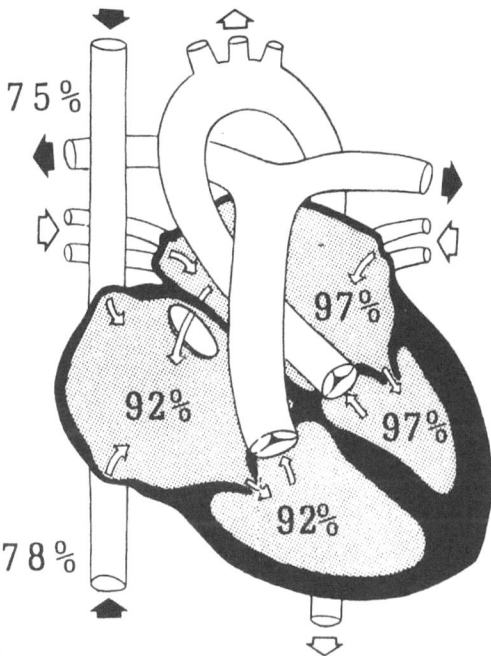

Abb. VII-13. Zentralvenöse und intrakardiale Sauerstoffsättigungen bei unkompliziertem Vorhofseptumdefekt. Modifiziert nach Sade et al. (1977)[52], mit Genehmigung des Autors und der Ross Laboratories, Columbus (Ohio)

höher als in den beiden Hohlvenen (Abb. VII-13). Das Ausmaß des Shuntvolumens hängt von der Defektgröße, der relativen Compliance der beiden Ventrikel und den Widerständen im kleinen und großen Kreislauf ab.[55] Bei kleinen Shuntvolumina bleiben die Drucke im rechten Herz und in der A. pulmonalis normal, der Defekt wird über Jahrzehnte toleriert und unter Umständen erst im Erwachsenenalter diagnostiziert. Bei großem Links-Rechts-Shunt nimmt die Lungendurchblutung deutlich zu, so daß sich eine pulmonale Hypertonie entwickelt. Findet sich auch in der oberen Hohlvene eine hohe Sauerstoffsättigung oder läßt sich bei der Katheteruntersuchung vom rechten Vorhof aus eine Lungenvene sondieren, liegt ein sinus-venosus-Defekt vor.

Da der isolierte Ostium-primum-Defekt meistens größer als ein Secundum-Defekt ist, besteht gewöhnlich auch ein höheres Shuntvolumen vom linken zum rechten Vorhof. Bei der häufiger vorkommenden Form des partiellen AV-Kanals findet sich als Folge der Spaltbildung im septalen Mitralklappensegel nicht selten eine Mitralinsuffizienz, die zur frühzeitigen Entwicklung eines pulmonalen Hochdruckes beitragen kann. Aufgrund der schon erwähnten Lageanomalie des Mitralklappenorificiums läßt sich im Ventrikulogramm eine für den partiellen und totalen AV-Kanal charakteristische bogenförmige Verlängerung des linken Ausflußtraktes nachweisen (Gänsehals-Phänomen) (Abb. VII-14).

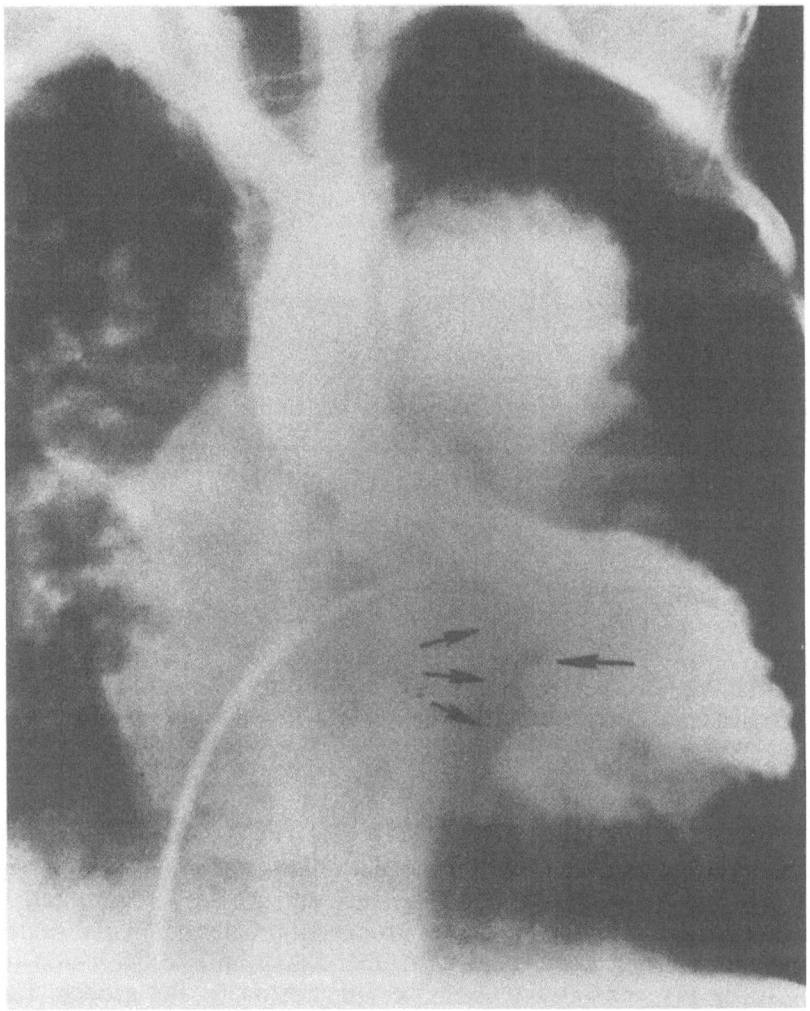

Abb. VII-14. Linksventrikuläres Angiokardiogramm (Systole) bei einem Patienten mit Endokardkissendefekt: Charakteristische bogenförmige Verlängerung des Ausflußtraktes (Gänsehals-Phänomen). Die konkave Kontur am rechten Rand des linken Ventrikels (Pfeile links) wird durch die Lageanomalie der Mitralklappenöffnung hervorgerufen. Näheres s. Text. Nach Friedman (1980)[11], mit Genehmigung des Autors und des Verlages

Die schwerwiegendsten hämodynamischen Veränderungen werden beim totalen AV-Kanal gefunden. Da ein Links-Rechts-Shunt auf Vorhof- und Ventrikelebene besteht, entwickelt sich frühzeitig eine fixierte pulmonale Hypertonie und eine biventrikuläre Herzinsuffizienz. Der Verschluß eines unkomplizierten Vorhofseptumdefektes ist angezeigt, wenn ein wesentlicher Shunt besteht, d.h. wenn das Verhältnis zwischen Lungendurchblutung und Systemfluß größer als etwa 1,5:1,0 ist.[56] Beim Sinus-venosus-Defekt müssen fehlmündende Lungenvenen durch Bildung eines Tunnels in den linken Vorhof umgeleitet werden. Kinder mit partiellem oder totalem AV-Kanal sollten wegen der Gefahr der Entstehung eines fixierten pulmonalen Hochdruckes möglichst frühzeitig der operativen Totalkorrektur zugeführt werden.

2.3. Ductus arteriosus (Botalli) persistens

Der Ductus arteriosus ist eine Gefäßverbindung zwischen der linken Pulmonalarterie und der Aorta descendens, unmittelbar distal des Ursprungs der linken A. subclavia. Normalerweise verschließt sich der Ductus in den ersten Lebenstagen, wobei der Anstieg der arteriellen Sauerstoffsättigung und vasokonstriktorische Prostaglandine als die entscheidenden Faktoren gelten.[11,57]

Bei unreifen Frühgeborenen fehlen diese Mechanismen oder sind ungenügend wirksam, so daß ein spontaner Verschluß des Ductus entweder ganz ausbleibt oder nur verzögert eintritt. Bei etwa einem Drittel Frühgeborener mit Geburtsgewichten unter 1.500 g muß mit einem großen ductalen Links-Rechts-Shunt, der häufig mit einer respiratorischen Insuffizienz und Herzinsuffizienz einhergeht, gerechnet werden.[11,58,59]

Bei reifen Neugeborenen wird ein anatomischer Defekt der elastischen Gewebe in der Ductuswand als Ursache für die Persistenz des Gefäßlumens angenommen.[60] Andere Faktoren, die ein Offenbleiben des Ductus arteriosus begünstigen, sind Hypoxie und Acidose. Kinder, die in größeren Höhen geboren sind oder zusätzliche mit Hypoxie einhergehende Vitien aufweisen, gehören in diese Kategorie. Bei bestimmten cyanotischen Vitien (Pulmonalatresie, komplexe Defekte mit Pulmonalstenose) ist die Lungenperfusion Ductus-abhängig, so daß ein sich verschließender Ductus mit einer zunehmenden Verschlechterung der klinischen Symptomatik einhergeht. In solchen Fällen muß durch parenterale Zufuhr von Prostaglandin E_1 versucht werden, den Ductus offenzuhalten und durch Verbesserung der Lungendurchblutung einen Anstieg der arteriellen Sauerstoffsättigung zu erreichen.[61-63] In der Mehrzahl der Fälle ist jedoch ein persistierender Ductus isoliert anzutreffen und ein Verschluß indiziert. Ausmaß und Richtung des Blutstroms durch den Ductus Botalli hängen von den Druckverhältnissen in der Aorta und der Pulmonalarterie, dem Durchmesser sowie der Länge des Ductus ab und bestimmen das klinische Bild. Gewöhnlich sind die Drucke in der A. pulmonalis normal oder nur leicht erhöht, so daß aufgrund des systolisch-diastolischen Druckgradienten gegenüber der Aorta ein kontinuierlicher Links-Rechts-Shunt besteht, der auskultatorisch an einem charakteristischen systolisch-diastolischen Dauergeräusch („Maschinengeräusch") erkennbar ist. Die Sauerstoffsättigung in der A. pulmonalis ist erhöht. Linker Ventrikel und linker Vorhof sind aufgrund der erhöhten Volumenarbeit vergrößert. Da auch während der Diastole Blut durch den Ductus fließt, besteht oft ein niedriger diastolischer Systemdruck und eine große Blutdruckamplitude. Besonders bei höheren Shuntvolumina (3:1 oder größer) ist das Pulmonalissegment deutlich prominent, die

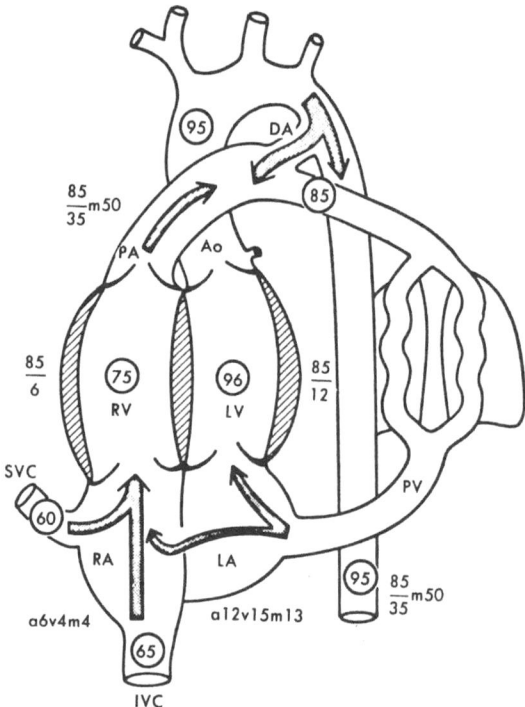

Abb. VII-15. Drucke und Sauerstoffsättigungen (eingekreist) in den verschiedenen Herzabschnitten sowie den herznahen Gefäßen bei einem 3 Monate alten Säugling mit großem Ductus arteriosus persistens und Druckausgleich zwischen Aorta und A. pulmonalis. Nach Rudolph (1974)[10], mit Genehmigung des Autors und des Verlages

Lungengefäßzeichnung vermehrt und es finden sich „tanzende" Hili. Mit zunehmender pulmonaler Hypertonie schwindet das Diastolikum und der Auskultationsbefund wird auf ein Systolikum bei betontem und gespaltenem 2. Pulmonalton reduziert. Bei sehr hohen Shuntvolumina kann es zu einem Druckausgleich zwischen Aorta und A. pulmonalis (Abb. VII-15) und sogar zu einer Shuntumkehr kommen, die an einer Akrocyanose der unteren Körperhälfte erkennbar wird.

Die chirurgische Behandlung besteht in einer Ligatur und Durchtrennung des Gefäßes. Bei Frühgeborenen kann eine pharmakologische Therapie mit Inhibitoren der Prostaglandinsynthese versucht werden.[57,64]

2.4. Aortenisthmusstenosen

Einengungen der thorakalen Aorta descendens werden im deutschen Schrifttum als Aortenisthmusstenosen bezeichnet. Sie liegen distal der A. subclavia im Einmündungsbereich des Ligamentum arteriosum bzw. des Ductus arteriosus. Die konventionelle Nomenklatur[51] unterscheidet (Abb. VII-16):

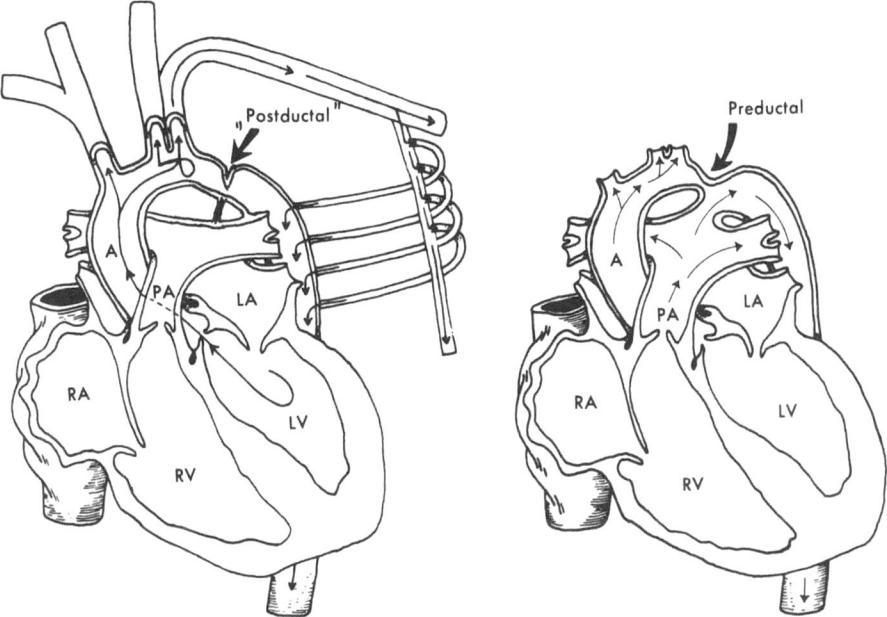

Abb. VII-16. „Postductale" (sog. Erwachsenentyp) und präductale Aortenisthmusstenose („infantiler" Typ). Modifiziert nach Rogers et al. (1980)[65], mit Genehmigung des Autors und des Verlages

1. eine häufig vorkommende sog. postductale Form, die auch als „Erwachsenentyp" bezeichnet wird;
2. eine seltene präductale Form („infantiler" Typ).

Diese Einteilung ist allerdings sowohl hinsichtlich der anatomischen als auch der Altersbezeichnung nach inkorrekt: Die „postductale" Stenose besteht in einer riffartigen Verdickung und Einwärtsfaltung der posterolateralen Aortenwand, die der Einmündungsstelle des Ductus bzw. des Ligamentum arteriosum *gegenüber* (d.h. juxtaductal) liegt.[11] Die ductale Aortenwand selbst ist nicht involviert.[66] Dieser sog. Erwachsenentyp kommt auch bei Säuglingen vor, die Mehrzahl der Kinder bleibt jedoch asymptomatisch.

Das klinische Bild ist gekennzeichnet durch eine Hypertonie der oberen Körperhälfte, der Blutdruck in den unteren Extremitäten ist je nach Ausprägung des Kollateralkreislaufes (via A. subclavia, A. axillaris, Aa. mammariae internae und Interkostalarterien) herabgesetzt oder nicht meßbar. Auskultatorisch findet sich häufig ein Systolikum zwischen den Schulterblättern, im EKG bestehen Zeichen einer Linksherzbelastung. Charakteristisches röntgenologisches Merkmal sind Rippenusuren, d.h. bogenförmige Aussparungen an den unteren Rippenrändern, die durch stark erweiterte retrograd perfundierte Interkostalarterien hervorgerufen werden. Die Aortographie gibt Auskunft über Form und Ausdehnung der Stenose, häufig ist eine prä- und poststenotische Dilatation erkennbar.

Subjektiv können neben kardialen Beschwerden (im Sinne einer Linksherzinsuffizienz) Kopfschmerzen, Schwindel, Nasenbluten oder eine Schwäche im Bereich von Hüften und Beinen auftreten. Als Begleitmißbildungen der juxtaductalen Isthmusstenose kommen Ventrikelseptumdefekte, Aortenklappenstenosen, Mitralvitien sowie Aneurysmen des Circulus Willisi und das Turner-Syndrom (Gonadendysgenesie) vor.[11] Die chirurgische Therapie besteht entweder in einer End-zu-End-Anastomose nach Resektion der Gefäßeinschnürung oder in einer Erweiterungsplastik. Bei langstreckigen Stenosen ist die Interposition einer Kunststoffprothese notwendig.

Die seltene präductale (infantile) Form ist fast immer mit intrakardialen Defekten (z.B. VSD, Endokardkissendefekten oder Transposition der großen Gefäße) verbunden.[11] Der Ductus arteriosus ist gewöhnlich nicht verschlossen, es besteht ein ductaler Rechts-Links-Shunt, über den die untere Körperhälfte durchblutet wird, so daß sich ein ausgeprägter Kollateralkreislauf nicht findet (Abb. VII-16). Voraussetzung hierfür ist eine pulmonale Hypertonie. Gelegentlich besteht eine Cyanose der unteren Körperhälfte, die allerdings nur angedeutet ist, wenn ein intrakardialer Links-Rechts-Shunt besteht. Die klinische Symptomatik und das operative Vorgehen bei präductalen Aortenisthmusstenosen wird weitgehend von den intrakardialen Begleitdefekten bestimmt.

2.5. Aortenstenosen

Zu den angeborenen Mißbildungen, die den Ausflußtrakt des linken Ventrikels einengen, gehören (Abb. VII-17):

1. die valvuläre Aortenstenose;
2. die subvalvuläre Aortenstenose;
3. die supravalvuläre Aortenstenose;
4. die hypertrophische Cardiomyopathie
   (idiopatische hypertrophische subaortale Stenose = IHSS).

Zu 1.:
Bei der kongenitalen valvulären Aortenstenose ist das Klappengewebe fibrotisch verdickt, ein Segel ist gewöhnlich rudimentär, so daß eine bikuspide Klappe mit mehr oder weniger fusionierter Kommissur und exzentrischem Orificium resultiert. In 20% der Fälle ist die valvuläre Aortenstenose mit anderen Defekten (Ductus arteriosus persistens, Aortenisthmusstenose) kombiniert.[11] Im Säuglings- und Kindesalter ruft die isolierte Aortenklappenstenose nur selten Symptome hervor, gelegentlich kann sie aber schon in den ersten Lebenstagen eine schwere und pharmakologisch weitgehend therapieresistente Herzinsuffizienz hervorrufen, die umgehend zu chirurgischer Intervention zwingt. Die meisten Kinder entwickeln sich jedoch normal und zeigen erst im späteren Jugendalter, wenn mit zunehmendem Herzzeitvolumen die Obstruktion relativ größer wird und der Druckgradient ansteigt,[67,68] Symptome einer Linksherzüberlastung mit abnehmender körperlicher Leistungsfähigkeit, pectanginösen Beschwerden oder

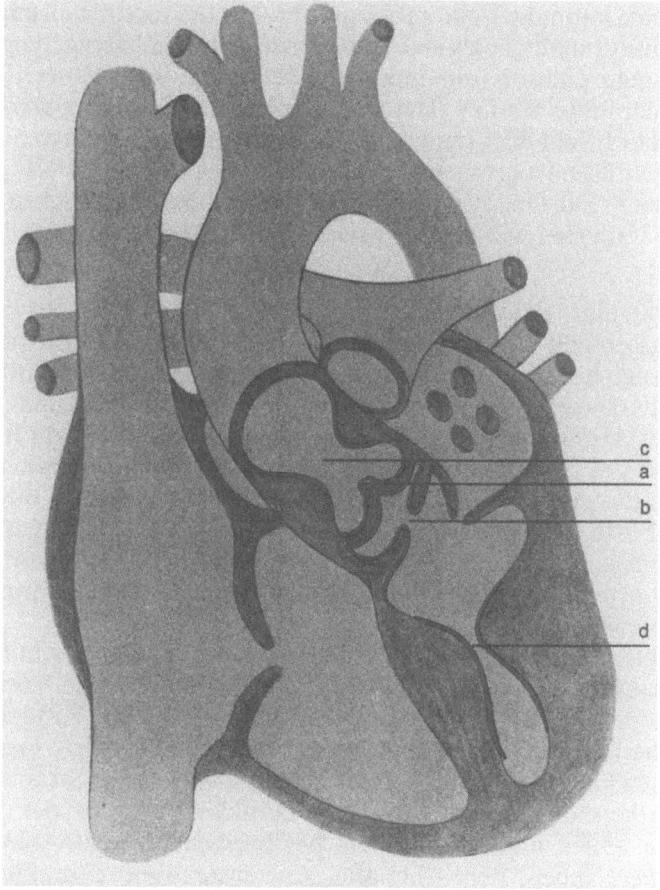

Abb. VII-17. Obstruktionen im Bereich des linksventrikulären Ausflußtraktes (Aortenstenosen): a) valvulär; b) subvalvulär; c) subpravalvulär; d) hypertrophische Cardiomyopathie (idiopathische hypertrophische subaortale Stenose = IHSS). Nach Klinner et al. (1977)[51], mit Genehmigung des Autors und des Verlages

ventrikulären Arrhythmien, die zu Synkopen und plötzlichem Herztod führen können.[69] Auskultatorisch findet sich ein bis in die Carotiden fortgeleitetes Systolikum, Linkshypertrophiezeichen und ST-Depressionen im EKG deuten auf eine erhebliche Obstruktion hin. Ein unter Ruhebedingungen gemessener systolischer Druckgradient zwischen linkem Ventrikel und Aorta von mehr als 40-60 mmHg gilt als Indikation für die Kommissurotomie.[51]

Zu 2.:
Die subvalvuläre Aortenstenose ist von der valvulären Form klinisch nur schwer zu unterscheiden.[11] Die Läsion besteht in einer membranösdiaphragmatischen Einschnürung oder in einem fibrösen Ring, der den Ausflußtrakt unmittelbar unterhalb der Klappe einengt. Neben der Angio-

kardiographie kann die Echokardiographie für die Identifizierung der Stenose-Lokalisation nützlich sein.[70] Oft finden sich gleichzeitig Symptome einer Aortenregurgitation, die durch eine verdickte und in ihrer Beweglichkeit eingeschränkte Klappe hervorgerufen wird. Als Mechanismus ist ein traumatischer Effekt des abnorm hohen Blutstromes, der durch die subaortale Stenose düsenartig mit hoher Geschwindigkeit auf die Klappe trifft, anzunehmen.[11] Die Operationsindikation wird durch die gleichen hämodynamischen Kriterien wie bei der valvulären Aortenstenose bestimmt.

Zu 3.:
Die supravalvuläre Aortenstenose besteht in einer kongenitalen Einengung der Aorta ascendens, die unmittelbar oberhalb der sinus Valsalvae bzw. der Koronarostien beginnt. Am häufigsten kommt eine sanduhrförmige Stenose in Gestalt einer sattelartigen Einbuchtung der rechten Seiten- und Hinterwand der Aorta ascendens vor. Bei der membranösen Form findet man ein ringförmiges Diaphragma, das sich mit einer kleinen zentralen Öffnung quer durch das Aortenlumen spannt. Schließlich gibt es eine diffus hypoplastische Form, bei der die gesamte Aorta ascendens oder sogar der Aortenbogen eingeengt ist. Bei manchen Patienten finden sich zusätzlich eine verdickte Aortenklappe, eine Pulmonalklappenstenose oder periphere Pulmonalarterienstenosen.[11]

Das klinische Bild unterscheidet sich in vieler Hinsicht von anderen Formen der Aortenstenose. Besonders auffällig ist die häufige Kombination mit der idiopathischen infantilen Hypercalcämie.[11,71] Die Kinder sind geistig retardiert, haben einen charakteristischen elfenartigen Gesichtsausdruck, zeigen Gebißanomalien, nicht selten findet sich ein Strabismus oder eine Leistenhernie. Daneben gibt es eine familiäre Form, bei der diese Charakteristika fehlen und lediglich die beschriebenen Gefäßveränderungen vorkommen. Neben dem für alle Aortenstenosen charakteristischen Druckgradienten zwischen linkem Ventrikel und Aorta finden sich erweiterte und geschlängelte Koronararterien. Da die Herzkranzgefäße unterhalb der Stenose entspringen, sind sie einem erhöhten systolischen Druck ausgesetzt und neigen zu vorzeitigen Intimaveränderungen im Sinne einer Koronarsklerose.[11] Wie bei allen Formen der Aortenstenose gilt ein Druckgradient von mehr als 40-60 mmHg zwischen linkem Ventrikel und Aorta als Operationsindikation.[51]

Zu 4.:
Bei der hypertrophischen Cardiomyopathie besteht eine Muskelhypertrophie des Septums, die zu einer subaortalen Einengung der linksventrikulären Ausflußbahn führen kann. Gelegentlich ist auch die freie Ventrikelwand hypertrophiert, so daß eine konzentrische Hypertrophie vorliegt.[72] Die hypertrophische Cardiomyopathie geht nicht zwangsläufig mit einer Obstruktion der Ausflußbahn einher.[73] Die Ätiologie der Erkrankung ist im wesentlichen unbekannt. Sie wird bei einem Teil der Fälle autosomal dominant vererbt, kann aber auch sporadisch auftreten.[74] Es bestehen folgende hämodynamische Besonderheiten: Im Verlauf der späten Systole kann durch das hypertrophierte Ventrikelseptum eine dynamische Obstruktion

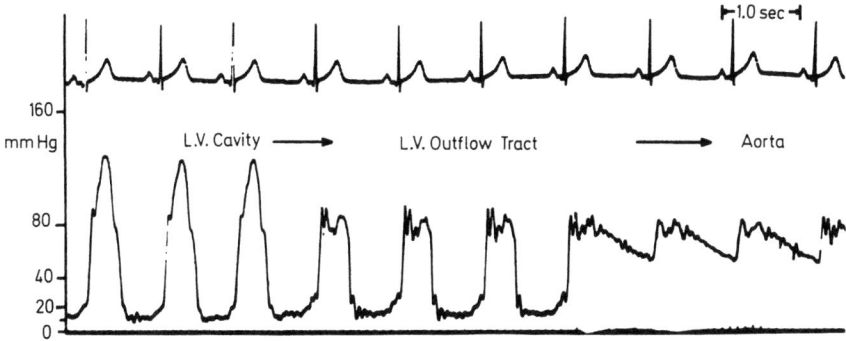

Abb. VII-18. Herzkatheterbefund bei obstruktiver Cardiomyopathie: Der Druckkurvenverlauf beim Zurückziehen des linksventrikulären Katheters zeigt einen systolischen intrakavitären Druckgradienten zwischen Ventrikelspitze und Ausflußtrakt. Nach Braunwald et al. (1964)[75], mit Genehmigung des Autors und der American Heart Association

des linksventrikulären Auswurftraktes entstehen, die in einem intrakavitären systolischen Druckgradienten zwischen Ventrikelspitze und Ausflußbahn bzw. Aorta zum Ausdruck kommt (Abb. VII-18). Ein wesentlicher Obstruktionsmechanismus besteht auch darin, daß das vordere Mitralsegel nach vorne in Richtung auf den hypertrophierten Muskelwulst des Septums gezogen wird und eine zusätzliche Einengung der Auswurfbahn bewirkt.[72,76] Außerdem ist hiermit eine Mitralinsuffizienz verbunden. Das Ausmaß der Obstruktion ist sehr variabel und wird durch zahlreiche Faktoren beeinflußt. Kontraktilitätssteigernde Interventionen (z.B. Digitalis, Isoproterenol), eine Abnahme von preload (Stehen, Valsalva-Manöver, Nitroglycerin, Hypovolämie) und afterload (systemische Vasodilatatoren) verstärken die Obstruktion, während entgegengesetzte Einflüsse (β-Rezeptorenblocker, Calcium-Antagonisten, Allgemeinanaesthesie, hockende Position, Müller-Manöver) eine Abnahme der Obstruktion und des intraventrikulären Druckgradienten zur Folge haben.[73] Der enddiastolische Ventrikeldruck ist erhöht und die Ventrikelcompliance vermindert. Als Folge der erschwerten Ventrikelfüllung sowie der Mitralinsuffizienz ist der linke Vorhof dilatiert. Entsprechend finden sich erhöhte Drucke im linken Vorhof und es kann eine pulmonale Hypertonie auftreten. In etwa 15% der Fälle besteht auch eine Obstruktion des rechtsventrikulären Auswurftraktes.[75,77]

Klinisch manifestiert sich die Erkrankung zumeist erst im 3. Lebensjahrzehnt.[75] Führende Symptome sind Dyspnoe, leichte Ermüdbarkeit, Angina pectoris und ventrikuläre Arrhythmien. Im EKG finden sich häufig ST-Senkungen, pathologische Q-Zacken und Zeichen der Linkshypertrophie.[73,75,77-79] Röntgenologisch kann der linke Ventrikel vergrößert aber auch normal erscheinen, es besteht keine enge Beziehung zwischen der Herzgröße und dem Grad der Obstruktion. Die Diagnose wird angio- und echokardiographisch gesichert.[73]

Eine Operationsindikation besteht, wenn die klinische Symptomatik mit β-Rezeptorenblockern oder/und Calcium-Antagonisten nicht zu be-

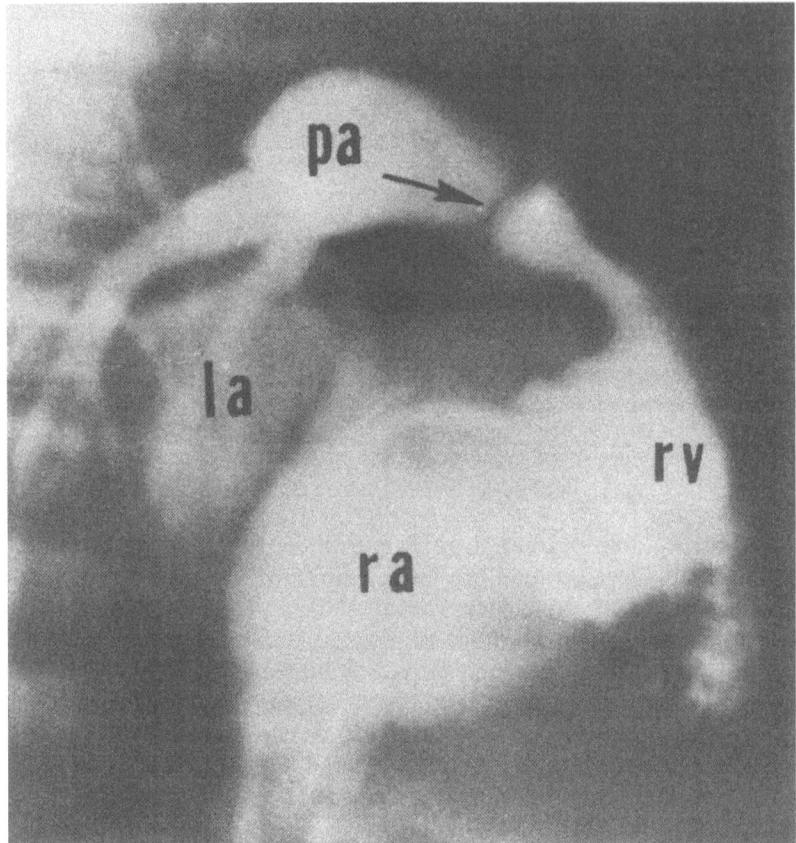

Abb. VII-19. Angiokardiographischer Befund (Kontrastmittelinjektion in den rechten Ventrikel, rv) bei einem Kind mit valvulärer Pulmonalstenose (Pfeil). Die Pulmonalarterie (pa) ist poststenotisch dilatiert. Außerdem zeigt sich eine Kontrastmittelregurgitation in den rechten Vorhof (ra) mit nachfolgendem Shunt in den linken Vorhof (la) via foramen ovale.
Nach Friedman (1980)[11], mit Genehmigung des Autors und des Verlages

herrschen und unter Ruhebedingungen ein systolischer intraventrikulärer Druckgradient von mehr als 50 mmHg nachweisbar ist.[73]

2.6. Pulmonalstenosen, Pulmonalatresie

Pulmonalstenosen kommen entweder isoliert, häufig aber auch in Kombination mit einer infundibulären (subvalvulären) Stenose vor. Supravalvuläre Stenosen sind dagegen ausgesprochen selten.[11,51] Das klinische Bild wird vom Ausmaß der Stenose bestimmt. Leichte Formen sind durch eine Rechtshypertrophie ohne Cyanose gekennzeichnet. Eine hochgradige Pulmonalstenose geht bei Säuglingen in der Regel mit einem Rechts-Links-Shunt durch das Foramen ovale oder einen Vorhofseptumdefekt und mit einer Cyanose einher, die Pulmonalarterie ist poststenotisch dilatiert (Abb. VII-19) und die Lungendurchblutung (bei verschlossenem Ductus) vermindert. Im Unterschied zur Fallot-Tetralogie findet sich röntgenologisch eine Kardiomegalie.[19] Die Höhe des transvalvulären Druckgradienten bzw. des systolischen Druckes im rechten Ventrikel gibt Auskunft über den Grad der Obstruktion. Bei normalem Herzzeitvolumen ist ein systolischer Druckgradient von weniger als 50 mmHg bzw. ein systolischer rechtsventrikulärer Druck von unter 75 mmHg als leichte Stenose, ein Gradient von über 80 mmHg bzw. ein systolischer rechtsventrikulärer Druck von mehr als 100 mmHg als hochgradige Obstruktion mit dringender Operationsindikation einzustufen.[11]

Für die Beseitigung der Pulmonalstenose am geschlossenen Herzen kommt die Operationsmethode nach Brock in Frage.[80] Dabei wird durch eine Stichinzision im Bereich des rechtsventrikulären Auswurftraktes ein Dilatator vorgeschoben und die Klappe gesprengt. Mehr Sicherheit bietet die offene Kommissurotomie unter den Bedingungen der extrakorporalen Zirkulation. Besteht zusätzlich eine infundibuläre Stenose, muß der rechtsventrikuläre Auswurftrakt durch Resektion des hypertrophierten septalen und muralen Muskelgewebes erweitert werden. Begleitende Vorhofseptumdefekte werden verschlossen.

Bei der Pulmonalatresie ist der rechte Ventrikel in der Regel hypoplastisch, es besteht ein Rechts-Links-Shunt auf Vorhofebene. Die Überlebensfähigkeit hängt außerdem von einem durchgängigen Ductus arteriosus ab, der bei Verschlechterung der klinischen Situation mit einer Prostaglandin E_1-Infusion (0,1 µg/kg · min) offen gehalten werden kann.[11]

Die akute Symptomatik, die bereits im Säuglingsalter mit schwerer Rechtsherzinsuffizienz, Cyanose und Acidose einhergeht, verlangt eine kurzfristige chirurgische Intervention. Als palliative Maßnahme kommt eine arterio-pulmonalarterielle Gefäßverbindung in Form der Blalock-Taussig-Anastomose (zwischen A. subclavia und A. pulmonalis), der Waterston-Cooley-Anastomose (zwischen Aorta ascendens und rechter Pulmonalarterie) oder der Potts-Anastomose (zwischen Aorta descendens und A. pulmonalis) in Betracht.[51]

2.7. Fallotsche Tetralogie

Das klassische Krankheitsbild (Abb. VII-20) besteht in:
1. einer Obstruktion des rechtsventrikulären Auswurftraktes (valvuläre oder infundibuläre bzw. kombinierte Pulmonalstenose);
2. einem großen Ventrikelseptumdefekt;
3. einer Dextroposition der Aorta („reitende Aorta");
4. einer Hypertrophie des rechten Ventrikels.

Oft finden sich noch zusätzliche kardiale Fehlbildungen (z.B. Vorhofseptumdefekte, Endokardkissendefekte, Ductus arteriosus persistens, Koronararterienanomalien), außerdem muß in etwa 10-20% der Fälle mit extrakardialen Anomalien gerechnet werden.[11]

Auffälligstes Kennzeichen ist in der Regel die seit der Geburt bestehende Cyanose. Aufgrund der Hypoxie entwickeln sich Uhrglasnägel, Trommel-

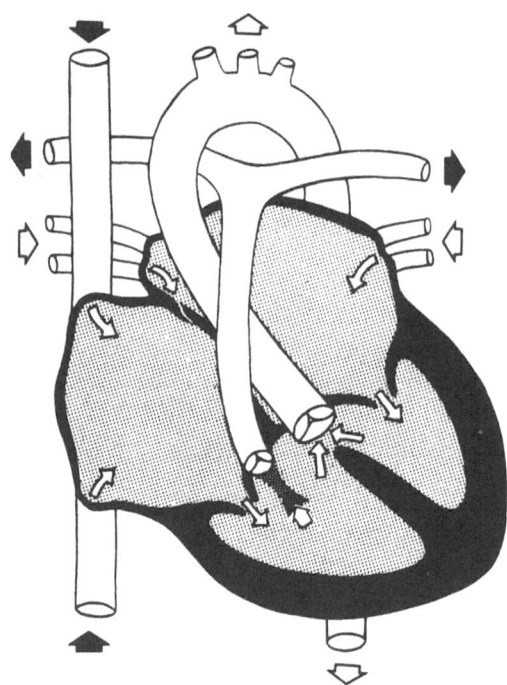

Abb. VII-20. Schematische Darstellung einer Fallotschen Tetralogie mit Pulmonalstenose, Rechtshypertrophie und der über einem Ventrikelseptumdefekt „reitenden" Aorta. Modifiziert nach Sade et al. (1977)[52], mit Genehmigung des Autors und der Ross Laboratories, Columbus (Ohio), USA

schlegelfinger und eine Polycythämie. Das Ausmaß des Rechts-Links-Shunts wird vom Grad der Pulmonalstenose bestimmt und vom systemischen Gefäßwiderstand mit beeinflußt. Besonders Kinder mit infundibulärer Stenose nehmen eine charakteristische Hockstellung ein, die wahrscheinlich über eine Erhöhung des Systemkreislaufwiderstandes zu einer vermehrten Lungendurchblutung und damit zu einer Verringerung der Hypoxie führt. Ist das Ausmaß der Stenose und des Rechts-Links-Shunts nicht sehr ausgeprägt, kann die Cyanose nur diskret sein oder ganz fehlen („acyanotischer" oder „pink" Fallot). Die Mehrzahl der Kinder ist jedoch von Geburt an cyanotisch oder entwickelt eine Cyanose innerhalb des ersten Lebensjahres.[11]

Angiokardiographisch erkennt man die nach rechts verlagerte Aorta. Bei Injektion des Kontrastmittels in den rechten Ventrikel färben sich Aorta und die meist hypoplastische Pulmonalarterie gleichzeitig an. Es besteht ein weitgehender Druckausgleich zwischen rechtem und linkem Ventrikel und aufgrund des Rechts-Links-Shunts eine erniedrigte linksventrikuläre Sauerstoffsättigung (Abb. VII-21). In der Röntgen-Übersichtsaufnahme erscheint das Herz nicht vergrößert, bei Vorliegen einer valvulären Stenose fehlt der Pulmonalisbogen, so daß die Herzsilhouette die typische Holzschuhform hat. Die Lungengefäßzeichnung ist rarefiziert.

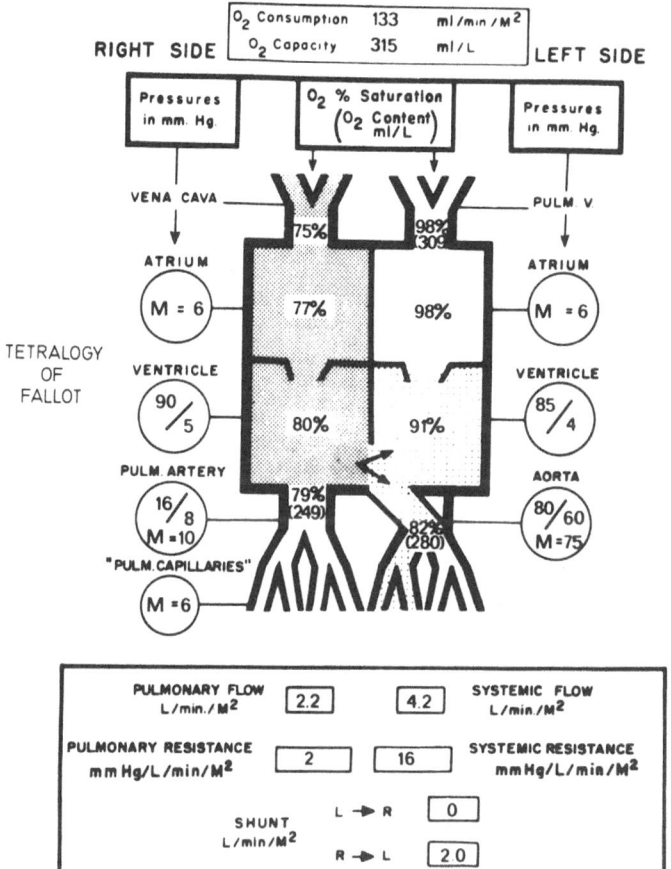

Abb. VII-21. Herzkatheterbefunde bei Fallotscher Tetralogie. Nach Nadas et al. (1972)[15], mit Genehmigung des Autors und des Verlages

Das operative Vorgehen wird von der Größe der Pulmonalarterien bestimmt. Säuglinge mit hypoplastischen Pulmonalarterien sind Kandidaten für eine palliative arterio-pulmonalarterielle Shuntoperation nach Blalock-Taussig, seltener nach Waterston-Cooley oder Potts, die zu einer Verbesserung der Lungendurchblutung führen. Bei älteren Säuglingen und Kindern ohne wesentliche Pulmonalhypoplasie wird eine Totalkorrektur durchgeführt.[11]

2.8. Transposition der großen Arterien

Bei der kompletten Transposition der großen Arterien (TGA) besteht bei atrio-ventrikulärer Konkordanz (d.h. die Ventrikel erhalten ihr Blut aus den zugehörigen Vorhöfen) eine ventrikulo-arterielle Diskordanz: die Aorta entspringt aus dem rechten und die Pulmonalarterie aus dem linken Ventrikel mit der Folge, daß Pulmonal- und Systemkreislauf nicht hintereinan-

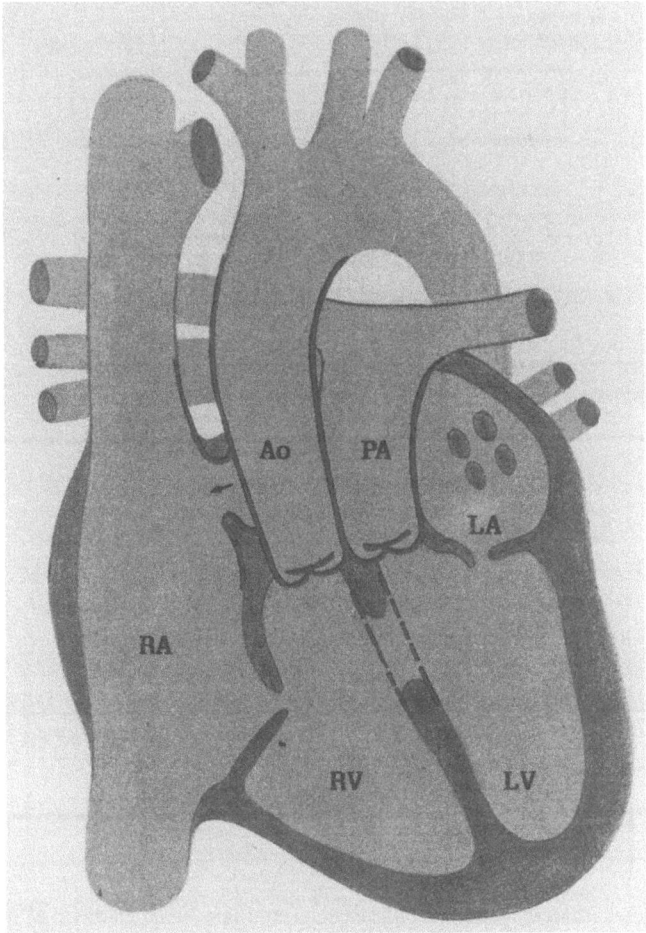

Abb. VII-22. Transposition der großen Arterien: Die Aorta entspringt aus dem rechten, die A. pulmonalis aus dem linken Ventrikel. Es besteht ein Vorhofseptumdefekt (evtl. auch nach Atrioseptostomie), gegebenenfalls auch ein Ventrikelseptumdefekt. Modifiziert nach Klinner et al. (1977)[51], mit Genehmigung des Autors und des Verlages

der, sondern parallel geschaltet sind und das arterialisierte Blut im kleinen und das venöse Blut im großen Kreislauf rezirkuliert (Abb. VII-22). Dabei liegt das Aortenostium in der Regel vorn rechts vor dem Pulmonalostium (D-Stellung der großen Gefäße, D-TGA).[81] Nicht selten besteht zusätzlich eine Pulmonalstenose. Die Lebensfähigkeit der Säuglinge hängt vom Vorhandensein und der Größe einer interatrialen (Foramen ovale, Vorhofseptumdefekt) oder/und interventrikulären Kurzschlußverbindung (Ventrikelseptumdefekt), seltener auch von einem persistierenden Ductus arteriosus ab. Verschließen sich Foramen ovale oder Ductus Botalli, bringt die Ballonseptostomie nach Rashkind[82] schnelle Hilfe. Dabei wird über die untere Hohlvene ein Ballonkatheter durch das Foramen ovale in den linken Vor-

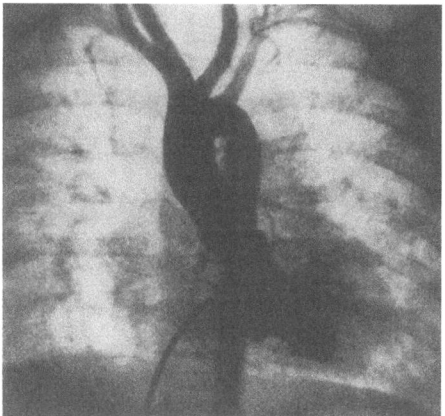
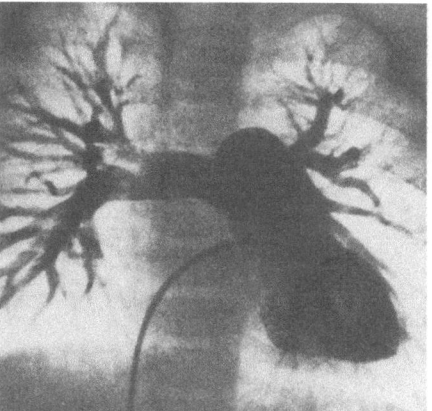
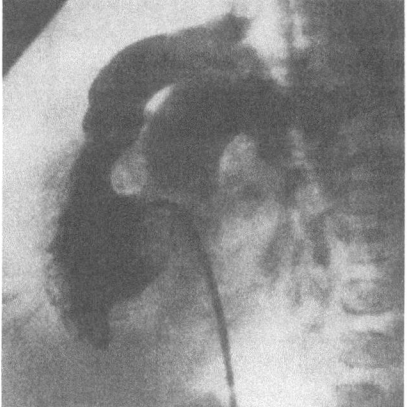

Abb. VII-23. Transposition der großen Arterien. Links: Kontrastmittelinjektion in den rechten Ventrikel mit Anfärbung der Aorta. Rechts: Kontrastmittelinjektion in den linken Ventrikel mit Anfärbung der Pulmonalarterien. Unten: Darstellung der im seitlichen Strahlengang parallel hintereinander verlaufenden großen Arterien (TGA mit Ventrikelseptumdefekt). Nach Schumacher et al. (1980)[83], mit Genehmigung des Autors und des Verlages

hof vorgeschoben und durch Einreißen des Vorhofseptums ein großer Defekt geschaffen. Kinder mit kleinen Kurzschlußverbindungen zeigen von Geburt an eine Cyanose mit Dyspnoe und entwickeln eine ausgeprägte Polycythämie sowie Trommelschlegelfinger. Wenn dagegen ein großer (bidirektionaler) Shunt vorliegt, ist die Cyanose meist nur diskret, und es stehen die Symptome einer Herzinsuffizienz im Vordergrund. Bei der Herzkatheterisierung sieht man die ventrikuloarterielle Diskordanz und die in charakteristischer Weise parallel hintereinander verlaufenden großen Gefäße, die sich nicht überkreuzen (Abb. VII-23). Gleichzeitig gibt die Untersuchung Aufschluß über intrakardiale Kurzschlußverbindungen (ASD, VSD oder Ductus Botalli), Sauerstoffsättigungen und über die Druckverhältnisse im linken Ventrikel bzw. das Ausmaß einer pulmonalen Hypertonie (Abb. VII-24).

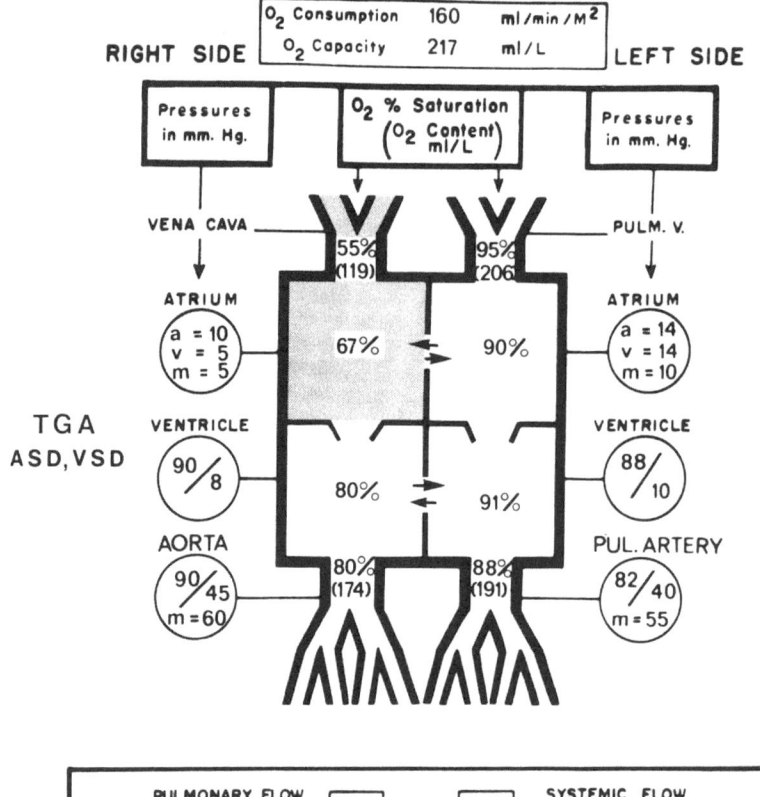
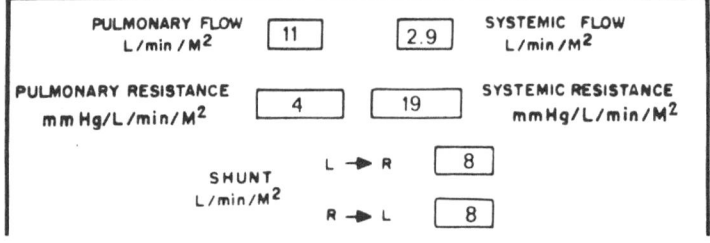

Abb. VII-24. Herzkatheterbefunde bei Transposition der großen Arterien (TGA) mit ASD und VSD. Aufgrund des hohen bidirektionalen Shunts besteht eine noch ausreichende systemarterielle O_2-Sättigung. Nach Nadas et al. (1972)[15], mit Genehmigung des Autors und des Verlages

Bei Kindern ohne oder mit allenfalls kleinem Ventrikelseptumdefekt kommt in erster Linie das Operationsverfahren nach Mustard in Betracht.[84] Nach Exzision der Vorhofseptumreste wird ein Perikard- oder Kunststoff-patch derart eingenäht, daß die Lungenvenen in den vorderen (rechten), die Hohlvenen in den hinteren (linken) Ventrikel drainieren. Seltener wird die Vorhofumkehr nach Senning praktiziert.[85] In Fällen mit großem Ventrikelseptumdefekt und Pulmonalstenose bzw. -Atresie bietet sich das Verfahren nach Rastelli[86] an. Dabei werden rechter Ventrikel und A.

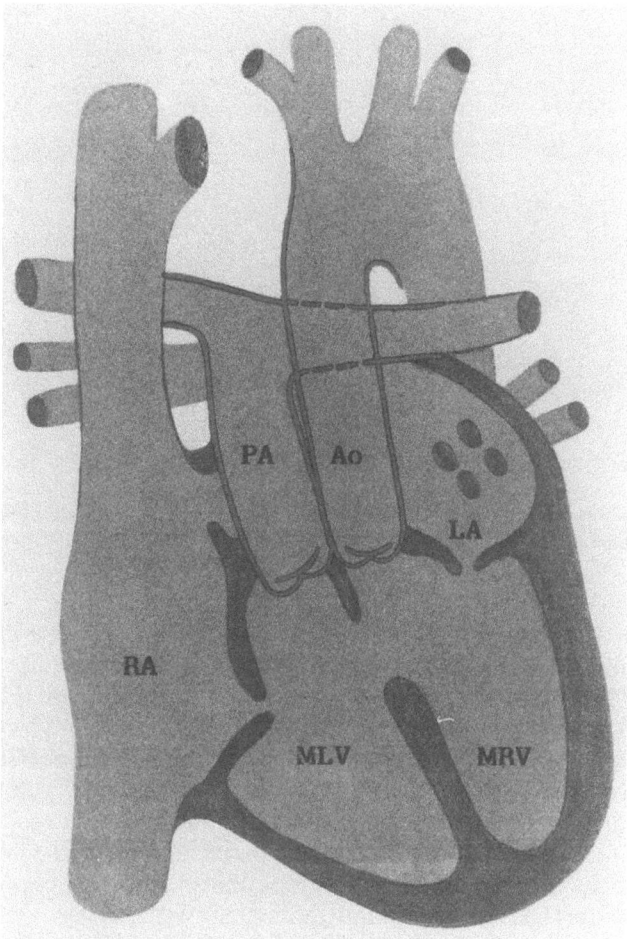

Abb. VII-25. Angeboren korrigierte Transposition der großen Arterien: Es besteht eine Inversion der Ventrikel gegenüber den Vorhöfen. Aufgrund einer ventrikuloarteriellen Diskordanz ist die Ventrikelinversion funktionell korrigiert. Da dieser Herzfehler jedoch häufig mit einem Ventrikelseptumdefekt und einer Pulmonalstenose einhergeht, besteht oft ein Rechts-Links-Shunt mit Cyanose. MLV = morphologisch linker Ventrikel; MRV = morphologisch rechter Ventrikel. Modifiziert nach Klinner et al. (1977)[51], mit Genehmigung des Autors und des Verlages

pulmonalis über eine Gefäßprothese mit eingebauter Klappe anastomosiert und der linke Ventrikel intrakardial über den Ventrikelseptumdefekt mit der Aorta verbunden.

Bei der „angeborenen korrigierten Transposition der großen Arterien" besteht eine Inversion der Ventrikel gegenüber den Vorhöfen (atrioventrikuläre Diskordanz) und eine ventrikuloarterielle Diskordanz[87] (Abb. VII-25). Das venöse Blut gelangt aus dem rechten Vorhof in den morphologisch linken Ventrikel und von hier aus in die Pulmonalarterie, das arterialisierte

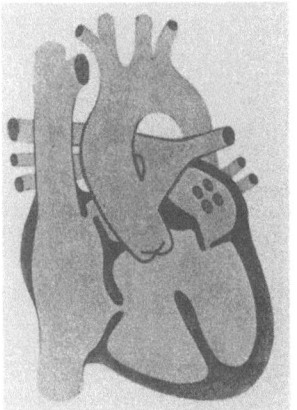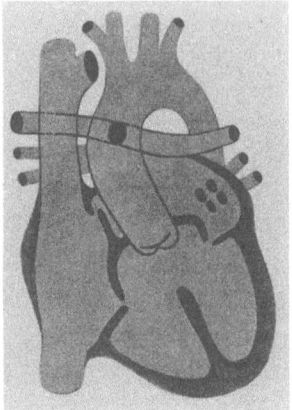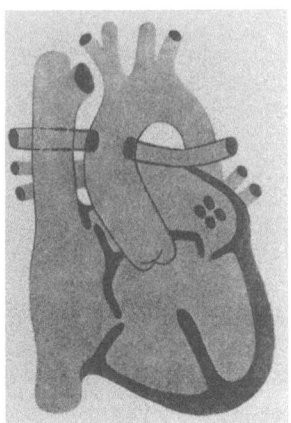

Abb. VII-26. Persistierender Truncus arteriosus: Entweder entspringen der Pulmonalisstamm (Typ I, links) oder die Pulmonalisäste zusammen (Typ II, Mitte) oder getrennt (Typ III, rechts) aus der Aorta ascendens. Es besteht immer ein Ventrikelseptumdefekt. Nach Klinner et al. (1977)[51], mit Genehmigung des Autors und des Verlages

Blut aus den Lungenvenen über den linken Vorhof und die Tricuspidalklappe in den morphologisch rechten Ventrikel und dann in die Aorta. Damit ist die Ventrikelinversion zwar funktionell korrigiert, die Hämodynamik wird jedoch in den meisten Fällen durch zusätzliche intrakardiale Fehlbildungen, vor allem durch einen VSD, durch Pulmonalstenosen (valvulär oder subvalvulär) und durch Anomalien der linksseitigen Tricuspidalklappe sowie durch einen atypischen Verlauf der Reizleitungsbahnen gestört.[87-89] Die chirurgische Behandlung dieser zumeist mit einer Cyanose einhergehenden Mißbildung (intraventrikulärer Rechts-Links-Shunt bei Pulmonalstenose) ist zum einen dadurch erschwert, daß bei Verschluß des VSD fast immer ein kompletter AV-Block resultiert, überdies ist wegen der hinten liegenden Pulmonalarterie eine plastische Erweiterung des Ausflußtraktes nicht möglich. Bei einer valvulären Pulmonalstenose kommt deshalb in erster Linie eine Brocksche Sprengung der Klappe in Frage.[51]

2.9. Persistierender Truncus arteriosus

Bei dieser Anomalie entspringen entweder der Pulmonalisstamm (Typ I) oder die Pulmonalisäste zusammen oder getrennt (Typ II und III) von der Aorta ascendens, es besteht immer ein Ventrikelseptumdefekt (Abb. VII-26). Die Kinder sind in der Regel nur leicht cyanotisch, entwickeln aber früh eine Herzinsuffizienz und eine Kardiomegalie.[11] Die Korrektur dieser Truncusformen ist nur dann erfolgversprechend, wenn noch kein fixierter pulmonaler Hochdruck besteht.[51] Es wird zwischen dem bis auf den Ventrikelseptumdefekt ausgangslosen rechten Ventrikel und der A. pulmonalis eine Gefäßprothese mit Klappe geschaffen und der Ventrikelseptumdefekt verschlossen.

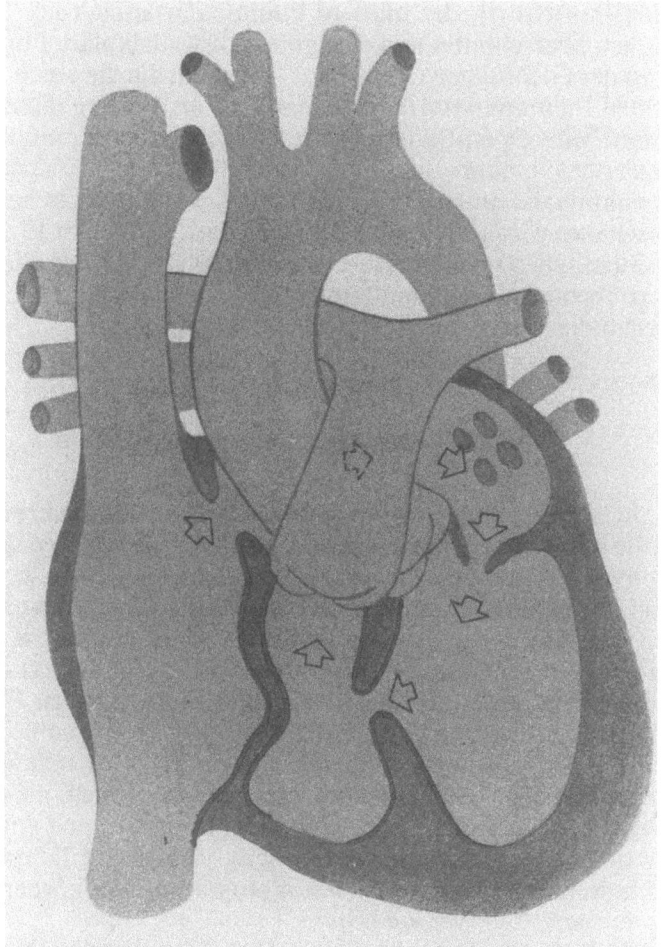

Abb. VII-27. Tricuspidalatresie: Rechts-Links-Shunt auf Vorhofebene und Versorgung des Lungenkreislaufes über einen Ventrikelseptumdefekt und den rudimentären rechten Ventrikel. Nach Klinner et al. (1977)[51], mit Genehmigung des Autors und des Verlages

2.10. Tricuspidalatresie

Die Anomalie ist charakterisiert durch das Fehlen einer Tricuspidalöffnung, einen hypoplastischen rechten Ventrikel, eine intraatriale Kurzschlußverbindung sowie einen Ventrikelseptumdefekt[90] (Abb. VII-27). Es kommt also stets zu einer vollständigen Durchmischung des Blutes, so daß eine Cyanose besteht. Die Mißbildung ist oft mit anderen Defekten assoziiert (Pulmonalstenose, D-TGA, persistierender Ductus arteriosus, Aortenisthmusstenose).[11]

Als Palliativmaßnahme bietet sich eine Blalock-Anastomose an. Eine funktionelle Korrektur ist unter der Voraussetzung, daß der pulmonale Gefäßwiderstand normal ist, der mittlere Pulmonalarteriendruck 20 mmHg nicht wesentlich überschreitet und eine gute linksventrikuläre Funktion besteht,[91,92] mit der Glennschen Operation[93] möglich, die die obere Hohlvene mit der rechten Pulmonalarterie verbindet. In Fortführung dieses Eingriffes hat Fontan[94] eine Operationsmethode entwickelt, bei der mit Hilfe einer klappentragenden Gefäßprothese eine Verbindung zwischen rechtem Vorhof und A. pulmonalis sinistra hergestellt und der rudimentäre rechte Ventrikel ausgeschaltet wird (Verschluß des ASD und VSD). Der Eingriff wird durch eine Glennsche Operation vervollständigt. Der Druck in den Hohlvenen und im rechten Vorhof muß hoch genug sein, damit die Lunge ausreichend perfundiert wird.

3. Präoperative Visite und Prämedikation

Bevor der Anaesthesist das Kind besucht, muß er vollständig über die Anamnese und die klinischen Befunde unterrichtet sein. Da das Verständnis der Pathohämodynamik die entscheidende Voraussetzung für eine rationale Planung und Durchführung der Anaesthesie bei Kindern mit kongenitalen Herzfehlern darstellt, muß sich der Anaesthesist insbesondere genügend Zeit für ein eingehendes Studium der Herzkatheterbefunde und Angiokardiogramme nehmen. Art und Dosierung einer präoperativen Pharmakotherapie (Digitalis, Diuretika, gegebenenfalls β-Rezeptorenblocker oder Prostaglandine) sind ebenfalls zu protokollieren. Er sollte sich ferner über die Gründe und den Verlauf vorangegangener Operationen, die dabei verwendeten Anaesthesieverfahren und über die physischen und emotionalen Reaktionen des Kindes informieren. Gewicht, Größe und Körperoberfläche müssen bestimmt und anhand des Somatogramms der körperliche Entwicklungsstand ermittelt werden.

Sobald alle wichtigen Fakten gesammelt und auf dem Protokoll notiert sind, besucht der Anaesthesist den Patienten und, wenn anwesend, seine Eltern. Zweifellos erleichtert eine Mitaufnahme der Mutter ins Krankenhaus die psychische Betreuung und Vorbereitung des Kindes auf die Operation. Der Anaesthesist sollte den Vornamen des Kindes kennen und in der Anrede verwenden, sich vorstellen und seine Funktion in einer dem Alter des Kindes angemessenen Weise erklären. Durch Eingehen auf die momentanen Interessen des Kindes (Spielzeug, Bücher) läßt sich die Kontaktaufnahme erleichtern und eine Vertrauensbasis schaffen. Älteren Kindern werden Maßnahmen, die mit der Anaesthesie in Zusammenhang stehen (Nahrungskarenz, Prämedikation, Transport, Anaesthesieeinleitung) erläutert. Bei den meisten Kindern steht dabei die Angst vor schmerzhaften Injektionen im Vordergrund. Oft läßt sich diese Befürchtung z.B. durch die Zusage einer oralen Prämedikation zerstreuen, keinesfalls aber dürfen falsche Versprechungen gemacht werden.

Die körperliche Untersuchung sollte sich auf das Notwendigste beschränken (Venenstatus, Suche nach losen Zähnen bei Kindern im Alter

Tabelle VII-7. Intramuskuläre Prämedikation bei Kindern im Universitätsklinikum Berlin-Charlottenburg

Gewicht (kg)	Morphin	Scopolamin	Pentobarbital (Nembutal)
3–5	–	0,1 mg	–
5–7	0,25 mg	0,1 mg	–
7–9	0,5 mg	0,1 mg	15 mg
9–12	1,5 mg	0,15 mg	25 mg
12–15	2 mg	0,2 mg	30 mg
15–20	3 mg	0,3 mg	40 mg

zwischen 6 und 8 Jahren, Allen-Test). Hautfarbe, Ernährungszustand und Atmung lassen sich während des Gesprächs mit dem Kind hinreichend beurteilen. Auch bei größtem Einfühlungsvermögen in die kindliche Psyche wird der Anaesthesist in einigen Fällen Schwierigkeiten haben, einen ausreichenden Kontakt herzustellen. Kinder zwischen 2 und 4 Jahren sind erfahrungsgemäß ängstlicher und entsprechend weniger zugänglich als ältere Kinder, besonders wenn traumatische Krankenhauserlebnisse vorangegangen sind oder die Kommunikation aus anderen Gründen erschwert ist (sprachliche Barrieren, geistig retardierte Kinder).

Wenn möglich, sollten die Eltern in die präoperative Visite einbezogen und ermuntert werden, Fragen zu stellen, wobei es zweckmäßig sein kann, das Gespräch mit den Eltern nicht in Anwesenheit des Kindes zu führen. Die Aufgabe des Anaesthesisten besteht darin, auch das Vertrauen der Eltern zu stärken, wobei sich ihre Zuversicht ebenfalls günstig auf die Psyche des Kindes auswirken kann. Fragen, die die Erfolgsaussichten der Operation betreffen, müssen - besonders bei zweifelhafter Prognose - an den Operateur weitergeleitet werden. Bei einer verhältnismäßig großen Zahl von Säuglingen und Kleinkindern mit dringlicher Operationsindikation ist keine präoperative Visite möglich, die Information des Anaesthesisten bleibt in solchen Fällen meistens auf telefonische Auskünfte des Kinderkardiologen beschränkt.

Bei elektiven Eingriffen wird im Anschluß an die präoperative Visite die Prämedikation festgelegt. Da Kinder im Gegensatz zu vielen Erwachsenen in der Regel gut schlafen, kann auf eine Sedierung am Vorabend der Operation im allgemeinen verzichtet werden.

Als intramuskuläre Prämedikation am Operationstag ist eine Kombination von Barbituraten mit Opiaten und Anticholinergika am weitesten verbreitet (Tab. VII-7). In den letzten Jahren wird jedoch eine orale Prämedikation auch bei Kindern häufiger als früher in Betracht gezogen.[95,96] Der Vorteil dieser Applikationsform besteht darin, daß sie weniger aufwendig ist und den Kindern das Trauma der Injektion erspart werden kann. Bei älteren Kindern bevorzugen wir - wie bei Erwachsenen - Flunitrazepam in einer Dosierung von 0,03 mg/kg (1 Tablette Flunitrazepam mit Kreuzbruchrille enthält 2 mg Wirkstoff). Bei Kleinkindern und Säuglingen kann Diazepam als Sirup in einer Dosierung von 0,1–0,2 mg/kg (1 ml Sirup = 0,4 mg

Diazepam) oder Flunitrazepam in Tropfenform (1 Tropfen enthält 0,1 mg Dosierung 0,05-0,1 mg/kg = 1/2-1 Tropfen/kg)[96] gegeben werden.* Die orale Prämedikation sollte mindestens 90 min vor Anaesthesiebeginn erfolgen. Als weitere Alternative zur traditionellen intramuskulären Prämedikation kommt bei Säuglingen und Kleinkindern eine rektale Applikation schlafinduzierender Pharmaka in Betracht. Liu et al.[97] empfehlen Methohexital in einer Dosierung von 20 mg/kg (zur Herstellung einer 10% Lösung werden 500 mg Methohexital in 5 ml Wasser gelöst und über eine gekürzte 14F-Sauerstoffsonde appliziert). Da die Kinder innerhalb von 10-15 min einschlafen, erscheint diese Technik besonders als basale Anaesthesie bei nicht elektiven Eingriffen nützlich. Eine weitere und weniger aufwendige Möglichkeit, unvorbereitete Kinder beim Eintreffen im Operationstrakt schnell ruhig zu stellen, ist die intramuskuläre Applikation von 5-7 mg/kg Ketamin (nicht bei Kindern mit linksventrikulärer Auswurfobstruktion). Dieses Verfahren erlaubt einen unmittelbaren Übergang zur Anaesthesie und macht eine entsprechende Überwachung notwendig.

Die präoperative Vorbereitung auf geplante Eingriffe umfaßt abgesehen vom Studium der Krankenakte, der Visite des Kindes und der Verordnung der Prämedikation auch die Festlegung der Nahrungskarenz und des Operationszeitpunktes. Die Nahrungszufuhr sollte nicht länger als notwendig unterbrochen werden, da besonders kleinere Kinder zu Hypoglykämie neigen.[98] Bei Polyglobulie bzw. Hämokonzentration kann sich eine zu lange Flüssigkeitskarenz ebenfalls ungünstig auswirken. Kleinkinder erhalten deshalb bis 4 Stunden vor Anaesthesiebeginn flüssige Nahrung in Form von süßem Tee oder Obstsäften. Die präoperative Einnahme oraler Prämedikationspharmaka (Bruchteile einer Tablette, Sirup oder Tropfen) erhöht unserer Erfahrung nach nicht die Gefahr einer Aspiration von Mageninhalt. Zur Vermeidung einer unnötig langen Nahrungskarenz und mit Rücksicht auf die Psyche des Kindes sollten pädiatrische Eingriffe immer am Anfang des Operationsprogrammes stehen.

4. Anaesthesie

4.1. Allgemeine Gesichtspunkte

Eine rechtzeitige und vollständige Vorbereitung des speziell für die Anaesthesie bei Säuglingen und Kleinkindern benötigten Zubehörs (Tab. VII-8 und VII-9) trägt entscheidend dazu bei, daß die Anaesthesie schonend, d.h. in ruhiger Atmosphäre ohne störende akustische oder optische Reize für das Kind eingeleitet werden kann. Es ist deshalb auch zweckmäßig, wenn der Anaesthesie-Einleitungsraum nur eine (möglichst abschließbare) Tür besitzt und nicht mehr als 2 Personen während der Einleitungsphase anwesend sind. Erregte und schreiende Kinder haben einen hohen Sauerstoffver-

---

* Flunitrazepam-Tropfen sind nicht offiziell im Handel, können aber vom Hersteller (Hoffmann-La Roche) auf Wunsch bezogen werden.

Tabelle VII-8. Vorbereitung von Anaesthesie-Pharmaka für Säuglinge und Kleinkinder bis 20 kg

Medikament	Präparation
Fentanyl	Unverdünnt in 2-ml-Spritze (1 ml=50 µg)
Ketamin (für i.m.-Applikation)	Unverdünnt in 2-ml-Spritze (1 ml=50 mg)
Flunitrazepam	1 mg (0,5 ml) verdünnt auf 10 ml (1 ml=100 µg)
Succinylcholin (für i.v.-Applikation)	50 mg (2,5 ml) verdünnt auf 5 ml (1 ml=10 mg)
Pancuronium	2 mg (1 ml) verdünnt auf 5 ml (1 ml=0,4 mg)

Tabelle VII-9. Vorbereitung von Anaesthesie-Zubehör für Säuglinge und Kleinkinder bis 20 kg

Pädiatrische EKG-Elektroden und -Kabel
Intravasale Verweilkanülen (butterfly, G18-G24-Kunststoffkanülen,T-Verbindungsstücke)
Infusion 250 ml (Mischung aus 125 ml 10% Glukose und 125 ml Elektrolytgrundlösung)
Pädiatrisches Tropfsystem, Infusionspumpe
Präkordiales Stethoskop, Oesophagusstethoskop
Ultraschall-Blutdruckmeßgerät
Masken, Nasenwege, Guedeltuben, Laryngoskop, nasotracheale Tuben ohne Manschette
T-Beatmungssystem (z.B. Kuhn-System)
Volumenkonstantes Kinder-Narkosebeatmungsgerät
Pädiatrische Venenkatheter
Mikrochirurgisches Instrumentarium für Venae- bzw. Arteriaesectio, Op-Leuchte
Heparin-Kochsalzlösung zur Spülung intravasaler Katheter
  (2500 E Heparin auf 250 ml 0,9% Kochsalzlösung)
Wärmematte, Wärmestrahler, Aluminiumfolie

brauch, wodurch eine Cyanose in bedohlichem Maße verstärkt werden kann. Zunächst werden 4 Extremitäten-Elektroden für die EKG-Ableitung, ein präkordiales Stethoskop sowie eine Blutdruckmanschette angelegt. Bei gut prämedizierten und besonders bei älteren Kindern läßt sich in der Regel schon vor Anaesthesiebeginn eine periphere Vene kanülieren. Die Wahl des Anaesthesieverfahrens muß folgende Besonderheiten berücksichtigen:

1. Vitien mit Links-Rechts-Shunt und hoher Lungendurchblutung (z.B. VSD) führen zu einer beschleunigten Aufnahme von Inhalationsanaesthetika. Bei intravenös oder intramuskulär applizierten Anaesthetika ist der Wirkungseintritt aufgrund der pulmonalen Rezirkulation verzögert.
2. Bei Kindern mit Transposition der großen Arterien sowie bei Vitien mit Rechts-Links-Shunt und verminderter Lungendurchblutung (z.B. Fallot-Tetralogie) ist die Situation umgekehrt, d.h. intravenöse Anaestheti-

ka erreichen schnell das Gehirn, Inhalationsanaesthetika fluten langsamer als normalerweise an. Eine Abnahme des Systemkreislaufwiderstandes verstärkt den Rechts-Links-Shunt, damit nimmt die Cyanose und auch die Gefahr der relativen Überdosierung intravenöser Anaesthetika zu.
3. Bei cyanotischen Herzfehlern dürfen selbst kleinste Luftblasen nicht in das venöse System gelangen, da sie über den intrakardialen Rechts-Links-Shunt (bei TGA auch auf direktem Wege) die Koronararterien oder das Gehirn erreichen können.

In vielen Zentren wird die Anaesthesie, wenn der Patient gut prämediziert ist bzw. eine Maske toleriert, per inhalationem eingeleitet, niemals sollte jedoch dem Kind eine Maske aufgezwungen werden. Als Alternative kommt eine intravenöse oder intramuskuläre Einleitung in Betracht. Bei Säuglingen und Kleinkindern ist die intramuskuläre Einleitung mit Ketamin (5-7 mg/kg) nicht nur praktisch, sondern auch hämodynamisch sinnvoll, wenn - wie bei cyanotischen Vitien (z. B. Fallot-Tetralogie) - eine Abnahme des peripheren Gefäßwiderstandes bzw. des arteriellen Druckes und damit eine Zunahme des Rechts-Links-Shunts, vermieden werden soll. Eine Reihe von Autoren bestätigt unsere guten Erfahrungen mit dieser Technik bei Kindern mit cyanotischen Vitien.[99-103] Ketamin sollte dagegen nicht verwendet werden, wenn ein großer Links-Rechts-Shunt (z. B. ein großer VSD) oder eine linksventrikuläre Auswurfobstruktion (Aortenstenose, Aortenisthmusstenose) besteht. Bei älteren Kindern leiten wir die Anaesthesie wie bei Erwachsenen intravenös mit Einzeldosen von 3-6 µg/kg Flunitrazepam in Kombination mit Fentanyl (2 µg/kg) ein.

Die individuelle Bevorzugung bestimmter Anaesthesietechniken oder Pharmakakombinationen ändert jedoch nichts an der Tatsache, daß die Qualität der Patientenversorgung in erster Linie vom Verständnis der hämodynamischen Besonderheiten des Vitiums sowie von der Erfahrung des Anaesthesisten abhängt, und weniger von der Wahl des Anaesthetikums. Es gibt bisher keine Befunde, die einen Einfluß des Anaesthesieverfahrens auf die Letalität dokumentieren.

Während der Einleitungsphase werden Kinder bis zu einem Gewicht von etwa 20 kg mit einem Kuhnschen System assistiert beatmet, wobei der Frischgaszufluß das 2-3fache des Atemminutenvolumens betragen muß, um eine Rückatmung von CO_2 zu vermeiden. Zur Muskelrelaxierung werden 1,5 mg/kg Succinylcholin oder 0,1 mg/kg Pancuronium i.v. injiziert. Hat das Kind noch keinen venösen Zugang, werden 2 mg/kg Succinylcholin intramuskulär gegeben. Pancuronium läßt Blutdruck und Herzfrequenz nahezu unbeeinflußt, wenn zuvor ein Opiat gegeben worden ist.[104]

Kinder bis zu einem Körpergewicht von 20 kg werden nasotracheal intubiert, wobei wir vorgeformte Einmaltuben ohne Manschette verwenden (Abb. VII-28, Tab. VII-10). Die nasotracheale Intubation hat den Vorteil, daß der Tubus besser fixiert wird. Durch die vorgeformte Krümmung des Tubus ist eine Abknickung an der Nasenaustrittsstelle nahezu ausgeschlos-

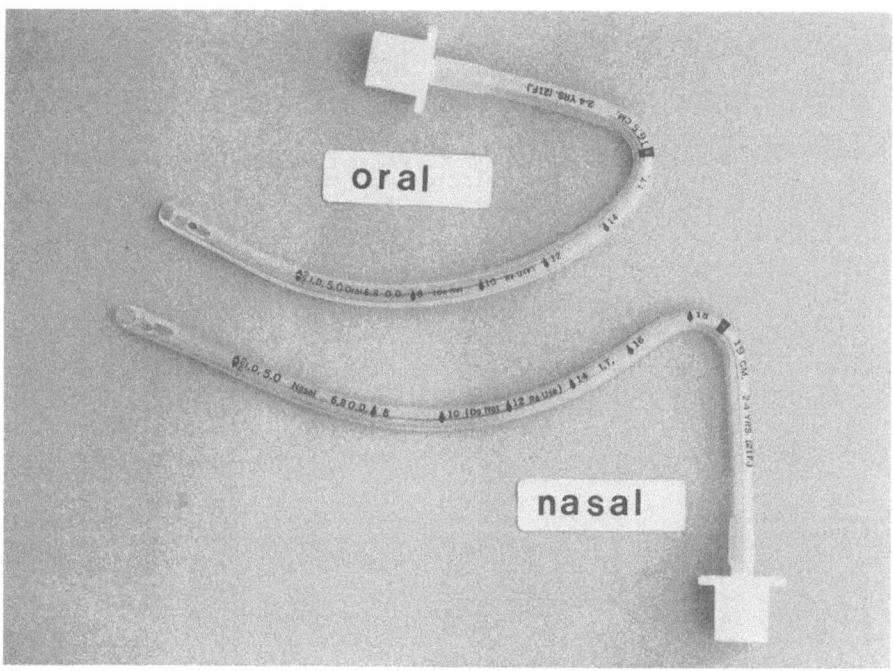

Abb. VII-28. Vorgeformte Endotrachealtuben ohne Blockmanschette für Säuglinge und Kleinkinder

Tabelle VII-10. Endotrachealtubusgrößen bei Kindern. Nach Clark et al. (1978)[105]

Gewicht/Alter	Interner Tubusdurchmesser	Externer Tubusdurchmesser
	(mm)	(French)
<2 kg	2,5	12
2–3,5 kg	3,0	14
3,5 kg – 6 Monate	3,5	16
6–12 Monate	4,0	18
1–2 Jahre	4,5	20
2–4 Jahre	5,0	22
4–6 Jahre	5,5	24
6–8 Jahre	6,0	26
8–10 Jahre	6,5	28
10–12 Jahre	7,0	30

sen. (Abb. VII-29). Dislozierungen sind ebenfalls seltener als bei konventionellen Tuben. Nach der Intubation gehen wir von der manuellen auf maschinelle Beatmung mit einem volumenkonstanten Kinderrespirator über, damit der Anaesthesist beide Hände für weitere Vorbereitungen frei hat. Kinder mit einem Körpergewicht von mehr als 20 kg können mit einem Er-

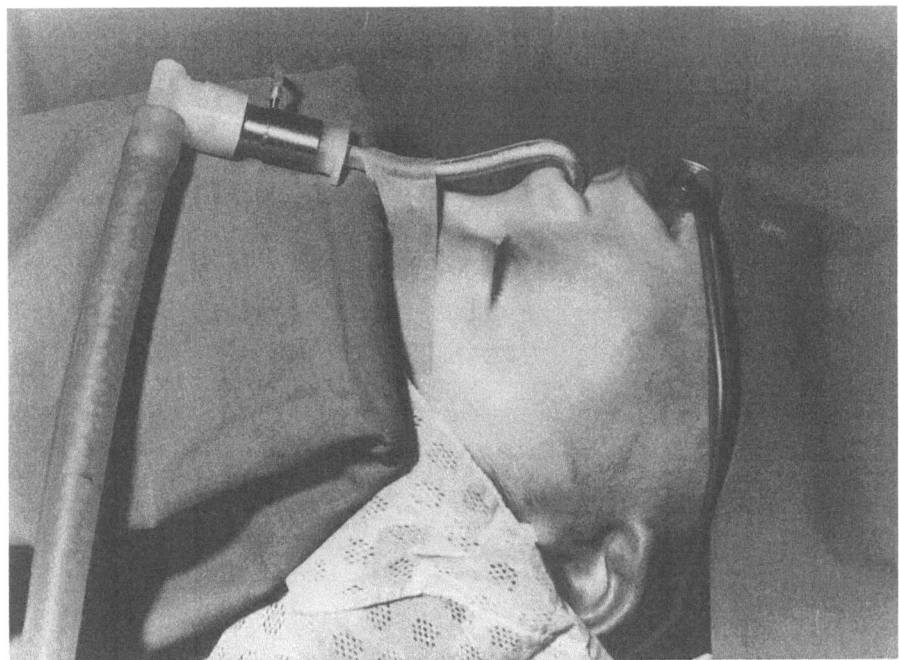

Abb. VII-29. Vorgeformter nasotrachealer Tubus in situ

wachsenenrespirator beatmet werden. Als Faustregel für die Bestimmung des erforderlichen Atemminutenvolumens gilt:[105]

Totraum = 2 ml/kg
Atemzugvolumen = 3 × Totraum
Atemminutenvolumen = Atemzugvolumen × Atemfrequenz
(oder ca. 150 ml/kg Körpergewicht)

Nützlich sind auch das Radford-Nomogramm (Abb. VII-30) und Ventilationsnomogramme, die den apparativen Totraum mit berücksichtigen (Engström-Nomogramm).[107] Nomogramme sind jedoch nur unter der Voraussetzung zuverlässig, daß die Körpertemperatur normal ist und kein größeres Mißverhältnis zwischen Ventilation und Perfusion besteht. Außerdem darf nicht übersehen werden, daß das Ausmaß eines Links-Rechts- oder Rechts-Links-Shunts durch Anaesthesieeinflüsse, Seitenlagerung, Manipulation am Herzen und auch durch die Beatmung selbst verändert wird. Eine Normoventilation (d. h. Normocarbie) läßt sich deshalb nur durch Blutgasanalysen und/oder Überwachung der endexspiratorischen CO_2-Konzentration zuverlässig einstellen (s. unten).

Die Anaesthesie wird je nach den individuellen Bedürfnissen des Kindes mit intravenösen Anaesthetika bzw. Analgetika oder mit Inhalationsanaesthetika bei einer FIO_2 von 0,5 weitergeführt. Bei cyanotischen Vitien läßt

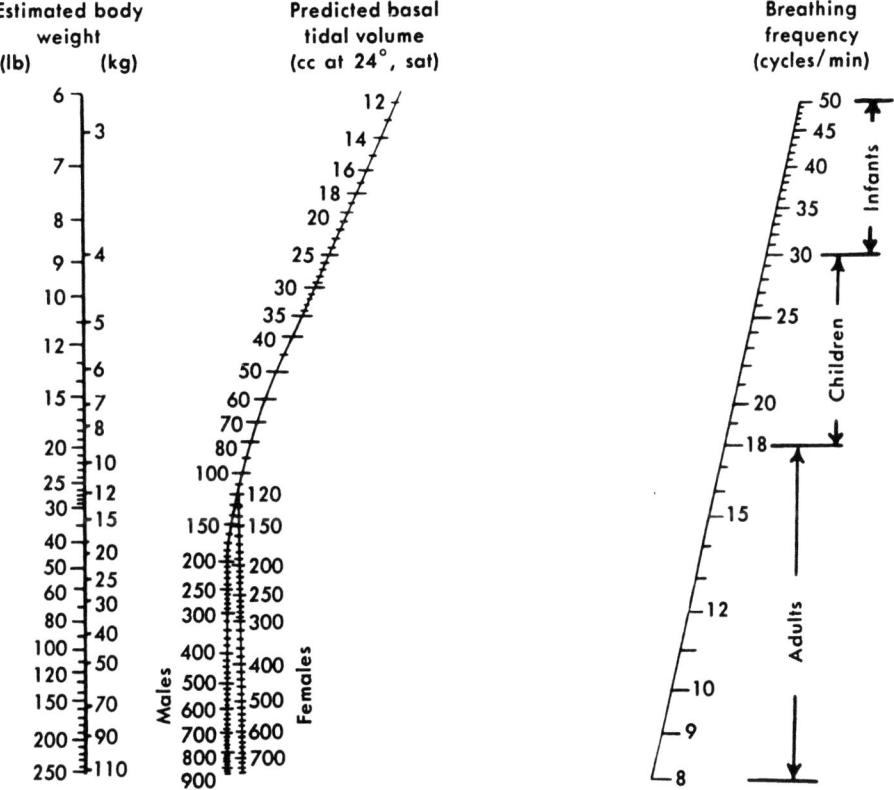

Abb. VII-30. Nomogramm zur Ermittlung des Basis-Atemzugvolumens. Korrekturen sind notwendig für den apparativen Totraum, +10% für wache Patienten, +9% pro 1 °C Temperaturerhöhung, +8% pro 1000 Meter Höhe über dem Meeresspiegel. Nach Radford et al. (1954)[106]

sich durch höhere inspiratorische Sauerstoffkonzentrationen keine nennenswerte Verbesserung des arteriellen O_2-Partialdruckes erreichen.

Im Anschluß an die Intubation wird eine Magensonde gelegt, um Sekret sowie Narkosegase absaugen zu können, die während der Maskenbeatmung oder über die von einem manschettenlosen Tubus meistens nicht vollständig abgedichtete Trachea in oft größeren Mengen in den Magen gelangen. Ein geblähter Magen kann eine Bradykardie und Hypotension verursachen.

Jedes Kind erhält zwei zuverlässige periphere venöse Zugänge. Wir bevorzugen neben einer Handrückenvene die linke V. jugularis externa (Abb. VII-31). Sie erlaubt in der Regel eine Punktion mit verhältnismäßig großlumigen Kanülen, die auch intraoperativ zugänglich bleiben, so daß jeder Zeit Medikamente unmittelbar in die Vene injiziert oder bei Bedarf Infusionen ausgetauscht werden können.

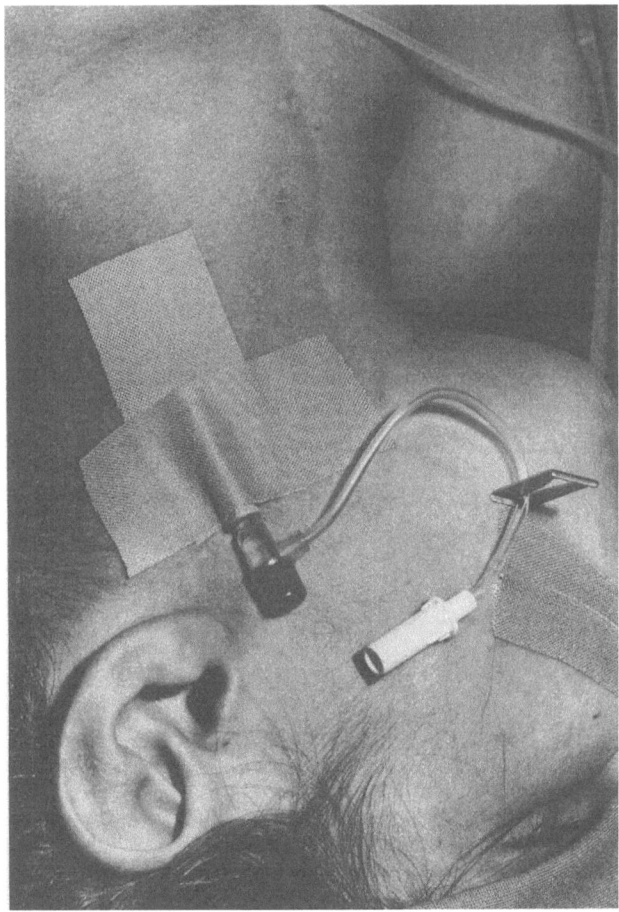

Abb. VII-31. Venöser Zugang über die linke V. jugularis externa (vom Kopfende des Op-Tisches aus gesehen)

4.2. Überwachung der Vitalfunktionen

Die apparative Überwachung des Kindes kann sich bei Eingriffen, die keine extrakorporale Zirkulation erfordern (z.B. Verschluß eines unkomplizierten Ductus Botalli, palliative Shunt-Operationen, Brocksche Sprengung), in der Regel beschränken auf:

1. Herzfrequenz, Elektrokardiogramm;
2. arterielle Druckmessung nach dem Doppler-Prinzip (Abb. VII-32);
3. präkordiales Stethoskop (intraoperativ: Oesophagusstethoskop);
4. Rektaltemperatur;
5. endexspiratorisches CO_2.

Bei Kindern genügt die Ableitung eines Extremitäten-EKG. Die Ultraschall-Blutdruckmessung korreliert gut mit der intravasalen Druckmes-

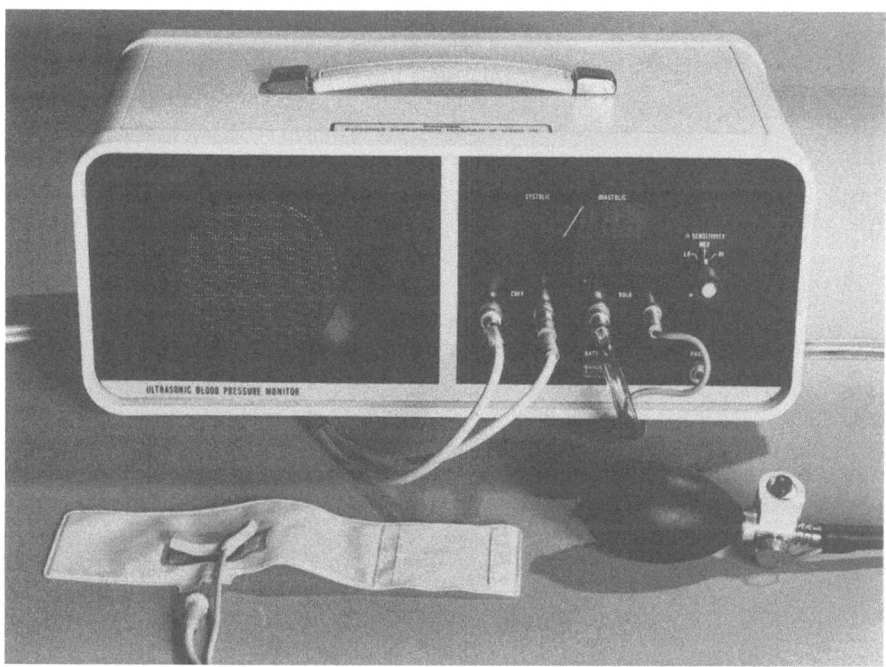

Abb. VII-32. Gerät zur Blutdruckmessung nach dem Doppler-Prinzip (Arteriosonde Roche)

sung.[108,109] Eine zu schmale Manschette kann jedoch falsch hohe, eine im Verhältnis zur Oberarmgröße überdimensionierte Manschette dagegen zu niedrige Meßwerte ergeben. Bei der Überwachung der endexspiratorischen CO_2-Konzentration muß beachtet werden, daß eine verminderte und inhomogene Lungenperfusion mit einem erheblichen endexspiratorisch-arteriellen CO_2-Gradienten einhergehen kann. Janssen[110] fand z.B. bei Kindern mit Fallot-Tetralogie unter arteriellen Normocarbie-Bedingungen ($pCO_2 = 40$ mmHg) einen endexspiratorischen CO_2-Wert von im Mittel 3,3% als Ausdruck der hohen Totraumventilation. Dennoch erleichtert eine kapnographische Überwachung nicht nur die Einstellung der Normoventilation, sondern erlaubt - in Verbindung mit Blutgasanalysen - auch Rückschlüsse auf das Verhältnis von Ventilation zu Perfusion bzw. das Ausmaß einer Totraumventilation.

Für Eingriffe, die eine extrakorporale Zirkulation erfordern, sind zusätzlich Überwachungsmaßnahmen notwendig:

Intraarterielle Druckmessung
Bei älteren und gut prämedizierten Kindern kann die A. radialis oft schon vor Anaesthesiebeginn in Lokalanaesthesie kanüliert werden, wodurch eine kontinuierliche Blutdruckmessung bereits während der Einleitungsphase möglich wird. Bei Kindern unter 10 Jahren warten wir in der Regel mit der

414 Anaesthesie bei Kindern mit kongenitalen Herzfehlern

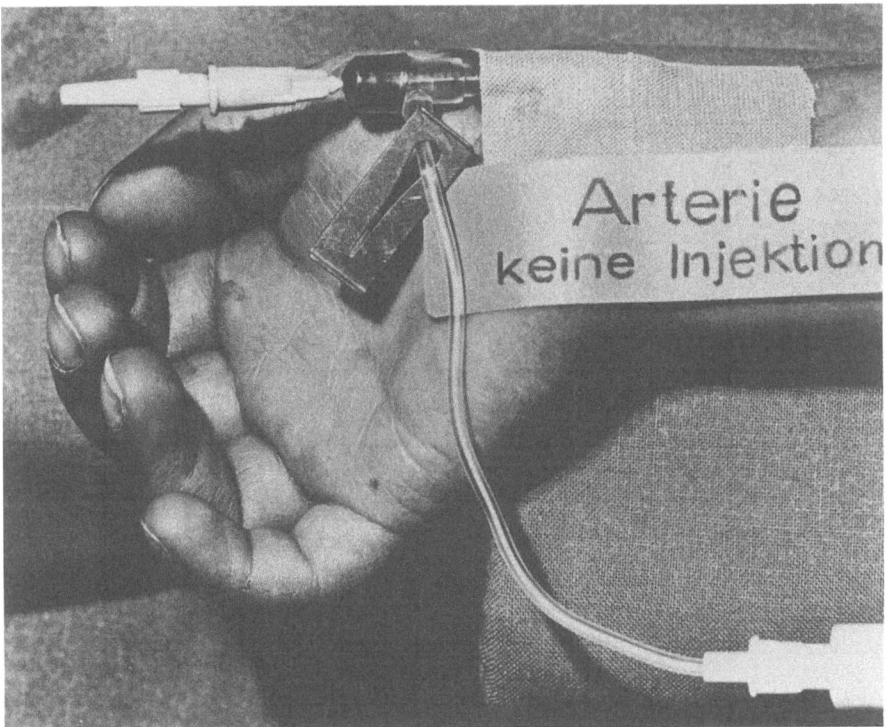

Abb. VII-33. A. radialis-Katheter mit T-Konnektor in situ (Kind mit Fallot-Tetralogie)

Arterienpunktion, bis die Anaesthesie eingeleitet ist. Wir verwenden je nach Alter des Patienten Teflonkanülen der Größen G20 bis G24, die nach der Plazierung im Gefäßlumen an ein T-Verbindungsstück und den Druckaufnehmer angeschlossen werden (Abb. VII-33). Das T-System hat folgende Vorteile: Am Konnektorkopf befindet sich eine Gummimembran, durch die mit einer dünnen Nadel Blut für Analysen entnommen werden kann. Damit entfällt die Notwendigkeit, das Blut über den Druckmeßschlauch aspirieren und anschließend das gesamte System mit der Gefahr der Injektion von Luftblasen wieder spülen zu müssen. Der Druckmeßkatheter des Konnektors läßt sich bei Bedarf mit einer Metallzwinge verschließen.

Bei Säuglingen mit einem Körpergewicht von weniger als 5 kg legen wir die Arterie frei, da eine Punktion in diesem Alter keine genügend hohe Erfolgsquote verspricht. Nach einer Längsinzision der Haut von möglichst nicht mehr als 5 mm wird das Gefäß freipräpariert, angeschlungen (ohne Unterbindung) und mit einer Teflonkanüle (G22 oder G24) unter Sicht punktiert. Wir bevorzugen die A. radialis, da die A. brachialis eher zu Spasmen neigt. Es ist zweckmäßig, für die Arteriaesectio bei Säuglingen eine Operationsleuchte sowie mikrochirurgisches Instrumentarium (Abb. VII-34) zu benutzen und den Eingriff im Sitzen durchzuführen. Als Alternative zu den beschriebenen Verfahren bietet sich eine Katheterisierung der A. fe-

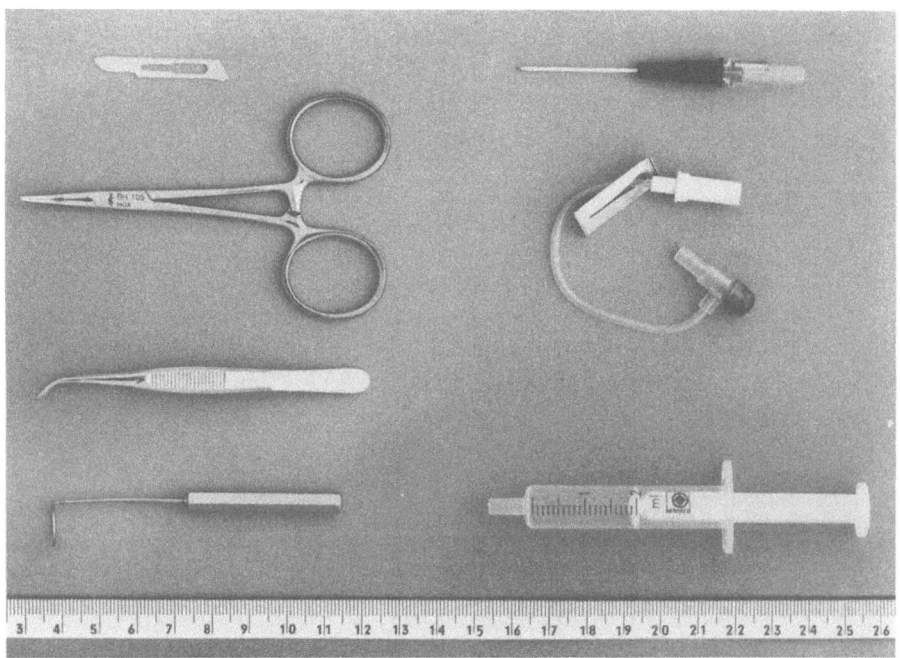

Abb. VII-34. Mikrochirurgisches Instrumentarium für Arteriaesectio

moralis unter Verwendung eines für die Seldinger-Technik geeigneten Sets an (Abb. VII-38).

Der arterielle Gefäßzugang muß zur Vermeidung einer Pharmakainjektion deutlich als solcher markiert werden.

Bei einer Druckmessung in der A. radialis wird der Unterarm auf dem Operationstisch parallel zum Kopf des Kindes auf einer Tuchrolle gelagert (Abb. VII-35), damit die Gummimembran des T-Konnektors auch intraoperativ für Blutentnahmen zugänglich bleibt. Wir beschränken die intravasale Blutdruckmessung nicht mehr ausschließlich auf Eingriffe mit EKZ, sondern verwenden sie, besonders bei älteren Kindern, auch für Operationen, die keine extrakorporale Zirkulation erfordern (z.B. bei Kindern mit Aortenisthmusstenose, oder wenn eine kardiale oder respiratorische Insuffizienz besteht). Die intravasale Kreislaufüberwachung ist, vor allem bei unvorhergesehenen Komplikationen, zuverlässiger, außerdem besteht die Möglichkeit beliebig häufiger Blutgasanalysen.

Zentraler Venendruck

Als Zugangsort für die Plazierung eines Hohlvenenkatheters wird von Rao et al.[111] für Säuglinge und Kleinkinder die supraclaviculäre Route empfohlen („notch"-Technik). Bei Ursprungsanomalien der großen Gefäße (TGA, Fallot-Tetralogie) und anderen cyanotischen Vitien besteht allerdings die Gefahr, aorto-pulmonale Kollateralgefäße oder auch die Aorta selbst zu

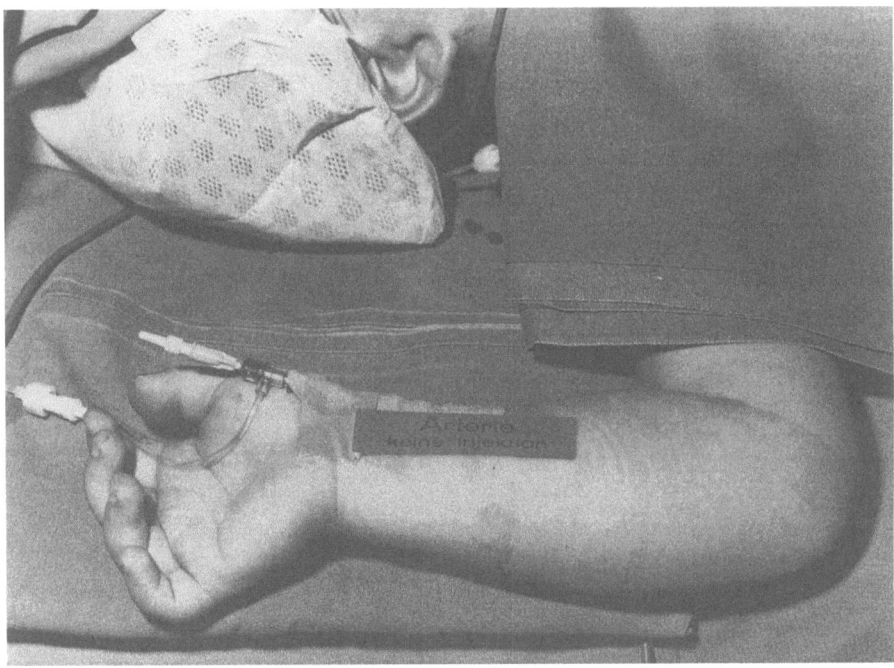

Abb. VII-35. Lagerung des Unterarms neben dem Kopf: Arterieller Gefäßzugang und die durch die Gummimuffe des T-Adapters vorgeschobene Kanüle bleiben auch intraoperativ für Blutentnahmen zugänglich

verletzen.[112] Wir bevorzugen deshalb statt des distalen Zugangsweges die zentrale Punktion der rechten V. jugularis interna, wobei an der Spitze des Dreiecks eingegangen wird, das von den beiden Muskelbäuchen des M. sternocleidomastoideus gebildet wird (Abb. VII-36). Nach Punktion des Gefäßlumens mit einer G20-Stahlnadel (Abb. VII-37) wird unter sterilen Kautelen der Führungsdraht eines für Kleinkinder geeigneten Cavakatheter-Sets (Abb. VII-38) durch die Kanüle in die V. jugularis interna eingeführt (Abb. VII-39), dann die Punktionsnadel entfernt und schließlich der Katheter (Länge für Säuglinge und Kleinkinder: 8 cm) über den Führungsdraht in die obere Hohlvene vorgeschoben (Abb. VII-40). Nach Fixierung des Katheteransatzes mit einer Hautnaht wird der Katheter über einen T-Konnektor an den zentralvenösen Druckaufnehmer angeschlossen und die Punktionsstelle mit einer selbstklebenden Folie steril abgedeckt. Die Plazierung eines Hohlvenenkatheters sollte bei Säuglingen und Kleinkindern in Allgemeinanaesthesie und Kopftieflagerung erfolgen, eine Injektion von Luftbläschen muß besonders bei Vitien mit Rechts-Links-Shunt unbedingt vermieden werden. Die Katheterisierung der oberen Hohlvene und anderer Venen, die in die Vena cava superior drainieren, ist kontraindiziert, wenn bei einem Kind mit Tricuspidalatresie eine Glennsche Operation (Anastomosierung der oberen Hohlvene mit der rechten A. pulmonalis) vorgesehen

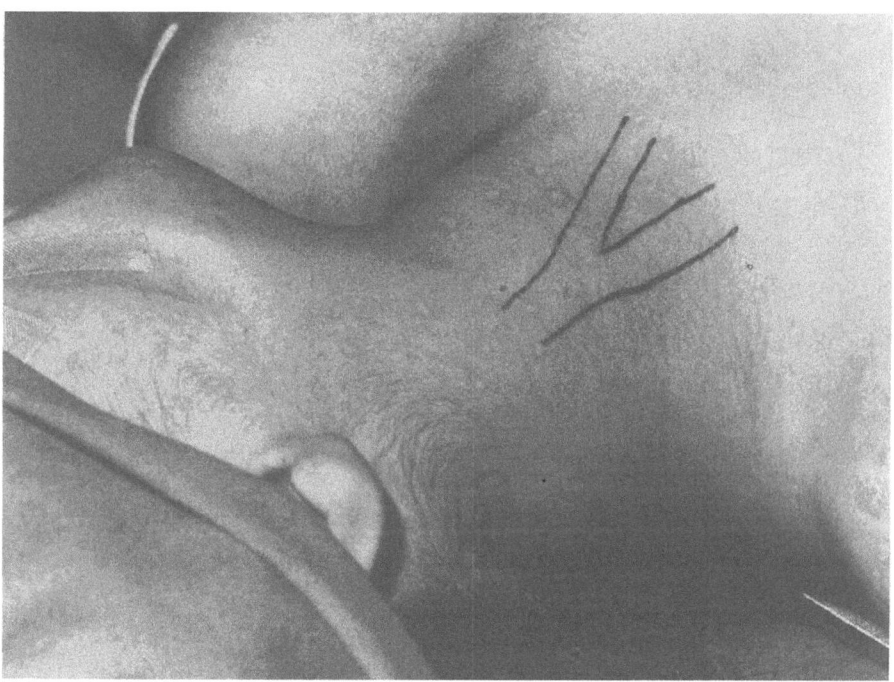

Abb. VII-36. Darstellung des rechten Halsdreieckes, das durch die beiden Muskelbäuche des M. sternocleidomastoideus gebildet wird

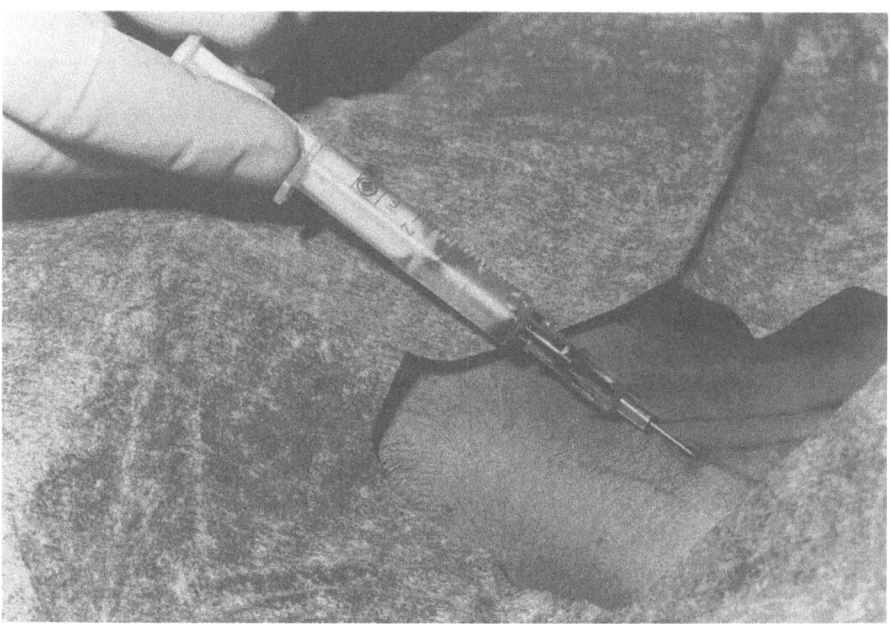

Abb. VII-37. Punktion der rechten V. jugularis interna

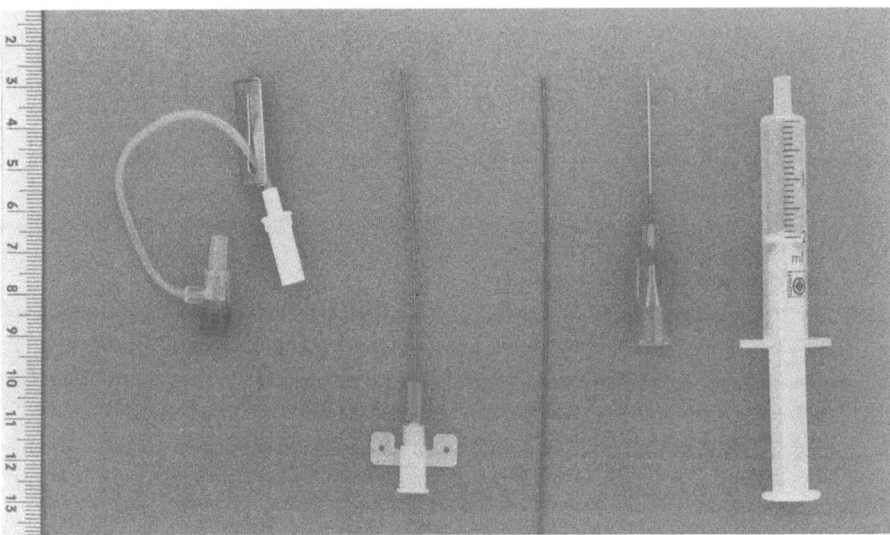

Abb. VII-38. Cavakatheter-Set für Säuglinge und Kleinkinder (Mikro-Leader-Cath, Vygon). Das Instrumentarium ist auch für die Katheterisierung der A. femoralis mit der Seldingertechnik geeignet

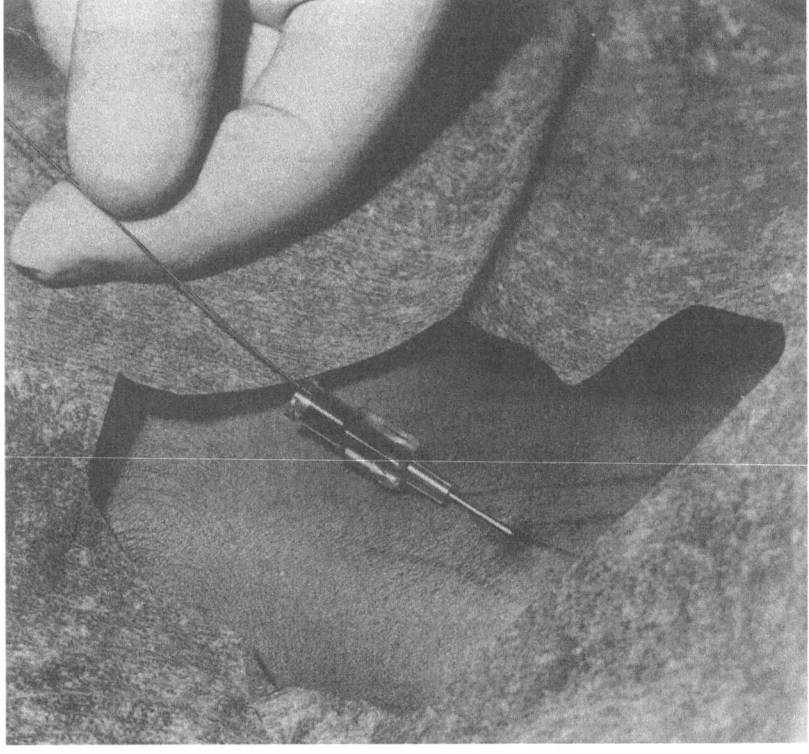

Abb. VII-39. Vorschieben des Führungsdrahtes in die V. jugularis interna

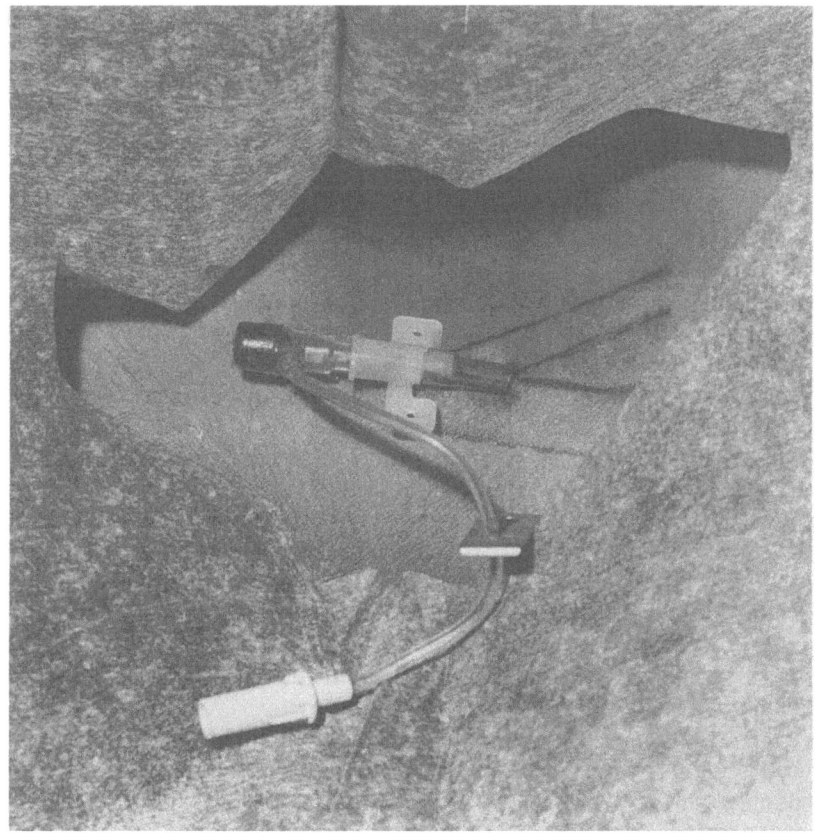

Abb. VII-40. Zentraler Venenkatheter mit T-Adapter in situ

ist. Nach Lagerung des Kindes auf dem Operationstisch werden arterieller und zentralvenöser Druckaufnehmer in Vorhofhöhe an eine Verteilerrampe angeschlossen (s. Abb. II-36, S. 113). Da pädiatrische Gefäßkatheter aufgrund ihres engen Lumens leicht thrombosieren, empfiehlt sich eine kontinuierliche Spülung (1-2 ml/Std) mit einer heparinhaltigen Kochsalzlösung (2500 E Heparin auf 250 ml 0,9% NaCl).

Pulmonalarteriendruck, linksventrikulärer Füllungsdruck, Herzzeitvolumen

Die Einschwemmung eines pädiatrischen Swan-Ganz Thermodilutionskatheters (5 F) in die A. pulmonalis ist wegen der noch verhältnismäßig großen Katheterdimension lediglich bei älteren Kindern möglich und auch nur selten (bei dekompensierter Herzinsuffizienz) indiziert. Bei kleineren Kindern kann, falls erforderlich, intraoperativ ein Katheter in den linken Vorhof gelegt werden. Für die postoperative Überwachung des Herzzeitvolumens bei herzinsuffizienten Säuglingen und Kleinkindern sind spezielle Thermistorkatheter der Größen 2 F und 3 F entwickelt worden, die intraoperativ über den rechten Ventrikel in die A. pulmonalis vorgeschoben und transthorakal nach außen geleitet werden.[113-116] Der Indikator (kalte 5% Glukose) wird über einen rechtsatrialen Katheter injiziert. Das für eine Temperaturänderung von 0,5 °C benötigte Injektionsvolumen beträgt etwa 0,14 ml/kg Körpergewicht. Für eine korrekte Integration der Thermodilutionskurve bei kleinen Indikatorvolumina sind speziell konzipierte HZV-Computer (z. B. Edwards 9520 A) erforderlich.

Körpertemperatur

Säuglinge und Kleinkinder kühlen besonders schnell aus, da das Verhältnis von Körperoberfläche zu Gewicht viel größer als bei Erwachsenen ist. Die Temperatur im Operationssaal sollte etwa 25 °C betragen, die Verwendung von Heizmatten, Wärmestrahlern und Aluminiumfolien sowie die Aufwärmung von Infusionslösungen und Blutkonserven trägt dazu bei, eine normale Körpertemperatur aufrecht zu erhalten. Andererseits darf nicht übersehen werden, daß übertriebene Maßnahmen zum Schutz gegen Auskühlung auch die Gefahr einer Hyperthermie in sich bergen. Da der Sauerstoffverbrauch direkt mit der Körpertemperatur korreliert, kann eine Hyperthermie bei Kindern mit cyanotischen Vitien zu einer lebensbedrohlichen Hypoxie führen. Wir überwachen bei allen Eingriffen mit extrakorporaler Zirkulation neben der Rektaltemperatur zusätzlich die Temperatur im Oesophagus. In vielen Zentren wird außerdem die Myokardtemperatur zur Überwachung der hypothermen Komponente der Myokardprotektion gemessen. Ist eine tiefe Hypothermie bzw. ein hypothermer Kreislaufstillstand vorgesehen, kann die Messung der tympanalen oder nasopharyngealen Temperatur als Maß für die Hirntemperatur bzw. die cerebrale Protektion herangezogen werden.[117-119]

Diurese

Von kurz dauernden Eingriffen abgesehen (z.B. Verschluß eines unkomplizierten Ductus arteriosus) ist die Urinausscheidung bei allen herzchirurgischen Eingriffen zu überwachen. Die Katheterisierung der Blase mit einem Foley-Katheter sollte von einem bei Kleinkindern in dieser Technik Geübten unter sterilen Kautelen vorgenommen und als Verbindung zum Urinsammelbeutel ein möglichst kurzer Schlauch mit kleinem Totraum (z.B. ein gekürztes intravenöses Infusionssystem) verwendet werden. Als Alternative zur Blasenkatheterisierung genügt für kürzer dauernde Eingriffe ein selbstklebender Urinkollektor. Eine stündliche Diurese von 1 ml/kg Körpergewicht gilt als adäquat und spricht dafür, daß Blutvolumen, Hydratationszustand, Herzzeitvolumen und Nierenperfusion ausreichend sind.[102,120]

Hirnfunktion

Der Hirnfunktionsmonitor erlaubt eine von Artefakten weitgehend ungestörte Überwachung der elektrischen Hirnaktivität sowie eine rechtzeitige Erkennung globaler Störungen der cerebralen Sauerstoffversorgung, denen in vielen Fällen leicht zu korrigierende mechanische Ursachen (Diskonnektion des Tubus, endobronchiale Intubation, inadäquate Perfusion während der EKZ, Verlegung des cerebralvenösen Rückflusses über die rechte V. jugularis interna) zugrunde liegen. (Einzelheiten s. Kapitel II, S. 128).

Laboruntersuchungen

Es müssen die apparativen, räumlichen und personellen Voraussetzungen erfüllt sein, folgende Blutuntersuchungen auch während der Nacht, an Wochenenden und Feiertagen innerhalb von 10 Minuten durchführen zu können:
Sauerstoffpartialdruck, Sauerstoffsättigung, Sauerstoffgehalt, CO_2-Partialdruck, pH-Wert, Standardbikarbonat;
Blutgruppe, Hämoglobin, Hämatokrit, Blutzucker, Osmolarität; Serumelektrolyte; Thrombocyten, Gerinnungsstatus einschließlich ACT.

4.3. Flüssigkeitszufuhr und Volumenersatz

Der intraoperative Flüssigkeitsbedarf ist besonders bei Kleinkindern schwierig zu ermitteln. Zu den Faktoren, die abgesehen vom normalen altersabhängigen Erhaltungsbedarf (Tab. VII-11) mit berücksichtigt werden müssen, gehören die Dauer der präoperativen Flüssigkeitskarenz, die Art der Herzerkrankung und die momentane Kreislaufsituation (arterieller Druck, Herzfrequenz, zentraler Venendruck), die Art des Eingriffes (mit oder ohne EKZ), die Diurese, Blutverluste und die bei Beatmung reduzierte perspiratio insensibilis. Der Erhaltungsbedarf des Säuglings beträgt nach der ersten Lebenswoche etwa 5 ml/kg·Std., Kinder vom 2. Lebensmonat bis zum 8. Lebensjahr benötigen 4-3 ml/kg·Std., Kinder zwischen dem 8. und 12. Lebensjahr haben einen normalen Erhaltungsbedarf von 2,5 ml/kg·Std.[4,120] Wir verwenden eine Mischlösung aus 10% Glukose und Elektrolytgrundlösung zu gleichen Teilen. Um eine gleichmäßige und genaue Zufuhr sicherzustellen, sollte die Flüssigkeit bei Säuglingen und Kleinkindern über eine Infusionspumpe mit pädiatrischem Tropfsystem (Abb. VII-41) oder mittels Infusionsspritze (Abb. VII-42) zugeführt werden. Bei älteren Kindern genügen auch einfachere Infusionseinrichtungen (Abb. VII-43). Die zur Spülung intravasaler Katheter gegebenen Flüssigkeitsmengen

Tabelle VII-11. Normaler Flüssigkeitsbedarf bei Kindern in verschiedenen Lebensaltern. Nach Bennett (1975)[120] und Brown et al. (1979)[4]

Alter	Gewicht	Flüssigkeitsbedarf
0–2 Monate	3–5 kg	5 ml/kg/Std
2–12 Monate	5–10 kg	4–3 ml/kg/Std
1–2 Jahre	10–13 kg	4–3 ml/kg/Std
2–4 Jahre	13–16 kg	4–3 ml/kg/Std
4–8 Jahre	16–25 kg	4–3 ml/kg/Std
8–12 Jahre	25–40 kg	2,5 ml/kg/Std

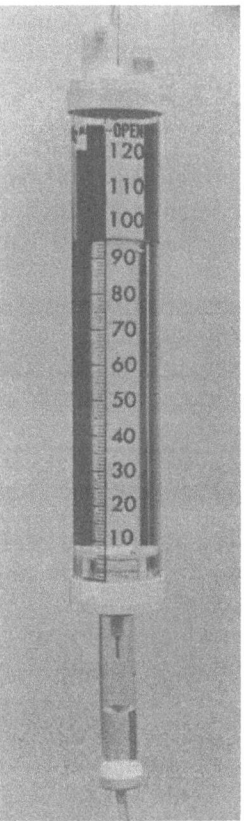

Abb. VII-41. Pädiatrisches Infusionssystem bestehend aus Bürette (Kapazität 120 ml) und Mikrotropfkammer (1 ml = 60 Tropfen)

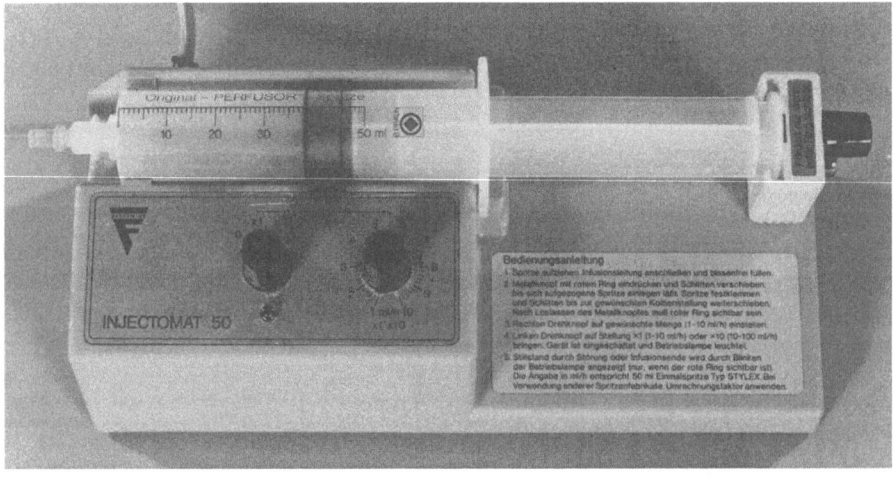

Abb. VII-42. Infusionsautomat für Infusionsraten von 1-100 ml/Std (Injektomat 50, Fresenius)

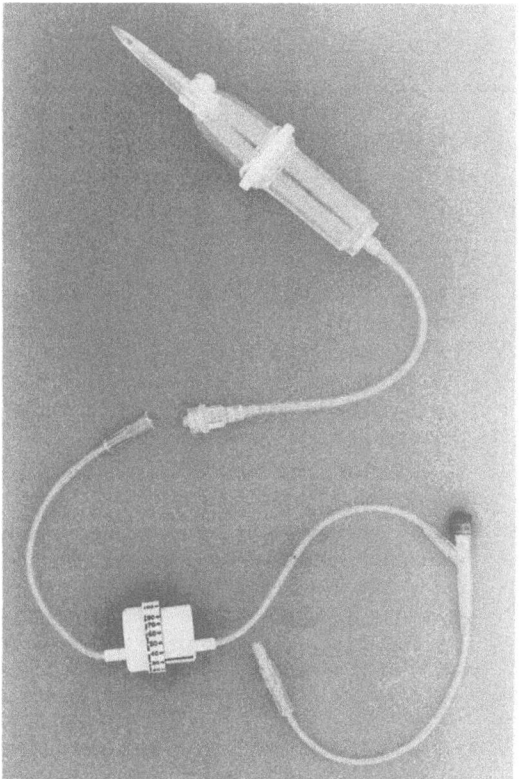

Abb. VII-43. Dial-a-flow Infusionssystem

sind in der Bilanz mit zu berücksichtigen. Kleinere Blutverluste können durch entsprechende Volumina der Mischlösung ausgeglichen werden. Bei stärkeren Blutungen und hohem Ausgangs-Hb (>16g/dl) verwenden wir 5% Plasmaprotein- oder Plasmaersatzlösungen, acyanotische Kinder mit normalem oder niedrigem Ausgangs-Hb erhalten Vollblut, das nicht älter als 1-3 Tage sein sollte. Das zu ersetzende Volumen wird bei Kindern unter 5 kg Körpergewicht in 10 ml- oder 20 ml-Spritzen aufgezogen und über einen Dreiwegehahn intravenös injiziert. Ein normalgewichtiges Neugeborenes hat ein Gesamtblutvolumen von ca. 300 ml. Ein Blutverlust von nur 30 ml bedeutet bereits den Verlust von 10% des Blutvolumens. Deshalb müssen Blutverluste bei Säuglingen und Kleinkindern sorgfältig registriert, so genau wie möglich geschätzt und ersetzt werden.

4.4. Spezielle Anaesthesieaspekte

Ventrikelseptumdefekt

Wenn der Defekt klein, nicht mit anderen Fehlbildungen kombiniert und der pulmonale Gefäßwiderstand normal ist, sind keine besonderen Anaes-

Tabelle VII-12. Kreislaufwirksame Pharmaka

Medikament	Präparation	Mittlerer Dosisbereich
Dopamin	100 mg in 250 ml 5% Glukose (1 ml=400 µg)	2–10 µg/kg/min
Dobutamin	125 mg in 250 ml 5% Glukose (1 ml=500 µg)	2–6 µg/kg/min
Adrenalin	2,5 mg in 250 ml 5% Glukose (1 ml=10 µg)	0,05–0,15 µg/kg/min
Noradrenalin	2,5 mg in 250 ml 5% Glukose (1 ml=10 µg)	0,05–0,15 µg/kg/min
Orciprenalin Isoproterenol	2,5 mg in 250 ml 5% Glukose (1 ml=10 µg)	0,05–015 µg/kg/min
Nitroglycerin	5 mg in 250 ml 5% Glukose (1 ml=20 µg)	0,5–1,0 µg/kg/min
Na-Nitroprussid	5 mg in 250 ml 5% Glukose (1 ml=20 µg)	0,5–1,0 µg/kg/min
Lidocain	Bolus: kommerzielle 1% Lösung Infusion: 12,5 ml 2% in 250 ml 5% Glukose (1 ml=1 mg)	1–2 mg/kg 15–45 µg/kg/min
Digoxin	z.B. 1 ml Acetyldigoxin (z.B. Novodigal)=0,2 mg auf 4 ml verdünnen (1 ml=50 µg)	*i.v. Erhaltungsdosis/Tag** Frühgeborene: 7 µg/kg Reife Neugeborene: 10 µg/kg 1. Woche–2 Jahre: 15 µg/kg 5–10 Jahre: 10–7 µg/kg 10–15 Jahre: 7–4 µg/kg *i.v. Vollwirkdosis/Tag* 3–4 × Erhaltungsdosis
Calciumchlorid	2 ml 10% CaCl$_2$ verdünnt auf 10 ml (1 ml=20 mg)	7–10 mg/kg
Propranolol	1 mg verdünnt auf 10 ml (1 ml=100 µg)	10–75 µg/kg

* Nach Bland et al. (1979)[102]

thesieprobleme zu erwarten. Bei ausgedehnten Defekten mit großem Links-Rechts-Shunt und hoher Lungendurchblutung sollte ein stärkerer Anstieg des arteriellen Druckes (z.B. durch Ketamin) vermieden werden, damit das Shuntvolumen nicht noch weiter zunimmt. Lachgas führt bei Vitien mit erhöhter Lungendurchblutung zu einem Anstieg des pulmonalen Gefäßwiderstandes.[122] Ist der PVR bereits deutlich erhöht, kann eine zusätzliche Steigerung des Gefäßwiderstandes im kleinen Kreislauf durch Lachgas, Hypoxie oder Acidose, besonders wenn gleichzeitig der arterielle Blutdruck abfällt, eine Shuntumkehr zur Folge haben.

Vorhofseptumdefekt, AV-Kanal
Für die Anaesthesie bei Ostium-secundum-Defekt, Sinus-venosus-Defekt und bei leichten Formen von Endokardkissendefekten (Ostium-primum-

Defekt) ergeben sich keine speziellen Schwierigkeiten. Bei partiellem und besonders bei komplettem AV-Kanal ist zu beachten, daß in der Regel eine pulmonale Hypertension und oft eine Mitralinsuffizienz (evtl. auch Tricuspidalinsuffizienz) besteht. In fortgeschrittenen Krankheitsstadien muß deshalb mit einer biventrikulären Herzinsuffizienz und dem Auftreten eines Lungenödems gerechnet werden, die den Einsatz von positiv inotrop wirksamen Pharmaka, evtl. in Kombination mit Vasodilatatoren (Präparation und Dosierung bei Kindern s. Tabelle VII-12), notwendig machen kann. Die Korrektur eines AV-Kanals hat gelegentlich einen kompletten AV-Block zur Folge, so daß in der Postbypassphase eine Schrittmacherstimulation notwendig ist.

Die früher häufiger durchgeführte palliative Bändelung der Pulmonalarterie bei Säuglingen mit großem Links-Rechts-Shunt (z.B. bei VSD oder AV-Kanal) ist heute weitgehend zugunsten einer Totalkorrektur verlassen worden.[123] Die Drosselung der Lungendurchblutung erfolgt unter Kontrolle der Drucke in der A. pulmonalis und der Aorta ascendens über Einstichkanülen.

Ductus Botalli persistens

Bei Kindern mit unkompliziertem Ductus persistens bietet die Anaesthesie keine besonderen Probleme. Da der Eingriff in Rechtsseitenlage durchgeführt wird, ist es zweckmäßig, einen venösen Zugang am linken Arm zu legen. Bei älteren Kindern mit kurzem weitlumigen Ductus kann die Gefäßwand im aortalen Einmündungsbereich so brüchig sein, daß bei der Präparation die Gefahr eines größeren Blutverlustes besteht. In solchen Fällen sollten deshalb zwei verläßliche venöse Zugänge zur Verfügung stehen. Unmittelbar nach Ligatur des Ductus und der Unterbrechung des aortalen Blutstroms in den Pulmonalkreislauf ist oft ein Anstieg des diastolischen arteriellen Druckes zu beobachten. Vor dem Verschluß des Thorax wird die Lunge unter visueller Kontrolle gebläht, bis alle Atelektasen beseitigt sind.

Bei Neugeborenen mit großem ductalen Shunt besteht häufig eine pulmonale Hypertonie und eine digitalisbedürftige Herzinsuffizienz. Wird Lachgas zur Anaesthesie verwendet, muß mit einem Anstieg des pulmonalen Gefäßwiderstandes und einer zusätzlichen Beeinträchtigung der Funktion des rechten Ventrikels gerechnet werden.[122] Frühgeborene mit großem Ductus arteriosus und respiratorischer Insuffizienz kommen oft schon intubiert und beatmet zur Operation. Der Möglichkeit, den pulmonalen Gasaustausch durch Anwendung positiv endexspiratorischer Drucke zu verbessern, steht das Risiko einer Überlastung des rechten Ventrikels gegenüber.

Aortenisthmusstenose

In der Mehrzahl der Fälle handelt es sich um die juxtaductale Form der Aortenisthmusstenose („Erwachsenentyp"). Folgende Besonderheiten sind zu beachten: Der Eingriff wird in Rechtsseitenlage durchgeführt, wegen der

Operationslokalisation muß der Blutdruck am rechten Arm gemessen werden. Ketamin sollte - wie bei allen Vitien mit linksventrikulärer Ausflußobstruktion - nicht für die Anaesthesie verwendet werden. Bei ausgeprägtem Umgehungskreislauf können im Verlauf der Thorakotomie und während der Präparation der Aorta größere Blutverluste auftreten, wenn die dilatierten und unter erhöhtem Druck stehenden Kollateralgefäße verletzt werden. Mit dem Abklemmen der Aorta kommt es zu unterschiedlich starken Blutdruckanstiegen in der oberen Körperhälfte, die den Einsatz von Vasodilatatoren (z.B. Natriumnitroprussid) notwendig machen können. Je geringer die Stenose und die Ausprägung eines Umgehungskreislaufes, desto stärker ist gewöhnlich die proximale Hypertension, wenn die Aorta abgeklemmt wird. Unter diesen Bedingungen läßt sich mit gefäßerweiternden Pharmaka eine ausreichende Drucksenkung häufig nicht erreichen, da die blutdruckwirksame Vasodilatation auf ein zu kleines Gefäßgebiet, in das nahezu das gesamte Herzzeitvolumen fließt, beschränkt bleibt. Bei diesen Patienten läßt sich eine Drucksenkung leichter mit Halothan, d.h. durch Reduzierung des Herzzeitvolumens, erzielen. Sind präoperativ Symptome einer akuten Linksherzinsuffizienz aufgetreten, so daß sich die Anwendung höherer Halothankonzentrationen zur Drucksenkung verbietet, sollte vor dem Abklemmen der Aorta ein Bypass zwischen linkem Vorhof und A. femoralis hergestellt werden.

Eine weitere Besonderheit bei Patienten mit verhältnismäßig geringem Stenosegrad und wenig ausgeprägtem Kollateralkreislauf besteht darin, daß bei abgeklemmter Aorta die Sauerstoffversorgung des Rückenmarkes gefährdet sein und eine Paraplegie entstehen kann. Die Häufigkeit dieser Komplikation wird mit 0,4-0,6% angegeben.[124,125] Ein distaler Aortendruck von weniger als 50 mmHg und Abklemmzeiten von mehr als 30 min erhöhen das Risiko und gelten als Indikationen für einen Linksherzbypass.[126,127] Untersuchungen von Berendes et al.[128] haben gezeigt, daß bei diesen Patienten nicht nur der distale Aortendruck, sondern auch der Liquordruck überwacht werden sollte: Ein akuter Anstieg des arteriellen Druckes nach dem Abklemmen der Aorta und wahrscheinlich auch die Anwendung von Vasodilatatoren kann durch Expansion der Hirngefäße in Einzelfällen zu einer so starken Zunahme des Liquordruckes führen, daß auch ein distaler Aortendruck von 50 mmHg für die Sauerstoffversorgung des Rückenmarkes u.U. nicht mehr ausreicht. Berendes et al.[128] empfehlen deshalb, besonders bei Abklemmzeiten von mehr als 30 min einen Gradienten von etwa 30 mmHg zwischen distalem Aortendruck und Liquordruck nicht zu unterschreiten.

Nach Beseitigung der Isthmusstenose kann auch bei schrittweiser Öffnung der Aortenklemme eine erhebliche Hypotension auftreten, da der Gesamtströmungswiderstand nach Freigabe des Blutstromes in die distale Aorta niedriger ist und sich Blutverluste nicht immer vermeiden lassen. Der Anaesthesist muß deshalb über 2 möglichst großlumige venöse Zugänge verfügen und rechtzeitig eine evtl. schon vorbestehende Hypovolämie nicht nur ausgleichen, sondern durch zusätzliche Volumgabe einer stärkeren Hypotension vorbeugen. Kommt es zu einem bedrohlichen Blutdruckabfall, sollte die Aorta wieder partiell okkludiert werden, bis genügend Volumen infundiert ist. Die Anwendung kreislaufunterstützender Pharmaka ist, solange keine Herzinsuffizienz vorliegt, nicht indiziert, zumal ein Volumenmangel maskiert werden kann.

Charakteristisch für den weiteren Verlauf ist das Auftreten einer „rebound"-Hypertension, die sich häufig innerhalb von 4-8 Stunden entwickelt und 1-2 Wochen anhalten kann.[11,65]

Bei der seltenen präductalen Form der Isthmusstenose (infantiler Typ) bestehen noch zusätzliche intrakardiale Defekte (z.B. VSD). Da die Mehrzahl der Säuglinge herzinsuffizient ist, müssen höhere Halothankonzentrationen vermieden und gegebenenfalls positiv inotrop wirksame Pharmaka eingesetzt werden. Oft besteht auch eine respiratorische Insuffizienz und eine metabolische Acidose. Wegen des höheren Operations- und Anaesthesierisikos empfiehlt sich bei Kindern mit präductaler Stenose eine kontinuierliche intravasale Überwachung des arteriellen Druckes (rechte A. radialis).

Aortenstenose

Die Anaesthesie ist so zu führen, daß Tachykardie und Blutdruckanstieg verhindert werden. Die Kombination Ketamin/Pancuronium ist deshalb kein geeignetes Anaesthesieverfahren. Patienten mit Aortenstenose neigen zu Arrhythmien und reagieren besonders empfindlich auf Halothan (Hypotension).[129] Wir verwenden aus diesen Gründen Fentanyl in Kombination mit N_2O.

Pulmonalstenose

Das Hauptaugenmerk muß der Funktion des rechten Ventrikels gelten, zusätzliche Belastungen wie Aufregung, Hypoxie oder Hypervolämie sind zu vermeiden. Werden im Anschluß an die Kommissurotomie zur Kontrolle des Operationserfolges bzw. zum Ausschluß einer zusätzlichen infundibulären Stenose Druckmessungen im rechten Ventrikel und in der A. pulmonalis vorgenommen, muß - gegebenenfalls mit Hilfe von Katecholaminen - für ein ausreichendes Herzzeitvolumen gesorgt werden, damit eine realistische Aussage über den transvalvulären Druckgradienten möglich ist.

Fallotsche Tetralogie

Hypoxie und Polycythämie sind die Hauptmerkmale dieser Fehlbildung. Die O_2-Dissoziationskurve ist wie bei allen cyanotischen Vitien kompensatorisch nach rechts verschoben, der P_{50} des Blutes sowie der 2,3-DPG-Gehalt der Erythrozyten sind erhöht,[130] wodurch die Sauerstoffabgabe im Gewebe begünstigt wird. Bei diesen Kindern muß eine Zunahme des O_2-Verbrauchs z.B. durch Erregung während der Anaesthesie-Einleitung ebenso vermieden werden wie eine stärkere Linksverlagerung der Sauerstoffbindungskurve durch Hyperventilation oder Auskühlung. Oft besteht eine metabolische Acidose, die im Interesse der O_2-Abgabe nicht korrigiert werden sollte, solange der base excess -6 bis -10 mmol/L nicht überschreitet. Ist ein Kind mit Fallot-Tetralogie zur Prophylaxe eines infundibulären Spasmus mit Propranolol vorbehandelt, wird die Medikation bis zum Vorabend der Operation beibehalten. Für die Anaesthesie sind Ketamin und/oder Fentanyl in Kombination mit N_2O und Pancuronium gut geeignet. Offenbar wirkt Ketamin einer Zunahme des Rechts-Links-Shunts entgegen, da der arterielle Druck unbeeinflußt bleibt oder leicht ansteigt. Ist ein Palliativeingriff (nach Blalock-Taussig) vorgesehen, muß der Blutdruck an dem der Operationsseite gegenüber liegenden Arm gemessen werden. Außerdem ist zu beachten, daß während der tangentialen Okklusion der A. pulmonalis häufig eine Bradykardie und Hypotension entsteht, die mit Adrenalin, Isoproterenol, Atropin oder Calciumchlorid therapiert werden kann. Fällt der base excess in dieser Phase auf unter -10 mmol/L ab, ist eine Pufferung mit Natriumbikarbonat indiziert. Bei der Totalkorrektur cyanotischer Vitien muß während der extrakorporalen Zirkulation damit gerechnet werden, daß ein beträchtlicher Teil des Perfusionsvolumens über bronchiale Kollateralarterien in das linke Herz abfließt und für die Sauerstoffversorgung der Peripherie nicht verfügbar ist. Moffitt et al.[131] fanden bei Fallot-Patienten einen „runoff" über den Bronchialkreislauf von 22% des Gesamtperfusionsvolumens. Nach Abgang von der EKZ bzw. nach Freigabe des aortopulmonalen Shunts können durch Anpassungsstörungen an die plötzliche Durchflußvermehrung in der Lunge bzw. durch ein zu großes Shuntvolumen alveoläre Blutungen oder ein Lungenödem auftreten. Es ist deshalb zweckmäßig, in dieser Phase den Bronchialbaum abzusaugen, um die Symptome rechtzeitig erkennen und die Indikation zur Beatmung mit positiv endexspiratorischem Druck stellen zu können.[132]

Andere cyanotische Vitien

Für die Anaesthesie gelten ähnliche Überlegungen wie für die Fallot-Tetralogie. Bei Transposition der großen Arterien und bei Kindern mit Truncus arteriosus besteht neben der Hypoxie eine pulmonale Hypertonie, in vielen Fällen liegt außerdem eine manifeste Herzinsuffizienz vor. Anaesthetika bzw. Anaesthetikakonzentrationen, die negativ inotrop wirken, müssen ebenso vermieden werden wie eine Zunahme des pulmonalen Gefäßwiderstandes. Bradykardie-Episoden und Blockbilder im EKG deuten auf eine bedrohliche Verschlechterung der Myokardfunktion hin und erfordern den Einsatz positiv chronotrop und positiv inotrop wirksamer Medikamente sowie die Korrektur der oft hochgradigen metabolischen Azidose. Patienten mit Tricuspidalatresie, bei denen eine Operation nach Fontan bzw. Glenn durchgeführt wird, benötigen nach Fertigstellung der Anastomose zwischen oberer Hohlvene und A. pulmonalis ausreichend Volumen, damit die Lunge genügend perfundiert wird. Auf der anderen Seite besteht aber die Gefahr, daß sich ein Hirnödem entwickelt. Eine Katheterisierung der oberen Hohlvene muß unterbleiben, um Thrombosierungen der Anastomose zu verhüten. Aus dem gleichen Grunde sollten auch periphere venöse Zugänge nur an den unteren Extremitäten gelegt werden.

5. Extrakorporale Zirkulation, Myokardprotektion, Postbypassphase

Die Funktionen der Herzlungenmaschine, die pathophysiologischen Besonderheiten der extrakorporalen Zirkulation, Anaesthesieaspekte und Überwachungsmaßnahmen während der EKZ sowie die verschiedenen Komponenten der Myokardprotektion (biochemische Kardioplegie, Hypothermie, mechanische Entlastung) entsprechen quantitativ denen in der Erwachsenenherzchirurgie (s. Kapitel IV, S. 267).

Das Füllungsvolumen der Herzlungenmaschine beträgt je nach Alter des Kindes bzw. Größe des Oxygenators zwischen 400 und 1200 ml, die Dimensionen der venösen Drainagekatheter und der arteriellen Perfusionskanüle richten sich nach dem Körpergewicht bzw. nach dem errechneten Gesamtfluß. Das Perfusat besteht auch bei Kindern im wesentlichen aus einer Elektrolytlösung mit je nach Zentrum unterschiedlichen Zusätzen (Glukose, Mannit, Natriumbikarbonat, Antibiotika, Cortikosteroiden, Heparin). Ob und wieviel Blut dem Perfusat zugesetzt wird, hängt vom Ausgangshämatokrit des Kindes und vom angestrebten Hämodilutionsgrad ab. Sade et al.[52,133] haben eine Formel angegeben, mit der sich näherungsweise ermitteln läßt, wieviel Elektrolytlösung (und gegebenenfalls wieviel Blut) für die Erreichung eines bestimmten Hämatokritwertes während der EKZ in den Oxygenator gegeben werden muß:

Volumen der Elektrolytlösung =

$$\left(\frac{\text{initialer Hkt}}{\text{angestrebter Hkt}} \times \text{geschätztes Blutvolumen}\right) - \text{geschätztes Blutvolumen}$$

In der Regel wird eine Hämodilution auf einen Hämatokritwert von etwa 30% angestrebt. Bei tiefer Hypothermie (s. unten) sollte der Hämatokrit auf 20% gesenkt werden[52], da mit fallender Temperatur eine Zunahme der Viskosität (und damit des Strömungswiderstandes) verbunden ist.

Vor der Kanülierung wird zunächst der Ausgangswert für die aktivierte Gerinnungszeit (ACT) bestimmt und anschließend Heparin (2-3 mg/kg) in den rechten Vorhof injiziert. Die Kanülierung der Hohlvenen löst oft eine Bradykardie und Hypotension aus, so daß möglichst umgehend mit der extrakorporalen Zirkulation begonnen werden sollte. Unter Normothermiebedingungen für kurz dauernde Eingriffe und bei mäßiger Hypothermie (28-30 °C) werden Perfusionsvolumina zwischen 2,5 und 2,2 L/min·m² angestrebt. Bei cyanotischen Vitien mit ausgeprägtem Bronchialkreislauf gelangt jedoch oft nur ein Teil der Gesamtperfusion in die Peripherie. In diesen Fällen ist eine Senkung der Körpertemperatur auf unter 30 °C angezeigt. Größere arterio-pulmonale Anastomosen (z.B. offener Ductus arteriosus, Blalock-Taussig-Shunt) müssen unmittelbar nach Bypassbeginn unterbunden werden, um eine Minderperfusion der Peripherie und eine Überflutung des Operationsfeldes zu vermeiden.

Gute Operationsbedingungen lassen sich durch einen Kreislaufstillstand in tiefer Hypothermie erzielen.[52,65,133] Dabei wird die Körpertemperatur mit Hilfe der Herzlungenmaschine auf 15-20 °C gesenkt, die früher vielfach praktizierte externe Senkung der Körpertemperatur mittels Eiswasser ist heute weitgehend verlassen worden.[65] Die hypotherme Myokardprotektion kann zusätzlich durch eine biochemische Kardioplegie unterstützt werden. Nach Herzstillstand und Abkühlung auf 20 °C wird die Herzlungenmaschine abgestellt und das Herz (bei abgeklemmter Aorta) dekanüliert. Die Methode hat sich für intrakardiale Eingriffe bei Kindern unter 2 Jahren bewährt, da sich das Operationsfeld viel übersichtlicher darstellt, wenn die Kanülen entfernt sind und das Herz blutleer ist. Die bisherigen Erfahrungen zeigen, daß bei 20 °C und Kreislaufstillstand für etwa 60 Minuten eine ausreichende Organprotektion gewährleistet ist.[52,65,133,134]

Die Gabe von Anaesthetika in der Hypothermiephase des Eingriffes erübrigt sich, außerdem ist zu bedenken, daß die Blut- und Gewebelöslichkeit volatiler Anaesthetika mit fallender Temperatur zunimmt. Bei etwa 20 °C ist keine cerebrale elektrische Aktivität mehr nachweisbar, die Diurese sistiert.

Die Beatmung kann während der extrakorporalen Zirkulation und bei hypothermem Kreislaufstillstand abgestellt werden. Es gibt experimentelle Hinweise dafür, daß eine Beibehaltung der Beatmung oder eine statische Blähung der Lungen einen eher ungünstigen Einfluß auf den postoperativen Gasaustausch hat.[135]

Nach Korrektur des intrakardialen Defektes wird das Herz rekanüliert, die Perfusion wieder aufgenommen und mit der Aufwärmung begonnen. Durch eine Vasodilatation mit Natriumnitroprussid während der Kühl- und Aufwärmphase läßt sich die zum Erreichen der gewünschten Temperatur benötigte Zeit wesentlich verkürzen.[102] Da sich im Verlauf eines Kreislaufstillstandes auch bei tiefer Hypothermie eine metabolische Acidose entwickelt, sollten besonders während der Aufwärmphase wiederholt Blutgasanalysen durchgeführt werden. Häufig normalisiert sich mit der Wiederherstellung der Zirkulation und dem Anstieg der Körpertemperatur der pH-Wert spontan, so daß eine Pufferung nicht notwendig wird.[136,137]

Nach Erreichen einer normalen Körpertemperatur und erfolgreichem Abgang von der Herzlungenmaschine wird unter Kontrolle der ACT Protamin gegeben. Gerinnungsstörungen sind in erster Linie nach langen Perfusionen sowie bei Kindern mit cyanotischen Vitien und Polyglobulie (Hyperfibrinolyse) zu erwarten. Blutverluste werden unter Kontrolle des zentralen Venendruckes durch Frischblut oder fresh frozen plasma ersetzt. Bei einer Thrombocytopenie von weniger als 30.000/mm³ sollten Thrombocytenkonzentrate transfundiert werden.

Besteht eine Herzinsuffizienz, kommt je nach hämodynamischer Ausgangslage eine Behandlung mit positiv inotrop/chronotrop wirksamen Pharmaka und/oder Vasodilatatoren in Betracht. Dabei ist eine Überwachung des linken Vorhofdruckes nützlich. Gelegentlich bessert sich die hämodynamische Situation allein dadurch, daß die Hohlvenendrains und die Aortenkanüle entfernt werden. Besonders bei kleinen Kindern kann die

Perfusionskanüle eine erhebliche Obstruktion des Aortenlumens bewirken und Ursache für eine Hypotension sein. Besteht eine pharmakologische nicht beeinflußbare Bradykardie, ist eine Schrittmacherstimulation des rechten Vorhofes (bei intakter AV-Überleitung) oder eine sequentielle AV-Stimulation (bei AV-Blockierung oder AV-Dissoziation) indiziert. Der Verzicht auf eine koordinierte Vorhofkontraktion (Ventrikelstimulation) wirkt sich dagegen hämodynamisch ungünstig aus.

Schließlich müssen in der Postbypassphase alle wichtigen Laborwerte (Elektrolyte, Hb, Hkt, Blutzucker, Blutgase) erneut kontrolliert werden.

Für die Aufrechterhaltung der Anaesthesie bis zum Operationsende genügt in der Regel N_2O.

Wir extubieren Kinder auch nach kurzdauernden und unkomplizierten Eingriffen nicht im Operationssaal und geben auch keine Relaxans- oder Opiatantagonisten. Insbesondere bei längeren Transportwegen (z.B. in eine externe Kinderklinik) halten wir es für sicherer, die Extubation erst nach Ankunft auf der Wachstation vorzunehmen.

6. Postoperative Versorgung

Die Phase zwischen Operationsende und dem Eintreffen des Kindes auf der Intensivstation ist, wie nach allen herzchirurgischen Eingriffen, mit spezifischen Risiken verbunden, die sich jedoch durch gute Organisation auf ein Minimum reduzieren lassen (s. Kapitel VI, S. 329). Herzfrequenz (EKG) und Blutdruck sind mit Hilfe eines batteriebetriebenen Transportmonitors kontinuierlich zu überwachen, die Beatmung erfolgt manuell mit 100% O_2. Säuglinge werden, vor allem wenn der Transportweg lang ist, in einem auf 37 °C vorgewärmten Inkubator verlegt.

Nach unkomplizierten Eingriffen bei Kindern mit Ductus arteriosus, ASD, VSD, Aortenisthmusstenose und nach kurzdauernden palliativen Shuntoperationen (z.B. nach Blalock-Taussig) sowie nach Brockscher Sprengung einer Pulmonalklappenstenose kann die Extubation in den ersten postoperativen Stunden vorgenommen werden, sobald folgende Bedingungen erfüllt sind:[138,139]

1. Kind wach, Wirkung von Muskelrelaxantien abgeklungen;
2. Keine Zeichen von Atemnot bei Spontanatmung;
3. Normothermie;
4. Blutverlust über Drainagen < 1 ml/kg Std;
5. Vitalkapazität > 15 ml/kg, Inspirationskraft > -30 cm H_2O;
6. P_aO_2 > 70 mmHg (FIO_2 < 0,5) bei acyanotischen Vitien bzw. > 35 mmHg bei cyanotischen Vitien, P_aCO_2 < 45 mmHg, pH > 7,3;
7. A-aDO_2 (FIO_2 = 1,0) < 350 mmHg bei acyanotischen Vitien.

Unmittelbar vor der Extubation sollte der Mageninhalt über die noch liegende Sonde entleert, der Tracheobronchialbaum abgesaugt und die Lunge mit 100% Sauerstoff gebläht werden. Im Anschluß an die Extubation wird dem Kind noch für mindestens 24 Std angefeuchteter Sauerstoff über eine Nasensonde, Maske oder mittels Sauerstoffzelt zugeführt. Deutet ein Stridor auf die Existenz eines Larynxödems hin (bevorzugt bei Kindern zwischen dem 1. und 4. Lebensjahr)[140], kann racemisches Adrenalin (0,5 ml 2% verdünnt mit 3 ml destilliertem Wasser) vernebelt und zusätzlich Dexamethason (0,25 mg/kg) i.v. appliziert werden.[139,140]

Komplikationen

Low cardiac output

Da einer postoperativen Überwachung des Herzzeitvolumens bei Säuglingen und Kleinkindern methodische Grenzen gesetzt sind, muß sich die Diagnose eines low cardiac output meistens auf indirekte Symptome wie Hypotension, Tachykardie, Oligurie, Zentralisation und Acidose stützen. Als Ursachen kommen in Betracht:

1. Eine unzureichende Ventrikelfüllung;
2. Eine kontraktile Insuffizienz;
3. Eine erhöhte ventrikuläre Nachbelastung;
4. Rhythmusstörungen.

Zu 1.: In erster Linie muß eine Hypovolämie als Folge einer unzureichenden chirurgischen Blutstillung oder einer Koagulopathie ausgeschlossen bzw. behandelt werden. Blutet es trotz normaler Gerinnungswerte und der Transfusion von Frischblut weiter, ist eine größere chirurgische Blutungsquelle anzunehmen und eine Rethorakotomie notwendig. Außerdem muß immer an eine Herztamponade gedacht werden, die außer an den Symptomen des low cardiac output an einem hohen zentralvenösen Druck, einem pulsus „paradoxus", einem röntgenologisch verbreiterten Mediastinum sowie an einer mangelnden Ansprechbarkeit des Kreislaufes auf Katecholamine erkennbar ist. Ein hoher zentraler Venendruck kann allerdings auch Ausdruck einer kontraktilen Insuffizienz des rechten Ventrikels sein oder als Symptom ganz fehlen, wenn ein Volumenmangel besteht.

Zu 2. und 3.: Einer kontraktilen Insuffizienz können zahlreiche Ursachen zugrunde liegen (unzureichende Myokardprotektion, inkomplette oder fehlerhafte Korrektur des Vitiums, Resektion von Myokard, Ventrikulotomie). Acidose, Hypoxie, Beatmung mit PEEP, Elektrolytstörungen, Hypothermie oder ein erhöhter Sauerstoffbedarf (Fieber, Agitation, Krämpfe, erhöhte Atemarbeit) sind häufige Begleitfaktoren, die sich zusätzlich ungünstig auf die Myokardfunktion und die Sauerstoffversorgung der Peripherie auswirken. Ein hoher Auswurfwiderstand für den linken oder rechten Ventrikel (hoher systemischer oder pulmonaler Gefäßwiderstand) kann als primärer Faktor oder als Folge der Herzinsuffizienz einen circulus vitiosus in Gang setzen oder unterhalten. Die Therapie der Herzinsuffizienz besteht zunächst in einer Digitalisierung, einer Flüssigkeitsrestriktion und der Applikation von Diuretika. Säuglinge und Kinder haben einen höheren Digitalisbedarf als Erwachsene und tolerieren entsprechend höhere Plasmakonzentrationen (bis zu 4 ng/ml Digoxin), ohne Intoxikationssymptome zu entwickeln. Bei Erwachsenen liegt der therapeutische Digoxinspiegel in der Regel unter 2 ng/ml, bei Kindern dagegen im Mittel bei 3,5 ng/ml.[11] Ist mit den genannten Maßnahmen keine ausreichende Kompensation zu erzielen, müssen zusätzlich Katecholamine und/oder Vasodilatatoren eingesetzt werden (Dosierungsrichtlinien s. Tab. VII-12).

Zu 4.: Herzrhythmusstörungen beruhen entweder auf einer chirurgischen Traumatisierung des Reizbildungs- und Reizleitungssystems oder/und auf Abweichungen der Elektrolytbilanz oder des Säure-Basengleichgewichtes von der Norm.

Mit Störungen der ventrikulären Reizleitung muß zum Beispiel nach Korrektur eines Ventrikelseptumdefektes oder einer Fallotschen Tetralogie gerechnet werden.[141-144] Bei Eingriffen nach Mustard oder Senning wird häufig der Sinusknoten und die Vorhofleitung in Mitleidenschaft gezogen, wobei für den postoperativen Verlauf das Auftreten eines Bradykardie-Tachyarrhythmie-Syndroms (ähnlich dem sick sinus-Syndrom beim Erwachsenen) charakteristisch ist.[145-146] Je nach Art, Ausmaß und Dauer der Störung kommen antiarrhythmisch wirksame Pharmaka oder eine Schrittmachertherapie in Betracht.

Hypertension

Eine paradoxe Hypertension stellt eine relativ häufige Komplikation nach Resektion einer Aortenisthmusstenose dar.[148] Wahrscheinlich ist für die initial (innerhalb der ersten 24 Std) auftretende vorwiegend systolische Hypertoniephase eine Umstellungsreaktion der Barorezeptoren und eine erhöhte Katecholaminfreisetzung verantwortlich, während eine zweite etwa 6 Tage dauernde Phase mit besonders ausgeprägtem diastolischen Blutdruckanstieg sowie gleichzeitiger Natrium- und Flüssigkeitsretention einer Aktivierung des Renin-Angiotensinsystems zugeschrieben wird.[149] Gelegentlich wird der postoperative Verlauf zusätzlich durch eine arteriitis mesenterica, die sich in abdominellen Schmerzen äußert, kompliziert.[149,150] Da vermutlich auch ein Zusammenhang zwischen der erhöhten Plasmareninaktivität und der abdominellen Symptomatik besteht, erscheint eine Therapie mit converting enzyme-Inhibitoren oder Angiotensin II-Inhibitoren sinnvoll.[149] Zur Drucksenkung kommen außerdem Pharmaka wie Natriumnitroprussid in Betracht.

Respiratorische Insuffizienz

Nach komplizierten intrakardialen Korrekturen, bei schon präoperativ vorhandener kardialer und respiratorischer Insuffizienz sowie bei Kindern mit pulmonaler Hypertonie muß mit der Notwendigkeit einer prolongierten postoperativen Beatmung gerechnet werden.[151] Pneumothorax, Hämatothorax und Lungenödem kommen als Ursachen einer akut auftretenden respiratorischen Insuffizienz in Frage. Bei Eingriffen im hinteren Mediastinum (Blalock-Taussig-Anastomose, Resektion einer Isthmusstenose, Unterbindung des Ductus arteriosus) kann gelegentlich der Ductus thoracicus verletzt werden und ein Chylothorax entstehen.[152]

Für die Beatmung respiratorisch insuffizienter Kinder ist ein möglichst volumenkonstanter Respirator mit PEEP-, IMV- und CPAP-Einrichtung notwendig (z.B. Servo-Ventilator, Bourns-, Bennett- oder Emerson-Respirator).[153] Atemminutenvolumen, FIO_2 und endexspiratorischer Druck werden so eingestellt, daß ein P_aO_2 zwischen 70 und 100 mmHg und ein P_aCO_2 von etwa 40 mmHg resultiert. Dabei sollte eine FIO_2 von 0,5 nur dann überschritten werden, wenn der P_aO_2 trotz Beatmung mit PEEP unter 60 mmHg abfällt.[52] Das für eine Normoventilation respiratorisch insuffizienter Säuglinge benötigte Atemminutenvolumen kann mehr als das 4-fache der Norm betragen.[154] Durch ausreichende Anfeuchtung der Inspirationsluft, regelmäßige Tracheobronchialtoilette unter sterilen Kautelen, eine 2-stündliche Umlagerung des Patienten sowie durch intensive Physiotherapie muß verhindert werden, daß Sekretverhaltungen, Atelektasen und Infektionen auftreten. Bei allen Patienten, die länger als 48 Stunden intubiert sind, ist täglich eine Röntgenaufnahme des Thorax sowie eine Sputumkultur notwendig. Um Schädigungen der Trachealschleimhaut bei prolongierter Beatmung zu vermeiden, sollte die Tubusgröße bzw. die Blockierung der Manschette so bemessen sein, daß endinspiratorisch ein kleines Leck bestehen bleibt. Eine Traumatisierung der Trachea kommt häufig auch dadurch zustande, daß sich der Patient gegen den Respirator wehrt, meistens aufgrund einer Hypoxie oder Hypercarbie. Adaptiert sich das Kind trotz zufriedenstellender Blutgaswerte nicht an die Beatmung, ist eine Sedierung z.B. mit Morphin (0,1 mg/kg i.v.) notwendig.

Die Entwöhnung vom Respirator erfolgt mit Hilfe der IMV-Technik. Sobald sich der pulmonale Gasaustausch verbessert hat, kann die IMV-Frequenz schrittweise reduziert und schließlich auf Spontanatmung mit CPAP übergegangen werden (Extubationskriterien s. S. 431).

Infektionen

Abgesehen vom Operationsgebiet (einschließlich Drainagen) kommen als Infektionspforten in erster Linie Blasenkatheter, Trachealtubus und Gefäßzugänge in Betracht. Die Gefahr einer Endokarditis oder der Infektion von Prothesenmaterial ist besonders bei länger dauernder parenteraler Ernährung gegeben. Nährstoffe sollten aus diesem Grunde möglichst weitgehend oral bzw. über eine Magensonde zugeführt werden.[52] (Bis zum 3. Lebensjahr beträgt der normale tägliche Energiebedarf etwa 120-90 kcal/kg, Kinder zwischen dem 3. und 12. Lebensjahr benötigen 80-60 kcal/kg).[155] Der Verdacht auf eine Sepsis besteht bei Symptomen wie Lethargie, Krämpfen, erhöhter oder auch erniedrigter Körpertemperatur und bei Ikterus.

Niereninsuffizienz

Die Häufigkeit dieser Komplikation nach herzchirurgischen Eingriffen im Kindesalter wird von Chesney et al.[156] mit 8% angegeben. Besonders betroffen waren Kinder mit TGA und Aortenisthmusstenose. Nahezu alle Patienten waren bereits präoperativ herzinsuffizient, die Letalität betrug 65%. Die Behandlung muß sich in erster Linie auf eine Normalisierung der hämodynamischen Situation sowie auf die Vermeidung zusätzlicher septischer Komplikationen konzentrieren. Außerdem ist eine Restriktion der Flüssigkeits- und Kaliumzufuhr notwendig, gleichzeitig aber ein ausreichendes Kalorienangebot mit Glukose und essentiellen Aminosäuren sicherzustellen. Die Notwendigkeit einer Dialysebehandlung ergibt sich, wenn es mit konservativen Maßnahmen nicht gelingt, Hyperkaliämie, Acidose sowie eine zunehmende Retention von Flüssigkeit und harnpflichtigen Substanzen zu beherrschen.

Neurologische Komplikationen

Bei Kindern manifestieren sich zentralnervöse Schädigungen nach herzchirurgischen Eingriffen in Krämpfen oder Koma. Neben einer intraoperativen Luftembolie oder einer globalen Minderperfusion des Gehirns kommen - insbesondere als Ursachen für Krampfanfälle - auch eine Hypoglykämie oder Hypokaliämie in Betracht.[52] Darüber hinaus können intrakranielle Blutungen durch ein Hypernatriämie hervorgerufen werden, häufig als Folge einer Acidosebehandlung mit hohen Dosen Natriumbikarbonat.[157] Bei fokalen oder generalisierten Krampfanfällen wird Diazepam in Einzeldosen von 0,2 mg/kg i.v. gegeben. Bestehen Symptome eines erhöhten intrakraniellen Druckes (Papillenödem, gespannte Fontanellen) ist eine Behandlung mit Dexamethason (1 mg/kg) und Mannitol (1-2 g/kg) indiziert, die Flüssigkeitszufuhr sollte eingeschränkt und eine leichte Hyperventilation angestrebt werden.[52,158]

Periphere neurologische Schädigungen sind nach Resektion von Aortenisthmusstenosen mit unzureichendem Kollateralkreislauf (Paraplegie) sowie nach Ductus Botalli-Verschluß (Verletzung des N. recurrens oder N. phrenicus) beschrieben worden.

Literatur

1. Harris, J.S.: Special pediatric problems in fluid and electrolyte therapy in surgery. Ann. N.Y. Acad. Sci. 66:966 (1957)
2. Reinken, L., Stolley, H., Droese, W.: Zur Diagnostik von Überernährung und Übergewicht. Ein neues Somatogramm. Monatsschr. Kinderheilk. 128:662 (1980)
3. Nelson, E., McKay, R.J., Vaughan, V.C.: Textbook of pediatrics, 9th edition. Saunders, Philadelphia-London-Toronto 1969
4. Brown, T.C., Fisk, G.C.: Anaesthesia for children. Blackwell, Oxford-London-Edinburgh-Melbourne 1979
5. Eckenhoff, J.: Some anatomic considerations of the infant larynx influencing endotracheal anesthesia. Anesthesiology 12:401 (1951)
6. Cassin, S., Dawes, G.S., Mott, J.C., et al.: The vascular resistance of the fetal and newly ventilated lung of the lamb. J. Physiol. 171:61 (1964)
7. Agarwal, J.B., Paltoo, R., Palmer, W.H.: Relative viscosity of blood at varying hematocrits in pulmonary circulation. J. Appl. Physiol. 29:866 (1970)
8. Hislop, A., Reid, L.: Pulmonary arterial development during childhood: Branching pattern and structure. Thorax 28:129 (1973)
9. Lister, G., Hellenbrand, W.E., Kleinman, C.S., et al.: Physiologic effects of increasing hemoglobin concentration in left-to-right shunting in infants with ventricular septal defects. N. Engl. J. Med. 306:502 (1982)

10. Rudolph, A.M.: Congenital disease of the heart. Year Book Medical Publishers, Chicago-London 1974
11. Friedman, W.F.: Congenital heart disease in infancy and childhood. In: E.Braunwald (ed.): Heart disease. A textbook of cardiovascular medicine, Vol. 2, p. 967. Saunders, Philadelphia-London-Toronto 1980
12. Walsh, S.Z., Meyer, W.W., Lind, J.: The human fetal and neonatal circulation. Function and structure. Thomas, Springfield (Ill.) 1974
13. Ziegler, R.F.: Electrocardiographic studies in normal infants and children. Thomas, Springfield (Ill.) 1951
14. Guyton, A.C., Jones, C.E., Coleman, T.G.: Circulatory physiology: Cardiac output and its regulation, 2nd edition. Saunders, Philadelphia-London-Toronto 1973
15. Nadas, A.S., Fyler, D.C.: Pediatric cardiology, 3rd edition, p. 608. Saunders, Philadelphia-London-Toronto 1972
16. Wulf, H.: Physiologie der perinatalen Adaptation. Gynäkologe 1:47 (1968)
17. Steward, D.J.: Manual of pediatric anesthesia. Churchill Livingstone, New York-Edinburgh-London 1979
18. Smith, R.M.: Anesthesia for infants and children, 4th edition. Mosby, St. Louis-Toronto-London 1980
19. Grossman, W.: Cardiac catheterization and angiography, 2nd edition. Lea & Febiger, Philadelphia 1980
20. Rudolph, A.M., Cayler, G.G.: Cardiac catheterization in infants and children. Pediatr. Clin. North Am. 5:907 (1958)
21. Barry, W.H., Grossman, W.: Cardiac catheterization. In: E.Braunwald (ed.): Heart disease. A textbook of cardiovascular medicine, Vol. 1, p. 278. Saunders, Philadelphia-London-Toronto 1980
22. LaFarge, C.G., Miettinen, O.S.: The estimation of oxygen consumption. Cardiovasc. Res. 4:23 (1970)
23. Flamm, M.D., Cohn, K.E., Hancock, E.W.: Measurement of systemic cardiac output at rest and exercise in patients with atrial septal defect. Am. J. Cardiol. 23:258 (1969)
24. Avery, M.E., Chernick, V., Dutton, R.E., et al.: Ventilatory response to inspired carbon dioxide in infants and adults. J. Appl. Physiol. 18:895 (1963)
25. Miller, H.C., Behrle, F.C.: The effects of hypoxia on the respiration of newborn infants. Pediatrics 14:93 (1954)
26. Nelson, N.M.: Neonatal pulmonary function. In: L.S. James (ed.): Symposium on the newborn. J. Pediatr. Clin. North Am. 13:769 (1966)
27. Avery, M.E., Fletcher, B.D.: The lung and its disorders in the newborn infant. 3rd edition, p. 55. Saunders, Philadelphia-London-Toronto 1974
28. Motoyama, E.K., Cook, C.D.: Respiratory physiology. In: R.M. Smith (ed.): Anesthesia for infants and children. 4th edition, p. 38. Mosby, St. Louis-Toronto-London 1980
29. Mansell, A., Bryan, C., Levison, H.: Airway closure in children. J. Appl. Physiol. 33:711 (1972)
30. Westbrook, P.R., Stubbs, S.E., Sessler, A.D., et al.: Effect of anesthesia and muscle paralysis on respiratory mechanics in normal man. J. Appl. Physiol. 34:81 (1973)
31. Polgar, G.: Opposing forces to breathing in newborn infants. Biol. Neonate 11:1 (1967)
32. Motoyama, E.K.: Pulmonary mechanics during early postnatal years. Pediatr. Res. 11:220 (1977)
33. Kaplan, S.: The cardiovascular system. In: W.E. Nelson (ed.): Textbook of pediatrics, 7th edition. Saunders, Philadelphia-London-Toronto 1959
34. O'Brien, R.T., Pearson, H.A.: Physiologic anemia of the newborn infant. J. Pediatr. 79:132 (1971)
35. Cooper, H.A., Hoagland, H.C.: Subject review; fetal hemoglobin. Mayo Clin. Proc. 47:402 (1972)
36. Nathan, D.G., Oski, F.A.: Hematology of infancy and childhood. Saunders, Philadelphia-London-Toronto 1974
37. Morse, M., Cassels, D.E., Holder, M.: The position of the oxygen dissociation curve of blood in normal children and adults. J. Clin. Invest. 29:1091 (1950)
38. Oski, F.A.: Designation of anemia on a functional basis. J. Pediatr. 83:353 (1973)

39. Oski, F.A.: The unique fetal red cell and its function. Pediatrics 51:494 (1973)
40. Smith, R.M.: Fluid therapy and blood replacement. In: R.M. Smith (ed.): Anesthesia for infants and children. 4th edition, p. 547. Mosby, St. Louis-Toronto-London 1980
41. Gamble, J.L.: Chemical anatomy, physiology and pathology of extracellular fluid. 6th edition. Harvard University Press, Cambridge 1954
42. Aherne, W., Hull, D.: Site of heat production in the newborn infant. Proc. R. Soc. Med. 57:1172 (1964)
43. Joel, C.D.: The physiological role of brown adipose tissue. In: A.E. Renold, G.F. Cahill (eds.): Handbook of physiology, Vol. 5. American Physiological Society, Washington 1965
44. Hall, G.M., Lucke, J.N.: Brown fat - thermogenetic tissue of anaesthetic importance? Br. J. Anaesth. 54:907 (1982)
45. Mitchell, S.C., Korones, S.B., Brendes, H.W.: Congenital heart disease in 56,109 births. Incidence and natural history. Circulation 43:323 (1971)
46. Fontana, R.S., Edwards, J.E.: Congenital cardiac disease: A review of 357 cases studied pathologically. Saunders, Philadelphia-London-Toronto 1962
47. Bankl, H.: Congenital malformations of the heart and great vessels: Synopsis of pathology, embryology and natural history. Urban und Schwarzenberg, Baltimore-München 1977
48. Ruttenberg, H.D.: Concerning the etiology of congenital heart disease. Am. Heart J. 84:437 (1972)
49. Ouelette, E.M., Rossett, H.L., Rossman, M.P., et al.: Adverse effects on offspring of maternal alcohol abuse during pregnancy. N. Engl. J. Med. 297:528 (1977)
50. Nora, J.J., Nora, A.H.: Recurrence risks in children having one parent with a congenital heart disease. Circulation 53:701 (1976)
51. Klinner, W., Brunner, L.: Die Chirurgie der angeborenen Herzfehler. Perimed, Erlangen 1977
52. Sade, R.M., Cosgrove, D.M., Castaneda, A.R.: Infant and child care in heart surgery. Year Book Medical Publishers, Chicago-London 1977
53. Bühlmeyer, K., Mehrpujan, T., Klinner, W.: Der Ventrikelseptumdefekt im Säuglingsalter. Z. f. Kinderklinik 92:264 (1965)
54. Davea, J.E., Cheitlin, M.D., Bedynek, J.L.: Sinus venosus atrial septal defect. Am. Heart J. 85:177 (1973)
55. Levin, A.R., Spach, M.S., Boineau, J.P., et al.: Atrial pressure flow dynamics and atrial septal defects (secundum type). Circulation 37:476 (1968)
56. Cohn, L.H., Morrow, A.G., Braunwald, E.: Operative treatment of atrial septal defect: Clinical and hemodynamic assessments in 175 patients. Br. Heart J. 29:725 (1967)
57. Rudolph, A.M., Heymann, M.A.: Medical treatment of the ductus arteriosus. Hosp. Pract. 12:57 (1977)
58. Jones, R.W., Pickering, D.: Persistent ductus arteriosus complicating the respiratory distress syndrome. Arch. Dis. Child. 52:274 (1977)
59. Kitterman, J.A., Edmonds, L.H., Gregory, G.A., et al.: Patent ductus arteriosus in premature infants: Incidence related to pulmonary disease and management. N. Engl. J. Med. 287:473 (1972)
60. Gittenberger-DeGroot, A.C.: Persistent ductus arteriosus: Most probably a primary congenital malformation. Br. Heart J. 39:610 (1977)
61. Mocellin, R., Sauer, U., Schumacher, G., et al.: Einfluß von Prostaglandin E_1 auf die Hämodynamik bei Neugeborenen mit Pulmonalatresie. Z. Kardiol. 67:572 (1978)
62. Freed, M.D., Heymann, M.A., Lewis, A.B., et al.: Prostaglandin E_1 in infants with ductus arteriosus-dependent congenital heart disease. Circulation 64:899 (1981)
63. Donahoo, J.S., Roland, J.M., Kan, J., et al.: Prostaglandin E_1 as an adjunct to emergency cardiac operation in neonates. J. Thorac. Cardiovasc. Surg. 81:227 (1981)
64. Friedman, W.F., Hirschklau, M.J., Printz, M.P., et al.: Pharmacologic closure of patent ductus arteriosus in the premature infant. N. Engl. J. Med. 295:526 (1976)
65. Rogers, M.C., Smith, R.M.: Anesthesia for intrathoracic and cardiac surgery. In: R.M. Smith (ed.): Anesthesia for infants and children, 4th edition, p. 336. Mosby, St. Louis-Toronto-London 1980.

66. Hutchins, G.M.: Coarctation of the aorta explained as a branch point of the ductus arteriosus. Am. J. Path. 63:203 (1971)
67. Cohen, L.S., Friedman, W.F., Braunwald, E.: Natural history of mild congenital aortic stenosis elucidated by serial hemodynamic studies. Am. J. Cardiol. 30:1 (1972)
68. Wagner, H.R., Ellison, R.C., Keane, J.F., et al.: Clinical course in aortic stenosis. Natural history study. Circulation 56 (Suppl. I):I-47 (1977)
69. Johnson, A.M.: Aortic stenosis, sudden death, and the left ventricular baroreceptors. Br. Heart J. 33:1 (1971)
70. Williams, D.E., Sahn, D.J., Friedman, W.F.: Cross-sectional echocardiographic localization of the sites of left ventricular outflow obstruction. Am. Heart J. 37:250 (1976)
71. Garcia, R.E., Friedman, W.F., Kaback, M.M., et al.: Idiopathic hypercalcemia and supravalvular aortic stenosis: Documentation of a new syndrome. N. Eng. J. Med. 271:117 (1964)
72. Maron, B.J., Gottdiener, J.S., Roberts, W.C., et al.: Left ventricular outflow obstruction due to systolic anterior motion of the mitral leaflet in patients with concentric left ventricular hypertrophy. Circulation 57:527 (1978)
73. Wynne, J., Braunwald, E.: The cardiomyopathies and myocarditides. In: E. Braunwald (ed.): Heart disease. A textbook of cardiovascular medicine, Vol. 2, p. 1437. Saunders, Philadelphia-London-Toronto 1980
74. Clark, C.E., Henry, W.L., Epstein, S.E.: Familial prevalence and genetic transmission of idiopathic hypertrophic subaortic stenosis. N. Engl. J. Med. 289:709 (1973)
75. Braunwald, E., Lambrew, C.T., Rockhoff, S.D., et al.: Idiopathic hyphrophic subaortic stenosis. Circulation 30 (Suppl. IV): IV-67 (1964)
76. Shah, P.M., Sylvester, L.J.: Echocardiography in the diagnosis of hyperthrophic obstructive cardiomyopathy. Am. J. Med. 62:830 (1977)
77. Frank, S., Braunwald, E.: Idiopathic hypertrophic subaortic stenosis. Clinical analysis of 126 patients with emphasis on the natural history. Circulation 37:759 (1968)
78. Savage, D.D., Seiders, S.F., Clark, C.E., et al.: Electrocardiographic findings in patients with obstructive and nonobstructive hypertrophic cardiomyopathy. Circulation 58:402 (1978)
79. Chen, C.H., Nobuyoshi, M., Kawai, C.: ECG pattern of left ventricular hypertrophy in non obstructive hypertrophic cardiomyopathy. Am. Heart J. 97:687 (1979)
80. Brock, R.C.: The surgery of pulmonary stenosis. Br. Med. J. 2:399 (1949)
81. Carr, J.M., Tynan, E., Aberdeen, R.E., et al.: Predictive accuracy of the "loop rule" in 109 children with classical complete transposition of the great arteries (TGA). Circulation 38 (Suppl. VI):VI-52 (1968)
82. Rashkind, W.J., Miller, W.W.: Creation of an atrial septal defect without thoracotomy. JAMA 196:991 (1966)
83. Schumacher, G., Schreiber, R., Bühlmeyer, K.: Zur Nomenklatur der komplexen kardiovaskulären Fehlbildungen mit Ursprungsanomalien der großen Arterien. Herz 5:325 (1980)
84. Mustard, W.T., Chute, A.L., Keith, J.D., et al.: A surgical approach to transposition of the great vessels with extracorporeal circuit. Surg. 36:39 (1954)
85. Senning, Å.: Surgical correction of transposition of the great vessels. Surg. 45:966 (1959)
86. Rastelli, A.C., Wallance, R.B., Ongley, P.A.: Complete repair of transposition of the great arteries with pulmonary stenosis. Circulation 39:83 (1969)
87. Allwork, S.P., Bentall, H.H., Becker, A.E., et al.: Congenitally corrected transposition of the great arteries: Morphologic study of 32 cases. Am. J. Cardiol. 38:910 (1976)
88. Schiebler, G.L., Edwards, J.E., Burchell, H.B., et al.: Congenital corrected transposition of the great vessels. A study of 33 cases. Pediatrics 27:851 (1961)
89. Lev, M., Licata, R.H., May, R.C.: The conduction system in mixed levocardia with ventricular inversion (corrected transposition). Circulation 28:232 (1963)
90. Tandon, E., Edwards, J.E.: Tricuspid atresia: A reevaluation and classification. J. Thorac. Cardiovasc. Surg. 67:530 (1974)
91. LaCorte, M.A., Dick, M., Scheer, G., et al.: Left ventricular function in tricuspid atresia. Circulation 52:996 (1975)

92. Serratto, M., Miller, R.A., Tatooles, C.J., et al.: Hemodynamic evaluation of Fontan operation in tricuspid atresia. Circulation 54 (Suppl. III):III-99 (1976)
93. Glenn, W.W.: Circulatory bypass to the right side of the heart. N. Engl. J. Med. 295:117 (1958)
94. Fontan, F., Baudex, E.: Surgical repair of tircuspid atresia. Thorax 26:240 (1971)
95. Tarnow, J.: Prämedikation. In: F.W. Ahnefeld, H. Bergmann, C. Burri, W. Dick, M. Halmágyi, G. Hossli, E. Rügheimer (Hrsg.): Die intravenöse Narkose. Klinische Anästhesiologie und Intensivmedizin, Bd. 23, S. 82. Springer, Berlin-Heidelberg-New York 1981
96. Gattiker, R.: Persönliche Mitteilung.
97. Liu, L.M., Goudsouzian, N.G., Liu, P.L.: Rectal methohexital premedication in children, a dose-comparison study. Anesthesiology 53:343 (1980)
98. Thomas, D.K.: Hypoglycemia in children before operation. Br. J. Anaesth. 46:66 (1974)
99. Levin, R.M., Seleny, F.L., Streczyn, M.V.: Ketamine-pancuronium-narcotic technique for cardiovascular surgery in infants - a comparative study. Anesth. Analg. 54:800 (1975)
100. Santoli, F.M., Pensa, P.M., Azzolina, G.: Anesthesia in open-heart surgery for correction of congenital heart diseases in children over one year of age. In: Wiechmann (ed.): Anesthesia for open-heart surgery, p. 165. Little, Brown and Comp., Boston 1976
101. Radnay, P.A., Hollinger, I., Santi, A., et al.: Ketamine for pediatric cardiac anaesthesia. Anaesthesist 25:259 (1976)
102. Bland, J.W., Williams, W.H.: Anesthesia for treatment of congenital heart defects. In: J.A. Kaplan (ed.): Cardiac anesthesia, p. 281. Grune & Stratton, New York-San Francisco-London 1979
103. Radnay, P.A.: Anesthetic management of surgery requiring cardiopulmonary bypass. In: P.A. Radnay, H. Nagashima (eds.): Anesthetic considerations for pediatric cardiac surgery, p. 95. Little, Brown and Comp., Boston 1980
104. Maunuksela, E.L., Gattiker, R.I.: Use of pancuronium in children with congenital heart disease. Anesth. Analg. 60:798 (1981)
105. Clark, J.L., Dedrick, D.F.: Anesthesia for pediatric surgery. In: P.W. Lebowitz (ed.): Clinical anesthesia procedures of the Massachusetts General Hospital, p. 291. Little, Brown and Comp., Boston 1978
106. Radford, E.P., Ferris, B.J., Kriet, B.C.: Clinical use of nomogram to estimate proper ventilation during artificial respiration. N. Engl. J. Med. 251:877 (1954)
107. Engström, C.G., Herzog, P., Norlander, O.O., et al.: Ventilation nomogram for the newborn and small children to be used with the Engström respirator. Acta Anaesth. Scand. 6:175 (1962)
108. Hernandez, A., Goldring, D., Hartmann, A.F.: Measurement of blood pressure in infants and children by the doppler ultrasonic technique. Pediatrics 48:788 (1971)
109. Poppers. P.J.: Controlled evaluation of ultrasonic measurement of systolic and diastolic blood pressures in pediatric patients. Anesthesiology 38:187 (1973)
110. Janssen, P.J.: Capnographic impressions of pulmonary perfusion patterns in patients with congenital heart anomalies. In: V. Wiechmann (ed.): Anesthesia for open heart surgery, p. 123. Little, Brown and Comp., Boston 1976
111. Rao, T.L., Wong, A.Y., Salem, M.R.: A new approach to percutaneous catheterization of the internal jugular vein. Anesthesiology 46:362 (1977)
112. Schwartz, A.J.: Supraclavicular internal-jugular vein catheterization-further caution. Anesthesiology 48:448 (1978)
113. Zideman, D.A., Rimmer, M.A., Williams, W.G., et al.: Thermodilution cardiac output determinations in small infants: Some problems and their solutions. Anesthesiology 51:S320 (1979)
114. McCormick, J.R., Dobnik, D.B., Mieszala, J.R., et al.: Simple method for measurement of cardiac output by thermodilution after cardiac operation. J. Thorac. Cardiovasc. Surg. 78:792 (1979)
115. Moodie, D.S., Feldt, R.H., Kaye, M.P., et al.: Measurement of postoperative cardiac output by thermodilution in pediatric and adult patients. J. Thorac. Cardiovasc. Surg. 78:796 (1979)

116. Maruschak, G.F., Potter, A.M., Schauble, J.F., et al.: Overestimation of pediatric cardiac output by thermal indicator loss. Circulation 65:380 (1982)
117. Benzinger, M., Benzinger, T.H.: Tympanic membrane temperature. JAMA 209:1207 (1969)
118. Webb, G.E.: Comparison of esophageal and tympanic temperature monitoring during cardiopulmonary bypass. Anesth. Analg. 52:729 (1973)
119. Gilston, A.: Anaesthesia for cardiac surgery. Br. J. Anaesth. 43:217 (1971)
120. Bennett, E.J.: Fluids for anesthesia and surgery in newborn and infants. Charles C. Thomas, Springfield 1975
121. Bennett, E.J.: Fluid balance in the newborn. Anesthesiology 43:210 (1975)
122. Landry, L.D., Emerson, C.W., Philbin, D.M., et al.: The effect of nitrous oxide on pulmonary vascular resistance in children. Anesth Analg 59:548 (1980)
123. McGabe, J.C., Engle, M.A., Gay, W.A., et al.: Surgical treatment of endocardial cushion defects. Am. J. Cardiol. 39:72 (1977)
124. Brewer, L.A., Fosburg, R.G., Mulder, G.A., et al.: Spinal cord complications following surgery for coarctation of the aorta. J. Thorac. Cardiovasc. Surg. 64:368 (1972)
125. Chang, J.H., Burrington, J.D.: Coarctation of the aorta in infants and children. J. Pediatric Surg. 7:127 (1972)
126. Hughes, R.K., Reemtsma, K.: Correction of coarctation of the aorta. Manometric determination of safety during test occlusion. J. Thorac. Cardiovasc. Surg. 62:31 (1971)
127. Katz, N.M., Blackstone, E.H., Kirklin, J.W., et al.: Incremental risk factors for spinal cord injury following operation for acute traumatic aortic transection. J. Thorac. Cardiovasc. Surg. 81:669 (1981)
128. Berendes, J.N., Bredée, J.J., Schipperheyn, J.J., et al.: Mechanism of spinal cord injury after cross-clamping of the descending thoracic aorta. Circulation 66 (Suppl. I):I-112 (1982)
129. Hansen, D.D.: Anesthesia. In: R.M. Sade, D.M. Cosgrove, A.R. Castaneda (eds.): Infant and child care in heart surgery, p. 35. Year Book Medical Publishers, Chicago-London 1977
130. Ravin, M.B., Drury, W.L., Keitt, A.S., et al.: Red cell 2,3-diphosphoglycerate in surgical correction of cyanotic congenital heart disease. Anesth. Analg. 52:599 (1973)
131. Moffitt, E.A., Kirklin, J.W., Theye, R.A.: Physiologic studies during whole body perfusion in tetralogy of Fallot. J. Thorac. Surg. 44:180 (1962)
132. Gattiker, R.: Anästhesie in der Herzchirurgie. Huber, Bern-Stuttgart-Wien 1971
133. Sade, R.M., Castaneda, A.R.: Recent advances in cardiac surgery in the young infant. Surg. Clin. North Am. 56:451 (1976)
134. Stevenson, J.G., Stone, E.F., Dillard, D.H., et al.: Intellectual development of children subjected to prolonged circulatory arrest during hypothermic open heart surgery in infancy. Circulation (Suppl. II) 50:II-54 (1974)
135. Stanley, T.H., Liu, W.S., Gentry, S.: Effects of ventilatory techniques during cardiopulmonary bypass on post-bypass and postoperative pulmonary compliance and shunt. Anesthesiology 46:391 (1977)
136. Johnston, A.E., Radde, I.C., Steward, D.J., et al.: Acid-base and electrolyte changes in infants undergoing profound hypothermia for surgical correction of congenital heart defects. Canad. Anaesth. Soc. J. 21:23 (1974)
137. Miyazaki, M., Yoda, J., Tanaka, Y., et al.: A study of profound hypothermia by surface cooling. Canad. Anaesth. Soc. J. 27:370 (1980)
138. Motoyama, E.K., Cook, D.R., Oh, T.H.: Respiratory insufficiency and pediatric intensive care. In: R.M. Smith (ed.): Anesthesia for infants and children, 4th edition, p. 616. C.V. Mosby, St. Louis-Toronto-London 1980
139. Hollinger, I.: Postoperative management: Ventilation. In: P.A. Radnay, H. Nagashima (eds.): Anesthetic management for pediatric cardiac surgery, p. 205. Little, Brown and Comp., Boston 1980
140. Koka, B.V., Jeon, I.S., Andre, J.M., et al.: Postintubation croup in children. Anesth. Analg. 56:501 (1977)
141. Ziady, G.M., Halidie-Smith, K.A., Goodwin, J.F.: Conduction disturbances after surgical closure of ventricular septal defect. Br. Heart J. 34:1199 (1972)

142. Sondheimer, H.H., Izukawa, T., Olley, P.M., et al.: Conduction disturbances after total correction of tetralogy of Fallot. Am. Heart J. 92:278 (1976)
143. Yasui, H., Takeda, Y., Yamauchi, S., et al.: The deleterious effects of surgically induced complete right bundle branch block on long-term follow-up results of closure of ventricular septal defect. J. Thorac. Cardiovasc. Surg. 74:210 (1977)
144. Yabek, S.M., Jarmakani, J.M., Roberts, N.K.: Diagnosis of tri-fascicular damage following tetralogy of Fallot and ventricular septal defect repair. Circulation 55:23 (1977)
145. El-Said, G., Rosenberg, H.S., Mullins, C.E., et al.: Dysrhythmias after Mustard's operation for transposition of the great arteries. Am. J. Cardiol. 30:526 (1973)
146. Isaacson, R., Titus, J.L., Merideth, J., et al.: Apparent interruption of atrial conduction pathways after surgical repair of transposition of great arteries. Am. J. Cardiol. 30:533 (1972)
147. Gillette, P.C., Kugler, J.D., Garson, A., et al.: Mechanisms of cardiac arrhythmias after the Mustard operation for transposition of the great arteries. Am. J. Cardiol. 45:1225 (1980)
148. Nanton, M.A., Olley, P.M.: Residual hypertension after coarctectomy in children. Am. J. Cardiol. 37:769 (1976)
149. Rocchini, A.P., Rosenthal, A., Barger, A.C., et al.: Pathogenesis of paradoxical hypertension after coarctation resection. Circulation 54:382 (1976)
150. Ho, E.C., Moss, A.J.: The syndrome "mesenteric arteritis" following surgical repair of aortic coarctation. Reports of nine cases and review of the literature. Pediatrics 49:40 (1972)
151. Motoyama, E.K., Laks, H., Oh, T., et al.: Deflation flow-volume (DFV) curves in infants with congenital heart disease (CHD); evidence for lower airway obstruction. Circulation 58 (Suppl. II):II-107 (1978)
152. Higgins, C.B., Mulder, D.G.: Chylothorax after surgery for congenital heart disease. J. Thorac. Cardiovasc. Surg. 61:411 (1970)
153. McPherson, S.P.: Respiratory therapy equipment, 2nd edition. C.V. Mosby, St. Louis-Toronto-London 1981
154. Epstein, R.A., Hyman, A.I.: Ventilatory requirements of critically ill neonates. Anesthesiology 53:379 (1980)
155. Wille, L.: Dosierungs- und Anwendungsrichtlinien für die Nährstofftherapie bei nichtchirurgischen Erkrankungen. In: F.W. Ahnefeld, H. Bergmann, C. Burri, W. Dick, M. Halmágyi, E. Rügheimer (Hrsg.): Grundlagen der Ernährungsbehandlung im Kindesalter. Klinische Anästhesiologie und Intensivtherapie, Bd. 16, S. 142. Springer, Berlin-Heidelberg-New York 1978
156. Chesney, R.W., Kaplan, B.S., Freedom, R.M., et al.: Acute renal failure: An important complication of cardiac surgery in infants. J. Pediatr. 87:381 (1975)
157. Simons, M.A., Adock, E.W., Bard, H., et al.: Hypernatremia and intracranial hemorrhage in neonates. N. Engl. J. Med. 291:6 (1974)
158. Oka, Y., Lin, Y.T.: Postoperative management: Complications. In: P.A. Radnay, H. Nagashima (eds.): Anesthetic considerations for pediatric cardiac surgery, p. 217. Little, Brown and Comp., Boston 1980

Sachverzeichnis

A

ACD und ACD-Adenin 299, 300
Acebutolol 187
Acetyldigoxin 177, 424
Acidose 106, 165, 233, 277, 387, 427, 432, 435
   bei cyanotischen Vitien 395, 427, 428
   und Glykosidtoleranz 177, 178
   intrazelluläre 271
   und Sauerstoffbindungskurve 281, 427
   nach tiefer Hypothermie und Kreislaufstillstand 430
ACT 143, 265, 266, 293, 294, 302, 303, 333, 337, 421, 429, 430
   bei Hypothermie 293
Adenylcyclase 182
ADH
   s. antidiuretisches Hormon
ADP 286
Adrenalin 51, 167, 170, 428
   Dosierung von 170, 424
   und Inhalationsanaesthetika 93, 171
   im Plasma 285
   racemisches 432
Afterload
   und Alpharezeptoren-Antagonisten 172
   und Amrinon 185
   und Beatmung mit PEEP 342, 345
   und Calcium-Antagonisten 191
   Definition 7
   und hypertrophische Cardiomyopathie 393
   „mismatch" 192
   und Vasodilatatoren 192, 193, 198, 199, 206
   und Ventrikelfunktion 7, 8, 432
Ajmalin 225, 229, 234, 238
Akinesie 24, 25, 26, 190
Aktionspotential 191, 210, 211, 212, 214, 220
   Dauer 182, 214, 216, 220
   und Intervalldauer 216
   und extrazelluläres Ionenmilieu 218
   und Ionenbewegungen 210, 211, 212, 214
   langsames und schnelles 216, 217, 220, 226
   Phasen 211, 212, 214
Akupunktur
   s. Elektrostimulationsanalgesie
Alcuronium 99
Aldosteron 176, 284, 289, 378
Aldosteronantagonisten 208, 227
Alfentanyl 82, 86, 285
Alkalose 119, 338
   (s. auch Hypocarbie)
   und ionisiertes Calcium 179
   und Sauerstoffbindungskurve 119, 280
Allen-Test 53, 56, 405
Alpharezeptoren-Agonisten 172, 234, 297, 298
   in Kombination mit TNG 172, 197, 203, 205, 297
Alpharezeptoren-Blockierung 80, 199, 268, 289
Alprenolol 187
Althesin 80
alveoläre Ventilation
   und Hochfrequenzventilation 346
   bei Kindern 375, 376
Aminoglykoside 353
Aminophyllin 200
Amiodaron 177, 227
3',5'-AMP 182, 183
Amrinon 165, 174, 183, 298
Anämie 165, 281
   und myokardiales O_2-Angebot 18, 23
Anaesthesie
   bei Aortenisthmusstenose 408, 425
   bei Aortenklappeninsuffizienz 106
   bei Aortenklappenstenose 105
   bei Aortenstenosen (kongenitalen) 408, 427
   bei AV-Kanal 424
   und Brustwandmechanik 113, 115, 116

Anaesthesie
  bei Ductus arteriosus persistens 425
  Einleitung und Aufrechterhaltung der
    101, 408
  während der EKZ 284, 285, 286, 289,
    293, 295, 430
  bei Fallot-Tetralogie 407, 408, 427
  bei Herztamponade 107
  bei Herztransplantation 109
  und inspiratorische Gasverteilung 117
  bei hypertrophischer Cardiomyopathie
    393
  bei kongenitalen Vitien mit Links-
    Rechts-Shunt 407
  bei kongenitalen Vitien mit Rechts-
    Links-Shunt 407, 408
  bei koronarer Herzkrankheit 80, 102,
    103
  bei Lungenembolie 108
  und Lungenperfusion 118
  bei Mitralklappeninsuffizienz 105
  bei Mitralklappenstenose 103
  bei pericarditis constrictiva 107
  Protokoll 48, 404
  und pulmonaler Gasaustausch 113
  bei Pulmonalstenosen (kongenitalen)
    427
  „stress-freie" 85
  bei thorakalem Aortenaneurysma 107
  bei Transposition der großen Arterien
    407, 428
  bei Tricuspidalatresie 428
  bei Tricuspidalklappeninsuffizienz 106
  bei Truncus arteriosus 428
  und Ventilations-Perfusionsverhältnis
    117, 119
  bei Ventrikelseptumdefekt 408, 423
  Verfahren, Wahl des 76, 101, 408
  Vorbereitungen für die 51, 406, 407
  bei Vorhofseptumdefekt 424
Anaesthetika
  Kreislaufwirkungen der 80 ff.
anaphylaktischer Schock
  nach Protamin 304
Anaphylatoxine 287
anatomische Besonderheiten
  im Säuglings- und Kindesalter 367
Angina pectoris 19, 24, 390, 393
  (s. auch Myokardischämie)
  unter Belastung 19, 23
  und Betarezeptorenblocker 47, 190
  und Calcium-Antagonisten 191
  EKG bei 20, 21
  und Herzglykoside 176
  in Ruhe 19, 203
  instabile 19, 26, 203
Angiotensin II-Inhibitoren 433

Angiotensin converting enzyme-
  Inhibitoren 200, 340, 433
Anrep-Effekt 10
Antacida 354
Antiarrhythmika 209, 319
  elektrophysiologische und
    hämodynamische Wirkungen 223
Antibiotika, nephrotoxische 353
Antidepressiva 223
antidiuretisches Hormon (ADH) 141, 285,
  378
Antihuman-Thymocytenglobulin 110
Antithrombin 265, 293
Aorta, „reitende" 395, 396
Aortenaneurysma 30, 54, 107
Aortenisthmusstenose 379, 388, 403, 408,
  415, 425, 434, 435
  und Paraplegie 426, 435
  postductale, juxtaductale
    („Erwachsenentyp") 389, 390, 425
  und postoperative Hypertension 433
  präductale („infantile") 389, 427
  und respiratorische Insuffizienz 427
  und Rippenusuren 389
Aortenklappeninsuffizienz 30, 106
  akute 31, 32, 106, 205
  und Bradykardie 106, 172, 230
  chronische 31, 32
  und Isoproterenol 172
  und Koronarperfusion
    (kardioplegische) 268, 276
  und Natriumnitroprussid 207
  und Sauerstoffversorgung des
    Myokards 33
Aortenklappenstenose 29, 105, 206
  und Koronarreserve 105
  und Myokardischämie 30
Aortenstenosen, kongenitale 379, 390–
  393, 408, 427
Aprinidin 227
Argonmethode (Koronarsinus-
  Flußmessung) 13
Arrhythmie
  s. Rhythmusstörungen
Arteriaesectio 54
  bei Säuglingen 414, 415
arterieller Druck (s. auch Druck)
  und Amrinon 184
  und Antiarrhythmika 224, 225, 226
  und Betarezeptorenblocker 188, 189,
    226
  und Calcium 180, 181
  und Calcium-Antagonisten 204, 226
  und Glucagon 182
  und Herzglykoside 176
  und Inhalationsanaesthetika 88 ff.
  und intravenöse Anaesthetika 80 ff.

arterieller Druck (s. auch Druck)
  und Katecholamine 166, 170–173, 298
  im Kindesalter 372, 373
  und Knotenrhythmus 231, 244
  und Lachgas 95, 97
  Messung des 53
    bei Kindern 413–415
  und Muskelrelaxantien 99, 408
  und Opiate 82
  in der Postbypassphase 297, 298
  postoperativer 330, 331, 335, 337, 338
  und Protamin 303
  und Vasodilatatoren 194, 198–200, 207, 208
  und Vorhofflimmern 237
arteriitis mesenterica
  und Aortenisthmusstenose 433
Arteriosonde 413
ASA-Klassifizierung 49
ASD
  s. Vorhofseptumdefekt
Asthma bronchiale
  und Betarezeptorenblocker 186, 190
assistierte Zirkulation 302, 317
Asystolie 225, 226
  und AV-Block 242
  und sick sinus-Syndrom 230
Atelektase 295, 330, 332, 335, 336, 348, 351, 352, 425, 434
  und selektive Anwendung von PEEP 345
Atemarbeit 336, 432
Atemfrequenz 336
  bei Kindern 376
Atemwegswiderstand 128, 336, 345
  bei Kindern 376
Atemzentrum 375
Atenolol 48, 187
Atmung
  biochemische Kontrolle der 375
  periodische 375
  physiologische Daten bei Kindern 376
ATP 268, 271, 273, 280, 286, 296, 300, 301
ATPase 174, 182, 183, 227, 269
Atracurium 101
Atropin 49, 106, 112, 166, 178, 227, 229, 231, 232, 298, 428
Aufklärung 49
Augmentation, diastolische 317, 318, 320, 321
  (s. auch intraaortale Ballongegenpulsation)
Auswurffraktion
  Bestimmung der 5
  und Calcium-Antagonisten 191, 226
  globale 9
  und Herzglykoside 175, 176

  bei Herzinsuffizienz 192
  bei koronarer Herzkrankheit 25, 26
  bei Mitralklappeninsuffizienz 29
  regionale 9
  und Vasodilatatoren 192, 193, 197
Auswurfimpedanz 7–11
  und Aortenklappeninsuffizienz 106, 205
  und Herzinsuffizienz 192, 205
  und IABP 317, 318
  und Vasodilatatoren 192, 193, 199, 205
Autoregulation
  homeometrische 10
  koronare 17, 93, 195
AV-Block 54, 72, 239, 402, 431
  und Antiarrhythmika 225, 226
  und Betarezeptorenblocker 190, 226
  EKG bei 240
  und Glucagon 183, 227
  und Herzglykoside 177, 178, 227
  nach Korrektur eines AV-Kanals 425
  und Oesophagus-EKG 54, 55
  Typ Mobitz 54, 239
  Typ Wenckebach 178, 239, 240
AV-Dissoziation
  und Allgemeinnarkose 232
  einfache und komplette 231, 232
  nach Pancuronium 100
$AVDO_2$
  s. Sauerstoffgehaltsdifferenz
AV-Kanal 383, 424
  partieller 383, 384, 425
  totaler 381, 383, 384, 425
AV-Knotenrhythmus 230, 231
  und Hypotension 231, 244
a-Welle
  bei Aortenklappenstenose 29
  bei Linksherzinsuffizienz 70
  bei Mitralklappenstenose 26, 27
  bei Myokardischämie 23, 24
  bei Ventrikelstimulation 243
Azathioprin 110

B

Bändelung der Pulmonalarterie 382, 425
Ballonseptostomie 398
Barbiturate 49, 80, 133
  und cerebrale Protektion 141
Barorezeptoren 433
  und Anaesthesie 91
Barotrauma 346, 347
Beatmung 117
  Adaptierung an die
    und arterieller
      Kohlensäurepartialdruck 118, 119
  Beendigung der 334, 335, 336

Beatmung
  Entwöhnung von der 335, 336, 347, 348, 434
  und extrakorporale Zirkulation 295, 430
  mit hoher Frequenz 346
  bei Kindern 408, 410
    Nomogramme für die 410, 411
  mit PEEP
    s. positiv endexspiratorischer Druck
  prolongierte 433
  Überwachung der 119, 413
Beatmungsdrucke 121, 332
  bei Hochfrequenzventilation 346
  bei Pneumothorax 340, 347
Beatmungsmechanik 128
Befeuchter 121, 333
Befeuchtung der Inspirationsluft 336, 346, 434
Belüftungs-Durchblutungsverhältnis 113, 117, 119, 121, 124–126, 332, 340, 345, 410, 413
  und Dopamin 168
  und Hochfrequenzventilation 346
  und IMV 348
  inhomogenes 345, 348
  und Körperlage 352, 353
  und PEEP 345
  und $\dot{Q}_S/\dot{Q}_T$ 117, 34
  und respiratorische Insuffizienz 340, 345
  und Vasodilatatoren 201
Bennett-Respirator 434
Benzodiazepine 49, 79, 80, 82, 102, 289
  Metabolite der 102
Betarezeptorenblocker 46, 48, 51, 112, 176, 186, 338
  und Amrinon 183
  und Asthma bronchiale 186, 190
  und Asynergie bzw. Hypo- oder Akinesie 190
  und Fallot-Tetralogie 428
  und Fibrinolyse 188
  und freie Fettsäuren 188
  und Hypocalcämie 179
  und Hypertonus 46, 47, 48, 188, 226
  und hypertrophische Cardiomyopathie 393
  Interaktionen mit
    Adrenalin 171
    Anaesthetika 46, 47, 88
    Calcium-Antagonisten 204
    Dobutamin 170
    Nitroglycerin 204
  und intrinsische Aktivität 186, 187, 226
  Kontraindikationen 190

  und koronare Herzkrankheit 186, 187, 190, 202
  Myokardprotektion 268
  und Organselektivität 186, 187
  und Plasmareninaktivität 189
  präoperative Therapie mit 46
  und Rhythmusstörungen 190, 226, 229, 232, 234–237, 296, 338
  und Sauerstoffbindungskurve 188
  und Sympathikotonus 186, 188, 226
  und Thrombocytenaggregation 188
  und Thromboxan 188
  Überdosierung und Glucagon 183
  und unspezifische Membranwirkung 186, 187, 226
Bewußtseinszustand
  postoperativer 330, 332
Bigeminus 178, 221
Bird-Respirator 329
Blalock-Taussig-Anastomose 395, 397, 403, 428, 429, 431, 433
Bleese-Lösung 269, 271
Blutdruck
  s. Druck
Blutgasanalyse 75, 118, 121, 124, 143, 291, 292, 304, 330, 333, 336, 410, 413, 415, 430, 431
  und Temperaturkorrektur 291, 292
Blutgruppe 143, 421
Blutkonserven 300
  und 2,3-DPG-Gehalt 283, 301, 301
  Einsparung von 267, 279, 300
  und lagerungsbedingte Qualitätsveränderungen 300, 301
  und Sauerstoffabgabe im Gewebe 300
Bluttransfusion
  mit Eigenblut 267, 300
  mit Erythrocytenkonzentrat 300, 301
  und Filter 301
  mit Frischblut 301, 304, 430, 432
  und Hepatitis 279, 300
  und ionisiertes Calcium 179, 288, 298, 299
  bei Kindern 423, 430
Blutung
  intrakranielle 435
  postoperative 337, 431
Blutvolumen
  und Auswurfimpedanz 6, 7
  und extrakorporale Zirkulation 279, 429
  intrathorakales 168, 209, 345
  bei Kindern 372, 373, 423
Blutzucker 143, 291, 293, 330, 333, 421, 431
  und Betarezeptorenblocker 190
  und Glucagon 183

Bohr-Effekt 283
Bohrsche Gleichung 127
Bourns-Respirator 434
Bowditch-Effekt 8
Bradykardie
  und Aortenklappeninsuffizienz 106, 172, 230
  und Atropin 106, 112, 178, 227, 229, 230, 298, 338
  und Glucagon 183, 227
  und Herzglykoside 177, 178, 227
  und sick sinus-Syndrom 230
  und Schrittmacherstimulation 178, 229, 298, 338, 425, 431
  und Succinylcholin 99
Bradykardie-Tachyarrhythmie-Syndrom 433
Bretschneider-Lösung 269, 271, 296
Bretschneider-Parameter (E_g) 16, 17
Bretylium 227, 229, 234
Brocksche Operation (Sprengung) 395, 402, 412, 431
Brustwandmechanik 115, 116
Buckberg-Lösung 269
buffy-coat 301
  s. auch Bluttransfusion
Bunitrolol 187
Bupranolol 187
Buprenorphin 337
Bypass
  s. extrakorporale Zirkulation

C

Calcium 143, 178, 179, 288, 292, 298
  Antagonisten 46, 51, 165, 190, 203, 225
    und hypertrophische
      Cardiomyopathie 393
    Interaktionen mit Anaesthetika 46, 47, 88
    Interaktionen mit
      Betarezeptorenblockern 204
    und Myokardprotektion 268, 269, 296
  Chlorid 51, 180, 181, 424
    Dosierung von 182
  Glukonat 182
    Dosierung von 182
  intrazelluläres 174
  ionisiertes
    und Bluttransfusion 179, 288, 298, 299
    und extrakorporale Zirkulation 288, 292
    und Myokardfunktion 179
  Kanal 191, 212, 213, 226, 269
  Paradoxon 181, 273, 296

im Perfusat 275
Transport 191
Cancrenoat-K 208, 227
  s. auch Aldosteronantagonisten
Cardiomyopathie, hypertrophische
  s. idiopathische hypertrophische
    subaortale Stenose (IHSS)
Carotispulskurve 9
Carotissinussyndrom 177
  s. auch sick sinus-Syndrom
Celite 266
Chinidin 222, 224
Chlor 143, 175
Chylothorax 433
Cimetidin 354
Circulus Willisi
  Aneurysma des 390
CK-MB 13
Clonidin 47
closing capacity 115
closing volume 115
  bei Kindern 376
CO_2
  Absorber 121
  arterieller Partialdruck 118–120, 126, 127, 131, 132, 139, 291, 335, 413, 421, 431, 434
  arterio-gemischtvenöse
    Gehaltsdifferenz 125, 126
  arterio-alveolärer (endexspiratorischer)
    Gradient 124–127, 413
  Dissoziationskurve 127
  endexspiratorische (alveoläre)
    Konzentration 124, 126, 127, 330, 332, 410
    Messung der 124, 332, 410, 412, 413
  Löslichkeit 292
  Produktion 127, 292
Compliance
  der großen Arterien 7
  der Lunge 27, 105, 115, 128, 295, 336, 341, 344, 345, 352, 376
  des Thorax 85, 101, 128, 336, 344
  des linken Ventrikels 6, 11, 12, 69, 191, 205, 303, 385
    bei Aortenklappenstenose 29, 106
    bei hypertrophischer
      Cardiomyopathie 393
    bei Myokardischämie 23, 25
    bei PEEP und Volumenexpansion 342
  des rechten Ventrikels 106, 342, 385
  des linken Vorhofes 29
Computertomographie (des Herzens) 9
converting enzyme-Inhibitoren
  s. Angiotensin
coronary steal 95, 174, 199, 200

cor pulmonale (akutes)
s. Lungenembolie
Corticosteroide 110, 141, 268, 269, 287, 302, 429, 432, 435
CPAP 348, 434
CPD 267, 300
Cyanidintoxikation 200
Cyanose
 bei Fallot-Tetralogie 396
 bei Pneumothorax 340
 bei Pulmonalatresie 395
 bei Pulmonalstenosen 394
 bei Shunt-Umkehr 388
 bei Übergang auf Spontanatmung 336
 bei Transposition der großen Arterien 399, 402
 bei Tricuspidalatresie 403
 bei Truncus arteriosus 402
Cyclosporin A 110

D

Defibrillation 238, 296
Defibrillator 51, 329
Dehydrierung 378
Dehydrobenzperidol 86, 200, 289
Depolarisation 202, 219
 Blockierung der 269
 spontane diastolische 8, 217, 218, 220, 221, 224, 225
Dexamethason 432, 435
Diabetes mellitus 110, 143, 190, 293
Dial-a-flow Infusionssystem 423
Diastolendauer 12, 14, 22, 103, 176, 187, 202
diastolic pressure time index (DPTI) 14, 22
Diazepam 80, 102, 405
 bei Krampfanfällen 435
Diazoxid 200
Digitalis 174
 Bedarf und Dosierung
  bei Erwachsenen 177
  bei Kindern 424, 432
 und hypertrophische Cardiomyopathie 393
 Intoxikation 176, 177, 178, 224, 227, 234, 338, 433
 und Kalium 174, 177, 178, 181, 289
 und koronare Herzkrankheit 175, 176
 und Magnesium 289
 und Niereninsuffizienz 177, 353
 pharmakologische Kenndaten 177
 prophylaktische Anwendung 45, 46, 177
 bei regionalen Kontraktionsanomalien 175, 190
 und Rhythmusstörungen 46, 178, 181, 223, 224, 227, 229, 233, 235, 236, 237, 289
 therapeutische Plasmakonzentration 177, 433
 Toleranz 174, 177, 178, 181
 toxische Plasmakonzentration 177
 Wechselwirkungen mit anderen Pharmaka 177
Digoxin 177, 424
Digitoxin 177
Dilatation, poststenotische 389, 394
Diltiazem 190
Diphenylhydantoin 178, 222, 224, 229, 234, 293
 und cerebrale Protektion 141
Diprivan 82
Disopyramid 227
Diurese
 und Dopamin 141
 und Furosemid 141, 209, 290
 und Hämolyse 286
 und Herzglykoside 176
 und Mannit 141, 290
 und Natriumnitroprussid 141
 und Niereninsuffizienz 354
 Überwachung der 141, 290, 330, 333, 420
Diuretika 192, 208, 288, 298, 304, 341, 354, 432
Dobutamin 51, 165, 169, 298
 Dosierung 170, 424
 Kreislaufwirkungen 169
 bei Lungenembolie 109
Dokumentation 75
Dopamin
 bei Beatmung mit PEEP 345
 Dosierung 166, 169, 424
 Kombination mit
  Natriumnitroprussid 198, 203, 297
  Nitroglycerin 168, 297
  Noradrenalin 169, 171
 Kreislaufwirkungen 166
 bei Lungenembolie 109
 und Nierenfunktion 141, 166, 345, 354
 Rezeptoren 166, 167
 und Sauerstoffpartialdruck 168
Doppellumentubus 72, 345
Doppler-Meßkopf 54, 76
2,3-DPG (s. auch Sauerstoffbindungskurve)
 und cyanotische Vitien 427
 und fetales Hämoglobin 376
 und Konservenblut 283, 300, 301
 Synthese 283
dp/dt_{max}
 s. Druckanstiegsgeschwindigkeit

Drainage
  der Hohlvenen 273, 290
  des linken Ventrikels 268, 270, 273, 274, 288, 290, 296, 302
Druck
  Abfall, frühdiastolischer (dip) 34, 35
  alveolärer 351
  Amplitude 31, 32, 387
  Anstiegsgeschwindigkeit im linken Ventrikel (dp/dt) 8, 9, 15, 16, 17, 83, 87, 89, 180, 182, 184
  und myokardialer Sauerstoffverbrauch 15, 17
  arterieller
    und Amrinon 184
    und Anaesthetika 80, 82, 88, 95, 97
    und Antiarrhythmika 224, 225, 226
    und Betarezeptorenblocker 188, 189, 226
    und Calcium 180, 181
    und Calcium-Antagonisten 204, 226
    und Glucagon 182
    und Herzglykoside 176
    und Katecholamine 166, 169–172, 298
    und Knotenrhythmus 231, 244
    und Muskelrelaxantien 99, 408
    in der Postbypassphase 297, 298
    postoperativer 330, 331, 335, 337, 338
    und Protamin 303
    im Säuglings- und Kindesalter 372, 373
    und Vasodilatatoren 192, 194, 198, 199, 200, 207, 208
    und Vorhofflimmern 237
  diastolischer arterieller 12, 18, 19, 21, 31, 103, 104, 170, 172, 173, 197, 425, 433
    und IABP 317, 318, 320
  enddiastolischer im LV 3, 6, 26, 30, 83, 89, 94, 166, 169, 170, 182, 184, 187, 191, 194, 195, 196, 204, 209, 288, 335, 382, 393
    und Herzinsuffizienz 128, 166, 192, 197
    und Myokardischämie 19, 21, 22, 187, 195
  endexpiratorischer
    s. positiv endexspiratorischer Druck
  endinspiratorischer 332, 434
  endsystolischer im LV 3
  Gradient
    zwischen Aortendruck und Liquordruck 108, 426
    diastolischer an der Mitralklappe 26, 27
    diastolischer, zwischen PA-Druck und PCW 71, 103
    intramyokardialer (intramuraler) 23, 104, 195
    intraventrikulärer (intrakavitärer) 393, 394
    systolischer an der Aortenklappe 29, 30, 390, 391, 392, 427
    systolischer an der Pulmonalklappe 395
  in den verschiedenen Herzabschnitten u. großen Gefäßen 3, 374
  interstitieller (in der Lunge) 287, 288
  intrakranieller 435
  intraperikardialer 6, 58
  intrapleuraler 128, 341, 347, 348
  intrathorakaler 6, 58, 341, 342, 345
  kolloidosmotischer 271, 287, 288
  Messung
    in der A. pulmonalis 60
    arterielle 53
    bei Kindern 412–415
    Komplikationen der 55, 59, 71, 72, 339
    zentralvenöse 57, 415, 416
  Plateau, mesodiastolisches 34, 35
  poststenotischer 103, 104, 195
  transmuraler 341, 342, 345, 347, 348
  transpulmonaler 16
d-Tubocurarin 99
Ductus arteriosus
  persistens 379, 387, 390, 395, 398, 399, 403, 412, 420, 425, 429, 431
  und Prostaglandine 371, 387, 388
  und respiratorische Insuffizienz 387, 425
  und Sauerstoffpartialdruck 371
  und Shuntumkehr 371
  spontaner Verschluß des 371, 387
Ductus thoracicus
  Verletzung des 69, 433
Durchgangssyndrom 136
Dyskinesie 24, 25, 61, 94, 96, 190

E

Echokardiogramm
  bei akuter Aortenklappeninsuffizienz 32
  bei kongenitalen Aortenstenosen 392, 393
  bei Herztamponade 35, 36
  intraoperatives 76, 304
  bei Verlagerung des Ventrikelseptums 341, 343
EEG 129, 333
Eigenblut 267, 300

Ejektionsfraktion
  s. Auswurffraktion
EKG
  epikardiales 94, 95
  bei Herzrhythmusstörungen 228–244
  nach Herztransplantation 111
  und Hypercalcämie 219
  und Hyperkaliämie 218
  und Hypocalcämie 219
  und Hypokaliämie 218
  intrakardiales 76, 241, 242
  bei Myokardischämie 20, 21, 52, 55, 173, 298
  und Myokardprotektion 290
  Ableitung im Oesophagus 52, 54, 55
  präkordiales 20, 52, 53, 103, 331
  im Säuglings- und Kindesalter 371
Elektrolytstörungen
  und Hämodynamik 340, 432
  und Herzrhythmus 119, 177, 181, 208, 209, 218, 233, 238, 338, 433
elektromechanische Kopplung 191
Elektrostimulationsanalgesie
  hämodynamische Aspekte 98
Embolie, cerebrale 333, 355, 435
Emerson-Respirator 434
endocardial viability ratio (EVR) 22
Endocarditis 26, 28, 33, 72, 434
Endokardkissendefekte 383, 384, 390, 395, 424
Energiebedarf
  bei Kindern 434
Energiebilanz des Herzens 18, 80, 85, 87, 102, 176
  (s. auch Sauerstoffbilanz des Herzens)
Enfluran 88 ff.
  und extrakorporale Zirkulation 295
Engström-Nomogramm 410
Entkopplung, elektromechanische 269
Erythromycin 177
Etomidat 80 ff.
extrakorporale Zirkulation (s. auch Herzlungenmaschine) 274 ff., 429
  Abgang von der 296, 430
  und ADH 285
  und ADP 286
  und Adrenalin 285
  und Aldosteron 284, 289
  und Anaesthesie 284, 285, 286, 289, 293, 295, 430
  und Anaesthetikabedarf 293, 430
  und Anaphylatoxine 287
  und ATP 286
  und Beatmung 295, 430
  und Bubble-Oxygenator 273, 274, 276
  und Diurese 290
  und Eiweiß 276, 286, 287, 288
  und EKG 290
  und Elektrolyte 288, 289, 291
  und Erythrocyten 286
  und Fibrinopeptid A 286
  und Gas-Blutfluß-Verhältnis 277
  und Gefäßwiderstand 277, 280, 282, 289
  und Gerinnungshemmung 265, 266, 293
  und Hämodilution 275, 279, 280, 284, 287, 288, 295, 429
  und Hämoglobin 279, 286, 298
  und Hämoglobinurie 290
  und Hämolyse 276, 277, 286, 290
  und Hämatokrit 279, 286, 292, 429
  und Hirnfunktion 290
  und hormonale Reaktionen 277
  und hypothermer Kreislaufstillstand 430
  und Hypothermie 267, 270, 272, 279, 282, 289, 295, 429
  und Kardiotomie-Saugung 276, 277, 286, 288, 294
  und Kinine 286
  und kolloidosmotischer Druck 287, 288
  und Komplement-Aktivierung 287
  und Koronarperfusion 268, 271, 272, 275, 276
  und Leukocyten 276, 286, 287
  und linker Vorhofdruck 290
  und Membranoxygenator 273, 274, 276
  und Mikrozirkulation 276, 277
  und Monitoring 289–293
  und Myokardprotektion 267, 290
  und Noradrenalin 285
  und Ödeme 287, 288, 290, 292
  und Organperfusion 284, 290, 291
  und Parathormon 288
  Pathophysiologie der 279
  und Perfusat 275
  und Perfusion
    nicht-pulsatile 275, 277, 280, 284, 285, 293, 340
    pulsatile 275, 277, 278, 284, 285
  und Perfusionsdruck 272, 289, 296
  und Perfusionszeitvolumen 267, 275, 284, 289, 290, 296, 429
  und Pharmakokinetik 293
  und Postbypassphase 277, 295, 429, 431
  und Präbypassphase 265
  und Prostacyclin 285, 286
  und Pulmonalarteriendruck 290
  und Renin-Angiotensin 284, 285
  und Reperfusionsphase 273, 295, 296
  und rheologische Faktoren 280
  und „runoff" über den Pulmonalkreislauf 428, 429
  und Sauerstoffaufnahme 277, 279

extrakorporale Zirkulation
und Sauerstofftransportkapazität 279
und Serotonin 286
und Sympathikotonus 289
und Temperaturgradienten 290, 291
und Thrombocyten 276, 285, 286, 288
und Thromboxan 285
und venöser Sauerstoffpartialdruck
 289, 291
und Ventrikeldrainage 268, 270, 273,
 288, 290, 294, 296
und zentraler Venendruck 290
Extrasystolen 232, 233
s. auch Rhythmusstörungen
Extrazellulärvolumen 378
Extubation 334–336, 431
und adrenerge Kreislaufreaktionen 336
frühe 334, 335
Kriterien für die 335, 336, 431, 434

F

Fallot-Tetralogie 379, 381, 395–397, 407,
 408, 413, 427, 433
acyanotische Form („pink"-Fallot) 396
Fentanyl 82ff., 101, 237, 293, 407, 408,
 427, 428
hohe Dosen von 84, 285, 286
Fettsäuren, freie 12, 188, 293
Fibrin 266
Fibrinogen 143, 304, 333
Spaltprodukte 286
Fibrinolyse 188, 304, 337, 430
Ficksches Prinzip 13, 373
FIO_2
s. Sauerstoffkonzentration,
 inspiratorische
flow (Fluß)
nicht pulsatiler 141, 275, 277, 280, 284,
 285
pulsatiler 275, 277, 278, 284, 285
Flunitrazepam 50, 80, 101, 405, 406, 407,
 408
Flüssigkeit
intra- und extrazelluläre 378
Bedarf bei Kindern 421
Umsatz bei Kindern 378
Flüssigkeitsbilanz 330, 333, 341, 354, 423
Flüssigkeitslunge 354
Fogarty-Katheter 338
Foley-Katheter 420
Foramen ovale 394, 398
Verschluß des 371
Frank-Starling Mechanismus 111
FRC
s. Residualkapazität

Fremdgasmethode (Koronarsinus-
 Flußmessung) 13
fresh frozen plasma 304, 430
Füllungsdruck des Herzens (s. auch Druck)
in der Postbypassphase 297
transmuraler
 und PEEP 341, 342
Furosemid 141, 200, 209, 290
extrarenale Wirkungen 209

G

Gänsehals-Phänomen 385, 386
Galopprhythmus 330, 332
Gammahydroxybuttersäure 82
Gasfluß
diffusiver 346
konvektiver 346
Gentamycin 353
Gerinnung
Hemmung der 265, 293, 294
Störungen der 304, 337
Überwachung der 265, 293, 294
Gerinnungsfaktoren 265, 337
in Blutkonserven 301
Gerinnungsstatus 330, 333, 421
Gesamteiweiß 143, 288, 330, 333
Glucagon 182, 227
Glukose-Insulin 268, 302, 354
Glykogen (im Myokard) 268
Granulocyten-Aggregation 287

H

Hämatokrit 143, 330, 333, 335, 421, 429,
 431
und extrakorporale Zirkulation 279
im Säuglingsalter 371, 376, 377
und Viskosität 280
Hämatoperikard 34
Hämatothorax 433
Haemonetics Cell Saver 300
Hämodialyse (s. auch Niereninsuffizienz)
 354
Hämodilution 275, 279, 280, 284, 287,
 288, 295
und Löslichkeit von
 Inhalationsanaesthetika 295
und Viskosität 280, 281, 429
Hämofiltration (s. auch Niereninsuffizienz)
arteriovenöse 341, 354
maschinelle 354
kontinuierliche 354
Hämoglobin 12, 118, 121, 143, 279, 286,
 298, 330, 333, 421, 423, 431
fetales 376
freies 279, 286

Hämolyse 141, 142, 276, 286
 und IABP 318
 und Kardiotomiesaugung 277
 und Nierenfunktion 141, 142, 353
Hämoptysis 35, 72
Hagen-Poiseuille-Gesetz 280
Halbwertzeit ($t_{1/2}\beta$)
 von Benzodiazepinen 102
 von Fentanyl 102, 293
 von Heparin 265
 von Herzglykosiden 177
 von Lidocain 224
 von Pancuronium 102
Haloperidol 166
Halothan 88 ff.
 und Adrenalin 171
 und Aortenisthmusstenose 426
 und Aortenstenose 427
 und Dyskinesie 96
 und extrakorporale Zirkulation 295
 und Myokardischämie 96
Hauptstammstenose 25, 26
Harnstoff im Serum 354, 355
Hautemphysen 347
Hemiparese 356
Hemochron-System 265
Heparin 265, 293, 294, 429
 (s. auch Gerinnung)
 Antagonisierung 267, 293, 302, 303
 Dosiswirkungsbeziehung 266, 294
 rebound 337
Hepatitis 279, 300
Herzfehler, angeborene
 s. kongenitale Herzfehler
Herzfrequenz
 und Amrinon 184, 185, 186
 und Atropin 50, 111, 112
 und Betarezeptorenblocker 186, 187, 189, 202, 204, 227, 228
 und Calcium 180
 und Calcium-Antagonisten 192, 225
 und Glucagon 182
 und Herzglykoside 176, 227
 nach Herztransplantation 112
 und Inhalationsanaesthetika 88, 89, 92
 und intravenöse Anaesthetika 78, 80
 und Katecholamine 166, 170, 171, 173
 und Lachgas 97
 und Muskelrelaxantien 99, 100, 408
 und myokardiales O_2-Angebot 12
 und myokardialer O_2-Bedarf 14
 und Neuroleptanalgesie 87
 und Opiate 82, 83, 84
 im Säuglings- und Kindesalter 371, 372
 und Sauerstoffverbrauch 373
 und Vasodilatatoren 194, 198, 199, 200, 204

Herzglykoside
 s. Digitalis
Herzindex, Herzzeitvolumen
 Abhängigkeit vom Alter 4, 372
 und Amrinon 184, 185, 186
 und arterieller Sauerstoffpartialdruck 123, 351
 und $AVDCO_2$ 125, 126
 und $AVDO_2$ 5, 123
 und Betarezeptorenblocker 188, 189, 226
 und Calcium 180
 und Calcium-Antagonisten 191, 226
 und converting enzyme-Inhibitoren 200
 und CPAP 348
 Determinanten des 4
 nach extrakorporaler Zirkulation 297, 298
 und Glucagon 182
 und Herzglykoside 174, 175
 und Hypokapnie 119
 und IMV 347
 und Inhalationsanaesthetika 88, 89, 91, 92
 Interpretation 298
 und intravenöse Anaesthetika 78, 80
 und Katecholamine 166, 170, 171, 172
 und Lachgas 97
 Messung des 73, 74
  bei Kindern 419, 420, 432
  bei Neuroleptanalgesie 87
 Normalwert 4, 77, 372
 und Opiate 82, 83, 84
 und PEEP 341, 342, 347, 348
 in der postoperativen Phase 330, 331, 332, 338
 und pulmonaler Gasaustausch 128
 und $\dot{Q}_S/\dot{Q}_T$ 123, 124, 126, 350, 351
 im Säuglings- und Kindesalter 372
 und Schrittmacherstimulation 242–244
 und Thoraxverschluß 303
 und Vasodilatatoren 194, 196, 197, 198, 199, 200, 207, 208
 und Vorhofflimmern 237
Herzinfarkt
 s. Myokardinfarkt
Herzinsuffizienz 11, 110, 115, 165, 170, 172, 173, 192
 und Aldosteron-Antagonisten 208
 und Amrinon 183, 184, 185, 186
 und Anaesthesie 79, 101, 105
 und Angiotensin converting enzyme-Inhibitoren 200
 bei Aortenisthmusstenose 390, 426, 427
 bei Aortenklappeninsuffizienz 205, 207
 bei Aortenklappenstenose 105, 205, 390
 und Auswurfimpedanz 11, 192

Herzinsuffizienz
  bei AV-Kanal 386, 425
  und Betarezeptorenblocker 186, 190, 226
  und Calcium-Antagonisten 191
  und Diuretika 192, 208, 209
  bei Ductus arteriosus persistens 387, 425
  nach extrakorporaler Zirkulation 169, 205, 206, 298, 319, 321, 322, 323, 430
  bei Fallot-Tetralogie 428
  und Glucagon 182, 183
  und Herzglykoside 175, 176
  und IABP 317, 319
  und ionisiertes Calcium 179
  und Katecholamine 168, 169, 170, 172, 173
  bei Lungenembolie 108
  bei akuter Mitralklappeninsuffizienz 105, 205, 206
  bei Myokardischämie 192, 204, 205, 227
  postoperative 335, 336, 338, 340
  und Nierenversagen 353
  und Pulmonalatresie 395
  und Renin-Angiotensin-Aldosteron 176, 200
  und Sympathikotonus 77, 175, 176, 184, 190, 226, 228
  Therapie der 205, 297, 298, 338, 339, 432
  bei Transposition der großen Arterien 399, 428
  bei Truncus arteriosus 402, 428
  und Vasodilatatoren 115, 192, 197, 198, 199, 205, 425
  bei Ventrikelseptumdefekt 382
Herzkatheterbefund
  bei Aortenklappeninsuffizienz 31, 32, 33
  bei Aortenklappenstenose 30
  bei Ductus arteriosus persistens 388
  bei Endokardkissendefekten 385
  bei Fallot-Tetralogie 397
  bei koronarer Herzkrankheit 24, 25
  bei Mitralklappeninsuffizienz 28
  bei Mitralklappenstenose 27
  normaler (beim Kind) 372, 374
  bei obstruktiver Cardiomyopathie 393
  und Oxymetrie 373
  bei pericarditis constrictiva 35
  bei Transposition der großen Arterien 400
  bei Ventrikelseptumdefekt 381, 382
  bei Vorhofseptumdefekt 385
Herzlungenmaschine (s. auch extrakorporale Zirkulation)
  und Bubble-Oxygenator 273, 274, 276
  und Filter 274
  und Gasaustauschoberfläche 275
  und Kardiotomie-Sauger 274, 276, 277, 286
  und Koronarperfusion 274, 275
  und Membranoxygenator 273, 274, 276
  und Perfusat 275, 429
  und Perfusionscharakteristik 275, 277, 284, 285
  und Perfusionszeitvolumen 267, 275, 289, 290, 296
  und Rollerpumpe 275
  und Scheibenoxygenator 275
  und Wärmeaustauscher 274, 275, 276
Herztamponade 34, 107, 338, 432
  (s. auch Pericardtamponade)
Herztransplantation 109
  Anaesthesie bei 110
  Besonderheiten des transplantierten Herzens 111
Herzversagen
  s. Herzinsuffizienz
Herzzeitvolumen
  s. Herzindex
Hilfsventrikel 321, 324
Hili, tanzende 388
Hirnfunktion
  und Barbiturate 133
  und cerebraler Perfusionsdruck 133
  und cerebraler Sauerstoffverbrauch 139
  bei extrakorporaler Zirkulation 131, 132, 133, 134, 290
  bei Herzversagen 136
  bei Hirnembolie 136, 140, 333, 355, 435
  bei Hypercarbie 131, 139
  bei Hypotension 131, 133, 134
  bei Hypothermie 133, 134
  bei Hypoxie 136, 138
  bei Kreislaufstillstand 137
  und metabolische Faktoren 132
  und Narkosetiefe 130, 133, 135
  Protektion der 141
  bei Unterbrechung der EKZ 137
Hirnfunktionsmonitor 129, 130, 290, 420
Hirnödem 141, 290, 292, 428
Histamin
  und extrakorporale Zirkulation 276
Histaminfreisetzung
  durch intravenöse Anaesthetika 82
  durch Opiate 85
  durch Protamin 304
  durch Muskelrelaxantien 99, 100
Histidinpuffer 271, 273
Hochfrequenz-Ventilation 346
  und Beatmungsdrucke 346

Hochfrequenz-Ventilation 346
  und Belüftungs-
    Durchblutungsverhältnis 346
  bei broncho-pleuraler Fistel 346
  und Gasfluß 346
  und pulmonaler Gasaustausch 346
  bei respiratorischer Insuffizienz 346
  bei tracheo-ösophagealer Fistel 346
Holzschuhform
  der Herzsilhouette 396
Horner-Syndrom 356
H_2-Rezeptorenblocker 354
Hyaluronidase 302
Hydralazin 48, 200
Hydromediastinum 72
Hydroxyäthylstärke 207
Hydroxycobalamin 201
Hypercalcämie 177, 180, 181
  und Aktionspotential 219
  idiopathische infantile 392
Hypercarbie, Hyperkapnie 126, 127
  und Hirnfunktion 131, 136, 139, 292
  und Koronardurchblutung 120
  und pulmonaler Gefäßwiderstand 106
  und respiratorische Insuffizienz 434
Hyperkaliämie
  und Aktionspotential 218, 219
  und AV-Blockierung 218
  und EKG 218
  und Glukose-Insulin 354
  und Kationenaustauscher 354
  und Natriumbikarbonat 354
  bei Niereninsuffizienz 354, 435
Hypernaträmie
  und intrakranielle Blutung 435
Hypertension, Hypertonie
  arterielle
    Anaesthesie bei 101
    und Aortenisthmusstenose 389, 426, 427, 433
    und Betarezeptorenblocker 46, 47, 48, 188, 189, 204
    und Calcium-Antagonisten 191, 204
    und converting enzyme-Inhibitoren 340, 433
    und Intubation 47, 48
    und Naloxon 333
    und Plasmakatecholamine 340
    und Plasmarenin-Aktivität 189, 340, 433
    postoperative 285, 339, 340
    nach Korrektur einer
      Aortenisthmusstenose 427, 433
    und Sternotomie 84, 102, 204
    und Systemkreislaufwiderstand 188, 189, 340

  und Vasodilatatoren 204, 298, 340, 433
  und Ventrikelfunktion 10, 11, 204, 340
  pulmonale 26, 33, 35, 63, 103, 173, 181, 433
    bei Ductus arteriosus persistens 388, 425
    bei Endokardkissendefekten 385, 386, 425
    bei hypertrophischer
      Cardiomyopathie 393
    und Isoproterenol 173
    bei Mitralklappenstenose 26, 35, 103
    bei präductaler
      Aortenisthmusstenose 390
    bei respiratorischer Insuffizienz 341
    bei Transposition der großen
      Arterien 399, 428
    bei Truncus arteriosus 402, 428
    bei Ventrikelseptumdefekt 382
Hyperthermie 420
Hypertrophie
  des linken Ventrikels 10, 30, 31, 33, 391, 393
  des rechten Ventrikels 27, 394, 395
Hyperventilation 119
  (s. auch Hypocarbie)
  und intrakranieller Druck
Hypocalcämie
  und Aktionspotential 219
  und Betarezeptorenblockade 179
  und extrakorporale Zirkulation 288
Hypocarbie, Hypokapnie 119, 126, 127, 338
  und extrakorporale Zirkulation 282, 289, 291
  und Hirndurchblutung 119, 192
  und Herzzeitvolumen 119
  und Hirnfunktion 136, 292
  und Kalium 119
  und Koronardurchblutung 18, 119, 120
  und koronarer Gefäßwiderstand 119, 120
  und metabolische Acidose 119
  und Myokardischämie 119
  und O_2-Dissoziationskurve 119
  und peripherer Gefäßwiderstand 119
Hypoglykämie
  und Betarezeptorenblocker 190
  und Krampfanfälle 435
  bei Nahrungskarenz 406
Hypokaliämie 177, 435
  und Aldosteronantagonisten 208
  und Aktionspotential 218, 219
  und Furosemid 209

Hypokaliämie 177, 435
 und Glykosidtoleranz 174, 177, 178, 181, 289
 und Rhythmusstörungen 119, 181, 208, 209, 223, 234, 338
Hypokinesie 24, 25, 26, 61, 94, 96, 190
Hypomagnesiämie 177, 289
Hypotension 171, 224, 225, 234, 338, 340, 427, 428, 432
 und Herztamponade 338
 während der Kanülierung 267, 429
 und Knotenrhythmus 231, 244
 nach Öffnung der Aortenklemme 426
 in der Postbypassphase 296, 297, 298, 431
 und Protamin 303
Hypothermie
 und Anaesthetikabedarf 293, 430
 und Blutgasanalyse 291, 292
 und Diurese 141, 430
 und extrakorporale Zirkulation 171, 267, 270, 272, 279, 282, 289, 295, 429
 und Hirnfunktion 133, 134, 430
 und Löslichkeit von Anaesthetika 295, 430
 und Myokardprotektion 268, 269, 270, 272, 420, 430
 und Nierenfunktion 141
 und Sauerstoffbindungskurve 280, 281, 282, 283
 tiefe
  und Kreislaufstillstand 420, 430
  und Organprotektion 430
Hypothyreose
 und Glykosidtoleranz 177
Hypovolämie
 s. Volumenmangel
Hypoxie 121, 165, 177, 333, 338, 340, 420, 427, 428, 432
 und Ductus arteriosus 371, 387
 und Lungenembolie 35, 108
 und pulmonaler Gefäßwiderstand 106
 bei respiratorischer Insuffizienz 340, 353, 434
hypoxische pulmonale Vasokonstriktion (HPV) 124, 201, 351
 und gemischtvenöse Sauerstoffsättigung 351
 Hemmung der 124, 351
 und Herzzeitvolumen 351
 und Druck im linken Vorhof 351
 und Isoproterenol 351
 und Pulmonalarteriendruck 351
 und $\dot{Q}_S/\dot{Q}_T$ 351
 und Vasodilatatoren 201

I

Idiopathische hypertrophische subaortale Stenose (IHSS) 63, 379, 390, 391, 392, 393
 und Allgemeinanaesthesie 393
 und Betarezeptorenblocker 393
 und Calcium-Antagonisten 191, 393
 und Digitalis 177, 393
 und Isoproterenol 393
 und Nitroglycerin 393
Ikterus 434
Immunsuppressiva
 und Herztransplantation 110
Impedanz, elektrische (des Myokards) 273
Infektionen, postoperative 434
Inkubator 431
intermittent mandatory ventilation (IMV) 434
Infrarotabsorptionsanalysator
 s. Kapnographie
Infusionssysteme, pädiatrische 407, 421, 422, 423
Inhalationsanaesthetika 88 ff.
 und intrakardialer Shunt 407, 408
 und Verteilungskoeffizienten 295
Inotropie 8
 (s. auch Myokardkontraktilität)
Inspirationskraft, maximale 335, 431
inspiratorische Gasverteilung 113, 117
inspiratorische Pause 128
Intensivstation
 Organisation der 329
Interferenzdissoziation 232
 (s. auch AV-Dissoziation)
intraaortale Ballongegenpulsation (IABP)
 mit Einkammer- bzw. Doppelkammerballon 318, 319
 und Entwöhnung 321
 Indikation 110, 318, 319
 und Phaseneinstellung 320, 321
 Wirkungsspektrum der 317, 318, 322
Introducer
 mit Schutzmanschette 67, 68
Intubation
 endobronchiale 72
 bei Herztransplantation 110
 mit einem Doppellumentubus 72, 108
 nasotracheale 110, 408, 410
Intubationseffekte 47, 48, 51, 52, 99, 101, 106
Ionenkanäle 210, 212
Ionenleitfähigkeit 210, 211, 217, 224
Ionenpumpe 212
Ionenströme 211, 214, 269
IMV 336, 346, 347

Isofluran 93
  und coronary steal 95
  und extrakorporale Zirkulation 295
Isoproterenol 111, 167, 172, 298, 338, 351, 393, 428
  Dosierung von 173, 424

J

J-Draht-Technik 58, 59

K

Kältezittern 335, 336, 340, 379
Kalium 119, 143, 292
  und Aktionspotential 218, 219
  und Alkalose 119
  Bicarbonat 275
  in Blutkonserven 300, 301
  und Digitalis 174, 177, 178, 181, 289
  Kanäle 216
  und Kardioplegie 269
  im Perfusat 275
  und Succinylcholin 99
Kammerflattern und Kammerflimmern 72, 177, 221, 223, 229, 233, 237, 238, 296
  nach Naloxon 333
  in der Reperfusionsphase 296
Kammertachykardie 72, 229, 233, 237, 238, 296
kapazitives Gefäßsystem 91, 168, 172, 174, 193, 209
Kapnographie 109, 124, 332, 413
kardiogener Schock 166, 192, 318, 319
Kardioplegie 165, 268
  (s. auch Myokardprotektion)
  und kardioplegische Lösungen 268, 269, 296
  sekundäre 301
Kardioversion 177, 229, 235, 236, 237, 238, 338
Katecholamine 106, 165, 166, 297, 298, 319, 433
  und Anaesthesie 93
  im Plasma 77, 79, 284, 285, 335, 340
  Strukturformeln 167
Katecholaminfreisetzung 189, 201, 208, 284, 285, 433
Kathetertipmanometer 8
Kationenaustauscher 354
Ketamin 80, 105, 106, 108, 406, 407
  und Aortenstenose 427
  und linksventrikuläre
    Auswurfobstruktion 406, 408, 426
  bei cyanotischen Vitien 408, 428

  bei Herztamponade und pericarditis constrictiva 107
  und koronare Herzkrankheit 80
  und Lungenödem 81
  und intrakardialer Links-Rechts-Shunt 408, 424
Kieselgur 265
Kilopascal 3
Kinine 276, 286
Kirklin-Lösung 269
Kirsch-Lösung 269
Klappenöffnungsfläche 26, 28, 29
Klappenschlußinzisur 31
Klappenvitien 26
  kombinierte 34
Knotenrhythmus
  s. AV-Knotenrhythmus
Körperflüssigkeiten
  Verteilung der 377, 378
Körperoberfläche
  Nomogramm zur Ermittlung der 368
Körperproportionen
  im Säuglings- und Kindesalter 367
Kollateraldurchblutung
  extrakoronare 271, 272
  der Hand 54
  koronare 23, 172, 196
Kollateralkreislauf
  bei Aortenisthmusstenose 389, 390, 426, 435
  bei Fallot-Tetralogie 428
Kommissurotomie 391, 395, 427
Komplement-Aktivierung 286
Komplikationen
  und arterielle Druckmessung 54
  neurologisch-psychiatrische 128, 136, 138, 333, 355–357, 435
  postoperative 337ff., 432ff.
  und Pulmonaliskatheter 71, 72, 331, 339
kongenitale Herzfehler 379ff.
  Ätiologie 379
  Geschlechtsverteilung 379
  Häufigkeit 379
Kontraktilität
  (s. auch Myokardkontraktilität)
  regionale 24, 25, 94, 96, 175, 190
Kontraktilitätsparameter 8, 9
Koronararterienanomalien 395
Koronarchirurgie 25
Koronardilatation 21, 85, 93
  und Isofluran 94, 95
  und Nifedipin 191
  und Sauerstoffmangel 21
  und Vasodilatatoren 199
Koronardurchblutung 11, 12
  und Amrinon 185

Koronardurchblutung 11, 12
 unter Anaesthesiebedingungen 85, 86, 87, 90, 93, 94, 95, 97
 und Betarezeptorenblocker 188
 und Calcium-Antagonisten 191
 und Glucagon 183
 und Herzglykoside 176
 bei Hyperkapnie 120
 bei Hypokapnie 119, 120
 bei IABP 317
 und Katecholamine 166, 170, 171
 Messung der 13
 poststenotische 23, 191
 subendokardiale 12, 23, 176, 187, 192, 193, 194, 195, 277, 317
 transmurale 196
 Umverteilung der 21, 187, 195, 203
 und Vasodilatatoren 193, 194, 195
koronare AVDO$_2$ 11, 185
koronare Herzkrankheit
 (s. auch Angina pectoris und Myokardischämie)
 Anaesthesie bei 102, 103
 und Betarezeptorenblocker 186
 und Calcium-Antagonisten 191
 Pathophysiologie der 17 ff.
 und Vasodilatatoren 193, 199
koronarer Füllungsdruck 94, 103, 104, 105, 106, 165, 172, 196, 204, 276
koronarer Perfusionsdruck 12, 30, 94, 103, 104, 172, 193, 197, 199, 271
 poststenotischer 103, 104
Koronarreserve 18, 25, 103
 bei Aortenklappenstenose 105
Koronarspasmus 19, 119, 190, 191, 196, 202
Koronarwiderstand 12, 21, 86, 87, 90, 93, 94, 112, 119, 120, 183, 191
 vasale und extravasale Komponente 12, 13, 193
Krämpfe 140, 432, 435
Kreatinin im Serum 330, 333, 354, 355
Kreislauf, fetaler
 Umstellungen bei der Geburt 371
Kreislaufwirkungen
 von Adrenalin 170
 von Ajmalin 225
 von Alcuronium 99
 von Aldosteron-Antagonisten 208
 von Alfentanyl 86
 einer Allgemeinanaesthesie 76, 77, 80, 101
 von Althesin 80
 von Amrinon 183
 von Antiarrhythmika 223 ff.
 von Atracurium 101
 von Atropin 50
 von Betarezeptorenblockern 186, 226
 von Calcium 178, 180, 181
 von Calcium-Antagonisten 191, 192
 von Angiotensin converting enzyme-Inhibitoren 200
 von Chinidin 224
 von Dehydrobenzperidol 86
 von Diazepam 80
 von Digitalis 174
 von Diphenylhydantoin 224
 von Diprivan 82
 von Dobutamin 169
 von Dopamin 166
 von d-Tubocurarin 99, 100
 der Elektrostimulationsanalgesie 98
 von Enfluran 88
 von Etomidat 80
 von Fentanyl 82
 von Flunitrazepam 80
 von Furosemid 209
 von Gammahydroxybuttersäure 82
 von Glucagon 182
 von Halothan 88
 von Isofluran 88
 von Isoproterenol 172
 von Ketamin 80
 von Lachgas 95
 von Lidocain 223
 von Meperidin 82
 von Methohexital 82
 von Methoxyfluran 88
 von Midazolam 82
 von Minaxolon 82
 von Morphin 82
 von Natriumnitroprussid 197
 der Neuroleptanalgesie 86
 von Noradrenalin 171
 von Nitroglycerin 193
 von Opiatantagonisten 333
 von Opiaten 82
 von Orciprenalin 172
 von Pancuronium 100
 von PEEP 341, 342, 348
 von Phentolamin 199
 von Piritramid 82
 von Procainamid 225
 von Propanidid 82
 von Protamin 303, 304
 von Succinylcholin 99
 von Sufentanyl 86
 von Thiopental 80
 von Vecuronium 101
 von Verapamil 225
Kuhnsches System 407, 408
Kunstherz 324

L

Labetalol 48, 200, 340
Laboruntersuchungen 142, 333
Lachgas 84, 88, 95, 97, 98, 101, 102, 105, 106, 108, 424, 425, 427, 428
  und extrakorporale Zirkulation 295
Lactatextraktion des Myokards 16
  und Betarezeptorenblocker 187, 188
  und Dopamin 166
  und Glucagon 183
Lactatumkehr (Lactatproduktion) 84, 85, 94, 166, 174, 183, 297
Laplace-Gesetz 7, 28, 192
Larynxödem 432
Lee-White-Test 265
Leitungsblock
  bidirektionaler 222
  unidirektionaler 222, 224
Lidocain 51, 66, 178, 222, 223, 229, 234, 237, 238, 296, 338
  Dosierung 178, 223, 234, 424
  extrakardiale Wirkungen 224
Lidoflazin 190
Linksherzbypass 108, 321, 323, 426
Lorcainid 227
low cardiac output
  s. Herzinsuffizienz
Luftembolie 333, 335
  und cyanotische Herzfehler 408, 416
Lungenembolie 35, 71
Lungenfunktion
  nach extrakorporaler Zirkulation 276, 286, 295
Lungeninfarkt 71, 72, 331
Lungenödem
  und extrakorporale Zirkulation 288, 290
  und Furosemid 209
  nach Ketamin 81
  nach Korrektur einer Fallot-Tetralogie 428
  bei Linksherzversagen 128, 201, 433
  nach Naloxon 333
  nach Protamin 304
Lungenperfusion
  Ductus-abhängige 387, 395
  und Fallot-Tetralogie 396, 397, 407, 413
  nach Fontanscher Operation 404, 428
  und Ventrikelseptumdefekt 381, 407, 424
  Verteilung der 117, 118, 119
Lungenvene, fehlmündende 384, 385, 387
Lungenvolumina, statische 375

M

MAC 89, 91, 92
Magensonde 411, 431, 434
Magnesium
  und Digitalis 289
  und extrakorporale Zirkulation 275, 289, 292
  und Kardioplegie 269
Mannit 141, 269, 288, 290, 302, 429, 435
Maschinengeräusch 387
Massenträgheit 7
Mediastinum, Verbreiterung des 332, 338
Membran-ATPase
  s. ATPase
Membranleitfähigkeit für Ionen 210, 211, 212, 217
Membranpotential 210, 269
  und Ruhepotential 210, 217
  und Schwellenpotential 212, 217, 221
Meperidin 82, 83, 86
Mesenterialdurchblutung
  und Dobutamin 170
  und Dopamin 166
Metabolismus
  aerober und anaerober 270, 300
Methämoglobin 202
Methohexital 82, 405
Methoxamin 171
Methoxyfluran 88–90
Methyldigoxin 177
Metipranolol 187
Metoprolol 187
Mexilitin 227
Midazolam 82
Mikroaggregate 301
Mikrofilter 301
Milchsäure 12, 300
  (s. auch Lactat)
Minaxolon 82
Mitralklappe
  Lageanomalie der 385, 386
Mitralklappeninsuffizienz 28, 105, 205
  Anaesthesie bei 105
  akute 105
  bei AV-Kanal 385, 425
  und Bradykardie 172
  funktionelle 28, 33, 73, 173, 206
  bei hypertrophischer Cardiomyopathie 393
  und Isoproterenol 172
Mitralklappenschluß
  vorzeitiger 32, 106, 206
Mitralklappensegel
  Spaltbildung im 384

Mitralklappenstenose 26
 Anaesthesie bei 101, 103, 105
 und Wirkungen von Lachgas 96, 97, 105
Molekulargewicht 182
Morgagni-Adams-Stokes-Syndrom 242
Morphin 49 ff., 405, 434
Mucociliarfunktion 345, 346
Müller-Manöver 393
Muskelrelaxantien 99
 Antagonisierung der 333, 335, 431
Myoglobin 270
Myokardbiopsie 110
Myokardfunktion
 s. Ventrikelfunktion
Myokardhypertrophie 10, 30, 31, 33
Myokardinfarkt 24, 26, 166, 170, 172, 174, 192, 205, 233
 und Betarezeptorenblocker 188
 und kardiogener Schock 166, 192
 und Mitralklappeninsuffizienz 28, 105, 205
 perioperativer 26, 335, 338, 339
 und Rhythmusstörungen 233
 und Septumruptur 205
Myokardischämie 18, 21, 22, 23, 103, 192, 197
 (s. auch Angina pectoris und koronare Herzkrankheit)
 und Amrinon 185
 Anaesthesie-bedingte 84, 94, 96
 bei Aortenklappeninsuffizienz 33
 bei Aortenklappenstenose 30
 und Betarezeptorenblocker 187, 202, 203, 204, 228
 und Calcium-Antagonisten 191, 203, 226, 302
 EKG bei 20, 21, 52, 55, 173, 298
 während der extrakorporalen Zirkulation 290
 und Glucagon 183
 und Glykosidtoleranz 177
 bei Hyperventilation 119
 nach Isoproterenol und Orciprenalin 174
 bei der Intubation 47, 52
 und Katecholamine 165, 166, 170, 171, 172, 174
 und Kontraktionsanomalien 24, 25, 175
 und koronarer Füllungsdruck 172, 173
 und linksventrikulärer Füllungsdruck 19, 21, 22, 23, 24
 in der Postbypassphase 297, 301, 302
 postoperative 339
 und Rhythmusstörungen 19, 209, 228, 233, 234, 238

 Therapie der 202, 203, 339
 und Vasodilatatoren 192, 193, 194, 195, 197, 204
 und Ventrikelfunktion 23–26
 und v-Welle 23, 24, 173
Myokarditis
 und Glykosidtoleranz 177
Myokardkontraktilität
 und Aldosteron-Antagonisten 208
 und Amrinon 184, 185
 und Anaesthesie 83, 84, 87–90, 94–96
 und Betarezeptorenblocker 186, 202, 226
 und Calcium-Antagonisten 191, 226
 Determinanten der 7, 8
 und Herzglykoside 174
 bei Herzinsuffizienz 192
 und Ischämie 24
 regionale 24, 25, 94, 96, 175, 176, 190
  und Betarezeptorenblocker 190
  und Halothan 96
  und Herzglykoside 175, 176
 und Sauerstoffbedarf des Herzens 14
Myokardödem 13, 268, 276, 296, 302
Myokardprotektion
 (s. auch Kardioplegie)
 und ATP-Gehalt 271, 273, 296
 und Betarezeptorenblocker 268
 Beurteilung der 272, 290
 und Calcium-Antagonisten 191, 192, 268, 269, 302
 und Calcium-Paradoxon 181, 273, 296
 und elektromechanische Entkopplung 269
 und Glykogen 268
 Homogenität und Inhomogenität der 270, 272, 296
 und Hypothermie 268, 269, 270, 272, 420
 und Ischämiedauer 268, 273
 und Ischämietoleranz 267, 272
 und kardioplegische Lösungen 268, 269
 und Kollateralfluß, nicht-koronarer 271, 272
 Komponenten der 268
 und Koronarperfusion 268, 271, 272, 275, 276
 und postischämische Erholung 273
 und präischämische Belastung 267, 268
 und präischämische Medikation 268
 und Pufferung 268, 271
 und Sauerstoffverbrauch 269, 270
 und Substratangebot 269, 271
 unzureichende 273, 290, 296, 432
 und Ventrikeldrainage 268, 270, 290
Myokardszintigraphie 9, 19

Myokardtemperatur
  Inhomogenität der 272
  Messung der 142, 272, 420
  und Sauerstoffverbrauch 269, 270
Myokardtonus 272, 290

N

Nachbelastung
  s. Afterload
Nachblutung
  s. Blutung
Nadolol 187
Nahrungskarenz 404, 406
Naloxon 333
Nasensonde 337, 432
Natrium 143, 292, 378
  Kanal 212, 213
  und Kardioplegie 269
  im Perfusat 275
Natriumbicarbonat 51, 271, 275, 354, 429
  und Hypernatriämie 435
Natriumnitroprussid 51, 107, 141, 193, 197, 200, 289, 298, 430
  bei Aortenisthmusstenose 426, 433
  Dosierung 197, 424
    bei Hypothermie 200
  und Hemmung der hypoxischen pulmonalen Vasokonstriktion (HPV) 201
  bei Herzinsuffizienz 115, 197, 198, 205, 297, 298
  bei Herztamponade 107
  bei Klappenvitien 205–207
  und koronare Herzkrankheit 199
  bei Lungenembolie 109
  und Nierenfunktion 141, 354
  bei Papillarmuskeldysfunktion 206
  und Plasmarenin-Aktivität 201
  bei der Sternotomie 102, 115
  toxische Nebenwirkungen 200
Natriumthiosulfat 201
Natriumtransport, transmembranärer 191
Nembutal 405
Neostigmin 111, 112, 227, 234, 335
Nervus peroneus
  Schädigungen des 356
Nervus phrenicus
  Schädigungen des 356, 435
Nervus radialis
  Schädigungen des 356
nervus recurrens
  Schädigungen des 356, 435
Nervus saphenus
  Schädigungen des 356
Neuroleptanalgesie 86, 87
neurologischer Befund
  postoperativer 332

neurologisch-psychiatrische
  Komplikationen 355–357, 435
Nierendurchblutung
  und Dobutamin 170
  und Dopamin 166, 354
  und Herzglykoside 176
  und Natriumnitroprussid 354
  und Noradrenalin 171
Nierenfunktion
  und Dobutamin 170
  und Dopamin 141, 166, 354
  und Herzglykoside 176
  und IMV 347
  bei Neugeborenen 378
  und PEEP 345
  Überwachung der 141
Niereninsuffizienz
  akute 353
  und Antibiotika 353, 354
  begünstigende Faktoren 353
  und Digitalis 177, 354
  und Hämodialyse 354
  und Hämofiltration
    kontinuierliche arteriovenöse 354
    maschinelle 354
  und Hämolyse 141, 142, 353
  Häufigkeit nach herzchirurgischen Eingriffen 353, 434
  bei Herzinsuffizienz 353, 434
  und katabole Stoffwechsellage 354
  und Kationenaustauscher 354
  und Letalität 353, 434
  und nephrotoxische Pharmaka 353, 354
  nicht-oligurische 354
  und Peritonealdialyse 354
  polyurische 333
  und Sepsis 353, 354, 435
Nifedipin 88, 177, 190, 191, 203, 204, 269
Nitroglycerin 49, 51, 102, 168, 173, 193, 200, 202, 298, 393
  Dosierung 193, 424
  und Hemmung der hypoxischen pulmonalen Vasokonstriktion (HPV) 201
  Kombination mit
    Alpharezeptoragonisten 169, 172, 196, 197, 203, 297
    Betarezeptorenblockern 203, 204
    Calcium-Antagonisten 204
    Dopamin 168, 297
Noradrenalin 51, 167, 189, 235, 289, 298
  Dosierung 171, 424
  Kombination mit Nitroglycerin 172
  Kombination mit Phentolamin 207
  im Plasma 285, 334
NYHA-Klassifizierung 49

O

O₂
  s. Sauerstoff
obstruktive Cardiomyopathie 191
  (s. auch idiopathische hypertrophische subaortale Stenose (IHSS))
Ödeme
  und extrakorporale Zirkulation 287, 288, 290, 292
Oligurie-Anurie 141, 319, 355, 432
Operationsletalität 20
Operationsverfahren
  nach Fontan 404, 428
  nach Glenn 404, 416, 428
  nach Mustard 400, 433
  nach Rastelli 400
  nach Senning 400, 433
Opiate 49, 82, 289, 337, 405
  Antagonisierung 333, 335, 431
  und Ausschaltung des Bewußtseins 84
  in hoher Dosierung 84, 285, 286
  und Sternotomie 84
  und Thoraxrigidität 85, 101
Orciprenalin 51, 111, 172, 298, 338
  Dosierung 424
Osmolarität 143, 269, 421
Ostium-primum-Defekt 383, 384
Ostium-secundum-Defekt 383
Ouabain 175
overdrive suppression
  s. Schrittmacherstimulation
Oxprenolol 48, 187
Oxygenatoren 273–276
  (s. auch extrakorporale Zirkulation und Herzlungenmaschine)
  und Hämokompatibilität 276
  und Gas-Blutfluß-Verhältnis 277
  und Perfusionszeit 277
Oxymetrie 373

P

P₅₀
  s. Sauerstoffbindungskurve
Pancuronium 100, 101, 407, 408, 427, 428
Panzerherz
  s. pericarditis constrictiva
Papillarmuskelabriß 105
Papillarmuskeldysfunktion 26, 28, 173, 205, 206
Papillenödem 435
Paraplegie 108, 426, 435
Parathormon 288
parenterale Ernährung 434
  bei Niereninsuffizienz 354, 435

PEEP
  s. positiv endexspiratorischer Druck
Penbutolol 187
Pericardektomie 107
Pericardiocentese 107
pericarditis constrictiva 34, 107
Pericardtamponade 34, 107, 332, 338
  (s. auch Herztamponade)
Periduralanaesthesie
  bei postoperativer Hypertension 340
peripherer Gefäßwiderstand
  s. Systemkreislaufwiderstand
Peritonealdialyse 354
perspiratio insensibilis 333, 421
  (s. auch Flüssigkeitsbilanz)
Pharmakokinetik
  und extrakorporale Zirkulation 293
Phenothiazine 49, 166
Phentolamin 193, 199, 200, 205, 207
Phenylephrin 171, 173, 235, 289, 298
pH-Wert 12, 143, 269, 289, 421, 430, 431
  in Blutkonserven 300
  epikardialer 272, 290
  interstitieller 272
  intragastraler
    und H₂-Rezeptorenblocker 354
Phonokardiogramm 9, 32, 381
Physiotherapie 337, 434
Pindolol 187, 202, 226, 228
Piritramid 82
Pneumomediastinum 347
Pneumonie 335, 345, 352
Pneumotachograph 128
Pneumothorax 72, 128, 330, 332, 340, 347, 433
Placenta
  und fetaler Kreislauf 371
Plättchen
  s. Thrombocyten
Plasmathrombinzeit (PTZ) 143
Plexus brachialis
  Schädigungen des 356
Polycythämie, Polyglobulie 396, 399, 406, 425, 427, 430
positiv endexspiratorischer Druck (PEEP)
  und arterieller Sauerstoffpartialdruck 341, 344, 434
  und „best" PEEP 345
  und Diurese 345
  und Dopamin 345
  und glomeruläre Filtration 345
  und Hämodynamik 340, 341, 342, 432
  und intrathorakaler Druck 341, 342, 345
  bei Lungenödem 428
  und Natriumausscheidung 345

positiv endexspiratorischer Druck (PEEP)
  bei Pulmonalarterienruptur 73
  und $\dot{Q}_S/\dot{Q}_T$ 341, 342, 345, 347
  bei respiratorischer Insuffizienz 304, 341–346, 434
  und Sauerstofftransportkapazität 341, 342, 344
  selektive Anwendung 345
  und Spontanatmung 348
  und transmuraler Druck 341, 342, 345, 347
  und Übergang auf ZEEP 345
  und Ventrikelfunktion 342, 345, 425
  und Volumenexpansion 341, 342, 343, 345
postoperative Versorgung 327 ff., 431 ff.
post-Perfusionssyndrom 287
Potts-Anastomose 395, 397
Prämedikation
  bei Erwachsenen 49
  bei Kindern 404–406
präoperative Pharmakotherapie 45, 404
  mit Antihypertonika 47, 48
  mit Betarezptorenblockern 46, 48, 50, 404
  mit Calcium-Antagonisten 46
  mit Digitalis 45, 50, 177, 404
  mit Diuretika 48, 404
  mit Nitroglycerin 49
  mit Prostaglandinen 404
präoperative Untersuchung 404
präoperative Visite 48
  bei Kindern 404, 405
Prazosin 48, 200
pre-ejection period
  s. systolische Zeitintervalle
Preload 57, 172, 185, 193, 196
  und Amrinon 185
  unter Beatmung 107
    mit PEEP 341, 342
    beim Übergang von PEEP auf ZEEP 345
  und Furosemid 209
  und hypertrophische Cardiomyopathie 393
  und Myokardkontraktilität 7, 8
  und O_2-Bilanz des Herzens 18, 185, 209
  und Vasodilatatoren 172, 193, 195, 198, 199
Prinzmetal-Angina 19, 21, 190, 196
  (s. auch Koronarspasmus)
Procain 268, 269, 270, 271
Procainamid 222, 225, 229, 234
Propafenon 227
Propanidid 82

Propranolol 48, 91, 183, 186–189, 201, 202, 204, 228, 235, 293, 296, 424, 428
  (s. auch Betarezeptorenblocker)
Prostacyclin 19, 285, 286
Prostaglandine 404
  und Ductus arteriosus 371, 387, 395
Prostaglandinsynthese
  Inhibitoren der 388
Protamin 267, 293, 302, 303, 304, 337, 430
  Titrationstest 265
Prothrombinkonzentrat 304
P-sinistrocardiale 27
psychische Störungen
  nach Herzoperationen 356, 357
Pulmonalarteriendruck
  und Amrinon 184
  und Anaesthetika 78, 80, 83, 84, 97
  und Katecholamine 166
  und Vasodilatatoren 196, 207
  diastolischer 6, 71, 103
  und extrakorporale Zirkulation 290
  bei Lungenembolie 35, 36, 71
  bei Mitralklappenstenose 26
  Normalwert 3
Pulmonalarterienruptur 71, 72, 331
Pulmonalarterienstenosen 392
Pulmonalatresie 387, 394, 395, 400
pulmonale Hypertonie
  s. Hypertonie
Pulmonalhypoplasie 397
pulmonale Stauung 168, 205, 340
pulmonaler Blutfluß ($\dot{Q}_P$) 342, 373–375
pulmonaler Gasaustausch 123, 128, 330, 425
  und Anaesthesie 113
  nach extrakorporaler Zirkulation 276, 287, 295, 428, 430
  und Hämodynamik 128, 304, 341
  und Mitralklappenstenose 27, 341
  Störungen des 125, 304, 332, 336, 337, 340
pulmonaler Gefäßwiderstand 109, 200, 297, 298, 330, 331, 382, 424, 428, 432
  und Amrinon 184
  und Beatmung mit PEEP 342
  Berechnung 4
  und Calcium 181
  und Calcium-Antagonisten 191
  und diastolischer
    Pulmonalarteriendruck 6, 71, 103
  und Glucagon 182
  und Herztransplantation 110
  bei Hypercarbie und Acidose 106, 424
  bei Hypoxie 106, 424
  und intravenöse Anaesthetika 79, 81, 106, 108
  und Katecholamine 166, 170, 171, 172

pulmonaler Gefäßwiderstand
  und Lachgas 96–98, 106, 108, 424, 425
  bei Mitralklappenstenose 26, 101, 103, 106, 208
  bei Neuroleptanalgesie 87
  Normalwert 4, 77
  in der postnatalen Periode 371
  bei respiratorischer Insuffizienz 341, 342
  und Tricuspidalatresie 403
  und Vasodilatatoren 192, 194, 197, 198, 206
  und Ventrikelseptumdefekt 382, 423
pulmonaler Lymphfluß 288
Pulmonaliskatheter 60ff., 108, 128, 142, 330, 331, 332, 339
  fiberoptischer
    mit Heparinbindung 72
  bei Herztransplantation 111
  Indikationen 60, 63, 332
  bei Kindern 419
  Komplikationen 72, 339
  Liegedauer 339
  mit Schrittmacherelektroden 76, 241, 242
  Technik der Plazierung 63
  und Thrombenbildung 72
Pulmonalkapillardruck 3, 6, 62, 63
  und Anaesthetika 78, 84, 92, 97
  bei Aortenklappeninsuffizienz 31, 106
  bei Aortenklappenstenose 106
  Interpretation 69
  und LVEDP bzw. LVEDV 6, 69, 106
  bei Mitralklappeninsuffizienz 28
  bei Mitralklappenstenose 71, 103
  bei Myokardischämie 23, 203
  Normalwert 3
  und PEEP 70
  bei eröffnetem Perikard 69, 70
  und Vasodilatatoren 197, 198
Pulmonalklappeninsuffizienz 34, 72
Pulmonalstenose 379, 392, 394, 395, 398, 400–403, 427
pulsatile assist device 277, 278
Pulsdefizit 103, 237
pulsus paradoxus 35, 338
Pupillen
  Form, Größe, Lichtreaktion 333
PVR, PVRI
  s. pulmonaler Gefäßwiderstand

Q

$\dot{Q}_S/\dot{Q}_T$
  s. Shunt

R

Radford-Nomogramm 410, 411
Ranitidin 354
rate-pressure-product 15, 77, 187
  und Anaesthesie 15, 16, 78, 81
R-auf T-Phänomen 234
Recalcifizierungszeit 265
rebound-Effekt
  und Heparin 337
  und Natriumnitroprussid 201
re-entry-Genese
  s. Rhythmusstörungen
Refraktärzeit
  absolute 214, 215
  effektive 214, 218, 223, 226
  funktionelle 182, 215, 227
  relative 215
Registriertechnik 75, 112, 114
Regurgitationsvolumen
  bei Aortenklappeninsuffizienz 31, 32, 106, 173, 205
  bei Mitralklappeninsuffizienz 28, 105, 173, 205, 206
Rehabilitation 357
Reizleitungssystem 212
Repolarisation 212
Renin-Angiotensin-System 11, 73, 141, 176, 189, 200, 201, 340, 433
  und extrakorporale Zirkulation 284, 285
Reserpin 183
Residualkapazität, funktionelle 115, 336, 337, 341, 344, 348
  bei Kindern 375, 376
Respirator 119, 330, 407, 409, 434
respiratorische Funktion 113
  bei Neugeborenen 375
respiratorische Insuffizienz 125, 128, 336, 340ff., 433
  bei präductaler Aortenisthmusstenose 427
  und Beatmung mit PEEP 341, 425, 434
  und CPAP 348, 434
  bei Ductus arteriosus persistens 387, 425
  und Hochfrequenzventilation 346
  und IMV 347, 348, 434
  und Einfluß der Lagerung auf die Oxygenierung des arteriellen Blutes 352
  und Linksherzinsuffizienz 128
  bei Nierenversagen 341, 353
  und pulmonale Hypertonie 341
  bei Sepsis 341
  und $\dot{Q}_S/\dot{Q}_T$ 128, 340, 344, 348, 349, 350
Reticulocyten 377

Rethorakotomie 337, 338, 353, 432
reverse coronary steal 172
Rezeptorbindung 293
Rezeptoren
  adrenerge und Katecholamine 166, 167
  Dopamin-spezifische 166, 167, 169
  für Herzglykoside 174
Rippenusuren 389
Röntgenaufnahme des Thorax 68, 332, 340, 434
Rhodanase 200
Rhythmusstörungen 66, 72, 227, 267, 317, 319, 321, 322, 338, 391, 393, 433
  und Aldosteron-Antagonisten 208
  und Alkalose 119
  und Aortenstenose 391, 427
  und Digitalis 46, 178, 181, 223, 224, 227, 289
  elektrophysiologische Mechanismen 220
  extrakardiale Ursachen 338
  und Focusgenese 220, 221
  nach Herztransplantation 112
  und Hypokaliämie 119, 181, 208, 209, 218, 223, 234, 289
  Identifizierung von 53, 54, 241, 242
  und Inhalationsanaesthetika 93
  und Katecholamine 166, 170, 171, 172
  Klinik und Therapie 178, 227, 229
  und Magnesium 289
  und Myokardischämie 223, 226, 233, 234
  und Naloxon 333
  und obstruktive Cardiomyopathie 393
  postoperative 335, 336, 338, 432, 433
  und re-entry-Genese 215, 218, 220–227
  und Succinylcholin 99
  supraventrikuläre 227, 229, 232–236
  ventrikuläre 229, 232, 233, 237, 393

S

Säure-Basenhaushalt
  bei Säuglingen und Kleinkindern 378
  Störungen des 209, 338, 340, 433
Sauerstoff
  Abgabe im Gewebe 281, 282, 284, 300, 427
  Affinität zum Hämoglobin 12, 103, 281, 282, 284, 336, 376
    (s. auch Sauerstoffbindung und Sauerstoffbindungskurve)
  Angebot Gesamtorganismus 279
    (s. auch Sauerstoffversorgung der Gewebe)
  Angebot Herz 12, 18, 94, 165, 178, 187, 192, 202, 203
    bei Aortenklappeninsuffizienz 33
    bei Aortenklappenstenose 30
    und Betarezeptorenblocker 187, 188
    und Calcium-Antagonisten 191, 193
    bei Herzinsuffizienz 192
    und IABP 317, 318
    bei koronarer Herzkrankheit 18, 22, 23, 103, 202
  Aufnahme 18, 77, 277, 297
  Bedarf der Gewebe 282
    unter Anaesthesiebedingungen 279
    unter körperlicher Belastung 18
    bei Fieber 432
    bei Kältezittern 336
    in Abhängigkeit von der Temperatur 279, 420
  Bedarf (Verbrauch) des Herzens 11, 14, 15, 17, 18, 20, 77, 103, 165, 178, 187, 192, 199, 202
    unter Anaesthesiebedingungen 78, 81, 84, 94, 103
    und IABP 317, 318
    unter körperlicher Belastung 18
    in Abhängigkeit von der Temperatur 270
  Bilanz des Herzens 18, 102, 103, 165
    und Adrenalin 171
    und Amrinon 185
    und Betarezeptorenblocker 187, 188
    und Calcium-Antagonisten 191, 192
    und Digitalis 176
    und Dobutamin 170
    und Dopamin 166
    und Herzinsuffizienz 192, 199
    und Hypertension 340
    und IABP 317, 318
    und Isoproterenol 174
    und Vasodilatatoren 192, 199
  Bindung an Hämoglobin 281, 284, 376
    (s. auch Sauerstoffaffinität)
  Bindungskurve 12, 18, 103, 118, 119, 121, 188, 280–284, 293
    (s. auch Sauerstoffaffinität)
    bei cyanotischen Vitien 427
    bei Kindern 376, 377
  Extraktion des Myokards 11, 18, 166, 183
    des Organismus 18, 282, 284
Gehalt
  arterieller 5, 12, 22, 103, 121, 338, 342, 373
  gemischtvenöser 338, 373, 375
  pulmonalvenöser 373, 374
Gehaltsdifferenz
  alveolo-arterielle 105, 121, 287, 304
  arterio-gemischtvenöse 5, 77, 121, 122, 123, 128, 338

Gehaltsdifferenz
  arterio-koronarvenöse 11, 86, 90, 93, 94, 185
Kapazität 293
Konzentration, inspiratorische 105, 117, 118, 121, 122, 124, 295, 330, 331, 332, 335, 336, 337, 344, 410, 431, 434
  und $\dot{Q}_S/\dot{Q}_T$ 124, 348, 349, 350
Mangel des Myokards
  s. Myokardischämie
Partialdruck, alveolärer 120, 121, 350, 371
Partialdruck, arterieller 118, 121, 281, 291, 304, 335, 336, 340, 350, 421, 431, 434
  bei cyanotischen Vitien 411, 431
  und Dopamin 168
  Abhängigkeit vom Herzzeitvolumen 123, 350, 351
  Abhängigkeit von der Körperlage 352, 353
  und Natriumnitroprussid 201
  und Nitroglycerin 201
  und PEEP 341, 344
  und Sauerstoffverbrauch 123, 124
  und $\dot{Q}_S/\dot{Q}_T$ 123, 201, 341, 350
Partialdruck, venöser 289, 291, 348
Partialdruckdifferenz
  alveolo-arterielle 121, 122, 330, 332, 335, 338, 431
Peroxyde 276, 345
physikalisch gelöster 12, 270, 282
Radikale 276, 345
Sättigung
  des Hämoglobins 117, 284
  gemischtvenöse 5, 18, 73, 75, 207, 181, 284, 297, 298, 330, 331, 335, 351
    Abhängigkeit vom Herzindex 5, 6
    und arterieller Sauerstoffpartialdruck 351
    und hypoxische pulmonale Vasokonstriktion 351
  koronarvenöse 11, 18, 87, 119, 120, 166
  pulmonalvenöse 374
  venöse 275
Toxizität 344
Transportkapazität 5, 77, 118, 279, 280, 298, 330, 332, 338, 341
  Berechnung der 77, 118
  bei Beatmung mit PEEP 341, 342, 344
  und extrakorporale Zirkulation 279
Verbrauch des Organismus 5, 18, 121, 123, 124, 279, 332, 336, 373, 374, 375, 406, 420, 427

Verbrauch (Bedarf) des Herzens 11, 14, 15, 17, 18, 77, 103, 165, 178, 187, 192, 199, 202, 269
  und Amrinon 185
  und Anaesthesie 78, 81, 84–87, 90, 92–94
  bei Aortenklappenstenose 30, 105
  und Betarezeptorenblocker 187, 188, 202
  und Calcium-Antagonisten 191
  und Dobutamin 170
  und Dopamin 166
  und Furosemid 209
  und Glucagon 183
  und Herzglykoside 176
  bei Herzinsuffizienz 192
  bei Hypothermie 270
  und koronare Herzkrankheit 17–19, 22, 103
  Korrelation mit hämodynamischen Größen 15
  und Opiatantagonisten 333
  und Vasodilatatoren 192, 193, 194, 197, 202
Verbrauch des Subendokards 12, 20
Versorgung der Gewebe 18, 118, 280–282, 292, 336, 338, 377, 432
  bei Beatmung mit PEEP 341
  und extrakorporale Zirkulation 279
Schenkelblock 72, 225, 226, 234
Schergrad
  und Viskosität 280
Schlagarbeit 77, 169
Schlagvolumen, Schlagvolumenindex
  und Amrinon 185
  und Anaesthetika 79, 80, 83, 87, 92, 97
  und Calcium 180, 181
  und Herzglykoside 175
  und Glucagon 182
  und Katecholamine 166, 169, 170
  und Vasodilatatoren 197, 198, 200
  effektives bei Klappeninsuffizienz 29, 31, 32, 106, 205
  Normalwert 4, 77
Schleusenstrom 212
Schleusentore 212, 213
Schmerztherapie
  postoperative 337
Schrittmacher, bifokaler 245
Schrittmacherstimulation 178, 229, 230, 298, 338, 425, 431, 433
  atriale 76, 242, 243, 298, 431
  atrioventrikuläre 76, 242, 243, 244, 298
  und Elektrodeneinschwemmkatheter 76, 242, 431
  mit hoher Frequenz 229, 235, 242
  und Hämodynamik 243, 244, 298

Schrittmacherstimulation
 und overdrive suppression 76, 229, 234, 242
 programmierte 229, 238, 245
 ventrikuläre 76, 242–244, 298, 431
Scopolamin 49, 405
Seldinger-Technik 64, 65, 319, 415
Sensorium
 Eintrübung des 336
Sepsis 341, 353, 354, 434, 435
Serotonin 276, 286
Servo-Ventilator 434
Shunt
 anatomischer 348
 aortopulmonaler 429
 bidirektionaler
  bei Transposition der großen Arterien 399, 400
  bei Tricuspidalatresie 403
 Diagramm 122
 ductaler 387, 390, 425
 Formeln 77, 123, 375
 intrakardialer (Links-Rechts) 374, 375, 390, 407
  bei Endokardkissendefekten 384
  bei Ventrikelseptumdefekt 205, 381, 382, 424
 intrakardialer (Rechts-Links) 374, 375, 407
  bei Fallot-Tetralogie 396, 407, 428
  bei Pulmonalstenosen 394
  und Systemkreislaufwiderstand 408
  bei Transposition der großen Arterien 399, 401
 intrapulmonaler 77, 117, 122–124, 128, 201, 295, 330, 332, 340
  und arterieller Sauerstoffpartialdruck 123, 201, 341, 350
  und Dopamin 168
  und Herzzeitvolumen 124, 350, 351
  und hypoxische pulmonale Vasokonstriktion 201, 351
  und inspiratorische O_2-Konzentration 124, 348, 349, 350
  und Körperlage 352
  und PEEP 341, 342, 344
  und Resorptionsatelektase 348
  und respiratorische Insuffizienz 340, 342, 344, 348–351
  und Vasodilatatoren 201
 Umkehr 382, 388, 424
 unidirektionaler 375
SI-Einheiten 3
sick-sinus-Syndrom 190, 230, 433
sinuauriculärer Block 239
Sinus-venosus-Defekt 383, 424

Somatogramm 369, 404
Sotalol 187
Spartein 227
Spontanatmung 336, 431
 mit CPAP 348
 mit IMV 346, 347, 434
 mit PEEP 348
Standardbicarbonat 143, 421
Starling-Gleichung 287
Starling-Kurve 11
Stellatumblockade
 bei postoperativer Hypertension 340
Sternotomie 84, 102, 115, 284, 336, 356
Stethoskop
 oesophageales 52, 407, 412
 präkordiales 407, 412
St. Thomas' Hospital-Lösung 269
"stone" heart ("bone" heart) 296
Stressblutung 354
Stridor 432
Substrataufnahme des Herzens 12
Succinylcholin 99, 407, 408
Sufentanyl 82, 86, 285, 286
Surfactant 295, 345
Swan-Ganz Katheter
 s. Pulmonaliskatheter
Sympathikotonus 77, 91, 175, 228, 289
 und Betarezeptorenblocker 186, 188, 226
 und Herzfunktion 77, 79, 175, 176, 184, 190, 228
Sympathomimetika
 s. Katecholamine
Synkope 391
systemischer Blutfluß ($\dot{Q}_S$) 373–375
Systemkreislaufwiderstand 4, 77, 165, 200, 408
 und Amrinon 184
 und Aortenklappeninsuffizienz 32, 106
 Berechnung 4, 77
 und Betarezeptorenblocker 188, 189
 und Calcium 180, 181
 und Calcium-Antagonisten 191, 226
 und extrakorporale Zirkulation 277, 280, 289
 und Fallot-Tetralogie 396, 408
 und Glucagon 182
 und Hypertonus 188, 189, 340
 und Hypokapnie 119
 und Inhalationsanaesthetika 88, 89, 91, 92
 und intravenöse Anaesthetika 79, 81, 87
 und Katecholamine 166, 170, 171, 172, 298, 340
 und Lachgas 96, 97
 und Muskelrelaxantien 99, 100
 und Neuroleptanalgesie 86, 87

Systemkreislaufwiderstand
  Normalwert 4, 77
  und Opiate 82–84
  und Plasmareninaktivität 340
  in der Postbypassphase 297, 298
  in der postoperativen Phase 330, 331, 340, 432
  und Sympathikotonus 77, 79, 175, 184, 289
  und vasale Komponente 280
  und Vasodilatatoren 192, 194, 197, 198, 200, 206
  und Viskosität 280, 289, 429
Systolendauer 17, 22
systolic pressure time index (SPTI) 22

T

Tachykardie
  und Adrenalin 171
  und Alpharezeptorenagonisten 235
  und Aortenklappenstenose 105, 228, 427
  und Betarezeptorenblocker 190, 226, 228, 229, 232, 235
  und Digitalis 176, 227, 235, 238
  und Dobutamin 170
  und Dopamin 166
  und Hypovolämie 338, 432
  und Herzinsuffizienz 338, 432
  und Herztamponade 338
  und IABP 317, 319, 322
  und Naloxon 333
  und Neostigmin 227, 234
  und Sauerstoffbilanz des Herzens 18, 103, 228
  und sick sinus-Syndrom 230
  supraventrikuläre 176, 178, 227–230, 234–237
  und Übergang auf Spontanatmung 336
  und Vasodilatatoren 200, 207
  ventrikuläre 178, 237, 238
  und Verapamil 191
  und WPW-Syndrom 176, 222, 234, 235
Tachyphylaxie 184
T-Adapter 336, 314
Temperatur
  Gradienten 142, 290
  Überwachung der 142, 290, 420
tension time index 15
Tetracyclin 177
TGA
  s. Transposition der großen Gefäße
THAM 271
Thermodilutionsmethode
  lokale (Koronarsinus-Flußmessung) 13
  und HZV-Messung 74, 419, 420

Thermoregulation bei Säuglingen 378
Thiopental 80
Thorakotomie
  s. Sternotomie
Thoraxdrainagen 330, 331, 335, 337, 431
Thoraxspreizung
  und Fraktur der 1. Rippe 356
Thoraxverschluß
  Wirkungen auf die Herzfunktion 304
Thrombocyten 143, 267, 276, 285, 286, 333, 337, 421, 430
  in Blutkonserven 300, 301
  Funktion 188, 276, 285, 286, 301
  Konzentrat 304, 430
Thrombocytenaggregation
  und Betarezeptorenblocker 188
  und Calcium-Antagonisten 192
  und extrakorporale Zirkulation 286, 288
  und Prostacyclin 19, 286
  und Thromboxan 19, 188
Thrombocytopenie 337, 430
Thromboplastinzeit (TPZ) 143, 265, 333
  partielle (PTT) 143, 265, 333
Thrombose
  der A. brachialis 55
  der A. radialis 55
  der A. pulmonalis 72
Thromboxan 19, 285
  und Betarezeptorenblocker 188
Timolol 187
Tocainid 227
Toliprolol 187
Totalkapazität 116, 336, 375
Totraum
  apparativer 410, 411
  bei Kindern 375, 376
Totraumventilation 109, 124, 125, 127, 335, 345, 413
  Bestimmung der 127
TPR, TPRI
  s. Systemkreislaufwiderstand
Trachealschleimhaut
  Schädigung der 332, 434
Trachealtubus 101, 330, 332, 371
  Größe bei Kindern 409
  ohne Manschette 407–409, 411
  vorgeformter 408–410
Tracheobronchialtoilette 110, 111, 434
Transport auf die Wachstation 329, 431
Transposition der großen Gefäße
  (Arterien) 379, 390, 397–402, 403, 407, 428, 434
  komplette 397
  korrigierte 381, 401
Tricuspidalatresie 379, 381, 403, 416, 428

Tricuspidalklappeninsuffizienz 27, 34, 68, 106
 bei AV-Kanal 425
 funktionelle 106, 206, 208
Trimethaphan 200
Trommelschlegelfinger 396, 399
Truncus arteriosus 379, 381, 399, 428
Turner-Syndrom 390

U

Überwachung
 der Antikoagulation 265, 293, 294
 der Beatmung 119, 410, 413
 der Blutchemie 142, 291, 304, 330, 333, 421
 während der extrakorporalen Zirkulation 289, 429
 der Hirnfunktion 128, 290, 420
 der Körpertemperatur 142, 290, 420
 des Kreislaufes 51, 112, 331, 412
 der Myokardprotektion 272
 der Nierenfunktion 141, 290, 420
 postoperative 331
 der respiratorischen Funktion 113, 332, 413
 beim Transport auf die Wachstation 329, 431
Überwässerung
 bei Kindern 378
 bei Niereninsuffizienz 354
Uhrglasnägel 396

V

Variant-Angina 19
Valsalva-Manöver 342, 393
Vasodilatatoren 106, 165, 192
 bei Aortenaneurysma 108
 bei Aortenisthmusstenose 426
 bei Aortenklappenvitien 205–207
 während der extrakorporalen Zirkulation 205, 206, 289, 430
 bei Herzinsuffizienz 109, 192, 200, 204, 298, 319, 425, 430, 433
 bei Herztamponade 107
 bei Hypertension 340
 bei hypertrophischer Cardiomyopathie 393
 bei intrakardialem Links-Rechts-Shunt 205
 bei Mitralklappenvitien 105, 205
 bei Myokardischämie 192
 Nebenwirkungen 200
 bei Papillarmuskeldysfunktion 205
 und $\dot{Q}_S/\dot{Q}_T$ 201
 bei Tricuspidalklappeninsuffizienz 206, 208
 Wirkungsspektrum 193
Vasokonstriktion
 und Betarezeptorenblocker 190, 203
 während der extrakorporalen Zirkulation 205, 206, 282, 284, 285, 296
 und Katecholamine 168, 170, 171, 172, 207
 und Thromboxan 19, 285
V_D/V_T
 s. Totraumventilation
Vecuronium 101
Venae Thebesii 273, 348
Venentonus 6, 7, 11, 58, 91
 und Dopamin 168
 und Furosemid 209
 und Herzglykoside 175
 und Vasodilatatoren 193, 194
venöser Rückfluß 11, 171
 bei Beatmung mit PEEP 341
Ventilation
 alveoläre 375, 376
Ventilationsindex 117
Ventilations-Perfusionsverhältnis
 s. Belüftungs-Durchblutungsverhältnis
Ventilationsstörung
 obstruktive 337
Ventrikelaneurysma 25, 26, 63, 207
Ventrikeldrainage 268, 270, 273, 274, 288, 290, 296, 302
Ventrikeldrucke
 bei Aortenklappeninsuffizienz 31, 32
 bei Aortenklappenstenose 29, 30
 Normalwerte 3
Ventrikelfunktion
 und Afterload 7, 8
 bei Aortenklappeninsuffizienz 31
 und Betarezeptorenblocker 186, 204
 Beurteilung der 5, 6, 69
 und Calcium-Antagonisten 191, 197, 204
 Determinanten der 5, 6, 7, 9
 bei Ductus arteriosus persistens 425
 und Galopprhythmus 332
 Interaktionen myokardialer und vasaler Determinanten der 9
 und ionisiertes Calcium 179
 bei koronarer Herzkrankheit 23
 bei Mitralklappenstenose 103, 345
 bei Myokardischämie 23–26
 in der Postbypassphase 277, 296, 319
 bei Pulmonalstenose 427
 bei respiratorischer Insuffizienz 341
 und PEEP 341–343, 345
 und Vasodilatatoren 194

Ventrikelgeometrie
  und Kontraktilität 7, 8
Ventrikelinversion 401
Ventrikelradius 7, 28
Ventrikelseptum
  Verlagerung des 105, 341, 342, 343
Ventrikelseptumdefekt 379, 380–384, 390, 395, 398–403, 407, 408, 423, 425, 427, 431, 432
Ventrikelvolumen
  bei Aortenklappeninsuffizienz 31
  enddiastolisches 5, 31, 69, 91, 175, 176, 187, 197, 202
    bei Beatmung mit PEEP 242
  endsystolisches 5, 29, 31, 175, 176, 187, 197, 202
  bei Herzinsuffizienz 192, 197
  bei koronarer Herzkrankheit 25
  bei Mitralklappeninsuffizienz 29
  bei eröffnetem Pericard 6
Ventrikulographie 5, 9
Ventrikulotomie 432
Verapamil 88, 177, 190, 191, 204, 225, 229, 235, 236, 237, 269
Verbrauchskoagulopathie 304, 337
Verkürzungsgeschwindigkeit (VCF) 9, 29, 303
Verteilungskoeffizienten
  von Inhalationsanaesthetika 295
Viskosität
  des Blutes und Auswurfimpedanz 7
  und Eiweißkonzentration 280
  von Erythrocytenkonzentraten 301
  und Hämodilution 287
  und Hämatokrit 280, 371
  kardioplegischer Lösungen 269
  und Schergrad 280
  und Strömungswiderstand 280, 289, 429
  und Temperatur 282, 289, 429
Vitalfunktionen
  Überwachung der 51 ff., 112 ff., 289 ff., 331 ff.
    bei Kindern 412 ff.
Vitalkapazität 335, 431
  und closing volume 115
Vitien, angeborene
  s. kongenitale Herzfehler
Volumenmangel 141, 165, 227, 228, 337, 338, 340, 393, 427, 432
Volumenzufuhr (Volumenersatz) 80, 107, 198, 297, 421, 423, 426
  bei Beatmung mit PEEP 341–343, 345
  bei Kindern 421, 423
Vorhofdrucke 197, 290, 297, 341
  bei Mitralklappeninsuffizienz 29

bei Mitralklappenstenose 26, 27
Normalwerte 3
in der Postbypassphase 297, 430
Vorhofflattern 235
  und AV-Blockierung 235, 240, 241
  und Chinidin 224
  und Digitalis 176
  und Hochfrequenzstimulation 236, 242
  bei Mitralklappenstenose 27
  und Oesophagus-Elektrokardiogramm 55
  und sick-sinus-Syndrom 230
  Therapie bei 236
  mit schneller Überleitung 236
  mit wechselnder Überleitung 55, 236
Vorhofflimmern 237, 240
  und AV-Block 237, 240
  und Chinidin 224
  und Digitalis 176
  und Hämodynamik 237
  und Herzindex 237
  bei Mitralklappenstenose 27, 29
  mit Pulsdefizit 103, 237, 331
  und sick-sinus-Syndrom 230
  Therapie bei 237
Vorhofkatheter 419
Vorhofseptumdefekt 379, 383, 394, 395, 398, 399, 400, 403, 404, 424, 431
  Formen und Lokalisation 383
Vorhofthromben 27
Vorhoftumor 26
Vorlast
  s. Preload
VSD
  s. Ventrikelseptumdefekt
v-Welle
  bei Mitralklappeninsuffizienz 28, 29, 73, 206, 243, 244
  bei Myokardischämie 23, 24, 173
  bei Tricuspidalklappeninsuffizienz 34
  bei Ventrikelstimulation 243, 244

W

Wachstation
  s. Intensivstation
Wandspannung, myokardiale 7, 8, 11, 14, 19, 20, 33, 103, 176, 192, 193, 202, 209
  bei intraaortaler Ballongegenpulsation 317, 321
  und Sauerstoffangebot 19, 20, 192
  und Sauerstoffbedarf 14, 20, 33, 103, 168, 187, 192, 193, 209, 270
  und Vasodilatatoren 192, 193, 199, 202
Wanddicke 7, 23

Wasserclearance, freie 354, 355
Waterston-Cooley-Anastomose 395, 397
WPW-Syndrom 176, 222, 234

Z

Zeitintervalle
  systolische 9
Zellseparator 300
zentraler Venendruck
  Aussagefähigkeit 58, 61, 62
  und Blutvolumen 58
  während der extrakorporalen
    Zirkulation 290
  und Herztamponade 34, 338, 432
  und intraperikardialer Druck 58
  und intrathorakaler Druck 58
  Messung 3, 57, 58, 415
  postoperativer 330, 331
  und Venentonus 58
  und Ventrikelfunktion 61, 62
  und Volumenmangel 338, 430
zentraler Venenkatheter 57, 108, 171, 172, 330, 332
  bei Aortenaneurysma 108
  bei Kindern 416–419
  Komplikationen 59, 416
  mehrlumiger 58, 60
  Technik 57–60, 415–419
  bei Tricuspidalatresie 416, 428
  Zugangswege 57, 59, 415, 416
Zeugen Jehovas 300
Zwerchfell
  und IMV 347
  und respiratorische
    Lageveränderungen 115, 116

Cardiovascular Measurement in Anaesthesiology

Editors: C. Prys-Roberts, M. D. Vickers

1982. 179 figures, 68 tables. XIX, 326 pages
DM 118,-
ISBN 3-540-11719-9
(European Academy of Anaesthesiology, Volume 2)

M. Dittmann

Thorakale Epiduralanalgesie (TEA)

Leitfaden für Anaesthesie/Intensivschwestern und Ärzte

1982. 34 Abbildungen. XIV, 72 Seiten
DM 38,-
ISBN 3-540-11789-X

B. J. Harlan, A. Starr, F. M. Harwin

Manual der Herzchirurgie

Aus dem Amerikanischen übersetzt von
W. Seybold-Epting

1983. 312 zum größten Teil farbige Abbildungen.
XIX, 389 Seiten. (Die Praxis der Chirurgie)
Gebunden DM 490,-
ISBN 3-540-11788-1

Herz und Kreislauf

Redaktion: J. Stoermer
Unter Mitarbeit zahlreicher Fachwissenschaftler

1982. 30 Abbildungen, 9 Tabellen. XIV, 188 Seiten.
(Pädiatrie: Weiter- und Fortbildung)
DM 32,-
ISBN 3-540-11015-1

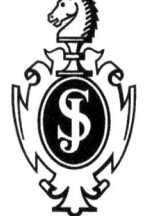

Springer-Verlag
Berlin
Heidelberg
New York
Tokyo

Iatrogenic Thoracic Complications

Editor: P. G. Herman

1983. 256 figures. XIX, 343 pages
(Radiology of Iatrogenic Disorders)
Cloth DM 156,-
ISBN 3-540-90729-7

K. Inoue
Vagaler Herztonus und Herzfrequenz unter dem Einfluß von Injektionsanaesthetika
Eine Studie an narkotisierten Katzen

1983. 11 Abbildungen, 3 Tabellen. 52 Seiten
(Anaesthesiologie und Intensivmedizin, Band 155)
DM 24,-
ISBN 3-540-12031-9

H. Marquort
Kontraktionsdynamik des Herzens unter Anaesthetika und Beta-Blockade
Tierexperimentelle Untersuchungen

1983. 137 Abbildungen, 34 Tabellen. XVI, 202 Seiten
(Anaesthesiologie und Intensivmedizin, Band 151)
DM 62,-
ISBN 3-540-11745-8

H. C. Oppermann, L. Wille, H. E. Ulmer
Der Neugeborenen-Thorax
Röntgenologische Diagnose und Differentialdiagnose

1982. 118 Abbildungen. XI, 194 Seiten
Gebunden DM 98,-
ISBN 3-540-11430-0

Psychopathological and Neurological Dysfunctions Following Open-Heart Surgery
Editors: R. Becker, J. Katz, M.-J. Polonius, H. Speidel

1982. 71 figures. XXIII, 384 pages
Cloth DM 128,-
ISBN 3-540-11621-4

Transluminal Coronary Angioplasty and Intracoronary Thrombolysis
Coronary Heart Disease IV
Editors: M. Kaltenbach, A. Grüntzig, K. Rentrop, W. D. Bussmann
With contributions by numerous experts

1982. 210 figures. XVIII, 442 pages
Cloth DM 128,-
ISBN 3-540-11219-7

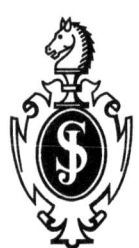

Springer-Verlag
Berlin
Heidelberg
New York
Tokyo

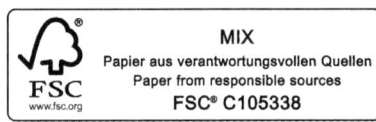

If you have any concerns about our products,
you can contact us on
ProductSafety@springernature.com

In case Publisher is established outside the EU,
the EU authorized representative is:
**Springer Nature Customer Service Center GmbH
Europaplatz 3, 69115 Heidelberg, Germany**

Printed by Libri Plureos GmbH
in Hamburg, Germany